감각통합
Sensory Integration

개정3판

감각통합

-이론과 실제-

양영애 외 옮김

Sensory Integration

Theory and Practice

Anita C. Bundy ScD, OT/L, FAOTA, FOTARA
Professor and Department Head,
Occupational Therapy
College of Health & Human Services
Department of Occupational Therapy
Colorado State University
Fort Collins, CO
Honorary Professor
Occupational Therapy
Faculty of Health Sciences
University of Sydney
Sydney, Australia

Shelly J.Lane PhD, OTR/L, FAOTA, CSU
Professor, Occupational Therapy
College of Health & Human Services
Department of Occupational Therapy
Colorado State University
Fort Collins, CO
Professor and Discipline Lead
Discipline of Occupational Therapy
School of Health Sciences
University of Newcastle, Australia

Associate Editors

Shelly Mulligan PhD, OTR/L, FAOTA
Associate Professor and Chairperson
Department of Occupational Therapy
University of New Hampshire

Stacey Reynolds PhD, OTR/L, FAOTA
Associate Professor
Department of Occupational Therapy
College of Health Professions
Virginia Commonwealth University

영 문 출 판 사

■ **옮긴이** (가나다 순)

강민지 분당제생병원 작업치료사
강지선 김해한솔재활병원 작업치료사
고유정 안녕바오밥임상센터 작업치료사
김기태 울산북구종합사회복지관 작업치료사
김두리 부산대학교병원 연구원
김미점 충남도립대학교 작업치료학과 교수
김민지 해운대백병원 작업치료사
김시은 호남대학교 작업치료학과 교수
박수정 대구보건대학교 작업치료과 교수
박수희 호남대학교 작업치료학과 교수
박엄지 동강대학교 작업치료학과 교수
박윤희 춘해보건대학교 작업치료과 교수
신원미 우석대학교 작업치료학과 외래강사
양영애 인제대학교 작업치료학과 교수
이아영 경기도의료원 작업치료사
이윤정 인제대학교 작업치료학과 외래강사
이은민 그린나래발달센터 작업치료사
조유리 구리원진녹색병원 작업치료사
차수민 경남대학교 작업치료학과 교수
최현세 유한대학교 작업치료과 교수

Sensory Integration: Theory and Practice, Third Edition
by **Anita C. Bundy** and **Shelly J. Lane**

주의: 기초 및 임상 연구를 통해 새로운 과학 정보를 이용할 수 있게 되면서 권장되어 오던 치료법과 약물 요법들이 변화하고 있다. 저자들과 출판사는 이 책이 출판 당시의 정확한 기준과 최근의 기준에 맞도록 가능한 모든 노력을 다하였다. 저자들과 편집자 및 출판사는 책의 오류나 누락 또는 책의 적용에 따른 결과에 대해 책임지지 않으며 책의 내용과 관련하여 명시적이거나 묵시적인 어떠한 보증도 하지 않는다. 이 책에 설명된 모든 실습은 각 상황에 적용될 수 있는 고유한 상황과 관련하여 사용된 전문적인 관리 기준에 따라 독자가 적용하여야 한다. 독자는 의약품을 투여하기 전에 복용량 및 금기 사항에 대한 변경 사항이나 새로운 정보에 대해 제품 정보를 항상 확인하는 것이 좋다. 새로운 약이나 희귀 의약품을 사용할 때는 특히 주의해야 한다.

감각통합 -이론과 실제- 개정3판

2023년 1월 20일 초판 인쇄
2023년 1월 31일 초판 발행

지 은 이 : Anita C. Bundy & Shelly J. Lane
옮 긴 이 : 양 영 애 외
발 행 인 : 박 병 조
발 행 처 : 도서출판 영문출판사
등 록 : 1987년 12월 21일 제2-419호
주 소 : 서울시 강남구 삼성동 69-2
전 화 : (02) 514-5590, 776-5590
팩 스 : (02) 756-8943
E-mail : yeongmunsa@empal.com
홈페이지 : www.ymsbook.net
정 가 : 50,000원
ISBN 978-89-7224-545-2 93510

※ 파본은 교환해 드립니다.

이 책의 세 번째 판은 두 번째 판처럼,
이 책의 내용과 중재와 연구에 대한 영감을 준
A. Jean Ayres에게 바칩니다.

그리고 감각통합 장애를 가지고 사는 사람들에게,
당신은 최고의 선생님입니다.

감사의 말 Acknowledgments

우리 두 사람이 교과서를 편집할 때마다 세계 일주를 하는 것 같다. 이것도 예외는 아니었다. 이번에 우리는 각자가 호주로 이사했다(SJL은 양방향으로 이사했다). 이러한 움직임은 의심할 여지없이 우리가 이번 판을 완성하는 데 길린 시간에 기여했으며 또한 우리가 없었다면 세 번째 판도 없었을 많은 사람들에게 매우 감사하게 생각한다.

먼저, 이 책의 처음 두 판을 읽고 때로는 다시 읽을 세계 여러 나라의 치료사, 연구원, 학자 및 작업치료 학생들에게 감사드린다. 이들은 그 책들이 그들의 관행을 알려주었고 우리가 세 번째 판을 집필하기를 원했다. 이 세 번째 판은 우리에게 마지막이다. 이번에 편집에 함께해주신 Shelley Mulligan과 Stacey Reynolds에게 매우 감사드린다. 이제 우리는 그들에게 영광을 건네겠다.

각 저자의 기여가 매우 중요했지만 우리는 이에 대해 침묵하고 싶지 않다. 이 책의 집필진은 놀랍고 놀랍도록 인내심이 있었다. 우리는 그들과 함께 일하게 되어 영광이다. 또한 Jean Ayres의 삶과 감각통합 이론 및 실습의 역사에 대해 가르쳐주신 많은 시간과 자원에 감사드린다. 이 정보는 2장으로 이어졌다. FA Davis의 관대한 재정 기부와 시드니 대학의 안식년으로 우리는 그들의 집단적 지혜를 찾아 미국 전역을 여행할 수 있었다. 우리는 그들이 말한 것을 잘 해석하기를 바란다.

호주 뉴사우스웨일즈 주 호바트빌에 있는 감각 체육관의 Tammie Fink가 이 판에 실린 많은 사진을 담당하였다. 사진은 콘텐츠에 생명을 불어넣었다. Tammie이 시간을 공유하고, 사진 촬영을 위해 아이들과 가족을 조직하고, 물론 중요한 사진 공개에 서명을 해준 Colleen Hacker에게 깊은 감사를 표한다. 이러한 “생동감 있는” 사진이 없는 책은 상상조차 할 수 없다.

각 장의 비평가들은 귀중한 피드백을 제공했다. 그들이 해야 하는 내용이 항상 듣기 쉬운 것은 아니었지만 항상 옳았다. 우리는 그들의 의견을 정당하게 받아들이기를 바란다. 많은 동료와 친구들이 내용, 용어 및 내용 해석에 대해 성찰함으로써 매우 중요한 방식으로 기여했다. 특히 Judith Abelenda는 수없이 많은 시간을 아이디어에 대해 토론하는 데 보냈을 뿐만 아니라, 스페인에 있는 그녀의 집을 글쓰기 은신처로 만들었다. 우리는 그 주에 많은 진전을 이루었다.

FA Davis의 사람들은 굵고 얇아도 우리를 지켜주었다. 특히 Christa Fratantoro는 처음부터 마지막 두 판의 핵심에 관여했다. 그녀는 어떠한 질문이나 요구 사항이 있을때, 우리의 “해결사”이다. 그 외에도 너무 많아서 일부를 빠뜨리지 않고 나열하는 것이 불가능하다. 지원해 주신 모든 분들께 항상 감사드린다.

마지막으로, 언제나처럼, 우리와 가장 가까운 Rick Thornton과 Ginny Deal은 말 그대로 (거의 불평하지 않는) 수년간 지원을 제공했다. Shelly의 자녀인 Hannah와 Lucas Thornton은 마감일이 임박했을 때 그녀가 계속할 수 있도록 응원했다. 우리는 그들에게 충분히 감사하지 않을 수 없었다. 그리고 우리는 그들이 우리가 하지 않았다고 말할 것이라고 확신한다.

우리는 의심할 몇몇 핵심 관계자들을 언급하지 못했다. 이것은 그들의 기여에 대한 중요성의 부족보다 실패한 기억과 더 관련이 있다. 우리는 당신이 우리를 용서하기를 바란다.

Anita Bundy
Shelly Lane

머리말 Foreword

Janice P. Burke

"좋은 아이디어를 대체할 수 있는 것은 없다" (*Reynolds, 1971*).

A. Jean Ayres는 아동의 감각통합 기능 장애 문제를 엄격하고 열정적이며 활발하게 다루었으며 Bundy와 Lane의 *감각통합 이론 및 실습* 제3판에 의해 잘 증명되었다. 책 전반에 걸쳐 저자들은 감각통합(SI)과 관련된 현대 교육, 연구 및 실습 안건을 완전히 이해하고 구현하는 현재의 업무를 설명한다. 23개의 각 장은 거의 60년 전 A. Jean Ayres가 처음 제시한 감각통합의 초기 이론과 응용을 발전시키는 새로운 발견의 중요성에 중점을 둔다.

A. Jean Ayres의 업적은 조사와 연구의 관습에 뿌리를 두고 있다. Ayres의 기초 연구가 오늘날 작업치료 실무에 여전히 지대한 영향을 유지하고 있는 것을 깨닫는 것은 당연한 일이다. 1960년대 초에 그녀는 신경과학에 대한 깊고 상세한 탐구가 감각통합 문제가 있는 개인에게 적용될 때 작업치료 분야에 가교 역할을 할 수 있다는 놀라운 인식을 가지고 있었다. 이러한 분야들이 결합한 그녀의 초기 비전은 21세기의 연구 의제(15장과 16장)에 대해서 우리를 계속 추진할 수 있는 사고와 행동을 지속적으로 할 수 있게 하였고 평가와 중재방법론(8장에서 13장) 모두를 기술하게 되었다.

Ayres와 유사하게, 이 책의 저자들은 감각통합 기능 장애로 인해 제기되는 복잡한 의문들에 흥미를 가지고 다루게 된다. 그들의 호기심과 훌륭한 과학은 어렵고 탐구적인 질문을 함으로써 그녀의 탐구를 확장시킨다. 질문과 그에 따른 답변 모두 기본 이론에 정보를 제공하고(제1부), 감각통합 장애 및 신경과학 기초를 설명하고(제2부), 평가 및 중재의 현재 상태를 탐색하고(제3부 및 4부), 이론 적용을 확장하고(제5부), 사례를 제공한다(제6부).

본문을 편집하기 위해 함께 모인 저자들은 Ayres의 초기 개념과, 평가 및 중재에 접근하기 위한 생각을 완전히 실현하기 위해 오랫동안 헌신해 왔다. 그들의 챕터는 그들이 생각하는 능력에 대해 과학적인 근거를 제공하고 지식을 종합하여 독자들이 인지하는 유용함을 찾을 수 있도록 이해시키며 연구의 다음 단계를 실행한다. 이 작가들은 A. Jean Ayres의 헌신과 용기를 보여준다. 특히 이론의 광범위한 적용(16장), 보완적 접근의 포함(17장), 전통적인 진단 그룹을 넘어서 감각통합 원칙의 적용(18장)을 근거로 보면, Ayres의 연구를 계속해서 발전시키고 있다.

1960년대는 작업치료 개념 및 이론 작업이 폭발적으로 증가하는 시기였으며 광범위한 작업치료의 산물이라 할 수 있다. 작업치료 이론가들은 신경생물학, 운동학, 정신 분석 이론 및 사회과학으로부터 관련 아이디어를 가져오려고 하였다. Mary Reilly, Gail Fidler, Anne Mosey, Margret Rood, Josephine Moore와 같은 이론가를 비롯한 Ayres의 동시대 사람들은 임상의들이 특정한 작업 기반의 문제들을 더 잘 평가하고 치료하도록 안내할 수 있는 모델을 개발하기를 열망하였다.

이 학자들은 작업치료가 의학과 재활에 대한 의존에서 벗어나 하나의 전문직으로 성숙해 가고 있음을 인식했다. 작업치료는 자립할 준비가 되어 있었다. 작업 기반 접근의 치료적 가치에 대한 이해를 강화할 특정 개념과 원칙으로 이론을 명확히 하기 위해서는 집중적인 관심이 필요하였다. 이것은 작업치료의 중점을 고유한 것으로 구별하고, 작업 문제를 바로 잡기 위한 연구 기반, 증거 생성, 높은 가치 및 널리 인정받는 접근법이 될 토대를 마련하기 위한 것이었다. 사회과학 및 자연과학의 전략을 사용하여 작업 문제와 사회참여의 어려움을 이해하고 해결하기 시작했다.

Ayres는 신경 생물학 및 교육 분야의 동시대 사람들과 함께 시각 및 지각 운동 문제와 학습 장애를 가진 아이들을 감별하고 정의하고 이해하는 데 깊이 관여했다. 1960년대에 그들은 교육과 임상 환경 모두에서 작업 문제들을 해결하기 위한 방법을 개발하기 위해 노력했다.

Ayres의 이론은 작업치료의 뿌리에 충실했다. 특별한 아동의 필요성에 중점을 맞췄고 완전한 참여로 가는 길로 계획하였다. 이것은 특정 작업치료 접근에 대한 정당하고 과학을 기반으로 한 설명을 현장에 제공했다. Ayres는 신경학적인 문제를 가진 아동과 관련된 작업치료사들의 관심을 과학적으로 근거한 원리에 뿌리를 둔 이론의 가능성으로 이끌었다. 이 이론은 시험 가능하며 검증과 증명의 대상이 되었다. Ayres가 만든 길은 엄격했으며 이 전망은 학술적이고 어려웠다.

본 저자는 작업치료의 이론상의 혁신이 일어난 시기에 Southern 캘리포니아 대학교에서 두 명의 놀라운 선구자, A. Jean Ayres와 Mary Reilly와 함께 공부할 수 있는 큰 행운을 얻었다. 신경과학의 Ayres와 사회과학의 Reilly라는 이론적인 방향은 다르지만, 둘 다 주제에 대한 한결같은 관점을 가지고 있었기 때문에 평가와 중재에 이론중심적 접근을 하기 위한 기초를 마련할 수 있었다. 둘 다 작업의 힘에 대한 근본적인 믿음을 가지고 있었다. 그들은 증거와 관찰에 기반한 유사한 방법을 사용하여 아이디어를 테스트했다.

그들은 대학원 수준의 교육을 받는 학생과 학자들의 중심에서 그들을 위대한 사상가로 이끌기 위해 노력하였다. 이런 방법으로 A. Jean Ayres와 Mary Reilly는 아이디어를 제공하고 차세대 리더를 만들 계획을 세웠다. 교실의 모든 학생들은 훌륭한 사상가, 멘토 및 교육자들의 수업을 받으면서 호기심이 생겨났고 자연적인 성과의 혜택을 받을 수 있었다.

폴 레이놀즈(Paul Reynolds)의 이론 구성 입문서(A Primer in Theory Construction)는 다음과 같이 쓰였다. "모든 아이디어의 궁극적인 테스트는 과학의 목표를 달성하는 데 있어 그것의 유용성이다."(Reynolds, 1971)

본 저자는 Jean의 클리닉 매트 위와 Mary의 교실에 있는 세미나 테이블에서 두 사람과 함께 대학원 수업을 들었다. 참석한 모든 사람들은 그들이 개발하고 있는 강렬한 아이디어에 귀를 기울였다. 그곳에서 작업치료의 의미와 목적이 세계로 이동하는 개인의 문제를 이해하고, 명료하게 표현하고, 교정해야 하는 무한한 가능성과 잠재력에 도달하는 데 필요한 것이 무엇인지를 깨닫게 되었다.

이 이론의 발전 시기에 대해 특히 흥미로운 점은 A. Jean Ayres의 이론과 같은 일부 이론이 계속 진화한 이유에 대한 질문을 던지고, 그 지속성과 현재 문제에 대한 적용 가능성을 증명하고, 60년이 지난 오늘날까지도 왜 그들의 본래 건전한 기반을 증명하는지 묻는 것이다.

A. Jean Ayres는 좋은 생각을 가지고 있었다. 이 책은 Ayres의 초기 아이디어와 그에 따른 과학의 지속성에 대한 증거이며 그녀의 업적에 기여한 편집자와 저자에게 중요한 이정표이다.

Reynolds, P. D. (1971). *A primer in theory construction*. Indianapolis, IN: Bobbs Merrill Educational Publishing.

서문 Preface

Sensory Integration: Theory and Practice 제2판이 출판된 지 10년 이상이 지났다. 그 동안 많은 일이 있었고 가능한 많은 변화를 감지하기 위해 시도했다. 우리는 제2판에서 몇 가지 주목할 만한 변화들을 알아냈다.

1960년대, Ayres는 신뢰를 얻기 위해 고군분투하던 작업 치료 전문가가 의료 모델을 받아들인 시기에 감각통합(SI) 이론을 발전시켰다. 이론의 원동력은 뇌 처리와 관찰 가능한 행동 사이의 연관성을 설명하는 것이었다. 일상생활 활동에 참여하는 것이 전통적인 작업 치료의 핵심임에도 불구하고, Ayres는 많은 작업 치료사가 신체 구조와 기능의 변화가 기능의 향상으로 이어질 것이라 믿었던 시대에 그녀의 작업을 시작했다. SI 치료를 사용하는 일부 치료사들은 함정에 빠졌다. 뇌를 변화시키는 것 보다 더 매혹적인 것이 어디 있겠는가? 그러나 두뇌를 변화시키는 것에 대한 지나친 강조는 때때로 작업을 전가시키는 결과를 낳았다. 이제 우리는 뇌를 변화시키는 것이 중요하다는 것을 알고 있지만, 이러한 변화들이 일상생활 활동을 더 쉽고 의미 있게 만드는 데 기여하는 경우에만 가능하다. 이는 자동으로 발생하지 않는다. 기능 장애 및 건강에 대한 국제 분류(ICF)의 출판은 모든 의료 전문가의 활동과 참여에 대한 관심, 신념을 담았다. *Sensory Integration: Theory and Practice* 제3판에서, 일상생활 안에서의 SI가 더 큰 비중을 차지한다. 책 전체에 걸친 미묘한 변화들 중에서, 우리는 제2판의 SI와 작업에 대한 내용을 확장하여 그 장의 위치를 전면 근처에 배치했다.

Ayres는 1989년에 사망했고 그녀를 아직도 그리워하고 있다. 여러 해 동안, 그녀와 함께 일했던 동료들이 Ayres가 켠 횃불을 가지고 다녔다. 시간이 지남에 따라, 예상대로, 동료 중 일부는 이론의 특정한 측면에 집중하며 초점을 옮겨갔다. Ayres는 실행과 실행장애를 강조했다. 그녀는 감각 조절의 어려움을 보고 "촉각 방어"라 이름 붙였다. 그러나 그녀는 설명을 충분히 발전시킬 만큼 오래 살지 못했다. 이후 수십 년 동안 이론은 근본적으로 바뀌지 않았지만 이와 관련된 용어는 변형되었다. 동시에, 많은 작업 치료 교육자들은 SI 이론과 치료를 전문적으로 교육하는 것을 지속하지 않았으며, 이는 아마도 이 교육이 초급 실무자의 기본 준비에 필요한 것 이상이라고 믿었기 때문이다. 이 모든 요소들은 작업 치료사(및 궁극적으로 다른 전문가들)가 SI 이론과 관련된 용어와 실제로 감각통합 치료를 구성하는 것이 무엇인지에 대해 점점 더 불명확하게 만드는 것처럼 보였다. *Sensory Integration: Theory and Practice* 제3판을 통해, 우리는 중재 이론과 용어를 명확히 하기 위해 시도했다. 우리는 또한 Ayres에서 현재에 이르기까지 모든 이야기가 담긴 SI 이론의 발전 역사를 추적하는 새로운 장(3장)을 제공한다. 우리는 그 장이 특히 좋은 내용이라고 생각한다.

이론과 중재에 대한 연구 증거는 더 높은 수준으로 올라갔다. 현재 SI 연구는 정부가 자금을 지원하는 무작위 대조 실험(RCTs)과 복잡한 중재의 효과를 테스트하는데 필요한 추가적인 RCTs의 단계를 설정하는 준 실험 설계, 상관 관계 및 기술적 연구가 포함된다. 제3판에서, 우리는 치료의 증거에 대해 두 장을 할애한다. 첫 번째 장(15장)에서는 일상적인 치료에 적용할 수 있는 임상 기반 연구에 대해 설명한다. 두 번째 장(16장)에서는 SI 이론을 뒷받침하는 기초 연구의 성장에 대해 설명한다. 우리는 또한 실행과 감각 조절에 대한 장을 확장했다. 이 영역에서 급증하는 연구를 반영하여, 우리는 또한 감각 시스템의 구조와 기능에 관한 장을 확장하고(4장), 내부 수용 감각에 대한 정보를 추가하여, 감각 구별에 대한 별도의 장(7장)을 추가했다.

시간이 지남에 따라, 우리는 SI 이론과 관련된 평가의 여러 복잡한 측면을 설명해야 할 필요성에 대해 점점 더 인지하게 되었다. 이에 *Sensory Integration: Theory and Practice* 제3판에서 Sensory Integration and Praxis Tests(SIPT; 8장)를 설명하는 장을 다시 추가했다; 임상 관찰에 대한 전체적인 설명들도 소개되어 있으며(9장); SIPT 없이 평가하는 정보에 대해서도 확장하여 설명했다(10장). 우리는 감각통합 기능 장애와 관련된 평가 결과 해석에 관한 장을 업데이트 및 확장된 버전을 유지했으며, 여러 사례의 예를 통해 과정을 설명하고 있다(11장).

Sensory Integration: Theory and Practice 제2판 이후, Parham과 동료들은 감각통합 치료를 정의하는 충실도 측정 방법을 개발하고 발표했다. 감각통합 치료를 구성하는 것이 무엇인지 명확히 하는 데 있어, 충실도 측정은 중재관련 장에서 가장 큰 효과를 가져왔다는 것은 틀림이 없다. 제3판에서, 우리는 감각통합 치료를 특정한 특성에 대한 직접적인 중재로써 분류한다. 우리는 실제로 이론을 시행하고 더 쉽게 접근할 수 있는 수단으로 Miller와 동료들의 STEP–SI와 A SECRET 모델뿐만 아니라 정확한 평가 사용을 설명하는 새로운 장(14장)을 제공한다. 우리는 감각통합 치료가 예술과 과학으로 구성되어 있음을 설명하는 장들(12장과 13장)을 유지했지만, 그 장들은 업데이트되어 이전 제2판과 비슷하지 않다.

Sensory Integration: Theory and Practice 제3판에서, 우리는 SI 또는 관련된 이론들(코칭)을 사용하는 간접적인 접근법으로부터 감각통합 치료를 명확하게 구분한다. SI 이론의 사용을 설명한 제2판을 학교 상담을 위한 기준으로 삼을 수 있지만 우리는 훨씬 확장된 코칭(17장)에 관한 새로운 장을 제공한다.

운동 협응이나 감각 조절 문제가 있는 아동을 위한 작업치료 중재에 대한 생각과 옵션의 성장을 우리는 처음은 감각통합렌즈를 통해, 다음은 인지 기반 작업수행(CO–OP) 렌즈를 통해 운동 협응 능력이 좋지 않은 아동을 위한 중재를 담은 새로운 사례 기반의 장(22장)을 제공한다. 우리는 Wilbarger Approach; the Alert Program; Interactive Metronome®; Astronaut Training; Infinity Walk Training; Therapeutic Listening®; Suck, Swallow, Breathe; 그리고 Aquatic Therapy를 포함한 감각통합 치료를 보완하거나 대신하여 자주 사용되는 감각 기반 중재에 대한 장을 유지하고 업데이트했다(18장). 각 프로그램과 SI의 관계를 명확히 하기 위해 우리는 세 가지 요인을 각각 분석했다: (1) 제공된 감각이 uni–modal인지 multi–modal인지; (2) 접근법이 반응적이거나 규정되어 있는지 (3) 이것이 전달되는 환경이 전통적, 비전통적, 또는 둘 다에 해당하는지. 각 프로그램의 저자들은 SI 및 작업; 이익; 그리고 적절한 모집단인지에 대한 프로그램의 배경, 비율 및 관계에 대해 설명했다.

우리는 제3판의 모든 장에 사례 예제를 추가했다. 또한, 사례 환경에서 이론, 평가 또는 중재 이론을 적용하는 데 전적으로 집중한 내용을 여러 장에 포함시켰다. 우리는 앞서 설명한 해석 장(11장)의 사례 예제인 감각통합 기능 장애 아동(20장)에 대한 중재를 계획하고 실행하는 과정을 설명한 제2판의 내용을 유지하고 확장했다. 우리는 자폐 스펙트럼 장애가 있는 아동을 위한 중재를 계획하고 실행하는 사례 예제(21장)로 구성된 장으로 해당 장을 보완한다.

감각통합 치료가 효과적인 이론인지 아닌지에 대한 질문은 항상 작업치료 안팎에서 대화와 논쟁을 불러일으켰다. 15장과 16장에서, 우리는 기초 과학과 임상 연구의 증거를 요약한다. 우리는 효과가 명확한가에 대한 복잡한 문제를 다루는 장(23장)으로 제3판을 마무리한다. 우리는 독자들에게 감각통합 치료가 예술과 과학을 모두 포함하며, 서로를 분리하려고 하는 것은 중재의 본질을 파괴하는 것임을 상기시킨다. 그러므로, 예술과 과학을 모두 고려하지 못한 연구자들은 감각 통합 치료의 효과를 검증하는데 실패했다. 따라서, 그들은 중재의 효과 여부를 알 수 없다.

우리는 10여 년 전처럼 이 판에 적합해 보이는 논평으로 제2판의 머리말을 마감했다:

> 감각통합 이론, 작업 치료의 모든 이론과 마찬가지로 예술과 과학의 파트너십에 달려 있다. 과학은 감각통합의 신뢰성을 제공한다. 예술은 의미를 부여한다. 예술과 과학의 파트너십을 위해, 우리는 뛰어난 이론가, 연구자, 임상의, 그리고 예술가들의 [새로운] 작업들을 제공한다. Jean Ayres는 우리 모두를 감동시켰다. 우리는 그녀가 사망할 때 건네준 횃불을 들고, 이것에 새로운 시각과 지식을 불어넣었다.

여러 검토자의 요청에 따라 제3판을 이전 판보다 교육에 더 유용하게 만들기 위해 몇 가지 교육학적 특징을 추가했다. 이 중 챕터 목표, 주기적인 "요점(Here's the Point)" 요약, 지혜실천(Practice Wisdom)의 반영, "증거(Here's the Evidence)"라고 라벨이 붙은 관련 연구의 간략한 요약 및 "Where Can I Find More?"라고 부르는 "enrichment" 읽기. 우리는 이러한 추가된 모든 특징들이 이 콘텐츠를 더 쉽고 재미있게 학습하고 가르칠 수 있기를 바란다. 무엇보다 학생과 실무자가 읽고 싶은 글을 만들고자 했다. 우리는 우리의 목표를 달성했기를 바란다.

Anita C. Bundy
Shelly J. Lane

공헌자들 Contributors

Teal W. Benevides, PhD, OTR/L
Department of Occupational Therapy
Jefferson College of Health Professions
Philadelphia, Pennsylvania

Rosemarie Bigsby, ScD, OTR/L, FAOTA
Clinical Professor of Pediatrics, Psychiatry, and Human Behavior
The Warren Alpert Medical School of Brown University
Coordinator, NICU Services at the Brown Center for the Study of Children at Risk
Providence, Rhode Island

Erna Imperatore Blanche, PhD, FAOTA, OTR/L
Professor of Clinical Occupational Therapy
USC Chan Division of Occupational Science and Occupational Therapy
University of Southern California
Los Angeles, California

Kim Bulkeley, PhD, BAppSc (OT)
Faculty of Health Sciences
University of Sydney
Sydney, Australia

Anita C. Bundy, ScD, OT/L, FAOTA
Professor and Department Head, Occupational Therapy
Colorado State University
Ft. Collins, Colorado

Sharon A. Cermak, EdD, OTR/L, FAOTA
Professor, Joint Appointment with the Keck School of Medicine of USC
Department of Pediatrics
USC Chan Division of Occupational Science and Occupational Therapy
Los Angeles, California

Tina Champagne, OTD, OTR/L
Director of Occupational Therapy
Cutchins Programs for Children and Families
Northampton, Massachusetts

Robyn Chu, MOT, OTR/L
Owner of Growing Healthy Therapy Services
California, USA
Faculty STAR Institute for Sensory Processing Disorder
Denver, Colorado

Joanna Cosbey, PhD, OTR/L
Assistant Professor
Occupational Therapy Graduate Program
The University of New Mexico
Albuquerque, New Mexico

Rachel Dumont, MS, OTR/L
Research Assistant, Department of Occupational Therapy
Jefferson College of Health Professions
Philadelphia, Pennsylvania

Patricia Faller, OTD, OTR/L
Children's Specialized Hospital
Toms River, New Jersey

Sheila Frick, OTR/L
Therapeutic Resources Inc.
Madison, Wisconsin

Gudrun Gjesing
Occupational Therapist
Specialist in Children's Health & Baby Swimming Instructor
Halliwick Lecturer
Haderslev, Denmark

Michael E. Gorman, PhD
Professor of Engineering and Society
University of Virginia
Charlottesville, Virginia

Dido Green, PhD, MSc, DipCOT
Reader in Rehabilitation
Oxford Brookes University
Oxford, United Kingdom

Colleen Hacker, MS, OTR
Sensory Gym
Hobartville, New South Wales, Australia

Joanne Hunt, OTD, OTR/L
Children's Specialized Hospital
Mountainside, New Jersey

Mary Kawar, MS, OT/L
Mary Kawar & Associates
San Diego, California

JoAnn Kennedy, OTD, MS, OTR/L
OT-Family Connections
Fairfax, Virginia

Dominique Blanche Kiefer, OTD, OTR/L
Director of Operations
Therapy West, Inc.
Los Angeles, California

Shelly J. Lane, PhD, OTR/L, FAOTA
Professor, Occupational Therapy
Colorado State University
Ft. Collins, Colorado

Teresa A. May-Benson, ScD, OTR/L, FAOTA
Executive Director
Spiral Foundation
Newton, Massachusetts

Molly McEwen, MHS, OTR/L, FAOTA
Consultant
Hillsboro, Oregon

Lucy J. Miller, PhD, OTR/L, FAOTA
Founder and Director Emeritus
Sensory Integration Dysfunction Treatment and Research Center (STAR)
Research Director
Sensory Processing Disorder Foundation
Denver, Colorado

Shelley Mulligan, PhD, OTR/L, FAOTA
Associate Professor
Department of Occupational Therapy
University of New Hampshire
Durham, New Hampshire

Patricia Oetter, MA, OTR/L, FAOTA
Private Consultant
Therapy Coordinator
Camp Avanti
Amery, Wisconsin

Beth T. Osten, MS, OTR/L
Owner and Director
Beth Osten & Associates Pediatric Therapy Services
Northbrook, Illinois

L. Diane Parham, PhD, OTR/L, FAOTA
Professor, Occupational Therapy Graduate Program
School of Medicine
University of New Mexico
Albuquerque, New Mexico

Michele Parkins, MS, OTR
Founder & Executive Director
Great Kids Place
New Jersey, USA
Faculty STAR Institute for Sensory Processing Disorder
Denver, Colorado

Beth Pfeiffer, PhD, OTR/L, BCP
Associate Professor, Department of Rehabilitation Sciences
Temple University
Philadelphia, Pennsylvania

Gustavo Reinoso, PhD, OTR/L
Assistant Professor, Department of Occupational Therapy
Nova Southeastern University-Tampa
Director, Advanced Therapy Systems (ATS)
Dundalk, Co Louth, Ireland

Stacey Reynolds, PhD, OTR/L, FAOTA
Associate Professor
Virginia Commonwealth University
Richmond, Virginia

Eileen W. Richter, MPH, OTR/L, FAOTA
Retired Former Co-Director, Camp Avanti
Amery, Wisconsin
Richter Active Integration Resources http://www.richterair.com/

Roseann C. Schaaf, PhD, OTR/L, FAOTA
Department of Occupational Therapy, Jefferson College of Health Professions
Faculty of the Farber Institute of Neuroscience, Thomas Jefferson University
Philadelphia, Pennsylvania

Sarah A. Schoen, PhD, OTR
Associate Director of Research
Sensory Processing Disorder Foundation
Associate Professor
Rocky Mountain University of Health Professions
Denver, Colorado

Sherry Shellenberger, OTR/L
Co-Owner, TherapyWorks Inc.
Albuquerque, New Mexico

Susanne Smith Roley, OTD, OTR/L, FAOTA
Occupational Therapist
CenterPoint for Children
Founding Partner, Collaborative for Leadership in Ayres Sensory Integration (CLASI)
Irvine, California

Virginia Spielmann, MS OT, PhD (cand)
Executive Director
STAR Institute for Sensory Processing Disorder
Denver, Colorado

Stacey Szklut, MS, OTR/L
Executive Director
South Shore Therapies Inc.
Weymouth, Massachusetts

Elke van Hooydonk, OTD, OTR/L
Children's Specialized Hospital
Toms River, New Jersey

Julia Wilbarger, PhD, OTR/L
Chair, Associate Professor, Occupational Therapy
Dominican University of California
San Rafael, California

Patricia Wilbarger, MEd, OTR/L
Retired
Santa Barbara, California

MarySue Williams, OTR/L
Co-Owner, TherapyWorks Inc.
Albuquerque, New Mexico

검수자들 Reviewers

Auriela Alexander, OTD, OTR/L
Associate Professor
Division of Occupational Therapy
Florida A&M University
Tallahassee, Florida

Cindy Anderson, OTD, OTR/L
Associate Professor, Occupational Therapy
University of Mary
Bismarck, North Dakota

Evelyn Anderson, PhD, OTR/L
Associate Professor
Occupational Therapy Program
Midwestern University
Downers Grove, Illinois

Amy Armstrong-Heimsoth, OTD, OTR/L
Assistant Clinical Professor, Occupational Therapy
Northern Arizona University
Phoenix, Arizona

Tamara Avi-Itzhak, D.Sc.
Associate Professor, Occupational Therapy
York College, The City University of New York
Jamaica, New York

Stephanie Beisbier, OTD, OTR/L
Assistant Professor, Professional Entry Program Director
Occupational Therapy
Mount Mary University
Milwaukee, Wisconsin

Erna Imperatore Blanche, PhD, OTR/L, FAOTA
Associate Professor of Clinical Practice
Chan Division of Occupational Science and Occupational Therapy at Ostrow
School of Dentistry
University of Southern California
Los Angeles, California

Jason Browning, MOT, OTR/L
Assistant Professor of Occupational Therapy
Jefferson College of Health Sciences
Roanoke, Virginia

Kim Bryze, PhD, OTR/L
Program Director and Professor, Occupational Therapy Program
College of Health Sciences
Midwestern University
Downers Grove, Illinois

Debra Collette Allen, OTD, OTR/L
Assistant Professor, Occupational Therapy
The Sage Colleges
Troy, New York

Lisa Crabtree, PhD, OTR/L
Assistant Professor, Graduate Faculty
Occupational Therapy and Occupational Science
Towson University
Towson, Maryland

Denise Donica, DHSc, OTR/L, BCP, FAOTA
Associate Professor, Occupational Therapy
East Carolina University
Greenville, North Carolina

Deborah Dougherty, OTD, MS, OTR
Program Director, Graduate Occupational Therapy Program
Department of Health Professions
Mercy College
Dobbs Ferry, New York

Beth Elenko, PhD, OTR/L
Assistant Professor, Occupational Therapy
SUNY Downstate Medical Center
Brooklyn, New York

Nancy Gabres, MS, OTR/L
Assistant Professor, Occupational Therapy
The College of St. Scholastica
Duluth, Minnesota

Elizabeth Hebert, PhD, OTR/L
Assistant Professor of Occupational Therapy
Nazareth College
Rochester, New York

Caroline Hills, DipCOT, BSc, MSc, PCTE, PhD
Practice Education Coordinator, Occupational Therapy
School of Health Sciences
National University of Ireland Galway (NUIG)
Galway, Ireland

Gregory Patrick Kelly, PhD, BSc (Hons)
Reader in Teaching and Learning, Senior Fellow of the Higher Education Academy
School of Health Sciences
Ulster University
Newtownabbey, Co. Antrim, Northern Ireland

Mary Khetani, ScD, OTR/L
Assistant Professor, Occupational Therapy
University of Illinois at Chicago
Chicago, Illinois

Heather Kuhaneck, PhD, OTR/L, FAOTA
Associate Professor, Occupational Therapy
Sacred Heart University
Fairfield, Connecticut

Fengyi Kuo, DHS, OTR, CPRP
Visiting Professor; Occupational Therapy Consultant
Occupational Therapy; Training and Professional Development
Indiana University; LIH Olivia's Place
Beijing & Shanghai, China

Alicia Lutman, OTD, MS, OTR/L, ATC
Associate Professor, Occupational Therapy
Shenandoah University
Winchester, Virginia

Heather Martin, MS, OTR
Instructor, Occupational Therapy
Mount Mary University
Milwaukee, Wisconsin

Ellen McLaughlin, EdD, OTR/L
Associate Professor, Occupational Therapy
Misericordia University
Dallas, Pennsylvania

Constance C. Messier, OTR/L, OTD
Assistant Professor, Occupational Therapy
Department of Occupational Therapy
Salem State University
Salem, Massachusetts

Michelle Mounteney, MS/OTR/L
Occupational Therapist and Clinical Assistant Professor
Occupational Therapy
D'Youville College
Buffalo, New York

Shirley P. O'Brien, PhD, OTR/L, FAOTA
Professor/Foundation Professor, Occupational Science and Occupational Therapy
Eastern Kentucky University
Richmond, Kentucky

Laurette Olson, PhD, OTR/L, FAOTA
Professor, Graduate Program in Occupational Therapy
School of Health and Natural Sciences
Mercy College
Dobbs Ferry, New York

Rena Purohit, JD, OTR/L
Assistant Professor, Occupational Therapy
Touro College
New York, New York

Ellen Berger Rainville, OTD, OTR/L, FAOTA
Professor, Occupational Therapy
Springfield College
Springfield, Massachusetts

Teresa Schlabach, PhD, OTR/L, BCP
Associate Dean, College of Health and Human Services
Professor, Occupational Therapy
St. Ambrose University
Davenport, Iowa

Leann M. Shore, OTD, MEd, OTR/L
Assistant Professor, Program in Occupational Therapy
University of Minnesota
Minneapolis, Minnesota

Patricia Steffen-Sanchez, MS, OTR/L
Assistant Professor, Occupational Therapy
Midwestern University, College of Health Sciences
Glendale, Arizona

Pamela Stephenson, OTD, MS, OTR/L
Assistant Professor of Occupational Therapy
Murphy Deming College of Health Sciences (Mary Baldwin University)
Staunton, Virginia

MaryEllen Thompson, PhD, OTR/L
Professor and Graduate Coordinator
Occupational Science and Occupational Therapy
Eastern Kentucky University
Richmond, Kentucky

Ingris Treminio, DrOT, OTR/L
Clinical Assistant Professor
Department of Occupational Therapy
Florida International University
Miami, Florida

역자 서문

이 책은 감각통합 이론 및 임상 실습에 대한 각론서로 A. Jean Ayres의 감각 통합의 초기 이론과 현재의 감각통합에 대한 교육, 연구 및 임상에 대해 잘 설명해주고 있다. 역자들은 이 책이 감각통합 기능 장애를 안고 살아가는 많은 이들과 보호자 작업치료를 공부하는 학생들, 치료사, 선생님, 상담가 등에게 최고의 길잡이가 되어줄 것이라 생각하여 제3판을 번역하였고 소개하고자 한다.

저자 번디(Anita Bundy)와 레인(Shelly Lane)은 초기 이론을 바탕으로 23장의 각 장에서 감각 통합 이론 및 다양한 감각통합 기능장애 증상별 임상 적용에 대해 저술하였다. 또한 추가적으로 이에 대한 근거 및 최신 연구를 소개하고 있다. 이 책에 영감을 주는 Jean Ayres의 심도깊은 신경 과학에 기초한 이론과 개인의 감각통합 기능 문제를 작업 수행 영역과 연결 짓는 방법들은 지금까지 SI 이론이 자리 잡고 유지되는데 큰 역할을 하고 있다. 번디와 레인이 이 책을 Ayres에게 헌정한 것처럼 역자들 역시 그녀의 열정과 헌신에 깊은 감사를 표한다.

시대가 흐름에 따라 국내에서도 감각통합 이론이 자리 잡고 많은 부모들이 감각통합 기능에 많은 관심을 가지며 아이들을 이해하기 위해 노력하고 있다. 감각 통합과 작업 수행에 관심있는 작업치료 전공생을 포함한 임상가들이 이 책을 통해 아동에 대한 이해를 키우고 이에 대한 보호자 교육을 통해 감각통합 기능장애를 가진 아동들과 그들의 보호자들의 삶을 비춰주길 바란다.

역자들은 본서의 내용을 가능한 세밀하고 정확하게 전달하려 노력하였으나 그럼에도 아쉬운 점들이 남는다. 이 자리를 빌어 바쁘신 와중에도 감각통합 이론 및 실습 3판의 번역과 교정을 함께한 역자들께 감사를 드린다. 끝으로, 이 책을 만날 좋은 기회를 주신 작업치료 서적 출판을 위해 늘 힘써주시는 영문출판사 박병조 사장님과 편집을 맡아주신 편집 직원분들에게 감사의 인사를 전한다.

2022년 9월
역자 대표 양영애 드림

간략한 목차 Contents in brief

목차 Contents

제2부 감각통합 장애의 신경과학 기초

제3부 평가 도구

제4부 중재

제6부 사례

PART

I

이론적 구성

Theoretical Constructs

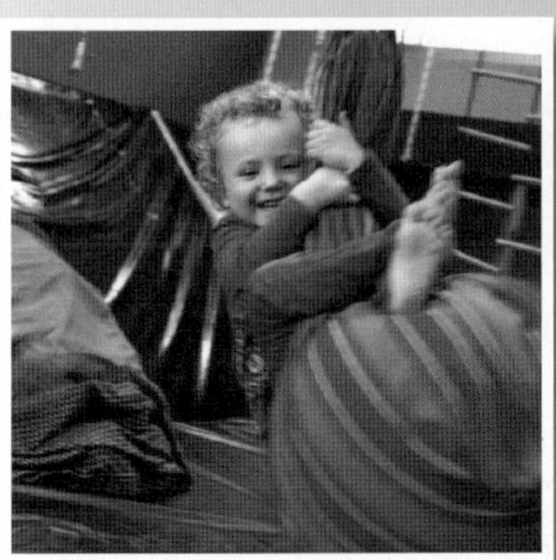

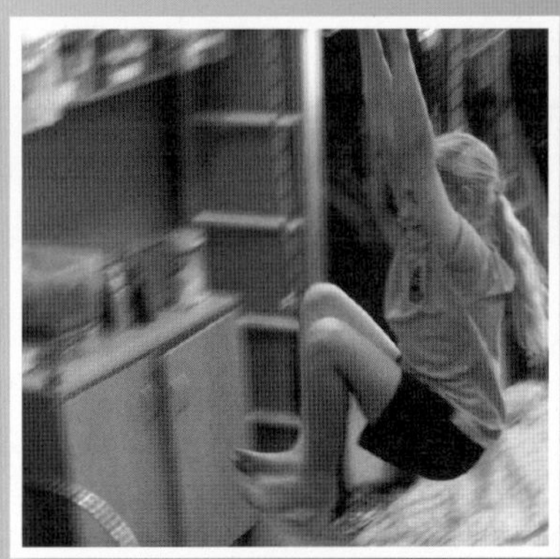

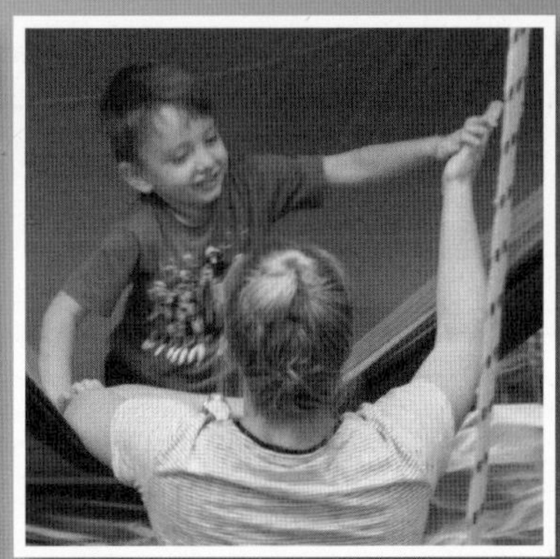

CHAPTER 1

감각통합: A. Jean Ayres의 이론 재고

Sensory Integration: A. Jean Ayres' Theory Revisited

지속적인 연구생산이 끊임없이 변화하는 결과를 낳는것처럼
신경학적 개념들 또한 (감각통합)이론도 종종 수정될 필요가 있다.
— A. Jean Ayres(1972b, p. ix)

학 습 목 표

이 장을 학습하고 난 이후, 독자는 다음 내용을 할 수 있을 것이다:

- ✔ SI 이론의 기본원리를 설명할 수 있다.
- ✔ SI 이론과 관련된 다양한 도식표들을 비교, 대조할 수 있다.
- ✔ SI 이론관련 구성과 인간작업모델(MOHO) 사이의 가설관계를 설명할 수 있다.
- ✔ SI 기능장애의 두 가지 주요 범주인 실행 장애와 감각 조절장애(sensory modulation dysfuction)를 비교, 대조할 수 있다.
- ✔ 가설화한 감각 기반(sensory base)과 그에 따른 분명한 징후들을 통해 두 가지 유형의 실행 장애(양측통합 및 순서장애, 체성실행 장애)와 감각통합 기능장애(과잉반응, 과소반응)를 구별할 수 있다.
- ✔ SI 이론과 SI 중재의 가설과 경계에 대해 알 수 있다.

목적과 범위 Purpose and Scope

A. Jean Ayres의 SI 이론은 작업치료사들에 의해 개발된 다른 어떤 이론들보다 더 많은 연구를 활성화시켰고 더 뛰어난 결과들을 만들어냈으며 더 많은 논쟁을 불러 일으켰다. 본래 신경과학과 교육심리에 대한 고급훈련을 받은 작업치료사였던 Ayres는 신체와 환경으로부터 오는 감각을 제대로 해석하지 못하는 것과 학습이나 운동을 하는데 생기는 어려움과의 관계를 설명하기 위해 SI이론을 발전시켰다.

신경과학에 대한 지식덕분에 Ayres는 학습 및 행동에서 관찰되는 결함들이 중추신경계(CNS)의 감각 처리 과정 문제 때문이라고 생각하게 되었고 중추신경계와 다양한 행동들 간의 관계에 대한 *가설*을 세웠다. 그동안 기하급수적으로 증가한 수많은 신경생리학 분야의 지식들 중에서도 Ayres가 가설로 세웠던 많은 관련 분야들이 여전히 인정받고 있다. 물론 그중 일부는 아직도 가설로 남아있는 경우도 있다(4장, 6장 참조). (23장 참조).

자신의 교육심리학 박사학위에서 Ayres는 SI 이

론관련 구성요소들을 평가하기 위한 진단도구들을 개발하고 구성요소들 사이의 관련성을 조사했고 그 이후로도 많은 사람들이 주로 그녀의 연구결과를 뒷받침하는 연구를 되풀이하거나 확장시켜 나갔다(15장 참조).

이론들 간의 관계에 대한 가설을 바탕으로 Ayres는 SI 치료법을 발전시켰다. 그녀는 개입치료(intervention)를 받은 아동의 학습과 행동 변화 관찰로 나타난 발전은 감각통합이 개선되고 신경 기능이 강화된 것을 반영하는 것이라는 가설을 세웠다. 이후 그녀는 자신의 *가설*을 뒷받침하는 연구를 통해 SI 치료법의 **유효성**을 테스트하였다. 몇몇 다른 연구진들도 뒤이어 SI의 유효성을 검증하였는데 일부는 이를 지지하고(15장 참조) 다른 일부는 의문을 제기하였다(23장 참조).

Ayres는 30여년 전에 사망하였다. 수많은 저자들이 SI 이론을 대체할 용어를 제시하고 또 이를 다르게 표현하자고 제안하기도 했지만 결국 Ayres가 제안했던 것과 상당히 유사한 것이였다. 이번 장에서는 SI 이론의 어떻게 이어져왔는지를 보여주고 있다.

SI 치료법은 Ayres가 자신의 클리닉에서 실시했던 치료법과 매우 유사하다. Parham과 그의 동료들은 **충실도** 척도(fidelity measure)를 개발하여 SI 치료법에 대한 기준을 명확히 했으며 이러한 기준은 현재의 연구나 임상 등에도 적용되고 있다(14장 참조). SI 치료법의 유효성에 대해 분명하게 증명되고 있지는 않지만 그 분야에서 큰 발전을 이루었고 다시 SI 치료법 연구로 완전히 되돌아가고 있다는 것은 그것의 유효성을 확실히 보여주고 있는 것이다.

이번 장에서는 Ayres 감각통합(ASI)으로 알려진 이론을 소개하고 그 이론과 관련된 구성들을 열거하며 그들 간의 가설 관계를 보여주고 있다. 감각통합 장애의 두 가지 주요 범주인 **실행 장애**(dyspraxia)와 **감각 조절장애**(sensory modulation dysfunction)를 설명하고 있으며 각 범주 내에서 다른 하위 유형들을 정의하고 있는데 실행 장애에는 양측 통합 및 순서(VBIS)장애와 체성 실행 장애(somato-dyspraxia), 감각 조절장애에는 **과잉반응**(over-responsivity)과 **과소반응**(under-responsivity)의 하위 유형들이 있다. 심리사회적 후유증을 포함하는 Ayres의 SI 개념 확장 모델도 제시하고 있으며 SI 이론을 다른 방식으로 설명하고자 했던 수많은 저자들이 작성한 도식 표현들과 비교하고 있다. SI 이론을 적용할 수 있는 대상자와 중재의 특징과 관련하여 이 이론의 경계와 중재에 관해서도 설명하고 있다.

이번 장에서는 SI의 신경학적 근거에 관한 설명은 시도하지 *않았으며* SI 이론과 관련된 평가에 대해 비평하거나 중재에 대해 상세히 설명하거나 유효성을 검증하는 연구에 관한 토론은 다루지 않는다. 다음의 7가지 섹션은 다른 장들에서 다루고 있다. (1) 이론 (2) 감각통합 장애와 신경과학적 근거 가설 (3) 평가 (4) 중재 (5) 연구 (6) 이론의 보완, 확장, 적용 (7) 응용

감각통합 장애: 이론 설명

Sensory Integrative Dysfunction: Illustrating the Reasoning

사례연구 ■ JOSHUA

Joshua는 대동작 협응문제가 있고 새로운 운동을 배우는 것을 힘들어 한다. 그의 반 친구들 중 일부는 로컬팀에서 야구경기를 하지만 그는 그곳에 참여 할 수 있을 만큼 공을 잘 잡거나 던지거나 칠 수 없다. 자전거를 탈 수는 있지만 자전거 타기를 배울 때 다른 친구들보다 더 많은 노력이 필요했다. 그렇지만 너무 어렵게만 느껴지는 스케이트보드 타기보다는 자전거 타기를 더 선호한다.

표준검사에서 그는 촉각을 구별하고 자세를 따라하고 신체 양쪽을 협응하여 동작 순서를 재현해 내는데 어려움을 겪었고 표준 임상관찰에서는 자세 문제와 비효율적 평형반응을 보이고 있었다.

Josh는 말초신경계나 중추신경계 손상의 징후는 없었으며 평균 정도의 지능을 가지고 있었다. 경험적 증거를 통해서 그의 신체감각 구별 능력이 떨어지는 것을 실행 문제로 보고 SI 장애라고 가정했으며 더 나아가 SI 치료가 그의 감각을 통합하고 움직임을 계획할 수 있는 능력을 개선할 수 있을 것이라고 생각했다. SI 치료는 가장 적절한 도전(just right challenge)을 제공하는 활동들로 이루어져 있고 강화된 촉각, 전정감각, 고유수용성감각을 받아들이는 기회에 적극적으로 참여하도록 유도한다.

중재를 시도한 이후 만약 Josh의 협응능력이 좋아진 것처럼 보인다면, 이 변화는 SI와 움직임 계획이 개선되었기 때문일 것이라고 가설을 세웠다.

SI 이론 소개
Introduction to Sensory Integration Theory

Ayres(1972 b)는 **SI**를 신체와 환경으로부터의 감각을 조직하고 그 환경 내에서 신체를 효과적으로 사용 가능하도록 만드는 신경학적 처리과정으로 정의했다. Ayres는 아마도 다른 연구진들이 시각이나 청각에 비해 전정기관, 고유수용성 감각, 촉각에 대해 간과하고 있다고 믿었기 때문에 이것에 더욱 집중했던 것 같다. 비록 전정기관, 고유수용성감각, 촉각이 그녀의 이론에서 중요한 부분을 차지하고 있지만 그렇다고 시각이나 청각의 중요성을 완전히 무시한 것은 아니다. 사실 그녀는 "인간은 매우 시각적인 동물일 뿐만 아니라.... *시각적인* 것을 매우 잘 의식하여 '인식'이란 단어는 주로 시각적 인식을 의미하도록 되어 있다"라고 말했다. 그럼에도 그녀는 시각적 인식은 최종 산물이며 전정 기관이 주요기반이라고 느꼈다. 마찬가지로 그녀는 전정기관과 청각은 중재에 서로 도움이 되는 관계라고 믿고 청각 및 언어장애 아동들에게 SI 치료가 미치는 영향력에 대해 연구했다.

지혜 실천

이론은 팩트가 아니다.

SI는 두뇌와 행동 관계에 대한 이론이다. 이론이란

- *왜 사람들이 특정한 방식으로 행동하는지 설명하고*
- *이와 관련된 장애들을 개선시킬 수 있는 중재를 개발하고*
- *중재를 통해 행동이 어떻게 변화될 것인지를 예측하는데 도움을 주는 임의적인 진술이다.*

Ayres는 시각 및 청각을 SI 이론의 도식표에 포함시키긴 했지만 이것의 영향에 대해 완전히 구체화시키지는 못했다. 최근 SI 치료법을 실행하는 치료사들은 청각을 타겟으로 하여 IM(인터렉티브 메트로놈)과 TL(치료적 듣기)과 같은 프로그램들을 처방하고 있다. Ayres와 마찬가지로 우리도 시각과 청각을 우리가 사용한 모형(그림 1-6)과 4장에 포함시켰지만, 지금까지도 SI 이론은 이들을 완전히 수용할 정도로 확장되지는 못하고 있다.

SI 이론 가설
Postulates of Sensory Integration Theory

SI 이론은 기능장애와 중재에 관한 것일 뿐 아니라 효율적 SI는 학습의 토대가 된다고 가정하고 있다. 따라서 SI 이론은 세 가지의 광범위한 가설로 구성된다. 첫 번째는 SI와 학습, 두 번째는 SI 기능장애, 세 번째는 중재에 관해 설명하고 있다.

1. 가장 광범위한 측면에서 학습은 감각을 처리하고 통합하며 이것을 행동계획과 조직에 사용하는 능력에 달려있다. 이 가설은 이 책 전체에 걸쳐 설명되어 있고 SI 이론에도 포함되어 있다.
2. 감각을 처리하고 통합하는 능력이 감소되면 적절한 동작을 행하기 어렵고 이는 결국 학습과 행동 문제로 이어진다. 이 가설은 이 이론의 다양한 구성을 반영하는 표준화된 테스트를 생성시켰다

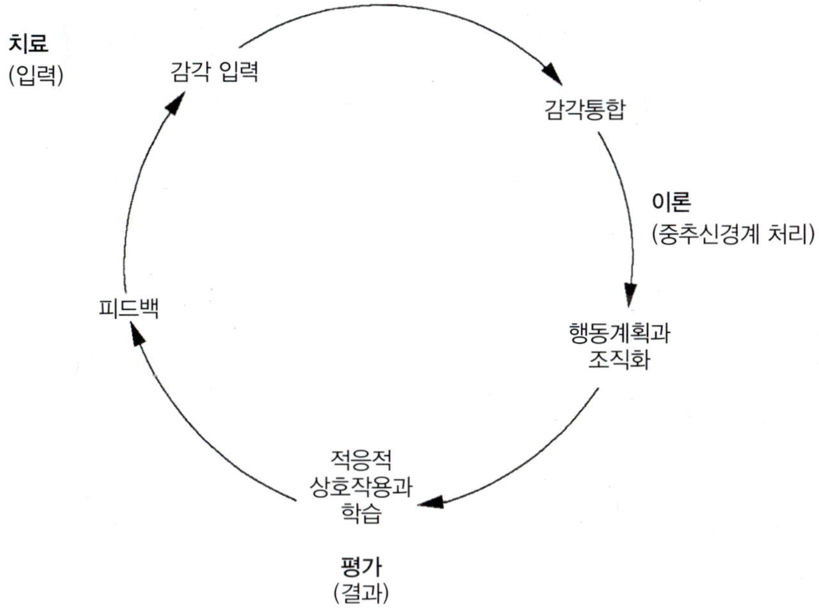

그림 1–1 SI 이론의 학습 구성요소의 도식화된 표현.

(8장, 9장 참조).

3. "가장 적절한 도전(just right challenge)" 상황에서 생성되고 통합된 감각들은 중추신경계 처리과정 개선에 기여하고 이를 통해 학습과 행동 능력도 향상된다. 이 가설로부터 SI 치료법이 탄생하였다(12장, 13장 참조).

감각통합 이론 설명
Illustrating Sensory Integration Theory

도식표는 구성 요소간의 관계를 보여줌으로 그 이론의 핵심을 나타내기에 좋은 방법이다. 도식표의 작성자는 구성요소를 선택하여 이해를 돕고 가장 중요하다고 생각되는 핵심을 강조하는 방식으로 이들의 관계를 설명한다. 따라서 다양한 저자들은 같은 이론을 조금씩 다른 빙식으로 나타내는 경우도 종종 있다.

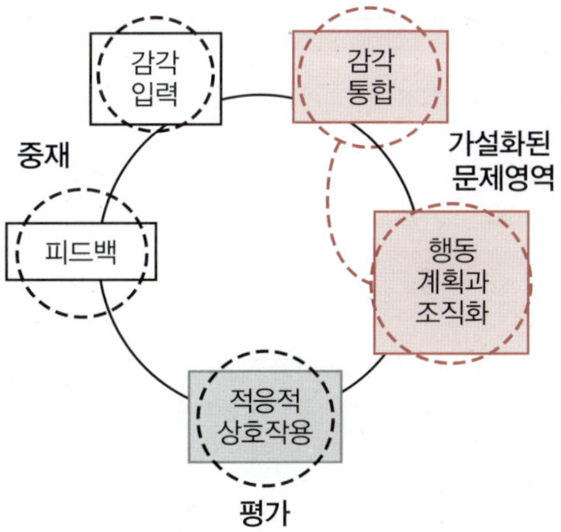

그림 1–2 SI 이론의 세 가지 가정의 단순화 표현.

SI 이론과 학습
Sensory Integration Theory and Learning

그림 1–1은 SI 이론이 학습에 미치는 영향을 순환과정으로 간단하게 설명하고 있다. 이 과정은 감각을 받아들이는 것에서부터 시작하여 피드백으로 끝나고 있다. *새로운* 감각이 유입되면서 피드백은 다시 새로운 학습 순환과정을 시작한다. 그림 1–2

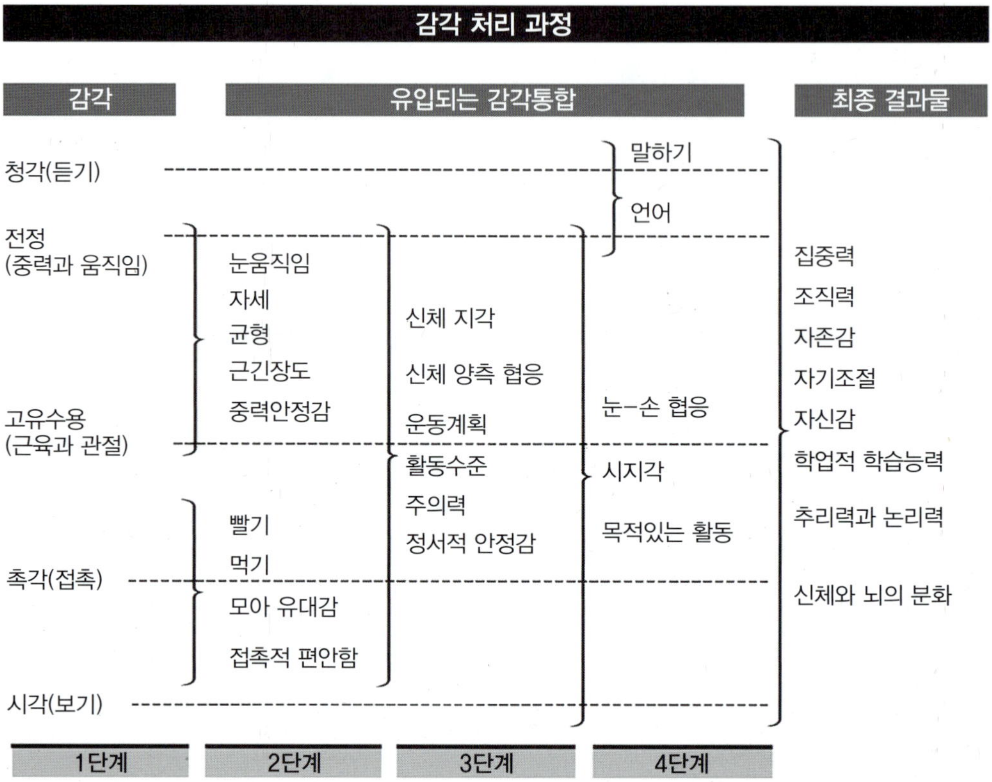

그림 1-3 Ayres(1979)의 SI 이론의 도식화된 표현. *감각 통합과 아동, 25주년 기념판의 샘플 항목 copyright © 2005, by Western Psychological Services. 발행인인 Western Psychological Services의 허가를 받아 재인쇄되었다. 게시자(rights@wpspublish.com)의 명시적인 서면 허가 없이는 추가 목적을 위해 전체 또는 일부를 재인쇄할 수 없다. 판권 소유*

에서는 그림 1-1의 도식표에 수용, 처리과정, 피드백과 관련된 SI 이론들에 기능장애, 평가, 중재 가설들을 추가하여 더 확대시켰다.

Ayres는 그림 1-3의 복잡한 도식표로 학습에 미치는 SI의 영향에 초점을 맞추었다. 그림의 왼쪽 끝에 모든 감각들을 열거하였고 오른쪽으로 점점 이동하면 감각의 통합과 최종산물이 표시되고 효율적인 감각 처리 과정과 관련하여 점점 복잡해지는 결과들을 보여주고 있다. Ayres는 도식표에서 결과와 관련 감각들을 연관짓기 위해 묶음표를 사용했으며 전정감각, 고유수용성감각, 촉각들이 학습에 미치는 영향을 분명하게 보여주고 있으며 시각과 청각 역시 포함시키고 있다. 그림 1-3에서 오른쪽으로 이동하면 할수록 단순 감각에서 더 멀어지고 점점 더 많은 다른 요인들이 잠재적으로 작용한다. 예를 들어, 오른쪽 위쪽 끝에 위치한 집중력은 묶음표가 보여주듯이 모든 감각 뿐 아니라 인지, 관심, 환경과 같은 많은 다른 요소들에도 의존하고 있다.

SI 기능장애 Sensory Integrative Dysfunction

그림 1-4에서 SI 기능장애의 주요한 두 가지 범주에 속하는 감각 조절장애(sensory modulation dysfunction)와 실행 장애(dyspraxia)를 간단하게 표현하고 있다. 이 다이아그램이 보여주듯이 SI 기능장애를 가진 사람이 한 가지 또는 두 가지 타입의 기능장애를 모두 가질 수도 있다. 이 그림은 SI 기능장애에 대해 큰 범주를 보여주고는 있으나 하위 범주에

대한 세부설명은 부족한 개괄적인 표현을 하고 있다.

Miller와 동료들 역시 *SI 기능장애*에 대한 도식표를 만들어 이것을 "질병분류표"라고 칭하고 SI기능장애 대신에 **감각 처리 장애**(SPD)라는 용어를 붙였다. 그 표에 포함된 구성요소들은 Ayres가 SI 이론에서 설명했던 것들과 매우 유사하며 사실상 Ayres의 연구와 그녀의 연구결과를 바탕으로 추구해왔던 다른 연구진들의 연구를 바탕으로 하고 있다. SPD 질병분류표는 기본적인 이론은 변경하지 않은 채 용어만을 바꾸는 것을 보여주었다.

Miller와 동료들의 SPD 질병분류표는 단순하며 여러 면에서 세련되나 한 가지 문제점은 감각기관과 행동 간의 관련성을 명확하게 설명하지 못한다는 점이다. 예를 들어, Ayres 모형에서 볼 수 있듯이 자세와 전정기관 및 고유수용감각기관 사이의 관련성이나 또는 실행과 감각 구별 간의 관련성이 Miller의 도식표에는 포함되어 있지 않다.

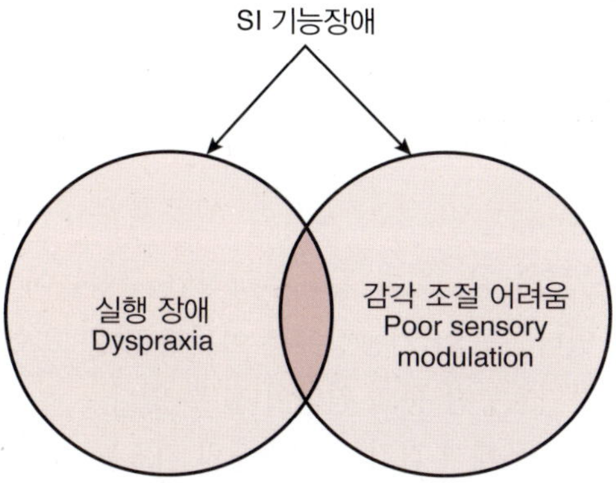

그림 1-4 SI 기능장애 징후의 단순화된 표현.

우리는 감각기관과 SI 기능장애의 행동 징후 사이의 가설 관계를 나타내기 위해 그림 1-6의 도식표를 만들었다. 비록 그림 1-6은 기능이 아닌 기능장애에 초점을 맞추고 있지만 Ayres의 도식표(그림 1-3)와 비슷하게 조직되었다. 그림 1-6은 중추신경계의 감각 처리 과정을 설명하는 중간 세로줄에서 바깥쪽으로 읽어 나간다. 오른쪽으로는 SI 장애와 실행 장애의 지표들을, 왼쪽에는 감각 조절장애의 지표들을 나타내고 있는데 이는 SI 기능장애가 있을 때 나타나는 두 가지 징후들(실행 장애와 감각 조절 장애)과 감각 처리에 대한 그들의 관계를 보여주고 있다. 그림 1-4에서 보여주듯이 SI 기능장애가 있는 사람은 한 가지 또는 두 가지 범주 모두에 포함될 수도 있다.

그림 1-6에서 중심부로 가까이 갈수록 감각 처리와 더 직접적인 관련성이 있다. 예를 들어, 자세-동안 조절(postural ocular control)은 중간세로줄의 바로 오른쪽에 나타난다. 전정기관과 고유수용성감각 처리 과정은 자세-동안 조절과 밀접한 관련이 있다. 사실 SI 이론에서 유의미한 자세-동안 조절 반

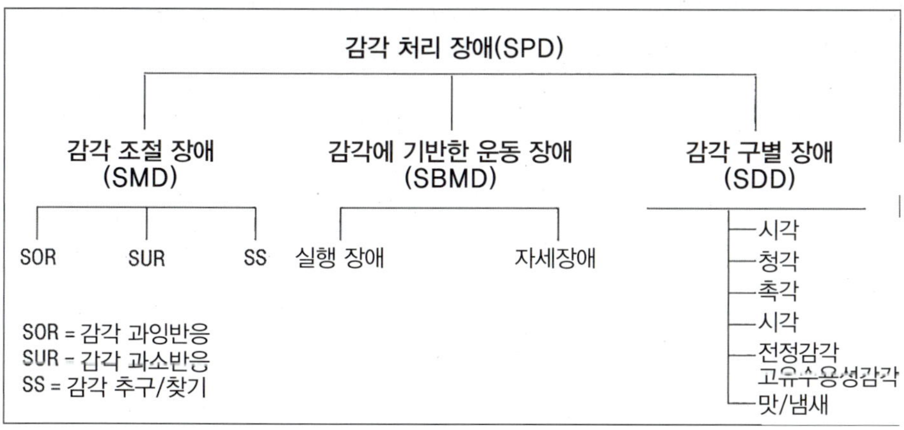

그림 1-5 Miller와 그 동료들(2007)에 의한 감각통합처리장애의 분류. *AOTA의 허가를 받아 감각통합의 개념 진화: Lucy Jane Miller, Marie E. Anzalone, Shelly J. Lane, Sharon A. Cermak 및 Elizabeth T. Osten의 진단을 위한 제안된 Nosology: 61권, 2007년 3월/4월*

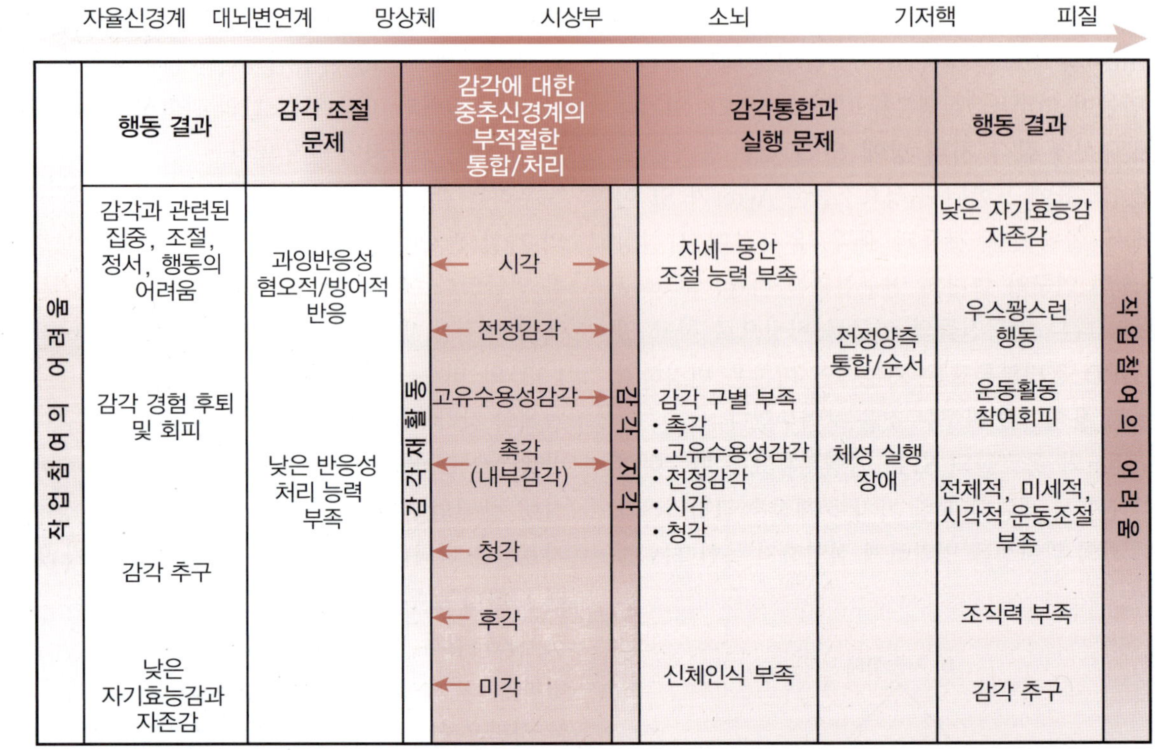

그림 1-6 감각통합 기능장애의 복잡한 도식.

응 행동들은 전정기관과 고유수용감각 처리과정의 직접적인 징후로 여겨진다(4장, 9장 참조). 즉, 비록 우리가 전정고유수용감각 처리 과정에 문제가 있음을 볼 수는 없지만 자세가 제대로 제어되지 않고 있음을 보여주는 유의미한 행동들을 통해 그 감각 처리 과정에 문제가 있다고 해석할 수 있다. 마찬가지로 **신체인식력**은 쉽게 관찰되는 것은 아니지만 감각처리 과정과 직접적으로 관련되어 있다. 우리는 아동들이 신체부위 서로간의 관계나 신체부위와 물체와의 관계를 제대로 인식하지 못하는 행동들을 신체인식 장애로 해석한다.

Ayres 도표(그림 1-3)와 마찬가지로 그림 1-6에서도 오른쪽으로 점점 이동할수록 감각 처리 과정과 직접적인 관련성이 적어지며 복잡한 구성을 포함하고 많은 요인들이 작용한다. 실행 장애(VBIS, 체성 실행 장애)는 하나의 세로칸을 구성하고 있고 더 오른쪽으로 이동하면 실행 장애를 가진 사람들에게는 흔하지만 SI 기능장애를 나타내는 것은 아닌 (낮은 자기효능감, 회피 등) 추상적인 구성들이 포함되어 있다. 즉 SI 기능장애뿐 아니라 많은 요소들이 낮은 자기효능감 등의 원인이 될 수 있다.

그림 1-6에서 감각 조절장애의 지표는 왼쪽에 나타나 있다. 중심으로 가까워질수록 더 직접적으로 감각 처리 과정을 반영하고 있으며 각각의 감각기관들은 과민반응이나 저하반응과 직접적으로 연관되어 있다. 왼쪽 끝에 나타나고 있는 구성요소(감각과 관련된 집중, 조절, 영향, 활동의 어려움, 감각 추구, 낮은 자기효능감 및 자존감 등)들은 감각 조절장애가 있는 사람들에게 흔하지만 복잡하며 다양한 요소들에 영향을 받는다.

작업참여의 어려움은 좌측 끝과 우측 끝에 구성되어 있다. 몇 가지 항목들은 동일하지만 조절장애와 실행 장애의 본질은 다를 것이라고 예측할 수 있다. 예를 들어, 양쪽의 아동들이 똑같이 옷을 입고 학교 숙제를 끝내는데 어려움을 겪을지라도 조절장애가 있는 어린이들은 집중력을 유지하기가 힘든 반면에 실행 장애를 가진 어린이들은 운동능력 장애가 원인이 될 수 있다. 마찬가지로 두 그룹이 동일하게 자존감이나 자기효능감이 낮을 수 있지만, 감각 조절장애 아동들의 자존감이 낮은 이유는 그들의 잘못된 행동으로 곤란한 상황이 되면 자신을 나쁘거나 가치 없다고 여기거나 다른 사람들만큼 유능하지 않다고 생각하는 반면에, 실행 장애를 가진 아동들은 자기의 운동능력이 또래보다 떨어진다고 인식하기 때문에 낮은 자기효능감을 경험하게 되고 운동능력이 떨어지는 자신은 운동능력이 좋은 사람들보다 가치 없다고 믿기 때문에 자존감도 낮아지게 된다. 감각에 대한 저하반응이나 신체인식 장애와 관련된 행동으로 감각 추구(sensory seeking)행동이 발생하며 이는 표의 각 양쪽 끝에 나타나고 있다. 감각추구는 아동이 공간에서 자신의 신체부위 위치에 대한 감각을 증대시키기 위해 비정상적으로 많은 양의 감각을 추구하게 될 때 일어난다.

요 점

- SI 초기모델은 A.Jean Ayres에 의해 발전되었고 SI 기능에 대해 설명하고 있다.
- 이 책 전체에서 언급되고 있는 현재 모델은 기능장애에 대한 두 가지의 광범위한 범주인 dyspraxia(실행 장애)와 sensory modulation disorder(감각 조절 장애)를 설명하고 있다.

구성 The Constructs

SI 기능장애의 두 가지 주요 범주인 실행 장애와 감각 조절장애는 더 많은 설명이 필요하다. 표 1-1에서 각 범주와 관련된 구성요소들이 간단하게 설명되어 있다.

표 1-1 감각통합의 장애과 관련된 해석

실행 장애와 관련된 해석			
구성	**요약 설명**	**가설 이유**	**관련 첸터**
VBIS	신체 양쪽을 조직화된 방식으로 계획하여 사용하는 것과 운동행렬의 순서를 예측하는 것이 어려움	자세-동안 조절에서 보이듯 이 전정감각과 고유수용성감각의 집중처리 어려움	5: 실행과 실행 장애 9: 평가과정 안에서 임상관찰; 양측협응과 계획된 움직임 순서의 평가
체성 실행 장애	VBIS보다 중증형태의 실행 장애	감각 구별 문제로 인한 신체인식 결함	5: 실행과 실행 장애; 체성장애의 설명을 통한

자세동안조절의 어려움	VBIS와 가끔 체성실행장애의 기초
	• 저신근근긴장도
	  • 항중력자세를 취할 수 있는 능력 감소
	  • 근위안정성이 떨어짐
	  • 평형자세 어려움
	• 회전 후 안구진탕증의 감소
		전정감각이나 고유 수용 감각 처리 결함의 외적인 징후	7. 감각 구별 기능과 장애
			9: 평가과정내 임상적 관찰의 이용

신체도식의 어려움	신체부위들간의 공간적 관계를 나타내는 내적 도식의 결함	촉각과 고유수용감각 구별 결함	4: 감각기관의 구조와 기능 5: 실행과 실행 장애
감각 구별의 어려움	감각의 시공간적인 특징 해석부족	모든 감각기관의 입력에 대한 중추신경계 처리 결함	4: 감각기관의 구조와 기능 7: 감각 구별 기능과 장애

실행 장애 Dyspraxia

SI 이론에서 실행 장애는 전정감각, 고유수용성 감각, 촉각의 처리과정 결함으로 신체인식(body scheme)장애가 생기고, 이로 인해 새로운 동작을 계획하는데 어려움을 겪는 것을 뜻한다. Ayres는 실행(praxis)의 인지요소로 **관념화**(ideation)를 설명했으며 20여년이 지난 후 May-Benson이 관념화와 SI를 바탕으로 한 실행 장애에 대해 더 깊이 연구했다. 실행 장애 중에서도 강도가 심각한 아동일수록 관념화에 더욱 어려움을 겪는 것은 분명해보이지만 오늘에 이르기까지 어떤 연구도 관념화 관련 데이터를 요인 분석연구에 포함시키지는 않았다.

이 글에서는 양측통합 및 순서실행(VBIS)장애와 체성 실행 장애(SD) 두 가지 유형의 실행 장애를 설명하고 있다. 표 1-1에서 VBIS는 SD보다 덜 심각한 장애로 가정하고 있다. 우리는 연구와 다양한 경험을 통해 실행은 단일 구성요소로 이루어져 있음을 알게 되었다. 체성 실행 장애만을 가진 아동은 단순하고(피드백 의존) 복잡한(피드포워드 의존) 모든 동작들을 힘들어하는 반면, VBIS 장애만을 가진 아동은 주로 높은 수준의 피드포워드 의존 과제에만 곤란을 겪는 것으로 보아 VBIS보다 체성 실행 장애(SD)를 더 중증으로 보는 주장은 논리적이라 볼 수 있다.

지혜 실천

동작은 피드백에 의해 조정되면서 제어된다. 예를 들어, 아이가 공을 차기 전 공을 멈추는 것은 발로 차기 전 아이가 적응할 수 있도록 그의 발과 다리에서의 촉각과 고유수용성감각의 피드백을 통해 공을 차는 방향을 조정할 수 있다. 피드포워드 제어하에 있을 때, 아동은 그가 목적하는 위치에 공이 도달하기 위해 아동의 손이나 발이 특정한 위치에 놓여 있어야 한다. 움직임에 대한 실행 명령 후에는 피드포워드 의존 동작은 조정될 수 없다. 그래서 공을 받고 차기 위해 달려간 중간에 일단 킥이 시작되고 나서는 이를 조정할 수 없다. 놀랄 것도 없이, 많은 피드포워드 의존적 동작은 양측성이다.

Sugden과 그의 동료들(Henderson & Sugden, 1992; Keogh & Sugden, 1985)은 동작이 상대적인 피드백과 피드포워드 제어 하에 있는 정도를 측정하기 위한 간단한 모델을 제공했다. 연구자들은 제어(피드백대 피드포워드)가 아동과 아동이 움직이는 물체(예, 공)의 움직임 함수로 나타냈다. 아동이나 물체가 더 많이 또는 더 빠르게 움직일수록, 더 많은 통제를 피드포워드에 의존해야 한다. 피드백 의존적 행동보다 피드포워드 의존적 행동이 더 어렵다. Sugden의 모델을 각색한 것이다.

그림에서 점을 연결하는 선은 동작이 피드백 의존 또는 피드포워드 의존 정도를 나타내는 선상의 한 지점을 통과하는 아동과 물체의 상대적 움직임을 나타낸다. 명백히 이 다이어그램은 지나치게 단순하지만 실행 장애를 가진 아동의 운동계획의 어려움을 이해하는 것과 중재활동의 난이도 조절에 유용하다.

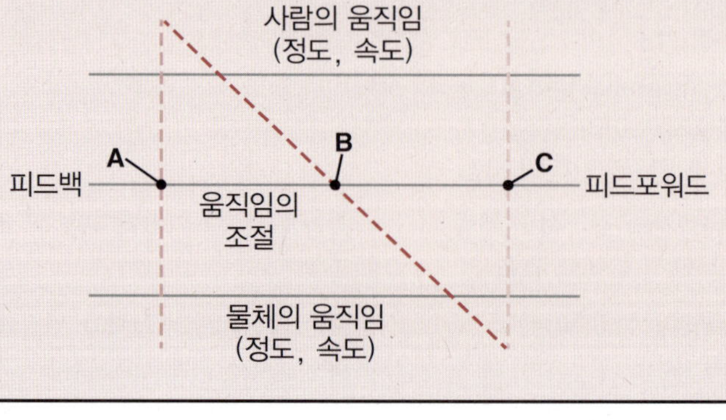

증거

40년 이상의 기간에 Sensory Integration and Praxis Tests(Ayres,1989)와 그 전 평가 도구인 Southern California Sensory Integration Tests(Ayres, 1972c)와 Southern California Postrotary Nystagmus Test(Ayres, 1975)의 데이터에서의 요인분석은 감각통합 기반의 실행 장애를 설명하는 검사 점수의 패턴을 산출했다(Ayres, 1965, 1966a, 1966b, 1969, 1972d, 1977, 1989; Ayres, Mailloux, & Wendler, 1987; Mailloux et al.,2011; Mulligan, 1996, 1998, 2000). Ayres는 양측통합과 손가락과 팔움직임의 순서, 자세조절이 요구되는 검사를 알아냈고 가장 최근 VBIS[1]로 알려진 요소와 함께 탑재되었다. 그녀는 또한 모방, 구강실행, 감각 구별, 지속적으로 함께 진행되는 고유수용성에 대한 검사를 발견했다: 그녀는 이것을 체성 실행이라고 불렀다. 더 최근 연구자들(Mailloux et al., 2011; Mulligan, 1996, 1998, 2000)은 모든 요인들 사이의 관계를 발견했음에도 불구하고 약간은 다른 요소를 발견했다. Mailloux와 그 동료들은(2011) "시각 실행 장애와 체성 실행 장애"와 "전정과 고유수용성, 양측통합과 순서(VPBIS)"로 임상요소로 분류하였다. VPBIS는 감각과 운동 검사를 모두 포함하고 있지만. 시각 실행 장애와 체성 실행 장애는 그렇지 않다. Mulligan(1998)도 마찬가지로 동일한 요소에 대한 감각과 운동검사 두 가지 모두를 제시하는 것에는 실패하였다. 그녀는 특정 아동의 감각통합 기능장애의 본질을 설명하는 것이 최선이라고 설득력 있게 결론을 내렸다. 예를 들어, 실행 장애와 낮은 체성감각 구별력 두 가지 모두를 가진 아동은 두 수준을 사용하여 설명하는 것이 최선이다.

[1] **VBIP**는 여러가지 이름이 알려져 있다; 예를 들어, 단순히 **BIS**, 그리고 자세와 양측통합(**PBI**)

감각 조절 기능장애

Sensory Modulation Dysfunction

감각 조절과 감각 조절 기능장애의 개념은 다소 추상적이다. 조절(modulation)이라는 용어는 많은 작업치료사들에게 익숙하지만 그것의 정확한 의미를 규정하기는 어렵다. SI 이론에 '조절'의 개념을 처음으로 적용시킨 Ayres는 "중추신경계가 스스로의 활동을 조절하는 것"으로 정의내렸다. 엔지니어들은 이를 방송국에서 송출하는 음파의 진폭과 주파수에 맞추어 라디오를 조절하는 것에 비유한다. 라디오 조정기에서 감지한 진폭과 주파수가 방송국 음파와 일치하면 라디오 방송이 분명하게 들리게 된다. 그러나 조절기가 제대로 작동하지 않는다면 그 라디오는 쓸모 없어진다. 감각 조절장애가 있는 사람들은 그들의 반응의 크기가 다른 사람들보다 지속적으로

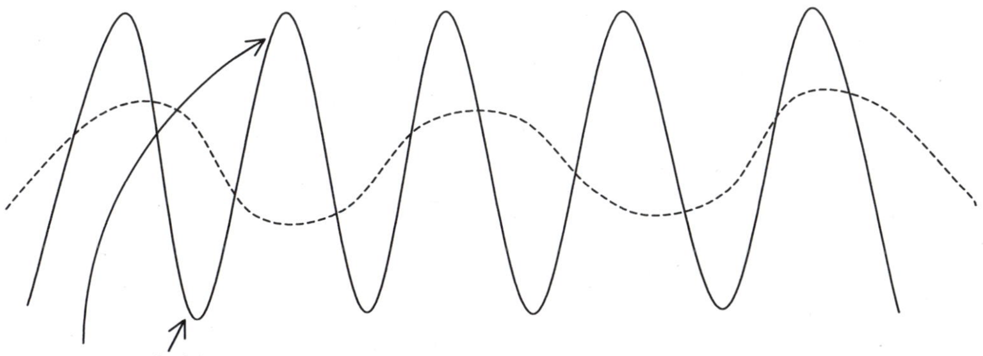

그림 1–7 조절과 조절 결손의 도식화된 표현.

더 크거나 지속적으로 더 작아서 행동실행의 유효성이 감소된다. 이는 그림 1-7에서 설명하고 있다.

여기서 우리는 두 가지 유형의 감각 조절 기능장애(과잉반응과 과소반응)에 대해 설명하고 있다. 감각에 과민하게 반응하는 아동은 예상보다 반응의 크기가 매우 크다. 우리는 촉각과 청각에 대해 과민하게 반응하는 것을 방어, 전정기관 감각에 대한 과도한 반응은 중력불안감이나 혐오반응으로 분류했다. 과소반응은 예상을 뛰어넘어 훨씬 적은 반응을 가리키며 모든 감각기관에서 볼 수 있다. 과소반응은 구별 능력 장애(poor discrimination)와 구분하기가 어렵다는 것에 주의해야 한다. 작업치료사들은 감각에 대해 어떤 때는 예상보다 반응이 컸다가 또 어떤 때는 예상보다 작아지는 반응성을 가진 아동에게서 *변동성 반응(fluctuating responsivity)*을 확인했다.

SI 이론과 연관된 주요한 구성에 대한 설명은 표 1-1에서 다시 볼 수 있다.

증거

감각 조절장애의 통계적 증거는 1990년대 공식적인 진단도구가 처음 개발되기 전까지는 불가능했다. 그 전까지 감각 조절장애 진단은 관찰과 인터뷰를 기본으로 하고 있었다. 예를 들어, Ayres는 아동을 만질 때마다 보이는 불편한 반응을 관찰한 것만으로 통계학적 분석의 증거로 삼았으며 이를 촉각방어라고 명명했다. 현재는 기능장애나 조절장애에 대한 완벽한 척도는 될 수 없을 지라도 다양한 감각시스템 처리에 문제점을 보이는 항목(과민반응, 과소반응, 감각추구 등)들을 포함하고 있는 표준화된 진단도구가 존재한다. 전반적으로 감각시스템에 변동하는 반응성이 확인되면 감각 영역들(sensory domains)에 대한 검토와 비교 점수가 요구된다. 하나의 감각기관에서만 명확하게 변동하는 반응성을 확인할 수 있는 표준화된 진단도구는 존재하지 않는다.

다음의 두 가지 진단도구가 가장 흔히 사용된다. (1) *유아, 아동, 청소년, 성인 감각반응검사(Sensory profile)* (2) *감각처리측정(Sensory Processing Measures)* 다양한 부모와 본인 보고서(parent- and self-report) 자료들의 요인분석연구(Factor analytical studies)를 통해 감각조절이나 감각 조절장애에 관한 많은 패턴들이 밝혀졌다. 최근에는 감각조절과 감각 조절장애에 관해 깊이있게 이해하고자 행동진단 및 심리측정 도구를 이용하여 부모보고서와 자기보고서를 매치시켜 연구하고 있다.

요점

- 감각 구별 장애는 자세-동안(postural-ocular) 조절과 신체인식(body scheme)에 어려움이 있고 이는 실행 장애(dyspraxia)의 원인이 된다.
- 감각 조절 장애는 감각에 대해 과도하거나 부족하게 반응하는 것으로 보인다.

SI와 심리사회적 구성의 결합

Uniting Sensory Integration with Psychosocial Constructs

Kielhofer와 Fisher는 낮은 자존감을 단순히 SI 기능장애로 보는 것은 그 아동의 자아에 대한 관점이 어떻게 생겨났으며 또 이러한 자아인식이 그 아동의 행동에 어떠한 영향을 미치는지에 대해 충분히 고려하지 않은 것이라고 생각했으며 심리사회적 사건들도 SI 만큼이나 복잡하며 세밀하게 관찰할 필요가 있다고 지적했다. Kielhofer와 Fisher는 SI 기능장애와 심리사회적 후유증 사이의 복잡한 관계를 9살 소년 Joe의 이야기를 통해 설명했다.

사례 연구 ■ JOE

Joe의 두뇌는 자신의 신체와 환경의 감각정보를 효과적이고 효율적으로 통합할 수 있는 능력이 부족해 보였다. SI 장애로 인해 그의 행동 계획과 실행에는 어려움이 따르고 그는 모든 일에 서툴러보였다. 그렇지만 SI 이론이 Joe가 느끼는 감정과 생각에 대해서는 무엇을 말해 주는가? 그는 진심으로 야구를 잘 하고 싶었지만 투수가 공을 던지려고 하면 극도로 두려움이 느껴졌다. 투수가 던진 공과 자신이 휘두른 방망이가 닿아야 한다는 것은 알았지만 어떻게 할 수 있는지는 알지 못했으며 방망이를 휘두르고 공을 치는 느낌이 어떤지도 거의 알지 못했다. 그가 느낄 수 있는 것은 공이 그의 방향으로 올 때마다 따라오는 친구들의 시선이였다. 그의 맘속 깊은 곳에서는 조금씩 아픔이 자라났고 그의 불안 증세는 심각해졌다. 그는 자신이 쓸모없으며 결코 공을 칠 수 없을 것이라는 감정에 압도 되었다.

그의 이러한 감정 상태는 과도한 각성과 불안으로 드러났다. 공이 가까이 접근할수록 그의 시야에서 사라져버리고 그는 시간과 공간 내에서 공과 그의 관계성에 대해 인식하지 못하는 것 같았다. 그는 자기방어와 언젠가 공을 칠 수 있을 것이라는 헛된 희망으로 방망이를 휘두르지만 크게 빗나가고 그런 그의 행동에는 늘 야유와 비웃음이 뒤따랐다. 또래로부터의 야유와 비웃음은 자신의 실수를 마음속에 사무치게 만들었다. 이런 경험은 그에게 한 두번이 아니었다. 스포츠를 할 때 신체를 사용하여 조직된 동작들을 행하는 것이 힘든 것은 그에게는 익숙한 경험이었고 더 열심히 노력하면 할수록 제대로 하는 것이 더 어렵게 느껴졌다. 그가 원하는 운동 동작을 제대로 할 수 없고 그럴 때마다 주변의 또래 친구들로 인해 불편함을 느끼는 것은 그에게는 익숙했지만 고통스러운 경험이었다.

그의 사례에서 감각의 비효율적인 처리 과정이 그의 운동 능력을 저하시키는 원인이라고 추측했지만 오직 감각 처리 과정의 문제만이 그의 부실한 동작들을 야기시켰다고 주장할 수는 없다. 분명히 그의 심리적인 상황도 그의 행동과 관련이 있었다. 그가 공을 놓치는 것은 단순히 SI 문제나 제대로 조직되지 않은 운동행동 그 이상의 문제였다. 오직 SI만을 근거로 하는 설명으로는 그의 행동과 그의 경험을 제대로 이해할 수 없으며 SI만큼이나 그의 심리적 경험도 그의 행동과 감정에 중요한 부분이었다.

Kielhofer와 Fisher는 작업치료사들이 심리사회적 현상에 거의 관심을 두지 않고 오직 SI에만 집중할 때 중재는 결코 완전하지 않다고 한 DiJoseph의 말을 인용했다. 이들이 서로 연관되어 있음을 인식한 치료적 접근법은 편협하거나 단편적인 접근법에 비해 분명히 장점이 있다. 따라서 Kielhofer와 Fisher가 논의했던 우려를 해결하기 위한 시도로 그들은 작업치료이론에서 자주 사용되는 나선형 모델을 채택했다. 이 접근법은 SI 이론과 인간작업 모델(MOHO)의 구성을 혼합한 것이다.

자아실현의 나선형 접근법
The Spiral Process of Self-Actualization

Fisher와 Murray의 자아실현 나선형 접근법에서 중간의 회색 나선형에는 SI 이론이, 흰색 나선형에는 인간작업모델(MOHO)의 개념이 설명되어 있다. 유의미한 활동참여를 자극하는 내적동기(inner drive)는 나선형의 맨 아래쪽에 있다. Fisher와 Murray는 "유의미한"의 의미를 중요성, 가치, 목적을 가지는 것으로 정의했다. '유의미한 활동'이 되기 위해서는 제어가 가능하며 그 경험을 이해할 수 있어야 한다.

적극적으로 *감각을 받아들이는* 것은 SI 과정의 초기 단계이다. 물리적, 사회적 *환경* 그리고 *생산 및 결과 피드백*을 포함한 많은 감각의 원천들이 존재한다. 생산 피드백은 신체로부터 생겨나며 움직일 때 어떤 느낌인지에 대한 정보를 제공한다. 결과 피드백은 환경을 변화시킨 행동에서 생겨난다.

감각들이 *통합*되면 환경에 존재하는 대상에 대해 효과적이고 효율적으로 행동하는 것이 가능하다. Ayres는 이러한 성공적 행동을 *적응적 상호작용*이라고 언급하였으며 이를 통해 생산 피드백과 결과 피드백이 생겨났다. 적응적 상호작용은 평가동안 우리가 관찰할 수 있는 행동들이다.

적응적 상호작용을 계획하는 것은 무엇을 해야 할지를 알고 어떻게 해야 할지를 준비하는 것을 의미한다. 성공적인 계획은 참여하고자 하는 욕구, 이전의 생산 피드백으로부터 발전된 충분한 신체도식, 그리고 이전의 적응적 상호작용에서 파생된 결과 피드백에 대한 지식에 달려있다. 생산 및 결과 피드백

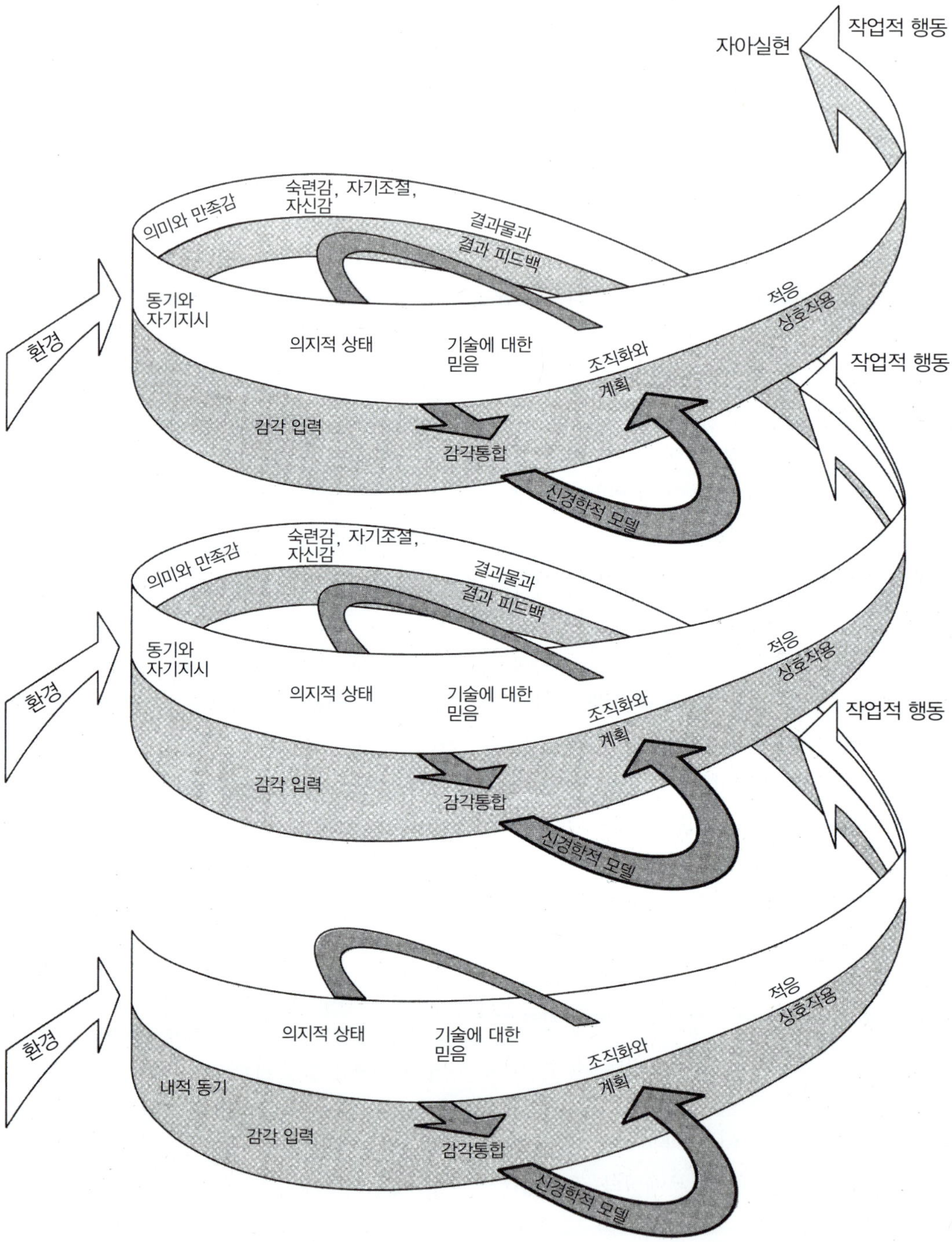

그림 1–8 감각통합의 나선형 접근법.

은 계획 그리고 궁극적으로 학습에 매우 중요하다. 행동에 대한 신경모델(neuronal model)이 발달된 이후 이것은 새롭고 더 복잡한 상호작용의 토대로 사용 가능해져서 Fisher와 Murray는 신경모델을 설명하기 위해 그들의 나선형에 세 번째 고리를 추가했다(그림 1–8).

나선형의 흰색 고리는 인간은 작업적인 본성을 가지고 있다는 작업치료의 핵심가설을 반영하고 있다.

Fisher와 Murray에 따르면 기존의 SI 이론에 이 고리를 추가하는 것은 작업과학의 더 큰 맥락에서 그것의 위치를 보여준다. 적응적 상호작용은 작업행동의 기초를 이루는데 작업과학에서 두 가지 핵심가설은 인간은 작업에 참여하고자 하는 본능적 욕구를 가지고 있다는 것과 작업이 본질적으로 동기를 유발한다는 것이다. 그 결과 인간은 의미, 만족감, 자신감, 자기제어, 작업참여에 대한 숙달감을 발달시키게 된다. 따라서 적응적 상호작용을 계획하고 조직하고자 하는 자극은 감각과 의지적 요소를 포함한다.

적응적 상호작용은 개인이 과제와 환경에 대해 어느 정도의 제어가 가능함을 의미한다. 숙달감을 발달시킨 아동들은 *자신의 능력에 대한 믿음*을 키워나가고 이러한 *자기효능감*은 아동을 자기주도적으로 만들 수 있다. *적응적 상호작용을 계획*, *생성*하고 유의미한 작업에 참여하는 것을 통해 자신의 능력을 알아보고자 하는 동기부여를 받게된다.

요약하자면, 자아실현의 나선형 접근법을 통해서 SI, 자신에 대한 믿음, 자유의지들이 모두 합쳐져 적응적 상호작용에 기여하게 되고 그 결과로 조직화되고 효과적인 작업행동을 할 수 있게 된다. 아동이 환경에 대한 제어능력과 자신의 기술에 대한 믿음을 발달시키게 되면 환경과의 상호작용은 더욱 유의미하고 만족감을 주게 되고 아동들은 이후 비슷한 행동과 작업에 반복적으로 참여하기를 원하게 되는 경향이 있다. 그러나 자신의 기술에 대한 믿음이 커졌다고 해서 반드시 또는 자동적으로 더 높은 수준의 적응적 상호작용 능력을 동반하는 것은 아니다. 작업치료사들은 아동들이 자신들에게 새로운 기술이 생겼다는 것을 확실히 알 수 있도록 해야 한다.

요 점

- 나선형 모델에서 보여주듯이 심리학적 구성요소들과 SI 이론을 결합하면 아동의 장점 및 욕구에 대해 더 많은 것을 보여줄 수 있으며 개입에 대한 더 광범위한 토대를 세울 수 있다.
- 자아실현에 대한 나선형 프로세스에서 자신에 대한 믿음과 자유의지는 적응환경 상호작용에 기여하는 것으로 보여진다. 적응적 상호작용은 효과적인 작업행동의 기초가 된다.

모든 이론들은 기본 가설을 토대로 한다
All Theories Are Based on Underlying Assumptions

모든 이론들을 받아들인다는 의미는 그것의 근본을 이루는 가설들도 받아들인다는 것을 의미한다. SI 이론의 근간을 이루는 가설들은 신경 및 행동과 관련이 있다. 표 1-2에서 SI 이론과 관련된 4가지 가설을 설명하고 있다. 우리는 이러한 가설과 근거를 실명하고 있으며 독자들이 더 많은 정보를 찾을 수 있도록 관련 챕터도 나열하고 있다.

SI 이론과 중재의 경계
Boundaries of Sensory Integration Theory and Intervention

Ayres는 SI 이론과 중재를 특정 대상(학습장애나 자폐증이 있는 아동)에게 적용하는 것을 구상했다. 더 최근에는 Parham과 동료들이 SI 치료법에 대한 구체적인 기준을 정의했지만 종사자들과 연구자들은 가끔씩 그것의 경계를 벗어나는 방식으로 SI 이론을 적용하는 경우가 있었다. 작업치료사들은 SI 이론을 의도와 맞지 않는 방식으로 적용시키지 않도록 주의해야 한다. 연구자들이 SI 이론의 **유효성**을 조사 중이라고 말할 때 그들은 그 이론의 원칙에 입각하여 충실하게 절차가 이루어지고 있는지를 확인해야 한다. 그들이 특히 **메타분석**이나 체계적인 검토를 통해 그 이론을 비평하고자 할 때 그 논문이 실제로 SI를 반영하는지를 분명히 해야한다.

경계와 대상 Boundaries and the Population

SI 이론은 실행 장애나 감각 조절장애와 관련된

표 1-2 SI 이론 관련 4가지 가설

가정	설명	관련 챕터
중추신경계는 신경가소성이 있다.	가소성이란 뇌구조가 변화할 수 있는 능력을 말하며 Ayres는 이러한 가소성 때문에 SI 치료법이 두뇌변화에 영향을 미칠 수 있다고 가정했다. 비록 그녀는 어린 아동의 두뇌에 대한 구조적이고 행동적 가소성을 강조했지만 성인의 뇌에도 가소성이 존재한다는 많은 증거들이 있다. 풍부한 자극을 주는 환경이 동물 신경계의 구조와 기능에 미치는 영향에 관한 많은 연구들이 뇌 가소성과 SI 치료법 대한 근거가 되고 있다.	18. 중재를 위한 대체보완 프로그램: 신경 가소성 기반의 감각운동에 대한 문헌고찰 21. 계획 및 중재실행: 자폐증을 가진 아동의 사례
뇌는 통합되어 하나로 기능한다.	Ayres는 SI가 피질하부 중심(subcortical center)에서 주로 일어나는 반면 대뇌피질중심(cortical center)은 관념화, 인식, 추론, 언어, 학습을 책임지고 있다고 가정했으나 현재 두 영역 모두가 SI와 관련이 있는 것으로 밝혀졌다.	4. 감각계의 구조와 기능 5. 실행과 실행 장애
적응적 상호작용은 SI 발달에 매우 중요하다.	중추신경계는 개방된 시스템으로 스스로 조절하고 조직하며 변화가 가능하다. 적응적 상호작용은 SI를 촉진하며 행동의 질은 이러한 SI를 반영한다. 적극적인 동작은 감각 피드백을 생성하고 행동 결과에 대한 지식이 성공한 과제에 대한 기억의 토대가 되어 생산, 결과 피드백에서 파생된 신경모델은 점점 복잡해지는 적응적 상호작용을 계획하는 기초를 형성한다.	5. 실행과 실행 장애
감각운동 활동 참여를 통해 SI를 발달시키고자 하는 내적 동기가 존재한다.	Ayres는 모든 아동들이 자신의 신체와 환경을 숙달시키고자 하는 내적 욕구를 가지고 있다고 믿었다. 그녀에 따르면 흥분, 자신감, 노력에서 내적 욕구가 보여지나 SI 기능장애 아동들은 내적 욕구가 부족하다고 느꼈으며 중재가 자아실현 활동을 추구하는 내적 동기를 강화시키고 결국 SI를 개선한다고 가정했다.	12. 치료기술: 포착된 내적 동기의 깊이 있는 묘사를 위해

문제를 설명하기 위한 것이다. SI 기능장애 진단은 임상적으로 확실히 말초신경계나 중추신경계 손상 때문이 아니며 인지결함과 관련된 전정기관, 고유수용감각기관, 촉각의 집중처리 과정에 결점이 있다는 증거를 필요로 한다. 처음에 Ayres는 학습장애 아동들에게 관심을 가졌지만 나중에는 자폐증 아동들에 집중했다. 그로부터 십여 년 후 자폐증 아동이 감각을 비정상적으로 처리한다는 것을 확실히 알게 되었고 자폐 진단을 받은 사람 뿐 아니라 일부 연구원들도 감각 처리 문제를 자폐증과 연관시켰다. 정교한 사례보고서, 다양한 기반의 단일 사례 방법론, 준실험설계, 실험설계와 같은 엄격한 설계를 이용한 최근 연구에서 문제가 많거나 진부한 행동들은 감소하고 구체적인 목표 성취는 증가하는 것을 보여주었다.

SI 기능장애는 배제적 진단(diagnosis of exclusion) 즉, 임상적으로 중추신경계 손상이나 유전적 문제로는 설명될 수 없으며 운동계획이나 감각조절상의 기능장애로 설명된다. 다양한 발달장애를 가진 아동들은 일반적으로 SI 기능장애와 관련된 기능상 결점이 있을 수 있다. 그러나 SI 이론은 다운증후군이나 청각 손실이 있는 아동들이 경험하는 회전 후 안구진탕증, 근긴장저하, 근위안정성 저하, 평형감각 저하를 설명하고자 의도된 것이 아니다. 그들의 문제는 SI 문제가 아닌 소뇌 이상이나 제8뇌신경 손상이 원인이다.

경계와 중재 Boundaries and Intervention

SI 이론의 경계는 중재에도 적용된다. SI 치료는 유의미하고 자발적이며 적응적 상호작용이 이루어지는 상황에서 적극적으로 감각을 받아들이는 것을 필요로 한다. 강조할 점은 전정기관, 고유수용성감각, 촉각의 통합과 자세개선, 양측통합, 실행 또는 감각조절이다. 많은 직접적인 중재프로그램들이 SI 라고 불려지고 있지만 아무리 이들이 감각 경험 활동의 참여를 증진시킨다 할지라도 아동 중심이라기보다 성인 지향적이기 때문에 SI보다는 감각운동(sensorimotor)으로 불리는 것이 더 적합할 듯하다. 이들 중 일부는 수동적인 감각 적용만 하기 때문에 오직 감각자극만을 수반한다. Parham과 동료들은 SI 치료법의 기준을 정의하고 있다(12장, 13장 참조).

경계와 비평 Boundaries and Critique

자주는 아니지만 비평가들은 SI라는 용어를 단순 감각자극인 중재에 부적절하게 적용시키곤 한다. "자폐스펙트럼 장애를 위한 *감각통합*치료"(Sensory Integration Therapy for Autism Spectrum Disorder)라는 제목의 체계적인 비평을 했던 Lang과 그의 동료들의 예를 들어보자. 실제로 그들이 검토했던 25개 연구 중 9개는 SI의 유효성이 *아닌* 촉각의 수동적인 적용의 예인 중량조끼(weighted vest)의 유효성을 평가하고 있었고 Lang과 동료들은 자폐스펙트럼 장애 아동을 위한 SI 치료를 뒷받침할 증거가 불충분하다고 결론 내렸다. 이러한 체계적인 비평을 읽거나 반응할 때 우리는 주의깊게 각각의 논문들의 본질을 고려해야 한다. 그들이 실제로 SI의 기준을 충족시키고 있는가? 동료들이 검토한 신뢰할 만한 논문도, Parham과 동료들의 충실도 측정(fidelity measure)에 대해 언급했던 연구도 Lang과 그의 동료들의 검토에 따르면 SI 기준을 충족시키지 못했다. 그러나 Lang같은 연구원들이 SI가 아닌 연구를 바탕으로 하여 SI 치료는 효과적이지 않다고 결론내리면 이는 논란을 불러일으킬 수도 있다.

요 점

- SI 이론과 개입의 경계를 이해하는 것이 필요하다.
- SI 이론과 일관된 구성요소들은 실행 장애와 감각 조절 장애 관련 문제들을 설명하는데 유용하나 모든 발달 장애를 설명할 수는 없다.
- SI 개입요소들은 Parham과 동료들이 개발한 충실도 측정이 가능하며 아동 중심의 유의미하고 자기주도적인 적응 상호작용들을 중요하게 포함하고 있으나 다른 감각 중심의 접근법들은 이러한 중점적인 요소들을 포함하지 않는다.
- 개입의 유효성 연구를 고려할 때 연구 중인 개입은 Ayres의 감각통합(ASI)의 필수적인 특징들에 부합해야 한다는 것을 잊어서는 안 된다.

요약과 결론 Summary and Conclusions

이번 챕터에서는 우리는 기능장애의 주요한 두 가지 범주를 비교, 대조하여 SI 이론과 SI 기능장애의 개요를 제시하였고 가설로 세운 감각 기반(sensory base)과 그에 따른 지표를 통해 실행 장애와 감각 조절 기능장애로 구분했다. 우리는 SI 이론과 SI 중재에 대한 가설과 경계를 확인하였다.

다른 건강전문가들과 달리 작업치료는 뭔가를 하도록 만드는데 중점을 두고 있다. 그리스어에서 파생된 실행(praxis)이라는 용어도 "doing"을 의미하며 SI를 이용하여 같이 작업하는 아동과 성인들이 그들이 필요로 하고 원하는 것을 할 수 있는지 여부가 작업치료사들의 주요 관심사임을 상기시켜준다.

어디에서 자료를 더 찾을 수 있는가? Where Can I Find More?

Ayres, A. J. (1981; 2005). *Sensory integration and the child.* Torrance, CA: Western Psychological Services.

Lane, S. J., Smith Roley, S., & Champagne, T. (2013). Sensory integration and processing: Theory and applications to occupational performance. In B. Schell, G. Gillen, & M. Scafa (Eds.), *Willard & Spackman's occupational therapy* (12th ed., pp. 816–868). Philadelphia, PA: Lippincott, Williams, & Wilkins.

Parham, L. D., & Mailloux, Z. (2015). Sensory integration. In J. Case-Smith & J. C. O'Brien (Eds.), *Occupational therapy for children and adolescents* (7th ed., pp. 258–303). St. Louis, MO: Mosby.

Smith Roley, S., Schaaf, R. C., & Baltazar Mori, A. (2019). Ayres Sensory Integration® Frame of Reference. In P. Kramer, J. Hinojosa, & T.-H. Howe (Eds.), *Frames of Reference for Pediatric Occupational Therapy* (4th Edition, pp. 87–153). Philadelphia, PA: Wolters Kluwer.

Smith Roley, S., Blanche, E. I., & Schaaf, R. C. (2001). *Understanding the nature of sensory integration with diverse populations.* Philadelphia, PA: Harcourt Health Sciences Company.

참고문헌

American Psychiatric Association. (2013). *Diagnostic and statistical manual of mental disorders* (5th ed.). Arlington, VA: American Psychiatric Publishing.

Ayres, A. J. (1965). Patterns of perceptual-motor dysfunction in children: A factor analytic study. *Perceptual and Motor Skills, 20,* 335–368.

Ayres, A. J. (1966a). Interrelations among perceptual-motor abilities in a group of normal children. *American Journal of Occupational Therapy, 20,* 288–292.

Ayres, A. J. (1966b). Interrelationships among perceptual-motor functions in children. *American Journal of Occupational Therapy, 20,* 288–292.

Ayres, A. J. (1969). Deficits in sensory integration in educationally handicapped children. *Journal of Learning Disabilities, 2,* 160–168.

Ayres, A. J. (1972a). Improving academic scores through sensory integration. *Journal of Learning Disabilities, 5,* 338–343.

Ayres, A. J. (1972b). *Sensory integration and learning disorders.* Los Angeles, CA: Western Psychological Services.

Ayres, A. J. (1972c). *Southern California Sensory Integration Tests manual.* Los Angeles, CA: Western Psychological Services.

Ayres, A. J. (1972d). Types of sensory integrative dysfunction among disabled learners. *American Journal of Occupational Therapy, 26,* 13–18.

Ayres, A. J. (1975). *Southern California Postrotary Nystagmus Test manual.* Los Angeles, CA: Western Psychological Services.

Ayres, A. J. (1976). *The effect of sensory integrative therapy on learning disabled children: The final report of a research project.* Los Angeles, CA: University of Southern California.

Ayres, A. J. (1977). Cluster analyses of measures of sensory integration. *American Journal of Occupational Therapy, 31,* 362–366.

Ayres, A. J. (1979). *Sensory integration and the child.* Los Angeles, CA: Western Psychological Services.

Ayres, A. J. (1985). *Developmental dyspraxia and adult-onset apraxia.* Torrance, CA: Sensory Integration International.

Ayres, A. J. (1989). *Sensory Integration and Praxis Tests manual.* Los Angeles, CA: Western Psychological Services.

Ayres, A. J., Mailloux, Z. K., & Wendler, C. L. W. (1987). Developmental dyspraxia: Is it a unitary function? *Occupational Therapy Journal of Research, 7,* 93–110.

Ayres, A. J., & Tickle, L. (1980). Hyper-responsivity to touch and vestibular stimulation as a predictor of responsivity to sensory integrative procedures in autistic children. *American Journal of Occupational Therapy, 34,* 375–381.

Baranek, G. T., Foster, L. G., & Berkson, G. (1997). Tactile defensiveness and stereotyped behaviors. *American Journal of Occupational Therapy, 51,* 91–95.

Brown, C., & Dunn, W. (2002). *Adolescent/Adult Sensory Profile.* San Antonio, TX: Pearson.

Bulkeley, K., Bundy, A., Roberts, J., & Einfeld, S. (2016). Family-centered management of sensory challenges of children with autism: A single-case experimental design. *American Journal of Occupational Therapy, 70,* 7005220040. doi:10.5014/ajot.2016.017822

DeGangi, G. A. (2000). *Pediatric disorders of regulation in affect and behavior: A therapist's guide to assessment and treatment.* San Diego, CA: Academic Press.

DiJoseph, L. M. (1982). Independence through activity: Mind, body, and environment interaction in therapy. *American Journal of Occupational Therapy, 36,* 740–744.

Dunn, W. (1994). Performance of typical children on the sensory profile. *American Journal of Occupational Therapy, 48,* 967–974.

Dunn, W. (2001). 2001 Eleanor Clarke Slagle Lecture—The sensations of everyday life: Empirical, theoretical, and pragmatic considerations. *American Journal of Occupational Therapy, 55,* 608–620.

Dunn, W. (2014). *Sensory profile 2: User's manual.* San Antonio, TX: Psychological Corporation.

Dunn, W., & Brown, C. (1997). Factor analysis on the Sensory Profile from a national sample of children without disabilities. *American Journal of Occupational Therapy, 51,* 490–495.

Dunn, W., & Westman, K. (1997). The Sensory Profile: The performance of a national sample of children without disabilities. *American Journal of Occupational Therapy, 51,* 25–34.

Fisher, A. G., & Murray, E. A. (1991). Introduction to sensory integration theory. In A. G. Fisher, E. A. Murray, & A. C. Bundy (Eds.), *Sensory integration: Theory and practice* (pp. 3–29). Philadelphia, PA: F.A. Davis.

Grandin, T., & Scariano, M. M. (1986). *Emergence: Labeled autistic.* Novato, CA: Atena.

Henderson, S. E., & Sugden, D. A. (1992). *Movement assessment battery for children manual.* London, UK: Psychological Corporation.

Keogh, J., & Sugden, D. (1985). *Movement skill development.* New York, NY: MacMillan.

Kielhofner, G., & Fisher, A. G. (1991). Mind-brain body relationships. In A. G. Fisher, E. A. Murray, & A. C. Bundy (Eds.), *Sensory integration: Theory and practice* (pp. 30–45). Philadelphia, PA: F.A. Davis.

Lai, J. S., Fisher, A. G., Magalhaes, L. C., & Bundy, A. C. (1996). Construct validity of the Sensory Integration and Praxis Tests. *Occupational Therapy Journal of Research, 16,* 75–97.

Lane, A. E., Young, R. L., Baker, A. E. Z., & Angley, M. T. (2010). Sensory processing subtypes in autism: Association with adaptive behavior. *Journal of Autism and Developmental Disorders, 40*(1), 112–122. doi:10.1007/s10803-009-0840-2

Lane, S. J., Reynolds, S., & Dumenci, L. (2012). Sensory over-responsivity and anxiety in typically developing children and children with autism and attention deficit hyperactivity disorder: Cause or coexistence? *American Journal of Occupational Therapy, 66,* 1–9. doi:10.5014/ajot.2012.004523

Lane, S. J., Reynolds, S., & Thacker, L. (2010). Sensory over-responsivity and ADHD: Differentiating using electrodermal responses, cortisol, and anxiety. *Frontiers in Integrative Neuroscience, 4*(March), 8. doi:10.3389/fnint.2010.00008

Lang, R., O'Reilly, M., Healy, O., Rispoli, M., Lydon, H., Streusande, W., . . . Giesbers, S. (2012). Sensory integration therapy for autism spectrum disorders: A systematic review. *Research in Autism Spectrum Disorders, 6,* 1008–1018.

Mailloux, Z., Mulligan, S., Roley, S. S., Blanche, E., Cermak, S., Coleman, G. G., . . . Lane, C. J. (2011). Verification and clarification of patterns of sensory integrative dysfunction. *American Journal of Occupational Therapy, 65,* 143–151. doi:10.5014/ajot.2011.000752

May-Benson, T. (2001). A theoretical model of ideation. In E. Blanche, R. Schaaf, & S. Smith Roley (Eds.), *Understanding the nature of sensory integration with diverse populations* (pp. 163–182). Tucson, AZ: Therapy Skill Builders (now ProEd).

May-Benson, T. A. (2005). Examining ideational abilities in children with dyspraxia. Doctoral dissertation. Boston University. Ann Arbor, MI: ProQuest.

May-Benson, T. A., & Cermak, S. A. (2007). Development of an assessment for ideational praxis. *American Journal of Occupational Therapy, 61*(2), 148–153.

Miller, L. J., Anzalone, M. E., Lane, S. J., Cermak, S. A., & Osten, E. T. (2007). Concept evolution in sensory integration: A proposed nosology for diagnosis. *American Journal of Occupational Therapy, 61*(2), 135–142. doi:10.5014/ajot.61.2.135

Mulligan, S. (1996). An analysis of score patterns of children with attention disorders on the Sensory Integration and Praxis Tests. *American Journal of Occupational Therapy, 50*(8), 647–654.

Mulligan, S. (1998). Patterns of sensory integration dysfunction: A confirmatory factor analysis. *American Journal of Occupational Therapy, 52,* 819–828.

Mulligan, S. (2000). Cluster analysis of scores of children on the Sensory Integration and Praxis Tests. *Occupational Therapy Journal of Research, 20,* 256–270.

Nommensen, A., & Maas, F. (1993). Sensory integration and Down's syndrome. *British Journal of Occupational Therapy, 56,* 451–454.

Parham, L. D., Ecker, C., Kuhaneck, H. M., Henry, D. A., & Glennon, T. J. (2010). *Sensory Processing Measure: Manual.* Los Angeles, CA: Western Psychological Services.

Parham, L. D., Roley, S. S., May-Benson, T. A., Koomar, J., Brett-Green, B., Burke, J. P., . . . Schaaf, R. C. (2011). Development of a fidelity measure for research on the effectiveness of the Ayres Sensory Integration® intervention. *American Journal of Occupational Therapy, 65,* 133–142.

Pfeiffer, B. A., Koenig, K., Kinnealey, M., Sheppard, M., & Henderson, L. (2011). Effectiveness of sensory integration interventions in children with autism spectrum disorders: A pilot study. *American Journal of Occupational Therapy, 65,* 76–85.

Reynolds, S., Bendixen, R. M., Lawrence, T., & Lane, S. J. (2011). A pilot study examining activity participation, sensory responsiveness, and competence in children with high functioning autism spectrum disorder. *Journal of Autism and Developmental Disorders, 41*(11), 1496–1506. doi:10.1007/s10803-010-1173-x

Reynolds, S., Lane, S. J., & Richards, L. (2010). Using animal models of enriched environments to inform research on sensory integration intervention for the rehabilitation of neurodevelopmental disorders. *Journal of Neurodevelopmental Disorders, 2*(3), 120–132.

Reynolds, S., Lane, S. J., & Thacker, L. (2011). Sensory processing, physiological stress, and sleep behaviors in children with and without autism spectrum disorders. *OTJR: Occupation, Participation, and Health, 32*(1), 246–257. doi:10.3928/15394492-20110513-02

Schaaf, R. C., Benevides, T., Mailloux, Z., Faller, P., Hunt, J., van Hooydonk, E., . . . Kelly, D. (2013).

An intervention for sensory difficulties in children with autism: A randomized trial. *Journal of Autism and Developmental Disorders*, *44*, 1983–1988. doi:10.1007/s10803-013-1983-8

Schaaf, R. C., Hunt, J., & Benevides, T. (2012). Occupational therapy using sensory integration to improve participation of a child with autism: A case report. *American Journal of Occupational Therapy*, *66*(5), 547–555. doi:10.5014/ajot.2012.004473

Schmidt, R. A., & Lee, T. D. (2011). *Motor control and learning: A behavioral approach* (5th ed.). Champaign, IL: Human Kinetics.

Sieg, K. W. (1988). A. Jean Ayres. In B. R. J. Miller, K. W. Sieg, F. M. Ludwig, S. D. Shortridge, & J. Van Deusen (Eds.), *Six perspectives on theory for practice of occupational therapy* (pp. 95–142). Rockville, MD: Aspen.

White, R. (1959). Motivation reconsidered: The concept of competence. *Psychological Review*, *66*, 297–333.

CHAPTER 2

일상 속 감각통합

Sensory Integration in Everyday Life

어떤 큰 사건이 드라마를 만드는 것이 아니라
일상의 작은 것들이 그 드라마가 된다.
— Asghar Farhadi

학 습 목 표

이 장을 학습하고 난 이후, 독자는 다음 내용을 할 수 있을 것이다:

- ✔ SI가 성장을 다차원적이고 상호적으로 보는 관점에 얼마나 부합하는지를 설명한다.
- ✔ 삶의 전반을 놀이와 레저, ADL과 IADL, 휴식과 수면, 교육과 일에 있어서 감각 처리 특성과 참여의 관계에 대해 설명한다.
- ✔ 평가와 중재 결정이 어떻게 성장발달의 복잡성과 상호적 본질에 의해 영향 받는지 설명한다.

목적과 범위 Purpose and Scope

SI 원리를 이용한 작업치료의 궁극적 목표는 아동이 가정, 학교, 놀이 같은 일상 속에서 접하는 어려움들에 잘 대처하도록 돕는 것이다. 이러한 어려움에는 반 친구가 살짝 만지는 것을 알아채는 것 같은 흔한 일이 있을 수도 있고 놀이터에서 친구들과 할 수 있는 새로운 게임을 발명해 내는 것처럼 특별한 일이 있을 수도 있다.

지난 50여 년간 SI 연구는 감각과 패턴을 알아내고 중재의 결과를 기록하는데 중점을 두었다. Ayres의 연구 초기부터 SI와 아동의 일상행동 간의 관련성은 분명했을지라도 아동의 삶을 구성하고 의미를 부여하는 일상활동 참여에 SI가 어떤 영향을 주고 어떤 영향을 받는지에 대해 더 깊은 이해력을 키우는 것이 유용하다. 이러한 연관성에 대해 더 깊이 이해한다면 각 아동의 상황에 정교하게 맞춰진 중재로 더 큰 효과를 기대할 수 있을 것이다.

Ayres는 SI를 "사용을 위한 감각의 조직"이라고 정의했다. 마지막의 "for use"란 두 단어가 많은 것을 드러낸다. 신경 메카니즘만을 연구하는 것이 목표인 신경과학자들과는 달리 작업치료사로서 Ayres의 주요관심사는 사람들이 유의미하고 생산적인 작업에 참여할 수 있도록 신경계가 어떻게 감각정보를 조직하는지에 있었다. 따라서 SI를 바탕으로 한 중재는 아동이 풍요롭고 유의미한 삶으로 이끄는 **작업**들에 참여하도록 돕는 도구가 되었다.

이번 챕터의 주요 목적은 독자들이 일상생활, 특

히 일상 속 작업의 성과, 즉 사람들이 원하거나 필요로 하는 활동들과 SI와의 중요한 관계를 독자들이 이해하도록 돕는 것이다. 또한 향후 이러한 관계에 대한 생각과 지식이 임상적으로 SI 장애가 확인된 사람뿐만 아니라 모든 사람에게 혜택을 주는 프로그램과 환경 설계에 어떤 영향을 미칠 수 있는지에 대한 질문을 제기하는 것을 목표로 하고 있다.

사례 연구 ■ NICK

Nick은 흐릿한 **촉각구별**과 미숙한 **시각적 지각 처리**와 관련된 SI 장애로 평가받은 8세 소년이다. 그는 또한 **운동을 계획**할 때 순서와 시간 정하기에 어려움을 겪고 있다. 이러한 실행 장애는 물리적 공간 안에서 사회적 기대가 강요하는 제약에 부응하여 자신의 신체와 물체를 다루는 것을 매우 힘들게 만든다.

Nick은 학교 선생님이 그에게 거는 기대치를 잘 알고 있었고 그도 이에 부합하기를 원했지만 SI 장애 및 실행 장애로 그럴 수 없었다. 예를 들어, 그는 자신이 책상에 손을 뻗어 워크북과 연필 같은 문구들을 빨리 찾아낼 수 있어야 한다는 걸 알지만, 그의 책상은 엉망진창이고 반나절 이상 깨끗하게 유지할 수 없었다. 그가 물체들을 빠르고 능숙하게 찾고 다룰 수 있을 정도로 그의 촉각이 잘 발달되어 있지 않았다. 책상에서 물건을 찾기 위해서 그는 시각에 의존해야만 했지만 시각 또한 아주 능숙하지는 않아 이 일은 그에게 너무나도 힘든 과제였다. 그의 **체성 실행 장애**는 그가 수업자료나 문구류 등을 다루는 것을 더 힘들게 만들었다. SI와 실행 능력이 제대로 발달된 반 친구들은 뛰어난 책상 정리 습관이 없어도 수업자료들을 빠르고 쉽게 찾고 관리할 수 있었다.

Nick을 면밀히 살펴보면 선생님이 직접 말로하진 않지만 알 수 있는 의미(finer nuance)들을 인식하지 못한다는 걸 보여준다. 다른 학생들은 자신들이 책상을 제대로 관리하기를 선생님이 기대한다는 것을 인식하고 있지만 Nick은 이를 알지 못한다. 이는 부분적일지라도 그의 SI 및 실행 장애에 의한 것이고 이 장애로 인해 그는 물건을 효과적으로 정리하고 다룰 수 있는 방법을 알아내거나 경험할 수 없게 되었다. 그의 눈에는 다른 아이들이 마치 마법처럼 책상에 손을 뻗어 바로 학습 자료들을 찾아낼 수 있는 것처럼 보인다. 시공간 속에서 자신의 신체와 물체 관리법의 필요성에 대한 그의 인식 부족은 또래들과의 놀이터 게임이나 스포츠 같은 다른 영역까지 확대되어 축구경기 동안 팀원에 대한 기대와 같은 다양한 사회적 기대에 대해 완전히 인식하지 못한다.

다양한 하루일과(성공과 실패, 기쁨과 고통)에 참여하는 그의 경험은 향후 어떤 작업을 선호하게 될지를 선택하는데 영향을 미칠 것이다. 그는 뛰어난 말솜씨를 지니고 있고 이미 독서나 농담하기와 같은 일에 분명한 선호도를 보이고 있다. 반면에 동작의 순서를 알아야 하거나 물건을 잘 다루는 기술을 필요로 하는 스포츠나 게임에는 회피반응을 보이고 있다. 물론 그가 선택한 모든 것이 그의 언어적 재능이나 SI 장애와 관련된 것은 아닐 것이며 중요한 의미가 있는 사람, 장소, 물건, 행사들과의 개인적인 경험에서 파생된 부분도 많을 것이다. 예를 들어, 사랑하는 할머니의 뒤뜰을 밝혀주는 꽃들은 그에게 기쁨, 안정감, 만족감을 선사할 것이다. 정원 일을 하면서 느꼈던 감각 경험 뿐 아니라 할머니 정원에 대한 행복한 기억들은 결국 그가 정원 작업을 소중하게 여길 수 있도록 해준다. 그러나 그가 감각을 통합하는 특성들은 평생동안 그의 여가활동이나 작업에 영향을 미칠 수 있다.

최상의 시나리오로, 그에게 지원을 잘 해주는 가족과 친구들이 있다면, 그가 자신의 언어적 재능을 계속 연마한다면, 일을 계획하기 위해서 언제 언어 전략을 사용하고 언제 앞에 나설지를 결정하는데 현명한 판단을 내리는 법을 배운다면 그는 성공적인 변호사가 될 수도 있다. 그가 집 정원에서 가드닝을 하면서 엄청난 만족감과 기쁨을 경험할 수는 있겠지만 그가 전문 운동선수가 될 가능성은 없어 보이며 아마도 여가활동으로 스포츠 팀에 정기적으로 참여하는 것을 절대 선택하지도 않을 것이다. SI가 유일한 요소이거나 가장 중요한 요소는 아닐지라도 분명히 Nick의 정체성을 형성하는 한 요소임은 분명하다. 그의 정체성은 그가 참여하는 작업들에 의해 형성되고 그 정체성은 또 그가 참여하는 작업을 형성한다. 시간이 지나면서 그의 가치관과 관련되어 자신이 어떤 사람이 되어가고 있는지에 대한 평가는 그의 인생 상황에 대한 전반적인 만족감에 영향을 미칠 것이다. SI 장애가 있다고 해서 성공하지 못하거나 불행할 운명이라는 것을 의미하는 것은 아니지만 특별한 어려움들이 존재할 수는 있다. 실패를 반복적으로 경험하게 되면 절망감, 무능력, 회피와 도전에 대한 두려움, 국한된 작업, 삶에 대한 낮은 만족감이 누적될 수 있다. 반대로 개인의 경험이 강한 자기 효능감으로 이어진다면 SI 장애로 인한 어려움들도 자기훈련, 결단력, 희망, 인격 그리고 결과적으로 삶의 만족도가 높은 다양한 작업형성에 기여할 수 있다.

일상생활의 복잡성

The Complexity of Everyday Life

작업치료사들은 일상활동에 참여하는 것이 눈에 보이는 것만큼 그렇게 단순하지 않다는 것을 오래전부터 알고 있었다. 예를 들어, 옷 입기는 유전적, 생리학적, 인지적, 그리고 정서적 사건들을 수반하는 과정을 통한 신체 구조의 활성화와 조정을 필요로 하며 이 모든 것이 동시에 작동되어야 한다. 또한 옷을 입는 동안 일어나는 구체적인 행동과 경험들은 행동이 일어나는 장소와 그 상황에 스며든 사회문화적 기대에 대한 개인이 해석 뿐 아니라 물질, 사물, 표면, 주변 환경과 같은 물리적 환경에 의해 제시된 제약과 기회들에 의해 형성된다. 심지어 옷 입기 같은 지극히 평범한 일상활동을 통해서도 경험과 관련하여 정신적 측면들이 자극받을 수 있는데 예를 들어, 일상활동을 하는 동안 어려움이 생기면 불만족스러워하고 좌절할 뿐 아니라 자신의 삶의 가치에 대해 의문을 가질 수도 있다(1장 참조).

삶을 형성하는 복잡하고 다양한 요소들로 인해 SI 장애아동의 구체적인 삶의 결과가 어떨지에 대해 정확하게 예측하기는 어렵다. 발달과정은 다양한 요소들이 동시에 관여할 뿐 아니라 교류(transactional)하기 때문에 극도로 복잡하다. 즉 생물학적 기반 성향과 한경적 영향은 역동적인 상호교환을 통해 서로 영향을 미치기 때문에 발달의 결과는 시간이 지나면서 서로 영향을 미치며 변화하는 다양한 요소들의 합류 지점이다. 이것은 각 아동의 장기적인 삶의 결과를 예측하는 것이 불가능할 뿐 아니라 문제점에 대한 단 하나의 구체적인 원인을 찾기 위해 문제를 가진 사람의 삶 전체를 되돌아보는 것은 부적절하다는 것을 의미한다.

그 예로 촉각, 전정반응, 청각 자극에 과잉 반응하는 한 유아가 있고 그의 엄마는 젊고 충동적이며 가족과 친구들로부터 제대로 지원을 받을 수 없고 자신의 저소득 생활환경에 매우 스트레스 받고 있다고 가정해보자. 그 아동은 엄마가 만졌을 때 움찔하고 주변 소리가 시끄러워지면 감정을 억누르지 못하고 소리를 질러댄다. 이런 아동의 방어적 행동들이 엄마의 스트레스를 가중시키고 엄마는 자신의 자녀와 상호작용하는 것에 두려움을 가지기 시작한다. 그녀는 자녀가 자신을 좋아하지 않으며 그를 다루기 힘든 아이로 인식하고 혼자 침실에서 울다가 잠이 들도록 내버려두어 가능한 빨리 육아를 끝내려고 한다. 이런 엄마의 무감각한 육아는 자녀의 감각 방어를 더 악화시키고 결과적으로 그는 더 자주 그리고 더 심하게 울기 시작한다. 최악의 경우는 점점 악화되는 상황을 엄마가 신체적, 감정적으로 방임하거나 심지어 아이를 학대함으로써 모면하려 할 수 있다.

4년이 지나고 그 아이는 자라서 아주 잠깐 동안이라도 놀이에 참여해 보려고 애쓰는 유치원생이 되었다. 그는 혼자하는 놀이도 힘들어 할 뿐 아니라 또래들과 어울릴 때도 늘 공격적이고 파괴적으로 행동하는 것처럼 보였고 그가 다니는 유치원에서도 그는 문제아로 부각되고 있었다.

이 사례에서 그의 유치원에서의 문제 원인은 무엇일까? 그의 감각 방어나 엄마의 스트레스 때문인가? 엄마의 충동적인 성격이나 그 아동의 다루기 힘든 기질 때문일까? 엄마가 자원과 지원에 쉽게 접근하지 못하거나 하루 일정동안 아이에게 민감하게 관여하지 못했기 때문일까? 모든 문제들이 서로서로 영향을 주고 있고 모두 아동의 삶을 형성하는데 시너지 작용을 하기 때문에 전부 적합한 원인이라고 할 수 있다. 일부 원인이 다른 것에 비해 더 강력한 영향력을 행사할 수는 있어도 오직 단 하나의 원인만을 꼽는 것은 적합지 않을 것이다.

이 같은 극단적인 예에서 조차도 엄마와 그 자녀가 험난한 시작을 했지만, 반드시 이 아이가 미래에 실패한 인생을 살 것이라고 단정 지을 수는 없을 것이다. 인생의 여정을 따라가다 보면 아동이 어떤 사람으로 성장해가고 있는지를 형성하고 안내하는 일과 경험들이 생겨나게 된다. 만약 이전 사례에서 어려움을 겪었던 아동의 유아기에 데이케어 제공자를 등장시켰다면 현실과는 다른 유치원에서의 결과를 상상해 볼 수 있을 것이다. 만약 그 데이케어 제공자가 유아의 욕구를 직관적으로 알아차리는 재능이 있고 그가 감각에 압도당하지 않도록 환경을 섬세하게 조정해 줄 수 있어서 그 아동은 단순 감각-운동 활동에 즐거움과 능숙함을 경험하고 양육은 하되 일관된 방식으로 아동의 행동에 한계를 정해주는 성인에 의해 보살핌을 받는다고 상상해보자. 게다가 이 데이케어 제공자는 아이의 엄마와 긍정적 관계를 형성하고 육아에 대한 멘토가 되어주기도 한다. 만약 그랬을 경우, 향후 그 아동의 유치원 경험은 그가 최상의 데이케어를 경험하지 못했던 상황과 비교했을 때 시나리오상으론 그렇게 부정적이진 않을 것이다.

SI는 삶의 결과를 형성하는 요소 중 하나이지만 많은 잠재적으로 강력한 요소들 중 하나일 뿐이다. 아마도 SI가 일상 속 아동 문제에 대한 유일한 원인이라고 밝히거나 SI 장애 때문에 그 아동이 미래에 특정 문제가 있을 것이라고 주장하는 것은 적합지 않다. 그러나 SI는 한사람의 인생주기에서 특정 시간에 어떤, 어떻게, 왜 특정 활동에 참여했는지의 원인이 될 수 있다. 이 챕터에서 먼저 소개했던 Nick에게 SI는 스포츠 참여나 책상 주변 물건 정리하기가 어려운 중요한 원인이 될 수 있다. 그러나 SI 못지않게 그의 미숙함에 대한 또래나 교사의 반응도 매우 강력한 영향을 미칠 수 있다. 예를 들어, 경기장에서 또래들의 조롱이나 거부는 아동에게 당혹감과 수치심을 주입하여 이런 활동을 회피하게 만들 수 있다. 이러한 회피반응의 결과로 활동을 통해 운동기술을 습득하고 단련시킬 수 있는 기회가 현저히 줄어들게 되고 시간이 지날수록 Nick과 또래들의 운동기술 차이는 점점 더 커지게 된다.

따라서 "SI 장애가 일상 속 문제들의 원인인가?"라는 질문에 "그럴지도. 그러나 이것만으로 단정 지을 수는 없다."가 대답이 될 것이다. SI 문제만이 유일한 일상활동 문제의 원인은 아니다. 이것은 시간이 흐르는 동안 재능, 신체적 특성, 환경적 기회, 상황, 과거 경험, 사회적 기대와 반응 그리고 매우 다양한 요소들이 변화하고 서로 영향을 미쳐 그 사람의 인생을 형성하고 색깔을 만든다.

성장발달 결과에 영향을 미치는 다양한 요소들의 복잡함으로 볼 때 어떻게 SI가 우리 일상에서 주목을 받을 만큼 중요한 요소라고 확신할 수 있을까? SI는 성장이나 학습 또는 사회적 장애가 있는 아동의 중재를 계획하고 평가를 실시할 때 주목받아야 할 만큼 충분히 중요한가? 다음 부분에 이러한 문제에 관한 연구들을 다루고 있다.

요 점

- 일상활동들은 SI 특징을 포함하여 사람의 복잡한 측면들과 활동 상황의 복잡한 측면들의 지속되는 상호작용을 수반하고 있다.
- SI는 다른 사람들과 관계를 형성하는 많은 요소들 중 하나이고 평생동안 할 수 있는 것이다.

감각통합과 일상: 증거

Sensory Integration and Everyday Life: The Evidence

SI와 일상활동 **참여도** 관계를 조사하는 연구가 늘고 있다. 지난 10년 동안의 연구들로, SI 차이가 출생에서 시작하여 평생 지속되는 삶의 모든 영역에서 개인들에게 영향을 미칠 수 있다는 것이 점차 분명해지고 있다. SI 장애 아동에 대한 35가지 체계적인 검토를 통해 일상의 모든 영역(놀이, 활동, 수면, 일, 학업수행)에서 감각 문제는 작업능력 문제와 관련되어 있다는 것을 보여주었다. 이 연구들을 종합하면 특히 작업 참여의 측면에서 SI 특성이 삶을 형성하는데 잠재적으로 매우 중요한 요소가 될 수 있다는 증거를 제공하고 있다. 예를 들어, SI 차이는 평생동안 사람들이 시간을 활용하고, 타인과 연관시키고, 물리적, 사회적 세계와 상호작용하는 방법에 영향을 줄 수 있다.

여기서 우리는 네 가지 주요 생활영역에서 작업 참여 간의 관계를 간략히 살펴볼 것이다. (1) 놀이, 레저, 사회참여 (2) 일상활동과 일상에서의 도구 활동 (3) 휴식과 수면 (4) 교육 및 일. 여기에서 제시된 대부분의 연구는 SI 차이와 관련된 어려움과 한계를 다루고 있지만, 이러한 불일치에 대한 일부 장점도 존재할 수 있다는 것을 인식하는 것이 중요하다. 중재를 계획할 때 우리의 과제는 개인의 참여를 가장 잘 뒷받침할 수 있는 환경, 관계, 활동의 최상의 조합을 알아내는 것이다.

자폐스펙트럼장애(ASD), 취약 X증후군(FXS) 같은 유전질환, 발달성협응장애(DCD)와 같은 몇몇 특정한 진단을 받은 그룹들은 SI 차이 비율이 높은 것으로 밝혀졌다. 그러나 이러한 각각의 진단은 의사소통 능력, 운동 기술 또는 지적 능력과 같은 기능 분야의 어려움을 수반하며, 이러한 모든 것이 일상활동에 참여하는 것을 방해할 수 있다. SI 장애와 발달 및 의료 진단 질환은 혼동요인이 있기 때문에 SI 차이가 부수적인 진단 질환의 영향을 넘어 아동 참여에 중요한 역할을 하는지 여부를 확인하기 어렵다.

기능적 성과에 대한 다른 요인들로부터 SI 요인의 영향을 분리시키려는 시도를 한 연구자들은 거의 없지만 ASD 아동에 대해 연구한 Reynold와 동료들은 예외였다. 52명의 아동(ASD 26명, 정상발달 26명)에 대한 다변량 데이터 분석에서 높은 수준의 감각 과민반응은 낮은 수준의 활동, 사회, 학업 참여도와 유의미하게 연관되었으며, 이는 감각 장애가 진단과 상관없이 활동참여에 부정적인 영향을 미친다는 것을 시사한다. 또한 이러한 분석에서 인지는 참여도의 어떤 측면에도 중요한 원인제공을 하지 않았다.

SI 및 참여도에 관한 증거논의의 나머지 부분에서는 특정 진단 질환이 없는 것으로 확인되는 개인에 초점을 맞출 것이다. 다만, 적절한 경우, SI와 감각처리문제라는 비슷한 특징을 지닌 질환(FXS, ASD, DCD)을 진단받은 아동의 유사결과도 참고하도록 할 것이다. 이와 다르게 정상적으로 성장 중인 사람들조차도 그들의 SI 능력과 관련하여 상당한 참여 문제를 경험할 수 있다. 운동 능력이나 의사소통과 관련하여 진단 가능한 질환을 가진 개인들에게 SI 장애는 훨씬 더 심각한 문제일 수도 있다. 따라서 이번 챕터는 부수적인 발달이나 의학적 질환이 없는 개인에 관한 논의에 집중함으로써 SI가 일상에 미치는 영향에 관해 보수적인(conservative) 그림을 제시하는 것을 목적으로 한다. 독자들은 SI 장애의 영향은 다른 진단가능한 질환들과 복합될 수 있다는 것을 명심해야 한다. 반대로 어떤 상황에서는 감각 차이를 가지는 것이 장점이 될 수도 있다.

놀이, 여가활동, 사회참여

Play, Leisure, and Social Participation

현재 일상생활에 미치는 SI 특성의 영향에 대해 다루고 있는 대부분의 연구들은 놀이, 레저, 사회참여에 포커스를 맞추고 있다. 기존의 증거들은 SI 특성이 확인된 의학진단이나 장애가 없는 개인들에게

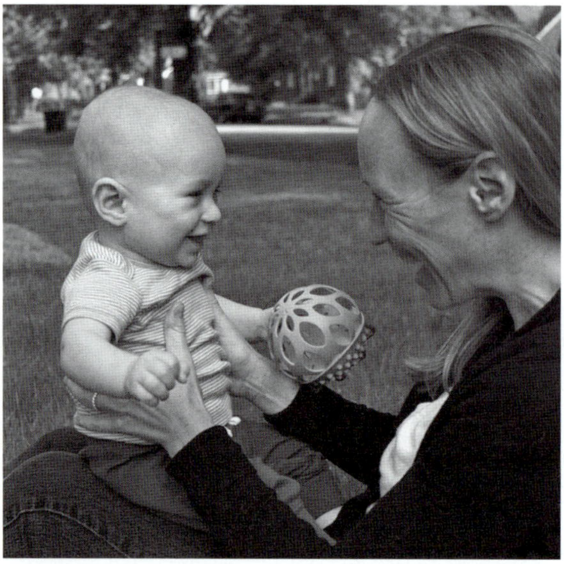

그림 2-1 엄마와 유아의 감각통합 능력은 유아의 사회적 능력, 자기조절 능력의 발달뿐 아니라 유대감 형성에도 중요하다.

조차 놀이, 레저활동 참여에 상당히 영향을 미칠 수 있다는 것을 보여주었다(Watts, Stagnitti, & Brawn, 2014).

SI 차이의 영향은 어린 유아들에게서 발견된다. 감각정보를 처리하고 통합하는 유아의 능력은 엄마와 유아간의 **상호조절**에 분명한 영향을 미치고 이것은 결국 단순한 사회적 상호작용과 양육자와의 놀이 같은 **공동작업**에 대한 유아 참여도에 영향을 준다(그림 2-1). 연구자들은 SI 차이가 있는 유아는 정상발달 유아보다 더 신경질적이고 애착을 형성하기가 더 어렵다는 것을 알아냈다. 이러한 어려움은 유아가 놀이 및 사회 참여를 지속할 수 있는 시간의 양뿐 아니라 참여의 질에도 영향을 미치며 유아뿐 아니라 엄마가 감각을 효과적으로 통합하는데 문제가 있을 때 더 커질 수 있다.

연구자들은 타인과 자신을 연결하고 연관 짓는 초기의 어려움들이 어린 시절 내내 지속될 수 있다는 것을 밝혔다. 어린 시절 SI 차이는 ASD 아동의 놀이와 연관 지을 수 있으며 특히 시각, 촉각, 고유수용성감각, 전정기관의 정보를 처리할 수 있는 아동의 실행기술과 능력은 사회놀이와 관련지을 수 있다. 또한 SI 특성은 어린 시절 놀이를 위해 아동이 선택한 장난감과도 관련이 있다. 정상 발달 중인 3-5세 아동에 대한 연구에 따르면 상상놀이(예, 인형의 집, 공룡 장난감)를 촉진시키는 장난감에 선호도를 보이는 아동은 창의적인 미술이나 건축재료 등을 선호하는 또래들에 비해 더 많은 감각 추구 행동을 보이는 경향이 있음을 보여주었다. 부모의 감각에 대한 과잉반응이 아동의 과잉반응과 관련되어 있으며 감각 추구 활동에 관여하지 않는 경향이 있는 부모들은 아동의 감각자극 활동에 대한 노출을 제한시킬지도 모른다는 추가 증거를 보여주었다. 다시 말하자면 이러한 결과는 SI가 아동발달의 교류(transactional)과정에 중요한 역할을 할 수도 있다는 것을 시사한다.

활동선택과 놀이에 관한 SI의 영향은 어린 시절 중반까지 지속된다. 많은 SI 장애 아동들은 놀이기술 개발을 위해 자신의 장점을 이용하여 SI 차이를 보완할 수 있다. 그러나 최근 연구는 SI 차이는 종종 놀이참여를 방해한다는 것을 보여준다(그림 2-2). Bundy, Shia, Qi, and Miller는 감각조절기능장애가 아동의 놀이다움(playfulness)에 부정적 영향을 미친다는 것을 발견했고 Benson, Nicka, Stern에 의한 사례연구는 이것이 어떻게 나타나는지를 보여주고 있다. 그들은 SI 기능장애를 가진 6세 아동의 놀이 특성에 대해 제한적이고 조심스러우며 놀이에 대한 집중력이 부족하고 최소한의 감정만을 이입시킨다고 설명했다.

어린 시절 중반에는 SI 장애로 인해 놀이 선호도가 일부에 국한되고 또래와의 규제된 사회망으로 이어질 수 있다. Cosbey, Johnston, Dunn, Bauman은 SI 차이 아동은 일반 또래에 비해 혼자하는 놀이를 더 선호하고 규칙있는 체계적 게임에 또래들과 같은 양상(shift)을 보이지 않았다. DCD(발달성 협응장애) 아동에서도 비슷한 결과가 발견되었다. 또한 SI 차이가 있는 아동과 없는 아동과의 인터뷰를 통해 Cosbey, Johnston, Dunn은 SI 차이 아동

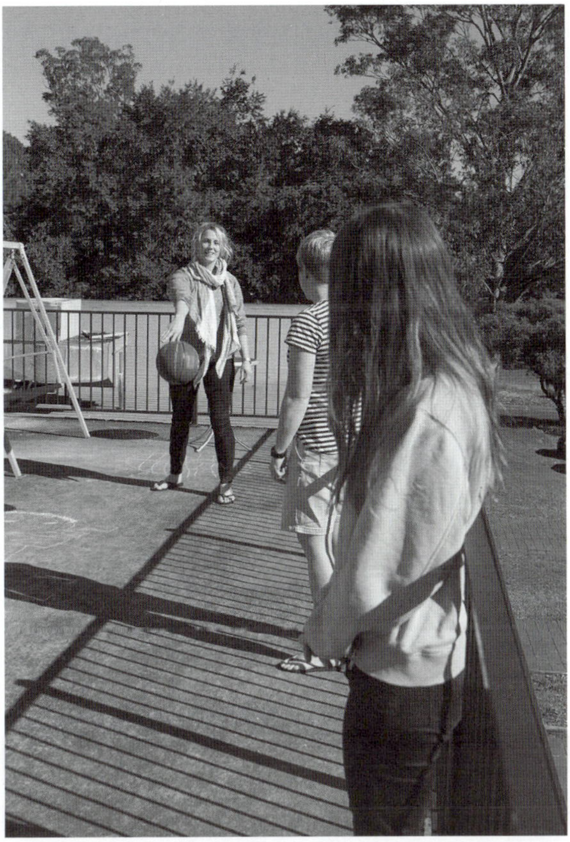

그림 2-2 감각 기반 실행 장애 아동은 새로운 운동 기술이 어렵고 또래들이 주로 참여하는 사회적 활동이나 경험에서 소외당하기 쉽다.

은 더 제한된 사회적 네트워크를 보여주며 SI 차이가 없는 또래들보다 친구와 더 적은 시간을 보내는 경향이 있다는 것을 발견했다. 선호하는 활동은 두 그룹 모두 비슷했지만 SI 차이 아동은 제대로 된 규칙과 명확한 기대치가 있는 활동에 대해서는 최소의 즐거움을 보여주는 것으로 나타났다. 흥미롭게도, SI 차이 아동들이 가장 선호하는 활동 세 가지(조용히 테이블 위에서 하는 활동, 가장놀이, 컴퓨터나 비디오 게임)는 다른 또래들이 가장 적게 선호하는 세 가지 영역에 포함되는 것이었다. Hochhauser와 Engel-Yeger은 ASD 아동이 제한된 범위의 활동을 하고 정상적으로 성장 중인 또래들보다 더 좁은 사회망을 가지는 경향이 있다고 보고했다.

ASD 아동의 놀이, 레저, 사회참여를 조사한 다른 연구자들은 감각장애가 더 심각할수록 사회적 역량이 더 부족한 것으로 보아 사회적 역량과 감각처리 능력 사이에 연관성이 있다는 것을 발견했다. 게다가 SI 능력은 ASD가 있는 아동과 없는 아동의 가족 활동 선택에도 영향을 미쳤다. 연구들을 종합해보면 학령기 아동의 놀이, 레저, 사회참여는 SI 차이에 영향을 받는다는 것을 알 수 있다. 그 영향은 SI 차이가 ASD와 같은 다른 조건과 수반될 때 더욱 뚜렷하게 나타난다.

일부 연구는 사춘기 시기의 SI와 일상생활 간의 관계를 조사했다. 기존의 연구는 일반적인 청소년은 위험을 무릅쓰고 *감각*을 *추구*하는 행동을 하는 특징이 있다고 보고했다. Zuckerman은 감각추구를 "다양하고 새롭고 복잡하고 강렬한 감각과 경험을 추구하고 그러한 경험을 위해 기꺼이 신체적, 사회적, 법률적, 재정적 위험을 무릅쓰는 것"이라고 정의했다. 몇몇 증거에 따르면, 더 많은 감각추구 행동에 참여하는 청소년들은 더 심한 비행행동에도 참여하는 경향이 있다고 했다. 이러한 십대들은 새로운 자극에 대해 강하게 반응하고 이러한 자극들을 경험할 수 있는 기회와 활동을 찾는 것처럼 보인다. 그러나 또 다른 연구는 청소년 사법제도에 연루된 청소년들은 또래들보다 감각추구 행동을 덜 보이고 감각회피 반응을 더 보이는 경향이 있다는 것을 알아내었다.

이러한 두 발견들은 서로 모순되는 것처럼 보이지만 이는 연구자들이 다른 이론모델을 사용했기 때문이다. *감각추구*라는 용어는 어떤 이론체계를 사용하느냐에 따라 다른 의미를 내포한다. Zuckerman의 개념과는 대조적으로, Shea와 Wu는 감각 추구란 감각 자극에 대해 신경학적 반응 역치가 높은 것을 나타내는 징후라는 Dunn의 개념과 일치하여 이 용어를 사용했고 그 높은 역치에 도달하기 위해 감각입력을 적극적으로 추구하는 경향과 결합시켰다. Shea and Wu는 또한 Dunn의 감각회피 개념(감각자극에 대해 신경학적 반응 역치가 낮은 것과 관련된 적극적인 감각회피)도 사용했다. 연구자들은 "감각추구"에 대해 Zuckerman과 Dunn 누구의 개념이 사용되

증거

자폐와 발달장애에 관한 저널(Journal of Autism and Developmental Disorders) 고기능 자폐장애 아동의 활동 참여, 감각 반응성, 능숙도를 조사한 예비연구.

이 단면조사연구(cross-sectional study)는 6-12세의 ASD가 있는 아동과 ASD가 없는 아동 두 그룹으로 나누어 활동 참여도와 타인이 느끼는 능력(perceived competence)을 비교했다. 아동행동평가(CBCL)역량 척도는 부모들이 자신의 자녀들의 활동, 사회생활, 학업 성적 분야에서의 참여도 관련 질문에 답함으로써 이루어진다. 수행능력 평가도구(The Sensory Profile) 또한 아동이 일상 과업들을 수행하고 참여하는 감각처리 능력들을 비교하는 수단으로서 부모에 의해 이루어진다. 각 그룹이 참여한 레저 활동 유형을 조사하자 ASD 아동들은 비디오게임, 장난감 자동차 가지고 놀기, 책 읽기에 더 높은 참여도를 보였고 연극놀이, 인형이나 영웅캐릭터 인형, 만들기 활동에는 낮은 참여도를 보였다. 전반적으로 평범하게 성장 중인 자녀의 부모들은 ASD 아동의 부모들보다 더 많은 레저 활동들에 대해 알고 있었다. 정상아동은 오직 7.6%만 두 가지 미만의 집안일을 하는 것에 비해 ASD 아동의 27%는 어떠한 집안일도 하지 않는 것으로 보아 ASD 아동이 각 가정에서 더 적은 과업이나 집안일에 참여하는 것으로 밝혀졌다. 전체적으로 ASD 아동은 애완동물 돌보기, 동생 돌보기, 집안 청소 같은 집안일에 더 낮은 참여율을 보였다. 두 그룹 간의 능숙도 점수(competence score)를 비교했을 때 ASD 아동그룹은 각 영역에서 상당히 낮은 점수를 보였다. 추가 분석을 통해 수행능력 평가도구에서 감각 과잉반응 점수와 능숙도에서 낮은 수치를 보이는 것과 상관관계가 있음을 밝혀냈다. 감각 과잉반응을 보이는 아동들은 스스로 인식하기에 해롭다고 생각되는 감각자극들을 처리해야 하는 활동에는 덜 참여하려는 경향이 있으며 참여시도를 한다고 해도 성공적으로 과업을 수행하지 못할 가능성이 높다. 이 연구는 감각 조절장애 아동들이 다른 아동들과 같은 유형의 학습이나 성장의 기회를 경험할 수 있도록 그들의 부모들이 가정 내에서 자신의 자녀들에게 어떤 과업이나 일들을 맡길 수 있을지를 결정하는데 도움을 줄 뿐 아니라 유의미한 놀이와 레저활동을 찾고 성공적으로 수행하는 것에 도움을 주는 작업치료사의 역할을 제시하고 있다.

었는가와 상관없이 감각 입력에 더 강한 반응을 보이는 청소년들은 비행 행위에 가담할 확률이 더 높다는 사실을 알아내었다. 그러나 현재 연구에서도 분명히 밝혀지지 않은 것은 어떻게 적극적인 감각추구와 회피반응이 비행 행위와 연관되어 있는가 하는 것이다.

다른 연구자들은 부정적으로 법 집행과 연루된 십대들은 전정기관과 실행관련 테스트 결과에서 증명되는 것처럼 SI 장애를 가진 것으로 밝혀졌다. 또 다른 연구에서는 SI 차이는 어린 청소년들에게 죽으려는 의도없는 자해행위를 하는 것과 관련 있다고 밝혀졌다. 이러한 행동에 참여하는 십대들은 감각 회피와 낮은 등록 경향을 보일뿐 아니라 소리에 대한 더 큰 민감성을 보여주었다. 이 연구가 기존의 놀이, 레저, 사회참여 방식을 직접적으로 다루고 있지는 않지만 SI 차이 십대들이 학교, 일, 자기관리, 수면을 위해 지정된 시간 외에 관여하는 일부 행동들에 대한 통찰력을 제공하고 있다.

SI 차이는 감정상태와 사회관계에 미치는 영향을 통해 성인의 놀이, 레저, 사회참여에도 간접적으로 영향을 미칠 수 있다. SI 차이는 불안증세와 강하게 연관되어 있고 성인에 대한 SI와 정서 간의 관계를 보여주는 증거들이 늘어나고 있다; 관계방식과 대처능력; 분노의 표현을 포함한 **기질**, 사회 중재, 우울증, 충동조절. 게다가 SI 차이를 가진 성인은 한정된 사회적 지지와 건강관련 삶의 질 인식저하를 겪고 있음을 보여준다. 마지막으로 SI 차이를 가지고 살아가는 체험자의 이야기 뿐 아니라 양적연구를 통해 SI 차이는 신체적 친밀감과 활동 선택에 의해 성인의 대인관계에 영향을 줄 수 있다는 것을 알 수 있다.

빠르게 증가하는 연구들이 SI 차이는 작업과 성과,

특히 사회적 상호작용 기술과 관련되어 있다는 증거를 제공하고 있다. SI는 유아가 가지고 노는 장난감 유형부터 청소년의 여가 활동, 성인의 사회 활동 참여에 이르기까지 일생 동안 우리의 작업과 활동 선택에 영향을 미치는 잠재력을 가지고 있다. 또한 SI 차이는 유아의 신경질부터 성인의 분노와 불안에 이르기까지 놀이와 사회참여에 영향을 주는 기본적인 사회 상호작용 능력의 어려움과 관련되어 있다. 그러나 발날과성의 교류석(transactional) 특성 때문에 SI 차이를 가진 개인의 부정적 결과를 피할 수 있는 방법이 전혀 없는 것은 아니다. 새로운 능력을 함양하고 개인의 강점과 재능을 이용할 수 있는 지원적 상황과 환경을 제공하면 더 성공적이고 만족스러운 삶으로 이어질 수 있을 것이다.

일상생활 활동과 수단적 일상생활 활동

Activities of Daily Living and Instrumental Activities of Daily Living

쇼핑하기, 음식 준비하기, 집안일 하기와 같은 일상의 **수단적 일상생활 활동**(IADL)뿐 아니라 옷 입기, 식사하기, 목욕하기와 같은 **일상생활 활동**(ADL)의 참여는 중요하면서 우리의 삶에서 시간이 많이 걸리는 일상생활 측면이다. 놀이, 레저, 사회참여 능력과 함께 SI 차이는 유아초기 ADL과 IADL의 성과에 영향을 미치고 SI 차이가 있는 아동은 더 신경질적이고 주 양육자에게 적합한 애착을 형성하기가 어렵다는 증거를 보여주는데 그것은 유아가 주 양육자와 함께 옷 입기, 목욕하기, 식사하기와 같은 공동으로 작업에 참여하는 능력에 영향을 미칠 수 있다. 감각 방어는 모유수유에 부정적 영향을 미칠 수 있다.

섭식장애는 아동에서 시춘기에 이르기까지 지속되는 경향이 있다. SI 차이의 영향을 받으며 가장 광범위하게 문서화된 ADL 영역 중 하나는 식사이다. SI 차이 아동은 새로운 음식을 수용하는 것을 지나치게 힘들어하는 경향이 있고 영양클리닉에 의지하는 많은 아동들이 SI 차이를 겪고 있는 경향이 있다. 그들은 또한 요리 준비와 관련된 가족일정에 참여하는 것을 힘들어하는데 이것은 시끄러운 전자제품 소리와 요리에 촉각과 후각이 관련되어 있기 때문이다. SI 차이는 또한 화장실 가기와 옷 입기 같은 아동의 ADL과는 다른 영역과도 연관되어 있었다. Reynolds와 Lane은 촉각에 민감한 아동에 대한 사례 보고서를 제시하며 머리 감기와 빗질, 손톱 깎기, 칫솔질, 옷 입기, 식사하기를 포함한 ADL이 아이들에게 어려울 수 있음을 보여주었다. 이러한 어려움들은 다른 상태와 결합될 수 있다. 예를 들어, Baranek과 동료들은 FXS가 있는 소년들이 감각자극에 대해 증가된 거부와 회피반응을 보이는 것은 ADLs와 관련성이 있는 것으로 보여진다.

SI 장애는 성인의 ADL과 IADL과도 관련이 있다. 양적 연구에서 Kinnealey, Oliver, Wilbarger는 SI 장애 성인은 옷 입기와 음식 선택, 식사 준비 활동, 치과 방문 등에 한계를 보인다고 보고했다. 이 연구에서 성인의 SI 차이는 보석 착용이나 메이크업 여부를 선택하는 자기관리의 측면에도 영향을 준다고 보고했다. Pohl, Dunn, Brown은 성인들은 나이가 들수록 감각 입력에 대해 더 낮은 수준의 등록(low registration: 저반응)을 보이는 경향이 있고 이것은 그들이 운전하고 자신의 지역 안에서 길을 찾고 적절하게 자기관리를 해내는 능력에 잠재적으로 부정적 영향을 미친다는 것을 알아냈다.

이 연구는 SI 차이는 개인의 ADLs과 IADLs 참여에 평생 동안 영향을 미친다는 것을 보여주었다. 가장 이른 시기에 시작하는 ADL인 음식섭취는 출생부터 성인기까지 감각통합과 관련되어 있고 타인과 함께하는 식사 참여 능력뿐 아니라 영양 섭취에까지 영향을 미칠 수 있다. 점점 더 좋은 성과를 바라게 되면 SI 장애를 가진 사람들은 ADLs과 IADLs에 스트레스를 받을 수 있다. 따라서 감각 장애는 다양한 활동 참여를 한정시키고 궁극적으로 지역사회나 행사에 대한 접근을 제한할 수 있다.

휴식과 수면 Rest and Sleep

SI 차이와 매우 중요한 작업인 휴식과 수면 작업의 관계를 연구했고 SI 차이와 수면 장애간의 유의한 연관성을 찾았다는 점에서 기존 증거들과 일맥상통 한다. 연구자들은 SI 차이가 있는 7-18개월의 열달을 다 채우고 태어난 유아들이 수면장애를 가질 가능성이 있다는 것을 발견했다(그림 2-3). 다른 연구자들은 장애가 없는 성인뿐 아니라 아동들 중에서 감각과민증과 불면증과의 관련성을 보고했다. 한 연구는 ASD 아동은 수면 장애와 관련하여 비정상적인 감각 행동을 할 가능성이 높다고 기록했다. 또한 연구에서는 감각장애가 수면장애를 겪고 있는 ASD 아동의 중재를 이해하고 계획하는데 중요한 요소임을 시사하며, 감각반응에 대한 행동 및 생리학(신체기능) 측정을 통해 85% 정확도로 잘 못 자는 사람과 푹 잘 자는 사람으로 구분할 수 있었다. 감각통합 패턴과 휴식 및 수면의 관계를 완전히 설명하기 위해서는 추가연구가 더 필요하지만 이 예비연구를 통해서 나온 강한 연관성에 대해 더 완전하게 탐구되어야 할 필요성이 있음을 보여주고 있다.

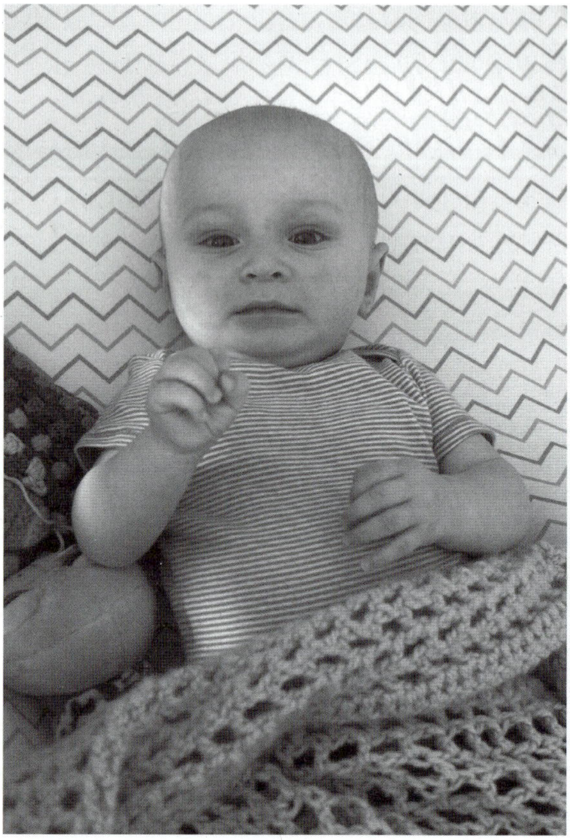

그림 2-3 감각 민감성은 아동들이 잠이 들거나 깨어있는 것을 더 힘들게 만들 수 있다.

교육과 일 Education and Work

SI와 교육이나 일에 대한 성과와의 관련성을 구체적으로 평가한 연구가 거의 없을지라도 많은 연구자들이 그 잠재적인 관계에 대한 가설을 세웠다. 예를 들어, Geva와 Feldman(2008)은 감각 정보를 조절하고 통합할 수 있는 능력을 발달의 핵심 요소로 내세우는 유아 발달 개념 체계를 제시했다. 이들의 모델에 따르면 감정과 주의력 조절의 2차적 기술이 궁극적으로 수준 높은 학습 능력으로 이어지고 이는 결국 SI에 달려있다. 또한 SI를 학습 경험의 필수적인 기본 요소로 보는 몇 가지 다른 모델도 있다.

학령기 아동과 청소년들을 대상으로 SI와 교육 간의 관계가 연구되고 있다. SI 차이는 읽기와 수학의 학업성취도와 관련 있음이 밝혀졌다. 특히 6~8세 아동의 SI 차이는 지적 능력과 가족의 사회경제적 수준을 통계적으로 통제한 뒤 4년 후 연산 성취도를 예측하였다. 특히 실행 기술과 관련하여 강한 관련성이 나타났다. SI와 읽기 성취도 사이에 다른 관련성이 발견되었고 SI는 더 나이가 들었을 때의 예측 가능한 관계를 보여준다. FXS 아동에 관해서 학업성적이 더 낮을수록 SI 차이가 더 커지고 학교환경 탐색하기, 휴식 시간, 집회, 점심시간, 글쓰기, 그리고 다양한 교실 활동 참여 같은 학교 활동에 참여하는 것이 힘들어진다는 것이 보고되었다.

성인의 SI와 교육 또는 업무의 관계는 철저히 연구된 적은 없지만, SI가 활동 참여를 뒷받침하는 중요한 역할을 한다는 것은 관련성이 있다는 것을 시사한다(그림 2-4). 일부 체험자들의 진술과 사례

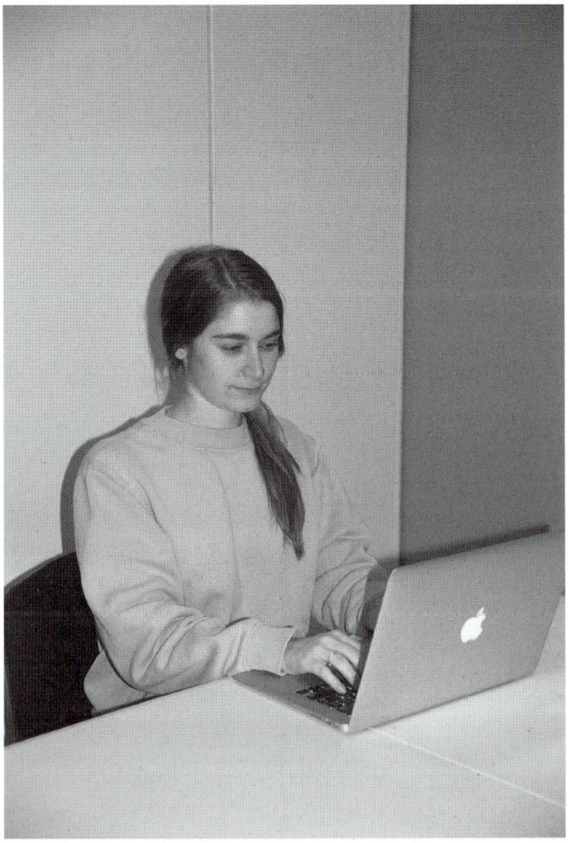

그림 2-4 감각 과민반응성이 있는 사람은 한정된 사회적 상호작용만을 요구하며 제어되고 자극이 적은 환경에서의 직업을 추구하려는 경향이 있다.

보고서가 이러한 가설을 뒷받침 할 수 있다. 예를 들어, Fanchiang은 학습장애와 SI 차이가 있는 한 청년의 사례 보고서를 제시했다. 그는 그 청년이 강한 감각에 대한 욕구를 마사지치료사라는 직업으로 충족시켰고 그가 한 직업 선택이 그의 SI 특성에 영향을 받았을 것이라는 가설을 세웠다. ASD를 앓고 있는 유명한 성인인 Temple Grandin은 인지적 특성과 관심사 뿐 아니라 직업 선택과 감각통합 사이에 관련성에 대해 썼고 가축산업을 위한 장비를 설계하는데 매우 성공적인 이력을 가지고 있는데 이는 분명히 그녀의 시각적 강점을 이용한 것이었다. 따라서 SI 특성은 직업선택에 영향을 주고 감각을 기반으로 하는 도전을 인식하면서 자신의 장점을 함양하는 것은 더 성공적이고 만족스러운 직장 생활로 이어질 수 있을 것이다.

요점

- 연구 증거에 따르면, SI 특징들은 평생 동안 놀이, 레저, 일상활동, 수면, 휴식과 같은 다양한 작업에서의 개인의 참여도에 영향을 미친다.
- 감각통합 처리 능력의 차이로 인한 참여의 제한은 ASD, DCD, FXS 및 감각통합 장애가 있는 성인 및 어린이를 포함하여 작업치료사가 일반적으로 볼 수 있는 진단 인구에서 볼 수 있다.

평가와 중재의 의미
Implications for Assessment and Intervention

이 챕터에서 우리는 감각통합이 일상 작업에 어떻게 영향을 미치는지에 관해 초점을 맞춰왔다. 지금까지 우리는 발달의 교류 과정에 대해 논의했고, 그것은 SI가 참여와 관련된 다른 요소들과 상호작용하는 법에 영향을 미친다. 또한 우리는 SI가 일상 작업 참여에 미치는 영향을 둘러싼 연구 증거들을 요약했다. 이제 우리는 이러한 생각들이 임상실습에서 갖는 몇 가지 의미들을 생각해볼 것이다.

평가: 미래를 보고 과거를 고려하기
Assessment: Looking to the Future, Considering the Past

작업치료는 건강과 웰빙의 핵심적 측면으로 작업과 중점적으로 관련된 실행 작업이기 때문에 치료사들은 평가과정에서 작업을 가장 중요시해야 한다. 그러나 작업은 복잡하며 사람과 상황 간의 다양한 과정들에 영향을 받기 때문에 평가 과정은 융통성이 있어야 하며 개별 아동과 가족의 독특한 상황에 잘 반응해야만 한다.

주기적으로 작업치료를 실시할 때 다양한 영역의

리더들은 작업치료사들이 하향식 접근법을 수용하는 대신 상향식 접근법을 피할 것을 추천해왔다. "상향식"이란 장점, 조화력 또는 지각 능력과 같이 아동의 상태와 관련된 특정 구성 요소에 초점을 맞추어 평가를 시작한다는 것을 의미한다. SI 영역에서 상향식 평가 전략의 한 예로는 주의력 결핍 장애 진단을 받은 아동 평가의 첫 번째 단계로서 SI 및 실행검사(SIPT)를 실시하는 것이다. 만약 이것이 평가에 대한 초기 접근 방식이라면, 우리는 감각, 인지 및 운동 구성 요소에 대한 우려가 평가와 후속 중재를 추진하기 때문에 구성 요소 중심이라고 생각할 수 있다.

반대로 "하향식"은 작업과 관련된 정보수집(즉, 개인이 원하고 필요로 하는 것, 이 작업들을 위한 환경, 원하는 작업을 수행 시 장점과 한계점 등)으로 시작하는 평가과정이다. 예를 들어, 하향식 전략을 사용하는 작업치료사는 집중력 부족 장애 진단을 받은 아동이 원하고 필요로 하는 것, 아동의 현재 작업에 대한 구체적 상황, 가치있는 작업을 하는데 있어 아동과 다른 사람들이 인식한 성공과 문제점과 같은 정보를 수집할 것이다. 이러한 초기 조사는 SIPT의 실시를 포함하여 특정 기술이나 능력에 대한 추가 평가를 반드시 해야 하는지 여부에 관한 결정으로 이어질 것이다.

따라서 하향식 전략 사용은 아동의 삶에서 SI 기능에 대한 평가를 더 넓은 맥락으로 보게 된다. 가족들은 일상생활과 멀리 떨어져 있는 평가과정보다 이러한 SI 평가의 상황별 분류를 유용하고 관련성이 있다고 인식할 가능성이 높다.

하향식 평가 접근법의 문제점은 오직 평가 기간 동안에만 작업의 문제점에 집중한다는 것이다. 그러나 작업치료사들은 환자와 작업에 대한 과정을 계획할 때 미래를 생각한다. 양적연구에서 Mattingly와 Fleming은 작업치료사들이 미래에 그들의 환자가 누가 될지 상상하고 더 나아가 환자와 함께 과거에 어떤 일이 일어났고 미래에 어떤 일이 일어날지에 대한 이야기를 만들어 낸다고 했다. 작업치료사들은 그들의 임상평가에 아동이 몇 년 후에 이루기를 바라는 (특히 작업과 관련한) 희망과 소원을 포함시켜야 한다.

발달에 대한 교류적 관점은 평가가 또한 미래지향적이어야 한다는 것을 시사한다. 성장발달은 지속적으로 형성되고 아동과 환경과의 교류로 연결되어 있기 때문에 시간이 지나면서 평가도 반복적으로 실시해야 한다. 이는 중재가 진행 중일 동안에 실시될 수도 있고 주기적인 모니터링의 형태일수도 있다. 재평가의 목적은 아동의 작업 발달이 원하는 방향으로 진행되고 있는지 확인하고, 작업과 관련된 새로운 문제가 나타났는지 감지하고, 만약 변화가 있을 경우 아동과 가족을 위한 가장 유익한 계획을 재구성하여 중재 또는 작업 선택권을 재평가하고자 함이다. 이러한 평가 전략은 하향식 접근법을 지속적으로 사용해야 하지만, 평가는 오직 특정시점에서만 수행되는 것은 아니라는 점을 유념해야 한다. 대신에 평가는 계속 진행하거나 시간이 지나면서 간헐적으로 반복되어져야 한다.

임상평가에 미래지향성(future orientation)을 도입하는 것의 의미는 잠재적으로 드러나지 않던 문제들이 전면에 나오는 것을 예방하기 위한 것이다. 평가가 현재의 우려와 걱정만을 다루면, 사람들은 위험신호를 보내고 있는 앞으로의 문제점에는 관심을 가지지 않을 것이다. 현재에 국한된 평가 전략은 현재 시기의 작업 문제의 증거가 제한적이기 때문에 특정 아동이나 가정이 중재를 통해 별다른 이득을 얻지 못할 수도 있다는 결론을 이끌어낼 수 있다. 실제로 현재시기의 일부 지원이나 가이드는 미래에 발생할 수도 있는 문제를 회피할 수 있다. SI를 포함한 성과 요소의 현재 상태뿐만 아니라 현재 작업 패턴과 상황을 추론하여 아동의 미래 작업을 의식적으로 상상한다면, 나중에 작업상 어려움에 대한 위험 요인이 확인될 것이고 위험을 최소화하거나 대응하기 위해 어떤 조치를 취할 수 있을 것이다. 예를 들어, 챕터 11에서 등장했던 Kyle이란 아동은 감각통합의 기능장애에도 불구하고 그의 선생님이 그의 장애를 너무

지혜 실천

최근에 외래환자 작업치료 클리닉에서 임상실습을 하면서 4명의 아동을 만났고 각각의 아동들이 감각조절이나 구별, 실행의 문제와 같은 감각통합 장애의 일부 특징들을 가지고 있는 것을 발견했으며 이러한 감각통합 문제는 각 아동의 기능적 기술능력과 참여도에 영향을 미쳤다. 일부 아동은 배변처리, 머리빗기, 자기 전 위생 습관, 순서 외우기 등에 문제를 보인 반면 또래들과의 스포츠나 게임 참여에 어려움을 보이는 아동도 있었다. 그러나 이전에 이 아동들을 위해 설정된 목표는 기능이나 참여도에 관한 것이 아니었다. 직접 조작하는 기술을 증명하는 것이 목표로 설정되었지만 점심을 먹기 위해 우유병을 열 수 있는가는 포함되지 않았다. 장애물 코스의 순서를 아는 것에 대한 목표는 있었지만 양치질 하는데 필요한 순서를 외우는 목표는 없었다. 자기 억제 능력을 개선하는 목표는 있었지만 자기조절 기술이 어떻게 친구와 보드게임을 할 수 있게 만드는지에 대한 언급은 없었다. 이들의 부모들과 이야기하면서 작업치료를 통해 그들이 정말로 원하는 것은 전에 설정되었던 목표들과는 매우 다르다는 것을 알게 되었다. 한 아동이 "나는 진정한 친구를 만들고 싶어요."라고 말하는 등, 아동들 또한 평가나 치료 목표에 반영되지 않았던 목표들을 원하고 있었다. 더 기능적이고 참여 중심으로 치료 목표들을 수정하면서 아동과 그들의 부모들이 치료를 훨씬 더 잘 받아들이는 것을 볼 수 있었다. 외래진료를 하면서 아동들의 감각 문제가 가정, 학교, 지역사회에서의 작업능력에 어떻게 작용하는지를 지켜보는 것도 즐거웠다. 우리가 반드시 알아야 할 점은 유의미한 목표란 아동과 부모들이 그들의 실생활에서 원하는 것들에 집중하는 것이다. 이론은 개입치료를 개발하고 변화를 예측할 수 있도록 도와주지만 가족과 아동이 필요로 하는 것이 다른 이론적 구성요소들보다 항상 더 우선순위에 있다.

도 잘 수용했기 때문에 유치원 생활에서는 성공을 경험했지만, 평가에서 그의 가족과 치료사들은 Kyle이 다른 교사와 함께하게 될 상황과 초등학교 진학 시 학업요구가 증가했을 때 겪게 될 어려움을 예측하고 이를 상쇄시키기 위해 노력했다.

물론 만족스럽고 생산적이고 즐거운 일과 놀이로 미래의 문제점들에 대해 많은 것을 알 수는 없을 것이다. 또한 전 세계 많은 곳에서의 의료와 교육 시스템이 대규모 예방 프로그램을 위해 자금을 책정할 준비가 되지 않았다. 그럼에도 불구하고 장기적으로 봤을 때, 예방을 위한 노력을 기울이는 것이 경제적 측면에서 유리할 수 있다. 아마도 향후 연구에서는 아동기, 사춘기, 성인기의 작업상 문제점들에 대해 확실한 초기 예측이 가능해 질 것이다. SI 기능에 대한 선별이나 평가가 예방적 목적에 적합한 경우가 있는데, 이는 아동의 시력이나 청력 문제를 선별하여 이러한 문제가 학업에 악영향을 미치기 전에 중재를 도입될 수 있도록 하기 위해서이다(그림 2-5). 예를 들어, Thomas와 동료들은 어린 유아의 식사 및 수면 장애를 이용하여 아동이 향후 유년기에 감각 과민 반응을 보일지를 예측 가능하다는 예비 증거를 발견했다. 초기에 알아내거나 중재를 도입한다면 감각장애가 애착, 감정 조절 그리고 추후에 놀이, 자기관리, 학교생활 참여에 미칠 수 있는 영향을 최소화시킬 수 있다는 가설을 세웠다.

감각장애의 영향을 최소화하기 위해 어릴 때 중재를 도입한다면 향후 아동의 작업 참여를 극대화시킬 수 있을 것이다. 궁극적으로 앞으로 예상되는 어려움을 위해 성과 구성요소(performance components)를 사용하여 아동의 향후 삶에서의 작업능력 향상을 지향하고 있다. 따라서 우리는 이를 하향식(top-down) 접근법으로 간주하는데 top이 미래를 반영하는 것이다. 비록 연구가 제한적일 수 있고 기존 연구에 한계가 있다는 사실을 유념해야 하지만, 작업치료사들은 현재 과정을 계속 진행했을 때 아동과 가족이 앞으로 어떻게 될 것인지를 상상하여 혹시 존재할 수도 있는 위험요소들을 그들의 평가에 통합시킬 수 있다.

아동과 가족의 위험을 최소화하는 방법을 고려할 때, 작업치료사들은 아동이나 가족이 이용할 수 있는 모든 잠재적 자원을 생각해야 한다. 예를 들어,

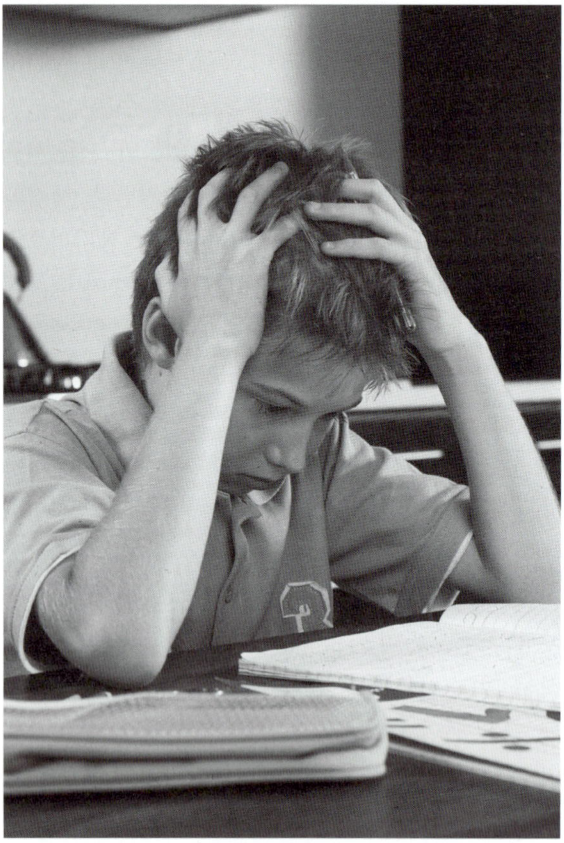

그림 2-5 어린 시절에 실행 장애가 있었던 아동들은 나중에 학업 문제가 생길 가능성이 크다.
이미지 제공 Thinkstock/jupiterimages

초기 아동기 감각 조절장애는 수면 장애, 특히 ASD를 앓고 있는 아동과 관련되어 있다는 증거가 있다. 작업치료사들은 ASD 자녀가 감각 과민 반응을 보인다는 것을 가족들과 공유하고 그들이 건강한 수면 패턴을 촉진하는 가족 일과를 발전시킬 수 있도록 가족들을 도움으로써 아동을 위한 중재 프로그램에 기여할 수 있다. 또한 초기 아동기의 실행 장애는 추후 아동의 학업, 특히 수학을 어려워하게 만든다는 증거가 있다. 실행 장애 아동들과 함께하는 작업치료사들은 이 정보를 부모들과 공유하여 아동이 반복된 실패를 경험하기 전에 학업기술 발달을 위한 추가지원을 제공할 방법을 계획하는데 자신이 도움이 되길 원한다. 사회복지사, 심리학자, 전문가, 가족 및 보육 서비스 제공업체, 지역사회 아동 프로그램에 의뢰하는 것도 위험을 최소화하도록 자원과 가족들을 연결시키는 중요한 도움이 될 수 있다.

중재 선택사항의 고려
Consideration of Intervention Options

작업의 다차원성과 그것이 환경적 맥락에 얽매여 있다는 것은 임상평가 결과 아동이 작업에 어려움을 겪고 있는 것으로 나타날 경우 중재를 위한 많은 선택사항이 고려되어야 한다는 것을 시사한다. 작업치료사의 과제는 아동과 환경 간의 교류를 구성하는 전체 시스템의 긍정적 변화에 영향을 미치고 시간이 지남에 따라 변화의 과정이 어떻게 전개될 수 있는지를 구상하기 위해 바뀔 수 있는 변수를 먼저 알아내는 것이다. 그런 후 원하는 작업 목표를 달성하기 위한 방향으로 어떤 중재를 할 것인지 선택하고 아동과 가족의 작업을 맞춰 조정한다.

SI 장애가 아동의 작업문제의 원인이 될 때 작업치료사들은 중재가 아동의 작업 참여 능력을 바꾸어야 하는지, 아동의 참여를 지원하는 환경적 측면을 변화시킴으로써 아동의 경험을 변화시켜야 할지 아니면 이 전략들을 같이 사용하는데 초점을 맞추어야 할지 결정해야 한다. 만약 SI 능력이 바람직하게 개선된다면, 잘 설계된 여러 무작위 임상시험에 의해서 증거가 뒷받침되기 때문에 우선적으로 Ayres SI 접근법을 사용하여 각 개인에 맞는 작업치료를 고려해야 한다. 또는 개별 치료와 연계하여 가족이 학교기반 그룹 프로그램을 권장하거나 체육관 수업이나 수영 같이 지역사회 내에서 이용할 수 있는 심화학습 프로그램에 자녀를 등록하도록 권유하는 것도 도움이 될 수 있다. 만약 아동이 SI 장애가 심각하다면 일상이나 환경에 더 잘 대처할 수 있는 전략을 발달시키는데 도움이 되는 프로그램들이 유익할 것이다. 만약 특정 운동이나 사회 기술이 주요 문제라면 개별적이든 그룹이든 기술 훈련이 적합할 것이다. 힘든 작업을 즉각적으로 성공하는 것이 목표라면 과제나 활동 그리고 환경상황의 변화를 제안하기 위한 상담이나 코칭이 우선순위가 될 수 있다. Dunbar, Bundy 그리고 Green이 관련 사례를 제공했다. 또는 작업치료사들은 아동의 감각적 욕구와 관심이 부모의 욕구, 관심, 작업 스타일 및 가치와 일치하여 가족 일상에 통합되도록 가족과 협업하여 생활 방식을 구성할 수 있다.

가족과 함께 중재를 추천하고 논의하는데 있어 지역사회의 자원 뿐 아니라 가족과 아동의 자원, 선호, 작업 스타일을 고려하는 것은 매우 중요하다. 가족과 아동에게 가장 도움이 되는 방법이 무엇인지를 고려할 때 미래를 예측하여 발달의 교류과정을 생각해보는 것도 유용하다. 이 아동은 어떤 사람이 될 것인가? 아동과 가족의 삶은 무엇을 지향하는가? 그들이 이용할 수 있는 자원은 무엇인가? 환경은 얼마나 뒷받침되고 있는가? 다양한 중재를 도입할 경우 얼마나 변화될 수 있는가?

요점

- SI 접근법을 사용한 평가는 일상활동들의 장점과 이용 가능 자원들을 포함한 복잡하고도 상호적인 참여의 본질을 고려하여 이루어져야 한다.
- SI 접근법은 아동과 그 가족의 가치와 욕구를 반영하고 기능과 참여에 중점을 두며 증거 중심 결과를 반영하는 목표를 다루어야 한다.

요약과 결론 Summary and Conclusions

처음부터 SI 이론은 아동을 세상의 능동적 행위자로 간주했고 그들의 환경 참여는 능력과 만족감을 발달시키는데 영향을 미친다. 이 이론 내에서 SI의 신경생물학적 구성은 아동의 신체적 자아와 외부세계 사이의 중재자로서 중요한 역할을 하고 있다. SI의 신경 처리 과정과 행동의 표현이 그 아동의 능력과 환경에 참여하고자 하는 의지를 형성하기 때문에 SI는 작업을 하면서 자아를 형성하는 것과 관련이 있다.

그렇지만 SI는 작업에 영향을 주는 많은 요인들 중 하나이다. 이것은 개인의 작업을 형성하는데 있어 사회적 기대, 물리적 환경, 개인적 경험과 상호작용한다. 우리는 평생 동안 SI 특성이 개인의 작업 선택과 그것을 수행하는 방법뿐만 아니라 다양한 활동을 하는 능력에 영향을 미친다는 증거를 가지고 있다.

SI와 작업 간의 상호 관계는 다양한 중재 가능성을 열어주고 있다. SI는 작업 참여에 영향을 주기 때문에 왜 아동이 가정, 학교, 놀이 활동 참여와 같은 작업에서 어려움을 경험하는지에 대한 이유를 평가하는데 고려되는 수많은 요소들 중 하나이다. 중재를 위한 가치 있는 증거 중심의 조치 중 하나는 개별적으로 Ayres의 감각통합치료 제공을 통해 감각통합 능력을 강화시키는 것이다. 당면하고 있는 일상에서 아동의 성공과 가족의 만족감을 극대화시키기 위해 과업, 일상, 환경을 변화시키는 아동의 SI 강점과 한계점에 대한 지식을 사용하는 것도 또 다른 선택사항이 될 수 있다. 일부 연구자들은 상황중심(context-based)의 중재를 통해 어느 정도의 성공을 거두었다. 추후의 연구들 또한 창의적 운동, 요가, 수영 또는 다른 신체 활동 수업과 같은 공동체 기반의 활동 프로그램을 통해 SI 능력의 개발 가능 정도를 평가하는 데 도움이 될 수 있다. 그러나 특정 접근법이 언제, 누구에게, 그리고 어떤 상황에서 가장 유익한지를 명확히 하기 위한 연구가 아직 남아있다.

SI는 오직 개인 안에서만 일어나는 단순한 신경학적 처리 과정만은 아니다. 이것은 신경계가 개인과 세상 간의 교류를 중재하는 복잡한 처리과정이다. 이러한 관점에서 SI는 인간을 위한 비계(scaffold) 역할을 하고 따라서 불가피하게 작업과 연관되어 있다.

어디에서 자료를 더 찾을 수 있는가?

Where Can I Find More?

Schaaf, R., & Mailloux, Z. (2015). *Clinician's Guide to Implementing Ayres Sensory Integration®: Promoting Participation for Children with Autism.*
A step-by-step guidebook that describes the most effective, evidence-based way to implement ASI into clinical practice by using a data-driven decision-making approach.

DeMonia, L., & Turchan, M. (2015). *Love for Logan.* San Antonio, TX: Halo Publishing International.
An inspirational story based on actual events. A young girl learns to better understand why day-to-day life can be challenging for her older sister. A kid-friendly picture book, told through the eyes of a sibling, will help children understand others' sensory difficulties, and explain sensory processing disorder.

Bialer, D., & Miller, L. J. (2011). *No Longer A SECRET*: Unique Common Sense Strategies for Children with Sensory or Motor Challenges. Arlington, TX: Sensory World.
A resource for parents, teachers, and therapists helping children with sensory or motor issues. It includes cost-effective, functional, on the spot tips to use for children with sensory issues at home, at school, or in a community setting.

참고문헌

Ayres, A. J. (1989). *Sensory Integration and Praxis Tests manual.* Los Angeles, CA: Western Psychological Services.

Ayres, A. J. (2004). *Sensory integration and the child* (2nd ed.). Los Angeles, CA: Western Psychological Services.

Bagby, M., Dickie, V., & Baranek, G. T. (2012). How sensory experiences in children with and without autism affect family occupations. *American Journal of Occupational Therapy*, *66*, 78–86. doi:10.5014/ajot.2012.000604

Baranek, G. T., Chin, Y. H., Hess, L. M. G., Yankee, J. G., Harton, D. D., & Hooper, S. R. (2002). Sensory processing correlates of occupational performance in children with Fragile X syndrome: Preliminary findings. *American Journal of Occupational Therapy*, *56*, 538–546. doi:10.5014/ajot.56.5.538

Baranek, G. T., David, F. J., Poe, M. D., Stone, W. L., & Watson, L. R. (2006). Sensory Experiences Questionnaire: Discriminating sensory features in young children with autism, developmental delays, and typical development. *Journal of Child Psychology and Psychiatry*, *47*(6), 591–601. doi:10.1111/j.1469-7610.2005.01546.x

Bellefeuille, I. B., Schaaf, R. C., & Polo, E. R. (2013). Occupational therapy based on Ayres Sensory Integration in the treatment of retentive fecal incontinence in a 3-year-old boy. *American Journal of Occupational Therapy*, *67*(5), 601–606. doi:10.5014/ajot.2013.008086

Benson, J., Nicka, M., & Stern, P. (2006). How does a child with sensory processing problems play? *Internet Journal of Allied Health Sciences and Practice*, *4*, 1–6.

Blissett, J., & Fogel, A. (2013). Intrinsic and extrinsic influences on children's acceptance of new foods. *Physiology & Behavior*, *121*, 89–95. doi:10.1016/j.physbeh.2013.02.013

Brown, T. (2012). Assessment, measurement and evaluation: Why can't I do what everyone expects me to do? In S. J. Lane & A. C. Bundy (Eds.), *Kids can be kids: A childhood occupations approach* (pp. 320–348). Philadelphia, PA: F.A. Davis.

Bulkeley, K., Bundy, A., Roberts, J., & Einfeld, S. (2016). Family-centered management of sensory challenges of children with autism: A single-case experimental design. *American Journal of Occupational Therapy*, *70*, 7005220040. doi:10.5014/ajot.2016.017822

Bundy, A. C. (1989). A comparison of the play skills of normal boys and boys with sensory integrative dysfunction. *OTJR: Occupation, Participation, and Health*, *9*, 84–100.

Bundy, A. C., Shia, S., Qi, L., & Miller, L. J. (2007). How does sensory processing dysfunction affect play? *American Journal of Occupational Therapy*, *61*, 201–208. doi:10.50144/ajot.61.2.201

Christensen, J. S. (2012). Early adolescent non-suicidal self-injury and sensory preference differences: An exploratory study. *CGU Theses & Dissertations*, Paper 66. Retrieved from http://scholarship.claremont.edu/cgu_etd/66

Clifford, J. M., & Bundy, A. C. (1989). Play preference and play performance in normal boys and boys with sensory integrative dysfunction. *OTJR: Occupation, Participation, and Health, 9*, 202–217.

Cohn, E. S., Kramer, J. A., Schub, J. A., & May-Benson, T. (2014). Parents' explanatory models and hopes for outcomes of occupational therapy using a sensory integration approach. *American Journal of Occupational Therapy, 68*, 454–462. doi:10.5014/ajot.2014.010843

Cosbey, J., Johnston, S. S., & Dunn, M. L. (2010). Sensory processing disorders and social participation. *American Journal of Occupational Therapy, 64*(3), 462–473. doi:10.5014/ajot.2010.09076

Cosbey, J., Johnston, S. S., Dunn, M. L., & Bauman, M. (2012). Playground behaviors of children with and without sensory processing disorders. *OTJR: Occupation, Participation, and Health, 32*, 39–47. doi:10.3928/15394492-20110930-01

Coster, W. (1998). Occupation-centered assessment of children. *American Journal of Occupational Therapy, 52*, 337–344. doi:10.5014/ajot.52.5.337

Davis, A. M., Bruce, A. S., Khasawneh, R., Schulz, T., Fox, C., & Dunn, W. (2013). Sensory processing issues in young children presenting to an outpatient feeding clinic: A retrospective chart review. *Journal of Pediatric Gastroenterology and Nutrition, 56*(2), 156. doi:10.1097/mpg.0b013e3182736e19

DeSantis, A., Coster, W., Bigsby, R., & Lester, B. (2004). Colic and fussing in infancy, and sensory processing at 3 to 8 years of age. *Infant Mental Health Journal, 25*(6), 522–539. doi:10.1002/imhj.20025

Dunbar, S. B. (1999). A child's occupational performance: Considerations of sensory processing and family context. *American Journal of Occupational Therapy, 53*, 231–235. doi:10.5014/ajot.53.2.231

Dunn, W. (1997). The impact of sensory processing abilities on the daily lives of young children and families: A conceptual model. *Infants and Young Children, 9*, 23–25. doi:10.1097/00001163-199704000-00005

Dunn, W. (2014). *Sensory Profile 2: User's manual*. San Antonio, TX: Psychological Corporation.

Dunn, W., Cox, J., Foster, L., Mische-Lawson, L., & Tanquary, J. (2012). Impact of a contextual intervention on child participation and parent competence among children with autism spectrum disorders: A pretest–posttest repeated-measures design. *American Journal of Occupational Therapy, 66*(5), 520–528. doi:10.5014/ajot.2012.004119

Engel-Yeger, B., & Dunn, W. (2011a). Exploring the relationship between affect and sensory processing patterns in adults. *British Journal of Occupational Therapy, 74*(10), 456–464. doi:10.4276/030802211x13182481841868

Engel-Yeger, B., & Dunn, W. (2011b). The relationship between sensory processing difficulties and anxiety level of healthy adults. *British Journal of Occupational Therapy, 74*(5), 210–216. doi:10.4276/030802211x13046730116407

Engel-Yeger, B., & Shochat, T. (2012). The relationship between sensory processing patterns and sleep quality in healthy adults. *Canadian Journal of Occupational Therapy, 79*(3), 134–141. doi:10.2182/cjot.2012.79.3.2

Esdaile, S. A., & Olson, J. A. (2003). *Mothering occupations*. Philadelphia, PA: F. A. Davis.

Fanchiang, S.-P. (1996). The other side of the coin: Growing up with a learning disability. *American Journal of Occupational Therapy, 50*, 277–285. doi:10.5014/ajot.50.4.277

Fanchiang, S.-P., Snyder, C., Zobel-Lachiusa, J., Loeffler, C. B., & Thompson, M. E. (1990). Sensory integrative processing in delinquent-prone and non-delinquent-prone adolescents. *American Journal of Occupational Therapy, 44*(7), 630–639. doi:10.5014/ajot.44.7.630

Fisher, A. G. (1998). Uniting practice and theory in an occupational framework. The 1998 Eleanor Clark Slagle lecture. *American Journal of Occupational Therapy, 52*, 509–521. doi:10.5014/ajot.52.7.509

Fisher, A. G., & Marterella, A. (2019). *Powerful practice: A model of authentic occupational therapy*. Fort Collins, CO: Innovative Occupational Therapy Practice.

Fisher, A. G., & Short-DeGraff, M. (1993). Improving functional assessment in occupational therapy: Recommendations and philosophy for change. *American Journal of Occupational Therapy, 47*, 199–200. doi:10.5014/ajot.47.3.199

Geva, R., & Feldman, R. (2008). A neurobiological model for the effects of early brainstem functioning on the development of behavior and emotion regulation in infants: Implications for prenatal and perinatal risk. *Journal of Child Psychology and Psychiatry, 49*(10), 1031–1041. doi:10.1111/j.1469-7610.2008.01918.x

Grandin, T. (2006). *Thinking in pictures: My life with autism* (2nd ed.). New York, NY: Vintage Books.

Gray, J. M. (1998). Putting occupation into practice: Occupation as ends, occupation as means. *American Journal of Occupational Therapy, 52*, 354–364. doi:10.5014/ajot.52.5.354

Green, S. A., & Ben-Sasson, A. (2010). Anxiety disorders and sensory over-responsivity in children with autism spectrum disorders: Is there a causal relationship? *Journal of Autism and Developmental Disorders, 40*, 1495–1504. doi:10.1007/s10803-010-1007-x

Greene, K., Krcmar, M., Walters, L. H., Rubin, D. L., & Hale, L. (2000). Targeting adolescent risk-taking behaviors: The contributions of egocentrism and sensation-seeking. *Journal of Adolescence, 23*(4), 439–461. doi:10.1006/jado.2000.0330

Hartshorn, K., Olds, L., Field, T., Delage, J., Cullen, C., & Escalona, A. (2001). Creative movement therapy benefits children with autism. *Early Child Development and Care, 166*, 1–5. doi:10.1080/0300443011660101

Hilton, C., Graver, K., & LaVesser, P. (2007). Relationship between social competence and sensory processing in children with high functioning autism spectrum disorders. *Research in Autism Spectrum Disorders, 1*(2), 164–173. doi:10.1016/j.rasd.2006.10.002

Hochhauser, M., & Engel-Yeger, B. (2010). Sensory processing abilities and their relation to participation in leisure activities among children with high-functioning autism spectrum disorder (HFASD). *Research in Autism Spectrum Disorders, 4*(4), 746–754. doi:10.1016/j.rasd.2010.01.015

Hofer, M. A. (2006). Psychobiological roots of early attachment. *Current Directions in Psychological Science, 15*(2), 84–88. doi:10.1111/j.0963-7214.2006.00412.x

Jerome, E. M., & Liss, M. (2005). Relationships between sensory processing style, adult attachment, and coping. *Personality and Individual Differences, 38*(6), 1341–1352. doi:10.1016/j.paid.2004.08.016

Kientz, M., & Dunn, W. (2012). Evaluating the effectiveness of contextual intervention for adolescents with autism spectrum disorders. *Journal of Occupational Therapy, Schools, & Early Intervention, 5*(3–4), 196–208. doi:10.1080/19411243.2012.737271

Kimball, J. G., Birstler, C. T., Bosse, E. F., Nelson, L. M., & Woods, M. R. (2012). The relationships among sensory processing styles, personality traits, and body mass index: A pilot study. *Occupational Therapy in Mental Health, 28*(1), 72–87. doi:10.1080/0164212x.2012.650994

Kinnealey, M., Koenig, K. P., & Smith, S. (2011). Relationships between sensory modulation and social supports and health-related quality of life. *American Journal of Occupational Therapy, 65*(3), 320–327. doi:10.5014/ajot.2011.001370

Kinnealey, M., Oliver, B., & Wilbarger, P. (1995). A phenomenological study of sensory defensiveness in adults. *American Journal of Occupational Therapy, 49*, 444–451. doi:10.5014/ajot.49.5.444

Koenig, K. P., Buckley-Reen, A., & Garg, S. (2012). Efficacy of the Get Ready to Learn Yoga Program among children with autism spectrum disorders: A pretest-posttest control group design. *American Journal of Occupational Therapy, 66*, 538–546. doi:10.5014/ajot.2012.004390

Koenig, K. P., & Rudney, S. G. (2010). Performance challenges for children and adolescents with difficulty processing and integrating sensory information: A systematic review. *American Journal of Occupational Therapy, 64*, 430–442. doi:10.5014/ajot.2010.09073

Lane, A. E., Young, R. L., Baker, A. E., & Angley, M. T. (2010). Sensory processing subtypes in autism: Association with adaptive behavior. *Journal of Autism and Developmental Disorders, 40*(1), 112–122. doi:10.1007/s10803-009-0840-2

Leekam, S., Nieto, C., Libby, S., Wing, L., & Gould, J. (2007). Describing the sensory abnormalities of children and adults with autism. *Journal of Autism and Developmental Disorders, 37*, 894–910. doi:10.1007/s10803-006-0218-7

Lightfoot, C. (1997). *The culture of adolescent risk-taking*. New York, NY: The Guilford Press.

Mattingly, C., & Fleming, M. (1994). *Clinical reasoning: Forms of inquiry in a therapeutic process*. Philadelphia, PA: F. A. Davis.

McCarter, J. A. (2010). Growing up with sensory processing challenges. *AOTA Special Interest Section Quarterly: Sensory Integration, 33*(3), 1–2.

Miller, L. J., Coll, J. R., & Schoen, S. A. (2007). A randomized controlled pilot study of the effectiveness of occupational therapy for children with sensory modulation disorder. *American Journal of Occupational Therapy, 61*, 228–238. doi:10.5014/ajot.61.2.228

Miller Kuhaneck, H., & Britner, P. A. (2013). A preliminary investigation of the relationship between sensory processing and social play in autism spectrum disorder. *OTJR: Occupation, Participation and Health, 33*(3), 159–167.

Mische Lawson, L., & Dunn, W. (2008). Children's sensory processing patterns and play preferences. *Annual in Therapeutic Recreation, 16*, 1–14.

O'Neil, M. (2010). Parenting a child with sensory integration challenges. *SISQ: Sensory Integration, 33*(3), 2–3.

Parham, L. D. (1998). The relationship of sensory integrative development to achievement in elementary students: Four-year longitudinal patterns. *Occupational Therapy Journal of Research, 18*, 105–127.

Pfeiffer, B. A., Koenig, K., Kinnealey, M., Sheppard, M., & Henderson, L. (2011). Effectiveness of sensory integration interventions in children with autism spectrum disorders: A pilot study. *American Journal of Occupational Therapy, 65*, 76–85. doi:10.5014/ajot.2011.09205

Pierce, D. (2009). Co-occupations: The challenges of defining concepts original to occupational science. *Journal of Occupational Science, 16*, 203–207.

Pohl, P. S., Dunn, W., & Brown, C. (2003). The role of sensory processing in the everyday lives of older adults. *OTJR: Occupation, Participation, and Health, 23*, 99–106.

Purvis, K. B., McKenzie, L. B., Cross, D. R., & Razuri, E. B. (2013). A spontaneous emergence of attachment behavior in at-risk children and a correlation with sensory deficits. *Journal of Child and Adolescent Psychiatric Nursing, 26*(3), 165–172. doi:10.1111/jcap.12041

Radzyminski, S. (2005). Neurobehavioral functioning and breastfeeding behavior in the newborn. *Journal of Obstetric, Gynecologic,*

& Neonatal Nursing, *34*(3), 335–341. doi:10.1177/0884217505276283

Reynolds, S., Bendixen, R. M., Lawrence, T., & Lane, S. (2011). A pilot study examining activity participation, sensory responsiveness, and competence in children with high functioning autism spectrum disorder. *Journal of Autism and Developmental Disorders*, *41*, 1496–1506. doi:10.1007/s10803-010-1173-x

Reynolds, S., & Lane, S. J. (2008). Diagnostic validity of sensory over-responsivity: A review of the literature and case reports. *Journal of Autism and Developmental Disorders*, *38*, 516–529. doi:10.1007/s10803-007-0418-9

Reynolds, S., & Lane, S. J. (2009). Sensory over-responsivity and anxiety in children with ADHD. *American Journal of Occupational Therapy*, *63*, 443–450. doi:10.5014/ajot.63.4.433

Reynolds, S., Lane, S. J., & Thacker, L. (2011). Sensory processing, physiological stress, and sleep behaviors in children with and without autism spectrum disorders. *OTJR: Occupational, Participation, and Health*, *32*, 246–257. doi:10.3928/15394492-20110513-02

Sameroff, A. (2009). The transactional model. In A. Sameroff (Ed.), *The transactional model of development: How children and contexts shape each other* (pp. 3–21). Washington, DC: American Psychological Association.

Schaaf, R. C. (2011). Interventions that address sensory dysfunction for individuals with autism spectrum disorders: Preliminary evidence for the superiority of sensory integration compared to other sensory approaches. In B. Reichow, P. Doehring, D. V. Cicchetti, & F. R. Volkmar (Eds.), *Evidence-based practices and treatments for children with autism* (pp. 245–273). New York, NY: Springer.

Schaaf, R. C., Benevides, T., Mailloux, Z., Faller, P., Hunt, J., van Hooydonk, E., … Kelly, D. (2014). An intervention for sensory difficulties in children with autism: A randomized trial. *Journal of Autism and Developmental Disabilities*, *44*, 1493–1506. doi:10.1007/s10803-013-1983-8

Shea, C., & Wu, R. (2012). Examining the sensory profiles of at-risk youth participating in a pre-employment program. *The Open Journal of Occupational Therapy*, *1*(1), 5.

Shochat, T., Tzischinsky, O., & Engel-Yeger, B. (2009). Sensory hypersensitivity as a contributing factor in the relation between sleep and behavioral disorders in normal children. *Behavioral Sleep Medicine*, *7*, 53–62. doi:10.1080/15402000802577777

Smyth, M. M., & Anderson, H. I. (2000). Coping with clumsiness in the school playground: Social and physical play in children with coordination impairments. *British Journal of Developmental Psychology*, *18*(3), 389–413. doi:10.1348/026151000165760

Stols, D., Van Heerden, R., Van Jaarsveld, A., & Nel, R. (2013). Substance abusers' anger behaviour and sensory processing patterns: An occupational therapy investigation. *South African Journal of Occupational Therapy*, *43*(1), 25–34.

Thomas, S., Bundy, A. C., Black, D., & Lane, S. J. (2015). Toward early identification of sensory over-responsivity (SOR): A construct for predicting difficulties with sleep and feeding in infants. *OTJR: Occupation, Participation and Health*, *35*, 178–186. doi:10.1177/1539449215579855

Trombly, C. A. (1993). Anticipating the future: Assessment of occupational function. *American Journal of Occupational Therapy*, *47*, 253–257.

Trott, M. C., Laurel, M. K., & Windeck, S. L. (1993). *SenseAbilities: Understanding sensory integration*. Tucson, AZ: Therapy Skill Builders (now ProEd).

Turner, K. A., Cohn, E. S., & Koomar, J. (2012). Mothering when mothers and children both have sensory processing challenges. *British Journal of Occupational Therapy*, *75*(10), 449–455. doi:10.4276/030802212X13496921049626

Watts, T., Stagnitti, K., & Brown, T. (2014). Relationship between play and sensory processing: A systematic review. *American Journal of Occupational Therapy*, *68*, e37–e46. doi:10.5014/ajot.2014.009787

Weiss-Salinas, D., & Williams, N. (2001). Sensory defensiveness: A theory of its effect on breastfeeding. *Journal of Human Lactation*, *17*(2), 145–151. doi:10.1177/089033440101700211

Welters-Davis, M., & Mische Lawson, L. (2011). The relationship between sensory processing and parent-child play preferences. *Journal of Occupational Therapy, Schools, and Early Intervention*, *4*, 108–120. doi:10.1080/19411243.2011.595300

Wiener, A. S., Long, T., DeGangi, G. A., & Battaile, B. (1996). Sensory processing of infants born prematurely or with regulatory disorders. *Physical & Occupational Therapy in Pediatrics*, *16*(4), 1–18.

Williams, M. S., & Shellenberger, S. (1996). *How does your engine run? A leader's guide to the Alert Program for Self-regulation*. Albuquerque, NM: TherapyWorks.

Zemke, R., & Clark, F. (1996). Co-occupations of mothers and children. In R. Zemke & F. Clark (Eds.), *Occupational science: The evolving discipline* (pp. 213–215). Philadelphia, PA: F.A. Davis.

Zuckerman, M. (1994). *Behavioral expressions and biosocial bases of sensation seeking*. Cambridge, UK: Cambridge University Press.

CHAPTER 3

이론의 구성: 역사적 관점

Composing a Theory: An Historical Perspective

비판은 심각하게 받아들이되, 개인적으로 받아들이지는 마세요. 진심과 장점이 그 비판 속에 있다면, 그것으로부터 배우려고 노력하세요. 그렇지 않다면, 그냥 당신 옆으로 굴러 떨어지게 둡시다.
– Hillary Clinton

학 습 목 표

이 장을 학습하고 난 이후, 독자는 다음 내용을 할 수 있을 것이다:

- ✔ Ayres의 개인적 특성과 전문적인 훈련이 어떻게 감각통합(SI) 이론의 발전으로 이어졌는지 알 수 있다.
- ✔ Ayres가 이끄는 임상가 및 학자들이 작업치료 안에서 감각통합(SI) 분야를 어떻게 탄생시키고 성장시켰는지 설명할 수 있다.
- ✔ Ayres의 독창적인 이론에 계속 기반을 두면서 감각통합(SI) 연구 및 임상적용이 어떻게 발전해 왔는지 확인할 수 있다.

목적과 범위 Purpose and Scope

Ayres의 업적은 일부 사람들에게는 존경을 받고, 다른 일부 사람들에게는 거부당했으며 이러한 상황은 현재에도 계속되고 있다. 그녀가 임상에서 활동하는 동안에도 이러한 현상은 지속되었다. 그녀에 대한 거부와 오해가 그녀를 괴롭혔지만, 그녀는 어린 시절의 불행을 극복하기 위해 자신의 마음을 다스리는 과정을 통해 의지를 가지고 극복하는 방법을 알고 있었다. 자신의 인생 목표를 달성하기 위해 그녀는 일하고, 공부하고, 끊임없는 독서 생활을 하였다(Gorman & Kashani, 2017; Sieg, 1988).

감각통합의 역사와 현재의 연구 및 임상 동향을 모두 이해하기 위해 우리는 Ayres와 함께 배우고, 연구하고, 작업을 함께하여 감각통합 이론 및 관련 개념을 형성하는데 영향을 준 동료들을 인터뷰하였다. 또한 관련 문헌에 대해서도 심도 있는 검토를 하였다. 이러한 과정을 통해 우리는 뇌 처리(brain processing)와 관찰 가능한 행동을 연결하고 임상에 적용하면서 Ayres의 감각통합(Ayres' Sensory Integration®, ASI) 이론이 발전되었다는 결론을 내렸다.

여기서 우리는 인터뷰와 문헌에 밝혀져 있는 감각통합 이론과 임상에서의 발전에 대해 역사적 관점에서 설명을 하고자 한다.

배경 A Little Background

Ayres의 감각통합(Ayres' Sensory Integration®, ASI) 이론이 현재 전 세계적으로 사용되고 있으며 이론의 핵심 구성요소들은 다른 많은 영역에 적용되고 있다. 이론적 토대는 작업 치료 분야에서 다른 이론보다도 더 많은 연구가 이루어졌다(May-Benson & Koomar, 2010; Schaaf et al., 2015). 감각통합이론은 일상생활 활동의 참여(participation)와 참여(engagement)를 지원하기 위해 행동을 이끌어 내며, 장애의 신경학적 토대를 이해하려고 했던 Ayres의 끊임없는 연구로 탄생하였다. Ayres는 그녀와 함께하는 아이들과의 상호작용을 통해 신경과학과 행동을 연결하고자 하였는데, 이는 연구와 임상을 결합하고자 하는 그녀의 의도였다. 이러한 의도는 임상가들, 연구자 및 교사의 역할을 구체화시켰다.

Kielhofner(2004)에 의하면, Ayres의 연구는 작업치료에서 '위기(crisis)'의 시기에 발전했다고 하였다. 이 시기는 대략 1960년대까지로, 작업치료는 일상생활에서 작업의 중요성에 초점을 맞추었으며, '하기(doing)'를 치료로 사용하였다. 그러나 작업의 참여가 의료분야에서 유익해 보였지만, *포괄적인 이론이 없고 작업치료가 효과적이라는 문서화된 증거가 없었다*(Kielhofner, 2004). 1950년대 중후반에 Ayres는 기능(function)과 기능장애(dysfunction)에 대한 근본적인 메커니즘을 이해하는 데 관심을 가지고, 상지(upper extremities)에 대한 고유수용성 감각의 촉진(proprioceptive facilitation)에 대해 연구하기 시작했다. Kielhofner는 Ayres의 연구가 작업치료에서 새롭게 부상하는 패러다임의 일부분을 차지하였다고 하였으며, 작업과 활동(occupation and activity)에 참여하는 것이 근본적인 메커니즘을 이해할 수 있고 잘 설명할 수 있다고 강조하였다. 비록 Ayres는 감각통합 기능과 기능장애의 신경학적 메커니즘을 이해하는데 많은 연구를 했지만, 그녀는 아동들이 아동기에서 그들의 작업 참여에 대한 더 포괄적인 관점을 가지고 있었다(그림 3-1 참조).

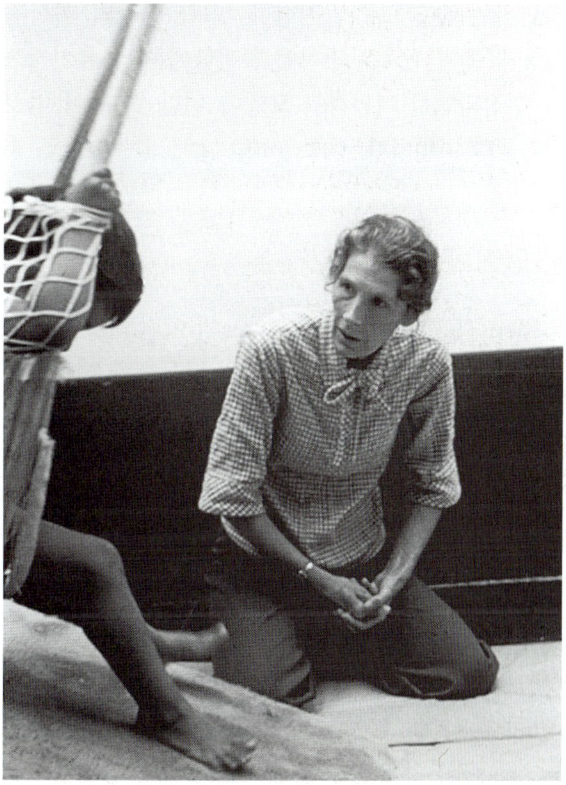

그림 3-1 임상에서 Ayres는 항상 클라이언트로부터 '배움(learning)'을 얻었다. *Franklin B. Baker/A. Jean Ayres Baker Trust 허락 하에 사용.*

Ayres는 감각통합의 "중심(heart)"이 되기 위해 연구를 시작한 것은 아니었다. 사실, 기록들을 살펴보면 그녀는 우리의 중심이 되는 것 외에 무엇이든 원했다. 오히려 그녀는 전 세계에 감각통합이론과 관련한 센터가 있는 것을 더 선호했다. 그녀는 임상에서 장애의 근본을 이해하기 위해 신경생리학적 메커니즘과 임상 사이의 연관성에 대해 연구하였고, 이와 관련한 연구와 신경과학이 발전되기를 원했다. 이러한 과정을 통해 감각통합의 이론과 임상을 발전시켰고, 감각통합에 대한 이론지식의 중심이 되었다. Kielhofner(2004)는 감각통합 모델은 '개념적 임상 모델(conceptual practice model)'이라고 하였다. 이러한 모델은 현상을 설명하고, 임상을 위한 도구를 개발하고, 모델에 대한 연구를 위한 발판을 마련하는 수단으로 발전한다. 또한 연구와 임상적 응용을 통해 새로운 지식이 발전함에 따라 유기적으로 수정되면서 역동적인 모델이 된다. 이것이 바로 감각통합 이론이다.

개인으로서의 Ayres Ayres the Person

Sieg(1988)에 의하면, Ayres의 어린 시절은 가족 농장에서 편안함을 찾고, 그녀의 남동생과 여동생이 함께 있는 것을 즐겼다고 하였다. 그러나 Ayres는 어머니뿐만 아니라 그녀의 언니와도 어려운 관계를 맺고 있었으며, 이러한 관계로 인해 점점 더 내향적인 성격이 되었다. 그녀는 말하는 상대가 억양이 있으면 이해하는데 어려움을 겪으면서 성장하였다. 비록 Ayres가 읽고, 쓰고, 말하는 것을 많이 했지만, 강의하고 글쓰는 작업은 그녀에게 도전적인 것이었다(그림 3-2). 한 동료에 따르면, Ayres는 "강의하는 것도 좋아하지 않고 글쓰기도 좋아하지 않았지만 연구를 하고 싶었기 때문에 해야 했어요.… 그녀의 강의를 본다면 글을 여러 색으로 쓴다는 것을 알 수 있을 거예요.…그녀는 강의를 하기 위해 여러 색으로 글을 써서 구분을 해야 했어요."

우리가 인터뷰한 몇 명의 치료사들만이 한 개인으로의 Ayres에 대해 진심으로 알고 있다고 느꼈다.

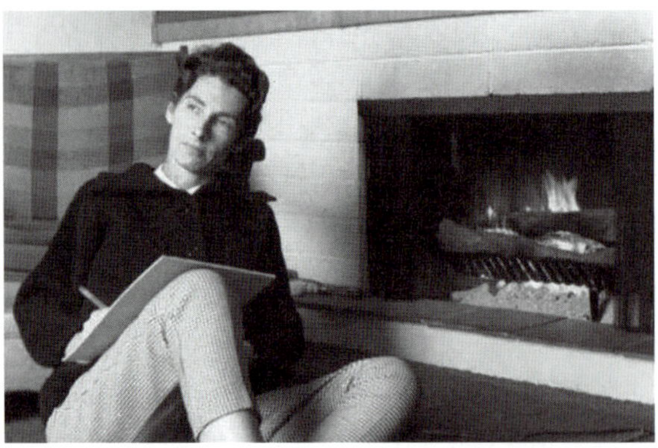

그림 3-2 Ayres는 기록하는 것을 좋아하지 않았지만 이 과정이 중요하다는 것을 알고 있었다. *Franklin B. Baker/A. Jean Ayres Baker Trust 허락하에 사용.*

그녀는 "…사회적이지 못하지만 매우 관계적이었다.…"라고 묘사되었다. 그녀는 친절하고 훌륭한 청취자로도 알려져 있다. Ayres는 (그녀의 건강을 포함한) 많은 요소들에 의해 어려웠던 어린 시절에도 불구하고, 그녀의 주변에는 가족과 남편 Franklin이 중심이었다. "그녀의 가족은 아마도 그녀에게 있어서 둥지와 같이 안락한 존재였어요. 그녀는 누에고치 같았죠. 그렇지만 그녀는 가족이나 그 어떤 것에 대해서도 말한 적이 없어요.… 그녀의 글을 보면 당신도 그녀의 가족과 남편이 그녀의 삶의 핵심이었다는 알 수 있을 거예요." 그녀의 가족에 대한 사랑은 그녀의 사망 후 출판된 *Love, Jean*에 잘 나타나 있다. 그녀와 조카 Phillip의 편지 내용에는 조카의 감각통합 장애를 '원격으로(by remote control)' 치료하기 위해 함께 작업한 내용을 보면 그에 대한 그녀의 사랑과 걱정을 엿볼 수 있다. 또한 남편 Franklin에 대한 그녀의 헌신은 Sieg의 이야기에서 분명해진다. Sieg에 의하면 의하면 Ayres가 말하길 "나는 거의 완벽한 결혼생활을 하고 있어, 완전한 상호간의 결합인 진짜 사랑하는 사이야"라고 하였다(Sieg, 1988, p. 96). Ayres의 첫 번째 저서인 *감각통합과 학습장애*가 Franklin에게 헌정된 것을 봐서도 이들의 사랑을 짐작할 수 있다.

전문가로서 Ayres: 지식의 발전 Ayres the Professional: Developing Her Knowledge Base

우리가 인터뷰한 대부분의 Ayres의 동료들은 개인적인 Ayres보다 치료사이자 과학자로서 이해할 수 있는 자료들을 제공하였다. Ayres는 1944년 University of Southern California(USC)에서 작업치료사 과정을 마치고, 1946년 임상인턴을 성공적으로 수행하였으며 작업치료사 시험에 합격하였다. 병원의 정신과(Birmingham Veterans Hospital, Brentwood Sanatorium)와 재활기관(Kabat-Kaiser Institute)에서 일하면서 그녀는 기본 지식을 바탕으로 임상 지식을 쌓는데 노력하였다. 작업치료에 대한 그녀의 노력은 그녀가 중재의 원인을 더 잘 이해하고 치료의 초점을 더 잘 맞출 수 있기 위해, 환자들을 통해 장애의 근본적인 요소들을 연구하게 만들었다. 그녀는 성인 재활치료를 시작하면서 신경학적 기능에 대해 이해하기 위해 항상 연구하였다. Ayres는 1949년 전기충격치료 후 공예 분석에 관한 논문을 처음으로 발표했다. 그녀는 이 주제에 대해 발표하면서, 손 기능에 관심을 갖게 되었고, 이 연구를 통해 USC에서 석사학위를 받았다. 그녀의 논문은 고유수용성 촉진(proprioceptive facilitation of the extremities)에 대한 연구 3편으로 구성하여, 1955년 미국작업치료학회지(American Journal of Occupational Therapy)(Ayres, 1955a, 1955b, 1955c)에 기재되었다. Ayres는 그녀의 멘토인 Margaret Rood로부터 영감을 받았다. 작업치료와 물리치료 학위를 모두 보유한 Rood는 운동조절 이론가 중 한 사람이었다. 반사(reflexes)에 대한 Rood의 견해와 고유수용성 억제 및 촉진(proprioceptive inhibition and facilitation)의 사용에 대한 이론을 바탕으로, Ayres는 신경학적 관점에서 고유수용성감각의 기초에 대한 연구를 시작하였고, 이 기본 과학 정보를 작업치료에 적용했다. 그녀의 마지막 논문의 결론에서 Ayres는 다음과 같이 서술하였다.

> 신경근육계(neuromuscular system)의 근본적인 조직은 기능(function)에 기초한 것으로 보인다. 어떤 것이 그 근본적인 조직을 방해할 때 통합적인 역할을 하는 신경생리학적 메커니즘을 사용하여, 치료는 단순하고 정상적이며 실제와 같은 과정을 시뮬레이션하는 활동에 기반한 기능을 하도록 하는 것이다. 이렇게 가정하는 것이 합리적이다. …그러나 이것은 매우 논리적으로 들리지만 실용적인 것으로 완전히 밝혀지지 않았다. 이것은 신경근 장애의 치료가 초기 발달 단계에 있음을 시사한다.… 치료가 절차적으로 진행되면서 단계에 맞춰 조정되어야 한다(Ayres, 1955c, pp. 125–126).

이러한 내용은 Ayres의 후속 연구의 기초가 되는 핵심적 특징들이다. 즉, 신경과학의 기초, 움직임의 생성에서 감각과 감각통합의 중요성, 놀이를 포함한 일상생활 활동에 대한 참여의 중요성에 대한 인식, 그리고 작업치료 시행 시 인식해야 할 많은 것들이 있다는 것이다.

Ayres는 재활치료센터에서 더 많은 임상 경험을 쌓았고, 미국 뇌성마비 보육원 및 직업훈련 센터에서 일하다가 다시 USC으로 돌아와 박사 학위를 취득했다. 그녀는 1955년 USC의 작업치료 교수진에 들어가 1964년까지 재직하였다. 1961년까지 교육심리학 박사 과정을 밟는 동안, 감각시스템의 신경과학에 대한 그녀의 관심은 시공간과 신체인식(visual spatial abilities and body scheme)을 연구하게 하였다. 이 기간 동안, 그녀는 자신과 다른 임상가들이 학습(learning)에서 지각 및 운동 과정(perceptual and motor processes)에 의해 수행되는 역할을 더 잘 이해할 수 있도록 해주는 도구의 필요성에 대한 인식을 가지게 되었다. Ayres는 박사 과정에 들어가기 전에 Motor Accuracy 테스트를 개발했으며, 박사 학위를 통해 Ayres Space Test를 개발하였다(Gorman & Kashani, 2017). 그녀는 임상연구와 신경과학 문헌들을 연결시키면서 감각 처리(sensory processing)의 통합적 특징들에 대해 더 깊게 이해하게 되었다. 즉, Ayres는 시지각(visual perception)이 전정감각과 고유수용성 감각 입력의 처리(processing of vestibular and proprioceptive inputs)에 크게 의존한다고 결론을 내렸다(Sieg, 1988). "운동 발달(motor development)을 강화하기 위한 신경 메커니즘의 적용은 현재 잘 확립되어 있다. 즉 현재 중요하게 논쟁이 되고 있는 영역은 학습장애와 같은 인지기능을 이해하고 개선하는 데 도움이 되는 신경학적 요소의 적용에 있다. 그리고 다음 단계는 감정과 행동(emotional and behavior)에 대한 보다 효과적인 메커니즘 활용이 필요하다." (Henderson, Llorens, Gilfoyle, Myers, & Prevel, 1974, p.xii). Ayres는 1964년부터 1966년까지

UCLA의 뇌 연구소(Brain Research Institute; BRI)에서 박사 후 과정을 수료했으며, 그곳에서 신경과학자들과 함께 한 연구를 통해, 뇌기능과 기능장애(brain function and dysfunction)에 대한 견해를 넓힐 수 있었다. 비록 신경과학자들이 그녀의 생각과 관점을 완전하게 수용하지는 않았지만, BRI는 그녀에게 훌륭한 학습 기회와 환경을 제공하였다(Sieg, 1988). 이 기간 동안, 그녀는 자신의 첫 번째 저서인 감각통합과 학습장애에 깊은 열정을 쏟아 연구하였다(Ayres, 1972). Ayres의 동료 중 한 명은 다음과 같이 말했다.

> 어떤 연구를 포함시켜야 할지, 무엇을 빼야 할지 고민에 대해 Jean이 늘 말했어요. Jean이 책에 대해 이야기할 때마다, 이 창조적인 열정은 눈에 띄게 그녀의 몸에 활력을 주었고 이에 따라 그녀의 일도 활력이 생겼죠. 그녀의 눈과 얼굴은 밝아졌고, 그녀의 모든 것이 활기에 넘쳤어요. 그녀를 볼 때마다 놀랍고 아름다웠습니다.

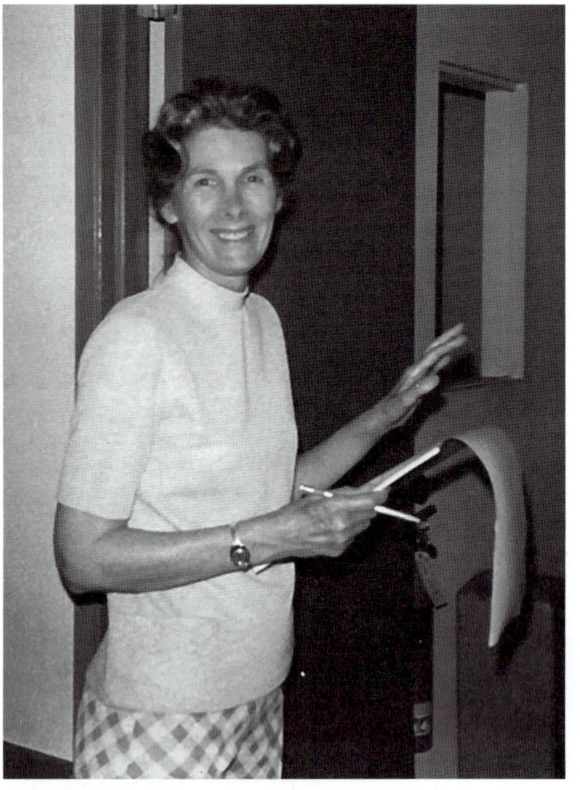

그림 3-3 자신의 Clinic에서의 Ayres.
Franklin B. Baker/A. Jean Ayres Baker Trust 허락 하에 사용.

박사 후 과정을 마친 후, Ayres는 USC로 돌아왔다. 그러나 Ayres는 작업치료 분야에서 인정받지 못했다는 것을 알 수 있다. "계속 연구하고 싶은 분야가 계속해서 뒤로 밀리고 있어서 작업치료 전반에 대해 너무 혐오스러워졌어…나는 이러한 나에 대한 부정적인 태도를 참을 수 없어"(Sieg, 1988, p. 97). 결국 Ayres는 일단 특수교육과(Department of Special Education)에 합류했고 나중에 작업치료과로 발령받았다. 그녀는 1977년 캘리포니아 토랜스(Torrance)에 Ayres클리닉(Ayres Clinic)을 열고 USC와 연계한 최초의 감각통합치료 교육과정인 OT610을 개설하여 강의를 하였다(그림 3-3 참조).

모든 방면에서 Ayres는 명석하고 통찰력이 있었으며 헌신적이었고 많은 사람들에게 멘토가 되었다(그림 3-4 참조). 인터뷰 내용을 보면 이러한 점을 확인할 수 있다.

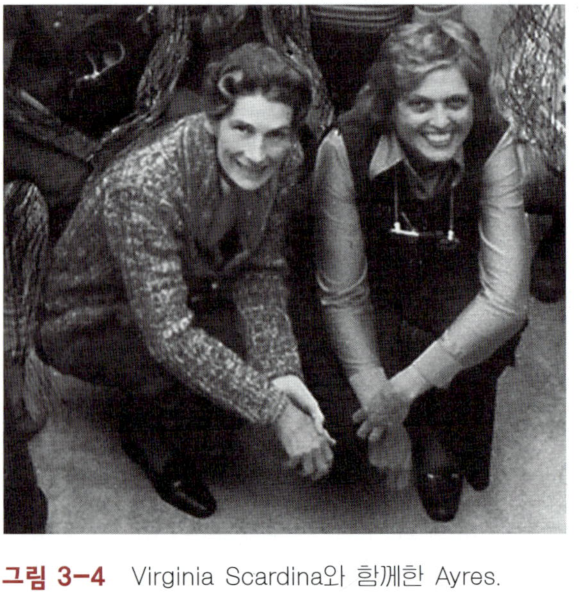

그림 3-4 Virginia Scardina와 함께한 Ayres. Ginnysms는 항상 Ayres를 임상 멘토로 여겼다.
Franklin B. Baker/A. Jean Ayres Baker Trust 허락 하에 사용.

그녀는 매우 훌륭한 멘토였다. 왜냐하면 그녀는 자신의 가설을 공식화할 수 있는 능력을 가지고 있었을 뿐만 아니라, 그 당시에 훨씬 더 멀리 내다볼 수 있는 능력이 있었으며, 관련 장비와 평가도구를 설계했다. 이건 정말 놀라웠다. 그리고 그녀는 연구를 위해 임상 실험을 개발했다.

나는 아직도 그녀에게서 배우고 있고, 그녀의 연구는 나를 놀라게 한다. 그녀의 연구를 읽다가 어떤 간단한 문장에서 조차 나는 "맙소사, 내가 그것을 놓쳤어."라고 말하기도 한다.

Ayres는 정말 모든 것에 대해 알려주었고 그녀를 통해 배운 것이 많았다.

내가 Ayres와의 멘토링 기간(1973년) 동안 그녀는 나에게 항상 그녀에게 질문하도록 하였다. 그녀는 "당신은 나에게 질문해야 해요. 그렇다고 당신 스스로에게 질문할 수도 없을 것예요. 스스로 의문을 제기할 수 없다면 결코 좋은 연구원이 될 수 없어요." 그녀는 항상 정말 나에게 마음은 아프지만 좋은 충고를 해주었다.

이러한 인터뷰 내용은 Ayres가 자기 자신을 이해하고자 하는 욕구가 많았고, 자신의 일에 내재적으로 강한 동기를 부여했다는 것을 알 수 있다. "Jean은 항상 신경생리학과 관련된 연구 서적을 읽었어요. 그녀가 임상치료와 메커니즘의 관점에서 보고 개발하고 생각했다는 것을 말하고 싶어요. 그녀는 이론과 임상에 대한 관련 강의를 할 때 임상치료와 메커니즘 관점에서 강의를 했죠. 그리고 그녀는 항상 관련 문헌을 읽고 있었어요."

Ayres는 신경생리학과 관련한 서적 및 문헌을 읽고 임상에 적용하는 데 상당한 시간을 보낸 것으로 보이지만 그녀의 관심과 지식은 신경과학을 훨씬 뛰어 넘는다. "그때 나는 그녀의 독서가 얼마나 광범위한지 알게 되었어요. 나는 그녀가 신경해부학에만 관심이 있다고 생각했는데 그렇지 않았어요. 그녀가 정말 [광범위하게] 읽고 매우 실험적이며 모든 것에 대해 그녀 자신을 실험한다는 것을 알게 되었죠."

Ayres는 결국 아이들과 함께 많은 활동들을 자신의 치료에 적용하였다. "그녀는 어떤 문제가 있으면, 그것과 관련한 기본적인 문제를 생각하고 분석한 후 이것들을 테스트하기 위한 평가도구를 개발하죠. 그녀는 항상 그런 방법으로 일을 했어요." 그러나 우리는 Ayres의 아이디어를 적용해 보는 것이 쉽지 않다고 들었다. "한 번은 내가 'Jean, 왜 이러는 거야? 왜? 너무 어려워!' 그러자 그녀는 '나도 어쩔 수 없어'라고 말하더라구요. 그녀의 의지는 강했고, 이를 통해 저도 그녀에게 배웠답니다." Ayres는 자신 스스로에게 던진 질문에 대한 해답과 그녀가 자신의 연구에 도움이 될 수 있는 도구나 접근 방법을 끊임없이 찾고 있는 것처럼 보였다. "그녀는 항상 자신의 정신을 집중시키고 에너지를 쏟으려고 노력했어요. 그리고 나서 그녀는 나중에 내게 와서는 '빌어먹을, 끝났어.' 그녀는 항상 일했지만 항상 잘 되지는 않았죠."

중요한 것은 Ayres는 치료를 받는 아동들과의 모든 상호작용에서 있어서 아동 중심적이었다. 실제로 몇몇 인터뷰 대상자들은 아이들과 함께 하는 그녀가 아동들의 단서를 읽고 그들이 하고 싶은 것을 하는 데 필요한 지원과 도전을 제공하는 그녀의 깊은 통찰 능력에 대해 언급했다. 이러한 점은 다음 인터뷰 내용을 통해 알 수 있다.

저는 Ayres가 이 놀라운 이론의 연구자이자 임상 개발자인 것을 알고 있었기 때문에, 그녀가 치료하는 것을 지켜보는 것이 나한테는 선물이었다고 생각했어요. 그녀가 치료 중 어떤 시점에서 아이가 필요로 하는 것을 정확히 집어내서 아동에게 제공하는 것을 볼 수 있었죠.

그녀가 아이들을 어떻게 대하고, 아이들과 어떻게 상호작용을 하는지, 그리고 그녀가 어떤 방식으로 아이들과 더 깊이 관계를 맺는지… 이것이 그녀의 치료였고, 나는 그 치료를 지켜볼 수 있었어요. 그녀의 침착함과 그녀에 대한 아이들의 신뢰감을 말이죠. 아이들과 함께 있는 그녀의 존재감은 매우 훌륭했고, 치료실 안의 에너지를 적절한 수준으로 끌어올리는 방식도 훌륭했어요.

아이들과 함께 일하는 그녀의 감수성 외에도, 그녀는 아동들의 부모들과도 좋은 관계를 맺었다. "제가 생각하기에 부모가 자녀의 행동을 이해하도록 도왔던 것이 그녀의 가장 큰 공헌이라고 생각해요"라는 인터뷰의 내용은 Ayres의 책 'Love, Jean (Ayres, 2004)'의 내용으로 확인할 수 있다.

Ayres는 수백 명의 실무자, 연구원, 이론가들을 가르쳤고, 그들에게 많은 영향을 끼쳤다. 그녀의 의지와 상관없이 다른 사람들에게 작업치료 분야에서 변화를 일으키도록 독려하고, 동기를 부여하는 혁신적인 리더가 되어 있었다(Northouse, 2015). 인터뷰를 살펴보면, 그녀는 질문를 하는 치료사들과 그녀가 생각하는 관점들을 치료사들과 서로 토론하는 것을 즐겼다. "그녀는 사람들이 자신에게 질문하거나, 의심하고 믿지 않는 것을 즐겼다"라는 내용도 있었다. 1988년 갑작스레 사망하기 전까지 Ayres는 여러 권의 책과 논문, 두 개의 평가 도구뿐만 아니라 임상 및 연구 결과를 기술한 출판물을 통해 감각통합을 널리 알렸다.

요점

- ASI 이론은 관찰 가능한 행동을 신경과 연결하는 것에 바탕을 둔 참여(participation)를 지원하는 기본 이론이다.
- Ayres는 유명한 학자는 아니지만 자신과 자신의 작업을 이해하려는 열정이 있었다.
- 임상가와 학자에게 Ayres의 가르침과 멘토링은 그녀의 이론이 발전시키는데 도움이 되었으며 아동작업치료 분야에서 광범위한 변화를 일으켰다.

감각통합 이론과 연구의 성장
Growth of Sensory Integration Theory and Research

1971년까지 Ayres는 자신의 연구를 위해 개인 및 연방 기금을 받을 수 있었다. 1970년대에 보조 지원금을 받은 것은 큰 성과로 평가되며 이러한 성과는 인정할 필요가 있다. Ayres가 이렇게 지원금을 받을 수 있었던 것은 어려운 신경과학에 기반을 둔 그녀의 집중적인 연구와 관련이 있다. 이후 이 지원들이 중단되자 Ayres는 계속 연구를 해야 했고, 연구를 위해서는 자금이 필요하다는 것을 알았다.

감각통합 장애 연구와 연구센터
Research and the Center for the Study of Sensory Integrative Dysfunction

Ayres는 동료인 Dottie Ecker와 Sue Knox와 함께 교육을 통해 연구비를 창출하기 시작했다. 초기에는 대체로 소규모 위원회가 운영하는 과정과 함께 비공식적인 기반에서 강좌로 수입을 충당하였다. 초기 과정은 감각통합보다는 지각운동능력(perceptual motor skills)에 초점을 맞추었다. 비록 그녀는 Margaret Rood와 같은 인물들과 더불어 차츰 Dottie Ecker와 Sue Knox 같은 다른 발표자들과 함께 했지만, 주로 대표강사를 맡았다. 학문에 대한 기여 외에도, Knox는 그녀와 Ecker가 코스 참가자들에게 '굿즈(goodies)'도 가져다 주었다고 보고하고 있다. 연구센터에서의 강의가 늘어나자 핵심 그룹에 강좌의 자금을 배치하고, 그 후 연구를 지원하는 데 사용될 수 있는 비영리 단체를 만들기로 결정했다. 1972년에 Ayres는 개인 자금으로 감각통합 장애 연구센터(Center for the Study of Sensory Integrative Dysfunction, CSSID)를 공식적으로 설립했다. Lawrene Kovalenko는 Sue Knox와 Dottie Ecker의 지원을 받아 CSSID의 설립을 주도했다. Sue Knox에 따르면, Pat Wilbarger와 Ayres는 원래 위탁을 받은 사람이었으며, 교육위원회는 Dottie Ecker, Mary Silberzahn, Maryann Rinsch로 구성되었다고 하였다. Rinsch는 CSSID가 제정된 직후 사임하였고, Sue Knox가 그 자리를 대신하였다. Ayres가 연구를 위해 확보한 거액의 민간 기부금 외에 다른 연구비도 있었다. Sharon Cermak은 그녀가 CSSID에 25달러의 첫 수표를 썼다고 말했고, 1975년 Judy Kimball은 뉴욕 시러큐스에서 Ayres를 후원하여 CSSID 수익금으로 8,500달러 이상을 기부했다. 비록 센터의 설립이 Ayres와는 잘 맞지 않았지만, 그녀는 지속적인 연구를 지원하는 것이 필요하다고 생각했다.

비록 CSSID는 작은 규모로 시작되었지만, 강좌에 대한 수요가 지속적으로 증가하여 1974년부터 추가 강사진이 채용되었다. 기본 과정은 회의를 통해 참가 증명서를 발급하였고, 이는 다시 워크샵을 통해 교육 수료를 인증하는 과정으로 바뀌었다. 인증 과정에서 추가 강사진이 필요했으며, 이러한 필요성으로 인해 강사진 교육과정이 개발되었고, 첫 훈련은 1976년에 실시되었다. 이 과정을 통해 점차 강사진의 수준도 높아졌다. 훈련 기간 동안 강사진은 이론 및 평가와 관련된 강의를 들었고, Ayres는 사례연구와 현재 작업치료의 여러 측면을 강의하였다(그림 3-5). 감각기반 및 보완적 중재를 전문적으로 연구하는 치료사들뿐만 아니라 현재 감각통합 치료와 관련된 많은 치료사들은 이곳 CSSID에서 출발했다. 이들 모두 감각통합 이론과 임상, 그리고 어느 정도 연구기반에 기여했다. 강사진은 매년 만나 발전하는 지식을 공유했다. 한 동료는 "우리는 말 그대로 싱크탱크(think tank)였고, 감각통합 과정을 가르치는 것에 대해 이야기했을 뿐만 아니라 이론과 치료 그리고 연구에 대해서도 이야기했어요."

초창기에는 좋은 배움의 기회가 있었고, 강사들 사이에도 많은 공유가 있었다. 상쇄의 필요성은 계속되었고, 이에 따라 CSSID 강사진의 수는 증가했다. 전국의 치료사들이 유명하게 된 '엘리트 강사' 그룹에 참가하기 위해 지원하거나 초대를 받았다. 모든 사람들이 강사진의 일원이 될 수는 없었으며,

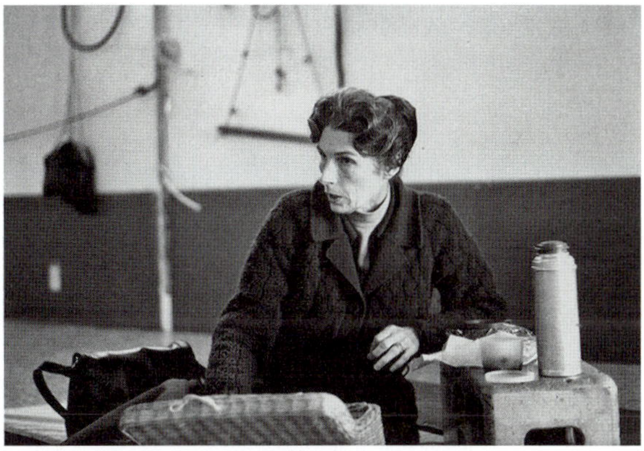

그림 3-5 자신의 Clinic에서 강의하는 Ayres. *Franklin B. Baker/A. Jean Ayres Baker Trust 허락하에 사용.*

강사진이 되지 못한 것에 대해 몇몇 치료사는 낙담하거나 심지어 암담한 태도를 취했다고 한다. 어느 시점에서 강사진을 더 이상 추가하는 것이 중단되었고, CSSID에 소속된 강사진과 그렇지 않은 사람들에 대한 감정들이 불안을 조성하게 되었다.

1983년 CSSID는 많은 관심이 쏠리면서 명칭을 국제감각통합(Sensory Integration International: SII)으로 변경하게 되었다. "… 큰 국제적 관심 … 외국의 교수도 관심을 가졌어요. 예를 들어, 캐나다 교수들 … 그리고 그들은 더 많은 것을 원했어요. … 좀 더 규모가 느껴지는 명칭을 …" 명칭의 변경은 논쟁의 여지가 없었다. 강사들은 국제적으로 증가하는 자신들에 대한 관심에 대응하는 이러한 명칭이 필요하다는 것에 동의하였다.

SII와 갈등의 증가
SII and Growing Tension

국제감각통합(SII)에서 제공하는 교육 코스는 잘 진행되고 있었고, Ayres Clinic은 번창하는 것처럼 보였다. 그러나 존경받는 리더인 Ayres는 그녀의 짧은 인생에서 두 번째로 암과 싸우고 있었다. 그녀가 두 번째 암 진단을 받았을 때, 그녀는 *감각통합 및 실행 검사(Sensory Integration and Praxis Test;*

SIPT, Ayres, 1989)를 완료하였으며, 자신과 직접적으로 관련이 없는 활동에는 참여하지 않기 시작하였다. 이때부터 아마도 Ayres의 투병과 그녀가 '리더'의 역할을 내려놓음에 따라 동료들은 다른 방향으로 움직이기 시작했을 것이다. Ballinger(2007)에 따르면 이러한 상황들은 리더 승계를 예상하게 하였다고 한다. 그룹 내 구성원들의 반응은 리더와의 관계에 따라 달랐다. Ballinger는 리더와 가장 가까운 사람들의 반응이 충성도, 존경심, 높은 수준의 애정을 보여주는 반면, 리더와 거리가 멀어진 구성원들은 Ayres의 투병에 별로 감정적인 반응이 없었다. 이 시기는 감각통합 분야와 관련하여 많은 새로운 정보가 생겨나고, 감각기반 치료법이 개발되기 시작하였지만, 개인과 그룹 간의 분열이 더 분명해진 시기인 것으로 보인다.

Ayres는 그녀의 투병으로 인해, 작업치료부서가 심각하게 말렸음에도 불구하고 Ayres Clinic을 처음으로 USC에 넘길 계획이었다. 그러나 Ayres Clinic은 1985년 SII에 인수되었다. USC의 Florence Clark 교수가 클리닉 책임자가 되었고, 1989년 산업과학박사 프로그램 설립에 집중하기 위해 사임할 때까지 USC와 밀접한 유대 관계를 유지하였다. 이것은 Ayres가 클리닉이 대학과 연결이 되고, 박사학위를 가진 저명한 학자가 클리닉을 이끌어 주기를 원했던 것이다. 오랫동안 OT610과 Ayres 클리닉(Parham 및 Mailloux)과 관련이 있었던 치료사들은 그들의 역할을 유지했다.

그러나 불행히도 당시 SII 리더십에 분열이 생기기 시작했고 불안정했다. 이후 책임자가 해임된 후 다시 클리닉은 순조롭게 운영되었다. "Steve Leinau가 들어 왔어요. …내가 처음으로 갔을 때 그는 국제회의를 시작했는데, 많은 사람이 아직은 Marian Diamond와 Temple Grandin에 대해 알지 못했어요. 그래서 그는 약 2년 반 동안 국제회의를 통해 컨퍼런스를 지속하였고 출판과 그 모든 일을 했어요.…" Steve가 자리를 옮기자 안정성과 추진력을 제공했던 임원들은 반대로 긍정적인 영향력이 덜하며 비윤리적인 관행에 가담한 임원들로 또 다른 조직이 이루어졌다. 그리고 SIPT가 1988년에 출판되었는데, 이는 새로운 인증과정의 도입을 필요로 하였고 실무자들은 또 다른 평가도구를 사용해야 하는 상황들에 긴장을 하였다. 그 후 몇 년 동안 SII 이사회에서 몇 가지 변화가 있었으며 권력이 바뀌는 것처럼 보였다. 이사회의 일부 구성원이 조직의 방향과 일치하지 않는 의견을 가지고 있다는 느낌이 들었다. "그들은 감각통합의 원래 영역이 아닌 감각통합과 비슷한 다른 분야에 관심을 가지고 있었어요. … 그들은 클리닉을 세세하게 감시하기 시작했죠.… 말하는 것까지도 … 말하는 것까지 … 그룹이 할 수 있는 것과 할 수 없는 것, 그 외 모든 것까지 말이예요" 감각통합의 임상 적용과 관련하여 Ayres 클리닉의 임상가와 이사회 구성원 사이의 의견차이가 생기기 시작했다. 즉 이사회는 소위 '감각기반' 접근 방식을 지원하였고, 임상 치료사는 이것이 감각통합의 핵심 원칙에서 너무 벗어났다고 생각하였다. '모두에게 매우 불편한 회의'가 있었던 이 후, 몇 년 동안 Ayres 클리닉에 근무하던 임상가들이 집단으로 떠났다. 이는 클리닉이 주요 수입에 영향을 주었고, SII에 영향을 주었다. 클리닉의 고객 대부분은 임상가를 따라갔고, 운영할 사람도 없었으며 고객도 줄어들었다. 클리닉을 강화하기 위해 임상가를 데려오려는 시도는 실패했다. 또한 교육 코스의 질이 떨어져, 코스가 흔들리기 시작했다. 코스 참석자들은 코스가 예약되고 취소되는 과정에서 불만을 갖게 되었고, 인증 과정에 어려움을 겪었으며 강사진은 물러났다. 결국 Western Psychological Services는 인증 절차에 대한 지원을 철회하고, 대신 다시 재건한 클리닉인 Pediatric Therapy Network를 통해 제공되던 USC 및 OT610을 지원했다.

우리는 Ayres의 영향력과 작업치료의 중심에 있었던 치료사들과 그녀의 직접적인 영역에서 점점 더 멀어졌던 치료사들을 인터뷰를 하였다. 이러한 인터뷰를 통해 우리는 감각통합 이론 및 지식의 지속적인 개발에 대한 영향에 대해 알 수 있었지만, 갈등이 전개되는 것과 관련된 정확한 시기 또는 원인과 결과에 대해서는 동의하지 않는다. 분명히 Ayres는 SII 강사진 사이에 불만이 커지는 것을 알고 있었다. 그들은 독립적인 연구자 그룹이었고, 이것은 여러 의견의 불일치로 이어지는 것처럼 보였다. "그녀가 떠날 준비가 되지 않았다는 것을 알고 있었다. 그리고 그녀가 떠날 때, 신념으로 인해 강사진은 적어도 두 개의 파벌로 나뉘게 된 것이다.… 그들 사이에는 나쁜 피가 있었고 … 누구도 타협하거나 그것을 연구 문제로 보지 않았다. … [불일치]는 연구가 아니라 그들의 성격에 관한 것이었고, 그녀는 어떻게 해야 할지 몰랐다'고 말했다. 또 다른 인터뷰 대상자는 Ayres가 아닌 다른 사람이 감각통합 강의를 하는 것을 듣고 "일이 잘 풀릴 것 같다"고 말했다고 하였다.

Ayres의 죽음 이후에 취한 방향에 대한 관점은 다양하다. "그녀의 유산을 이어갈 수 있는 또 다른 원동력이 된 것 같았어요. … 그리고 사람들은 우리가 Jean의 유산을 진정으로 이어가고 싶다는 느낌을 받았을 거예요" 또 다른 인터뷰 대상자는 "다양한 사람들이 서로 다른 분야에 대한 이론을 발전시키려 했어요.… 그리고 … 임상적용 … 이건 비판은 아니예요. 거기에는 그들이 원하고 발전할 수 있는 것들이 많이 있었다고 생각해요." 각각의 개인들은 자신의 이론과 임상의 '가지(ASI 이론에서 출발하여 분리되어 나간 분파, branches)'를 가지고 앞으로 나아갔음을 보여준다. 예를 들어, 학습장애가 있는 아동이 아닌 다른 아동 집단에 이론을 적용하여 임상관찰을 공식화 하는 것이 또 다른 '가지(branches)'였으며, 특정 처방 중재(예: 치료 프로그램)는 또 다른 것이었다.

우리는 모두가 갈등이 고조되는 것을 알았는지, 그리고 많은 사람들이 "싸움"을 보았는지 궁금했다. 인터뷰를 했던 대부분의 사람들은 한쪽 편에 서고 싶지 않고 그것을 피하기 위해 열심히 노력했다고 말했다. "나는 가능한 한 거기에 끼지 않으려고 했죠.", "나는 그것이 좀 '정치적'으로 보였어요.", "나는 '정치적 혼란'에서 벗어나려고 했죠." 일반적으로 이러한 개인들이 다양한 방향으로 갔다 해도 잘못된 방향으로 갔다고 생각하지 않는다. 한 인터뷰 대상자는 Scientific Workgroup을 개발하고, 다양한 분야의 동료를 위한 연구 자금 지원을 장려하고 촉진했던 Miller와 동료의 작업을 매우 긍정적으로 보았다. "Lucy Jane Miller와 Wallac Research Foundation가 자금을 지원한 그룹이 감각통합에 엄청난 영향을 미쳤다. … 다양한 학문과 출판을 통해 연구하는 사람들이 … 그 그룹 내에서 작업치료가 움직이지 않았다면 결코 일어나지 않았을 것이다. … 이러한 다양한 사람들과 우리 자신을 맞추는 것은 큰 차이가 있다. … 그래서 다른 전문가들과 학문 분야에서 우리를 받아들일 수 있도록 하기 위한 의도였다고 생각한다." 그러나 다른 학자들의 서로 다른 견해는 결국 혼란으로 이어졌다. 이것은 '감각통합(SI)'이라는 용어가 Miller의 '감각 처리(sensory processing)'라는 용어로 부르면서 시작되었다.

서로 다른 용어의 사용은 긍정적인 면과 부정적인 면으로 나타났다. 한편으로 감각 처리라는 용어의 전환은 작업치료사가 사용하는 감각통합이 보편적으로 수용되고 이해되는 용어가 아니라는 일부 사람들의 우려를 해결했다. "심리학자들이 더 편한 용어를 사용하였는데, 그들은 이미 감각 처리 조절장애를 사용하고 있었죠. … 우리를 더 받아들일 것으로 생각했고 실제로 더 받아들였어요."

다른 사람들은 그것을 오해의 잠재적인 원인으로 보았다. 감각통합 및 감각 처리의 명확한 정의가 부족하였다. 일부 학자들은 감각통합을 전체 기능으로 보았고, 감각 처리를 감각통합의 구성 요소로 포함시켰다. 또 다른 학자들은 감각통합의 구성 요소인 포괄적인 용어로 감각 처리를 바라보았고, 불행히도 이 대립은 현재까지 지속되고 있다.

한 인터뷰 대상자는 이러한 혼란으로 레이블을 완전히 생략하고 대신 설명적인 용어를 사용하는 것이 최선이라고 제안하기도 하였다.

… 용어는 여전히 혼란스럽고, 다른 용어로의 발전도 하지 못했다. … 그러나 우리가 보는 행동을 설명하는 데 더 유용할 수 있다. 예를 들어, 감각 조절(sensory modulation)이라는 용어가 아니라 감각에 대한 과민반응 또는 과소 반응이라고 설명하는 것이 더 유용할 수 있다. …

우리는 인터뷰를 통해 젊은 치료사들이 더 나은 이해, 더 강력한 과학 및 연구, 그리고 새로운 물결을 요구하는 소리를 들었다.

인터뷰 내내 용어는 계속되는 문제였다. 우리는 18장(중재를 위한 보완 프로그램)에 몇 가지 감각기반 개입을 포함했다. The Wilbarger Approach to Treating Sensory Defensiveness, Therapeutic Listening® 및 Astronaut Training Program과 같은 접근 방식은 환경과의 상호작용을 생성하기 위해 감각이 어떻게 받아들여지고, 처리되고, 통합되는지 이해하는 데 기반을 두고 있으며, 여기에서는 이를 감각기반(sensory-based)으로 포함한다. 이 프로그램에 설명된 치료 접근 방식에는 현재 **Ayres Sensory Integration®**(ASI)이라고 하는 일부 필수 기능이 누락되어 있다. 사실 'Ayres Sensory Integration'의 끝에 있는 상표 기호는 일부 사람들이 Ayres의 이름과 작업을 도용하는 것을 막기 위해서이다. 이러한 대응에 대해 감각통합 접근이라고 표현하는 인터뷰 대상자들 중 일부는 이론개발 측면에서 문제가 있는 것으로 보았다. "이것은 이론의 발전에 큰 영향을 준다. 이러한 것들은 스스로를 감각통합이라고 부르지만 감각통합이 아니예요." 또한 교육 및 임상에 문제와 혼란을 주는 것으로 여겨진다.

우리는 브러시 프로토콜(brushing protocol)을 원한다고 말하는 부모에게 "아니요, 우리는 그렇게 하지 않아요. … 이것이 우리가 할 일입니다."라고 말한다. … 사람들이 이러한 것들을 끌어들이기 때문에 실제 감각통합 종류를 가르치는 것이 더 어렵다. … 그리고 어떤 경우에는 … 우리가 가르칠 때 … 그리고 우리는 그들에게 몇 가지 치료 전략을 세우라고 말하고, 때로는 가장 먼저 양치질을 하게 하는 것이다. 그리고 생각한다. "우리가 놓친 부분은 무엇일까?"

지속적인 논쟁의 또 다른 요점은 *감각 처리 장애(sensory processing disorder)*라는 용어의 적용에 관한 것이다. 병리학의 포괄적 용어로(Miller, Anzalone, Lane, Cermak, & Osten, 2007), 이 용어는 감각 조절장애(sensory modulation disorders)와 실행 장애(paxis disorders)를 모두 포함한다. 그러나 이 용어가 *정신장애진단 및 통계편람* 제5판(DSM-5)에 포함되기 위해 용어를 감각 조절(sensory modulation)에 초점이 맞춰졌다. 의료 분야는 적어도 부분적으로 감각장애 조절의 구성을 수용했으며(Miller, Lane, Cermak, Anzalone, & Osten, 2005), 많은 실행에 대한 구성이 이미 발달운동협응 진단 범주에 포함되었다. 감각 처리장애(sensory processing disorder)는 DSM-5에서 진단으로 인정되지 않았다. 그러나 과민 반응(hyper-responsivity) 및 과소 반응(hypo-responsivity) 그리고 환경의 감각적 측면에 대한 비정상적인 관심이 자폐증의 기준에 포함되었다(American Psychiatric Association, 2013). DC: 0-5™(Zero to Three, 2016)는 *감각 처리 장애(sensory processing disorder)*라는 용어를 사용하여 감각 과민 반응(sensory over-responsiveness)과 과소 반응(sensory under-responsiveness) 및 감각 추구(sensory seeking)를 포함하고 있다. 그러나 이 용어에 대한 명료성의 문제는 여전히 남아있고, 이는 감각통합 학자들 사이에 또 다른 갈등을 제공하였다.

나는 당신들이 감각 조절(sensory modulation)을 말할 때, 감각통합(sensory integration)이라는 용어 대신 감각 처리(sensory processing)라는 용어를 사용 하는 것이 사람들을 혼란스럽게 한다고 생각한다.

또 다른 의견으로는

> 모든 상황이 어떻게 돌아가는지 보는 것은 일종의 흥미로운 일이지만, 학생들은 이해하지 못하고 감각통합이 단지 감각 조절(sensory modulation)이라고 생각한다. 그리고 소근육 활동 등 몇 가지를 추가한다. 그러나 이것은 감각조절(sensory modulation)이라고 생각하지 않는다. 그것은 실제로 실행(praxis)을 보고 있으나 실행(praxis)을 이해하지 못한 것이다.
>
> Ayres는 감각통합 및 실행 테스트인 SIPT를 개발했는데, 90년대에 우리는 갑자기 감각 조절(sensory modulation)에 관한 것만 다루었다.… 그것은 우리의 연구가 실행(praxis)을 제외하고 대부분이 감각 조절(sensory modulation)이 된 것이다. 감각 조절(sensory modulation)에 대한 일부 모델은 대부분의 사람들을 혼란스럽게 하였다. 그래서 우리는 여러 가지 이유로 경로를 이탈했다고 생각한다.

이 글을 쓰는 시점에서 견해의 분열 및 용어 문제 개발과 관련된 갈등은 해소되지 않았다. '가지(branches)'와 관련하여 우리는 18장(중재를 위한 보완 프로그램)에서 감각기반 치료접근법에 관심을 가졌다. 우리는 감각기반 접근 방식 중 많은 부분이 Ayres의 감각통합 이론에 뿌리를 두고 있다는 것을 알게 되었다. 더 나아가, 우리는 이 책에서 **감각 조절**(sensory modulation), 감각 구별(sensory discrimination), 실행(praxis)을 포함하는 Ayres가 개발한 이론 및 치료 기반을 반영하기 위해 감각통합을 사용하기로 결정했다. 이것은 1장(감각통합: A. Jean Ayres의 이론 재고)에 제시된 모델에 반영되었다. 그러나 *감각 처리(sensory processing)*라는 용어를 선호하는 경우가 있어서 이 용어 사용을 그대로 하였다.

요점

- CSSID(최종적으로 SII로 이름이 변경됨)는 교육 과정에서 발생하는 수익을 통해 SI 연구를 지원하기 위해 형성된 비영리 조직이었다.
- Ayres의 투병으로 SII와 Ayres 클리닉을 탈퇴하는 회원들이 생겼으며, 이러한 상황들은 리더십 부족과 회원들 간의 불화를 초래했다.
- 감각통합의 이론, 중재 및 분류에 관한 용어는 해당 분야의 리더들 사이에서 지속적인 논쟁의 대상이었다.

Ayres의 업적 평가
Evolution of Ayres' Work

Ayres의 이론과 모델은 시간이 지남에 따라 이전에 언급된 많은 의견에서 반영된 것처럼 다른 사람들에 의해 재검토되고 적용되었다. 이러한 적용은 몇 가지 동기에 의해 촉진되었다. 일부 동료들(Fisher & Murray, 1991)은 Ayres의 이론과 모델에는 동의하지만 그녀의 모델에 구체적으로 묘사되지 않은 방식으로 감각통합을 적용하고 확장하려고 하였다. 다른 사람들(예: 1장, 감각통합: A. Jean Ayres의 이론 재고; Miller, Anzalone, et al., 2007 참조)은 때로는 단순화하려는 시도에서 감각통합 과정과 임상 분석 및 행동 사이의 연관성을 명확히 하려고 하였다. Ayres의 모델을 사용하여 임상이 아닌 외부 상황에서도 더 쉽게 사용할 수 있도록 하였다(Miller, Anzalone, et al., 2007). 또 다른 사람들(예: Dunn, 2014)은 Ayres 이론의 특정 측면에 초점을 맞추고 보강하였다. 실제로 많은 새로운 모델이 만들어졌기 때문에 임상가와 연구자들은 감각통합 이론을 구성하는 것에 대해 종종 혼란스러워 보인다. 하나 이상의 새로운 이론이 만들어진 것일까? 인터뷰와 다양한 모델에 대한 리뷰를 바탕으로 이 질문에 대한 대답은 확실히 "아니오!"이다. 앞서 언급했듯이 우리가 인터뷰 한 사람 중 한 명이 "가지(branches)"라는 말을 했으며 이 비유는 적절해 보인다. 많은 감각통합 학자들이 자신의 작업을 다음과 같이 확장했다. 자신의 관심 분야와 감각통합 모델을 확장하고 때로는 아동과 가족에게 최상의 서비스를 제공하기 위해 다른 이론적 모델과 결합하였다. 그러나 중요한 것은 적용 가능한 신경과학과 관련한 지식이 늘어나는 동안에도 Ayres가 제시한 추론과 가설은 놀랍도록 정확한 것으로 나타났다. 뇌의 신경 처리와 관찰 가능한 행동을 연결하는 Ayres의 감각통합 이론의 핵심 구성은 매우 안정적으로 유지되었다.

우리는 이론이 어떻게 발전되어 왔는지 보여주기 위해 여러 다른 출판물에 제시된 치료모델에 대해 논의하였다. 앞서 언급했듯이 Ayres의 원래 모델은 감각통합 *기능* 중 하나였다. 그녀의 모델에서 다양한 감각 입력의 통합이 서로 다른 행동 및 수행 기술에 기여하는 방식을 설명했으며 결국 모두 더 높은 수준의 '최종 산물'을 생성한다는 것을 보여주었다. 출판물에 제시된 이론 모델 중 어느 것도 이러한 원래 관계와 모순되는 모델은 없다.

우리는 인터뷰 대상자 각각에게 감각통합 이론에 대해 생각하거나, 가르친 방식을 도식화 해달라고 요청했으며, 그 결과 Ayres가 원래 가정 한 이론에서 크게 벗어나지 않았다. 대신 각 모델은 원래 모델에서 하나 이상의 다른 부분을 확장했다. 예를 들어, *감각 구별(sensory discrimination)*과 *감각 조절(sensory modulation)*을 모두 포함하기 위해 '감각 입력의 통합(integration of sensory inputs)'이라는 부분이 추가로 정의되었다. 이와 비슷하게 자세(postural), 안구(ocular) 또는 양측 기술(bilateral skills)의 발달을 지원하는 것이 감각 구별(sensory discrimination)임을 합의했다. 감각 조절(sensory modulation)은 일반적으로 행동(behavior), 주의(attention) 및 각성(arousal)을 지원하는 것으로 나타났다. 학자들은 Ayres가 포함시킨 높은 수준의 기술(예: 학습, 추상적 사고)인 최종산물을 항상 포함하지는 않았다. 일부 학자들은 실행(praxis)을 최종 산물로 나열했다.

STAR(Sensory Therapies And Research) 연구소에서 Miller와 동료들(2007)은 특정 감각기반 중재 및 기타 이론 또는 모델의 핵심 구성도 포함하는 ASI 이론에 기반한 보호자-아동 상호작용, 보호자 참여 치료, 보호자 코칭 및 교육 등과 관련한 임상 모델을 개발했다. 앞서 언급했듯이 Ayres가 치료에 적용한 기술 중 하나는 부모가 자녀를 더 잘 이해하도록 돕는 능력이었다. 그러나 이러한 재구성은 가족보다는 아이에 초점을 맞춘 Ayres의 이론에서는 분명하지 않았다. Ayres의 작업은 의료모델이 포함된 시대에 이루어졌다. 그래서 감각통합 이론은 평가와 치료가 밀접하게 관련되어 있다는 점에서 당시의 다른 이론보다 다소 포괄적이었다. 그러나 Ayres는 가족 중심 치료가 시작되기 전에 사망했으며 가족 중심 개입에 대한 개념을 공식화하지 않았다.

많은 치료사들에게 친숙한 다른 모델은 Dunn(1999, 2014)이 개발한 모델이다. Dunn의 모델은 통합기능 중 하나인 감각 조절(sensory modulation)에 중점을 둔다. Dunn은 Ayres가 정의한 감각 조절에 대한 이해를 확장했다. Ayres는 **촉각 방어**(tactile defensiveness), **자세/중력 불안**(postural/gravitational insecurity), **움직임에 대한 거부**(aversiveness to movement)를 정의했다. 그러나 Dunn은 감각시스템 전반에 걸쳐 행동 반응과 신경학적 역치 사이의 연결에 대해 연구하였다. 그녀의 연구는 감각에 대한 반응을 조절하는 능력의 차이에 대한 이해를 확장하여, 이를 신경계의 활성화와 연결했다. 다시 말하지만, 이것은 새로운 이론이 아니라 감각 반응이 무엇인지에 대한 관점을 다룬 것이다. Dunn이 개발한 평가 도구인 *Sensory Profile 2*와 관련한 Dunn의 모델에 대한 자세한 정보는 10장에 서술되어 있다.

Ayres의 사망 이후 다른 이들이 감각통합 이론에서 부분적으로 이끌어낸 중재(intervention)를 발전시켰다. 18장(개입을 위한 보완 프로그램)을 보면 대체로 감각 기반으로 발전되었음을 알 수 있다. Dunn의 모델과 마찬가지로 이러한 다른 중재는 Ayres의 감각 조절(sensory modulation) 개념에서 분리되어 나왔으며 새로운 이론을 반영하지 않았다. 대신 이 이론들은 감각통합에서 생성된 이론으로 감각통합의 핵심을 가장 잘 알 수 있으며, 감각통합을 여러 다양한 표현으로 이론을 구성하였다. Ayres의

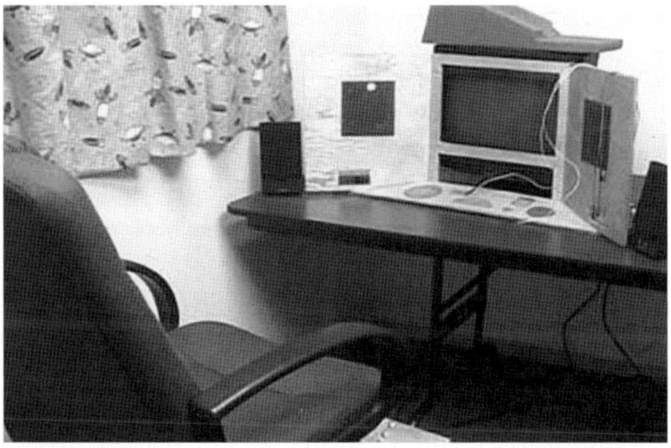

그림 3-6 Miller가 개발한 Sensory Challenge Protocol을 이용하여 다양한 아동 집단에서 감각 과잉 반응의 신경기반을 연구하였다.

작업으로부터 확장된 관점을 통해 우리의 이해가 넓어졌다. 예를 들어, 반응에 대한 감각의 신경생리학적 상관관계(그림 3-6 참조)는 여러 연구자에 의해 연구되었다(예: Lane, Reynolds, & Thacker, 2010; Mangeot et al., 2001; McIntosh, Miller, Shyu, & Dunn, 1999; Reynolds, Lane, & Gennings, 2009; Schaaf et al, 2010; Schoen, Miller, Brett-Green, & Nielsen, 2009). 이는 감각통합 기능 장애의 여러 측면에 대한 이해를 돕는다. 이 연구에 대한 자세한 내용은 16장(감각통합 연구의 발전: 기초 과학 연구)에서 확인할 수 있다.

인터뷰 대상자 중 일부가 조절(modulation)에 관한 이론의 증가가 감각통합 이론의 핵심 구성 요소 중 하나인 실행(praxis)을 멀리한다는 우려를 하였다. Ayres는 사망 직전에 SIPT를 완료했으며, 이 평가에서 강조하는 것은 접근 방식이 실행(praxis)이라는 것이다. 그녀가 사망한 후 많은 연구자와 치료사들은 조절(modulation)에 초점을 맞추었고, 앞서 언급하였듯이 실행(praxis)은 뒷전이었다. 인터뷰를 한 사람에 따르면

> 그녀의 연구가 어떻게 전개되었는지 살펴보는 것은 흥미로울 것이다. … 그녀의 연구는 지금 어디에 머물러 있는 것일까? … 당신은 각기 다른 시대를 볼 수 있다. … 시각(visual)의 시대, 시각운동(visual motor)의 시대가 있다. 그리고 공간시각화(space visualization)과 전경배경(figure ground) 테스트가 나오면서 전정(vestibular)이 중요하게 다루어지고, 그 다음에는 실행(praxis)이 중요하게 다루어지고, 감각 조절(sensory modulation)이나 감각 등록(sensory registration)이 중요하게 다루어지다가 멈춘다. … 우리는 감각 조절(sensory modulation)이 가장 중요한 시대에 갇힌 것처럼 느껴진다. 10년의 기간 동안 많은 연구가 이루어졌고 그 다음 시대로 넘어갈 것이다. 그리고 다른 지역, 또는 Jean의 이론이 다른 지역으로 이동할 것이다.
>
> 조절(modulation)의 문제가 단순하다고 생각하지 않는다. 당신은 확실히 조절(modulation)을 다루어야 하며, 사람들은 또한 실행(praxis)을 다루기 전에 조절(modulation)을 먼저 다루어야 한다는 생각을 가지고 있다.

인터뷰 대상자 중 일부 동의하지 않은 부분이 있다. 즉, 잠재적으로 '감각 처리(sensory processing)'가 '감각 조절(sensory modulation)'을 의미하는 것으로 나타났기 때문에 잠재적으로 감각통합과 동의어가 되었다는 부분이다. 이로 인해 감각통합에서 실행(praxis)의 위치가 사라진 것으로 보인다. Ayres의 감각통합에 대한 최종 산물이 모두 실행(praxis)에 관한 것이라는 점을 감안할 때 이러한 상황은 혼동을 준다. 감각 조절(sensory modulation)을 강조한 것은 자폐증 진단이 증가하는 시기에 자폐아동의 감각 조절 기능장애에 대한 이해가 높아짐에 따라 더 강조되었다고 할 수 있다.

> 자폐증이 너무 만연하기 시작했기 때문에 그리고 자폐증과 관련한 그 상황은 … 돈이 있었던 곳이다. … 사회적이고 반복적인 행동이 … 그러나 실행(praxis)은 잘 되지 않는. …

이 인터뷰 대상자는 계속해서 다음과 같이 말했다. "이론에서 근거를 찾아보면 실행(praxis)보다 감각 조절(sensory modulation)이 사회적, 정서적,

반복적 자폐증 성향에 더 영향을 미치며 자폐증에 실행(praxis)이 존재하지 않는 것 같았다.… 하지만… 진단의 핵심이 아니라는 것이다."

앞으로 전진 Moving Forward

사고의 다양성은 결코 나쁜 것이 아니다. 앞으로 나아가서, 작업을 수행하고, 상황을 해석하는 대안적인 방법을 찾아낼 가능성이 있다(Zollman, 2010). Zollman은 과학자로서 우리가 방법론의 효율성을 결정하는 데 도움이 되는 정보를 적극적으로 추구한다고 설명했다. 그는 사고의 다양성으로 이해될 수 있는 '변동적 다양성(transient diversity)'에 대해 우리의 이론을 신중하게 검토하는 충분한 시간을 갖는다면, 이 이론이 통합된 방향으로의 발전을 방해하지 않는다고 주장하였다. 사고의 다양성은 여기에 제시된 여러 방향 및 모델과 일치한다. 답이 없는 질문에 답하기 위한 이러한 다양성이 계속해서 더 넓은 분야로 넓혀주거나 통합을 위해 노력해야 한다.

이론 모델과 중재 방식의 다양성에서 우리가 얻은 것은 무엇일까? 그들은 어떻게 우리를 앞으로 움직이게 했을까? 확실히, 우리는 감각 조절(sensory modulation)의 토대에 대해 더 잘 이해하게 되었다. 그리고 아마도 우리는 행동과 발달에 대한 특정 감각 및 운동 시스템의 효과에 대한 더 큰 통찰력을 가지게 되었고, 중재를 위해 감각을 사용하는 방법에 대한 관점을 얻었을 것이다. 또한 일부 치료사들은 가족 중심 및 아동 중심 개입의 본질에 대한 새로운 이해를 찾을 수 있다. 다양한 모델과 '가지(branches)'는 신경생리학적 메커니즘, 감각 통합 기능 장애, 임상, 작업 참여 및 성취 간의 연결을 이해하려는 Ayres의 사명에 공통된 뿌리를 두고 있다. 이러한 공통의 뿌리가 통합을 향해 나아가기에 충분한지 여부는 그 자체로 논쟁일 수 있다.

어떤 장애물이 방해가 될까? 용어의 불일치는 문제가 되며 대중 및 다른 영역의 전문가들을 혼란스럽게 한다. 또한 그것은 우리 자신들을 혼란스럽게 한다. 우리는 '감각통합', *'감각 처리(sensory processing)'* 또는 *'감각 처리 대 감각조절(sensory processing versus sensory modulation)'*의 비교에서 설명이 잘 되고 있는지에 대한 여부에 동의하지 않을 것이다. 그럼에도 불구하고 우리의 뿌리는 Ayres가 개발한 감각통합이론, 평가 및 중재에 있다. '감각 처리 대 감각조절(sensory processing versus sensory modulation)'이라는 용어의 사용은 우리가 합의에 도달할 수 있는 것처럼 보이지만 또 다른 과제를 제시한다. 실행(praxis)에 대한 이해와 감각지각과 구별(sensory perception and discrimination), 그리고 실행(praxis)과의 연관성에 대한 더 깊은 이해를 발전시키는 것이 중요하다. 연구 자금 조달이 점점 더 어려워지고 있으며, 이 연구 분야도 예외는 아니라는 점을 인식하는 것도 중요하다. 그러나 작업치료 안팎의 다른 연구자들은 운동협응(motor incoordination)과 관련한 중재에 대한 연구에 참여하고 있다. 더 오래 기다릴수록 감각통합 이론이 실행(praxis)과 연결될 가능성이 줄어들고 있다.

이론의 모델과 실제 적용을 살펴보면서 고려해야 할 사항이 있다. Parham과 동료들(2007)은 ASI Fidelity Measure에서 감각통합 치료의 핵심 요소를 확인했다(Parham et al., 2007, 2011). Miller, Coll 및 Schoen(2007)이 개발한 ASI Fidelity Measure을 기반으로 하는 이 도구는 ASI의 핵심 원칙에 대한 '충실도(fidelity)'를 유지하기 위한 임상과 연구를 안내한다. 중재의 효과에 대해 일부 연구가 수행되었지만 더 많은 작업이 수행되어야 하며 이 연구를 수행하기 위해서는 자금이 필요할 것이다. Schaaf와 Mailloux(2015)의 임상 추론 접근법은 목표 선택을 안내하고 치료에 감각통합을 사용할 때 명확한 결과를 정의하기 위해 평가 결과를 사용하는 데 중점을 두고 있지만, 충분히 연구되지는 않았다. 이 책에서 우리는 아동들이 감각통합 기능장애에도 불구하고 일상적인 작업에서 성공할 수 있도록 하는 도구로서 그리고 코칭의 기초로서 감각통합 이론을 다루었다(17장, 코칭에서 감각통합 이론 사용). 감각통합 중재 모델 내에서 작업 및 환경 중재의 효과를 명확하게 통합하고 평가하는 연구도 필요하다.

요점

- Ayres의 작업을 기반으로 하며 대부분 그녀의 이론과 일치하는 새로운 개념 모델과 개입 모델이 등장했다.
- Ayres의 사망 이후로 많은 연구가 감각 조절(sensory modulation)에 집중하였다. 그러나 감각 구별(sensory discrimination)과 실행(praxis)의 영역에 대해 더 심도 있는 연구가 필요하다.
- 감각통합 이론에 뿌리를 두고 있는 중재의 효과에 대한 지속적인 연구가 필요하다.

요약 및 결론 Summary and Conclusions

인터뷰를 통해 감각통합 이론과 역사에 대해 중요한 정보를 얻을 수 있었다. 우리 동료들은 다양한 경로를 통해 감각통합에 대한 이해를 반영했으며, 그들의 의견은 각 관점을 관통하는 긍정적인 의도를 기반으로 하고 있음을 깨달았다. 인터뷰는 차이점보다 유사점을 더 많이 지적했다. 그리고 인터뷰의 내용은 마음이 따뜻해지기도 했지만 아프기도 하였다. 이 인터뷰에 포함시키고 싶었던 한 학자만이 우리와의 대화를 거부했다. 우리는 Ayres를 한 사람, 학자, 연구원, 임상가, 이론가, 그리고 주저하는 리더로서 더 잘 이해하게 되었다. 우리는 감각통합의 역사가 어떻게 전개되었는지에 대해 작지만 분명한 차이를 들었다. 관련 학자들이 감각통합을 모델링하는 데 완전히 통일되지는 않았지만 차이점은 이론의 분열보다는 다른 강조점을 더 많이 반영하는 것 같았다. 그럼에도 불구하고 감각통합 이론을 계속 연구하고 임상에 적용하면서 해야 할 일, 배워야 할 점, 이해해야 할 점이 많이 남아 있다.

감사의 말 Acknowledgments

비록 우리가 이 장에 제시한 정보에 대해 개인적인 기여를 밝히지 않기로 하였지만, 우리가 이러한 역사적 통찰을 하기 위해 인터뷰에 응해주신 모든 분들께 진심으로 감사의 말을 전하고 싶다. Erna Blanche, Sharon Cermak, Florence Clark, Dottie Ecker, Diana Henry, Judy Kimball, Sue Knox, Lawrene Kovalenko, Zoe Mailloux, Shay McAtee, Lucy Miller, Shelley Mulligan, Diane Parham, Roseann Schaaf, Sarah Schoen, Susanne Smith Roley, Pat Wilbarger. 여러분의 지식과 지혜, 기꺼이 응해주신 인터뷰, 그리고 이 장을 검토하는데 시간을 내어 주신 모든 분들께 감사드린다. 여러분들이 없었다면 이 장이 불가능했을 것이라고 말하는 것도 부족한 표현이다.

진심으로 감사합니다.

어디에서 자료를 더 찾을 수 있는가?

Where Can I Find More?

Here you will find some of Ayres' early work. You might enjoy reading this history for yourself!

Ayres, A. J. (1954). Ontogenetic principles in the development of arm and hand functions. *American Journal of Occupational Therapy, 8*(3), 95–121.

Ayres, A. J. (1958). The visual-motor function. *American Journal of Occupational Therapy, 12*(3), 130–138.

Ayres, A. J. (1961). Development of the body scheme in children. *American Journal of Occupational Therapy, 15*(3), 99–102.

Ayres, A. J. (1963). The development of perceptual-motor abilities: A theoretical basis for treatment of dysfunction. *American Journal of Occupational Therapy, 17*, 221–225.

Ayres, A. J. (1964). Tactile functions. Their relation to hyperactive and perceptual motor behavior. *American Journal of Occupational Therapy, 18,* 6–11.

Ayres, A. J. (1965). Patterns of perceptual-motor dysfunction in children: A factor analytic study. *Perceptual and Motor Skills, 20,* 335–368.

Ayres, A. J. (1966a). Interrelation of perception, function, and treatment. *Journal of the American Physical Therapy Association, 46,* 741–744.

Ayres, A. J. (1966b). Interrelationships among perceptual-motor abilities in a group of normal children. *American Journal of Occupational Therapy, 20*(6), 288–292.

Ayres, A. J. (1966c). Interrelationships among perceptual-motor functions in children. *American Journal of Occupational Therapy, 20*(2), 68–71.

Ayres, A. J. (1969a). Deficits in sensory integration in educationally handicapped children. *Journal of Learning Disabilities, 2*(3), 160–168.

Ayres, A. J. (1969b). Relation between Gesell developmental quotients and later perceptual-motor performance. *American Journal of Occupational Therapy, 23*(1), 11–17.

Ayres, A. J. (1971). Characteristics of types of sensory integrative dysfunction. *American Journal of Occupational Therapy, 25*(7), 329–334.

Ayres, A. J. (1972a). Basic concepts of occupational therapy for children with perceptual-motor dysfunction. In Proceedings of the Twelfth World Congress of Rehabilitation International, pp. 154–161.

Ayres, A. J. (1972b). Improving academic scores through sensory integration. *Journal of Learning Disabilities, 5*(6), 23–28.

Ayres, A. J. (1977). Cluster analyses of measures of sensory integration. *American Journal of Occupational Therapy, 31*(6), 362–366.

Ayres, A. J. (1978). Learning disabilities and the vestibular system. *American Journal of Occupational Therapy, 11*(1), 30–41.

Ayres, A. J., & Mailloux, Z. (1981). Influence of sensory integration procedures on language development (aphasia, apraxia, vestibular disorder). *American Journal of Occupational Therapy, 35*(6), 383–390.

Ayres, A. J., & Tickle, L. S. (1980). Hyper-responsivity to touch and vestibular stimuli as a predictor of positive response to sensory integration procedures by autistic children. *American Journal of Occupational Therapy, 34*(6), 375–381.

Cermak, S. A., & Ayres, A. J. (1984). Crossing the body midline in learning-disabled and normal children. *American Journal of Occupational Therapy, 38*(1), 35–39.

Sieg, K. W. (1988). *Six perspectives on theory for the practice of occupational therapy.* Salem, MA: Aspen Publishers, Inc.

Here are some additional reads that you might find interesting:

1. Ayres, A. J. (2004). *Love, Jean: Inspiration for families living with dysfunction of sensory integration.* Santa Rosa, CA: Crestport Press.
   A compilation of letters written by Ayres to her nephew, Philip Erwin, that provides unique insights into her thoughts about her research in SI and her own sensory needs.
2. Henderson, A., Llorens, L., Gilfoyle, E., Myers, C., & Prevel, S. (1974). *The development of Sensory Integrative Theory and Practice: A collection of the works of A. Jean Ayres.* Dubuque, IA: Kendall/Hunt Publishing Company.
   A collection of scholarly works written by Ayres that outline the development and refinement of SI theory and practice.
3. Cermak, S. A., Ayres, A. J., Coleman, G., Smith Roley, S., Mailloux, Z., & McAtee, S. (2011). *Ayres dyspraxia monograph, 25th anniversary edition.* Seattle, WA: Amazon Digital Services LLC.
   Original work by Ayres that provides a foundation for understanding the neurobiological basis for praxis and dyspraxia, with additional material provided by current clinicians and scholars.

참고문헌

American Psychiatric Association. (2013). *Diagnostic and statistical manual of mental disorders* (5th ed.). Washington, DC: Author.

Ayres, A. J. (1949). An analysis of crafts in the treatment of electroshock patients. *American Journal of Occupational Therapy*, *3*, 195–198.

Ayres, A. J. (1955a). Proprioceptive facilitation elicited through the upper extremities. *American Journal of Occupational Therapy*, *9*(1), 1–9, 50.

Ayres, A. J. (1955b). Proprioceptive facilitation elicited through the upper extremities. *American Journal of Occupational Therapy*, *9*(2), 57–77.

Ayres, A. J. (1955c). Proprioceptive facilitation elicited through the upper extremities. *American Journal of Occupational Therapy*, *9*(3), 121–144.

Ayres, A. J. (1972). *Sensory integration and learning disorders*. Torrance, CA: Western Psychological Services.

Ayres, A. J. (1989). *Sensory Integration and Praxis Test (SIPT) manual*. Torrance, CA: Western Psychological Services.

Ayres, A. J. (2004). *Love, Jean: Inspiration for families living with dysfunction of sensory integration*. Santa Rosa, CA: Crestport Press.

Ballinger, G. A. (2007). Individual reactions to leadership succession in workgroups. *Academy of Management Review*, *32*(1), 118–136.

Dunn, W. (1999). *Sensory Profile*. San Antonio, TX: The Psychological Corporation.

Dunn, W. (2014). *Sensory Profile-2: User's manual*. San Antonio, TX: The Psychological Corporation.

Fisher, A. G., & Murray, E. (1991). Introduction to sensory integration theory. In A. G. Fisher, E. A. Murray, & A. C. Bundy (Eds.), *Sensory integration theory and practice* (pp. 3–26). Philadelphia, PA: F. A. Davis.

Gorman, M. E., & Kashani, N. (2017). A. Jean Ayres and the development of sensory integration: A case study in the development and fragmentation of a scientific therapy network. *Social Epistemology*, *31*(2), 107–129. doi:10.1080/02691728.2016.1241322

Henderson, A., Llorens, L., Gilfoyle, E., Myers, C., & Prevel, S. (1974). *The development of sensory integration theory and practice*. Dubuque, IA: Kendall/Hunt Publishing Company.

Kielhofner, G. (2004). *Conceptual foundations of occupational therapy*. Philadelphia, PA: F. A. Davis Company.

Lane, S. J., Reynolds, S., & Thacker, L. (2010). Sensory over-responsivity and ADHD: Differentiating using electrodermal responses, cortisol, and anxiety. *Frontiers in Integrative Neuroscience*, *4*(8), 1–14. doi:10.3389/fnint.2010.00008

Mangeot, S. D., Miller, L. J., McIntosh, D. N., McGrath-Clarke, J., Simon, J., Hagerman, R. J., & Goldson, E. (2001). Sensory modulation dysfunction in children with attention-deficit-hyperactivity disorder. *Developmental Medicine and Child Neurology*, *43*, 399–406.

May-Benson, T. A., & Koomar, J. A. (2010). Systematic review of the research evidence examining the effectiveness of interventions using a sensory integrative approach for children. *American Journal of Occupational Therapy*, *64*, 403–414. doi:10.5014/ajot.2010.09071

McIntosh, D. N., Miller, L. J., Shyu, V., & Dunn, W. (1999). Overview of the Short Sensory Profile (SSP). In W. Dunn (Ed.), *The Sensory Profile: Examiner's manual* (pp. 59–73). San Antonio, TX: The Psychological Corporation.

Miller, L. J., Anzalone, M. E., Lane, S. J., Cermak, S. A., & Osten, E. T. (2007). Concept evolution in sensory integration: A proposed nosology for diagnosis. *American Journal of Occupational Therapy*, *61*(2), 135–140.

Miller, L. J., Coll, J. R., & Schoen, S. A. (2007). A randomized controlled pilot study of the effectiveness of occupational therapy for children with sensory modulation disorder. *American Journal of Occupational Therapy*, *61*, 228–238.

Miller, L. J., Lane, S. J., Cermak, S., Anzalone, M., & Osten, E. (2005). Regulatory-sensory processing disorders. In S. I. Greenspan & S. Weider (Eds.), *ICDL diagnostic manual for infancy and early childhood* (pp. 73–112). Bethesda, MD: ICDL.

Northouse, P. A. (2015). *Leadership theory and practice* (7th ed.). Los Angeles, CA: SAGE Publications, Inc.

Parham, L. D., Cohn, E. S., Spitzer, S., Koomar, J. A., Miller, L. J., Burke, J. P., . . . Summers, C. (2007). Fidelity in sensory integration intervention research. *American Journal of Occupational Therapy*, *61*, 216–227.

Parham, L. D., Roley, S. S., May-Benson, T. A., Koomar, J., Brett-Green, B., Burke, J. P., . . . Schaaf, R. C. (2011). Development of a fidelity measure for research on the effectiveness of the Ayres Sensory Integration intervention. *American Journal of Occupational Therapy*, *65*, 133–142. doi:10.5014/ajot.2011.000745

Reynolds, S., Lane, S. J., & Gennings, C. (2009). The moderating role of sensory over-responsivity in HPA activity: A pilot study with children diagnosed with ADHD. *Journal of Attention Disorders*, *13*, 468–478.

Schaaf, R. C., Benevides, T., Blanche, E. I., Brett-Green, B. A., Burke, J. P., Cohn, E. S., . . . Schoen, S. A. (2010). Parasympathetic functions in children with sensory processing disorder. *Frontiers in Integrative Neuroscience*, *4*, 4. doi:10.3389/fnint.2010.00004

Schaaf, R. C., & Mailloux, Z. (2015). *Clinicians guide for implementing Ayres Sensory Integration®*. Bethesda, MD: AOTA Press.

Schaaf, R. C., Schoen, S. A., May-Benson, T. A., Parham, L. D., Lane, S. J., Smith Roley, S., & Mailloux, Z. (2015). The issue is—State of the science: A roadmap for research in sensory integration. *American Journal of Occupational Therapy*, *69*, 6906360010. doi:10.5014/ajot.2015.019539

Schoen, S. A., Miller, L. J., Brett-Green, B. A., & Nielsen, D. M. (2009). Physiological and behavioral differences in sensory processing: A comparison of children with autism spectrum disorder and sensory modulation disorder. *Frontiers in Integrative Neuroscience*, *3*, 1–11. doi:10.3389/neuro.07029.2009

Sieg, K. W. (1988). *Six perspectives on theory for the practice of occupational therapy*. Salem, MA: Aspen Publishers, Inc.

Zero to Three. (2016). *DC: 0–5™ Diagnostic classification of mental health and developmental disorders of infancy and early childhood*. Washington, DC: Author.

Zollman, K. J. S. (2010). The epistemic benefit of transient diversity. *Erkenntnis*, *72*, 17–35. doi:10.1007/s10670-009-9194-6

PART

II

감각통합 장애의 신경과학 기초

The Neuroscience Basis of Sensory Integration Disorders

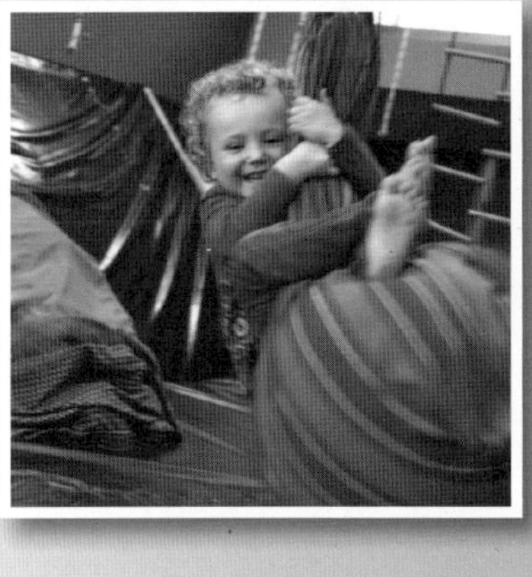

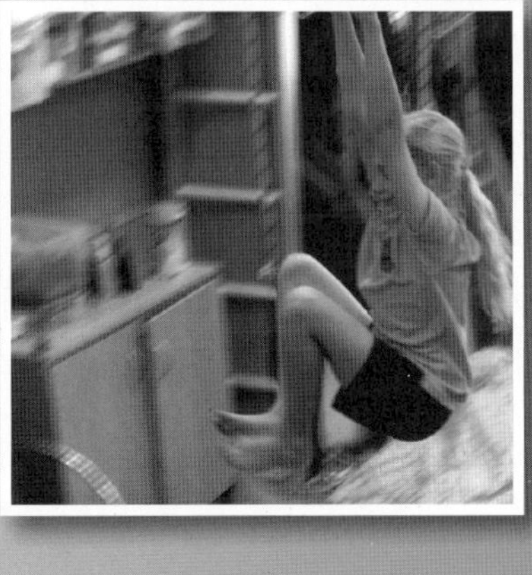

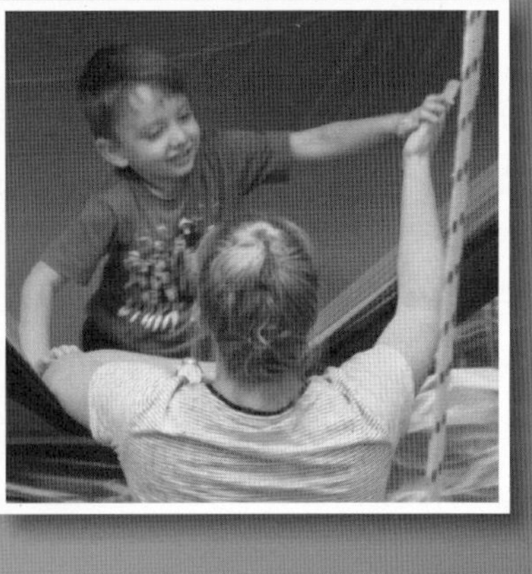

CHAPTER 4

감각계의 구조와 기능

Structure and Function of the Sensory Systems

...구조/기능 이원성은 단지 교육상의 편의일 뿐이다.
현실에서 구조는 기능을 허용하고 기능은 구조에 의미를 부여한다.
— Cohen, 1999, p 3

학 습 목 표

이 장을 학습하고 난 이후, 독자는 다음 내용을 할 수 있을 것이다:

- ✔ 중추신경계 및 말초신경계 요소를 확인할 수 있다.
- ✔ 감각 통합이론과 관련된 1차 감각 시스템의 구조와 기능을 확인할 수 있다.
- ✔ 감각시스템 구조와 감각통합기능 및 기능장애의 연관성에 대해 이해 할 수 있다.

목적 및 범위 Purpose and Scope

첫 신경해부학 수업에 참여한 학생들은 일반적으로 불길한 느낌을 받게 된다. 중추신경계(CNS)와 말초신경계(PNS)에는 겉보기에는 끝없는 세부 사항이 존재하며, 구조와 기능뿐만 아니라 구조와 기능 사이의 상호 관계에 대해 완벽하게 이해하는 것은 어려운 과제인 것 같다. 이 장에서는 학습과정이 다소 까다로울 수 있다. 중추신경계, 말초신경계, 자율신경계와 관련된 기초부터 시작해 감각체계 구조, 기능, 통합을 강조하는 신경과학 일부분이 제시된다. 우리는 감각 통합(SI) 이론과 가장 밀접하게 연관되어 있는 감각 시스템, 촉각 및 고유수용성(체성감각이라고도 함) 및 전정 시스템을 가장 상세하게 다룰 것이다. 청각 및 시각 시스템은 다소 더 깊이 있게 다루어질 것이며 후각 및 미각 시스템도 살펴볼 것이다. 감각 체계에 관한 설명은 한 장만으로 이러한 주제에 대해 정의를 내릴 수 없다; 모든 장에서 각각에 대해 설명하고 있다. 따라서 이는 많은 독자들을 위한 개요, 리뷰로 생각되어야 한다. 감각계 별로 구조와 기능을 결합한 통합적인 정보를 제공하려고 노력하였다. 더 자세한 정보를 위해, 독자들은 참고 목록에 나열된 책들과 이 책의 다른 장들을 참고하길 바란다.

중추신경계의 기본 구조 및 기능 Basic Structure and Function of the Central Nervous System

감각계의 구조 및 기능을 설명하기 전에, 우리는 이 정보가 감각통합이론에서 필요한 것에 대해 생각할 필요가 있다. 1장(감각 통합: Jean Ayres 이론

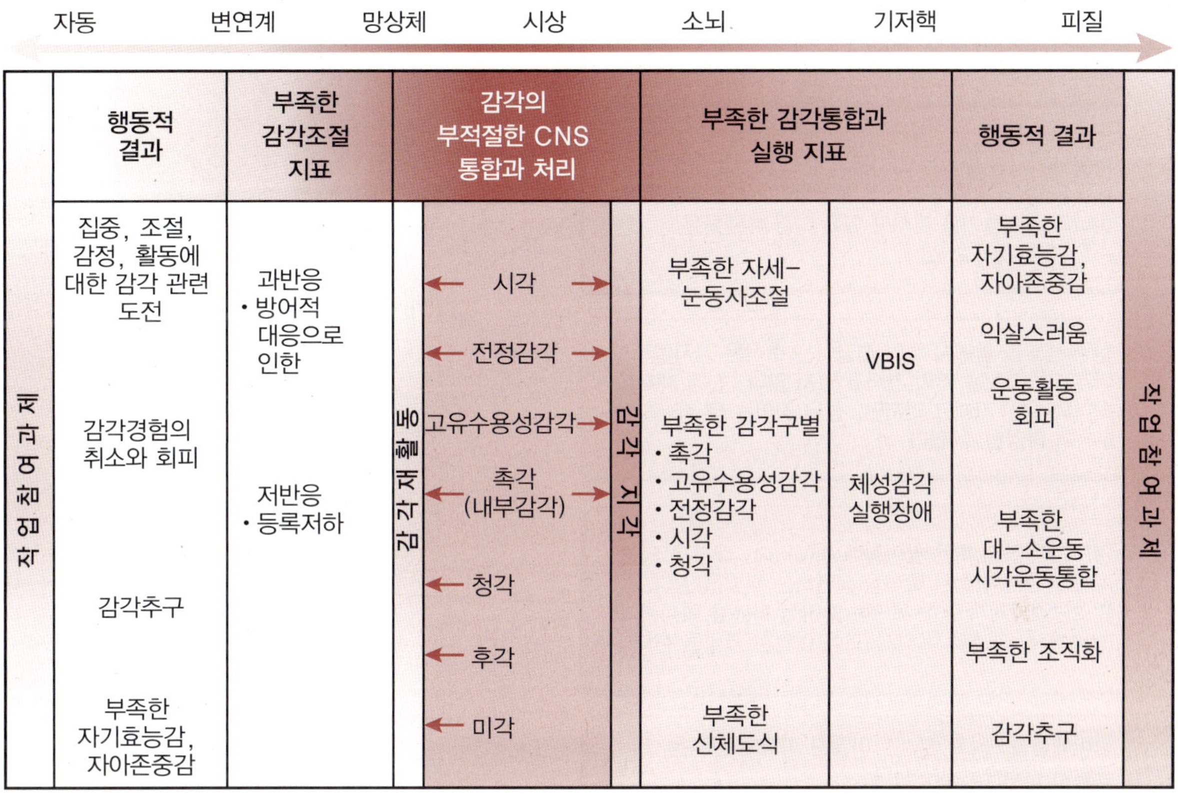

그림 4-1 감각 통합 기능 장애의 복잡한 도식. 이 모델은 감각 입력으로 내부감각이 추가됨.

확인), 감각 통합 도식 장애에 나타났고, 이것을 설명하며, 여기에서 "내부감각"(그림 4-1)을 포함하였다. 앞에서 설명한 것과 같이 도식의 중심에 위치한 감각계를 먼저 생각함으로써 그 과정을 가장 잘 이해 할 수 있다. 감각계를 이해하는 것은 감각통합 이론을 이해하는데 중요하며 이것이 그 시작이라 할 수 있다.

중추신경계의 기본 구성요소는 뉴런이다. Cells of the Central Nervous System

뉴런은 세포체, 축, 그리고 가지돌기로 구성되어 있다(그림 4-2). 세포체는 뉴런의 신진대사의 중심이다. 세포체에서 뻗어나가는 것은 축과 가지돌기 두 가지가 있다. 일반적으로, 세포체에서 대상에게 정보를 전달하는 축은 하나이다. 비록 일반적으로 하나의 축이 세포체에서 나오지만, 이것은 많은 가지들로 쪼개질 수 있고, 따라서 단일 뉴런이 많은 표적에 영향을 줄 수 있다. 축삭의 직경은 0.2~20μm로 다양하며, 정보가 전송되는 속도를 결정한다; 축삭이 클수록 전달 속도가 빠르다. 축삭은 수초화되어 있거나 지방 물질로 둘러싸여 있을 수 있다. 수초화는 신경섬유에 단열 효과를 제공하여 전달 속도를 높인다. 축은 통신 네트워크의 케이블과 유사하게 작용하며, CNS의 내부 및 영역 간에 정보를 전달한다. 케이블과 마찬가지로 절연(수초화)이 많은 대형 축은 절연되지 않은 소형 축보다 신호 강도의 손실이 적다(Bear, Cornors, & Paradiso, 2015).

가지돌기는 세포내로 정보를 가져오는 역할을 한다. 가지돌기는 종종 광범위하게 가지를 치며 다른 많은 뉴런과의 의사소통을 가능하게 한다. 가지돌기 가지에는 시냅스가 풍부하여 다른 신경섬유와의 엄청난 통신을 가능하게 한다. 이 구조는 신경계의 기본 기능인 입력의 통합을 위한 기초이다(Bear et

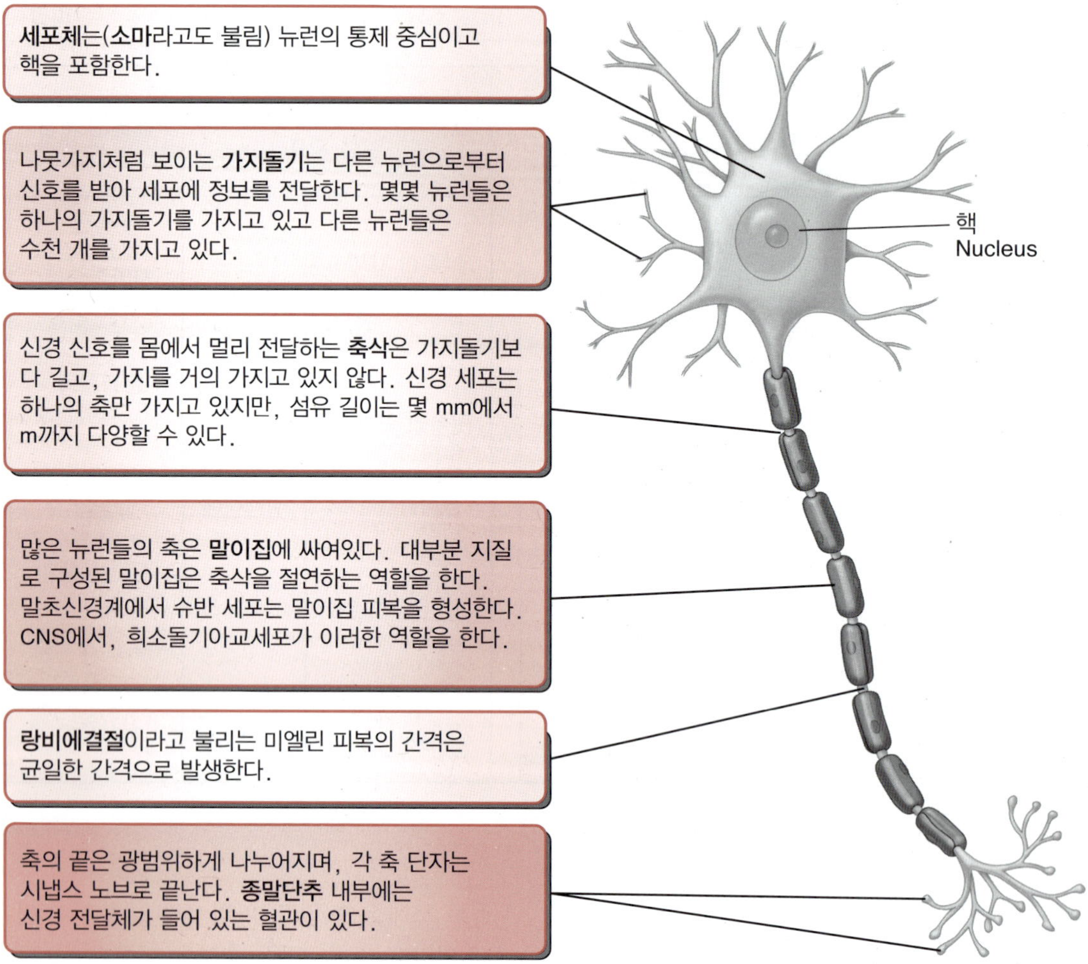

그림 4-2 신경세포를 둘러싸고 있는 말이집.*(출처: Thompson, G.S. [2013]. Understanding Anatomy and Physiology[1st ed.]. Philadelphia: F.A. Davis, p. 157).*

al., 2015). 가지돌기와 축이 결합하여 CNS의 경로를 형성한다. 섬유 다발과 경로는 CNS 내에서 다양한 거리를 이동하며 CNS에서 인체의 효과기 및 근육으로 정보를 전달한다.

신경아교세포는 세포를 둘러싸고 뉴런보다 훨씬 수가 많다. 글리아의 한 형태인 별아교세포는 그림 4-3과 같다. 신경아교세포는 뉴런의 전기적 전달 특성이 동일하지 않지만 대신에 다음과 같다.

- 신경계에 구조적 지지를 제공한다.
- 뉴런 그룹을 서로 절연한다.
- 부상 또는 세포사망 후 이물질을 제거한다.
- 뉴런이 존재하는 전기화학적 환경을 완충한다.
- 뉴런을 영양 공급한다.
- 줄기세포 역할을 하여 새로운 신경아교세포와 새로운 뉴런을 만들어 낼 수 있다.

요점

- 신경과학의 학습을 위해서는 여러 자원이 있으며, 이들은 주제에 대해 서로 다른 접근방식을 취하는 경향이 있다. 신경계의 구조와 기능에 대한 올바른 이해를 위해 하나 이상의 자료를 확인할 필요가 있다.

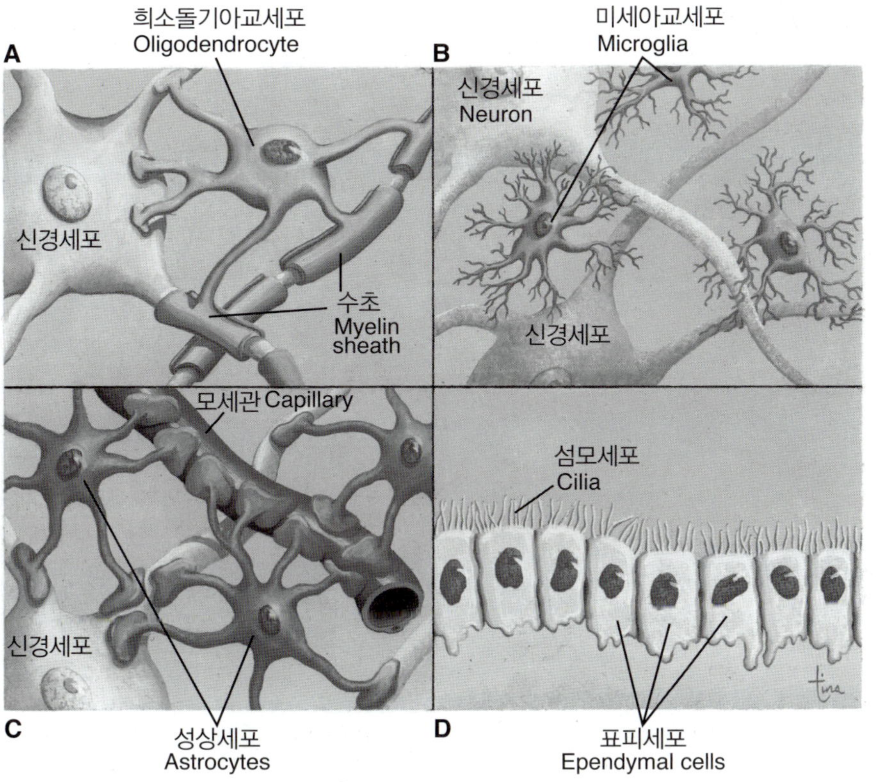

그림 4-3 CNS의 교질 세포는 다른 형태를 취한다. A. 희소돌기아교세포는 축삭 주위에 말이집을 형성한다. B. 미생물은 뇌와 척수의 면역세포인 대식세포이다. C. 성상 세포(별아교세포)는 뉴런에 대한 신진대사를 지원하고 신경 전달을 조절하는데 도움을 준다. D. 뇌실막 세포는 뇌와 척수의 중앙 통로를 이어주며 뇌와 뇌척수액 연결고리 역할을 한다.

- 신경계의 기본 구성요소는 뉴런이며, 신진대사 중심(세포체), 입력(덴드라이트), 출력(축) 섬유로 구성된다.

중추신경계 및 말초신경계 구조
Central and Peripheral Nervous System Structure

CNS와 PNS는 우리 신경계의 해부학적 구별기준이다; 뇌, 척수, 뇌막은 CNS를 형성하는 반면, 두개골과 척추 신경은 PNS를 구성한다. 두 분할부에는 신경 세포체, 축, 가지돌기로 이루어져 있다. 또한 신경계는 기능적으로 자율(ANS)신경과 체성신경을 나눌 수 있다. 자율신경은 평활근과 분비선을 자극시키는 중추구조와 신경작용으로 구성되며, 체신경계는 근육, 관절, 피부로 신경신호를 전달하는 요소로 구성된다(Siegel, Sapru, & Siegel, 2015). 신경계의 이러한 측면은 그림 4-4와 같다. 간단히 말해서, 인간의 신경 시스템은 중앙 코어(즉, CNS) 안팎으로 메시지를 전송하는 투영체가 있는 통신 네트워크에 비유될 수 있다.

PNS는 구조적인 조직부터 시작하여 수용체, 즉 특수한 신경종말과 CNS와 정보를 주고받는 뉴런으로 구성된다. 그리고나서 PNS는 바깥 세상과 말초 구소를 뇌와 척수에 연결한다.

각 감각 시스템은 한 가지 형태의 물리적 에너지에 특히 민감한 독특하고 전문적인 수용체 세포나 신경 말단을 가지고 있다; 예를 들어, 망막의 막대나 추상체들은 빛 에너지에 반응하는 특수한 수용체 세

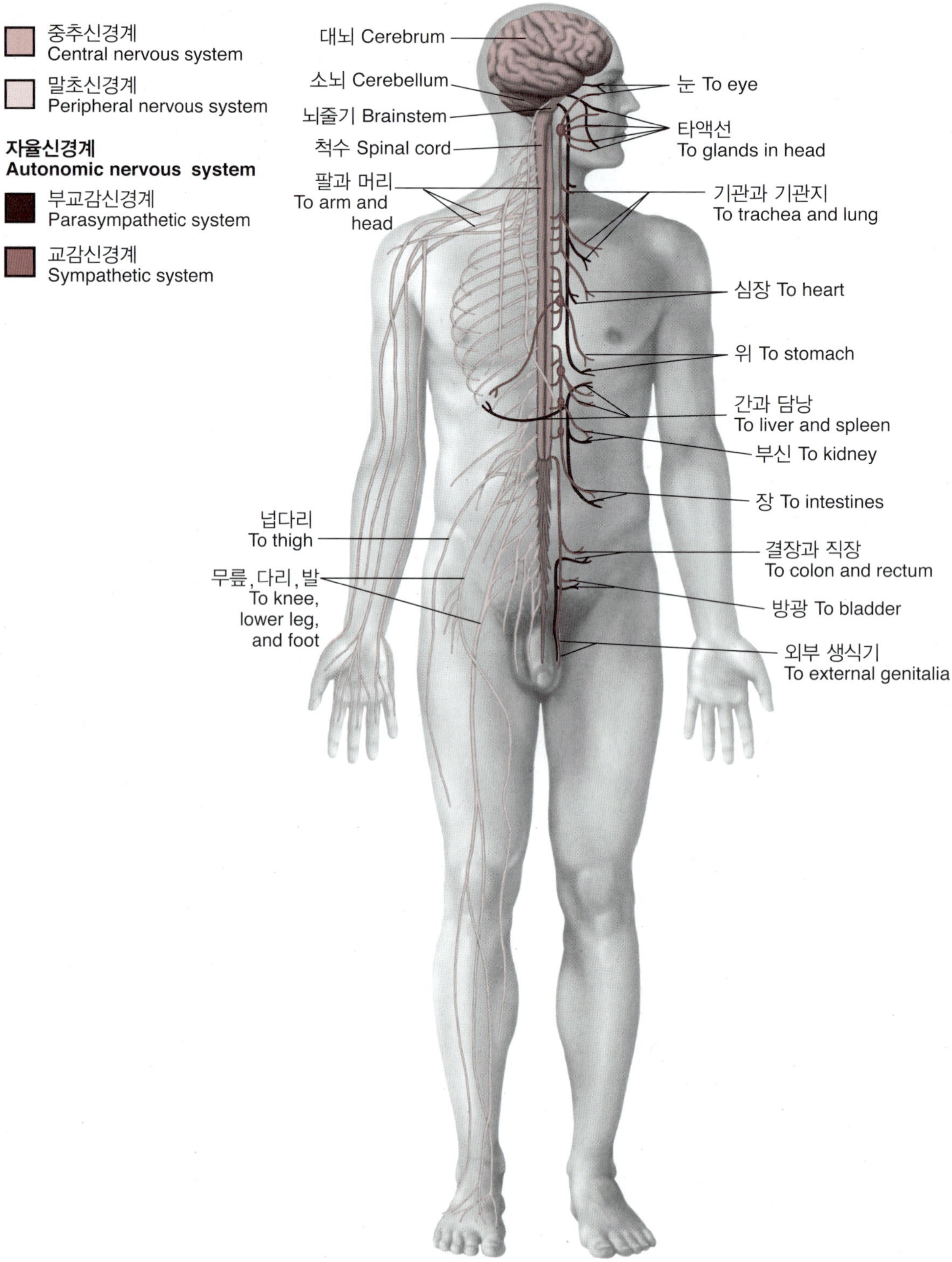

그림 4-4 중추(핑크), 말초(연한 핑크) 및 자율(검은색 및 진한 핑크) 신경 시스템 분포. ANS는 추가로 부교감(검은색) 및 교감(진한 분홍색) 구성 요소로 구분된다. 대부분의 내부 장기와 분비샘은 부교감 및 교감신경의 지배를 둘 다 받는다. *(출처: Eagle, S., et al. (2009). The professional medical assistant. Philadelphia, PA: F.A. Davis Company: p. 438).*

포인 반면, 피부의 파치니소체는 깊은 압력에 반응하는 특수한 신경 말단이다. 일단 수용체가 감각 자극에 반응하면, 입력의 특정 특징들을 CNS에 전달하는 일련의 사건들이 발생한다. CNS로 전송되는 감각의 특징에는 입력 강도, 지속 시간 및 물론 감각의 종류와 같은 특성이 포함된다(Purves et al., 2011). PNS는 또한 CNS에서 효과기로 신호를 전달하는 효과적인 신경 섬유와 특수 수용체를 가지고 있다. 효과기가 근육 섬유일 때, 수용체는 신경근 접합체이다. 효과기는 또한 ANS와 관련된 섬유에 의해 이루어지는 본능적인 구조일 수 있다. 여기에도 특수 수용체들이 있을 것이다.

ANS는 항상성을 담당한다. ANS는 장기와 분비선의 압력과 스트레칭 그리고 신체 화학반응, 통증, 그리고 온도 변화에 반응하며 혈압, 심박수, 호흡 및 소화를 조절한다(Purves et al, 2011; Siegel & Sapru, 2013). "자율신경계"의 분류는 신경계의 이 구성요소가 신체의 생리적 항상성을 유지하는 데 의식적인 통제 없이 기능한다는 것을 말한다. 수신된 정보는 말초신경과 뇌신경을 통해 CNS로 전달된다. CNS 내에서는 시상하부, 시상, 변연계 및 수막, 뇌교 부위가 자율기능을 담당한다. 이 시스템의 작용기 섬유는 평활근, 심장근 및 선상피에 분포되어 있다.

자율신경계의 구성요소는 교감 및 부교감 두 가지로 구성된다. 교감신경은 신체의 투쟁 도피반응(fight or flight)의 기능을 한다. 스트레스 기간동안 가장 활동적이며 신체의 에너지 사용을 증가시키는 역할을 한다. 부교감신경은 '휴식과 소화' 기능을 가지고 있어 음식물의 소화와 영양소 흡수를 촉진해 체내 에너지 저장을 통해 회복한다. 자율신경계의 이 두 가지 주요 기능은 동일한 기관에 분포하여 해당 기관에서 활동을 지속적으로 통제하고 협력할 수 있다. 예를 들어, 심장은 심박수와 같은 기능을 제어하는 교감신경과 부교감신경 모두에 영향을 받는다. 교감신경 활성화는 심장 박동수를 증가시키는 반면 부교감신경의 활성화는 심장 박동수를 감소시킬 것이다. 시스템은 내부 또는 외부 환경의 변화에 대한 심장 반응을 중재하기 위해 함께 작동한다.

장관신경계(벽제신경총)는 반독립적인 방식으로 작동하는 자율신경의 추가적인 측면이다(그림 4-4) (Purves et al., 2011). 이 시스템은 교감신경과 부교감신경을 모두 전달하면서 위장(GI) 기관을 조절한다. 흥미롭게도, 위장기관은 자율신경계의 통제하에 있지 않은 많은 뉴런들이 있지만, 여전히 장관신경계의 일부이기도 하다; 이것이 "반독립적"으로 운영된다고 여겨지는 이유이다. 장관신경계는 위장기관 기능의 화학적, 기계적 측면을 모니터링하고 제어한다.

우리는 내부수용감각에 대해 좀 더 이야기하겠지만, 이 단원에서 자율신경계의 구조나 기능의 구체적인 내용은 다루지 않는다. 그러나 신경계 내에서 감각 처리가 이루어지는 방식은 종종 자율신경계 활동이 반영된 것으로 해석된다. 예를 들어, 촉각 방어를 가진 아이가 친구의 움직임에 과민 반응을 보일 때, 자율신경계의 교감신경이 활성화되었을 수 있다. 마찬가지로, 아동을 진정 또는 집중시키기 위해서는 깊은 압력이나 힘든 활동(heavy work)을 사용할 것을 제안할 때, 이 입력이 자율신경계의 부교감신경 활동을 증가시킬 수 있는 가능성을 고려하고 있다. 따라서, 이것을 읽는 당신은, 아동에게 확인된 행동이나 중재에 대한 그들의 반응이 잠재적으로 자율신경계 활동을 어떻게 변화시키는지를 고려해야 한다. 우리는 시스템이 자율신경계에 반영되는 것을 주목해야 한다.

중추신경계지도
Central Nervous System Geography

CNS는 뇌와 척수로 구성되어 있다. 척수에는 뇌와 말초신경계에 위치한 세포체로부터 정보를 전달하는 구심성 신경섬유와 원심성 신경섬유가 모두 포함되어 있다. 또한, 정보 처리와 통합을 담당하는 수많은 국소 신경세포(줄 안에 완전히 존재하는 작은 신경세포)가 있다. 컴퓨터로 비유하면 척수는 주변

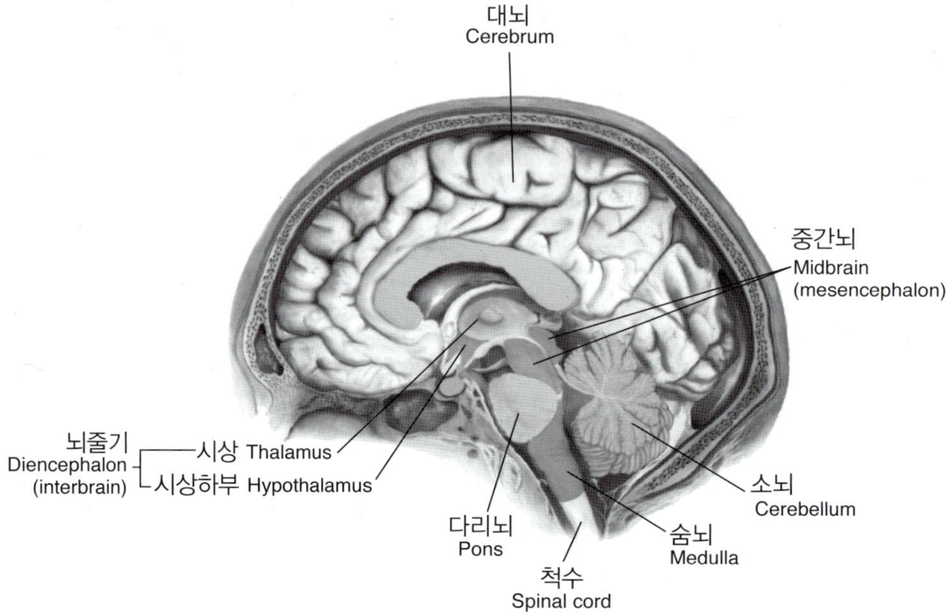

그림 4-5 간뇌의 시상과 시상하부가 표시되어 있다.*(출처: Gylys & Wedding: Medical Terminology Systems, A body systems approach, 6e. F.A. Davis, Philadelphia)*.

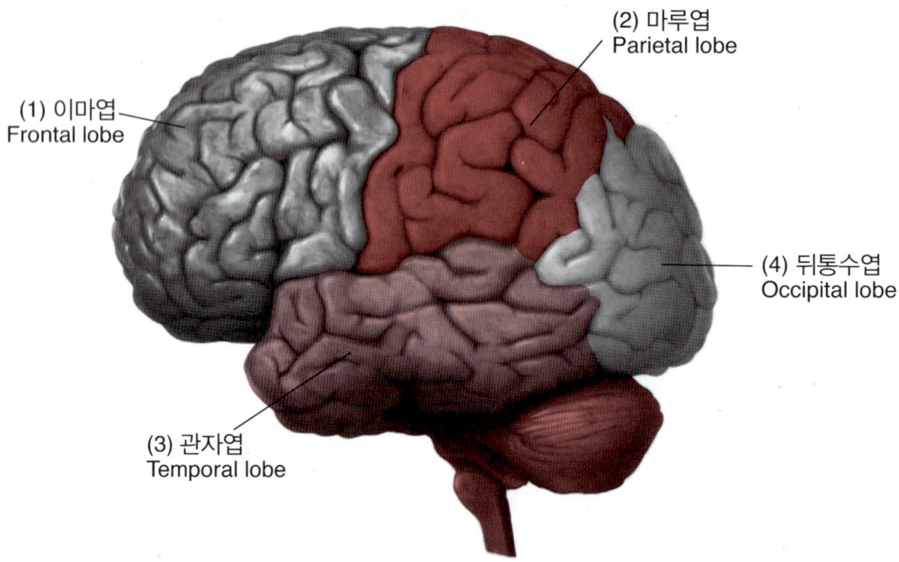

그림 4-6 두뇌의 엽.

장치에서 컴퓨터 본체까지 여러 개의 케이블이 연결된 대형 거미줄과 같다. 그러나 척수에서 발생하는 처리과정 때문에 이러한 비유는 단편적일 수밖에 없다.

뇌는 대뇌 또는 대뇌 반구, 간뇌, 소뇌, 뇌간으로 크게 나눌 수 있다(그림 4-5). 대뇌에는 친숙한 4개의 엽(이마엽, 마루엽, 뒤통수엽, 관자엽; 그림 4-6 참조)과 다른 2개의 엽, 둘레엽(뇌의 중앙

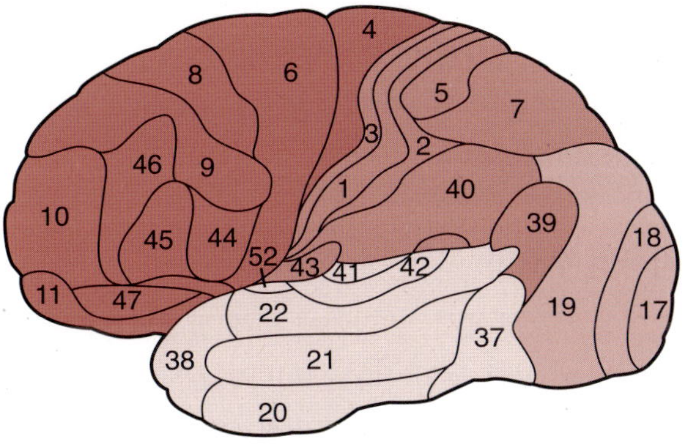

그림 4-7 뇌 측면에 위치한 브로드만 영역.

표면에 보이는 것)과 대상회(측두엽의 바닥을 형성하는 것)가 포함된다. 사이뇌는 시상, 시상 하부, 시상 상부, 그리고 시상밑부로 구성되어 있다. 뇌줄기는 다리뇌, 숨뇌, 중뇌로 구성되어 있다.

중뇌는 배아 뇌 발달을 설명하는 데 사용되는 용어가 반영된 **중뇌**(mesencephalon)라고도 불린다. 중뇌 안에는 청각 및 시각계와 관련된 중뇌 상구와 하구가 있으며, 이들은 함께 대뇌 수문 위를 막아 **덮개**(tectum)라고 한다. 이와는 별도로, 중뇌 상구는 여러 감각계(McHafie, Fuentes-Santamaria, Alvarado, Gutierrez-Ospina, 2012)로부터 입력을 받기 때문에 감각 입력의 중요한 통합 센터로도 여겨진다. 또 다른 중뇌 영역인 경막 주변회색질은 대뇌를 둘러싸고 있으며, 덮개와 연접해 있다. 이 장의 다음 절에서는 각 CNS 구성요소가 감각 시스템과 어떻게 관련 되는지에 대해 논의한다.

브로드만(Brodmann) 영역도 이 장 전체에 걸쳐 언급된다. 브로드만 영역은 1909년 브로드만이 개발한 뇌 영역의 번호 체계를 나타낸다. 그는 52개의 번호가 매겨진 각각의 영역이 뇌 안에 별개의 조직 단위를 정의한다고 생각했다. 이후 연구 결과 이러한 영역 중 일부만 명확한 기능을 가지고 있는 것으로 나타났다. 그러나 남은 번호들은 피질 영역을 식별하는데 유용한 기준점이다. 브로드만 영역은 그림 4-7에 나와 있다.

중추신경계의 기능

Central Nervous System Function

한때 CNS의 기능 조직은 정보가 척수에서 대뇌피질로 이동함에 따라 입력의 해석과 출력의 계획이 복잡해지면서 엄격히 계층적이라고 생각되었다. Squire의 연구진들(2012)에 따르면, 이러한 계층적 조직이 운동계에서 매우 분명하게 드러난다. 또한 중추신경계의 각 레벨에서 입력된 정보의 해석에 있어 감각 입력을 처리하는 데는 더 특별한 계층이 있다. 그러나 중추신경계의 수준 또는 중추신경계 수준 간의 상호작용의 복잡성은 계층적 조직 또는 네트워크 조직도 존재함을 나타낸다. 감각 정보는 운동계의 모든 수준에 도달하며, 운동계 출력은 감각 입력뿐만 아니라 인지 처리, 기타 내적 활동(예: 수면-깨우기 주기, 행동 상태, 각성 수준, 동기 부여) 및 지속적인 운동 활동의 결과에 따른 감각 피드백에 의해서도 영향을 받는다. 따라서, 중추신경계의 조직화는 연결된 네트워크에서 발견되는 강도 높은 상호작용과 더 일치하는 계층 구조 및 기타 상호작용의 측면을 수용하는 것과 같이 아주 복잡한 것으로 해석될 수 있다(Squire et al., 2012).

용어 Terminology

중추신경계에 대해 공부를 하기 위해서는 기능에 대한 고려사항이 중요하다. 모든 감각체계에서 작동하기 때문에 우리는 여기에서 그 시스템을 정의하고 적합하게 언급한다.

자극 수용과 변환

각 시스템 내의 수용기는 특정 유형의 감각 입력에 최적으로 반응한다. 따라서 특정 촉각 압력 수용기는 촉각이나 압력에 가장 잘 반응하며, 눈에 있는 광수용기는 빛에 가장 잘 반응한다. 시스템마다 수용체가 다르지만, 물리적 자극에서 전기 화학적 자극으로 입력이 바뀌는 과정은 어느 정도 유사성이

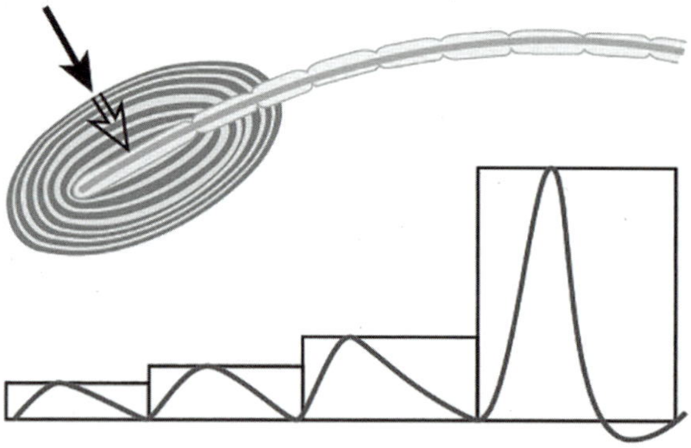

그림 4-8 수용체 전위: 충분한 강도일 경우 이온 분포의 국소적 변화는 수용체로부터 CNS로 정보를 전달한다. *Reprinted with permission from Clinical Neuroanatomy, 26th edition, by Stephen Waxman. Copyright McGraw-Hill Education.*

있다. 촉각 시스템을 예를 들어, 압력은 파치니소체 같은 수용체를 활성화한다. 압력은 수용체의 막 특성을 변화시키고, 이 과정을 통해 기계적(압력) 입력이 전기 신호로 전달된다. 생리학 수업을 통해 모든 세포가 세포막 내부와 외부에 전하 이온이 분포함으로써 확립된 "전위"를 가지고 있다는 사실을 기억 할 수 있다. 수용체 활성화(이 경우 촉각 압력)는 이러한 이온들의 분포 변화를 초래하며, 이로 인해 막 전체의 전하 분포가 변화하여 바로 주변 막의 국소 탈분극이 발생한다. 이러한 국소 탈분극에 적용되는 용어는 *수용체 전위*이다(그림 4-8). 자극이 매우 약할 때, 전하가 미미하고 수용체 전위는 이 수준을 넘어 전달될 정도로 강하지 않기 때문에, 입력은 시작된 곳에서 얼마 떨어지지 않는 곳까지만 전달된다. 많은 사람들에게 속삭이는 소리처럼 가까운 사람들은 들을 수 있지만, 다시 소리를 전달하지 않는 한, 그룹의 반대편에 있는 사람들은 그 소리를 듣지 못하게 되는, 메시지는 시작된 곳에서 조금 떨어진 곳에서 사라져버릴 것이다.

자극이 충분한 강도를 갖거나 충분한 시간 동안 적용되면 수용체 전위가 함께 추가될 수 있으며, 그 결과 감각 뉴런에서 활동전위가 생성된다. 작용전위는 또한 막의 전하 분포의 변화이지만, 뉴런의 인접 부위를 탈분극시킬 만큼 강력하며, 중추신경계로 가는 길에 정보를 첫 번째 시냅스로 전달하는 탈분극 파동이 발생한다.

자극의 부호화

어떤 시스템에서든, 입력에 의해 발생되는 활동전위는 다른 것과 동일하다. 그렇다면 CNS는 밝은 빛과 단단한 촉감을 어떻게 구별할까? 감각 입력의 종류에 대한 수용체의 특수성에 의존해서 구별하며, 감각 뉴런의 경로에 따라 중추신경계의 해석이 필요하다. 수용기는 자극의 강도, 지속 시간, 움직임을 나타내는 활동전위 패턴으로 부호화함으로써 촉각이 부드럽지 않고 단단하다는 정보를 전달한다. 자극이 강할수록 CNS로 보내지는 활동전위의 빈도가 증가하며 적용 시 더 많은 수용체를 활성화시킬 가능성이 높다. 따라서 강한 입력은 하나의 뉴런 내에서 더 많은 활동전위를 생성하며, 다수의 이웃 뉴런에 의해 활동전위가 전달되기 때문에 중추신경계에서 분명하게 전달된다. 수용기에서 이러한 특수성의 과정은 컴퓨터 시스템과도 유사하다. 키보드와 마우스를 컴퓨터에 연결하는 전기선은 기본적으로 동일하며 전류가 생성된 후 동일한 방식으로 전류를 전송한다. 특이성은 수용기에서 시작되는데, 이 경우에는 키보드 키와 마우스 입력이다. 키는 누르는 것에 반응하며, 우리가 단어 철자와 같이 적절한 순서로 누를 때 가장 잘 반응한다. 마우스는 다른 자극에 반응하며 마우스를 패드 위에서 움직이는 것에 반응한다. 우리는 빈도를 조절(키보드 키를 여러 번 치는 것)하거나 "강도"를 조절하면서 타자의 글씨를 굵게 하거나 대문자로 변경하기도 한다.

수용체 영역

수용체 영역 또는 **수용기 영역**은 입력이 전기적 신호로 변환될 수 있는 수용체 주변 영역을 말한다(그림 4-9). 이 개념은 수용체 영역이 수용체를 활성화하는 단일 수용체를 둘러싼 피부 영역인 촉각

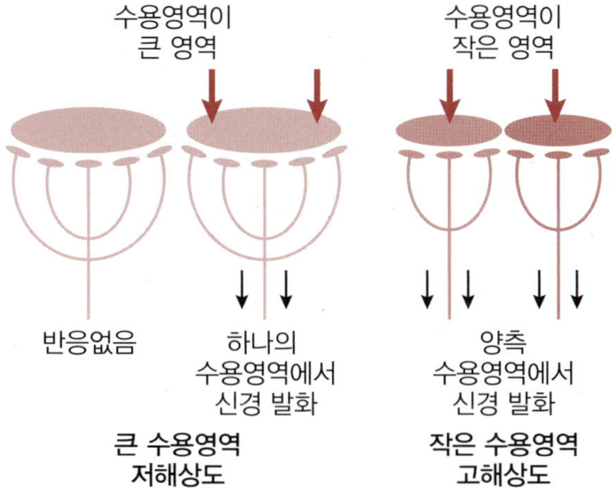

그림 4-9 크고 작은 수용 범위. 수용 범위가 작을 경우 동일한 자극(이 이미지에서 빨간색 화살표 2개)이 2개의 뉴런을 활성화하는 반면 수용 필드가 클 경우 단일 뉴런만 활성화된다. 수용 범위가 작을수록 피부에 닿은 부분에 대한 보다 자세한 정보를 전송한다.

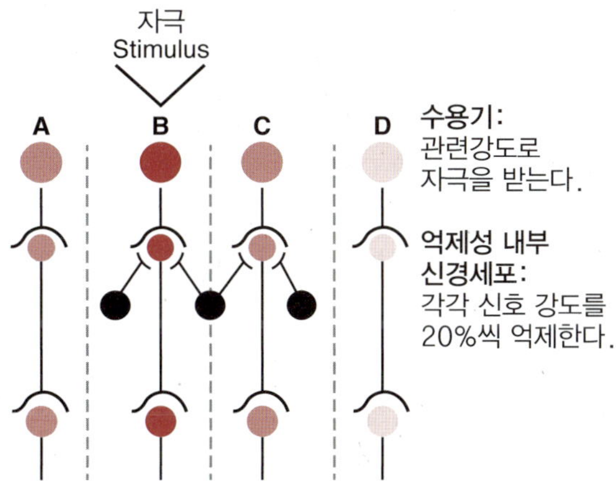

그림 4-10 측면 억제 도식. 이 도표에서 자극은 그림과 같이 작용하며, 자극을 직접 받는 수용체는 최대 강도로 반응하는 반면, 측면의 수용체는 더 적은 강도로 반응한다. 따라서 수용체 B는 100%, A와 C는 80%, D는 60%에서 반응한다. 작은 억제성 내뉴런은 자극을 20% 감소시킨다. 따라서 각 뉴런의 자극 강도는 이 수준에서 40% 감소하며, 현재 뉴런 A와 C는 40%, B는 60%, D는 20%에 불과하다. 그 이후 이 지점에서 전송된 정보는 더 집중된다: 뉴런 A를 통해 전달되는 정보는 거의 없고 뉴런 D를 통해 전달되는 정보는 없다. 이 프로세스는 전송 경로를 따라 모든 시냅스에서 발생할 수 있으며, 수용체에 의해 수신되는 초기 입력을 날카롭게 하는 역할을 한다(자극 강도 및 내부 신경 억제와 관련된 값은 임의적이다).

시스템의 기계적 수용체에 적용된다. 시각 시스템에서 광수용체의 수용체 영역은 망막 영역이다. 작은 수용체 영역은 중추신경계에서 입력의 정확도와 관련있기 때문에 미세한 판별 기능과 연관된다. 컴퓨터로 비유하면, 이것은 스마트폰의 키패드와 표준 키보드에서 사용할 수 있는 수용체 영역을 비교하는 것과 유사하다.

수용체 적응

수용체는 지속적인 입력에 적응하고, 지속적인 입력에도 불구하고 수용체 막 탈분극이 중단된다. 일부 수용체는 빠른 적응으로 입력의 시작과 종결에서만 반응한다. 다른 사람들은 느린 적응으로 진행 중인 입력에 보다 지속적으로 반응하지만 결국 이들조차도 활동 잠재력을 생성하지 않게 된다. 수용체의 적응은 감각 시스템의 기능에 중요하며 이 기능은 내부 또는 외부 환경의 변화에 내한 정보(빠른 적응 수용체)와 함께 무슨 일이 일어나고 있는지에 대한 지속적인 정보(느린 적응 수용체)를 제공하는 역할을 한다.

측면 억제

측면 억제(그림 4-10)는 신경 신호를 수신하고 해석하는 방법을 이해하는 데 중요한 또 다른 현상이다. CNS가 수용체의 입력에 초점을 맞추고 해석을 정확하게 하기 위해 사용하는 메커니즘이다. 측방 억제는 억제 개재뉴런의 존재에 의존한다. 다음과 같이 발생한다. 예를 들어, 촉각과 같은 자극이 손에 적용된다. 피부의 수용체가 활성화되고 자극 아래에 수용 영역이 집중된 수용체는 더 큰 강도로 반응한다(더 많은 활동 전위와 더 빠른 발화). 이것은 한 무리의 사람들에게 부드럽게 말하는 것과 비슷하다. 말하는 사람 바로 앞에 있는 사람들은 대부분의 메시지를 들을 수 있지만 가장자리에 있는 사람들은 정보를 덜 포착할 것이다. 수용체의 섬유는 이 그룹의 사람들이 이웃과 이야기하는 것처럼 CNS에 정보를 전송할 때 다른 감각 뉴런과 시냅스를 형성한다. 측면 억제가 없는 경우 활성화 패턴이 광범위하게 퍼져 감각 뉴런의 수가 증가하고 CNS에서의 결과는 피부의 넓은 영역이 만졌다는 일반적인 인식이 나타난다. 여기 말하는 예에서, 이것은 마치 메시지를 들은 각 사람이 그 메시지를 이웃에게 다시 말하고 이웃이 이것을 다른 이웃과 공유하여 곧 온 방이 소리로 윙윙거리게 될 것이다. 그러나 그 소리의 구체적인 내용은 다소 모호할 수 있다. 측면 억제는 입력이 많은 뉴런이 확산되는 것을 허용하기 보다는 입력을 집중시키는 데 사용된다. 이 포커싱 메커니즘을 사용하는 감각 시스템에서 수용체 영역의 중심에 있는 뉴런(즉, 입력에 의해 가장 강하게 활성화되는 뉴런)은 CNS 내의 첫 번째 시냅스에서 억제성 개재뉴런을 활성화한다. 이러한 억제성 개재뉴런은 수용 영역의 중심에서 멀리 떨어진 감각 뉴런(즉, 덜 활동적인 뉴론)과 연결되어 수용 영역의 주변부에서 전달을 억제한다. 이 과정을 정의하는데 사용되는 다른 용어는 **환경 억제** 또는 **주변 억제**가 있다. 이 과정은 방 한가운데에 있는 사람들이 주변 사람들이 말하지 못하도록 부드럽게 조용하게 시키는 것과 같다. 이것은 방의 배경 소음을 줄여 최소한 들을 수 있는 사람들에게 원본 메시지를 더 명확하게 전달한다. CNS에서 측면 억제는 각 중계국에서 입력을 집중시켜 배경 잡음을 줄이는 역할을 한다. 그 결과 우리가 받는 입력을 구별하고 국소화시킬 수 있다. 잘 발달된 판별 기능을 가진 감각 시스템은 이 메커니즘에 의존한다.

수렴과 발산

수렴과 발산(그림 4-11)은 정보가 말초신경계에서 중추신경계로 전달되는 정확성을 이해하기 위해 알아야 하는 개념이다. 수렴으로 많은 세포의 처리과정이 한번에 시냅스 된다. 따라서, 많은 축삭의 여러 시냅스를 형성할 수 있다. 이것은 많은 정보를 압축시킨다. 이것은 CNS에서 정보의 강도를 높이고 통합을 촉진하는 데 유용할 수 있지만, 말하는 사람에게 여러명의 듣는 사람이 연속적으로 입력을 제공하는 것과 유사하게 원래 입력의 구체성이 감소한다는 단점이 있다. 말하는 사람은 정보를 듣고 통합할 수 있지만 각 정보가 어디에서 왔는지, 정확히 무엇

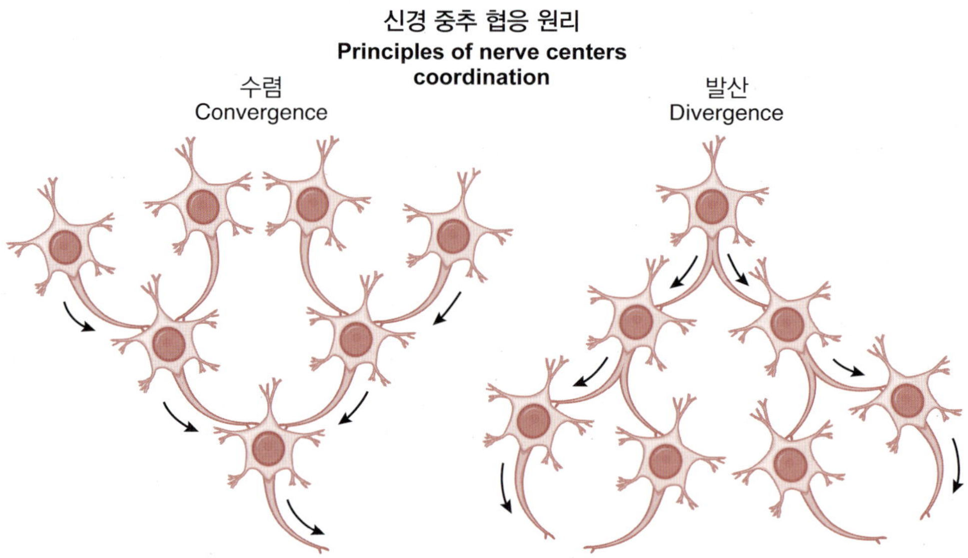

그림 4-11 중추신경계의 수렴과 발산 묘사한 도식(*출처: Lundy-Ekman, L. Neuroscience: Fundamentals for Re-habilitation, p. 37). Philadelphia, PA: WB Saunders Co., 1998.*

을 말하고 누구에 의해 말했는지에 대한 세부 정보는 손실될 가능성이 높은 것이다.

반면, 발산은 하나의 시냅스 과정이 CNS의 여러 세포와 시냅스할 때 발생하는데, 이 장 앞부분에서 우리는 축삭이 다른 많은 세포에 분열하고 영향을 미칠 수 있다고 언급했는데, 발산이 그러한 예이다. 축삭은 세포체를 떠나 CNS의 다른 여러 영역에서 세포체 또는 가지돌기 가지와 접촉한다. 여기서 기능적 연관성은 동일한 정보가 여러 곳에서 반복된다는 것이다. 따라서 이러한 정보의 잠재적 영향은 광범위할 수 있다.

습관화와 민감화

우리의 신경망은 매우 유연하다; 시냅스 연결에서의 변화는 짧거나 길게 지속될 수 있다. 감각통합을 이용한 작업치료의 목표 중 하나는 장기적으로 신경연결망에 영향을 미치는 것이다. 두 가지 메커니즘이 장기적인 변화와 관련 있다: 습관화와 민감화. 행동적으로, 우리는 습관화에 대해 잘 알고 있다; 아침에 옷을 입고, 편안함을 느끼도록 옷을 조절한 후, 빠르게 그것을 잊어버린다. 이것은 반복된 감각에 반응하지 않게 되는 감각 입력에 적응하는 과정인 **습관화**이다. **민감성**은 특정 자극에 대한 거부반응이 이전에 거부반응이 아닌 다른 자극에 일반화될 때 발생한다. 예를 들어, 한 어린이가 학교 식당에서 맛있게 점심을 먹는 어느 날, 20개의 식판을 실은 카트가 넘어지면서 매우 큰 충돌이 일어나고 순간적인 혼란이 발생한다. 요란한 굉음과 혼란에 크게 놀란 아이는 이제 이 입력 자극과 급식 장소가 결합되어 점심을 먹으러 가는 것을 거부하게 된다. CNS 처리의 효과는 여러 측면에 따라 짧거나 오래 지속될 수 있다.

분산 처리 및 제어

중추신경계는 "다중 작업"을 수행할 수 있는 굉장한 역량을 가진다. 당신은 이 장을 읽으면서 자세를 유지하고, 불편한 압력을 조절하기 위해 체중을 이동시키고, 무엇을 먹고 마시며, 무엇을 먹고 마시든 소화시킬 수 있다. 모든 활동은 CNS에 의해 조직되고 운영된다. CNS 내의 분산 처리를 통해 감각 및 운동 시스템, 인지 프로세스 및 자율 기능을 동시에 참여시킨다. 이 과정이 원활하면, 서로 다른 여러 처리들간에 분산과 제어가 효율적이고 효과적인 상호작용을 할 수 있게 된다.

직렬 및 병렬 처리. 활동에 대한 분산 제어의 기본에는 직렬 및 병렬의 두 가지 처리 방법이 있다. **직렬 처리과정**은, 일이 발생한 차례로 계층적 방식으로 발생한다. 촉각수용기에서 CNS로 정보를 전송하는 것은 정보가 기계적으로 수신되고, 전기적 신호로 변환되며, 합산되어 활동 전위를 형성하며, CNS로 전송될 때 이러한 방식으로 발생한다. **병렬 처리**에는 두 개 이상의 경로가 동시에 작동해야 한다. 시각, 전정 및 고유수용 시스템은 종종 병렬 처리과정을 사용하여 공간에서 우리의 자세를 파악한다. 각 시스템은 바르게 선 자세를 유지하는 엔드포인트(종말점)를 통해 우리 몸과 주변 공간에 대한 다양한 정보를 처리한다.

*병렬 처리과정*은 동일한 감각이 어느 정도 중복된 두 경로에서 전달되고 처리될 때 사용하는 용어이다. 예를 들어, 통증 입력은 뒤섬유기둥-안쪽섬유띠로(DCML)와 척추시상로를 통해 처리된다. 이러한 기능 중복은 한 시스템에서 정보의 흐름을 방해하는 질병이나 기능 장애를 가질 때 매우 유용할 수 있다. 동일한 정보가 병렬 시스템에서 처리될 수 있다는 사실은 중재에 활용될 수 있다.

이 장에에서 논의될 수 있는 다른 처리과정과 메커니즘이 있지만, 여기에서 제공되는 처리과정은 매우 기본적인 해부학적 및 기능적 기준을 제공한다. 우리는 이제 감각통합 및 작업 수행에 대한 개별 감각 시스템과 감각 시스템 간의 통합에 초점을 맞추고자 한다.

지혜 실천

우리는 왜 수용체 종류, 수용 영역, 전달 속도, 측방 억제와 같은 신경 기능뿐만 아니라 발산, 수렴, 습관화와 같은 과정에도 신경을 쓰는 것일까? 이러한 기능을 이해하는 것은 우리가 치료하는 아이들이 감각적인 경험을 할 수 있도록 할 때 우리가 임상적으로 무엇을 하고 있는지 이해하는 데 도움을 준다. 예를 들어, 아이가 가볍게 빗질을 하고 있을 때 이것이 방어 반응이나 추구 반응을 일으킨다면, 우리는 모발 세포 수용체를 작동시켰을 것이다. 우리는 이 수용기들이 작은 신경 발사체와 연결되어 있다는 것을 알고 있고, 그 정보는 상대적으로 천천히 CNS로 전달된다는 것을 알고 있다. 부드러운 표면이 닿은 지점을 문지르기 위해 강한 압력을 사용할 때, 우리는 메르켈소체와 파치니소체는 더 깊은 수용체가 활성화된다. 이 수용체들은 수초화 된 더 큰 지름의 섬유들과 연결되어 있다. 이 정보는 CNS로 더 빨리 이동하며, 우리는 이것을 효과적으로 사용하여 가벼운 촉감각이 방향감각과 각성에 미치는 영향을 줄일 수 있다. 따라서 수용체 종류와 전달 속도에 대해 생각하지 않더라도 임상적으로나 일상생활에서 이러한 구조를 사용하게 될 것이다.

요 점

- 신경계는 해부학적 분류(CNS와 PNS) 또는 기능적 분류(ANS 및 체세포)로 개념화할 수 있다. 이러한 접근 방식은 구조와 기능에 대한 통찰력을 제공한다.
- PNS는 우리의 주변과 환경을 CNS에 연결하여 뇌로 감각 입력을 가져오고(구심성 신호) 중심 명령을 뇌에서 근육과 장기(원심성 신호)로 전달한다.
- PNS와 유사하게, ANS는 구심성과 원심성 구성요소로 되어 있으며; 이러한 구성요소는 생리학적 항상성을 매개한다.
- 장관신경계는 내장의 기능을 조절하기 위해 반독립적인 방식으로 기능한다.
- 뇌와 척수로 구성된 CNS 조직은 계층적, 이성적 구조와 기능 구성의 복잡한 상호작용으로 설명된다.
- 일반적인 신경과학 관련 용어에 대한 지식은 신경계의 구조, 기능 및 기능 장애를 이해하는 데 도움이 된다.

체성감각시스템

The Somatosensory System

우리는 체성감각과 관련된 수용체를 확인함으로써 체성감각 시스템에 대한 논의를 시작한다. 수용체에 의해 받아들여진 체성감각 입력은 DCML경로, 척수소뇌로 및 전외측체계를 통해 처리된다. 우리는 각각 따로 제시한다. 또한 얼굴에서 체성감각 정보의 전달을 담당하는 삼차 시상 경로에 대해 이야기 한다. 체성감각 경로 사이의 기능 중복에 대한 간략한 설명으로 이 단원을 완성한다.

수용체와 전달체 Receptors and Transduction

체성감각의 수용체 대다수는 기계적 수용기이다. 이는 수용체에 물리적인 힘(예: 가벼운 접촉, 깊은 압력, 스트레칭, 진동)이 가해지면 신경전달 과정이 시작되는 것을 의미한다. 관절과 근육의 고유수용감각 입력은 확실히 기계적 입력이며 이것은 체성감각 경로를 따라 전달된다. 여기서는 고유수용성 감각에 대해 간략히 설명하지만, 이 책의 다른 장들에서 전정 감각 체계와 연계하여 다루는 고유수용성 감각을 발견하게 될 것이다. 촉각 시스템은 또한 온도 수용체를 포함하므로 온도 감각 해석을 담당한다. 표 4-1은 이 시스템 내의 수용기와 다양한 특성을 보여준다.

촉각 기계적 수용기

피부 내의 기계적 수용기는 다양한 감각 활성의 영향을 받는다. 일부는 감각 입력의 시작과 중단(마이스너소체, 파치니소체, 일부 모낭)에 반응하지만 지속적인 입력에는 반응하지 않는다. 이 수용기들은 유지되는 자극에 반응하는 것을 멈추기 때문에 빠른 적응으로 여겨진다. 그들은 촉각 입력의 변화에 민감하다. 천천히 적응하는 수용기는 메르켈원반, 루피니소체, 그리고 일부 모낭 수용체들이 포함된다. 두 번째 수용기 그룹은 빠르게 적응하는 수용기

표 4-1 피부 수용기와 관련된 감각의 위치, 형태, 적응 속도 및 섬유 유형

유형	위치	자극	섬유유형	적응
자유 신경 종말	관절 캡슐, 인대, 힘줄	통증, 온도	A-delta, C	느림
모낭	진피	탈모; 통증	A-beta	빠름
마이스너소체(촉각소체)	피부돌기, 혀끝점막	접촉	A-beta	빠름
파치니소체	피하조직	압박, 진동	A-beta	빠름
크라우제 끝망울	털이 없는 피부 돌기; 모낭근 근처	추위	A-delta, C	20° 이하; 적응 불가
메르켈원반	털이 없는 피부 표피; 모낭 근처	피부변형	A-beta	느림
루피니소체	관절 캡슐; 결합조직	접촉; 피부신장, 관절 움직임	A-beta	느림

들과는 달리 CNS에 입력 강도, 지속 시간, 속도에 관한 정보를 제공한다(그림 4-12).

우리의 촉각 구별 능력은 부분적으로 수용체의 밀도와 수용체 영역의 관련 크기에 달려 있다. 미세한 촉각 구별 영역(예: 손가락 끝, 손바닥, 입 주변)은 수용체 밀도가 높고 수용체 영역은 작다. 수용체 밀도가 높은 부위는 더 민감하다. 그러나 촉각 입력에 대한 정보가 덜 필요한 영역(예: 복부 및 등)에서는 수용체 밀도가 낮고 수용체 영역이 더 크다. 구별 능력을 확인한 연구자들(예: Jones & Smith, 2014)은 능동적 또는 수동적 터치를 사용하여 구별할 수 있지만 능동적 촉각을 사용하면 더 미세하고 정확한 구별이 가능하다는 것을 보여주었다. 촉각 시스템은 또한 측방 억제를 활용하여 입력에 초점을 맞추고 구별을 세밀하게 한다.

신체에서 CNS로 정보를 전달하는 체성감각 시스템은 DCML시스템과 AL 경로의 두 가지 주요 하위 체계를 가진다; 소뇌에는 고유수용 감각에 대한 중요한 영역도 있다. 이 경로는 이 장 뒷부분에 설명되어 있다. 수용기에 의해 전달되고 이러한 경로를 통해 전달되는 정보는 촉각 세계를 해석하고 촉각에 적절하게 반응할 수 있는 능력을 제공한다. 이 두 체성감각 세포 감지 영역이 아주 넓기 때문에 환경과 상호작용에 매우 중요하다. 마찬가지로, 체성감각 시스템의 광범위함은 문제가 발생했을 때 그 영향이 광범위해질 수 있다는 것을 의미한다.

고유수용과 고유수용기

Sherrington(1906)은 **고유감각**을 공간에서 신체 또는 신체의 위치와 관절 및 신체 움직임에 대한 인식으로 정의했다. 이 정의는 오늘날 우리가 문헌(예: Croker, 2013; Proske & Gandevia, 2012)에서 사용하는 신경과학 내용과 일치한다(Bear et al., 2015; Purves et al., 2011; Siegel, Sapru & Siegel, 2015). 고유수용기는 근육, 관절, 힘줄에서 감각의 지속적인 흐름을 제공하고 신체 또는 신체 부위의 방향, 움직임의 속도와 타이밍, 근육이 발휘하는 힘의 양이 얼마나 많은지, 근육이 얼마나 빨리 늘어나는지(Proske & Gandevia, 2012)에 대한 정보를 알려준다. 지속적인 정보의 흐름은 필수적이다; 팔다리와 몸의 위치와 공간을 통한 움직임에 대한 간헐적인 정보만 가질 수 있다면 어떨지 상상해 보자. Sherrington (1906)과 다른 연구자들은 근육 구심성, 관절 수용기 및 전정 미로를 고유 수용체로 설명했지만, 우리는 이 단원에서 비전정 고유수용기로 제한해 설명한다.

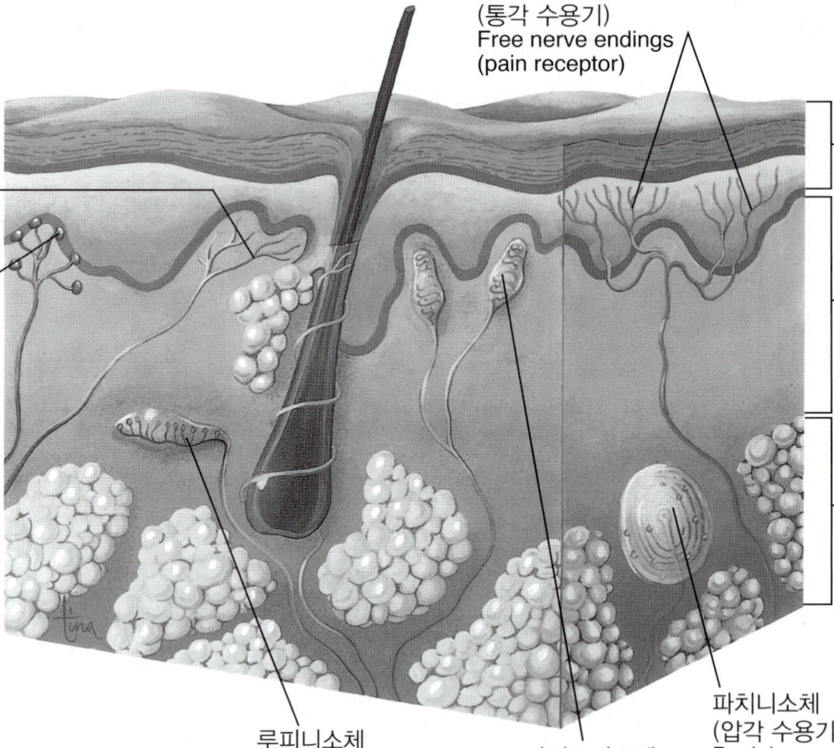

그림 4-12 피부 촉각 수용체에는 자유신경 말단(피부와 피상 표피), 메르켈원반과 마이스너소체(피하조직), 루피니소체 및 파치니소체(피하 조직)를 포함한다.

1970년대 이전 초기 연구자들은 주로 관절 수용체에서 발생하는 것으로 생각되는 의식적 관절 고유수용감각(운동감각)과 근방추와 힘줄 수용체에서 발생하는 무의식적 고유수용성감각을 구분했다. 그러나 이러한 구분은 명확하지 않으며 오래된 실험적 증거는 모든 고유수용성감각 입력이 의식적 고유수용성감각임을 나타낸다(Matthews, 1988; McCloskey, 1985; McCloskey, Cross, Honner, & Potter, 1983; Moberg, 1983; Tracey, 1985).

SI 이론을 연구할 목적으로 고유수용기(즉, 고유감각수용기)과 고유수용(즉, 고유수용성 피드백 관절 및 신체 움직임에 대한 인식)의 차이를 이해하는 것이 더 중요하다. 모든 고유수용성감각이 말초 고유수용체에서 시작하는 것은 아니다. 행동이 계획된 후에 근육으로 보내지는 운동 신호의 내부 상관관계에 의해 발생하는 고유수용성감각도 중요한 시작일 수 있다; 이 과정을 **귀결**이라고 한다. 운동 계획이 소뇌로 보내지면 소뇌는 계획을 "미리보기"하고 근육과 관절에서 수신하는 현재 정보를 기반으로 일부 업데이트를 수행한다. 이것은 우리의 운동 행동을 정교하게 만드는 데 도움이 된다. 반 방전은 능동적인것(내부적으로 생성됨)과 수동적 움직임(외부 자극에 의해 생성됨)을 구별하는 데 중요하며, 적절한 수준의 운동 활동, 신체 도식의 발달 및 힘의 지각을 식별한다(Crapse & Sommer, 2008). 신체와 그 움직임에 대한 지식은 운동 계획에서 중요하며 5장 실행과 실행 장애(Praxis and Dyspraxia)에서도 다룬다.

고유수용성감각 입력이 출처. 고유수용성감각 피드백은 여러 소스에서 발생한다. 근육에 위치한 근육섬유와 평행하게 달리는 **근방추**(그림 4-13)는 고유수용성감각의 주요 원천으로, 관절의 위치와 움직임의 범위에 대한 입력을 제공한다. Proske and Gandevia(2012)는 무게와 힘에 대한 **골지힘줄기관**(**GTO**)의 관여에 대한 간접적인 증거가 있음을 지적했다. GTO는 근육의 건에 위치한다. 관절 수용체에서 받는 고유수용성감각은 적으며 주로 운동의 끝 범위(Proske & Gandevia, 2012)에서 한계를 감지기 역할을 한다(Ferrell & Smith, 1988).

근방추의 기능을 더 자세히 살펴보면 이 수용체의 1차 및 2차 말단에 대한 주요 자극은 신장이다. 1차 섬유는 근육 길이의 변화 속도와 변화량에 관한 정보를 선달하고, 2차 섬유는 정적 위치와 지속적인 신장 및 수축에 대한 정보를 전달한다. 두 가지 유형의 섬유는 공간에서 신체와 팔다리의 위치에 대한 지속적인 정보 처리에 매우 중요하다.

근육 신장에 대한 정보는 척수로 이동하며, 여기에서 감각 입력은 오름차순 섬유로(나중에 논의됨)와 국소로 동일한 근육의 알파 운동 뉴런과 연결된다. 알파 운동 뉴런은 척수에서 나오는 원심성 섬유로 근수축을 생성하기 위해 근육 섬유로 이동한다. 하나의 알파 운동 뉴런은 여러 근육 섬유와 연결될 수 있다; 알파 운동 뉴런과 연결되는 모든 근육 섬유는 **운동 단위**이다. 근육의 신장은 근방추를 활성화시키고, 이는 차례로 알파 운동 뉴런을 활성화시켜 근수축을 유발한다. 근수축은 근육 긴장을 증가시키고 긴장에 민감한 수용체인 GTO를 활성화시킨다.

근육을 조금 늘리거나 수축시키면 약간의 고유수용 입력이 발생한다; 저항력에 대항하는 작업은 운동 단위를 수집하여 공간에서의 몸과 팔의 위치와 움직임에 대한 더 많은 정보를 CNS에 제공한다(Schmidt & Lee, 2011). 이것은 임상적으로 사용할 수 있는 개념이다. 예를 들어, 엎드린 자세에서 중력에 맞서 머리와 팔을 뻗거나, 트램펄린을 타기

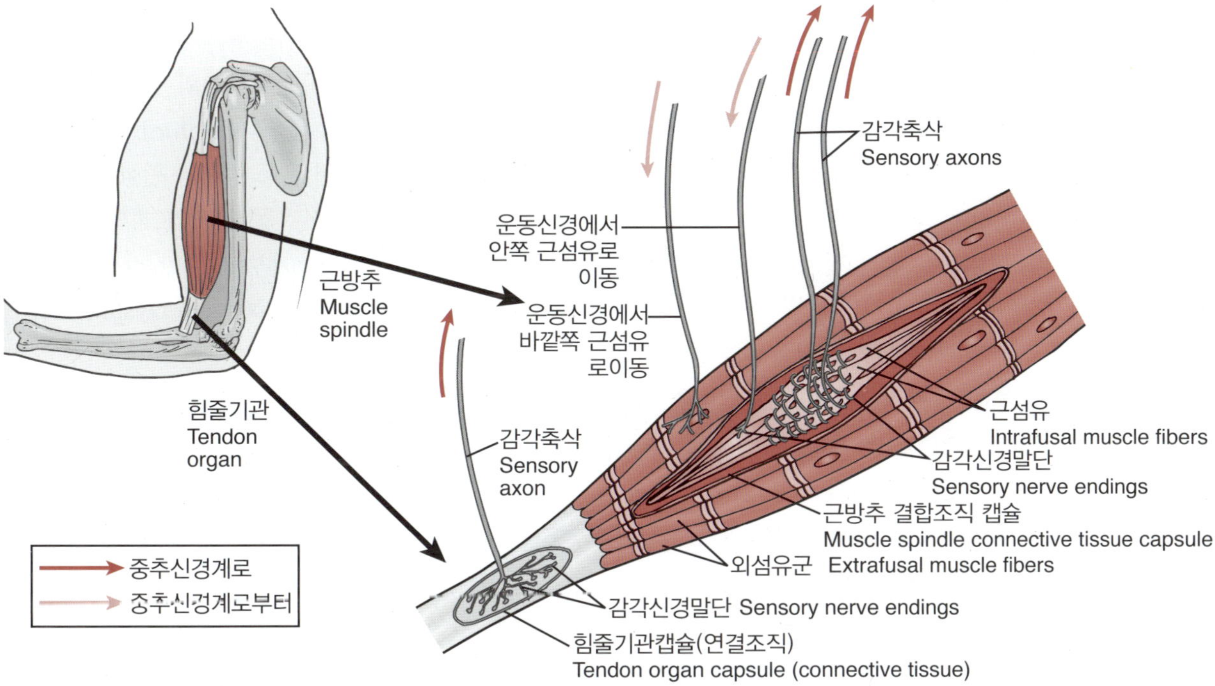

그림 4-13 중추신경계에 적절한 수용력을 전달하는 감각 섬유와 근육에 대한 효과적인 섬유(추출 섬유)와 근육 스핀들(침투성 섬유)을 가진 근육 스핀들. 힘줄에는 근육의 장력에 반응하는 골지 힘줄 기관이 있다.

위해 체중을 지탱하여 팔다리를 뻗거나, 그네를 타면서 팔을 구부릴 때 우리는 중력과 체중의 저항에 대해 근육을 수축하고 있다. 저항에 대항하여 수축할 때 우리는 활동에 필요한 힘을 생성하기 위해 운동 단위를 모집한다. 따라서, 저항에 대한 적응 행동을 입증하는 것이 고유수용성감각 피드백의 생성에 가장 효과적인 수단일 수 있다.

능동적 관절 운동에 의한 피부 또는 피부의 기계수용기 및 관절 수용기의 자극은 신체 영역의 전부는 아니지만 일부에서 운동을 지각하는 데 특히 중요하다. 예를 들어, 무릎을 움직이는 동안 피부 입력의 손실은 관절 위치를 결정하는 능력을 손상시키지 않는 것으로 나타났으며(검토를 위해 Gokeler et al., 2011 참조), 고유수용성감각의 일부 손실은 다른 수용체를 통한 입력으로 보상될 수 있다(Bear et al., 2015).

촉각 및 고유수용감각 정보는 동일한 경로로 이동하지만(다음 단원 참조), 피부에서 발생하는 고유수용감각과 촉각을 혼동하지 않는 것이 중요하다. *고유수용감각*은 개인의 움직임으로 인해 생기는 움직임이나 위치에 대한 감각을 말한다. **촉각**은 피부에 가해지는 외부 자극의 위치 또는 위치 변화에 대한 인식 또는 지각과 관련이 있다. 촉각은 피부와 피부수용기에 작용하는 외부 환경에 대한 정보를 개인에게 제공한다. 종종, 촉각 정보는 관절의 움직임으로부터 수집된다; 이것은 약간 혼란스러울 수 있다. 그러나 정의에 따르면, 깊은 압각 및 수동 관절 압박은 고유수용성감각의 원천이 아니다.

예를 들어, 그네 위에서 그네를 타는 아이를 생각해보자. 그네를 붙잡고, 다리를 앞뒤로 움직이며, 체간을 앞뒤로 몸을 숙이는 등의 신체 움직임에 의해 고유수용감각이 활성화된다. 촉각 수용기는 그네 줄을 잡는 손에서 활성화되고, 움직임으로 인한 공기가 움직이며, 머리카락이 한 방향에서 다른 방향으로 움직일 때 머리와 몸에서 활성화된다. 두 입력 소스 모두 공간 내 위치 및 이동에 대한 정보를 제공한다. 여기서도 전정계가 중요한 역할을 하고 있으며 이 설명은 다시 또 하게 될 것이다.

중앙에서 생성된 운동 명령과 원심성 신경 복사도 독점적 피드백의 원천이다. 고유감각이 일어나고 있다는 노력이나 의식적인 인식에 대한 책임이 있다(Schmidt & Lee, 2011). McCloskey 대표적인 일화(1985년)에 따르면,

> 우리 모두는 점점 피로해지는 근육과 함께 들고 다니는 여행 가방이 점점 무거워지는 느낌을 경험해 왔다. 결국, 우리는 짐을 내려놓고 "너무 무거워졌을 때" 휴식을 취한다. 그러나 하중은 실제로 더 무거워지지 않았다. 지지하는 팔다리의 압력과 긴장이 증가하지 않았고, 압력이나 긴장을 나타내는 감각수용기의 방전 또한 증가했을 것이라고 가정할 이유가 없다. 하중이 더 무거워 보이는 것은 점진적으로 피로해지고 덜 반응하는 근육으로 수축을 유지하는데 필요한 자발적으로 생성된 명령 신호의 더 큰 노력과 더 큰 원심성 신호를 감지하기 때문이다. 무거움 또는 증가된 근육의 힘은 실험적으로 발생된 다른 모든 근력 약화 상태를 동반한다... 또는 질병으로(p. 152)

감각의 정확한 해석을 위해서는 중앙에서 생성된 운동 명령과 함께 운동 중추로부터의 원심성신경 복사가 필요한 것으로 추측된다(Schmidt & Lee, 2011). 중앙에서 생성된 운동 명령과 원심성신경 복사는 운동 제어, 즉 적응 운동 동작의 계획 및 생성에서도 중요하다. 이러한 개념에 대한 자세한 정보는 5장 실행과 실행 장애(Praxis and Dyspraxia)에서 제시한다.

뒷기둥내측섬유띠로(DCML)

Dorsal Column Medial Lemniscal (DCML) Pathway

DCML과 관련된 수용기는 기계적 자극에 반응하며, 주로 촉각, 진동, 촉각 압력 및 고유수용감각을 전달한다. DCML은 촉각구별이나 지각: 크기, 형태, 윤곽선, 재질 및 움직임의 감지와 같은 촉각 또는 인식에 내재하는 기능과 관련이 있다. DCML은

고유수용성감각을 전달하기 때문에 공간에서의 신체 및 팔다리의 위치와 관련된 정보도 처리한다.

감각 입력은 일련의 활동 전위로 변환되고 축삭을 통해 세포체로 전달되며, 이 경우, 후근 신경절에 있다. 여기에는 시냅스가 없으며, 정보는 후근신경절 세포체로부터 척수로 들어가 척수의 등기둥을 통해 뇌로 이동하는 가지돌기로 전달된다. DCML은 그림 4-14에 나와 있다. DCML의 첫 번째 시냅스는 연수, 쐐기핵(설상핵)에 있다.

연수에서 섬유 트랙은 내측섬유띠를 교차하여 시상 복부 후방 측방 핵까지 올라간다. 섬유트랙이 척수가 아닌 뇌에서 교차한다는 것은 손상이나 기능장애에 직면해 기능적으로 영향을 미칠 수 있다. 연수 위 또는 수막에서 이 경로에 문제가 있는 경우 기능 상실은 신체 반대편에 기능적 손상이 있다. 연수 아래의 경로에 문제가 있는 경우, 신체의 같은 쪽에 기능적 장애가 발생한다.

섬유는 연수로 들어가 시냅스를 형성하며, 3차 뉴런을 피질로 보낸다. DCML의 피질 수용 영역에는 1차 및 2차 체성감각 피질(각각 S-I 및 S-II), 그리고 체성 감각 연관 피질인 뒤통수마루엽의 브로드만영역 5와 7이 포함된다(그림 4-7 및 4-15). 이 시점까지의 처리는 계층적 처리의 예이며, 각 수준에서 더 많은 정보가 처리되었다. 피질 내에서는 계층적 위계가 덜 분명하다.

S-I에서 체성감각 수용체의 밀도와 위치는 **감각 호문쿨루스**(sensory homunculus)로 알려진 신체의 다소 왜곡된 이미지로 정확하게 표현된다(그림 4-15). 흥미롭게도, 피질 수준에서 신체의 이러한 표현이 유연하다는 것이 밝혀졌다. 고전적 연구에 따르면, 특정 신체 부위를 나타내는 영역은 집중적인 사용으로 크기를 늘릴 수 있으며, 마찬가지로 사용하지 않고 그에 따른 기술 저하로 표현이 감소한다(Jenkins, Merzenich, Ochs, Allard, & Guic-Robles, 1990; Mogliner 등, 1993; Recanzone, Jenkenich, Jenks, & Jenich, 1999). 이러한 발견은 특히 일반적으로 작업치료 중재와 특히 감각통합적 중재에 중요하다.

DCML을 통한 처리는 구별 기능을 촉진한다. 섬유의 체세포 조직은 피조직이 정확하며 다리와 발의 섬유는 내측에 위치한다. 다리 윗부분, 몸통, 상지를 나타내는 섬유가 척수로 들어가면서 측면 경로에 추가된다. CNS를 통과할 때 섬유의 상호 관계는 높은 무결성을 유지한다. 섬유 경로의 체세포 조직도 수질핵과 상행 경로에서 유지된다. 그러나 팔에서 나온 섬유가 다리에서 나온 섬유의 내측에 놓이도록 종아리에 접근하면서 통로가 꼬이게 된다.

정확한 체세포의 구성이 DCML의 정보가 매우 정확하게 전송되는 중요한 이유이다. 다른 이유는 다음과 같다.

- 신호를 처리해야 하는 최소한의 전달 수
- CNS로 가는 도중에 입력이 거의 수렴되지 않음
- 주변부에서 중추신경계까지 자극의 완전성을 유지하기 위해 측면 억제에 크게 의존

이러한 기능을 통해 뇌는 DCML 입력의 시간 및 공간을 해석하여 전달된 체성감각 정보의 위치와 유형에 대한 많은 정보를 얻을 수 있다(Abraira & Ginty, 2013; Bear et al., 2015).

체성감각입력의 해석

Interpreting Somatosensory Input

우리는 일반적으로 감각 해석을 피질 기능 또는 적어도 CNS의 더 높은 수준으로 간주하지만 일부분의 처리는 DCML의 수질에 있는 얇은핵 및 설상핵 내에서 시작된다. 체성감각 외에도 이 핵은 일차 감각 피질과 망상 형성으로부터 입력을 받는다. 이러한 입력의 수렴은 1차 감각 피질의 활동과 망상 형성이 피질 수준에 도달하기 전에 촉각 입력의 해석에 영향을 미친다는 것을 의미한다.

DCML 입력에 대한 시상 해석은 촉각 입력을 의식적으로 구별할 수 있도록 하는 것으로 생각된다. VPL은 피질 섬유에 의해 활성화되고 다른 시상핵의

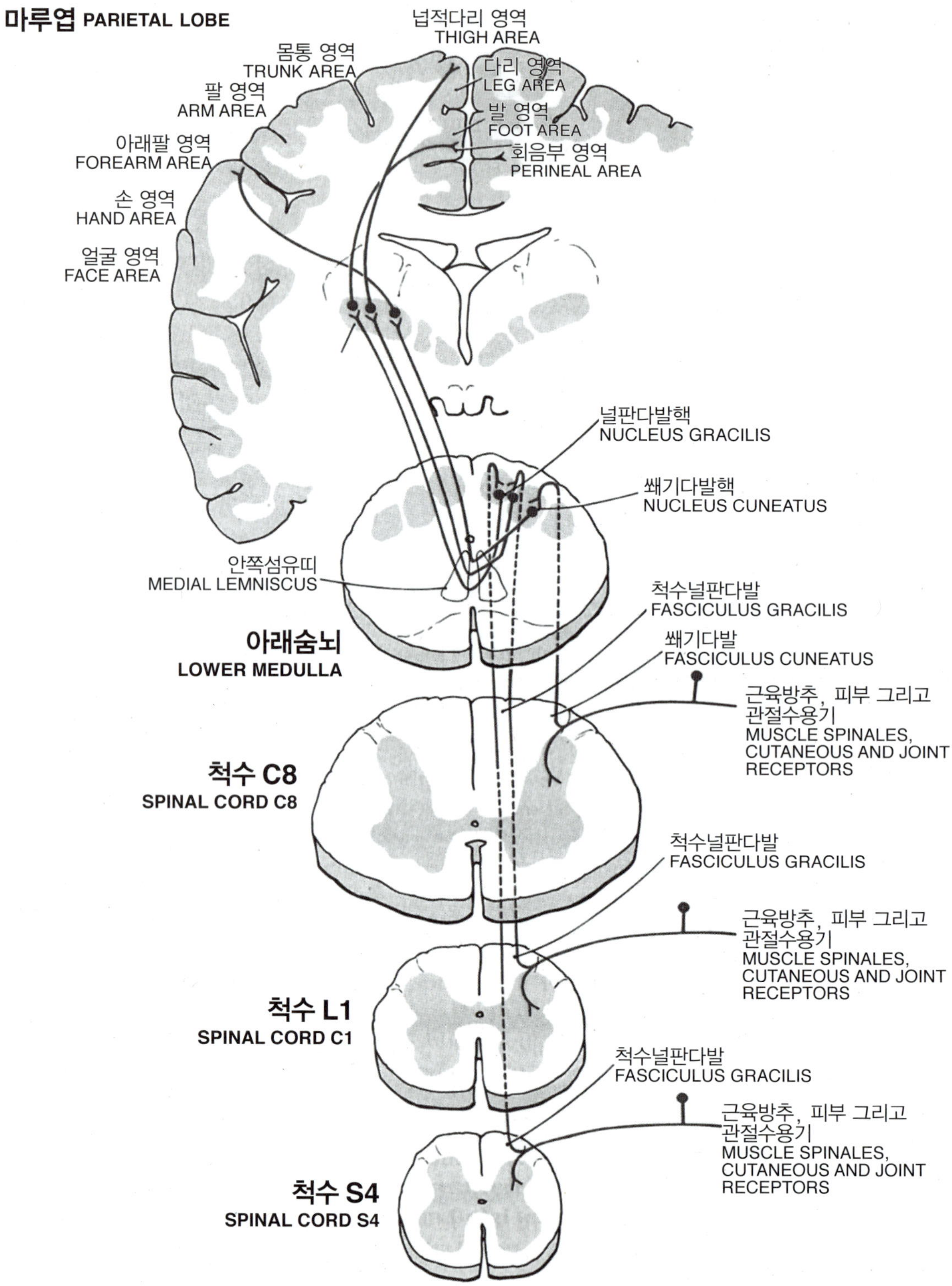

그림 4-14 뒷기둥내측섬유띠 시스템. 이 경로를 통해 전달되는 정보는 근방추, 피부와 관절 수용체에서 나온다. 이것은 하지에서 두덩정강근 핵으로 전달되고 상지에서 설상속핵으로 전달된다.
(출처: Gilman, S., and Newman, S. W. ssentials of Clinical Neuroanatomy and Neurophysiology, 9th edition, p. 62. Philadelphia, PA: F.A. Davis Co., 1996.)

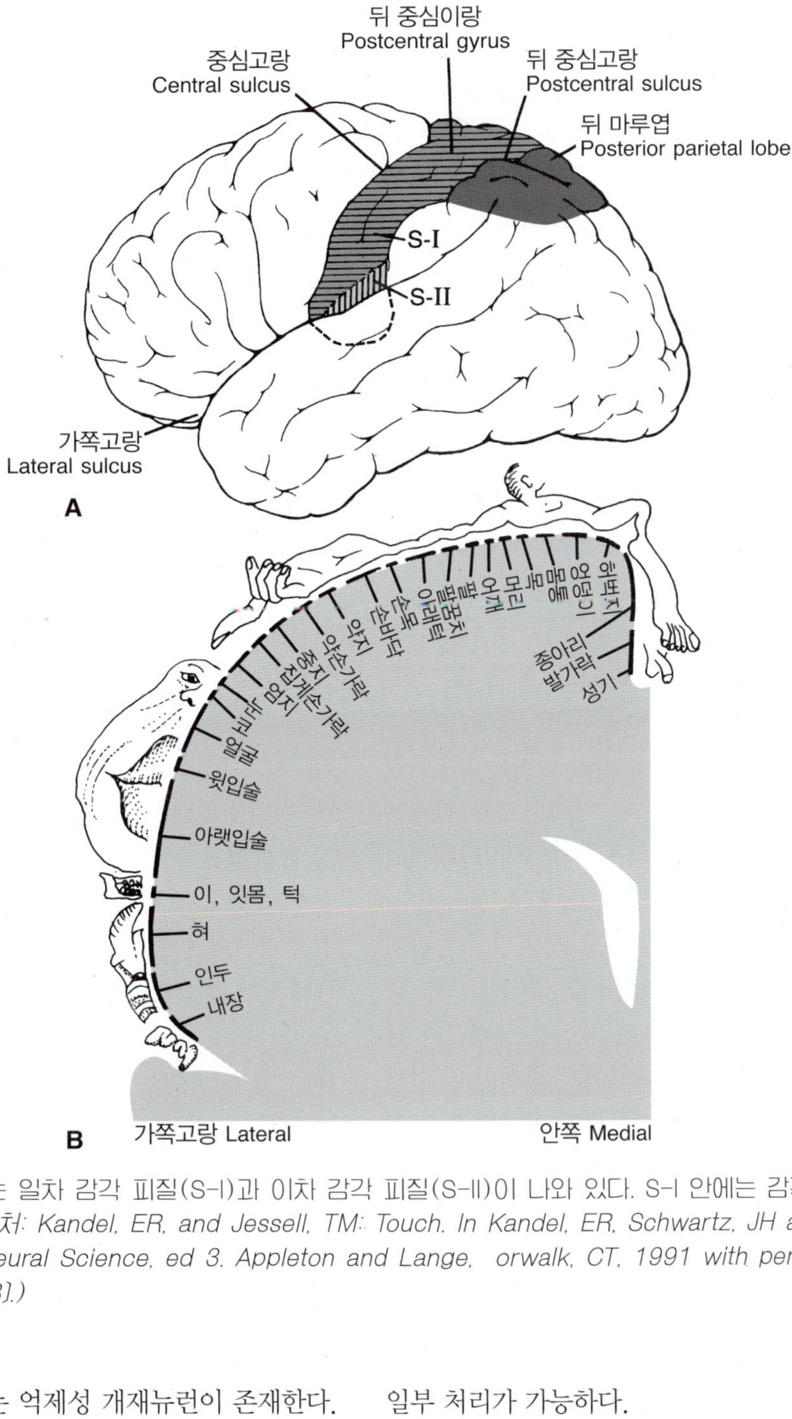

그림 4-15 그림 A는 일차 감각 피질(S-I)과 이차 감각 피질(S-II)이 나와 있다. S-I 안에는 감각 호문쿨루스(그림 B)가 있다. *(출처: Kandel, ER, and Jessell, TM: Touch. In Kandel, ER, Schwartz, JH and Jessel, TM: Principles of Neural Science, ed 3. Appleton and Lange, orwalk, CT, 1991 with permission, pp 368 (A) and 372 (B).)*

섬유에 의해 억제되는 억제성 개재뉴런이 존재한다. 억제성 중간뉴런의 피질 활성화는 시상 너머의 DCML 입력의 추가 전달을 방해한다. 반면 억제성 중간뉴런 자체가 다른 시상 투영에 의해 억제되면 정보가 처리되어 피질 영역으로 전송될 수 있다. 따라서 시상 너머로 전달에 영향을 미치는 이 수준의 일부 처리가 가능하다.

일차 체성감각 피질(S-I, Brodmann 영역 3, 1 및 2, 그림 4-7 및 4-15)은 다양한 유형의 감각과 관련된 다양한 처리 영역으로 세분화된다. 영역 3a는 시상에서 많은 입력을 받지만 촉각과 달리 공간에서 신체 위치와 주로 관련이 있다. 영역 3b는 여기의 신경세포가 체성 감각(촉각 및 고유감각)에만 반응하기 때문에 일차 체성감각 처리영역으로 간주된다(Bear et al., 2015). 상당한 체성감각 정보는 영역 1과 2로 이동하기 전에 3b를 통과한다. 영역 3b에서 영역 2로의 투영은 크기 및 모양과 관련된다. 영역 2는 또한 근방추와 GTO로부터 상당한 양의 정보를 수신하여 고유감각 및 운동감각에서 중요한 역할을 한다. 질감 구별의 손실은 영역 1의 손상과 관련되어 있으며 입체지각 인식의 손실은 영역 2의 손상과 관련되어 있다. 영역 3b는 정보를 전달하기 전에 정보를 처리하므로 영역 3b는 이러한 기능적 기술의 손실과 관련이 있다. 영역 1과 영역 2. 이는 영역 1과 영역 2가 감각 입력을 정교하게 할 수 있으므로 정보에 대한 더 높은 수준의 해석과 관련이 있음을 의미한다.

이차 감각 피질(S-II, Brodmann 영역 43; 그림 4-7 및 4-15)은 VPL과 S-I로부터 입력을 받는다. 그러나 기능하는 1차 감각 피질 없이는 2차 피질 내의 뉴런이 발화하지 않는다. 따라서 2차 피질은 입력을 위한 일차 피질에 의존한다. S-II 내에서 새로운 감각적 차별이 일어나는 것으로 생각된다. 이차 피질에서 섬엽으로의 투영은 촉각 기억에 관여하는 것으로 믿어진다(Purves et al., 2011).

체성 감각 입력에 대한 추가 해석은 체성감각 연합 피질, 두정엽의 영역 5와 7에서 발생한다(그림 4-7와 4-15). 이 영역은 시상뿐만 아니라 S-I 및 S-II로부터 입력을 전달받아 양측으로 연결된다. 일부 이미지는 이러한 영역이 1차 감각 피질의 투영 영역이라는 점에서 S-II의 일부임을 보여준다. 두정수리 영역은 모두 감각 통합 역할을 한다: 촉각과 고유수용성감각을 위한 영역 5, 체성감각 및 시각 입력을 위한 영역 7. 여러 소스의 입력을 처리함으로 인해 CNS의 계층적 수직 구조를 설명하는 좋은 예가 된다. 이러한 연결 때문에 영역 5와 7의 병변은 공간 지각, 시각-운동 통합 및 주의 집중의 결핍을 초래한다. 두 영역은 물체의 조작과 관련이 있으며 물체의 촉각적 특성(즉, 촉지각)을 식별하는 데 중요하다. 물체를 자동으로 조작하지 않는 아동의 입체인지지각(stereognosis)을 평가하려고 시도한 임상가는 촉지각을 위한 조작의 중요성을 이해할 수 있다. 우반구 내 이 영역의 병변은 신체의 반대쪽 및 신체 공간의 실인증과 관련이 있다. 촉각은 손상되지 않지만 신체의 같은 쪽과 주변 환경을 인식하고 주의를 기울이지 못한다.

또한 두정엽 내에서 촉각 및 고유수용감각 입력의 측면이 수렴되어 뇌의 전방 운동 계획 영역으로 투사된다. 따라서 DCML의 출력은 조직화와 운동계획 모두에 영향을 미칠 것으로 예상할 수 있다. 사실, 영역 2(S-I의 하위 영역)에서 1차 운동 피질로의 출력이 중단되면 손 사용이 조화롭지 않게 된다. DCML 중단에 2차적으로 발생하는 운동 피질에 대한 감각 피드백의 감소는 조절된 미세 운동을 방해한다.

고유수용감각 입력은 각성과 연결되어 있으며(Rose, Ahmad, Thaller, & Zoghbi, 2009) DCML의 입력은 각성 조절에 역할을 수행한다. 특정 유형의 감각 정보가 임상적으로 진정 효과가 있는 것으로 관찰되었다. 깊은 촉각 압력과 고유수용감각 정보가 이론적으로 일부에 의해 이러한 특성을 나타내는 것으로 나타났다(Ayres, 1972; Chen, Yang, Chi, & Chen, 2013; Edelson, Edelson, Kerr, & Grandin, 1999; Reynolds, Lane, & Mullen, 2015, Vasa et al., 2014); 둘 다 등쪽 기둥을 통해 CNS로 전달 된다.

임상가와 연구자들은 불량한 촉지각이 손 조작 기술의 어려움과 관련될 수 있다고 지적했다(Goodwin & Wheat, 2004; Haron & Henderson, 1985; Johansson & Flanagan, 2009; Yu, Hinojosa, Howe, & Voelbel, 2012). 또한, 능동적인 조작 과정에서 물체의 크기와 형태를 인지하는 것이 어려워 물체를 다루는 데 어려움을 겪는다. 우리는 손의 경계와 서로에 대한 손가락의 관계를 인식하는 어려움이 조작 기술을 방해한다고 추측할 수 있다.

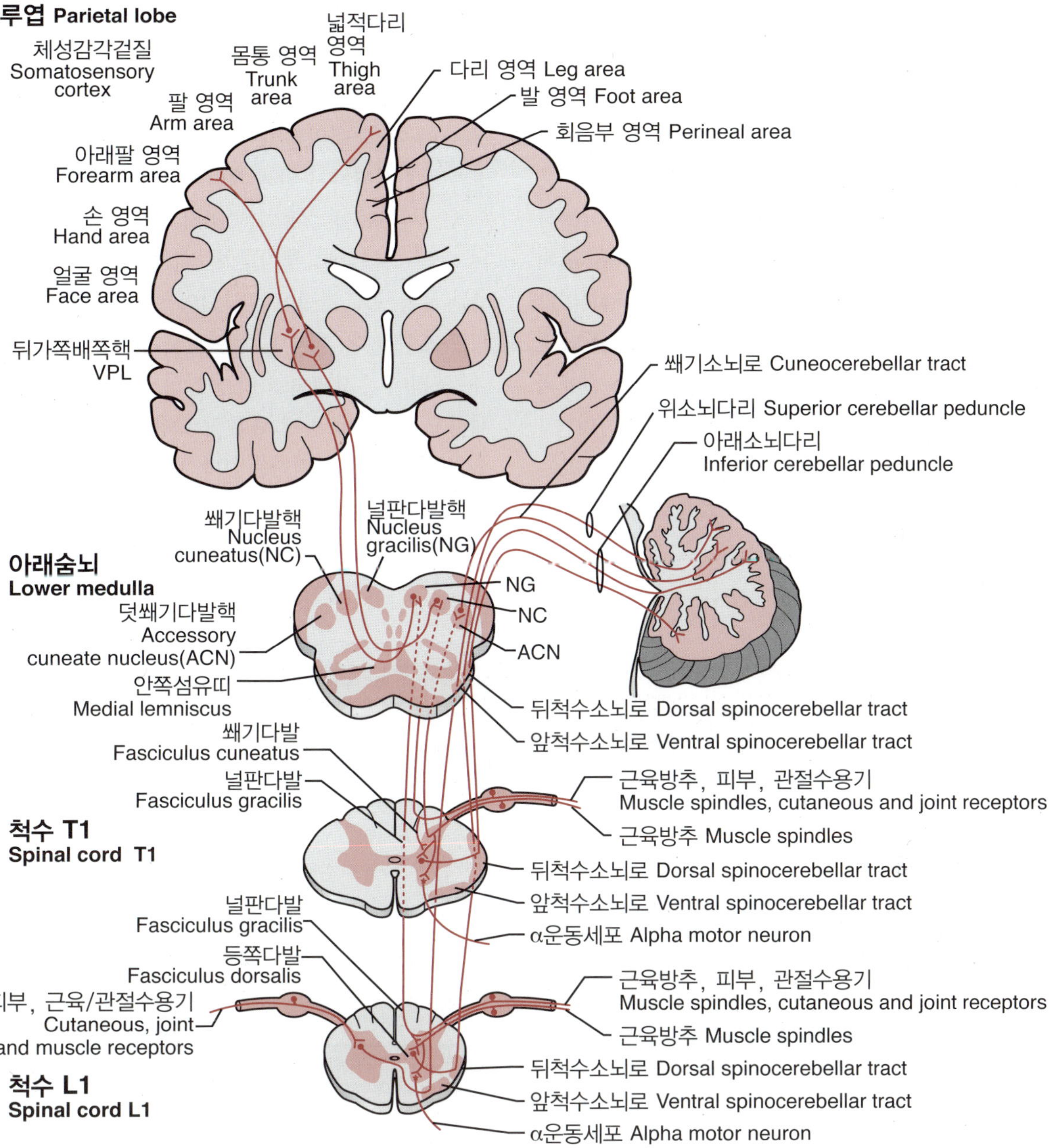

그림 4–16 신체에서 소뇌로 고유수용감각 정보를 전달하는 척수소뇌로(등쪽, 복부 그리고 우뇌).

척수소뇌로 Spinocerebellar Pathways

움직임과 근긴장도 조절의 기본이 되는 고유수용 감각 입력은 소뇌에도 전달된다(그림 4–16). 소뇌는 전정감각 입력과 함께 이 입력을 사용하여 신체와 사지의 위치와 공간에서의 움직임을 모니터링하고 움직임 타이밍을 조절한다. 척수소뇌 입력은 신체의 하지에서 고유수용감각 입력을 전달하는 등쪽척수소뇌로와 상지로부터 고유수용 감각 입력을 전달하는 설상소뇌로를 형성한다. 또한, 얼굴의 고유수용 감각정보는 삼차신경중뇌핵에서 소뇌로 전달된다.

전외측(AL) 시스템 Anterolateral(AL) System

AL(그림 4–17)은 주로 통증, 원시적 촉각(피부를 통한 물체의 움직임을 감지하지 않음)과 온도를 전달하는 기능을 하는 별도의 경로로 구성된다. 중립적인 따뜻함과 “간질간질한” 감각은 또한 이러한 전외측 경로와 관련 있다. **anterolateral system**이라는 용어는 시상이 앞쪽고랑 쐐기에서 이동하는 많은 섬유의 주요 투영 지점이기 때문에 **척수소뇌로**와 상호 교환적으로 사용된다. 사실, 일부 문헌에서는 AL이 하나의 경로인 척수시상로에 불과하며, 그 중간에는 망상체, 뇌신경 핵, 그리고 시상으로 가는 중에 중뇌와 시상하부의 일부가 있다고 나와 있다. 개별 투영은 때때로 특정 경로(척수시상, 척수망, 척수구, 척수소뇌, 척수시상하부)로 분류되지만 때로는 그렇지 않다. 어떤 명명법이 옳은지 결정하는 것은 이 장의 범위를 벗어난다. 예측의 시작과 끝을 명확하게 식별하기 위해 개별 경로 지정을 사용한다.

AL 시스템의 수용기는 조직 손상을 일으키지 않는 거친 자극(예: 문지르기, 쥐기, 꼬집기)에 반응하는 수용체와 조직이 손상되었을 때 반응하는 수용체를 포함한다. 후자의 수용체는 **기계신경수용체**이다. 조직이 손상되면 화학 물질의 방출이 **화학 수용체**라고 하는 세 번째 종류의 수용체를 활성화한다. 추위와 더위를 감지하는 수용체도 있다. DCML과 관련된 수용체와 비교했을 때 입력 국소화가 잘 되

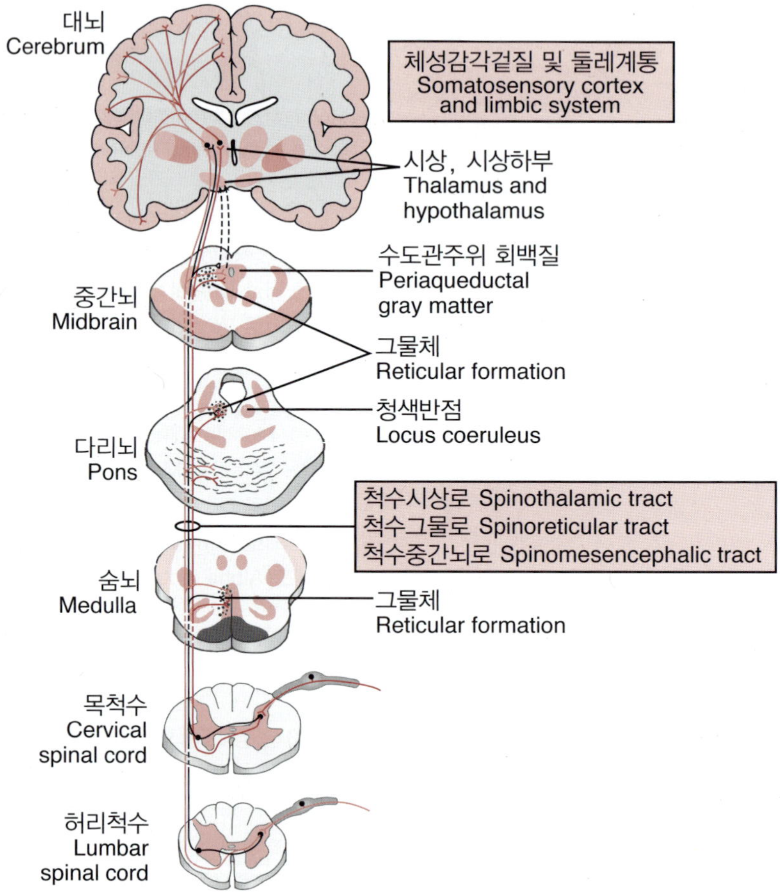

그림 4–17 전외측 경로는 여러 섬유 경로로 구성된다. 여기에 표시된 것은 척수망상로, 척수중뇌로 그리고 척수시상로이다.

는 것은 없다.

DCML과 마찬가지로 AL과 관련된 뉴런의 세포체는 후근 신경절에 있다. 후근 신경절 세포에서 나온 돌출부는 척수로 들어가고 섬유질은 후각에서 시냅스되기 전에 하나 또는 두 개의 척수 분절을 오르락내리락한다. 이러한 섬유의 상호 연결은 복잡할 수 있다. 시냅스 후, 2차 뉴런의 대부분은 척수의 반대편으로 건너가 뇌간 직교 형성과 시상으로 투사된다. 교차 패턴은 DCML에서 볼 수 있는 것과는 다른 부상 또는 기능 장애를 정의한다. 척수로 들어가는 섬유 수준보다 높은 이 시스템의 손상은 신체의 반대쪽에 결손을 초래한다.

경로 이름에서 알 수 있듯이 AL 시스템에서 전달되는 정보는 망상 시스템(척수망), 시상(척수 시상), 수도관 주위 회백질 및 시개(척수소뇌)와 시상하부(척수시상하부) 영역으로 전달된다. 흥미롭게도, AL 내의 많은 부분의 섬유가 망상체 내에서 종결한다. 확산통증과 만성 통증의 전달은 각성이 통증과 관련된 뇌영역으로 전달되는 것으로 생각된다. 비특이적 접촉, 온도 및 통증을 수반하는 척수 시상투영은 다른 시상 핵뿐만 아니라 VPL로 이동한다. 시상은 또한 망상체에서 촉각을 전달 받는다. 중뇌 영역(수도 주위 회색 및 구조)과 시상 하부로 보내진 섬유는 통증에 대한 정보가 변연계와 ANS에 제공되어 통증에 대한 정서적, 신경내분비 및 심혈관 반응을 생성한다. 흥미롭게도 통증의 감정적 구성요소는 통증 인식과 분리될 수 있다. 아마도 AL내의 다양한 전달 때문일 것이다. 벤조디아제핀 계열의 약물(예: 발=바륨)은 통증에 사용될 때 통증 인식을 숨기지 않는다. 대신 변연계에 대한 행동을 통해 고통의 감각을 덜 고통스럽게 만들어준다. 중뇌개에 대한 투영은 시각(상구) 및 청각(하구) 시스템과 관련될 수 있다. 그러나 중뇌개 또한 통증 수용의 중요한 센터이다.

통증에 대한 인식은 시상의 VPL에 대한 전달에 의존하며, 여기에서 감각 이상 또는 둔한 통증 및 압력으로 해석될 수 있다. 시상의 통증 예측은 DCML의 통증 예측보다 더 광범위하며 통증과 촉각에 대한 예측은 분리된 상태로 유지된다(Bear et al., 2015). VPL의 투영은 체성감각 피질(S–I 및 S–II 모두)로 이동하므로 DCML과 AL 입력 간의 상호작용을 위한 잠재적인 해부학적 부위이기도 하다. 통증의 정확한 국소화는 피질 수준에서 발생하는 것으로 생각된다.

얼굴의 체성감각
Somatosensation from the Face

삼차신경시상로(그림 4–18)는 얼굴에서 오는 촉각 및 고유수용감각 입력을 전달한다. 이 경로의 말초 측면에 있는 섬유의 세포체는 삼차신경절에 있다. 거기서부터 섬유는 뇌교와 척수로 나와 시냅스를 이루기 전에 상승 및 하강한다. 통증과 온도 정보를 전달하는 섬유는 척추 삼차관을 형성한다. 거기서부터 돌출부는 반대쪽 복측 후방 내측 시상핵과 1차 및 2차 감각 피질로 이동한다. 이러한 경로는 안면 통증의 차별적 측면을 제공한다. 통증의 정서적 측면은 뇌간망상체, 중뇌 영역 및 정중시상핵으로 이어지는 경로를 따라가며 대상회와 연결된다. 얼굴의 통증과 온도 정보는 각각 얼굴신경, 혀인두신경, 미주신경 뇌신경(VII, IX, X)을 통해 전달된다.

얼굴 근육에서 고유수용성 정보를 전달하는 뉴런의 세포체는 중뇌에 위치한 중뇌삼차신경핵에서 발견된다. 여기에서 이 정보는 시상과 입 주변 영역이 아주 넓게 1차 감각 피질로 전달된다. 감각 호문쿨루스(뇌 난장이)에 이 넓은 영역이 표현되어 있다.

기능적 고려 사항 Functional Considerations

SI 이론에서 촉각계는 행동을 결정하는 데 가장 중요하다고 생각된다. 촉각은 사실 “가장 오래되고 가장 원시적인 표현 채널”(Collier, 1985, p. 29)이며 외부 세계와 접촉하기 위한 기본 시스템이다. 우리는 언어, 운동 기술, 인지 과정이 발달하고 우리의

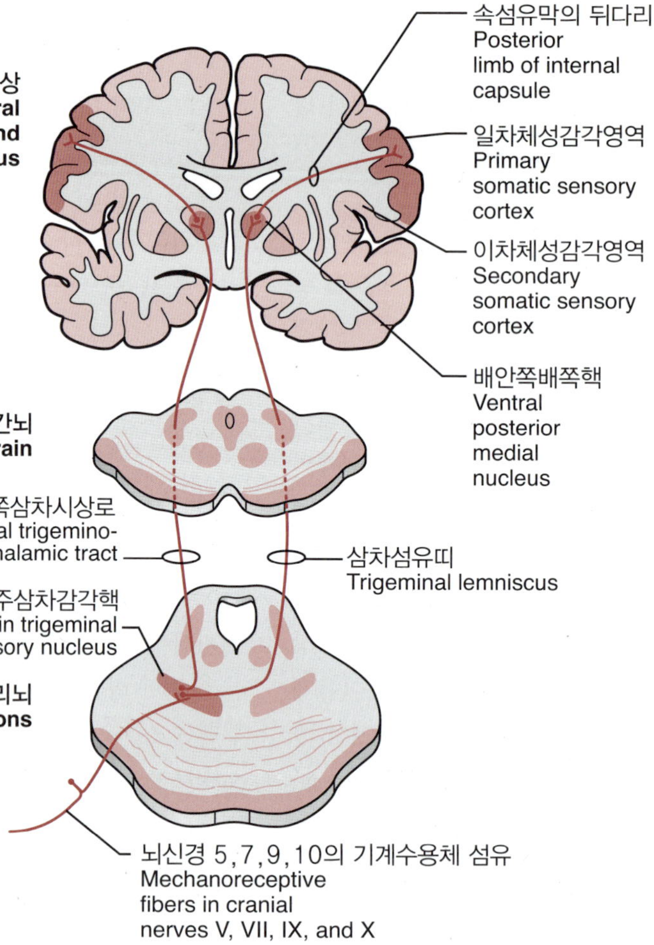

그림 4–18 삼차신경시상로. 이 경로는 얼굴에서 시상으로 가벼운 촉각, 통증, 온도, 깊은 접촉각과 고유수용감각을 전달한다.

경험과 상호 작용을 사용할 수 있을 때까지 촉각에 크게 의존한다(Collier, 1985; Diamond & Hopson, 1998). 촉각은 우리의 첫 번째 언어라고 말한다. 그것은 *자궁에서* 기능하는 최초의 시스템이며 이 세상에서 우리의 첫 경험을 매개한다. 우리는 영양을 공급받고, 안정되며, 먼저 촉각을 통해 다른 사람에게 애착(즉, 유대감)을 형성한다(Montagu, 1978). 체성감각 시스템은 수용체가 광범위하게 분포되어 있다는 점에서 다른 감각 시스템과 다르다(Bear et al., 2015). 이는 감각 통합 관점에서 잠재적인 파급 효과가 있다는 것을 설명한다. 빛이 너무 밝을 때 눈을 감거나, 귀를 막아 소리를 차단할 수 있지만 촉각을 효과적으로 "끄기"는 매우 어렵다. 이 시스템은 또한 다른 감각 시스템에서 볼 수 있는 보다 단일한 반응보다 여러 유형의 감각에 반응한다는 점에서도 차이가 있다.

Blackwell(2000)의 문헌에서 촉각계의 힘을 설명했다:

> 촉각 자극이 영유아의 사회적, 정서적, 생리적, 신경학적 발달에 중요한 요소라는 것은 의심의 여지가 없다. 따라서 영유아의 양육 및 치유 환경에서 가장 필수적인 요소 중 하나이다(p. 37).

다양한 유형의 감각 입력에 반응하는 광범위한 수용기에서는 촉각 처리의 부적절함으로 인해 여러 작업적 역할이 중단될 가능성에 대해 생각할 필요가 있다. 예를 들어, 일상생활 활동(ADL) 수행이 어려운 시점은 구별을 담당하는 촉각 수용체로부터의 입력의 부적절한 통합과 관련될 수 있다. 학생의 성적이 나쁜 것은 교실에서 쓰기 및 자르기 도구를 다루기가 어렵기 때문에 발생할 수 있다. 동료와의 상호 작용이 부족한 학생은 촉각 감각의 부적절한 조절로 인해 발생할 수 있다. 촉각 방어와 관련된 촉각의 대부분 측면은 AL 경로를 통한 전달과 입력의 주요 해석과 관련이 있다(Ayres, 1972). AL 경로가 각성(망상체), 감정적 톤(변연계)과 자율신경계(시상하부)를 담당하는 뇌 영역으로 전달된다는 점을 감안할 때 촉각 방어 행동이 이러한 시스템과 뇌 사이의 연결과 관련될 수 있다고 가정한다. 촉각과 반응은 6장(감각 조절 기능 및 장애)에서 자세히 설명한다.

기능적으로 DCML과 AL이 분리되어 있는 것처럼 보이지만 상당한 기능적 중복을 볼 수 있다. 예를 들어, DCML은 통증의 국소화에서 중요한 역할을 한다. 또한, DCML에 병변이 있는 어린이는 촉각구별 기능이 남아있다. 따라서 통증에 대한 일부 정보는 DCML을 통해 전달되고 촉각 식별의 일부 측면은 AL에서 전달된다. 많은 연구자들이 병렬과 직렬 처리 측면에서 이러한 기능의 중복성에 대해 논의했다. 병렬 경로는 동일한 정보를 다른 방식으로 처리할 수 있게 하여 지각 경험의 깊이와 풍미를 더하고 보험으로서의 기능을 제공하여 유리하다. 한 경로가 손상되면 다른 경로가 잔여 지각 능력을 제공할 수 있다. 신경계 조직의 이러한 기능적 중복성은 효과적인 중재로 역할을 할 수 있다.

피질에 대한 고유수용감각 입력은 촉각 입력과 결합하여 이 영역과 관련된 체세감각지도를 제공한다. 실제로, 호문쿨루스(뇌 난장이)에는 감각 피질에 3a, 3b, 1, 2 영역에 각각 하나씩 4개가 있다. 최근 연구에서는 3b 영역을 1차 감각 피질로 확인되었다. 이러한 각 영역의 지도는 신체의 감각 수용체 밀도를 반영한다. 보다 정확한 정보가 필요한 영역에는 수용체 밀도가 더 높기 때문에 이러한 영역은 호문쿨루스에서 크게 표현된다. 예를 들어, 손과 관련된 영역은 상당히 크고 엄지/검지 영역은 훨씬 더 넓다. 이와 유사하게, 입과 관련된 영역은 불균형적으로 커서 체성감각이 말과 섭식에서 하는 중요한 역할을 설명한다. 앞서 언급한 바와 같이 영역 3a는 많은 고유수용감각 입력을 받아 신체 위치 감각에서 주요 역할을 한다.

소뇌에 대한 고유수용감각 입력은 움직임이 발생하면 모니터링하고 조정하는 능력에 기여한다. 소뇌는 오류 수정 기능이 있어 변화하는 환경 요구에 맞게 운동 출력을 변경할 수 있다. 고유수용감각 입력은 소뇌의 비교 기능을 지원하여, 소뇌가 행동계획을 수행할 때 실제 행동과 비교할 수 있도록 한다. 이 과정의 최종 결과는 매끄럽고 조절된 복합 관절 움직임을 생성한다. 척수소뇌 손상이 있어 고유수용감각 입력과 피드백의 처리를 방해하는 경우, 넓고 흔들리는 걸음걸이, 빠른 교대 운동 수행의 어려움, 과도 및 과소함이 보일 수 있다. 흥미롭게도 소뇌 입력은 같은 방향으로 이루어진다. 이것은 소뇌 결함이 있을 때 신체의 같은 쪽에 나타난다는 것을 의미한다. 이것은 교차하는 고유수용감각의 처리와는 대조적이다.

요점

- 촉각 수용체는 주로 피부층에서 발견된다. 고유수용감각은 근육, 관절, 힘줄에서 발견된다.
- 신체의 체성감각 정보는 수용체에서 소뇌(고유수용감각을 위한 척수소뇌 경로), 망상체, 시상하부, 변연계 및 시상(전외측 시스템 및 등쪽 기둥 내측 변연계 경로)으로 이동하며, 1차와 2차 감각피질(두정엽의 영역 5 및 7)로 이동한다.
- 얼굴의 체성감각 정보는 삼차신경시상 경로를 통해 시상으로 전달되고 거기에서 신체의 체성감각을 위해 피질 영역으로 전달된다.
- 체성감각 수용체는 머리와 몸 전체에 퍼져 있다. 그들의 영향은 광범위하다. 이러한 특성은 작업 참여 및 참여에 대한 감각 입력의 광범위한 영향을 뒷받침한다.

내부인지감각 Interoception

내부 신체에 대한 감각의 지각은 SI의 초점은 아니지만, 여기에서 고려할 가치가 있다. **내부인지감각**은 신체의 생리적 상태를 감지하는 것을 포함한다. 따라서 우리는 배고픔, 포만감, 갈증, 심장 박동, 내장 감각과 같은 내부 감각을 인식한다. 다음에 논의하겠지만, 내부인지감각 운동 및 자율 경로와 함께 기능하여 우리에게 내적 자아의식과 환경에 작용 수단을 제공한다.

수용체와 전달체 Receptors and Transduction

우리는 이미 이 시스템에 대한 한 세트의 수용체를 다루었다; 그들은 앞쪽가쪽로에 대해 설명한 촉각 수용기를 포함한다. 이것은 직관적이지 않은 것처럼 보일 수 있다. Sherrington(1906)이 신체 내부(내장)의 정보만을 설명하기 위해 처음으로 *내부인지감각*이라는 용어를 만들었지만, 보다 최근에는 Craig(2002, 2009)가 이 용어의 정의를 확장하여 다음과 같은 모든 감각 입력을 포함할 필요가 있다고 지적했다. 신체 내부 및 외부의 느낌에 관한 정보를 CNS에 제공한다. 그림 4-4에 도식화된 우리 내부 장기와 혈관의 수용체는 자유 신경 말단, 기계 수용체, 화학 수용체 및 열 수용체가 있다. 1차 구심성 뉴런의 세포체는 척수 및 뇌신경절에 있다. 내부인지감각은 작은 직경의 섬유를 통해 CNS로 이동하고 우리의 내부 상태에 대한 이해를 제공한다.

피부 수용체를 내부인지감각으로 포함시키는 한 가지 근거는 CNS에 신체 상태에 대한 정보를 제공하는 역할과 관련이 있다. 또 다른 근거는 수용체가 어떻게 활성화되고 이 정보가 어떻게 전달되는지와 관련 있다. 다른 체성감각 입력과 달리 통증, 가려움 또는 온도 감각은 외부 또는 기계적 자극뿐만 아니라 *내부* 자극에 의해 활성화될 수 있다. 그리고 그들은 계속 활성화되어 생리적 상태에 대한 지속적인 정보를 제공한다. 통증, 온도, 가려움과 같은 내부인지감각과 기타 화학적 및 호르몬 신호는 비교적 작은 섬유를 통해 척수로 전달된다. 따라서 내부인지감각은 항상성의 기초이다.

내부인지감각 입력 해석하기 Interpreting Interoceptive Input

척수로 들어가는 내부인지감각 섬유의 투사 대상은 lamina 1(하나의 특정 영역)에 있다(그림 4-19). lamina 1에는 혈액 화학(예: 산소 공급, 포도당 수준), 호르몬 수준과 근육 활성화의 부산물 변화에 반응하는 양상 특이적 세포가 있다. lamina 1에서 돌출된 섬유는 뇌간의 자율 세포 기둥과 항상성 중추로 이동한다. 뇌간에서 신체의 촉각 정보는 심장, 내장, 혀 그리고 인두의 감각 정보와 결합되어 미각, 갈증, 메스꺼움 및 호흡 곤란과 같은 정보를 전달하여 고립핵으로 전달한다. 수질에서, 이 두 가지 내부인지감각 입력 시작은 ANS의 **구심성** 또는 입력 측면으로 간주되는 것을 형성하여 우리가 자아에 대한 내부 인식을 매핑하고 ANS의 기능 및 항상성과 관련된 감각을 통합할 수 있도록 한다. 뇌간에서 여러 연결이 발생하고 여기에서 이러한 통합된 감각이 시상하부, 편도체 및 시상으로 전송된다. 시상하부는 자율 조절과 항상성이다. 이 구조에서 세포의 활성화는 신체의 현상을 유지하도록 설계된 호르몬, 내장 및 체세포 운동 반응으로 이어진다.

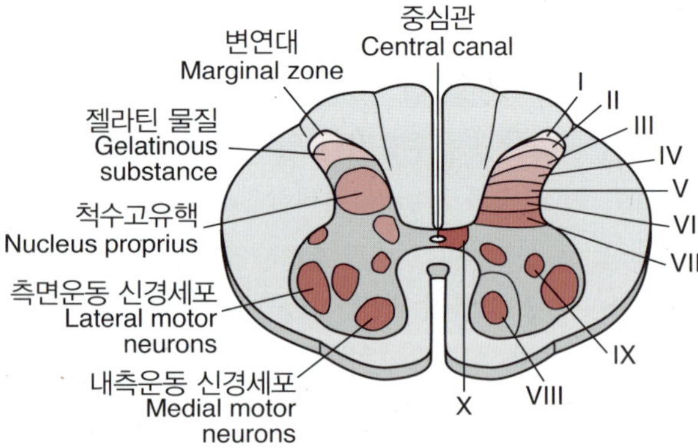

그림 4-19 척수층(왼쪽)과 세포 그룹에 대한 층(오른쪽)을 보여주는 척수의 횡단면.

시상하부 호르몬은 온도, 갈증, 배고픔, 수면, 스트레스, 기분, 성욕의 변화를 반영하는 조절 신호를 담당한다. 편도체는 환경적 위험에 대한 우리의 자율적, 정서적 반응을 조절하는 공포 조건화와 관련이 있다. 그런 다음 상호 수용의 전달은 연구에서 신체의 감각 지도와 약간의 차등 반응성을 갖는 세포 그룹을 식별한 섬 피질로 계속 진행되어 뚜렷한 감각(예: 예리한 통증)과 덜 구별되는 감각(예: 위)을 정의한다(Craig, 2015). 피질의 이 영역은 실제 및 인지된 자극 강도와 연결되어 있으며 신체의 생리적 상태를 추적하는 내부인지감각 역할과 일치한다(Uddin & Menon, 2009). 절연체 또한 신체 상태에 감정적 의미를 부여하고(예: 휴식을 취한 신체 상태는 행복감을 느끼는 것과 관련 있음), 그리고 환경, 자신과 타인에 대한 인식에 중요하다(Craig, 2009). 이러한 감각은 항상성과 관련이 있으며 감정적 행동을 유도한다. **변연 운동 피질**이라고 하는 전방 대상 피질에 대한 내부인지감각 전달도 있으며, 이는 항상성 작용과 관련 있다.

기능적 고려 사항 Functional Considerations

최근 연구에 따르면, 자폐 스펙트럼 장애(ASD)가 있는 아동은 내부인지감각 처리에 결함이 있다고 한다(Elwin, Schröder, Ek, & Kjellin, 2012; Fiene & Brownlow, 2015). Elwin의 동료들에 따르면 연구 참가자들은 외부 감각에 대한 과민 반응과 내부/신체 감각에 대한 과소 반응을 경험했다고 밝혔다. Fiene과 Brownlow의 연구는 ASD의 내부 신체 인식을 보다 구체적으로 살펴보며 이러한 연구 결과를 확장시켰다. 이 조사자들은 자폐가 있는 성인의 신체에 대한 인식 감소와 갈증을 발견했다. 내부인지감각 입력을 처리하는 것으로 생각되는 영역인 뇌섬엽은 ASD에게 반복적으로 과소반응인 것으로 나타났다(메타 분석 Di Martino et al., 2009 참고). 전방 대상 피질과 함께 뇌섬엽의 영역도 공감과 연결된다. 자폐를 가진 사람뿐만 아니라 공감능력이 낮은 개인들 또한 전방뇌섬엽 활동이 감소하여, Uddin과 Menon은 이러한 변연계 연결 구조가 자신과 타인에 대한 사회적, 정서적 반응에서 기능한다고 제안하였다. 항상성 조절에 대한 내부인지감각의 중요성과 사회적 기능에 대한 명백한 기능을 생각할 때, 내부인지감각 처리와 다른 감각 시스템의 기능적 행동 내에서의 처리와의 관계에 대한 더 나은 이해가 필요하다.

요점

- 신체의 생리학적 상태에 대한 감각인 내부인지감각은 내부 기관의 수용기에 의해 감지되고 이후에 척수와 뇌간으로 전달되어 ANS의 구심성 팔을 형성한다. 일부 촉각은 내부인지감각과 연결된다.
- 뇌간에서 감각 정보는 시상하부, 시상, 편도체로 전달된 다음 뇌섬엽 피질로 전송된다. 이러한 연결은 신체의 생리적 상태에 대한 지식을 제공하고 이를 감정과 연결하며 환경에 대한 인식을 제공한다.
- ASD가 있는 개인은 내부인지감각 신호에 대한 과소 반응이 확인되었다.

전정감각계 The Vestibular System

체성감각계와 같은 방식으로 전정계에 접근하여 수용기 구조와 기능부터 시작하여 CNS 내의 전정계를 설명한다. 다른 감각계와 유사하게, 전정감각의 신경섬유(말초)와 전정감각 핵과 다중 프로젝션 경로(중추)로 구성된 전정계 말초와 중추 구성요소를 가진다. 전정계에 이어 기능적 관점에서 고유수용감각에 대해 설명하고, 자세와 움직임 조절과 관련하여 전정감각과 고유수용감각 사이의 상호작용을 간략히 살펴ㅂ고자 한다.

수용기와 전달체 Receptors and Transduction

전정기관은 달팽이관에 인접한 관자뼈 내의 신체미로 내부에 위치한다(그림 4-20). 이것은 반고리

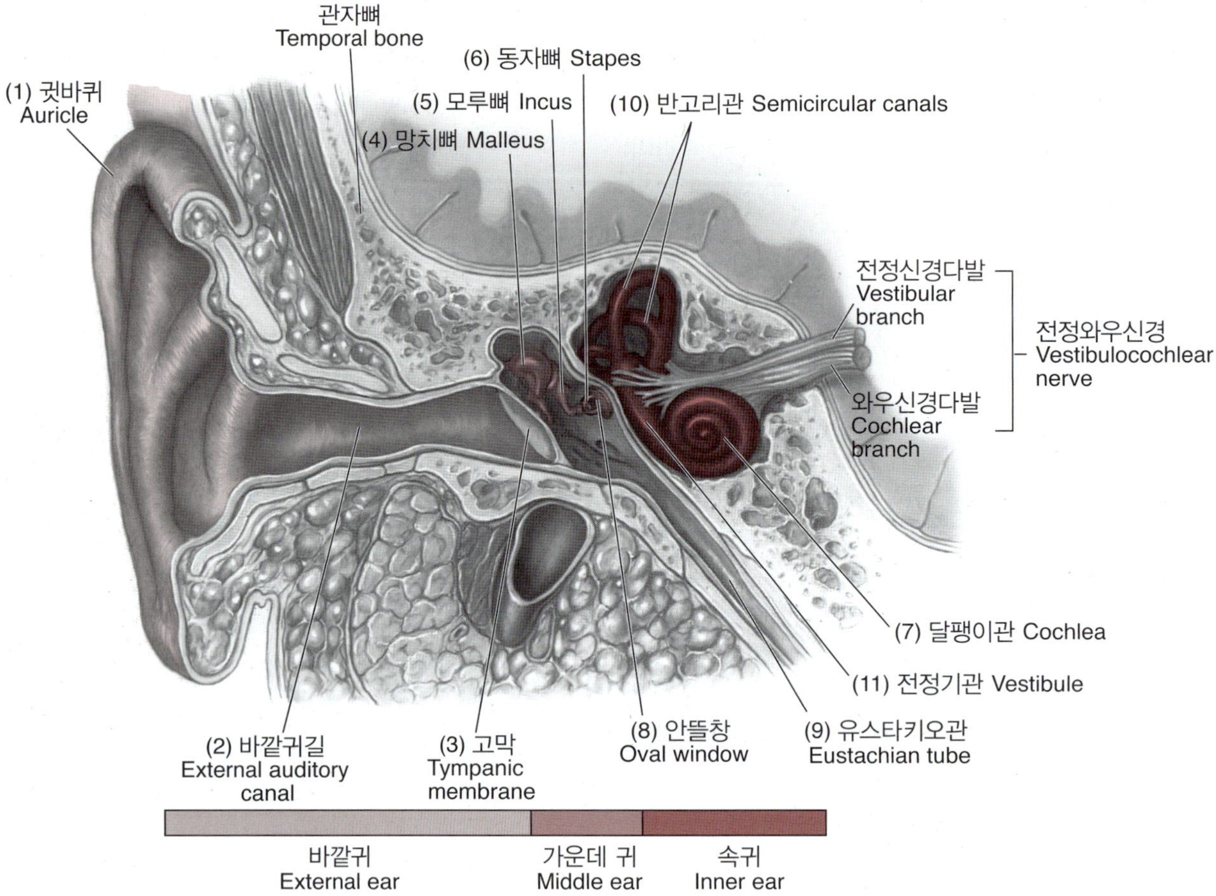

그림 4-20 전정감각과 청각 수용기 시스템은 둘 다 관자뼈에 인접하게 위치한다.

관과 이석기관, 난형낭과 구형낭을 포함한다(그림 4-21). 전정계에 대한 수용기는 내이의 이러한 구조 내에 위치하며, 청각계에 대한 수용기를 감싸는 내림프는 청각과 전정계 사이에서 자유롭게 움직인다.

전정 수용기는 이석 기관 및 세 개의 반고리관(즉, 전방, 측방, 후방)의 기저부에 있는 유모세포이다. 이석 기관은 주로 머리의 움직임과 중력에 대한 머리 위치의 변화와 관련된 정적 기능을 담당한다. 이 수용기에서 처리된 정보는 공간에서 머리와 몸의 위치를 감지하고 자세를 제어하는 데 사용된다. 반고리관은 머리의 회전과 각운동에 반응하는 전정계의 동적 구성요소이다. 이러한 구조는 공간에서 머리의 움직임에 반응한다.

전정 수용기는 성배 모양으로 정낭에서 머리카락과 같은 털이 뻗어 있다. 각 세포의 기저에는 전정신경 섬유의 구심성 돌기가 있다. 전정-청각 뇌신경의 전정 구성 요소는 이러한 섬유의 축삭에서 형성된다. 각 세포에는 단일 운동섬모와 여러 개의 부동섬모가 있다. 운동섬모가 한 방향으로 움직이면 유모세포의 탈분극이 발생하지만 반대 방향으로 움직이면 과분극이 발생한다. 각 반고리관 내의 유모세포는 한 방향으로 움직이며 모두 탈분극되거나 과분극되는 특정 방향을 가지고 있다. 이석 기관의 세포도 양극화되어 있지만 이러한 기관의 구조 때문에 세포는 광범위한 이동 방향에 반응한다. 이석 세포가 탈분극되면 흥분성 신경 전달 물질인 글루타메이트가 시냅스 틈에서 방출된다. 전달체는 전정신경의 구심성 섬유와 상호 작용하여 움직임에 대한 정보를

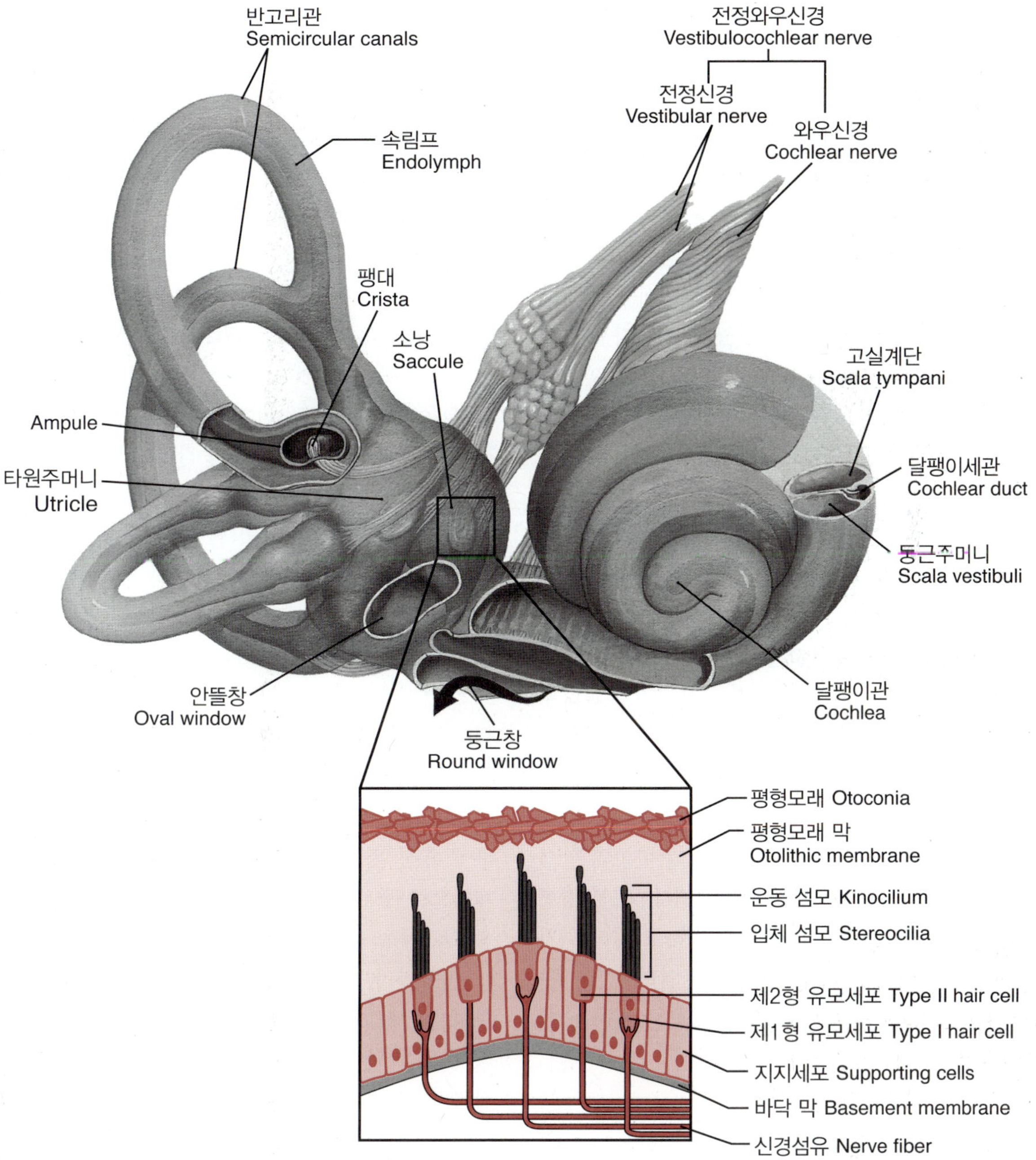

그림 4-21 내이의 구조. 이미지의 왼쪽에 있는 전정 구조는 세 개의 반고리관과 팽대부 중 하나가 부어오를 때 팽대부 수용기 영역을 보여준다. 팽대부 안에는 유모세포와 팽대부(cupula)라고 불리는 젤라틴 같은 덩어리로 구성된 능선이 있다. 이석기관, 난형낭과 구형낭도 구별된다. 구형낭 내에서 황반 또는 수용체 영역이 보인다.

CNS로 보낸다(Soto & Vega, 2010). 다음은 반고리관과 이석기관 내의 탈분극의 특징에 대해 설명한다.

각 유모세포의 기저에 있는 구심성 섬유 외에 전정 핵에서 시작하는 원심성 섬유도 있다. 이 원심성 섬유는 유모세포로부터의 정보 전달을 억제하는 제어를 제공하고 정보가 수용체 부위를 넘어 이동하는 것을 방지할 수 있다.

난형낭과 구형낭

이석은 수평면과 수직면을 향하고 있는 주머니 모양의 기관이다(그림 4-21). 이석 기관의 수용체 평형반에서 유모세포는 전정 신경절 세포와 시냅스한다. 유모세포 처리과정은 젤라틴과 같은 성질을 가진 물질인 이석막으로 전달되며, 이석막에는 평형모래(탄산칼슘 결정)가 내장되어 있다. 직립자세에서, 난형낭의 황반에 있는 유모세포는 수평면으로 향하는 반면, 구형낭의 유모세포는 수직면을 향한다. 두 기관에서 평형모래는 유모세포 위에 놓여있다. 머리가 평면(좌우, 위/아래, 앞/뒤)에서 기울어지거나 움직일 때 평형모래와 내장된 유모세포 입체섬모가 변위되어 자극을 감지하고 전환 과정이 시작된다. 입체섬모의 움직임은 유모세포 내에서 전기 방전을 일으킨다. 이 전기 에너지는 평형반 유모세포와 전정 신경절 사이의 시냅스에서 화학 에너지로 변화된다. 따라서, 난형낭과 구형낭은 함께 어떤 방향으로의 머리를 기울이고 선형 운동에 반응한다. 이 시스템은 양방향이고 구조가 쌍을 이루기 때문에 방향성을 얻는다는 것을 기억해야 한다. 머리 한쪽의 활성화는 다른 쪽 머리의 억제를 만들어낸다. 이석 평형반은 느리게 적응하는 수용체를 구성하고 머리 위치 및 움직임과 관련된 CNS에 경직성 입력이 발생한다. 경직성 입력은 직립 자세와 평형을 유지하는 데 중요하다.

반고리관

실제로 폐쇄된 관인 반고리관(그림 4-21)은 머리의 각가속도 또는 감속의 방향과 비율 변화를 감지한다. 각가속도는 머리의 회전 움직임, 즉 충분히 계속되면 머리가 원을 그리며 회전하는 움직임을 만들어낸다(예: 회전, 머리 끄덕임). 전정 장치 내에서 세 개의 반고리관은 공간에서 세 평면을 모두 나타내도록 직각으로 배치되어 있다. 머리를 앞으로 30° 기울였을 때 수평관은 수평면을 향하고 전방과 후방관은 수직으로 위치하며 서로 직각을 이룬다.

반고리관은 **팽대부**라고 하는 확장된 끝을 가지고 있다. 팽대부 안에는 유모세포 수용기를 포함하는 반고리관의 수용기인 팽대능선이 있다. 수용기는 평형반과 유사한 젤라틴과 같은 물질인 팽대능선마루에 위치하고 있다. 팽대능선에는 평형모래가 없다. 대신, 팽대부(cupula)는 거의 팽대부의 상단까지 확장되며, 그 가장자리는 대부분 관을 따라 늘어선 상피에 고정된다. 관은 내림프액으로 채워져 있다. 머리가 움직일 때(가속), 관성으로 인해 내림프액이 머리 움직임보다 뒤처지게 된다. 이것은 종종 유리잔에 있는 소용돌이치는 물과 같다. 시작할 때 유리를 흔들면 물이 유리의 이동 속도보다 "늦게 움직임"이 일어나는 것을 알 수 있다. 계속 소용돌이치면 물이 유리컵 속도를 따라잡아 유리와 물이 '하나'처럼 움직인다. 반고리관에서 초반 지연으로 인해 팽대능선마루에 압력이 가해지고 머리 움직임과 반대 방향으로 변위가 발생한다. 팽대능선마루의 변화는 유모세포의 굽힘으로 이어지고, 이 기계적 움직임은 변환 과정을 시작한다. 머리의 움직임이 계속되면 내림프의 속도가 머리의 속도를 따라잡고 팽대능선마루가 휴식 위치로 돌아가고 유모세포는 더 이상 기계적으로 구부러지지 않는다. 머리가 비교적 일정한 속도로 계속 움직이면 반고리관 수용기는 기본 속도로 돌아간다. 머리의 움직임이 멈추거나 감속되면 관성은 다시 내림프에 작용하고 관성은 계속해서 머리가 움직이는 방향으로 움직인다. 다시, 머리가 움직였던 방향과 같은 방향으로 털을 구부리면서 팽대능선마루에 압력이 가해진다. 이것은 전정 신경의 전달과 활동을 변화시킨다. 머리의 움직임이 멈추고 몇 초 후에 팽대능선마루와 털은 원래의 휴식 위치로 돌아간다.

이석 기관과 마찬가지로 반고리관은 쌍을 이루는 구조이다. 한쪽 수평관은 머리의 반대쪽에 있는 수평관과 짝을 이루는 반면, 하나의 전방관은 머리 반대쪽의 후관과 짝을 이룬다. 한 쌍의 각 구성원의 팽대능선에 있는 유모세포의 정렬이 반대이므로 한쪽의 유모세포가 흥분되면 다른 쪽의 대칭하는 유모세포가 억제된다. 이석 기관도 마찬가지로 이 방향과 쌍은 움직임에 방향성을 제공한다.

구심성 섬유와 원심성 섬유는 기저부에서 유모세포와 만난다. 구심성 섬유는 수용체에서 전정신경절로 정보를 전달하고, 거기에서 섬유가 합류하여 전정신경이 되며(그림 4–21), 뇌신경 VIII인 전정와 우신경의 한 부분이다. 전정 섬유는 전정 핵으로 연결된다. 핵으로부터의 원심성 입력은 전정계 내의 초기 피드백 메커니즘의 일부를 형성하거나 전정 구조의 일반적인 발달을 안내하는 역할을 할 수 있다(Baloh & Kerber, 2010). 이러한 원심성 섬유의 정확한 기능에 대한 연구는 계속되고 있다. 그러나 이러한 섬유의 출력은 수정과 잠재적으로 조절을 만들어낸다(Holt, Lysakowski, & Goldberg, 2011).

각 쌍의 유모세포는 동일한 평면에서 머리 회전에 의해 최대로 자극되기 때문에 3차원 공간의 3개의 직교(직각)로 머리 움직임을 감지할 수 있다. 반고리관에 가장 효율적인 자극은 초당 최소 2도의 각, 일시적(단기)이며 빠른(고주파) 머리 움직임이다. 머리가 느린 속도로 움직이면 내림프, 팽대능선, 유모세포가 모두 머리와 같은 속도로 움직인다. 이때 팽대능선마루는 구부러지지 않고 팽대부의 유모세포가 활성화되지 않는다.

앞서 언급했듯이 이석 입력은 경직성이기 때문에 직립 자세와 평형을 위한 기초가 된다. 반고리관 입력은 위상적(면)이다. 감각 정보는 팽대능선은 유모세포를 구부리는 동안에만 전송된다. 이러한 입력은 자세를 바로잡는 수행에 중요하며, 환경 내부 및 환경을 통한 이동으로 인한 혼란을 정리(완수)하는 능력을 돕는다. 전정신경의 구심성 섬유는 이 시스템 내에서 기능하는 데 중요한 수용기로부터 긴장도와 위상 정보를 모두 전달한다.

중앙 투영 Central Projections

주로 중력에 의한 이석 기관의 긴장도 활성화로 인해 전정신경 내에는 항상 약간의 활동이 있다. 수용기 기관의 활성화는 움직임의 유형과 방향에 따라 이 기준선이 되는 활동을 증가시키거나 감소시킨다. 한 쌍의 관중 한쪽 활성화는 머리의 다른 쪽 평행관에서 감소된 활동과 만난다. 전정신경은 동측과 반대측 모두에 분포되어 있기 때문에 전정핵은 좌우관과 이석기관 사이의 충격 흐름의 빈도를 비교하여 운동 방향을 해석한다.

전정 신경의 세포체는 우리가 안뜰신경절이라고 알고 있는 전정 **신경절**에 있다. 이 세포체에서 전정신경이 뇌의 전정핵으로 정보를 전달한다: 외면, 내측, 상위 그리고 하위의 4개의 핵이 각 면에 위치한다(그림 4–22 A). 많은 감각 처리가 전정계에서 이 수준에서 발생한다. 각 핵은 반대 핵에서 교차하는 섬유를 통해 직접적인 동측 입력뿐만 아니라 반대측 입력도 받는다. 이 핵은 척수, 소뇌 및 시각 시스템으로부터 입력을 받는다. 이러한 입력 구성을 통해 머리 움직임 방향과 속도, 중력에 대한 머리 위치를 감지할 수 있다.

전정핵은 다른 감각계, 특히 시각계로부터 입력을 받는다. Purves의 연구진들(2011)에 따르면, 이것은 감각계 중 전정계를 특별하게 만든다. 중앙 전정 처리의 첫 번째 위치와 모든 후속 연결에 걸쳐 다중 감각 통합이 발생한다. 시각 입력은 하올리브와 소뇌를 통해 전달되며 이러한 입력의 상호 작용은 나중에 설명하는 것처럼 안구 운동을 생성하는 데 중요하다.

전정핵으로부터 CNS 내에서 전정계를 광범위하게 연결하는 많은 섬유 경로가 나온다. 전정핵과 소뇌, 안구운동핵 및 척수 사이에는 직접적인 연결이 있다. 신경의 연결은 망상계, 시상 및 피질(이마엽, 마루엽–섬 피질)의 일부에도 설명되어 있다. 전정계의 이 조직은 계층적(hierarchical)이라기 보다는 동시적처리(heterarchical)의 한 예이다. 각 연결에는 고유한 기능이 있다.

전정-소뇌 연결부

전정계는 수용체가 소뇌로 직접 연결된 유일한 감

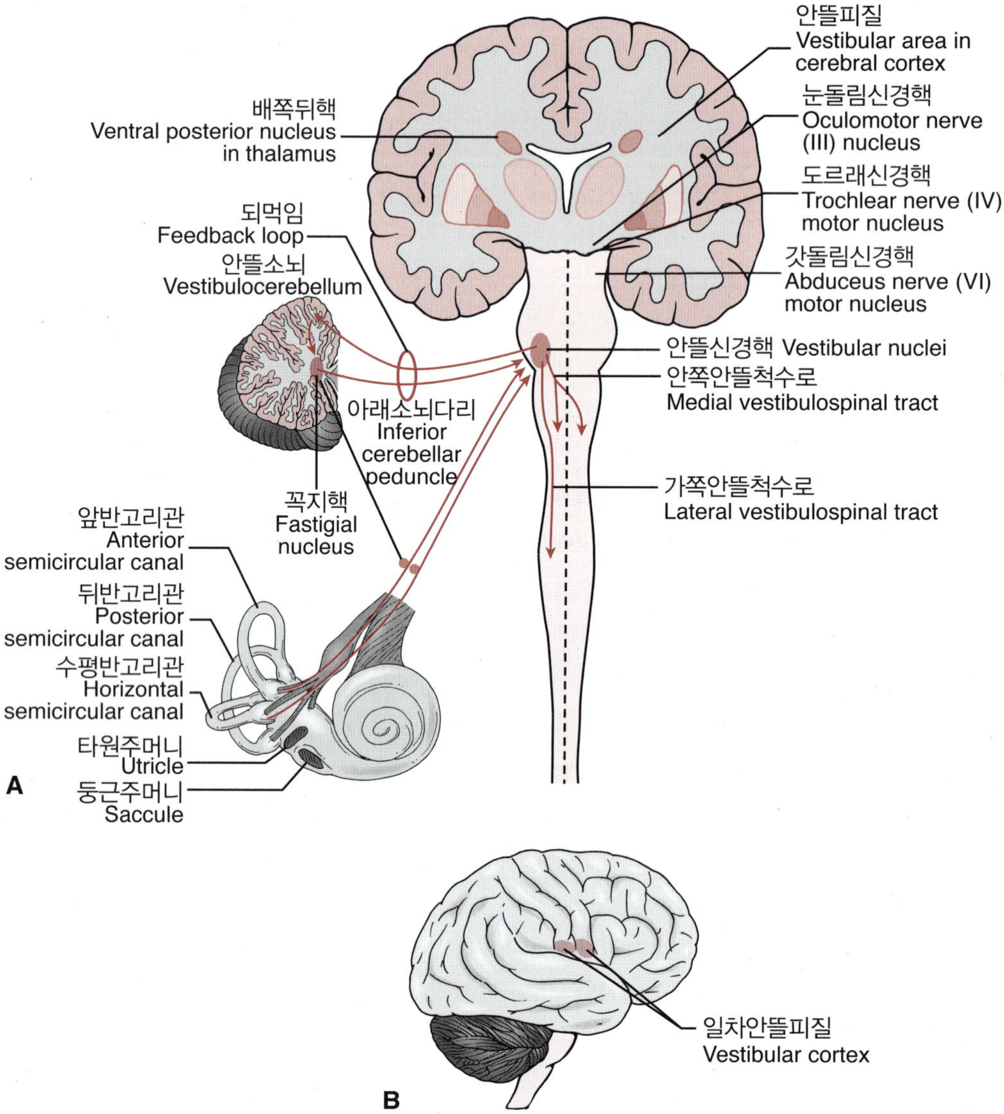

그림 4-22 A. 중앙 전정 연결부. 상행 섬유는 안구 운동 핵과 연결되어 머리에 대한 눈의 움직임을 조절한다. 전정 연결부는 시상과 피질 영역에서도 발견된다. 전정계는 소뇌와 상호 연결되어 있으며 섬유는 내측 및 외측 전정척수로로 척수로 내려간다. B. 전정계의 피질 투사 영역 중 하나. 전중심이랑과 두정내 고랑의 기저부에서 발견된다.

각계이다. 연결은 전정신경에서 직접 시작되고(그림 4-22) 전정 핵까지 연결된다. 결국, 소뇌에서 전정 핵으로의 직접 연결된다. 소뇌에서 이러한 상호적 연결은 주로 안쪽안뜰핵과 바깥쪽안뜰핵으로 전달된다. 나중에 언급했듯이, 안쪽안뜰핵에서 오름차순 섬유는 안구 운동 핵으로 전달되어 소뇌가 눈 위치에 영향을 줄 수 있다. 이 같은 핵에서 내려오는 연결은 머리와 목 움직임을 소뇌에 제어할 수 있게 한다(그림 4-22 A). 소뇌와 바깥쪽안뜰핵 사이의 상호 연결은 외측 전정척수로를 통한 출력에 영향을 미치므로 자세 조절에 영향을 준다. 그러면 전정계와 소뇌가 함께 눈, 머리 및 몸통의 움직임을 조절하고 자세, 균형 및 평형에 중요한 역할을 한다.

전정척수 연결

전정핵은 외측과 내측 전정척수로(LVST와 MVST, 그림 4-22A)를 통해 척수로 연결된다. 이러한 경로는 근긴장도에 영향을 미치고 지속적인 자세 조정을 담당한다. LVST는 반고리관 쌍, 이석 기관, 전정소뇌 및 척수로부터 입력을 받는다. LVST 섬유는 목뼈, 허리뼈 및 허리뼈 수준에서 척수의 α와 γ 운동 뉴런에서 직접 종결된다. α 운동 뉴런은 근섬유를 공급하고 γ 운동 뉴런은 근방추에 전달된다. 따라서 전정계는 자세 근육, 자세 제어 및 안정성에 강한 영향을 미친다. MVST는 소뇌와 피부 및 관절 고유수용기로부터 입력을 받는다. 이 경로의 섬유는 척수 경추 부위에 있는 운동 뉴런에 굽힘과 폄을 전달한다. 이 입력은 공간에서 머리의 일정한 자세를 유지하는 데 도움을 준다. 따라서 내림 전정감각 전달을 통해 우리는 전정감각과 고유수용감각 입력의 상호작용을 볼 수 있다.

난형낭 또는 반고리관의 자극으로 유발된 반응은 폄 근육을 활성화하여 머리, 몸통 및 사지의 보상 움직임을 유발한다. 이러한 움직임은 머리의 동요, 자세 흔들림 또는 기울어짐을 예방하고 우리가 똑바로 설 수 있게 해준다(Fisher & Bundy, 1989; Goldberg et al., 2012). 그러나 예상할 수 있듯이 서로 다른 수용체에 대한 자극에 의해 궁극적으로 유발되는 자세 반응의 종류에는 차이가 있다. 주로 LVST를 통해 사지와 상부 몸통 α와 γ 운동뉴런으로 전달되는 입력은 동측 폄근육의 촉진과 굴곡근 억제를 유발한다. 반고리관 입력은 주로 내측 전정척수로를 통해 α와 γ 운동뉴런으로 전달되고 목과 상부 몸통 굴곡근의 촉진을 유도한다. 기능적으로 난형낭 입력은 보다 지속적 자세 반응(즉, 긴장 자세 확장 및 지지 반응)을 이끌어내고, 반고리관 입력은 보다 위상 평형 반응을 유도한다(Fisher & Bundy, 1989; Roberts, 1978; Wilson & Melvill Jones, 1979).

기능적으로, 긴장성 자세를 촉진하거나 반응을 지원하는 것이 목표라면 난형낭 자극을 제공하는 활동이 더 적절할 수 있다. 목표가 보다 단계적이거나 일시적인 자세 반응의 사용을 위한 것이라면 반고리관에 자극을 제공하는 활동이 바람직할 것이다.

전정-안구운동 연결

전정 섬유는 내측 세로 근막(그림 4-22 A)을 통해 뇌신경 III(눈돌림신경), IV(도르래신경)와 VI(갓돌림신경)의 안구운동 핵으로 직접 연결된다. 섬유는 이 핵에 도달할 때 교차하고 교차하지 않기도 한다. 이러한 연결은 지속적으로 안정적인 시각 이미지를 제공하는 역할을 한다. 머리가 한 방향으로 회전할 때 반대 방향으로 눈 움직임이 일어나 망막 미끄러짐을 예방하고 시력을 유지한다(Goldberg et al., 2012). 이러한 반응을 중재하는 입력은 반고리관에서 나오며 모든 운동면에서 활성화된다. 머리가 움직이지 않으면 눈은 가만히 있다. 그러나 머리가 움직이면 전정안뜰반사가 활성화되어 머리와 몸이 움직여도 시야가 안정적으로 유지된다.

안구진탕은 전정-안구운동에서 특별한 보상작용이다. 머리가 각이 있는 방향으로 움직이면 안구운동 핵과 전정계 사이의 상호작용으로 인해 눈이 공간의 물체에 고정된 상태를 유지할 수 있다. 머리가 계속 각진 움직임을 하면 눈은 운동범위의 끝에 도달한다. 이것은 안구운동의 느린 진행으로 구성된다. 운동 범위의 끝에 도달하면 눈은 다시 중앙 위치로 되돌아간다. 중심 위치로의 빠른 이동은 안구 흔들림의 빠른 단계를 포함한다. 빠른 안구운동은 머리의 각 운동으로 인한 반고리관의 내림프 운동과 관련이 있다. 머리 움직임이 시작될 때 내림프의 움직임은 머리 움직임보다 뒤쳐져 움직임에 따라 반고리관의 팽대부를 구부린다. 머리 움직임이 일정한 속도로 계속되면 내림프 움직임의 속도가 머리 움직임의 속도를 따라잡고 팽대능선마루는 곧게 선 자세를 회복한다. 이것은 유모세포 수용체의 활성화를 중단시키고 CNS로 입력은 기준선으로 돌아간다.

안구진탕은 머리가 움직이는 방향과 같은 빠른 단계의 방향으로 인해 이름 붙여졌다. 머리를 움직이는 동안 안구진탕이 발생하면 **회전성 안구진탕**(즉,

움직이는 동안 발생하는 안진)이라고 한다. 회전성 안구진탕은 앞서 설명한 것처럼 서서히 감소하고 결국 멈춘다. 머리가 멈추면 내림프는 머리 회전 방향으로 계속 움직인다. 이것은 반대 방향으로 팽대능선마루를 다시 활성화시키고 앞에서 설명한 것과 같은 일련의 사건이 반대 방향으로 유발되지만, 이번에는 **후회전 안구진탕**을 유발한다.

회전 후 안구진탕의 측정은 전정계의 통합 기능의 한 측면을 검사하는 데 사용되어 온 도구이다. 이 측정을 실시할 때 안구진탕의 기전과 과정을 완벽하게 이해하는 것이 중요하다. 이러한 과정은 Fisher (1989)에 의해 잘 설명되어 있다. 여기에서 간략하게 요약한다. 반고리관에서 내림프의 움직임과 견갑골의 팽대능선마루의 변화가 안구진탕을 시작한다. 그러나 팽대능선마루는 안정 위치로 돌아가 안구진탕이 멈추기 몇 초 전에 전정 수용체 활성화를 멈춘다. 이 현상은 움직임에 의해 생성된 속도 정보를 수집 및 저장한 후 천천히 방출하여 안구진탕을 발생시키는 전정핵과 관련된 메커니즘인 **속도 저장**과 관련이 있다(Baloh & Kerber, 2010; Goldberg et al., 2012). Fisher, Mixon과 Herman(1986)은 이 기전이 SI의 전정 기반 기능 장애를 가진 개인에서 손상되어 회전 후 안구진탕의 지속 기간이 단축된다고 설명했다. 이 가능성을 확인하려면 추가 평가가 더 필요하다.

전정-시상과 피질 연결

전정 연결부는 시상의 VPL뿐만 아니라 시상의 측면 및 정중 핵 그룹에 양측으로 전달된다. VPL은 체성감각입력을 받아들이고 체성감각과 전정 입력의 상호 작용이 발생하는 해부학적 영역 중 하나이다. 시상에서 섬유는 피질로, 전중심이랑의 기저부(영역 3a) 및 마루엽 내 고랑의 기저부(영역 2V)로 연결된다(Goldberg et al., 2012)(그림 4-22 B). 영역 2V 뉴런은 머리 움직임에 반응하며 이 영역이 활성화되면 어지러움이나 움직임에 대한 자각으로 이어진다. 여기에서 뉴런은 전정 입력뿐만 아니라 시각 및 고유수용성 입력도 받아들여 이 영역은 운동 및 공간에서의 방향의 인식과 관련이 있을 수 있다. 이곳의 병변은 공간적 방향에 혼란을 야기한다. 영역 3a는 전정 및 체성감각 입력을 받아들이고 운동 피질의 영역 4로 전달된다. 이러한 연결은 머리와 몸의 운동 제어를 통합하는 역할을 한다.

전정계 통합 The Integrative Vestibular System

서로 다른 감각 입력과 운동 출력 시스템의 다중 연결 특성상, 전정계는 앞에서 설명한 바와 같이 다감각 통합 시스템이다. 전정 경로는 편측성 및 양측성이며, 최근 증거에 따르면 전정핵, 다리뇌, 중뇌 및 뇌량에서 섬유가 교차한다는 증거가 있다(Kirsch et al., 2014). 이 시스템의 양방향성은 그 기능에 매우 중요하다(Rine & Wiener-Vacher, 2013). Dieterich와 Brandt(2015)에 따르면, 전정 입력은 복합적 형태이며, 시각 안정화뿐만 아니라 공간에서 신체 위치 및 움직임에 대한 인식을 중재하는 다른 감각계를 활성화한다. 감각계 중에서 유일하게 전정계는 1차 감각 피질이 없으며 전정 입력을 받는 피질 영역(즉, 두정엽-섬도 영역)은 다른 감각 입력에도 반응한다. 그런 다음 전정계는 중요한 기능을 수행하는 데 다중 모드와 복합 수준 통합을 사용한다.

전정감각과 고유수용감각의 통합 Vestibular and Proprioception Interactions

전정 및 고유수용감각 처리는 능동적인 움직임의 인식, 신체도식의 발달, 자세 반응의 발달과 사용, 특히 폄근육(예: 신근 근육 긴장도, 평형)과 관련된 반응의 발달과 사용에 함께 기여하는 것으로 생각된다. 당시 타당한 연구를 검토하면서 Matthews (1988)는 일반적인 상황에서 고유수용감각의 역할은 외부 환경과 신체에 대한 명확하고 정확한 지도를 운동계에 제공하는 것이라고 설명했다. 당시의 다른 연구자들은 고유수용감각이 프로그래밍과 계획 충돌을 해결하기 위해 전정-시각-체성감각(수용적)의 입력을 사용할 수 있다고 이미 제안했고, 따라서 두 시스템은 안정성을 제공하기 위해 함께 협력했다. 따라서 두 시스템은 함께 작동하여 다른 감각 입력이 해석되는 안정적인 상태를 제공한다. 이러한 초기의 설명은 계속 유지되고 있다(Goldberg et al., 2012). 따라서 전정 및 고유수용감각은 시각과 함께 다음의 역할을 한다.

- 공간에서 머리의 움직임에 대한 주관적 인식과 협응
- 자세 긴장도와 균형
- 눈, 머리, 몸의 협응과 머리 움직임이 발생하는 동안 눈 안정화(보상적 안구 움직임)

요점

- 내이의 말초 전정 수용기(유모세포)는 선형(이석) 및 각(반고리관) 운동에 반응한다. 모든 움직임은 자동적으로 머리 양쪽 활동에 영향을 준다.
- 중추전정기관은 뇌간 핵에서 시작하며, 이 핵은 자체적으로 다감각 입력을 받는다.
- 소뇌에 대한 전정감각 입력은 수용체로부터 직접적, 전정 핵을 통해 간접적으로 이루어지며, 이러한 구조가 움직임을 만들어낸 과정에서 긴밀한 관계를 가지게 된다.
- 전정핵에서 시작된 연결은 척수 영역으로 내려가는 섬유와 안구운동 핵, 시상 및 피질로 올라가는 섬유가 포함된다.
- 전정계는 그 과정 전반에 걸친 다감각계이다: 전정핵, 소뇌, 고유수용감각, 척수운동 뉴런, 안구운동 뉴런, 시상, 피질과 관련된 네트워크의 일부로 눈, 머리, 몸통 제어와 공간에서의 신체 위치 및 움직임과 관련된 기능을 지원한다.

청각계 The Auditory System

청각계의 활동은 복잡한 과정이다. 음파는 외이에서 시작되어 중이를 통해 전달되고 최종적으로 내이에서 활동 전위로 변환된다. 청각계의 구조는 그림 4-20에서 보여지듯 전정감각 구조에 인접한 측두골에 위치한다. 청각계 수용체는 **달팽이관**이라고 하는 내이 막 구조에 있다(그림 4-21). 수용체는 코르티기관의 구성 요소인 유모세포이다(그림 4-23). 기억하다시피, 유모세포는 전정계의 수용체이며 청각계의 유모세포 수용체에서 전달되는 메커니즘과 유사하다.

수용체와 전달체 Receptors and Transduction

소리는 음파로 시작하여, 외이에 의해 모아지고 외이도를 통해 고막으로 전달된다(그림 4-23). 중이의 고막에는 이소골이 붙어있다. 이소골은 공기에서 코르티 기관이 있는 유체로 채워진 내이로 소리 에너지의 전달을 최적화하는 역할을 한다. 중이에는 고막의 움직임에 따른 이소골 움직임을 만들어내는 두 개의 근육이 있다: 고막 장근과 등골근. 고막장근은 하나의 이소골(malleolus)에 부착되어 있으며 삼차 신경(뇌신경 V)의 분지에 의해 신경지배를 받는다. 물고 씹는 것과 관련된 행동은 이 근육의 반사적 수축을 일으켜 망치뼈를 당기고 고막을 경직시킨다. 이 과정은 저주파 소리(배경 소음)가 전송되는 것을 효과적으로 방지하여 배경 소음에서 말을 이해하는 능력을 향상시킬 수 있다. 등골근은 등골이라고 불리는 이소골에 부착되어 있다. 그것은 얼굴신경 또는 뇌신경 VII의 신경지배를 받는다. 등골은 65dB 및 500, 1,000 및 2,000Hz의 음압 수준에서 소리에 반사적으로 수축하며, 이 주파수는 종종 말의 모음 소리와 관련 있다. 등골의 반사적 수축은 이전에 설명한 것과 유사한 방식으로 작용하여 고막을 경직시키고 저주파 소리가 귀에 들어오는 것을 차단한다. 골막의 움직임을 방해하는 질병은 골막과 고막 사이의 관계 때문에 에너지 전달을 감소시키고 청력을 방해한다. 이것은 내이 감염(예: 중이염)에서 주로 나타나는 현상이다.

소리를 신경화학적 신호로 변환하는 것은 고막의

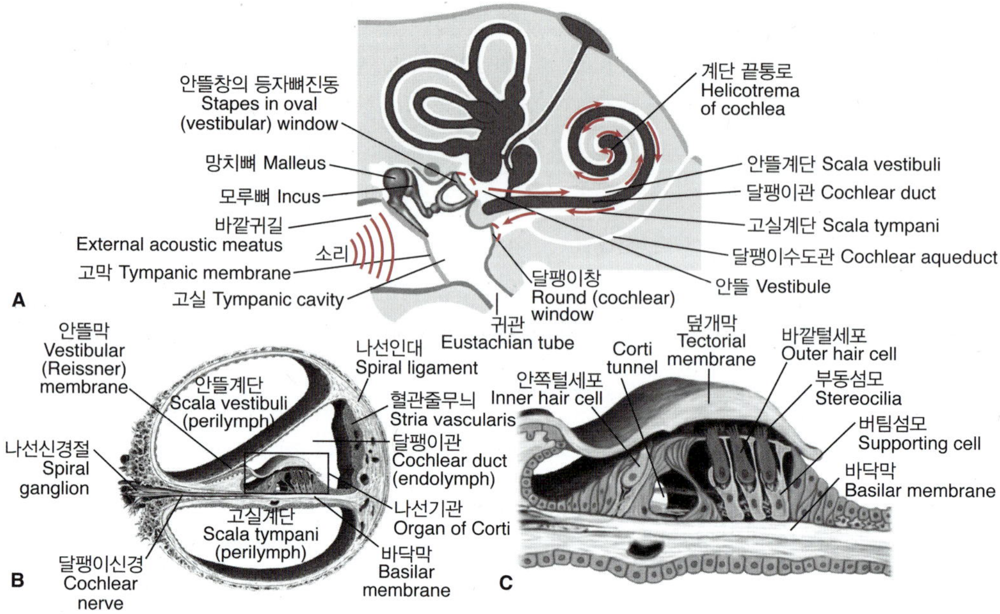

그림 4-23 A. 측두골 내에 있는 청각 시스템. B. 달팽이관을 통한 단면을 통해 청각관의 세 가지 영역을 보여준다. C. 코르티 기관, 소리를 수용하는 세포.

움직임에서 시작되어 이 닫힌 시스템에서 일련의 이벤트를 생성한다(그림 4-23). 고막의 움직임은 중이의 작은 뼈인 이소골의 움직임을 만들어낸다. 망치뼈는 내이로 열리는 타원창에 꼭 맞아 떨어진다. 망치뼈의 움직임은 타원창의 움직임으로 이어진다. 타원창의 막이 안팎으로 움직일 때 내이의 이도(외림프)의 체액에 운동 파동을 생성한다. 내이도에는 기저막이 있다. 외림프가 움직이면 기저막도 움직인다. 기저막에 있는 유모세포가 코르티 기관이다. 이 유모세포는 유모세포 돌출부 상단에 있는 두 번째 막인 덮개막으로 연결되어 있다. 기저막과 유모세포의 움직임으로 유모세포 돌출부가 구부러져 탈분극 과정이 시작된다. 기저막은 길이 전반에 걸쳐 두께가 변하며 시작지점보다 끝부분으로 갈수록 더 얇아진다. 이것은 길이를 따라 다른 주파수(즉, 피치)에 민감하게 반응하게 만난다. 이 과정은 전정계에서의 과정과 유사하다. 유모세포의 탈분극은 청각 신경의 구심성 구성 요소에 있는 수용체 부위와 상호 작용하는 신경 전달 물질(글루타메이트)을 방출하고 정보는 CNS로 전달된다.

청각계의 첫 번째 시냅스는 유모세포의 기저에 있는 변환 지점에 매우 가깝다. 유모세포가 활성화되면 물리적 에너지가 전기 에너지로 바뀌고 그 즉시 화학적 에너지로 바뀌는데, 이는 충동이 유모세포와 시냅스를 이루는 나선 신경절의 가지돌기로 전달되기 때문이다. 코르티 기관에는 수용체 장치의 감도를 조절하는 것으로 생각되는 외부 세포와 실제 청력을 주로 담당하는 것으로 생각되는 내부 유모세포 두 가지 유형의 유모세포가 있다. 단일 나선 신경절 세포는 최대 50개의 외부 유모세포를 신경지배할 수 있다. 대조적으로, 내부 유모세포는 최대 10개의 나선 신경절 세포로부터 연결을 받을 수 있다. 따라서 외부 유모세포는 수렴하는 반면 내부 유모세포는 경로의 첫 번째 시냅스에서 나누어진다. 코르티 기관은 높은 소리가 좁은 끝 부분 근처의 기저막 세포를 활성화하고 낮은 소리가 막의 넓은 끝 부분에 있는 세포를 활성화하도록 조절되어 있다. 또한, 내부 유모세포와 시냅스하는 나선 신경절 세포는 거의 감지할 수 없는 신경 방전을 유도하는 데 필요한 소리의 진폭과 소리 주파수 사이에 관계가 있는 "조정 곡선"

을 보여준다. 수용기의 이러한 특성은 소리 정보가 뇌로 전달되는 정확도를 설명한다.

전정계와 마찬가지로, 청각신경은 구심성 성분과 원심성 성분을 모두 가지고 있다. 구심성 구성 요소는 안뜰달팽이신경(뇌 신경 VIII)의 와우 부분을 형성한다. 원심성은 상올리브복합체(SOC)에서 나오며 외부 유모세포에 직접적으로, 내부 유모세포에 간접적으로 신경을 공급한다. 활성화되면, 원심성 섬유가 CNS로의 정보 전달을 억제하고 배경 소음이 있는 경우 특정 소리를 구별하는 역할을 할 수 있다.

중추 연결 Central Connections

청각계는 CNS에 대한 두 가지 주요 경로가 있다. 하나는 입력의 음조체계 구성을 유지하고 소리 주파수를 빠르고 정확하게 전송하는 **핵심 경로**이고, 다른 하나는 덜 조직적이고 타이밍 및 강도에 대한 정보를 전송하는 **벨트 경로**이다. 이 후자의 경로는 소리 입력의 양방향 상호 작용에 기여한다. 두 경로에 대한 정보는 다음에 설명할 정보에 통합된다. 코어 및 벨트 경로는 1차(코어) 및 2차(벨트) 피질 영역으로 전달된다. 경로와 피질 영역은 다음에 설명한다.

나선 신경절 세포의 축삭은 귀에서 뇌간으로 이동하는 달팽이관 신경을 형성하며 동측으로 복부 및 등쪽 달팽이관 핵과 시냅스를 형성한다. 모든 섬유는 두 핵 모두에 시냅스를 형성한다. 이러한 연결의 구성은 이 수준에서 유지된다. 이 지점에서 세 개의 경로가 음향 정보를 전달한다. 등쪽 달팽이관 핵에서 섬유가 나와 측면섬유띠의 일부가 된다. 배쪽 핵에서 섬유의 한 그룹은 배쪽 핵의 섬유 그룹을 따라가며 측면섬유띠의 일부가 된다. 다른 그룹은 사다리꼴 몸체의 동측 및 반대쪽 핵과 상위 올리브 핵으로 전달되고 거기에서 측면섬유띠에 합류한다. 따라서 측면섬유띠는 비록 반대쪽 섬유가 우세하지만 음향 정보의 동측 및 반대쪽 표현을 모두 가지고 있다. 상올리브는 양쪽 귀의 정보가 가장 먼저 모이는 곳이다. 이 수렴은 피질로 계속되는 두 귀에 대한 청각 입력 타이밍의 정확하게 포착하는 역할을 한다(그림 4-24).

외측섬유띠 내의 섬유는 하구부와 내측 슬상체로 이동한다. 아래둔덕은 본질적으로 모든 청각 입력, 즉 코어 및 벨트 경로는 입력과 반대쪽 청각 피질로부터의 입력을 받는다. 따라서 청각계의 주요 통합 센터라고 할 수 있다. 아래둔덕의 주요 핵은 중앙 핵으로, 여기서 세포는 수신된 소리 전달의 타이밍과 강도 차이에 민감하다. 이 구조는 소리 주파수와 소리의 시간적 특성을 모두 감지하는 기능을 한다. 아래둔덕(inferior colliculus)의 영역은 소리가 도달하는 시간의 차이에도 민감하여 소리의 위치 파악과 양쪽기(binaural) 청력에 관여한다(Sahley & Musiek, 2015). 아래둔덕의 청각 입력을 위한 또 다른 부위는 중심핵이다. 이 구조는 청각 입력뿐만 아니라 척수, 등쪽 기둥 및 SC의 입력도 받는다. 이 핵은 다감각 통합과 청각적 주의 집중에 관여한다고 생각된다.

아래둔덕은 시상 내의 특수 핵인 내측 슬상체로 섬유를 보낸다. 거기에서 정보는 1차 청각 피질 내의 브로드만영역 41 및 42를 형성하는 허쉘이랑(Heschl gyrus) 가로 측면이랑으로 이동한다. 핵심 경로에서 입력을 수신하고 음조적으로 구성된다. 벨트 영역은 코어 경로 입력 영역을 둘러싸고 있다. 덜 조직적이고 덜 이해된다. 정보가 일차 청각피질에 도달하면 소리가 들리고 해석이 시작된다. 일차 청각 피질은 동측 및 반대측 입력을 모두 수신하여 소리 매핑을 추가로 지원한다. 이 영역의 감각신경은 음량, 음량의 변조 및 주파수 변조를 매핑한다(Kandel, chwartz, Jessell, Siegelbaum, & Hudspeth, 2013). 이 피질 영역은 언어 인식에 중요하다.

브로드만 영역 22(그림 4-7)는 소리의 위치와 방향의 구별이 일어나는 2차 청각 피질에 해당한다. 2차 청각 피질은 아래둔덕 중심핵으로부터 입력을 받는다. 언급한 바와 같이, 이 전달은 새롭고 움직이는 청각 입력을 감지하고 주의를 집중시키는 역할을 한다. 관자엽널판은 이 영역의 일부이며 난독증과

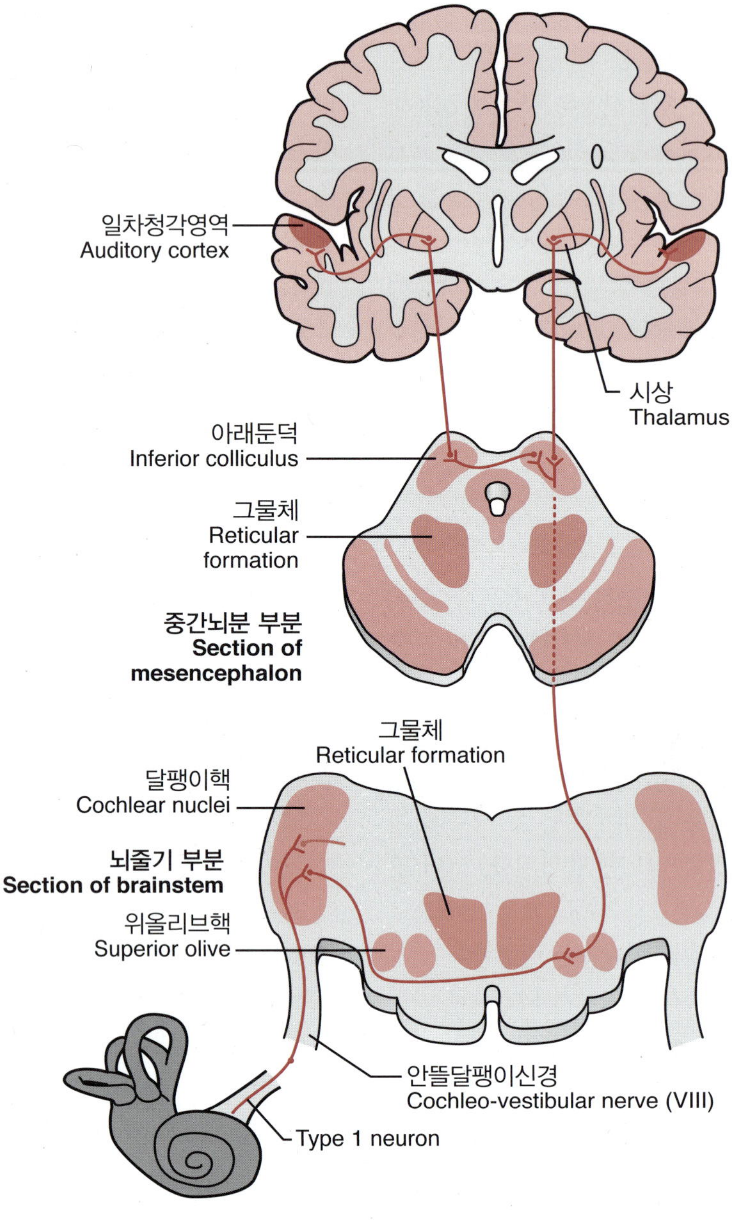

그림 4-24 중추 청각로. 일부 청각 섬유는 아래둔덕에 있고, 다른 섬유는 시상의 내측 슬관절 핵과 청각 피질로 연결되어 있다.

관련된 영역이다. 좌우 비대칭이 나타나는 부위로, 양쪽 기능은 약간 다르다. 관자엽널판은 복잡한 소리를 처리하고 기본적인 청각 입력과 언어를 처리하는 역할을 한다(Liem, Hurschler, Jancke, & Meyer, 2014). 영역 22는 또한 시각 및 체성 감각 경로로부터 입력을 받는다.

청각 연합 피질은 영역 39와 40(그림 4-7), 각이랑과 모서리이랑을 포함한다. 이 영역은 읽기 및 쓰기와 관련 있다. 영역 39가 손상되면 언어를 인식할 수 없다. 일차 청각 피질의 전달은 언어와 관련된 다른 피질 영역에서도 발견된다. 영역 44와 45는 브로카 영역이라고 한다. 해당 영역의 손상으로 인해 음성 인식이 손상되지는 않지만 유창하지 않은 음성이 발생한다. 청각 피질의 연합 영역은 전정 및 체성

감각 시스템과 같이 다른 시스템으로부터 입력을 받는다. 따라서 여기에 다중 감각 상호작용이 나타나며 이것은 각성 또는 주의집중에 주요 역할을 한다.

원심성 과정과 피드백 루프
Efferent Processes and Feedback Loops

청각 경로에는 피드백 루프 작용을 하는 것으로 생각되는 수많은 원심성 과정이 있다. 기능적으로 선택적 청각 주의에 기여할 수 있다. 그물척수로 경로는 가쪽섬유띠에서 활동을 "샘플링"하고 청각적 놀람 반응을 보인다. 또한, 아래둔덕과 청각 피질은 정보가 체성 감각 입력과 통합되는 SC로 전달된다. 이러한 경로는 소리에 대한 머리, 눈 그리고 신체의 방향을 제어하는 역할을 한다.

요 점

- 내이의 코르티 기관에서 발견되는 청각 수용체(유모세포)는 음파가 외이와 중이를 나누는 고막의 움직임을 생성할 때 시작되는 일련의 사건을 통해 활성화된다.
- 소리 입력은 뇌간핵으로 전달되고, 거기에서 양쪽 귀의 정보는 상올리브로 전달된다. 양측 청각 입력의 전달은 소리의 시간적 해석 및 소리 위치 파악을 담당한다.
- 다감각 통합(체성 감각, 시각, 청각)은 아래둔덕에서 일어나고 청각적 주의집중을 담당한다.
- 1차 및 2차 청각 피질에 대한 청각 입력의 전달은 더 높은 수준의 해석과 환경의 복잡한 매핑을 담당한다.
- 일부 다감각 통합 영역에 대한 추가 피질 전달은 소리의 해석, 청각 주의, 말하기, 읽기 및 쓰기와 같은 기능과 관련 있다.

시각계 The Visual System

촉각계의 보편적인 특성과 전정계의 중요성에도 불구하고 우리는 일상적인 기능을 시각적 입력에 가장 많이 의존한다. 한 신경과학 문헌에 따르면, "우리가 사물의 속도와 거리를 판단하고 음식, 다른 종의 구성원, 친숙하거나 익숙하지 않은 구성원을 식별하고 세상을 탐색하는 데 도움을 주는 것은 시각이다."(Zigmond, Bloom, Landic, Roberts, & Squire, 1999, p. 821); 이 구체적인 기능은 변화되지 않았다. 시각계는 주로 가장자리, 대비 및 움직임 감지기의 기능을 한다. 우리는 시각적 이미지가 정지되어 있을 때 가장 잘 인지할 수 있다. 그러므로 우리의 시각 능력은 부분적으로 안정된 시각 영역에 기여하는 전정안뜰반사에 의존한다. 시각계 자체는 망막에 안정적인 이미지를 유지하기 위해 안뜰눈반사와 함께 작동하는 눈운동 반사를 통해 환경 내 움직임에 적응할 수 있다. 예를 들어, 정지된 차에 앉아 세차 장치가 자동차 표면 위를 앞뒤로 움직이는 경우와 같이 시각 입력과 기타 감각 입력 사이에 차이가 있을 때 우리는 전정감각과 고유수용감각 입력이 다르게 말해줌에도 불구하고 차가 움직인다는 시각적 인식을 믿는다. 그럼에도 불구하고, 우리는 시각 시스템을 믿고 브레이크 페달을 밟아 우리가 "움직이는" 것을 멈추고자 한다.

시각 처리는 통합되어야 하는 정보를 전달하는 최소한 세 개의 병렬 경로가 포함된다. 다음으로 우리는 수용체, 변환기와 시각 경로에 대한 설명으로 시작하여 시각 기저에 깔린 구조와 메커니즘에 대한 매우 단순화된 경로를 설명할 것이다. 기능에 대한 간략한 고려로 마무리한다. 시각계 내에서 다른 어떤 감각보다 전체가 부분의 단순한 합보다 훨씬 크다는 것을 기억해야 한다.

수용체와 전달체 Receptors and Transduction

시각 수용체는 눈 뒤쪽 신경 망막에 위치한 특수 세포이다. 이 **광수용체**, 간상체와 추상체는 빛 에너지를 CNS로 전달할 수 있는 전기 에너지로 변환된다(그림 4-25). 추상체는 낮 시력을 담당하고 간상체는 야간 시력을 담당한다. 추상체는 색각을 조정하고 간상체보다 높은 시력을 제공한다. 간상체는 빛에 매우 민감하고 빛 신호를 증폭하여 희미한 빛에서도 볼 수 있다. 원뿔 경로는 수렴되지 않아 공간을 분석하는 능력이 우수하지만 간상체 경로는 광범위하게 수렴하여(광 입력을 합산하여 희미한 빛에서 볼 수 있는 능력을 더욱 증가) 수용체의 분석 능력을 감소시킨다. 또한 간상체는 느리게 반응하여 희미한 빛을 합산하는 능력이 추가되어 저조도에서도 볼 수 있다. 반면에 추상체는 빠르게 반응하여 빠르게 섬광을 볼 수 있다.

추상체는 빨간색, 녹색 및 파란색의 서로 다른 스펙트럼에 각각 반응하는 세 가지 유형이 있다. 다른 색상의 구별은 이 세 가지 수용체의 정보의 양 차이에 따라 달라진다. 대조적으로, 간상체는 무채색이다. 즉, 모든 파장의 빛에 반응하지만 색을 구별할 수는 없다. 망막의 중심에는 **중심와**(fovea)라고 불리는 영역이 있다. 이 영역에서 빛은 수용체 세포에 더 쉽게 도달하고 시력이 향상된다. 중심와에는 간상체(rod)가 없고 원추체(cone)가 밀집되어 있다.

빛 에너지를 수용체 세포에서 CNS로 정보를 전달하는 데 필요한 전기 신호로 변환하는 것은 복잡한 과정이다. 이 과정을 간단히 살펴보면 이 감각계 활동과 다른 감각계 활동을 비교할 수 있다. 빛 에너지를 신경 신호로 바꾸는 과정은 간상세포와 원추세포에서 시작된다. 이 세포는 경직 활동을 유지하고 신경 전달 물질 방출을 통해 지속적으로 정보를 중추 신경계에 전달한다. 빛 변화나 가장자리 또는 움직임의 감지와 함께 긴장 활동의 변화가 발생하여 방출되는 신경 전달 물질의 양이 증가하거나 감소하면서 계속해서 CNS에 대한 진행 중인 신호가 전달된다. 망막의 복잡성 때문에 정보가 시신경을 통해 CNS로 전달되기 전에 이 신경 구조에서 많은 처리가 발생한다.

망막

망막(그림 4-25)은 10개의 층이 있다. 외층은 색소 상피로 구성된다. 그것들은 신경 망막은 남은 9개 층을 형성한다. 빛은 망막의 가장자리 8개 층을 통과해야 수용체 세포에 전달된다. 빛은 다음 순서로 레이어에 전달된다.

1. 속경계막
2. 신경절 세포층
3. 내신경총(신경절, 양극성 세포, 무축삭 세포 사이의 시냅스)
4. 내부 핵층(양극성, 무축삭성 및 수평 세포체)
5. 외부 망상층(양극성, 수평 및 수용체 세포 사이의 시냅스)
6. 외부 핵층(수용체 세포의 세포체)
7. 외경계막
8. 수용체 층(빛에 민감한 수용체 세포 프로세스)
9. 색소 상피

수용체 세포(간상체와 원추체)는 내부 핵층에서 발견되는 양극성 세포에 시냅스를 형성하고 신경절 세포와 연결되며(그림 4-25), 축삭이 시신경을 형성한다. 시신경은 그림 4-26에서 "덮개앞구역"이라고 하는 시상과 SC의 외측슬상핵(LGN)으로 전달된다. 이 과정에 개입하는 것은 내부 핵층에서도 발견되는 **수평** 및 **무축삭 세포**로 알려진 중간 뉴런이다. 수용체 세포는 양극성 세포를 활성화하지만 수평 및 무축삭 세포는 수용체, 양극성 그리고 신경절 세포에 억제를 담당한다. 수평 세포로부터의 억제는 측면 억제의 한 예이며 수용 필드의 가장자리를 선명하게 하는 역할을 하여 CNS로 이동하는 정보의 정확성을 높인다. 양극성 세포는 다른 방식으로 작동하지만 시각적 이미지의 가장자리를 선명하게 하는 역할도 한다.

신경절 세포는 두 가지 방식으로 그룹화할 수 있다. 첫째, 신경절 세포는 수용체 세포와 관련된 수용 영역의 특성에 따라 분류할 수 있다. 이 접근 방식을 사용하면 한 종류의 신경절 세포가 수용체 영역의 중심(중앙)으로 향하는 빛에 의해 활성화된다. 다른 하나는 수용체 영역의 중심(중심에서 벗어난)으로 향하는 빛에 의해 차단된다. CNS에 대한 두 개의

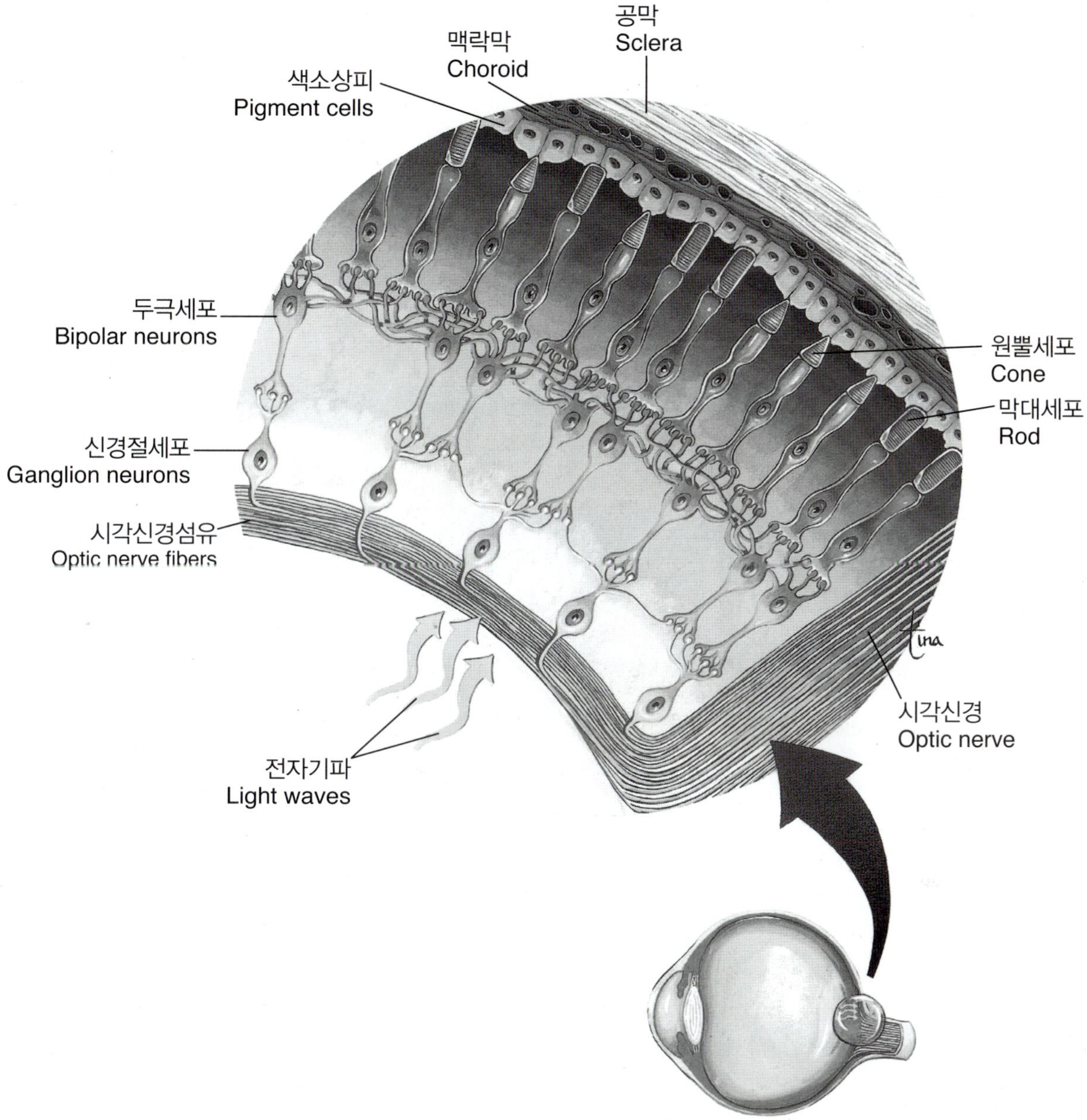

그림 4–25 망막은 10개의 세포층으로 구성되어 있지만 여기에 모두 나와 있지 않다. 광수용체(저조도 시력을 위한 간상체와 색 및 세부 시력을 위한 원추체)는 최종 세포층에 위치한다. 이 그림은 망막에 있는 두 가지 다른 세포 유형인 양극성 세포와 신경절 세포를 보여준다. 신경절 세포 축삭은 시신경을 형성한다.

병렬 경로를 형성하여 중심 및 중심을 벗어난 정보를 시각적 이미지의 대비를 감지할 수 있다.

신경절 세포를 분류하는 두 번째 방법은 크기, 연결성 및 속성을 기반으로 한다. 각 범주에는 켜짐–꺼짐 중추 세포가 포함된다. 표 4–2는 거대세포층과 작은세포층의 특성을 비교한다.

우리의 시각적 세계를 완벽하게 이해하는 것은 불가능하다. 우리는 이 정보의 대부분을 통해 가장자리 감지와 움직임뿐만 아니라 명암 대비를 할 수 있다. 이 매우 복잡한 회로의 결론은 정보가 CNS에 도달하기 전에 시각을 통해 환경의 대비, 색상, 형태 및 움직임에 대한 많은 정보가 처리된다는 것이다.

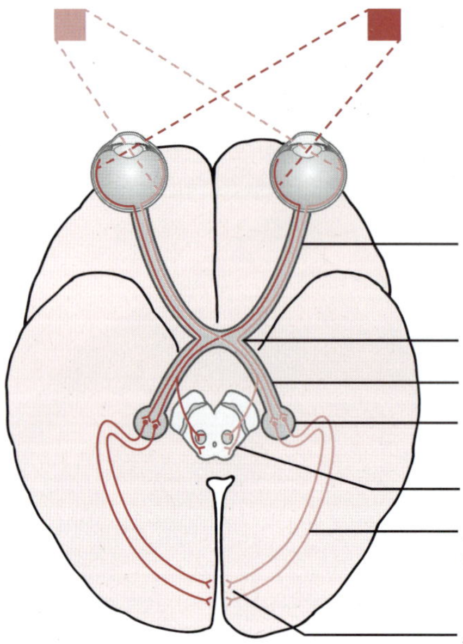

그림 4-26 망막의 시각 정보는 시각 영역을 기반으로 하는 조직적 방식으로 신경절 세포에 의해 전달된다. 왼쪽 망막의 측두엽에서 나온 섬유는 오른쪽 망막의 비강에서 나온 섬유와 합류하여 왼쪽 시신경로를 형성하고 왼쪽 시상으로 전달된다. 유사하게, 왼쪽 코와 오른쪽 측두 망막 섬유가 합쳐져 오른쪽 시신경로를 형성하고 오른쪽 시상으로 전달된다. 이 배열은 뇌에 각각 왼쪽 및 오른쪽 시각 공간에 대한 정보를 제공한다. 시상에서 외측 슬상핵은 시각 정보를 받아들이고 이를 1차 시각 피질, 영역 17에 전달된다. 보조 시각 경로는 상구체로 투영되는 시신경로 섬유를 포함한다.

중심 연결 Central Connections

신경절 연결은 시신경을 형성한다. 그림 4-25에서 확인할 수 있듯이, 비강 영역에서 시작되는 망막의 섬유는 시신경 교차점에서 교차하여 반대쪽 눈의 측두 망막의 섬유와 결합하여 시신경을 형성하며, 이는 주로 시상의 LGN으로 전달된다. 이것은 우리가 시각 정보에 대한 세 가지 처리 경로 중 첫 번째이다. LGN으로 전달된 섬유의 배열은 각 반구가 시각계의 반대쪽 절반에서 시각 정보를 받을 수 있도록 한다.

시신경 내의 상세한 섬유 구성은 시각경로로 전달된 다음 LGN으로 투사된다. 촉각계와 마찬가지로 LGN 내의 반응은 주변의 수용기 영역 크기를 반영한다. 따라서 가장 많은 수의 수용체 세포와 가장 작은 수용체 영역을 갖는 중심와(fovea)는 LGN에서 발현 면적이 가장 크다.

LGN의 정보는 동측 1차 시각피질 또는 영역 17(그림 4-7)로 전달된다. 여기서 거대세포와 작은세포층 경로는 무결성을 유지하여 시각적 이미지의 "무엇"과 "어디"에 대한 정보를 제공한다. 1차 시각 피질의 세포는 물체의 윤곽에 민감하지만, 내부에는 민감하지 않다. 그것들은 축이나 방향뿐만 아니라 물체의 특정 위치에 반응한다. 이것이 시각계를 때때로 **대비** 또는 **가장자리 감지기**라고 하는 이유이다.

시각 피질의 조직은 매우 복잡하다. 거기에 있는 세포는 기둥을 형성하며, 단일 기둥 내의 뉴런은 단일 축 또는 방향에 반응한다. 기둥은 축보다는 색상에 민감한 세포의 **얼룩 영역**이라고 하는 부분에 의해 중단된다. 이 피질 영역 내의 조직의 세 번째 수준은 안구우세기둥 시스템이다. 이 기둥은 왼쪽 또는 오른쪽 눈에서 입력을 받고 규칙적인 간격으로 번갈아 가며 양안 시력으로 이어진다.

표 4-2 거대세포와 작은세포 차이

	거대세포(어디)	작은세포(무엇)
수용기 영역 크기	큼	작음
정보전달	빠르게	느리게
민감도	차이, 낮은	색, 낮은 대비 감도
반응	짧은	지속
주요기능	물체의 일반적인 특징과 움직임	형태와 색을 포함한 시작, 공간적 방향에 대한 세부사항
LNG 전달 영역	배쪽 1-2번 층	등쪽 3-6번 층

Liu, C.-S. J., Bryan, R. N., Miki, A., Woo, J. H., Liu, G. T., & Elliot, M. A. (2006). Magnocellular and parvocellular visual pathways have different blood oxygen level-dependent signal time courses in human primary visual cortex. *American Journal of Neuroradiology, 27*, 1628-1634.

시각적 인식은 영역 17 너머의 전달에 따라 달라진다. 파보세포 경로 투영법은 영역 17에서 영역 19로 이어진 다음 형태와 색상이 인식되는 하측두 영역으로 전달된다. 하측두 피질에 대한 전달은 시각적 이미지의 "무엇"에 대한 해석을 만들어낸다. 뇌의 이 영역은 얼굴과 모양 인식과 관련이 있다.

운동 지각은 망막의 거대세포 신경절 세포의 반응성과 LGN, 영역 17, 영역 18 및 중간 또는 상측두 영역에 대한 전달에 기원을 두고 있다. 그런 다음 시각적 신호는 두정엽의 시각운동 영역으로 전달된다. 이 경로는 물체 움직임의 속도와 방향 해석과 관련된 정보를 전달하고 물체가 있는 위치를 결정하는 데 도움이 된다.

두 번째 시각 경로는 시신경관에서 SC로 전달되는 섬유에서 시작된다. 여기의 세포는 큰 수용 영역을 가지고 있으므로 시각적 세계의 세부사항을 해석하지 않는다. 대신 이 세포는 시각 영역 내에서 수평 이동에 반응한다. SC에 대한 다른 입력은 시각 피질과 척수신경 경로에서 나오며, 후자는 척수와 수질 모두에서 체성감각 정보를 전달한다. SC로부터의 전달은 시상으로의 전달과 덮개경로를 통한 척수로의 전달을 포함한다. 다른 섬유는 안구운동핵으로 보내진다. 따라서 SC는 자세의 시각적 조절과 안구운동 제어에 중요한 역할을 한다.

가장 작은 시각 경로를 **보조 시신경로**라고 한다. 시신경로로부터의 전달은 안구운동핵, 내측전정핵, LGN 그리고 시상의 기타 영역 주변의 작은(즉, 부수적인) 핵으로 보내진다. 이 지역의 원심성 전달은 주로 소뇌의 전정 구성 요소를 전달하는 하올리브로 연결된다. 이러한 연결을 통해 보조 시신경로가 안구 운동 적응에 중요한 역할을 한다.

시각적 경험 수 Visual Experience Counts

시각계의 기술적 발달은 출생 전과 출생 후 경험에 따라 달라진다. 출생 후 동측눈과 반대쪽 눈 축색돌기의 상호협력과 경쟁은 각각 안구 우세기둥을 형성하고 그에 따라 깊이 지각과 양안 시력이 발달한다. 시각 결핍에 대한 초기 연구에 따르면, 출생 시 일시적으로 한쪽 눈을 가리고 일정 기간이 지나면, 양쪽 눈이 동시에 사물을 봐야 하는 중요한 출생 후 기간 동안의 결핍으로 가렸던 눈을 다시 뜨더라도 실명한다는 것을 보여준다(Hubel & Weisel, 1965). 시각 결손이 단기간인 경우에만 이 실명을 되돌릴 수 있다(Hubel, Weisel, & LeVay, 1977). 예를 들어, 선천성 백내장이 있는 경우 조기에 제거하는 것이 중요하다. Robb의 동료들(1987)은 약시(또는 "나쁜시력")를 되돌리고 적절한 시력을 얻기 위해 중요한 기간이 17개월 이전 백내장을 제거하는 것과 관련이 있다고 보고하였다. Kandel의 동료들

(2013)은 백내장을 10세 이상이 될 때까지 치료하지 않으면 색 지각은 손상되지 않지만 형태 지각의 영구적인 손상을 초래한다고 설명하였다. 시력 저하에 대한 다른 사례와 연구는 이러한 의견을 뒷받침한다. 피질 세포 간의 연결에 미치는 영향 때문에 경험은 정상적인 시지각 발달에 중요하다. 시지각의 시각적 공간 구성 요소에 대한 자세한 정보는 7장(감각 구별기능과 장애)에서 설명한다.

요 점

- 시각은 우리에게 지배적인 감각계이다. 가장자리, 대비, 색상 및 움직임 감지를 담당한다.
- 환경의 빛 변화는 수용체(망막에서 발견되는 간상체와 원추체)를 활성화하고 신경 신호가 뇌로 전송되기 전에 망막 자체에서 많은 감각 처리가 발생한다.
- 망막의 신경절 섬유는 시신경을 형성하고 시상의 LGN으로 전달한다. 다른종류의 신경절 세포가 LGN의 다른 층으로 전달된다. 이 순서는 우리의 시각 환경에서 "어디"(거대 신경절 세포)와 "무엇"(작은 신경절 세포)에 대한 이해에 기반한다.
- "어디에서"와 "무엇을"에 대한 정보가 LGN에서 시각 피질로 전달된다. 여기서 섬유와 세포의 복잡한 조절은 우리에게 양안 시력을 제공하고 물체의 방향과 색상을 해석할 수 있게 한다.
- 물체를 식별하는 정보("무엇"에 대한 우리의 해석을 지원)는 시각 피질을 통과한 후 하측두엽에 도달하여 물체의 형태와 색상에 대한 지각을 우리에게 제공한다. 물체의 움직임에 대한 지각과 관련된 정보는 두정엽 영역뿐만 아니라 중간 및 상위 측두엽으로 전송된다.
- 자세 조절과 안구 운동에서 시각계의 역할은 망막, 시각 피질, 척수신경 경로에서 SC로 그리고 SC에서 시상과 척수로 전달되는 기능이다.
- 시각적 입력을 정확하게 해석하는 우리의 능력은 경험에 의존하며 최적의 기능을 위해서는 경험이 적합한 시기에 발생해야 한다.

미각과 후각 Gustation and Olfaction

우리가 마지막으로 살펴볼 두 개의 감각계는 특수 환경에서 화학 물질에 반응하는 화학 수용 시스템이다. 그것들은 인간 진화 전반에 걸쳐 지속적으로 발견될 수 있다는 점에서 가장 오래되고 가장 원시적인 감각계로 간주된다. 여기서 우리는 미각과 후각을 설명할 것이다. 그러나 앞서 다루었던 많은 감각계가 피부와 점막의 일부 신경말단처럼 화학수용기 기능 범주에 속한다는 점에 유의해야 한다. 미각(맛)과 후각(냄새)의 신경과학은 각각의 시스템이 고유한 특성을 가지고 있기 때문에 개별적으로 다룰 것이다. 기능적으로 이 두 시스템은 밀접하게 연결되어 있다. 따라서 우리는 먹는 행동의 기능적 작업과 관련된 장애에 대한 미각과 후각의 관계를 살펴봄으로써 이 단원은 마무리된다.

미각과 미각수용기
Taste and Taste Receptors

맛은 우리가 입 속 영양가 있는 음식과 유해한 물질을 구별할 수 있는 메커니즘이다. 우리는 적어도 처음에는 단맛이 즐겁고 쓴맛을 회피하려 하는 것에 일반적으로 동의한다. 모유는 달콤하고 우리는 이것을 추구한다. 많은 독은 쓴맛이 있기 때문에 쓴 물질을 거부하는 자연스러운 경향이 있다. 여기서 경험이 중요한 역할을 하며, 커피와 맥주를 마시는 사람들이 잘 알고 있듯이 우리는 쓴맛에도 익숙해질 수 있다.

맛은 혀, 연구개, 인두와 식도 상부의 유두에 위치한 미뢰에 의해 감지된다(그림 4-27). 대부분은 2,000~5,000개의 미뢰를 가지고 있으며 각 미뢰에는 50~150개의 미세포가 있다. 각 미각 세포는 5가지 특정 맛(단맛, 신맛, 짠맛, 쓴맛, 감칠맛 또는 풍미) 중 하나에 가장 잘 반응하며, 유두는 단일 맛에 가장 민감한 경향이 있다. 따라서 우리는 종종 혀 끝에 단맛이 있고, 단맛의 양쪽에 짠맛이 있고, 짠맛

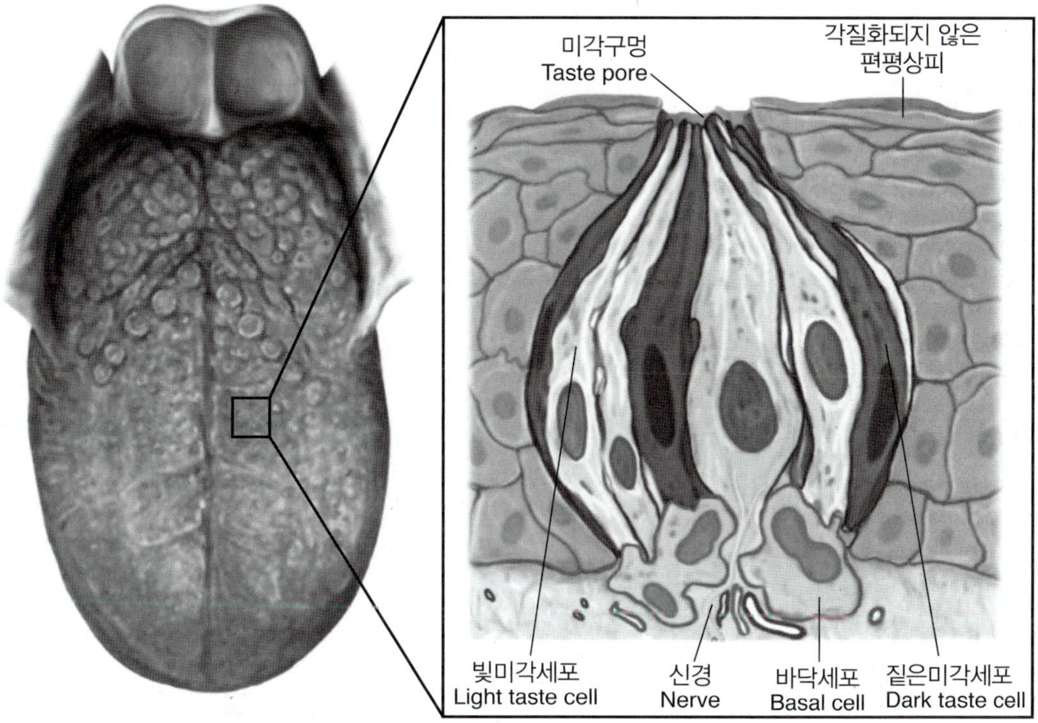

그림 4-27 미각 세포는 미뢰에 있으며, 여기서는 혀와 같다. 미공은 미뢰가 열리는 곳이다. 이 그림에는 기저 세포와 함께 두 개의 다른 미각 세포가 나와 있다. 미뢰의 기저에는 미각에 대한 정보를 뇌로 전달하는 신경 섬유가 있다. *(출처: Eagle, S, et al. (2009). 전문 의료 보조원. 필라델피아, PA: F.A. Davis Company: p. 540)*

바로 뒤에 있는 면이 신맛이 나고, 혀 밑부분에 쓴 맛이 있는 혀의 "맛지도"를 볼 수 있다. 그러나 맛이 더 높은 농도로 제시되면 세포는 단일 맛에 대해 선택성이 떨어지게 된다. 음식과 음료에 맛을 주는 화학 물질은 미각 세포와 상호 작용하여 신경 신호로 변환된다. 우리가 맛보는 것, 그 농도와 질감에 대한 정보는 미각 세포에 의해 부호화되고 감각 뉴런을 통해 CNS로 전달된다. 우리는 여기에서 식별된 기본 5가지 맛보다 훨씬 더 많은 다양한 맛을 감지할 수 있다. 이 능력은 미각 세포의 다양한 조합을 활성화하는 식품 및 음료의 복잡한 화학적 구성의 결과이다. 부호화는 우리의 맛보는 광범위한 능력의 중요한 측면이다. 중요한 것은, 입안에서 느끼는 방식(질감, 온도, 통증)과 마찬가지로 냄새 또한 물질의 향을 감지하는 역할을 한다는 것이다.

미각경로 Taste Pathways

미뢰는 얼굴신경(VII), 혀인두신경(IX), 미주신경(X)의 세 뇌신경으로 나뉜다. 모든 신경의 구심성 신경은 수질로 들어가 미각핵으로 알려진 고립핵 영역으로 전달된다. 고립핵은 내부감각으로부터 감각 입력을 받아들이고, 내장과 미각 영역을 연결하여 내장과 미각 사이의 기능적 연결을 제공한다. 미각핵의 정보는 앞서 논의한 삼차 시상 경로를 통해 얼굴로부터 촉각과 고유수용감각 입력을 받는 동일한 핵인 시상의 VPM 핵으로 전달된다. VPM에서 미각 정보는 외섬엽 1차 미각 피질(그림 4-28), 전두엽(마루덮개) 영역, 안와전두피질의 다감각 영역으로 전달된다. 음식 냄새, 모양 및 질감에 대한 입력과 맛이 통합되는 부분은 안와전두피질에 있다. 미각핵의 미각 정보는 또한 시상하부와 편도체에 전

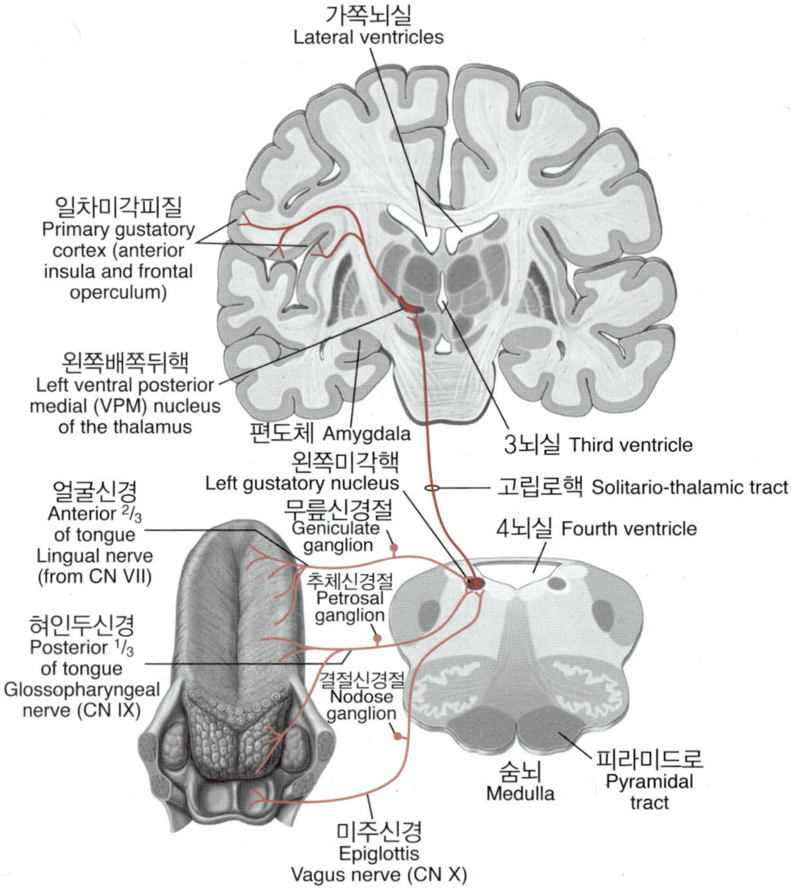

그림 4-28 미각은 안면신경, 혀인두신경, 미주신경에 의해 수질의 미각핵이라고 하는 고립핵 영역으로 전달된다. 미각은 배쪽 뒤쪽 내측 시상 핵으로 전달되고 거기에서 섬엽의 1차 미각 피질까지 전달된다.

달된다. 피질은 맛에 대한 우리의 인식과 관련이 있다. 시상하부와 편도체에 대한 전달은 미각의 정서적 측면, 우리가 좋아하는 것과 좋아하지 않는 것, 식사에 대한 동기와 관련이 있다. 마지막으로, 기본적인 생리적 기능을 중재하고 삼키기, 구역질 및 구토, 타액 생성, 소화 및 호흡에 역할을 하는 영역에 대한 전달이 있다. 따라서 미각은 여러 수준에서 통합을 포함하는 다감각 과정이라 할 수 있다.

후각과 후각수용기

Smell and Smell Receptors

냄새 감지는 **냄새**의 화학적 처리, 공기 중 화학자극이 포함된다. Bear와 동료들(2015)에 따르면 우리가 인지할 수 있는 수천 가지 냄새 중 실제로 기분 좋은 냄새는 약 20%에 불과하며, 이는 이 시스템이 유해한 냄새를 감지하여 환경의 위험을 경고하는 중요한 보호 기능을 제공함을 시사한다. 후각 수용체는 코안 수용체 세포층인 **후각 상피**에 있다(그림 4-29). 이 상피는 얇은 점액층으로 덮여 있으며 냄새 물질은 점액에 용해되어 거기에 농축되어 수용체 세포와 상호 작용할 수 있다. 이 과정의 일부는 점액에 있는 수용체 단백질의 존재를 포함하며, 이는 냄새 물질과 결합한다. 다양한 냄새를 맡을 수 있는 능력은 많은 수의 냄새 수용체 단백질의 존재에서 시작된다; 인간은 약 350개의 냄새수용기를 가지고

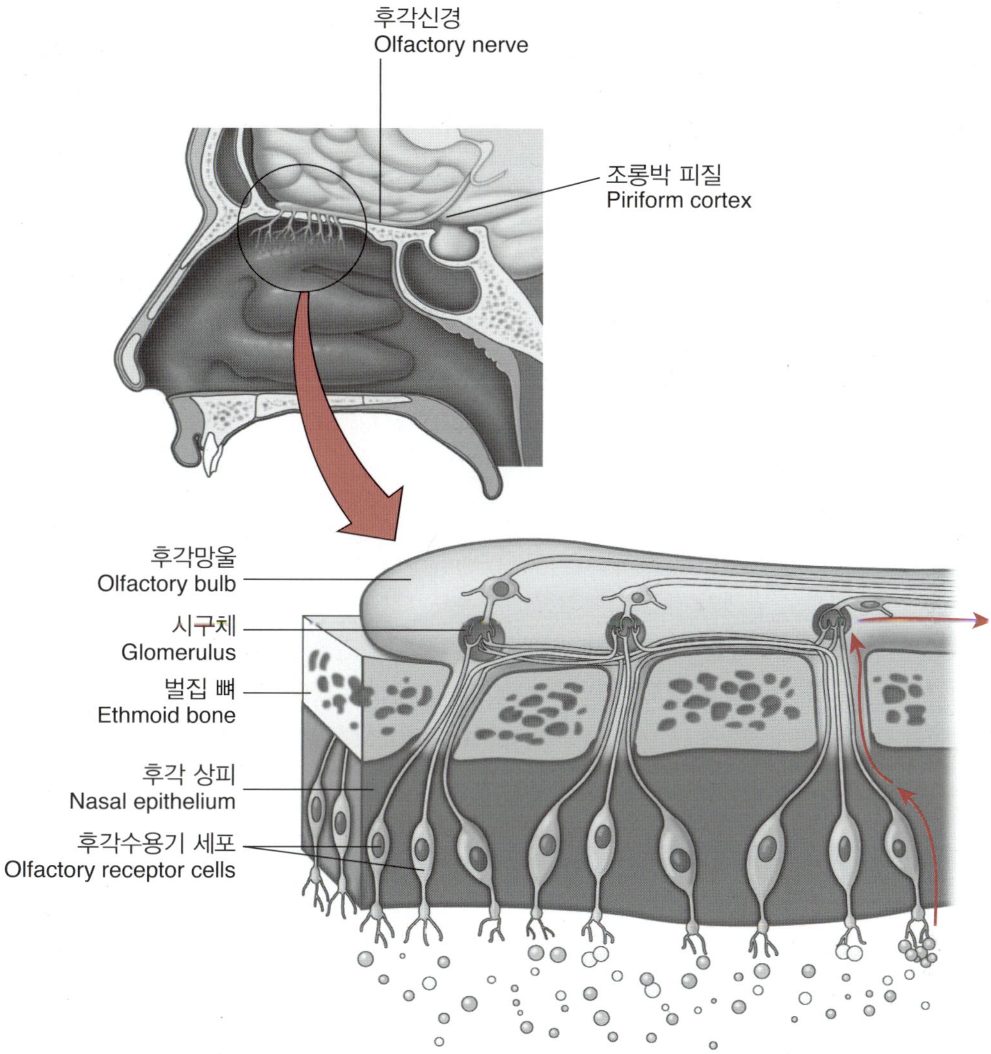

그림 4–29 냄새는 비강 상피의 후각 세포에 의해 감지된다. 이 수용체의 섬유는 후각구로 들어간다. 여기에서 섬유는 정보를 조롱박피질로 전달하는 외측후각로를 형성한다.

있다. 흥미롭게도, 인간은 상대적으로 얇은 후각 상피를 가지고 있어 다른 동물에 비해 후각이 제한적이다. 미각과 마찬가지로 다양한 환경 및 개인 냄새를 감지하는 우리의 능력은 특정 냄새 물질에 다소 민감하게 반응하고 여러 수용체 세포를 활성화하고 결과적으로 CNS로 전송되는 정보 부호화에서 시작된다. 해석을 위해, 후각 수용체 세포는 다른 것보다 일부 냄새에 다소 민감하지만, 단일 냄새 또는 냄새 그룹에 한 특이성을 보이지 않는다. 이것은 냄새 자극의 해석이 CNS 구조에 의존한다는 것을 의미한다.

후각경로 Smell Pathways

수용체 세포의 축삭은 **후각판**(cribriform plate)이라고 하는 얇은 뼈 구조를 통해 이동하여 후신경(뇌신경 I)을 형성하고 단일섬유로 **후각망울**에 전달된다(그림 4–29). 섬유는 더 큰 신경으로 합쳐지지 않기 때문에 매우 연약한 경향이 있으며 머리에 타격을 가하면 쉽게 다치거나 잘릴 수 있다. 이것은 뇌 손상 시 후각 상실의 빈도를 설명하는 데 도움이 된다. 후각망울에서 구조의 조직화는 냄새에 대한 잘 조직화된 지도를 제공한다. 더 많은 냄새를 구별하려면 추가적인 중앙 처리가 필요하다. 후각망울에서 외측 후각로는 후각 피질 또는 조롱박 피질로 냄새를 전달한다(그림 4-29). 이것은 후각계를 다른 감각계와 다르게 해준다; 후각계는 먼저 시상으로 전달되지 않고 피질의 영역으로 바로 전달된다. 조롱박피질 섬유는 시상과 전전두엽 피질로 전달된다. 후각구근 내 냄새 정보의 특정 매핑이 있으며, 전전두엽 피질의 입력으로 냄새를 해석하고 식별하는 능력의 기초가 되는 것으로 생각된다. 또한 측두엽의 섬유는 편도체와 내후각피질, 그리고 전전두엽 피질로 정보를 전달한다. 이러한 변연계의 전달은 해마로 전달된다. 이러한 변연계 전달은 냄새의 정서적 측면뿐만 아니라 행동적으로 냄새와 감정 사이의 긴밀한 연결과 관련 있다. 중앙 후각로는 냄새를 다른 뇌 구조와 연결한다; 이러한 연결은 냄새 입력에 대한 자율 반응을 중재한다.

미각 또는 후각 민감도 차이에 대한 임상적 연관성 Clinical Links to Taste or Smell Sensitivity Differences

미각계와 후각계의 감각통합과 사용에 관한 관심사는 먹기와 섭식의 어려움과 장애, 감각 조절 문제 사이의 잠재적 연관성이다. 섭식 및 섭식 장애는 추가 진단이 있거나 없는 아동을 포함하는 광범위한 집단을 포함한다. 여기서 우리는 음식 선택과 관련된 감각적 문제, 성장에 대한 영양적 문제, ASD와 관련된 섭식 문제, 비만과 관련된 감각적 문제에 대해 간략하게 살펴볼 것이다.

편식하는 것은 일반적인 어린아이들에게서 가끔 보고되는 일이며, 즉시 문제가 되지 않거나 섭식 장애의 단편적인 측면일 수도 있다; 많은 아이들은 까다로운 섭식 단계를 거치지만 중재가 필요하지 않다. 다양한 아동 요인, 부모 요인과 아동-부모 상호작용 요인이 편식의 핵심인 것으로 본다(Cano, Hoek, & Bryant-Waugh, 2015 참조 검토). 아동과 밥을 먹이는 사람의 행동 모두 다양한 섭식 문제가 있는 아동의 감각 처리 차이와 관련 있다(Davis et al., 2013). 아동 요인과 관련하여 최근 연구에 따르면 음식 질감이 편식에 가장 크게 기여하는 것으로 나타났다(erthmann et al., 2015). 또한 일부 아이들의 편식은 촉각 과민 반응과 관련 있으며(Nederkoorn, Jansen, & Havermans, 2015; Smith, Roux, Naidoo, & Venter, 2005) 음식 공포증은 구강 감각민감성과 관련 있다(Johnson, Davies, Boles , Gavin, & Bellows, 2015). 흥미롭게도 Nederkoorn의 동료들은 음식의 질감과 음식이 우리 입안에서 어떻게 느껴질지 예상하는 것을 주요 문제로 확인했지만 Smith와 동료들은 음식 냄새와 온도 때문에 거부되었다고 설명했다. 섭식 문제와 감각 조절 간의 관계는 Boquin, Moskowitz, Donovan 및 Lee(2014)도 제안했다. Dazeley와 Houston-Price(2015)는 식사 시간 외에 새로운 음식의 감각적 특성을 탐색한 결과 음식을 맛보고 만지고자 하는 의지가 더 커졌다. 재미있는 감각 경험의 기회를 사용하는 이러한 접근 방식은 SI의 핵심 기능과 일치한다.

제한적이긴 하지만, 비유기적 성장 장애(NOFT)가 있는 어린이는 감각 입력에 대한 과민 반응이 수반될 수 있다는 일부 징후가 있다. Yi, Jung, Choe, Kim, Kwon(2015)은 촉각, 전정 및 구강 영역의 과민반응이 대조군보다 성장 장애(NOFT)를 가진 유아에서 더 흔하다는 것을 발견했다. 또한 그들은 이러한 감각 문제가 발달 지연과 부적응적인 식사 시간 행동과 관련 있음을 발견했다.

ASD와 감각조절 요인

ASD가 있는 어린이는 종종 편식보다 더 중요한 섭식 장애 또는 식이 장애가 있는 것으로 확인된다. 발병률을 명확하게 설명하기 어렵지만, 다소 오래된 연구에 따르면 ASD가 있는 어린이의 46%에서 90%가 어떤 형태의 섭식 장애, 지속적인 음식 거부, 제한된 음식만을 섭취하거나 특정 음식을 혐오하는 형

증거

음식 기피증(Food Neophobia)은 개인이 새로운 음식을 도전하는 것을 두려워할 때 사용하는 용어이다. 종종 섭식 장애와 관련된 행동 문제로 간주되지만 일부 연구자들은 이를 감각 민감성과 연결하기 시작했다. Johnson, Davies, Boles, Gavin, and Bellows (2015)는 비만에 대한 더 광범위하고 지속적인 연구로 음식 기피증 척도와 감각 프로파일(n=249) 집단에 대해 연구를 실시했다. 연구자들은 체질량 지수와 음식 섭취량을 측정했다. 연구 결과 무엇보다도 구강 감각 민감도와 음식 기피증, 그리고 음식 기피증, 제한된 야채 섭취, 제한된 식단 다양성 사이에 상당한 관계가 있음을 설명했다. 제한된 식이 다양성과 음식 기피 혐오증을 설명하기 위한 다른 고려사항으로는 사회경제적 지위(SES)와 민족성이 포함된다. 연구자들은 감각 관련 행동, 음식 기피증, 제한된 식이 다양성, 기타 가족 및 환경 변수 간의 관계를 더 잘 이해하기 위해서는 더 많은 연구가 필요하다고 하였다.

Johnson, S. L., Davies, P. L., Boles, R. E., Gavin, W. J., & Bellows, L. L.(2015). Young children's food neophobia characteristics and sensory behaviors are related to their food intake. *Journal of Nutrition*, 145(11), 2610-2616.

태를 보인다고 한다(Ledford & Gast, 2006; Twachtman-Reilly, Amaral, & Zebrowski, 2008). 이러한 행동의 근본적인 원인은 여전히 추측이지만, 이 단원의 앞부분에서 논의한 음식의 맛, 냄새, 질감 및 온도에 대한 감각적 민감성일 가능성이 있다(Cermak, Curtin, & Bandini, 2010; Ledford & Gast, 2006; Marshall, Hill, Ziviani, & Dodrill, 2014; Nadon, Feldman, Dunn, & Gisel, 2011; Vissoker, Latzer, & Gal, 2015; Zobel-Lachiusa, Andrianopoulos, Mailloux, & Cermak, 2015). 실제로, Paterson과 Peck(2011), Zobel-Lachiusa와 동료들(2015)은 ASD가 있는 어린이의 감각 행동과 식사 시간 행동 문제 사이의 강한 상관 관계를 확인했으며, 연구자들은 감각 민감성을 개선하기 위한 중재가 아동과 가족 모두의 삶의 질을 향상시킬 수 있다고 제안했다. 흥미롭게도, 섭식 장애가 있는 ASD 어린이와 ASD가 없지만 "비의학적 복합체"로 간주되는 섭식 장애가 있는 어린이를 관찰하면서 Marshall과 동료들은 두 그룹 모두 구강 운동 및 구강 과민을 보이며 섭식 장애의 감각적 측면을 더 넓은 범위에서 설명할 수 있다는 사실을 발견했다. 또한 ASD가 있는 어린이의 극단적 미각 민감도는 Lane과 동료에 의해 감각 하위 유형으로 확인되었다(Lane, Dennis, & Geraghty, 2011; Lane, Molloy, & Bishop, 2014; Lane, Young, Baker, & Anglely, 2010), 그리고 이 연구자들은 그것을 사회적 의사소통의 어려움과 연관시켰다. 그들은 특정 섭식 행동만을 조사하지 않았다. 섭식 장애를 가진 ASD 아동 또는 섭식 장애가 있는 아동의 경우 감각 민감도만이 유일한 문제가 아니라는 점이 중요하다. Vissoker와 동료들(2015)은 이러한 문제가 다양한 요소에 기인한 문제이며 ASD 아동의 위창자 기능 장애와 관련이 있을 수 있다고 지적했다.

비만과 감각조절 요인

미각 또는 후각 민감도에 대한 다른 조사는 비만 문제에 초점을 맞추었다. ASD가 있는 어린이에 대해 보고된 민감도 증가보다 비만 어린이에게서, 특히 짠맛, 감칠맛 및 쓴맛에 대한 미각 민감도가 감소되어 있다는 증거가 있다; 비만 아동의 경우 단맛의 민감도는 낮게 평가되었다(Overberg, Hummel, Krude, & Wiegand, 2012). 이러한 원인은 다면적이지만, 편식의 경우와 마찬가지로 학습 효과와 새로운 음식에 대한 경험을 포함한다. 어린이는 "맛있게 먹는 사람" 또는 "맛을 모르는 사람"으로 분류할 수 있으며 연구에 따르면 "맛을 모르는 사람"으로 분류된 미취학 아동은 비만 발병률이 높고 지방이 많은 풍미 있는 음식을 더 많이 섭취하는 것으로 나타났다. 대조적으로, "맛있게 먹는 사람"은 단 것을 선호한다(Keller et al., 2014; Markam, Banda,

Singh, Chakravarthy, & Gupta, 2015). 작업치료가 미각에 대한 민감도가 떨어지거나 미각에 대한 감각적 구별이 어려운 아이들과 함께 일할 때 해야 할 역할이 있지만, 이것은 충분한 시간이 필요할 것이다.

요 점

- 후각과 미각은 신경해부학적으로 분리된 시스템이지만 기능적으로는 밀접하게 관련되어 있다.
- 환경에서 다양한 맛과 냄새를 해석하는 우리의 능력은 수용기에서 시작해서 CNS 연결을 통해 계속되는 시스템의 복잡한 부호화와 해석 과정에 달려 있다.
- 섭식 장애는 미각과 후각이 기능적으로 겹치는 영역이며, 과민반응과 관련 있다; 이러한 장애는 종종 촉각 조절 장애와 관련이 있다. 감각통합적 중재 접근이 필요할 수 있다.
- 특별한 진단이 없는 많은 아이들이 "편식하는 사람"으로 알려져 있으며, 이들 중 많은 아이들은 중재 없이 이 행동에서 벗어날 수 있다.
- 비유기적 성장 장애(NOFT)와 ASD로 아동은 종종 섭식문제와 먹기 문제에 감각 민감도가 높게 나타난다.
- 비만 아동이 미각에 민감하지 않거나 미각 구별이 어려운 "먹는 아이"로 분류될 수 있다는 증거가 늘어나고 있다.
- 감각 기반 섭식 문제를 일으키는 감각 과반응과 관련된 문제는 작업치료를 통해 해결 할 수 있다.

요약과 결론 Summary and Conclusions

SI 이론을 뒷받침하는 주요 감각계는 복잡하며, 우리는 이 구조와 기능을 설명하는 데 있어 표면을 살펴보았다. 각 시스템은 기본 입력 형태에 반응하는 단일 수용체와 이 입력을 CNS가 읽을 수 있는 전기 화학적 형태로 변환하게 된다. CNS에 대한 모든 입력은 결국 전기화학적 신호의 형태를 취하기 때문에 특정 입력의 해석은 수용체, 정보가 전송되는 특정 경로, 전송 빈도와 강도를 포함한 입력의 특성에 따라 달라진다. 모든 시스템에서 감각 입력의 처리는 피질하에서 시작되며 많은 처리가 뇌간, 중뇌 영역 및 시상에서 발생한다. 감각을 조절하는 우리의 능력은 피질하 수준이다; 감각 조절에 대한 자세한 내용은 6장(감각 조절 기능과 장애)에서 찾을 수 있다. 그러나 지각과 구별은 피질에서 이루어진다. 감각 구별에 대해서는 7장(감각 구별 기능 및 장애)에서 더 자세히 알아볼 것이다.

감각 입력의 통합은 다수의 CNS 위치에서 발생하며 많은 기능을 지원한다. 각 시스템을 개별적으로 살펴보았지만 이 장 전체에서 다중 감각통합과 관련된 많은 설명이 있었다. 이러한 시스템 중 그 어느 것도 "외부와 단절된 상태"에서는 작동하지 않는다. 촉각과 고유수용감각은 신체도식의 수립에 필요한 정보를 제공한다. 고유수용감각, 시각 그리고 전정감각 입력은 직립 자세를 유지하고 공간과 공간을 통해 몸을 움직이는 능력에 매우 중요하다. 촉각과 시각은 입체인지와 같은 기술을 개발하는 과정에서 상호 작용하여 대상이 "무엇"인지 결정할 수 있게 해준다; 소리와 시각은 환경에서 사람과 사물이 "어디에" 있는지 결정하는 능력에 기여한다. 이 장에서 우리는 우리가 환경을 인지할 수 있도록 하는 감각의 사용에 초점을 맞추었지만 움직임 생성에 SI를 적용해서 이야기 했다. 이에 대한 자세한 내용은 5장(실행과 실행장애)에서 자세히 설명한다.

감각계 내부와 감각계 사이의 복잡성은 하나의 짧은 단원으로 모두 설명하기 어렵다. 특히 SI 이론에 대한 신경과학 기초를 처음 접하는 경우 이 모든 것을 소화하기가 어렵다는 것을 알 수 있다. 표 4-3과 이어지는 부록에서 이러한 시스템 간의 구조, 기능 및 상호 작용에 관한 유용한 핵심 내용을 제공한다!

표 4-3 감각계와 전달

신경로	조직화	기능	교차섬유	1차신경	2차신경	3차 이상 신경	그 이후
DCML	– 전반에 걸친 정밀 몸운동감각영역 조직화 – 약간의 수렴 – 최소 연결	– 크기, 형태, 질감 정보 전송 – 피부에 닿는 움직임 감지 – 촉각의 공간적, 시간적 측면 전달	– 수막의 널판핵과 설상핵	– 연수와 설상핵	– 시상의 VPL – 망상체	– 1차 및 2차 체성피질 – 두정엽 영역 5와 7	
전외측 Anterolateral	– 몸운동감각, 덜 구체적임 – 더 많은 수렴	– 통증, 거친 촉각, 온도, 간지러움, 자연스러운 따뜻함	– 척수 후각	– 척수 후각	– 시상 VPL – 망상체 – 수도관주위 회색질 – 덮개 – 시상하부	– 1차 및 2차 체성감각 피질 – 기타 시상핵	
삼차신경시상로 Trigeminotha-lamic	– 몸운동감각	– 얼굴과 입의 구별된 촉각 – 통증, 온도, 구별 없는 촉각	– 교뇌와 뇌간에서 시냅스	– 삼차신경의 주요 감각핵 – 삼차신경의 척수핵	– 시상의 배측후방 내측 핵	– 1차 체성 감각 피질	
전정감각		– 공간에서 머리의 위치와 움직임 – 균형 유지 – 눈의 협응 – 신체가 공간을 이동할 때 눈의 고정 – 속도 및 이동 방향 감지	– 연수와 교뇌의 전정핵에서 시냅스 후	– 전정신경절	– 소뇌 – 안구운동핵 – 알파 및 감마 운동 뉴런 – 시상의 VPL	– 피질의 영역 3과 2	

계속

표 4-3 감각계와 전달 - 계속

신경로	조직화	기능	교차섬유	1차신경	2차신경	3차 이상 신경	그 이후
청각	– 음조체계 – 진폭 조정 곡선	– 소리감지와 위치파악	– 귀의 나선 신경절	– 달팽이관 핵의 배측과 동측	– 상올리브 – 마름섬유체	– 위둔덕 – 시상 내측슬상핵	– 청각피질 – 전중심 이랑
시각	– 원뿔: 적은 수렴, 높은 수준의 공간 분해능 – 막대: 상당한 수렴; 높은 광 감도; 저해상도 – 이 시스템을 통해 전달되는 정보의 세부 구성	– 원뿔: 낮시력, 색 – 막대: 밤시력	– 시신경계	– 망막 양극성 세포	– 망막 신경절 세포	– 상구체 – 시상의 측면 슬상 핵	– 일차시각 피질

어디에서 자료를 더 찾을 수 있는가?

Where Can I Find More?

이 장의 자료를 제작할 때 단일 신경과학 자료가 모든 것을 설명하지 못하기 때문에 많은 출처를 활용했다. 일부는 기능을 강조하고, 일부는 구조를 강조하고, 일부는 시스템 접근 방식을 설명하고, 다른 일부는 뇌지리적 접근 방식을 참고하였다. 모두 각자의 자리가 있고 모두 다소 다른 질문에 답한다. 이 장에 나온 각 설명을 참조하는 대신 이 장에서 구조적 자료와 기능적 자료에 대한 필수 배경, 세부 사항 및 지침을 제공한 여러 참고문헌을 인용하였다.

Bear, M. F., Connors, B. W., & Paradiso, M. A. (2015). *Neuroscience: Exploring the brain* (4th ed.). Philadelphia, PA: Lippincott Williams & Wilkins.

Haines, D. E. (2013). *Fundamental neuroscience for basic and clinical applications.* New York, NY: Churchill Livingstone.

Jessell, T. M., Kandel, E. R., & Schwartz, J. H. (2012). *Principles of neural science* (5th ed.). New York, NY: McGraw-Hill.

Kandel, E. R., Schwartz, J. H., Jessell, T. M., Siegelbaum, S. A., & Hudspeth, A. J. (2013). *Principles of neural science* (5th ed.). New York, NY: McGraw-Hill Companies, Inc.

Kiernan, J., & Rajakumar, R. (2014). *Barr's the human nervous system: An anatomical viewpoint.* Philadelphia, PA: Lippincott Williams & Wilkins.

Purves, D., Augustine, G. J., Fitzpatrick, D., Hall, W. C., LaMantia, A.-S., & White, L. E. (2011). *Neuroscience* (5th ed.). Sunderland, MA: Sinauer Associates, Inc.

Siegel, A., & Sapru, H. N. (2013). *Essential neuroscience* (3rd ed.). Philadelphia, PA: Lippincott Williams & Wilkins.

Squire, L., Berg, D., Bloom, F. E., duLac, S., Ghosh, A., & Spitzer, N. C. (2012). *Fundamental neuroscience* (4th ed.). Cambridge, MA: Academic Press.

참고문헌

Abraira, V. E., & Ginty, D. D. (2013). The sensory neurons of touch. *Neuron, 79,* 618–639.

Ayres, A. J. (1972). *Sensory integration and learning disorders.* Los Angeles, CA: Western Psychological Services.

Baloh, R., & Kerber, K. (2010). *Clinical neurophysiology of the vestibular system.* New York, NY: Oxford University Press.

Bear, M. F., Connors, B. W., & Paradiso, M. A. (2015). *Neuroscience: Exploring the brain* (4th ed.). Philadelphia, PA: Lippincott Williams & Wilkins.

Blackwell, P. L. (2000). The influence of touch on child development: Implications for intervention. *Infants and Young Children, 13*(1), 25–39.

Boquin, M. M., Moskowitz, H. R., Donovan, S. M., & Lee, S. Y. (2014). Defining perceptions of picky eating obtained through focus groups and conjoint analysis. *Journal of Sensory Studies, 29*(2), 126–138. doi:10.1111/joss.12088

Cano, S. C., Hoek, H. W., & Bryant-Waugh, R. (2015). Picky eating: The current state of research. *Current Opinion in Psychiatry, 28,* 448–454.

Cano, S. C., Hoek, H. W., van Hoeken, D., de Barse, L. M., Jaddoe, V. W. V., Verhulst, F. C., & Tiemeier, H. (2016). Behavioral outcomes of picky eating in childhood: A prospective study in the general population. *Journal of Child Psychology and Psychiatry, 57*(11), 1239–1246.

Cermak, S. A., Curtin, C., & Bandini, L. G. (2010). Food selectivity and sensory sensitivity in children with autism spectrum disorders. *Journal of the American Dietetic Association, 110,* 238–246. doi:10.1016/j.jada.2009.10.032

Chen, H.-Y., Yang, H., Chi, H. J., & Chen, H. M. (2013). Physiological effects of deep touch pressure on anxiety alleviation: The weighted blanket approach. *Journal of Medical and Biological Engineering, 33*(5), 463–470.

Cohen, H. (1999). *Neuroscience for Rehabilitation* (2nd ed.). Philadelphia, PA: Lippincott Williams & Wilkins.

Collier, C. (1985). *Emotional expression.* Hillsdale, NJ: Lawrence Erlbaum Associates.

Coq, J. O., & Xerri, C. (1999). Tactile impoverishment and sensorimotor restriction deteriorate the forepaw cutaneous map in the primary somatosensory cortex of adult rats. *Experimental Brain Research, 129*(4), 518–531.

Craig, A. D. (2002). How do you feel? Interoception: The sense of the physiological condition of the body. *Nature Reviews: Neuroscience, 3*(8), 655–666.

Craig, A. D. (2009). How do you feel now? The anterior insula and human awareness. *Nature Reviews: Neuroscience, 10*(1), 59–70.

Craig, A. D. (2015). *How do you feel? An interoceptive moment with your neurobiological self.* Princeton, NJ: Princeton University Press.

Crapse, T. B., & Sommer, M. A. (2008). Corollary discharge circuits in the primate brain. *Current Opinion in Neurobiology, 18,* 552–557.

Croker, C. A. (2013). *Motor learning and control for practitioners*. Scottsdale, AZ: Holcomb Hathaway Publishers, Inc.

Davis, A. M., Bruce, A. S., Khasawneh, R., Schulz, T., Fox, C., & Dunn, W. (2013). Sensory processing issues in young children presenting to an outpatient feeding clinic: A retrospective chart review. *Journal of Pediatric Gastroenterology and Nutrition, 56*(2), 156–160. doi:10.1097/MPG.0b013e3182736e19

Dazeley, P., & Houston-Price, C. (2015). Exposure to foods' non-taste sensory properties. A nursery intervention to increase children's willingness to try fruit and vegetables. *Appetite, 84,* 1–6.

Di Martino, A., Ross, K., Uddin, L. Q., Sklar, A. B., Castellanos, F. X., & Milham, M. P. (2009). Functional brain correlates of social and nonsocial processes in autism spectrum disorders: An activation likelihood estimation meta-analysis. *Biologic Psychiatry, 65*(1), 63–74.

Diamond, M. C., & Hopson, J. (1998). *Magic trees of the mind.* New York, NY: Dutton.

Dieterich, M., & Brandt, T. (2015). The bilateral central vestibular system: Its pathways, functions, and disorders. *Annals of the New York Academy of Sciences, 1343,* 10–26. doi:10.1111/nyas.12585

Edelson, S. M., Edelson, M. G., Kerr, D. C. R., & Grandin, T. (1999). Behavioral and physiological effects of deep pressure on children with autism: A pilot study evaluating the efficacy of Grandin's hug machine. *American Journal of Occupational Therapy, 53*(2), 145–152.

Elwin, M., Schröder, A., Ek, L., & Kjellin, L. (2012). Autobiographical accounts of sensing in Asperger syndrome and high-functioning autism. *Archives of Psychiatric Nursing, 26*(5), 420–429. doi:10.1016/j.apnu.2011.10.003

Ferrell, W. R., & Smith, A. (1988). Position sense at the proximal interphalangeal joint of the human index finger. *Journal of Physiology, 399,* 49–61.

Fiene, L., & Brownlow, C. (2015). Investigating interoception and body awareness in adults with and without autism spectrum disorder. *Autism Research, Online 25 March 2015.* doi:10.1002/aur.1486

Fisher, A. G. (1989). Objective assessment of the quality of response during two equilibrium tests. *Physical and Occupational Therapy in Pediatrics, 9*(3), 57–78.

Fisher, A. G., & Bundy, A. C. (1989). Vestibular stimulation in the treatment of postural and related disorders. In O. D. Payton, R. P. DiFabio, S. V. Paris, E. J. Prostas, & A. F. VanSant (Eds.), *Manual of physical therapy techniques* (pp. 239–258). New York, NY: Churchill Livingstone.

Fisher, A. G., Mixon, J., & Herman, R. (1986). The validity of the clinical diagnosis of vestibular dysfunction. *Occupational Therapy Journal of Research, 6,* 3–20.

Gilman, S., & Newman, S. W. (1992). *Essentials of clinical neuroanatomy and neurophysiology* (9th ed.). Philadelphia, PA: F.A. Davis.

Gokeler, A., Benjaminse, A., Hewett, T. E., Lephart, S. M., Engebretsen, L., Ageberg, E., . . . Dijkstra, P. U. (2011). Proprioceptive deficits after ACL injury: Are they clinically relevant? *British Journal of Sports Medicine, 46,* 180–192.

Goldberg, G. (1985). Supplementary motor area structure and function: Review and hypotheses. *Behavioral and Brain Sciences, 8,* 567–616.

Goldberg, J. M., Wilson, V. J., Cullen, K. E., Angelakik, D. E., Broussard, D. M., Buttner-Ennever, J. A., . . . Minor, L. B. (2012). *The vestibular system. A 6th sense*. New York, NY: Oxford University Press, Inc.

Goodwin, A. W., & Wheat, H. E. (2004). Sensory signals in neural populations underlying tactile perception and manipulation. *Annual Review of Neuroscience, 27,* 53–77. doi:10.1146/annurev.neuro.26.041002.131032

Haines, D. E. (2013). *Fundamental neuroscience for basic and clinical applications.* New York, NY: Churchill Livingstone.

Haron, M., & Henderson, A. (1985). Active and passive touch in developmentally dyspraxic and normal boys. *Occupational Therapy Journal of Research, 5,* 102–112.

Holt, J. C., Lysakowski, A., & Goldberg, J. M. (2011). The efferent vestibular system. In D. K. Ryugo, R. R. Fay, & A. N. Popper (Eds.), *Auditory and vestibular efferents* (pp. 135–186). New York, NY: Springer.

Hubel, D. H., & Weisel, T. N. (1965). Binocular interaction in striate cortex of kittens reared with artificial squint. *Journal of Neurophysiology, 28,* 1041–1059.

Hubel, D. H., Weisel, T. N., & LeVay, S. (1977). Plasticity of ocular dominance columns in monkey striate cortex. *Philosophical Transactions of the Royal Society of London, Series B. Biological Science, 278,* 377–409.

Jenkins, W. M., Merzenich, M. M., Ochs, M. T., Allard, T., & Guic-Robles, E. (1990). Functional reorganization of primary somatosensory cortex in adult owl monkeys after behaviorally controlled tactile stimulation. *Journal of Neurophysiology, 63,* 82–104.

Johansson, R. S., & Flanagan, J. R. (2009). Coding and use of tactile signals from the fingertips in object manipulation tasks. *Nature Reviews. Neuroscience, 10*(5), 345–359. doi:10.1038/nrn2621

Johnson, S. L., Davies, P. L., Boles, R. E., Gavin, W. J., & Bellows, L. L. (2015). Young children's food neophobia characteristics and sensory behaviors are related to their food intake. *Journal of Nutrition, 145*(11), 2610–2616.

Jones, L. A., & Smith, A. M. (2014). Tactile sensory system: Encoding from the periphery to the cortex. *Wiley Interdisciplinary Review Systems Biology and Medicine, 6*(3), 279–287.

Kandel, E. R., Schwartz, J. H., Jessell, T. M., Siegelbaum, S. A., & Hudspeth, A. J. (2013).

Principles of neural science (5th ed.). New York, NY: McGraw-Hill Companies, Inc.

Keller, K. L., Olsen, A., Cravener, T. L., Bloom, R., Chung, W. K., Deng, L., . . . Meyermann, K. (2014). Bitter taste phenotype and body weight predict children's selection of sweet and savory foods at a palatable-test meal. *Appetite, 77C,* 113–121.

Kerzner, B., Milano, K., MacLean, W. C., Berall, G., Stuart, S., & Chatoor, I. (2015). A practical approach to classifying and managing feeding difficulties. *Pediatrics, 135*(2), 344–353. doi:10.1542/peds.2014-1630

Kirsch, V., Keeser, D., Hergenroeder, T., Erat, O., Ertl-Wagner, B., Brandt, T., & Dieterich, M. (2014). Structural and functional connectivity mapping of the vestibular circuitry from human brainstem to cortex. *Brain Structure and Function, 221*(3), 1291–1308.

Lane, A. E., Dennis, S. J., & Geraghty, M. E. (2011). Brief report: Further evidence of sensory subtypes in autism. *Journal of Autism and Developmental Disorders, 41*(6), 826–831. doi:10.1007/s10803-010-1103-y

Lane, A. E., Molloy, C. A., & Bishop, S. L. (2014). Classification of children with autism spectrum disorder by sensory subtype: A case for sensory-based phenotypes. *Autism Research, 7*(3), 322–333. doi:10.1002/aur.1368

Lane, A. E., Young, R. L., Baker, A. E. Z., & Angley, M. T. (2010). Sensory processing subtypes in autism: Association with adaptive behavior. *Journal of Autism and Developmental Disorders, 40*(1), 112–122. doi:10.1007/s10803-009-0840-2

Ledford, J. R., & Gast, D. L. (2006). Feeding problems in children with autism spectrum disorders: A review. *Focus on Autism and Other Developmental Disabilities, 21*(3), 153–166.

Liem, F., Hurschler, M. A., Jancke, L., & Meyer, M. (2014). On the planum temporale lateralization in suprasegmental speech perception: Evidence from a study investigating behavior, structure, and function. *Human Brain Mapping, 35,* 1779–1789.

Liu, C.-S.J., Bryan, R. N., Miki, A., Woo, J. H., Liu, G. T., & Elliot, M. A. (2006). Magnocellular and parvocellular visual pathways have different blood oxygen level–dependent signal time courses in human primary visual cortex. *American Journal of Neuroradiology, 27,* 1628–1634.

Markam, V., Banda, N. R., Singh, G., Chakravarthy, K., & Gupta, M. (2015). Does taste perception effect body mass index in preschool children? *Journal of Clinical and Diagnostic Research, 9*(12), ZC01–ZC04.

Marshall, J., Hill, R. J., Ziviani, J., & Dodrill, P. (2014). Features of feeding difficulty in children with autism spectrum disorder. *International Journal of Speech and Language Pathology, 16,* 51–58.

Matthews, P. B. C. (1988). Proprioceptors and their contribution to somatosensory mapping: Complex messages require complex processing. *Canadian Journal of Physiology and Pharmacology, 66,* 430–438.

McCloskey, D. I. (1985). Knowledge about muscular contractions. In E. V. Evarts, S. P. Wise, & B. Bousfield (Eds.), *The motor system in neurobiology* (pp. 149–153). New York, NY: Elsevier.

McCloskey, D. I., Cross, M. J., Honner, R., & Potter, E. K. (1983). Sensory effects of pulling and vibrating exposed tendons in man. *Brain, 106,* 21–37.

McHaffie, J. G., Fuentes-Santamaria, J. C., Alvarado, A. L. F. F., Gutierrez-Ospina, G., & Stein, B. E. (2012). Anatomical features of the intrinsic circuitry underlying multisensory integration in the superior colliculus. In B. E. Stein (Ed.), *The new handbook of multisensory processes* (pp. 31–48). Cambridge, MA: The MIT Press.

Moberg, E. (1983). The role of cutaneous afferents in position sense, kinaesthesia, and motor function of the hand. *Brain, 106,* 1–19.

Mogliner, A., Grossmann, J. A., Ribary, U., Joliot, M., Volkmann, J., Rapaport, D., . . . Llinas, R. R. (1993). Somatosensory cortical plasticity in adult humans revealed by magnetoencephalography. *Proceedings of the National Academy of Sciences, USA, 90,* 3593–3597.

Montagu, A. (1978). *Touching: The human significance of the skin.* New York, NY: Harper and Row.

Nadon, G., Feldman, D. E., Dunn, W., & Gisel, E. (2011). Association of sensory processing and eating problems in children with autism spectrum disorders. *Autism Research and Treatment,* Article ID 541926, 8 pages.

Nashner, L. M. (1982). Adaptation of human movement to altered environments. *Trends in Neuroscience, 5,* 351–361.

Nederkoorn, C., Jansen, A., & Havermans, R. C. (2015). Feel your food. The influence of tactile sensitivity on picky eating in children. *Appetite, 84,* 7–10. doi:10.1016/j.appet.2014.09.014

Overberg, J., Hummel, T., Krude, H., & Wiegand, S. (2012). Differences in taste sensitivity between obese and non-obese children and adolescents. *Archives of Diseases of Childhood, 97,* 1048–1052.

Paterson, H., & Peck, K. (2011). Sensory processing ability and eating behaviour in children with autism. *Journal of Human Nutrition and Dietetics, 24,* 301.

Proske, U., & Gandevia, S. C. (2012). The proprioceptive senses: Their roles in signaling body shape, body position and movement, and muscle force. *Physiologic Review, 92,* 1651–1697. doi:10.1152/physrev.00048.2011

Purves, D., Augustine, G. J., Fitzpatrick, D., Hall, W. C., LaMantia, A.-S., & White, L. E. (2011). *Neuroscience* (5th ed.). Cambridge, MA: Sinauer Associates, Inc.

Recanzone, G. H., Merzenich, M. M., & Jenkins, W. M. (1992). Frequency discrimination-training engaging a restricted skin surface results in an emergence of a cutaneous response zone in cortical area 3a. *Journal of Neurophysiology, 67*(5), 1057–1070.

Reynolds, S., Lane, S. J., & Mullen, B. (2015). Effects of deep pressure stimulation on physiological arousal. *American Journal of Occupational Therapy, 69*(3), 6903350010p1-6903350010p5. doi:10.5014/ajot.2015.015560

Rine, R. M., & Wiener-Vacher, S. (2013). Evaluation and treatment of vestibular dysfunction in children. *NeuroRehabilitation, 32*(3), 507–518.

Robb, R. M., Mayer, D. L., & Moore, B. D. (1987). Results of early treatment of unilateral congenital cataracts. *Journal of Pediatric Ophthalmology and Strabismus, 24,* 178–181.

Roberts, T. D. M. (1978). *Neurophysiology of postural mechanisms* (2nd ed.). Boston, MA: Butterworths.

Rose, M. F., Ahmad, K. A., Thaller, C., & Zoghbi, H. Y. (2009). Excitatory neurons of the proprioceptive, interoceptive, and arousal hindbrain networks share a developmental requirement for math. *Proceedings of the National Academy of Science, 106*(52), 22462–22467.

Sahley, T. L., & Musiek, F. E. (2015). *Basic fundamentals in hearing science.* San Diego, CA: Plural Publishing.

Schmidt, R., & Lee, T. (2011). *Motor control and learning. A behavioral emphasis* (5th ed.). Champaign, IL: Human Kinetics.

Sherrington, C. S. (1906). *The integrative action of the nervous system.* New Haven, CT: Yale University Press.

Siegel, A., & Sapru, H. N. (2013). *Essential neuroscience* (3rd ed.). Philadelphia, PA: Lippincott Williams & Wilkins.

Siegel, A., Sapru, H. N., & Siegel, H. (2015). *Essential Neuroscience* (3rd ed.). Baltimore, MD: Lippincott Williams & Wilkins.

Smith, A. M., Roux, S., Naidoo, N. T. R., & Venter, D. J. L. (2005). Food choices of tactile defensive children. *Nutrition, 21,* 14–19.

Soto, E., & Vega, R. (2010). Neuropharmacology of vestibular system disorders. *Current Neuropharmacology, 8*(1), 26–40.

Squire, L., Berg, D., Bloom, F. E., du Lac, S., Ghosh, A., & Spitzer, N. C. (2012). *Fundamental neuroscience* (4th ed.). Philadelphia, PA: Academic Press.

Tracey, D. J. (1985). Joint receptors and the control movement. In E. V. Evarts, S. P. Wise, & B. Bousfield (Eds.), *The motor system in neurobiology* (pp. 178–182). New York, NY: Elsevier.

Twachtman-Reilly, J., Amaral, S. C., & Zebrowski, P. P. (2008). Addressing feeding disorders in children on the autism spectrum in school-based settings: Physiological and behavioral issues. *Language, Speech, and Hearing Services in Schools, 39,* 261–272.

Uddin, L. Q., & Menon, V. (2009). The anterior insula in autism: Under-connected and under-examined. *Neuroscience and Biobehavioral Reviews, 33,* 1198–1203.

Vasa, R. A., Carroll, L. M., Nozzolillo, A. A., Mahajan, R., Mazurek, M. O., Bennett, A. E., . . . Bernal, M. P. (2014). A systematic review of treatments for anxiety in youth with autism spectrum disorders. *Journal of Autism and Developmental Disorders, 44,* 3215–3229.

Vissoker, R. E., Latzer, Y., & Gal, E. (2015). Eating and feeding problems and gastrointestinal dysfunction in autism spectrum disorders. *Research in Autism Spectrum Disorders, 12,* 10–21.

Werthmann, J., Jansen, A., Havemans, R., Niederkoom, C., Kremers, S., & Roefs, A. (2015). Bits and pieces. Food texture influences food acceptance in young children. *Appetite, 84,* 81–87. doi:10.1016/j.appet.2014.09.025

Wilson, V. J., & Melvill Jones, G. (1979). *Mammalian vestibular physiology.* New York, NY: Plenum.

Yi, S.-H., Joung, Y.-S., Choe, Y. H., Kim, E.-H., & Kwon, J.-Y. (2015). Sensory processing difficulties in toddlers with nonorganic failure-to-thrive and feeding problems. *Journal of Pediatric Gastroenterology and Nutrition, 60*(6), 819–824.

Yu, T.-Y., Hinojosa, J., Howe, T.-H., & Voelbel, G. T. (2012). Contribution of tactile and kinesthetic perceptions to handwriting in Taiwanese children in first and second grade. *OTJR: Occupation, Participation, and Health, 32*(3), 87–94.

Zigmond, M. J., Bloom, F. E., Landic, S. C., Roberts, J. L., & Squire, L. R. (1999). *Fundamental neuroscience.* Boston, MA: Academic Press.

Zobel-Lachiusa, J., Andrianopoulos, M. V., Mailloux, Z., & Cermak, S. A. (2015). Sensory differences and mealtime behavior in children with autism. *American Journal of Occupational Therapy, 69*(2), 97–105. doi:10.5014/ajot.2015.016790

부록 4-1

주요 감각계

체성감각계(몸감각계) Somatosensory system

- 수용기는 피부와 관절 주위에 있어 이 시스템이 매우 널리 퍼져 있다.
- 입력의 해석은 활성화된 수용체, 수용체 밀도 및 수용체 영역 크기의 조합에 따라 다르다.
- 두 개의 주요 하위 부문은 신체에서 CNS로 정보를 전달한다: DCML과 AL 시스템
- DCML:
  - 촉각 식별, 진동, 촉각 압력, 고유 감각, 시간 및 자극의 공간적 측면
  - 주요 투영: 시상, S–I, S–II, 영역 5, 7
- 고유수용성감각:
  - 감각정보는 DCML에서 이동한다.
  - 관절과 신체의 움직임, 공간에서 신체 및 신체 분절의 위치 인식
  - 주요 출처: 근방추, 피부 수용체, 중앙에서 생성된 운동 명령
  - 고유수용성감각 및 전정감각 입력은 기능적으로 밀접하게 연결되어 신체 및 자세 반응의 발달, 근긴장도 및 평형, 운동 중 머리와 눈의 안정화에 기여함
- AL:
  - 통증, 온도, 가벼운 접촉, 간지러움
  - 다음 경로를 포함한다: 척수시상, 척수망상, 척수뇌, 척수시상하부
  - 주요 투영: 시상, S–I, S–II; 망상체, 중뇌 수도회색질과 중간뇌 덮개; 시상하부(경로 이름에서 제안한 대로)
- 삼차신경시상로:
  - 얼굴에서 CNS로 모든 형태의 체성 감각 정보를 전달한다.
  - 주요 투영: 시상, S–I
- 체성감각은 수용기의 광범위한 분포와 CNS 내의 광범위한 투영 때문에 작업 수행에 많은 영향을 미친다.
- 많은 상호작용을 가지는 두 가지 주요 역할은 예측컨대 상당한 중복이 있다.

전정계 Vestibular System

- 수용기는 내이 내 두 가지 구조의 유모 세포이다.
  - 이석 기관: 선형 움직임과 중력에 반응하고, 어떤 방향으로든 머리를 기울임
  - 반고리관: 머리의 각 움직임에 반응. 일시적이고 빠른 움직임에 가장 잘 반응
- 수용기의 활동은 공간에서 머리의 움직임과 위치에 대해 CNS에 긴장성을 제공한다.
- 전정 신경 섬유는 뇌간의 전정 핵으로 투사하고 그곳에서 다음으로 향한다.
  - 소뇌: 눈과 머리의 움직임과 자세를 지속적으로 제어하기 위한 상호 연결
  - 안구운동핵(Oculomotor nuclei): 머리와 몸이 움직일 때 눈을 고정시키는 역할 – 전정–안구 반사 및 안구진탕의 근원
  - 척수: 근긴장도 및 지속적인 자세 조정에 영향
  - 시상 및 피질: 체성 감각 입력과의 통합; 움직임과 공간적 방향을 지각하는 역할

청각계 Auditory System

- 유모세포 수용체는 전정계와 유사하게 기능한다.
- 소리 에너지는 수용체를 활성화하기 위해 진동과 유체 운동 에너지로 변경되어야 한다.
- 두 가지 주요 청각로:
  - 핵심 경로
    - 빠르고 직접적임
    - 코스 전반에 걸쳐 정확한 조직화를 유지
    - 사운드 주파수를 전송
  - 벨트 통로
    - 덜 체계적임
    - 핵심 경로를 둘러싸고 있음
    - 소리 입력의 타이밍과 강도에 대한 정보를 전송
    - 소리의 양방향 상호작용에 중요
- 달팽이관 핵에서 코어 및 벨트 경로 모두의 주요 청각 전달:
  - 가장 직접적인 경로: 외측 섬유띠 전달에서 하구부까지의 축색 돌기
  - 상올리브핵 복합체와 하부섬유띠 대한 동측 및 반대측 돌출
  - 마름섬유체를 형성하는 섬유는 상올리브핵 복합체로 돌출
- 아래둔덕에서 대부분의 섬유는 시상 내측 슬관절핵(MGN/medial geniculate nucleus)으로 돌출되고 거기에서 청각 피질 영역 41, 42 및 청각 연합 피질 22로 돌출 됨
- 다른 MGN 투영은 변연계와 측두엽 및 두정엽으로 이동한다. 이들은 각성과 주의력에 역할을 하는 것으로 생각된다.
- 청각은 SC의 체성감각입력과 통합되어 소리에 대한 머리, 눈 및 신체의 방향을 제어하는 역할을 한다.

시각계 Visual System

- 수용기는 간상체와 원추체로 각각 야간 시력과 주간 시력을 담당한다.
- 막대는 반응이 느린 수용체로 희미한 조명에서도 입력을 합산할 수 있다.
- 콘은 빛의 변화에 빠르게 반응하고 색각을 제공한다.
- 망막은 복잡한 다층 구조이며 정보가 CNS로 전송되기 전 많은 처리가 여기에서 진행된다.
- CNS로 가는 세 가지 경로:
  - 측면 슬상체 경로
    - 대상의 무엇과 위치에 관한 정보를 각각 처리하는 작은세포구획과 큰세포구획
    - 얼굴, 모양 및 동작의 추가 처리 및 인식을 위해 시각피질(영역 17, 19)과 위,아래 관자엽 피질로 투사
  - SC 경로
    - 시야에서 수평이동에 대한 반응
    - 시상의 체성 감각 입력과 통합
    - 시상, 척수 및 안구운동 핵에 투사하여 자세와 안구 운동의 조정에 역할
  - 부속 시신경 경로
    - 안구 운동 핵, 내측 전정 핵 및 시상 주변의 보조 핵에 대한 시신경 투영
    - 아래 올리브와 소뇌로 투사
    - 안구 운동 적응에 중요한 역할

CHAPTER
5

실행과 실행 장애

Praxis and Dyspraxia

발달성 실행 장애의 병인은 분명히 이해되지 않는데, 아마도 이것이 무엇이고 어떻게 평가될 수 있는지에 대한 합의가 거의 없기 때문일 것이다.

– Sugden & Keogh (1990, p. 133)

학 습 목 표

이 장을 학습하고 난 이후, 독자는 다음 내용을 할 수 있을 것이다:

- ✔ 실행 장애와 관련된 용어와 진단을 설명한다.
- ✔ 실행과 실행 장애를 이해하는데 감각의 역할과 감각통합(SI) 이론을 설명한다.
- ✔ 관념화, 체성 실행 장애, 양측 통합과 순서화와 관련된 어려움을 논의하고 비교한다.
- ✔ 실행의 기초가 되는 신경해부학적 기전을 설명한다.
- ✔ 실행 장애가 발달, 작업수행, 일상기능에 미치는 영향을 설명한다.
- ✔ 감각 기반의 실행 장애와 관련된 증거 기반 문헌에 익숙해진다.

서론 Introduction

Ayres (1985)는 실행(praxis)을 "인지가 운동 행동을 지시하는 신경학적 과정; 관념화와 운동실행을 연결하여 물리적 세계와의 적응적 상호작용을 가능하게 하는 중개과정인 운동 또는 행동계획이라고 정의했다(p. 71). 따라서 실행은 단순히 환경과 상호작용하는 물리적 행위 이상의 것에 관련되어 있으며, 그러한 운동 행위를 개념화하고 계획하는 과정을 포함한다. 이것은 사람의 행동과 대상, 동기 부여 및 의도에 대한 지식을 필요로 하는 과정이다.

실행에 대한 연구자들의 관심은 주로 왼쪽 이마엽이나 마루엽에 외상성 뇌 손상을 입은 성인들의 자발적 또는 목표 지향적인 행동을 수행할 수 없게 되는 것에 대한 조사에서 비롯되었다(Foundas, 2013). **실행증**(apraxia)으로 알려진 이 장애는 학습된 행동을 수행하는 능력을 방해하고 마비, 감각상실 또는 근육 긴장도의 장애가 있는 경우 의사소통을 위해 제스처를 사용하는 능력을 방해했다. 이와는 대조적으로, **실행 장애**(dyspraxia)라는 용어는 획득되었다기 보다는 발달상의 운동계획 결손을 설명하는데 사용된다. 운동 행동의 어려움은 관찰할 수 있기 때문에, 실행 장애는 운동행동의 문제로 가정될 수 있다. 그러나 Ayres (1985)는 실행 장애가 주로 목적적 행동에 필요한 *계획을 조직*하는 문제라고 제안했다. Ayres (1972b, 1985)는 감각을 처리하고 통합하는 능력이 신체 체계의 발전을 위한 기초를 형성한다고 믿었다. 이것은 운동계획에 필요한 개념화의 토대를 제공했다. 따라서 감각통합적 관점에서 실행을 보는 작업치료사는 개인의 감각 처리 및 개념 능력에 관심이 있다(Ayres, 1985; Cermak, 2011).

실행과 실행 장애는 복잡한 개념이며, 이것과 관련된 용어는 혼란스러울 수 있다. 실행이 무엇인지, 어떻게 평가할 수 있는지에 대한 합의의 부족은 오늘날에도 계속 존재한다(Steinman, Mostofsky, & Denckla, 2010; Sugden, Kirby, & Dunford, 2008; Vaivre-Douret, 2014). *실행 장애*라는 용어는 *정신질환 진단 및 통계 편람(DSM)*에 제시된 **발달성 협응 장애**(developmental coordination disorder: DCD)를 가진 어린이들에게 적용되기도 하는데, 이는 운동 수행이 "그 사람의 연령과 이전의 기술 습득 기회를 고려할 때 예상 수준보다 상당히 낮은 수준"인 신경 발달 장애를 가리키는 말이다(American Psychiatric Association, 2013). 이 상태는 실행 장애의 개념과 공통적인 특성을 공유할 수 있다. 어떤 사람들은 *실행 장애와 발달성 협응 장애*라는 용어를 동의어로 사용하는 반면(Vaivre-Douret, 2014), 다른 사람들은 실행 장애를 진단이 아닌 증상으로 본다(Steinman et al., 2010). 운동 수행 능력이 좋지 않은 것은 협응 문제, 균형이 좋지 않은 것, 서투른 것, 물건에 부딪히는 것으로 나타나거나, 기본적인 운동 기술(예: 잡기, 던지기, 발차기, 달리기, 점프, 도약, 절단, 채색, 인쇄, 쓰기)을 습득하고 있는 과정에 있는 경우일 수 있다. 이러한 운동 문제는 일상생활 활동이나 학업 성취도에 크게 영향을 주어야 한다(American Psychiatric Association, 2013). *실행 장애*라는 용어는 다양한 병인을 가진 발달적으로 기반을 둔 실행 장애를 가리키는 반면, 체성 실행 장애는 체성 감각 처리의 장애와 신체도식 관련 결손에 기초를 둔 실행 장애로 구별된다. 운동 수행 문제의 감각 기초에 관한 이러한 구별은 일반적으로 발달성 협응 장애(DCD)에 관한 많은 문헌에서 제시되지 않는다. 이 장에서 DCD 아동과 관련된 연구는 실행 장애 아동과 함께 평가될 것이다. 왜냐하면 이러한 진단을 받은 아동들은 종종 하나로 같기 때문이다. 게다가, 그들은 감각통합(SI) 이론의 틀을 사용하는 작업치료사들에게 종종 비슷하거나 같은 종류의 결손을 해결하기 위해 찾아온다.

목적과 범위 Purpose and Scope

이 장에서, *실행 장애(dyspraxia)*라고 불리는 감각통합 기반 실행기능 장애는 종종 작업치료사 및 물리치료사에 의해 운동을 계획하고 조직하기 위한 아이디어를 생성하는 데 어려움이 있는 것으로 묘사된다. 구체적으로, 실행 문제들의 특징은 관념화 결손, 체성 실행 장애, 양측 통합과 순서화(BIS) 결손의 측면에서 설명된다. 체성 실행 장애, 양측 통합과 순서화(BIS), 시각 실행 장애는 주로 그들의 감각적 기초에 기반하여 구별되는 실행 기능장애의 측면을 반영하기 위해 가정된 실행 장애의 하위 유형으로 인식된다. 실행의 관념화 구성요소에서의 결손은 가능한 추가적인 하위유형으로 논의된다. 감각통합 기반 실행 장애는 전통적으로 감각통합 및 실행 평가(SIPT; Ayres, 1989)의 실시를 통해 확인되었다. 이 장에서는 다양한 유형의 실행 장애를 결정하기 위한 평가의 중요성에 대해 논의한다. 이 장은 또한 자폐스펙트럼 장애(ASD)와 같은 다른 진단을 받은 어린이들에게 자주 나타나는 실행 장애의 증상을 보여준다. 또한 운동뿐만 아니라 자아존중감과 웰빙에도 영향을 미치기 때문에, 실행 장애가 발달, 일상생활에서의 수행, 사회정서적 기능에 미치는 영향을 기술한다. 실행의 기초가 되는 것으로 알려진 신경 해부학적 기전을 검토하고, 실행 장애에 대한 개입과 관련된 감각통합 이론에 대해 논의한다. 마지막으로 감각통합 장애와 밀접한 관련이 있는 관련 문헌을 검토하였다. 실행 장애의 특징과 평가와 개입의 중요한 개념을 설명하기 위해 알리사와 달튼이라는 두 아이의 사례를 제시하였다.

움직임과 실행에서 감각의 역할

The Role of Sensation in Movement and Praxis

감각 처리에 대한 지식은 감각통합기반 실행 장애를 이해하는 데 필수적이다. 효율적이고 정확한 자발적인 움직임의 수행은 감각 피드백의 통합뿐만 아니라 적절한 움직임 계획의 변수 또한 필요로 한다(Shumway-Cook & Woollacott, 2011). 실행에 필요한 공간에서의 신체 위치와 관련된 정보는 촉각, 고유수용성, 시각, 전정, 청각 감각과 방해정보를 포함한 수많은 감각의 통합에서 비롯된다(Shumway-Cook & Woollacott, 2011). 수행되는 과제에 따라 움직임을 계획하고 이러한 감각 입력의 적용 우선순위를 차등화할 때, 우리의 두뇌는 몇몇 감각 시스템으로부터 이러한 입력들을 활용한다(Sober & Sabes, 2005). 이 다감각 과정에 대한 정보는 7장(감각 구별 기능과 장애)에서 더 많이 언급한다.

Ayres(1972b)는 운동계획이 부분적으로는 촉각 인식으로 시작된 행동에서 반의식적인 신체도식이나 신체의 내부 모델의 발달에 의존한다고 주장했다. "피부와 관절에서 감각 입력을 받는 것, 특히 피부에서 입력되는 것은 뇌에서 운동방법으로써 신체의 디자인 모델이나 내부 도식을 발달시키는 데 도움이 된다."(Ayres, 1972b, p. 168). Ayres는 또한 움직임으로 인한 신체 변화가 후속 움직임을 유도하는 운동 기억을 초래한다고 제안했다. 신체를 행동으로 사용하는 것은 감각정보를 통합하고 신체 체계를 개발하는 데 도움이 되었다. 따라서 "몸이 체성감각 수용체로부터 받는 정보가 정확하지 않다면, 뇌는 몸의 체계를 구축할 기초가 부족하다"(Ayres, 1972b, p. 170). Ayres(1972a, 1972b, 1985)는 신체도식의 발달에 대한 촉각과 고유수용 감각의 기여를 강조했지만(Medina와 Coslett의 최근 연구에 의해 뒷받침됨, 2010) 다른 연구원들은 전정, 시각 및 청각 시스템이 중요한 기여를 한다고 했다(Daprati, Sirigu, & Nico, 2010; Lopez, Schreyer, Preuss, & Mast, 2012).

4장에서는 감각체계 내 감각 수용, 전달, 처리의 기본을 제시하였다. 실행은 많은 감각체계 내에서 구별에 크게 의존한다. 다음으로는 실행과 감각 구별과 통합의 연계성을 제시하고, 7장(감각 구별 기능과 기능장애)에서는 감각 구별 기능과 기능 장애에 관한 정보를 제시하였다.

촉각체계 Tactile System

4장에서 논의한 바와 같이 촉각계는 피부에 적용되는 외부 자극의 특성과 위치를 파악한다. 체성감각 시스템은 보다 광범위하게 지각과 행동 모두를 보조한다(Dijkerman & de Haan, 2007). 체성감각은 촉각의 공간적, 시간적 특성에 대한 정보를 전달하고 촉각과 고유감각의 촉각적 식별에 관여하며, 실천과 관련된 행동과 연계되어 있다(Dijkerman & de Haan, 2007; Lundy-Ekman, 2013; Serino & Haggard, 2010). 예를 들어, 촉각 시스템의 신호는 탐색적 행동을 촉발시키고 감각을 모으기 위한 움직임을 안내하는 역할을 한다. 또한, 체성감각 시스템은 긴장성 미로반사의 활성화, 복잡한 움직임 순서의 프로그래밍, 정교한 손의 기민성과 조작, 대상의 정신적 표현, 선택적 집중력 활성화를 통해 자세 굽힘에 관여하는 것으로 나타났다(Serino & Haggard, 2010). 뒤기둥안쪽섬유띠(DCML)체계가 실행에 미치는 영향은 표 5-1에 요약되어 있다. 이 경로는 촉각 구별, 깊은 접촉, 진동, 압력 및 근육 및 관절 운동 감각에 관한 정보를 말초 수용체로부터 중추 신경계(CNS)로 전송한다. Hardwick, Rottschy, Miall, Eickhoff(2013)는 감각운동학습 과제 시 1차 체성감각피질의 활성화 지점이 존재한다는 것을 발견하여, 운동학습 중에 이 피질 부분에 대한 적극적인 역할을 시사하였다. 이는 Ayres (1972a, 1972b)의 운동학습의 메타분석에서 제시한 운동감각 체계의 중요성에 대한 견해와 일치한다. 또한 체성감각은 가소성이 있으며 경험에 대응

표 5-1 뒤기둥안쪽섬유띠 체계(Dorsal Column Medial Lemniscal System)가 실행에 미치는 영향

운동	선택적 집중력, 지남력, 예측
수의적 움직임의 시작	경쟁자극 풀기
복잡한 움직임 순서와 정교한 손 기민성의 수행	내적 탐색의 시작과 조절
공간에서 물건 다루기	순서적인 행동 패턴의 요소 예측
관절의 굽힘	

하여 동적으로 변화한다는 중요한 발견은 메디나와 코슬렛(2010)에 의해 보고되었다.

고유수용성 감각 Proprioception

고유수용성 감각은 근육의 움직임(즉, 속도, 비율, 순서화, 타이밍과 힘)과 관절 위치를 의미한다(Lundy-Ekman, 2013). 고유수용성 감각은 외부 환경과 신체에 대한 지도(map)를 운동 시스템에 제공한다(Blanche, Bodison, Chang, & Reinoso, 2012). 고유수용성 감각에서 오는 신체와 움직임에 대한 지식은 신체 체계의 개발, 실천, 적응 행동을 위해 중요하다(Ayres, 1972b; Blanche et al., 2012; Ito, 2012).

고유수용성 감각 피드백은 주로 근육의 수용체에서 발생하며, 피부와 관절의 수용체에 의해 기인한 것들도 있다(Lundy-Ekman, 2013). 근육 고유수용성 감각의 주요 수용체인 골지 힘줄 기관과 근육 스핀들 수용체는 중추신경시스템(CNS)에 운동 중 근육 변화에 대한 정보를 제공하며, 이는 다시 물체에 작용하는 데 필요한 적절한 양의 힘, 타이밍, 움직임 순서를 생성할 수 있게 해준다. 특히 체성감각 피질은 변화하는 입력에 쉽게 적응하고, 신체 이미지를 수정하고, 작업의 숙련된 수행을 가능하게 한다(Dijkerman & de Haan, 2007). 능동적인 움직임에서 발생하는 고유수용성 감각은 복잡한 움직임을 계획하는데 사용되는 신체 구성 및 행동의 발달을 돕는다(Kiernan & Rajakumar, 2013). 이와는 대조적으로 수동적 움직임, 관절 압축, 관절 견인은 동일한 수준의 고유수용성 감각 피드백을 생성하지 않는다(Beets et al., 2012). 따라서 SI(감각통합) 접근 방식 내에서 수동적인 움직임보다 능동적인 움직임이 선호된다.

전정계 Vestibular System

전정 시스템은 특히 양측 협응 발달과 예상 운동의 계획을 위한 중요한 감각 기반을 제공하는 것으로 생각된다(Rine, 2009). 전정과 고유수용계는 함께 균형, 자세 제어, 자세 반사의 통합의 발전에 기여한다(Kandel, Schwartz, Jessell, Siegelbaum, & Hudspeth, 2012). 시각 및 청각 시스템 및 소뇌와의 상호 연결로 전정 시스템은 자세와 공간 내에서 효율적인 신체의 인식과 움직임을 가능하게 하는 안정적인 시야의 유지에 기여한다(Kandel et al., 2012; Rine & Wiener-Vacher, 2013). 전정 시스템은 고유수용 감각 피드백과 함께 주어진 움직임을 수행하는 방법에 대한 신경 모델의 발달에 기여한다 Kandel et al., 2012; Kiernan & Rajakumar, 2013). 그리고 이러한 모델은 지속적인 활동을 조절하고 향후 작업의 실행을 안내하는 데 사용된다(Brooks, 1986). 전정 기능의 결손은 운동 발달, 균형 및 읽기 능력에 문제를 일으키는 것으로 밝혀졌다(Rine & Wiener-Vacher, 2013).

시각 Vision

시각은 공간에서의 자세와 움직임에 중요한 기여를 하기 때문에 SI 이론에 기초한 중재와 관련이 있다. 신체와 신체의 행동에 대한 지식을 제공하는 신체 감각(즉, 촉각, 전정, 고유수용성)과 결합하여, 시력은 주변 세계에 대한 많은 정보를 산출한다(Dionne, Legon, & Staines, 2013). 시각은 시간과 공간에서 움직임을 예측하는 능력을 위한 맥락적 틀을 제공한다. 또한, 이것은 한사람의 의미있는 세계와 사용가능한 물건, 사람, 사건과 관련된 개인적인 공간을 시각화하는 능력을 가능하게 한다(Kawar, 2005, p. 89). 시각은 세 가지 주요 목적을 제공한다: 물체와 공간 내에서의 물체에 대해 학습하고, 자세를 유지하고, 공간 내에서 우리의 자세에 대해 알려준다(Kandel et al., 2012). 시각 시스템은 뇌간과 피질 수준에서 전정계에 강한 신경 해부학적 기능적 연결을 가지고 있으며(Kandel et al., 2012), 이 두 시스템으로부터 감각 입력을 통합하는 능력은 공간에서 효과적으로 움직이는 능력에 필수적이다. 궁극적으로, 순간적인 눈움직임, 추적 및 수렴 움직임을 포함한 안구 운동 조절은 환경에서 의미있는 정보를 수집하고 물체와 그 특성에 대한 이해를 발달시키고 공간 인식을 가능하게 한다.

Ayres(1989)는 시각적 인식과 실행이 밀접하게 관련되어 있다고 제안했다. "실행에 대한 공통적인 개념 체계는 또한 시지각에 도움이 되는 것으로 보인다."(p. 199). 시지각적 문제는 운동 조정 문제를 가진 아이들이 받는 감각적 정보화를 방해하고, 이는 차례로 계획된 운동의 수행을 방해한다(Rosblad, 2002). 따라서 모든 기능을 함께 고려할 때, 시각은 인지에 영향을 미치고 환경에 적응하는데 중요한 역할을 하며 이것은 실행에 영향을 미친다. Ayres는 시지각 및 시운동 기능의 장애와 관련된 실행 장애의 한 유형으로 시각적 실행(visuopraxis)을 특정적으로 확인했다(Ayres, 1989). 마찬가지로, 273명의 어린이들을 대상으로 SIPT 평가를 실시한 후향 연구에서, 탐색적 요인 분석 식별은 저자가 시각 실행 장애와 체성 실행 장애라고 지칭한 Ayres의 이전 연구와 유사한 패턴을 찾아냈다. 이 요인은 시지각과 시각실행 평가에서 높은 비중을 차지하는 것이 특징이며, 이는 시지각, 시각 운동, 실행 기능 사이의 밀접한 관계를 나타낸다.

청각 처리 Auditory Processing

역사적으로, 청각 처리는 실행을 다룰 때 고려되지 않았다. 하지만 청각 시스템, 전정 시스템 및 실행 사이의 관계를 점점 더 뒷받침하는 연구가 증가하고, 운동 협응과 실행 기술을 촉진하기 위해 소리 기반의 중재를 사용하는 작업치료사들의 수가 증가하고 있다(Gee, Devine, Werth, & Phan, 2013). 청각과 전정 시스템은 기능적으로 그리고 신경 해부학적으로 상호 연관되어 있다. 두 가지 모두 진동에 반응하고, 전정은 저주파 진동에 반응하고, 청각은 고주파에 반응한다. 이 두 세트의 수용체는 동일한 뼈 구조에 수용되며, 1차 청각 및 전정 입력을 운반하는 섬유들은 단일 뇌신경인 CN VIII (Kandel et al., 2012)를 형성한다. 마찬가지로, 청각 시스템과 운동 시스템, 특히 움직임의 타이밍에 대해 밀접한 상호 작용이 있는 것으로 나타났다(J. L. Chen, Penhune, & Zatorre, 2008). 이것은 실행에 중요한 의미를 가지고 있다.

청각 입력의 처리는 물체와 사건의 공간적 위치에 관한 정보를 제공하는 역할을 하기 때문에 움직임의 조직화에 기여할 수 있다. 청각 시스템을 실행과 연결하는 연구는 사실상 존재하지 않지만, 청각 시스템이 움직임을 향상시키는 길이 될 수 있다는 연구결과가 있다. 파킨슨병과 같은 신경학적 문제를 가진 사람은 리듬감 있는 청각 입력에 노출됨으로써 그들의 걸음걸이를 향상시키는 것으로 꾸준히 밝혀졌다(Plotnik et al., 2014). 또한 음악가에 대한 문학에서는 음악과 리드미컬한 음색은 청각-운동학습에 중요하다는 것을 지지했다(J. L. Chen, Rae, & Watkins, 2012). 발달성 협응 장애(DCD) 아동을 대상으로 한 연구는 이러한 아동들의 시공간적 운동 적응이 다감각적이고 움직임을 안내하고 적응하기 위해 시각적이고 청각적인 감각정보들을 사용한다고 하였다(B. R. King, Kagerer, Harring, Contreras-Vidal, & Clark, 2011). 워렌, 와이즈와 워렌(2005년)도 운동 순서화에 대한 청각입력, 운동활동에 의해 생산되는 청각 피드백에 대한 처리가 운동 적응에 중요하고 청각이 행동에 미치는 결과를 온라인으로 모니터링 할 수 있다고 제안했다.

요점

- 실행 기능장애는 단순한 운동장애가 아니다; 이것은 감각정보의 통합을 포함한다.
- 수많은 감각 양식은 적절한 신체 체계의 발달에 기여하며, 이는 운동 계획에 중요하다.
- 연구는 실행과 감각정보 처리 사이의 신경 연결을 지지한다: 전정, 시각, 촉각, 고유수용성, 청각 감각 시스템

감각통합과 실행 장애 평가
Assessing Disorders of Sensory Integration and Praxis

실행은 여러 가지 측정 방법에 의해 평가된다. SI 이론의 틀을 사용한 아동에 대한 최적의 표준 평가는 SIPT(Ayres, 1989)이다. 이는 운동계획과 감각처리를 모두 평가하기 때문이다. 실행을 평가하기 위해 사용되어온 다른 평가와 연구 프로토콜들은 구두 명령이나 모방에 대한 응답으로 표현 및 추상적인 제스처를 수행하도록 개인에게 요청하는 것이 포함된다(Dziuk et al., 2007; MacNeil & Mostofsky, 2012). 그리고 Bruininks-Oseretsky Test of Motor Proficiency(BOT-2; Bruininks & Bruininks, 2005)와 같은 운동 기술 검사 또는 아동용 운동 평가 배터리-제2판(MABC-2; Henderson, Sugden, & Barnett, 2007)이 포함된다.

이러한 검사에서 수행을 잘 하지 못한다면 실행 기능장애를 나타내거나 시지각 저하와 같은 다른 요인들도 있음을 시사할 수 있고 이로 인해 수행에 영향을 미치거나 시각 실행 장애를 나타낼 수도 있다. 개념화 능력은 Test of Ideational Praxis를 사용하여 평가될 수 있을 것이다(Ivey, Lane, & May-Benson, 2014; Lane, Ivey, & May-Benson, 2014; May-Benson & Cermak, 2007). 감각 이력, 감각 프로파일-2(Dunn, 2013), 감각 처리 측정(Parham, Ecker, Miller Kuhaneck, Henry, & Glennon, 2007) 또는 감각 처리 척도(SENSI; Miller & Schoen, 2012)는 감각 조절장애와 기능적인 어려움을 경험하는 아동들의 부모들과 교사들로부터 정보를 수집하는데 사용될 수 있다. 비록 역사적으로 표준화된 방식으로 평가하기 어렵지만, Ayres (1972b)는 임상관찰이 실행과 연관된 자세, 전정, 고유수용성 감각 기능을 측정하는데 중요하다고 하였다. Blanche(2010)는 Ayres(1972b)의 기존 임상관찰을 바탕으로 일련의 임상관찰을 관찰하는 방법뿐만 아니라 Comprehensive Observations of Proprioception(COP)을 사용한 고유수용성 처리의 관찰 평가를 출판했다(Blanche et al., 2012). 뿐만 아니라 Wilson, Pollock, Kaplan과 Law(2000)는 Clinical Observation of Motor and Postural Skills를 개발했고, Horowitz는 Motor Observations 평가를 출판했다(http://www.motorobservations.com). 임상관찰을 사용한 평가에 대한 더욱 많은 정보는 9장(평가 과정에서 임상관찰의 사용)에서 확인할 수 있다. 실행 기능장애의 일반적인 특징과 평가방법의 적용을 설명하기 위해 두 가지 사례 연구를 다음에 제시하였다.

사례 연구 ■ ALISA

의뢰사유

1학년인 알리사는 6세 4개월이었다. 알리사의 부모는 감각통합에서의 가능한 문제점을 평가하기 위해 개인 작업치료클리닉에서 작업치료평가를 받고 싶어 했다. 그들은 집에서 옷입고, 아침시간에 준비하는 것에 대한 어려움, 학교에서 붙이고, 색칠하고, 가위로 자르는 것에 대한 어려움을 명확하게 밝히고 싶어했다. 알리사의 작업치료사는 알리사의 부모를 면담하였고, 알리사의 어머니는 전반적인 발달과 감각 이력에 대해 이야기하였다. 학교 관찰과 교사면담은 불가능했기 때문에, 알리사의 교사

는 감각 질문지를 완성했다. 치료사는 SIPT (Ayres, 1989; SIPT에 대한 더 많은 정보를 원한다면 SIPT를 사용한 감각통합기능 평가를 다루고 있는 8장을 확인하라)를 실시했고, 신경운동 수행(임상관찰에 대한 더욱 많은 정보를 원한다면 9장. 평가 과정에서 임상관찰의 사용을 확인하라)에 대한 형식적이지만 비표준화된 다양한 임상관찰을 수행했고, 클리닉의 다양한 장비를 사용해 놀이를 하는 동안 알리사의 수행을 관찰했다.

부모 면담과 발달/감각 과거력

알리사는 만삭과 정상 분만으로 태어났다. 그녀는 태어날 때 6파운드, 8온스였고 신생아의 어려움을 경험하지 못했다. 그녀는 6개월에 앉았고, 8개월에 기어 다녔으며, 14개월에 걸었다. 그녀의 말하기는 정상적으로 12개월에 한 단어로 18개월에 완전한 문장으로 발전했는데 가벼운 조음문제가 지적됐지만 부모에게는 걱정거리가 아니었다. 알리사가 나이가 들면서 부모는 언니의 발달과 비교하여 옷입기, 식사 및 학교 활동에서의 독립성이 부족하다는 것을 걱정하게 되었다.

집에서 알리사의 어머니는 알리사가 아직 스스로 옷을 입지 않고, 밥 먹기도 엉성했고, 종종 물잔을 넘어뜨렸고, 5살이 될 때까지 세발자전거 페달을 밟을 수 없었다고 말하면서 운동발달에 대해 우려를 나타냈다. 알리사는 옷을 입을 때 티셔츠를 앞·뒤 거꾸로, 코트를 위·아래 거꾸로 입었다. 그녀는 코트의 지퍼를 관리하거나 셔츠의 단추 잠그기를 할 수 없었다(그림 5-1 참조). 그녀는 아직 계단을 교대로 잘 내려갈 수 없었고, 최근에야 율동적으로 흔들며 계단을 오르내리는 법을 배웠다. 그녀는 새로운 운동과제를 힘겹게 수행했고, 잘하기 위해 노력했다. 그녀는 언니와 다른 아이들을 따라 그들과 같은 게임을 할 수 있기를 원했다.

알리사는 이웃에 사는 다른 아이들과 놀았지만, 그녀의 친구들 중 많은 사람들이 그녀보다 어렸다. 알리사는 평소 친구들과 함께 인형놀이, 티파티 놀이 등 조용한 실내 놀이를 주로 했다. 친구들이 그녀와 게임을 하고 싶어 하지 않을 때 알리사는 혼자 놀 수 없었다. 그녀가 선호하는 활동은 텔레비전 시청이었다. 부모님이 인형 분장이나 목걸이를 만들기 위해 구슬 끈과 같은 미세한 움직임 활동이 필요한 장난감을 사주셨을 때, 그녀는 장난감을 보다 일반적인 방법으로 가지고 노는 대신에 이야기나 영화를 재현하는 판타지 게임을 만들었다. 알리사는 생생한 상상력을 가지고 있었고 이야기를 하는 것을 좋아했다. 그녀는 매우 창의적인 것처럼 보였지만 종종 그녀가 묘사한 행동을 보여줄 수 없었다.

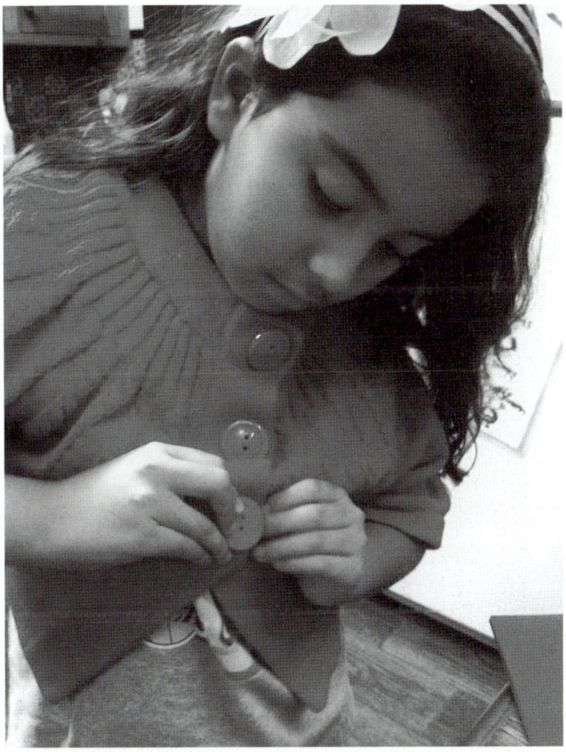

그림 5-1 옷입기와 여밈 조작을 포함하는 옷입기 기술은 특히 체성 실행 장애 아동에게 도전적일 수 있으며 부모가 알아차릴 수 있는 첫 번째 문제 중 하나이다.

교사 질문지

그녀의 선생님에 따르면, 알리사는 반 친구들과 비교했을 때 가위를 사용하고, 색칠하고, 자르는 데 어려움을 겪었다고 한다. 알리사의 선생님은 알리

표 5-2 ALYSSA의 SIPT 결과

분류	검사	표준점수
촉각	형태지각(MFP)	-1.3
	촉각자극 국소화(LTS)	0.7
	손가락 알아맞추기(FI)	-1.9
	서화감각(GRA)	-1.8
전정과 고유수용 처리	운동감각(KIN)	-0.8
	서기와 걷기 균형(SWB)	-2.1
	회전 후 안구진탕(PRN)	-0.2
실행	자세 실행(PPr)	-2.3
	구강 실행(OPr)	-1.4
	순서화 실행(SPr)	-1.4
	양측 운동 협응(BMC)	-1.3
	언어지시에 따른 실행(PrVC)	0.1
형태와 공간, 시각-운동, 구성	디자인 모방하기(DC)	-1.9
	운동 정확성(MAC)	-1.8
	구성 실행(CPr)	0.6
	공간 시각화(SV)	1.2
	전경-배경 지각	0.9

사가 자신의 이름을 적을 수는 있지만, 자신의 이름과 같은 글자들 일지라도 간단한 단어를 그대로 베껴 쓸 수 없다고 했다. 알리사는 종이에 연필을 너무 세게 눌러서 종종 연필심이 부러졌다. 20조각 퍼즐을 주었을 때, 알리사는 조각의 정확한 위치를 결정할 수 있었지만, 어떻게 회전하여 정확한 모양으로 맞출지 알아내지 못했다. 선생님은 알리사가 언어 능력이 뛰어났다고 보고했는데, 이는 어머니가 제공한 정보와 치료사가 관찰한 다른 정보와 일치한다.

알리사의 일상생활은 감각통합 기초를 효과적으로 반영하기 때문에, SIPT와 신경운동 수행에 대한 임상관찰을 실시했다. 이 검사는 다음과 같이 다섯 가지 분류로 제시된다:

1. 촉각 구별
2. 전정과 고유수용 처리
3. 실행
4. 형태와 공간, 시각-운동, 구성
5. 감각 조절

알리사는 SIPT를 실시하는 동안 평가자와 협력적이었다. 그녀의 SIPT 점수는 표 5-2에 나와 있다. 그녀에게 어려운 평가항목에도 불구하고 그녀는 잘하려고 시도했다. 그녀는 특히 블록으로 건물 만들기와 숨겨진 그림 찾기와 관련된 검사를 좋아하지 않았다. 그녀는 감각 운동치료실에서 놀이에 대한 아이디어를 생각해내라는 질문에 좌절했다.

촉각, 전정감각, 고유수용성 감각 처리

4가지 촉각 검사 중 3가지에서 알리사의 SIPT 점수는 현저하게 낮았다(−1.0 SD보다 작거나 같다). 고유수용감각과 관련해 수동적 팔의 움직임 방향과 범위를 기억하는 능력(KIN)은 평균 범위가 낮았지만, 회전 후 안구진탕(PRN) 지속기간은 평균 범위 안에 있었다. 그녀는 부적절한 정적 및 동적 균형 능력(SWB)을 보여주었고, 평형 반응은 약간 지연되었고, 균형을 유지하기 위해 평형을 사용하는 대신 평가자를 붙잡는 경향이 있었고, 임상

관찰 결과 알리사는 근긴장도가 낮고 몸쪽 관절 안정성이 낮으며, 엎드려 누운 자세에서 몸통을 뒤로 젖히거나 바로누운 자세에서 몸통을 굽히는 동안 머리 조절을 유지할 수 없었다. 알리사는 만지는 것에 대한 회피 반응을 보이지 않았고, 어머니와 선생님 모두 촉각적인 방어의 징후를 보고하지 않았다. 그녀는 중력의 불안이나 움직임에 대한 부정적인 반응에 대한 증거가 없었다. 감각 입력이 증가함에 대한 욕구나 갈망의 징후는 나타나지 않았다.

실행

알리사가 전체 SIPT에서 가장 낮은 점수 중 하나는 자세 실행으로, 특이한 손, 팔 및 몸 자세를 재현할 수 있는 능력의 평가였고, 이는 실행 장애의 중요한 지표였다. 움직임 순서화와 양측 협응은 평균 이하였다. 알리사의 혀와 입술, 턱의 위치와 움직임을 따라하는 능력(구강실행[OPr])도 평균 이하였다. 그러나 알리사는 언어 명령에 따라 운동을 수행할 수 있었는데, 이는 종종 언어에 대한 이해가 좋은 체성 실행 장애 아동에게 해당된다. 종이와 연필을 사용하는 과제 수행에서 알리사는 오른손을 우세손으로 사용했고 정적 3점 잡기를 사용했다. 그녀는 오른손이나 왼손으로 엄지손가락을 연속적으로 만질 수 있도록 손가락을 시각적으로 모니터링해야 했기 때문에 양손으로 동시에 할 수 없었다. 알리사의 수행능력은 미성숙했지만 손가락을 시각적으로 관찰할 수 있는 한 그 행동을 잘 수행할 수 있다는 것은 놀라운 일이었다.

형태와 공간, 시각-운동, 구성

알리사의 펜으로 선을 따라 긋는 능력(Motor Accuracy [MAC])과 2차원 형태를 재현하는 능력(Design Copying [DC])은 연령기대치보다 낮았으며, 이는 시각 운동조절의 어려움을 나타냈다. 알리사의 SIPT 나머지 범주에서의 점수는 연령에 적합한 형태와 공간지각 및 구성 능력을 나타냈다.

관련 검사와 요약

심리검사 결과 알리사의 IQ 점수는 132점으로 성능보다 언어 IQ가 더 높았다. 그녀의 시력 운동과 운동 계획 기술에 비해 언어 능력에 대한 그녀의 능력을 고려할 때, 우리는 그녀의 언어 IQ가 더 높다는 것에 놀라지 않았다. 언어 IQ 점수와 성능 IQ 점수의 차이는 실행 장애 아동에서 볼 수 있는 일반적인 패턴에 적합한 낮은 성능 점수이다.

검사 점수와 관찰의 전반적인 패턴에서 작업치료사는 알리사의 성과를 방해하는 주요 요인은 체성 실행 장애임을 확인했다. 알리사의 실행 장애는 촉각과 전정수용감각의 처리가 잘 안되는데 그 근거가 있는 것 같다. 알리사의 실행 장애는 대동작 운동과 미세한 운동(시각-운동) 구성 요소를 모두 포함하고 있다. 그녀는 또한 실행의 개념적 측면에 어려움을 겪고 있는 것으로 나타났다.

사례 연구 ■ DALTON

의뢰사유

돌턴은 지역 공립학교 2학년에 재학 중인 7세 6개월의 소년이었다. 돌턴의 선생님은 그가 자주 움직이고, 종종 자리에 앉지 않고 일어났으며, 수업 중에 집중하는데 어려움을 겪었다고 보고했다. 휴식 시간에, 돌턴은 매우 활동적이었고, 종종 술래잡기 게임을 했다고 보고했다. 때로는 의도하지 않게 다른 아이들에게 공격적이었고, 그들을 끌어들이거나 게임에 참여하도록 강요했다. 꽤 똑똑한 그는 대부분 해당 학년 수준이었지만, 급우들을 따라가기 위해 매우 열심히 노력해야 했다. 그의 필체는 읽기가 어려워 불만스러웠고 그는 종종 자신의 종이에 낙서를 부주의하게 했다. 선생님은 학교 작업치료사에게 평가를 요청했다. 돌턴의 부모는 돌턴이 똑똑하고 학교에서 잘할 것이라고 믿었기 때문에 선생님의 평가 요청에 놀랐다. 돌턴을 평가한 작업치료사는 교사와 부모를 인터뷰하여 종합적인 발달과 감각 과거력을 완성했다. 작업치료사는 SIPT

(Ayres, 1989)를 실시하고 신경 운동의 수행에 대한 다양한 형식적이지만 표준화되지 않은 임상관찰을 통해 돌턴을 관찰하고 교실에서의 그의 수행을 관찰했다.

부모 면담과 발달/감각 과거력

돌턴의 어머니는 임신 중에 심한 메스꺼움을 경험했다. 돌턴은 제왕절개술로 태어났지만 산후 합병증은 나타나지 않았다. 그의 어머니는 돌턴을 행복하고 활동적인 아기로 묘사했는데, 그는 수면 습관이 좋지 않아 잠이 쉽게 들지 않았다. 그는 아주 짧은 기간 동안 기었고 9개월에 걸었다. 그는 1살이 되기 전에 언어를 사용하기 시작했다. 돌턴은 유치원을 다닐 때 귀 감염을 몇 번 겪었지만 건강했다. 청각이나 촉각 자극에 대한 특별한 민감성은 보고되지 않았지만 돌턴은 쉽게 산만해졌다. 그는 두 발 자전거 타는 법을 배우기가 어려웠고 셔츠 버튼을 채우고 신발을 묶는 등 양손을 사용하는 데 어려움을 겪었다. 돌턴은 축구를 좋아했지만 그의 어머니는 그가 종종 경기장에 걸려 넘어지고, 발로 차는 행동을 적절하게 할 수 없다고 언급했다. 종종 그는 경기 도중 무작위로 뛰어내리고 달리는 것이 관찰되었다. 그는 처음에는 새로운 일을 시도할 때 열정적이었지만 하던 일이 잘되지 않으면 쉽게 흥미를 잃었다. 그의 어머니는 돌턴이 종종 그네 꼭대기로 올라가서 기어 건너 가려고 하는 것과 같은 위험한 행동을 했다고 말하면서 "스릴을 찾는 사람"이라고 묘사했다. 그는 대체로 행복했고, 그의 좋지 않은 협응력에도 불구하고 주눅 들지 않았다.

교사 면담

그의 선생님에 따르면, 돌턴은 교실 앞에 앉아서 그의 자리에서 가만히 있지 못하고 꿈틀거렸다. 그는 종종 급우들을 둘러보고 바닥에 물건을 떨어뜨렸다. 돌턴은 일반적으로 오른손을 쓰는 것을 선호했지만 포크와 같은 다른 도구 사용 시에 왼손을 종종 사용했다. 그는 오른손 다섯 손가락을 모두 사용해서 연필을 새끼손가락에 고정시켰다. 돌턴은 왼손으로 가위를 어색하게 사용했고, 오른손으로 종이를 잡으려고 애썼다. 왼손의 행동을 반영하는 오른손에는 연합 움직임이 눈에 띄었다. 가끔은 오른손으로 가위를 옮겼다. 가위를 잘 사용할 수 없을 경우, 종이를 뜯어내는데 의지했다.

표 5-3 DALTON의 SIPT 최저 점수

검사	표준점수
운동감각(KIN)	−1.2
서화 감각(GRA)	−1.0
자세 실행(PPr)	−0.9
양측 운동 협응(BMC)	−1.4
순서화 실행(SPr)	−1.3
서기와 걷기 균형(SWB)	−1.1
운동 정확성(MAC)	−1.2
회전 후 안구진탕(PRN)	−1.2

알리사의 경우처럼 돌턴의 일상생활에 대한 우려는 감각통합적 근거를 가지고 있는 것처럼 보였기 때문에 관련 임상관찰과 SIPT를 실시했다. 그의 검사 결과는 다음에 제시되어 있다.

돌턴은 작업치료사가 요청한 많은 과제를 시도하였고, 가만히 있지는 못했지만 일대일 평가 내내 집중했다. 그의 수행에 대한 점수는 심한 장애를 반영하지 못했다. 실제로 SIPT에 대한 그의 점수 중 많은 부분이 정상적인 범위 내에 있었다. 그러나 의미 있는 임상관찰과 연계된 낮은 점수 패턴은 BIS 결손 아동에게서 전형적으로 보여지는 것이다. 돌턴의 최저 점수는 표 5-3에 제시되어 있다.

촉각, 전정감각, 고유수용성 감각 처리

돌턴은 촉각 구별을 요구하는 대부분의 검사에서 좋은 성적을 거두었다. 한 가지 제외 항목은 촉각 구별 외에도 미세한 운동 기술과 신체의 양측 사용이 필요한 서화 감각(GRA)이었다. 그는 팔꿈치, 손목, 손가락의 낮은 근육 긴장도와 과신장을 나타냈다. 그는 엎드려 누운 자세에서 몸통을 펌 자세로 만드는 것이나 바로 누운 자세에서 몸통을 굽혀 머리자세를 유지하는 것을 할 수 없었다. 돌턴은 자세 기반의 움직임과 평형능력이 좋지 않았다. 이러한 요인들은 운동감각(KIN), 서기와 걷기 균형(SWB), PRN에서 낮은 점수와 결합되어 전정 고유수용 처리가 좋지 않다는 것을 암시한다. 돌턴은 또한 만지거나 움직이는 것에 대해 혐오감을 보이지 않았다. 그러나 그는 구조화되지 않은 상황과 축구와 같은 그룹 활동에서 관찰되었을 때 산만하고 충동적이었다.

실행

비록 그의 SIPT 점수는 평균 범위 내에 있었지만, 돌턴의 가장 낮은 SIPT 점수는 양측 운동 협응(BMC)과 순서 실행(SPr) 검사 항목이었고, 자세 실행(PPr) 검사 항목은 낮은 평균 범위에 있었다. 임상관찰 결과, 양측 협응이 필요한 과제(팔벌려 뛰기, 상호 보폭 점프, 건너뛰기 등)는 협응이 잘 되지 않아 많은 노력이 필요했다. 돌턴은 자신의 좌우 신체 측면을 일관성 있게 확인할 수 없었다. 그는 자신의 손, 손가락의 분리된 움직임을 주의 깊게 관찰하고 양손으로 동시 동작을 수행할 때 매우 천천히 움직였다. 또한 바닥에 테이프로 붙여진 사각형을 순서대로 뛰어 넘고 공을 던지고 잡을 때 몸을 조절하고 그에게 굴러온 공을 차는 데 문제가 있었다.

형태와 공간, 시각-운동, 구성

돌턴은 미세한 움직임 조절이 필요한 펜과 종이를 사용한 과제인 MAC 검사에 어려움을 보였다.
이 점수는 그의 글쓰기 어려움과 일치하게 나타났다.

요약

전반적인 검사 점수와 관찰을 통해, 작업치료사는 돌턴이 양측 협응과 순서화 장애(BIS)를 보인다고 하였다. 그는 스포츠 능력에 영향을 주는 자신의 신체 행동을 예측하고, 공간에서 신체를 예측하는 것에 특히 어려움을 보였다. 돌턴의 실행 어려움은 전정 고유수용성감각 입력 처리의 어려움에 기반을 둔 것으로 보였고, 이는 그의 자세조절, 양측 협응, 소동작과 대동작 순서 기술에 관련된다.

돌턴과 알리사는 감각통합 기반의 실행 장애와 일치하는 행동들을 보였다. 그러한 행동들은 그들의 의뢰사유, 교실에서의 관찰된 행동들, 가정에서의 행동에 대한 부모 보고내용들과 표준화된 검사에서 나타났다.

요점

- SI 이론의 틀을 사용하는 경우 최적의 표준인 SIPT를 활용해 평가된다.
- 운동기술에 대한 임상관찰은 표준화된 평가에 중요한 부가적 요소이다.

실행 장애 Disorders of Praxis

기능장애의 패턴
Patterns of Practic Dysfunction

오랜시간 동안, 다양한 아동 대상자들과 다양한 유형의 요인분석을 사용해 Ayres(1965, 1966, 1971, 1977, 1989)와 그녀의 동료들(Ayres et al., 1987)은 기능장애의 일관된 패턴을 확인했다. 그녀는 촉각기능과 운동계획 사이의 연관성 뿐만 아니라 시각-공간 기술과 운동계획 사이의 연관성을 확인했다. 일부 분석에서, 그녀는 운동 순서화 문제 뿐만 아니라 자세, 양측 협응도 전정처리와 연관이 있음을 확인했다. Ayres(1989)는 실행 기능 장애의 주요한 4가지 패턴을 확인했으며, 아래와 같다:

1. 체성 실행 장애
2. 양측 협응과 순서화 결손
3. 언어적 지시에 대한 실행 장애
4. 시각 실행 장애(종종 **시각-체성 실행 장애**로 불리는 체성 실행 장애와 결합됨)

멀리건(1998)은 이후 가능한 감각통합 문제를 평가하기 위해 실시된 어린이들의 1만 개 이상의 SIPT프로필을 이용해 요인분석을 했다. 그녀는 일반화된 감각통합 기능장애를 반영하는 요인과 Ayres의 기능 장애 그룹과 유사하게 4가지 주요 요인을 확인했다. 멀리건은 1차 요인을 분류했다:

1. 양측 협응과 순서화 결손
2. 실행 장애(BMC 및 SPr을 *제외한* 모든 실행 검사, 심지어 언어적 지시에 대한 실행 장애와 같은 주로 피질 기능을 반영하는 검사 포함)
3. 체성감각 결손
4. 시지각 결손

최근에는 SIPT와 감각처리 측정 항목을 이용한 탐색 요인 분석에서 Mailloux와 동료들(2011)이 Ayres가 발견한 것과 비슷한 패턴을 확인했다. 그들은 시각 실행 장애, 체성 실행 장애, 전정 고유수용성 양측 통합과 순서화, 촉각과 시각 구별, 촉각 방어와 집중의 패턴을 확인했다.

May-Benson(2005)은 실행의 개념적 측면과 관련된 기능장애의 패턴을 다소 다른 접근법을 사용하여 조사했는데, 이는 이전에 실행 기능 패턴 분석에서 다루지 않은 영역이다. 그녀는 세 그룹의 연령과 성별에 맞는 어린이(운동계획 문제만 있는 어린이, 운동계획과 아이디어 문제, 그리고 전형적인 또래)를 대상으로 클러스터 분석을 했다. 검사에는 운동 협응, 개념화, 운동 계획, 언어, 행동 및 실행 기능이 포함되었다. 그녀는 5개의 클러스터 그룹을 확인했는데, 그 중 2개는 평균과 평균 이상의 기술을 반영했다. 기능장애는 일반적인 심각도 순서에 따라 다른 클러스터 그룹에서 확인되었다.

- 일반적인 기능장애–모든 검사에서 낮은 점수
- 실행 장애 그룹–개념화 점수는 평균이지만, 운동 협응과 운동계획기술, 집중과 행동 조절은 평균 이하, 언어기술은 평균
- 관념(개념화) 실행 장애 그룹–개념화 기술은 평균 이하(일반화된 기능장애 이하), 운동 협응과 손 움직임 기술은 평균 이하이지만, 손가락 두드리기와 손기술 모방하기는 평균, 집중과 행동 조절은 평균, 실행 계획은 평균, 언어기술은 평균 이상

그러므로, 개념적 결손은 운동계획 문제와 명백히 관련이 있지만, 실행 기능장애의 다른 측면을 나타낼 가능성이 있다.

Ayres(1989)는 개별 어린이에 맞게 개입 전략을 개발하는 단계로서 기능장애의 패턴과 하위 유형을 구별하려고 노력했다. Ayres, Mailloux, Wendler(1987)와 Lai, Fisher, Magalhes, Bundy(1996)의 SIPT를 이용한 추가 연구는 실제적인 결손의 다른 측면을 실제로 구별할 수 있는 단차원적 구성일 가능성이 높다는 것을 강하게 암시한다. 라쉬 분석에 따르면, Lai와 동료들(1996년)은 BIS와 관련된 SIPT 실행검사가 체성 실행 장애와 관련된 검사보다 더 어렵다는 것을 발견했는데, 이는 BIS가 덜 심각한 형태의 실제 장애를 나타낼 수 있고 체성 실행 장애와 BIS가 같은 기능장애의 두 가지 측면으로 볼 수 있다는 것을 암시한다. May-Benson(2005)은 수반되는 운동계획 문제가 있거나 없이 개념화 문제가 나타날 수 있다고 제안했다. 분명히 감각에 기반한 실행 장애는 다른 아이들에게 여러 가지 방법으로 나타난다. 따라서 개별 어린이의 프로필에 대한 가장 명확한 해석은 감각처리, 개념화 또는 운동계획 측면에서 특정 결함이 있는 일반화된 감각통합 기능장애를 반영하는 증거가 있다고 말하는 것일 수도 있다.

관념 실행증

Ayres(1985)는 다음과 같이 말했다,

> 관념이나 개념화는 실행 장애 이론의 중심이다. [이것은] 인지 또는 사고 과정이다. 크든 작든, 물리적인 물체와 순응적으로 또는 적응적으로 결합하기 전에, 우리는 먼저 가능한 인간–대상

> 상호작용의 개념을 가져야 한다.... 관념실행증은 사물과 독립적일 수도 있고 그렇지 않을 수도 있는 목표를 달성하기 위한 사물의 모든 사용의 기초가 되는 필수 기술이다.(p. 20)

그녀는 또한 개념화는 행동을 위한 목적을 구체화하고 목적을 달성하기 위한 생각을 구체화하는 것을 포함한다고 했다. 따라서 개념화는 목적을 만들고 그 목적을 달성하기 위해 필요한 일반적인 단계를 확인하는 것을 포함한다(Ayres, 1985). 또한, 개념화는 궁극적으로 환경과 상호작용할 때 아이들의 창조적이고, 놀이하는 능력을 최적화하는데 기여하는 인지과정이다. 개념화는 ASD 아동들에게 가장 중요한 놀이의 기본 능력이다(Rutherford & Rogers, 2003).

개념화의 문제는 역사적으로 심한 실행 장애 아동에게서 발생하거나 인지적 또는 지능적 지연이 있는 아동들에게서 발생하는 것으로 생각되어 왔으며(Ayres, 1985) 역사적으로 이러한 아이들에 대해 잘 알려지지 않았다. 최근, May-Benson(2005)은 운동계획 문제와의 무관하게 개념화 문제가 존재하며, 이는 실행 장애 아동 인구의 거의 절반에서 확인할 수 있었고, 이것은 개념화의 어려움이 이전에 알고 있었던 것보다 더욱 빈번하다는 것을 나타냈다. 개념화 문제가 있는 아동들은 행동에 대한 복잡한 생각이 적거나 거의 없다는 것을 확인했다. 또한 개념화 문제가 있는 아동들의 특성 분석을 통해, May-Benson(2005)은 하위 집단이 평균 이상의 지능과 언어기술을 가지고 있다는 것을 발견했는데, 이는 인지적 결손이 있는 아동에게 개념적 어려움이 발생할 수 있지만 관념 실행증의 필수적인 조건은 아니라는 것을 보여주었다.

아이들의 개념적 결손을 특징짓는 것은 임상적으로 관찰된 것에 크게 의존한다. 성인의 개념적 결손에 관한 문헌은 다음 본문에 제시되며, 여기에 설명된 많은 특징들은 이러한 지식 기반에서 추론된다(May-Benson, 2000). 개념적 결손이 있는 아동들은 친숙한 장난감과 물건임에도 불구하고 무엇을 해야할지 아는데 어려움을 겪는 경우가 많다. 그들은 서서 다른 사람들을 쳐다보고, 자유놀이에 참여하지 않거나, 리더 대신 다른 사람들을 따르게 될 수 있다. 그들은 세상과 상호작용할 수 있는 제한된 행동 레퍼토리를 가지고 있으며, 어떤 것에 접근하기 위해 새로운 방법을 시도하는 대신 그러한 행동을 반복하는 경향이 있다. 그들은 어떤 행동이 어떤 사물 속성에 의해 제공되는지 인식하지 못하기 때문에 종종 부적절한 방법으로 사물을 사용한다. 놀이 기술은 특히 개념화 문제가 있는 아이들에게 어려운 것으로 관찰된다. 그들은 대상을 표현하는 데 어려움을 겪기 때문에 창조적이거나 상상력이 풍부한 놀이는 부정적인 영향을 받는다. 개념화 문제가 있는 일부 어린이는 스포츠와 같은 구조적인 놀이는 잘할 수 있지만 자유 놀이 상황에 어려움을 겪는다. 알리사와 같은 개념적 문제를 가진 일부 아이들은 상상력을 사용하여 이야기를 하지만 사물에 대해 어떻게 행동하는지 개념화하는 데 어려움을 겪는다. 알리사의 경우, 그녀의 높은 지능은 그녀의 이야기 만들기와 언어 능력을 지지했을지 모르지만, 그녀는 그녀의 몸을 사용하여 역동적인 육체적 상호작용에 참여할 수 없었다. 그녀는 자신의 친구들만큼 자신이 잘 하지 못하기 때문에 더욱 어린 경쟁자를 찾고, 정적인 놀이를 찾음으로써 보상할 만큼 똑똑했다.

체성 실행 장애

체성 실행 장애는 감각 피드백에 의존하는 행동뿐만 아니라 피드포워드에 의존하여 예측하는 움직임 둘다 계획하는에 어려움이 있다는 것을 특징으로 한다. 따라서 체성 실행 장애가 있는 아동들은 BIS에 결함이 있는 아동들에게 문제가 있는 것과 같은 종류의 과제를 계획하거나 일반적으로 더 쉬운 과제를 계획하는데 어려움을 가진다(Ayres, 1989). 체성 실행 장애 아동은 일반적으로 SIPT와 임상관찰의 검사 점수에서 특징적인 패턴을 나타낸다(Ayres, 1989). SIPT에서 흔히 볼 수 있는 낮은 점수는 PPr, BMC, SPr, OPr이다. 알리사는 이 모든 측정에서 낮은 점수를 받았다. DC와 MAC와 같이 구성 실행(CPr)과 언어적 지시에 대한 실행(PrVC) 점수 또한 낮을 것이고, 이는 시공간 기술의 문제점들을 반영한다. 체성 실행 장애가 있는 아동에게 종종 어려운 운동기술은 순차적인 손가락 접촉, 빠른 교대 움직임(길항운동 반복)(9장을 참조, 평가 과정에서의 임상관찰 사용), 손 조작기술(Exner, 1992)이 포함된다. 알리사는 이런 어려움의 대부분을 보여줬다. 또한 부모와 교사와의 면담에서 일상과 관련된 어려움을 자주 보고하였다. 자기 관리 기술 습득 지연, 조직화 부족, 장난감 조작 및 조립의 어려움, 형제 또는 놀이 친구와의 긴장된 관계(또는 이러한 과거력)가 일반적으로 보고되었다.

체성 실행 장애가 감각통합적 기초를 갖기 위해서는 체성감각의 부족에 대한 근거와 때로는 전정 또는 고유수용성 처리의 어려움에 대한 근거를 수반해야 한다. 알리사와 체성 실행 장애를 겪고 있는 많은 사람들은 SIPT의 촉각 검사와 형태 지각 검사, 손가락 구별 검사, 촉각 자극의 국소화 검사에서 낮은 점수를 받는다. 전정과 고유수용성 처리가 어려운 BIS 결손이 체성 실행 장애보다 실제적인 기능장애 수준이 높은 것으로 나타나기 때문에(Lai 등, 1996), 체성 실행 장애가 있는 많은 클라이언트들도 전정과 고유수용성 처리의 측정에 어려움이 있을 것이라고 생각하는 것이 합리적이다. 또한 체성 실행 장애가 있는 일부 아동들은 시각-공간적 문제를 나타내 시각-실행 장애가 발생하기도 한다.

양측 통합과 순서화(BIS) 결손

BIS 문제는 상대적으로 가벼운 형태의 장애로 보인다; 그러므로 BIS 결손은 일반적으로 감지하기 어렵다. 그들은 신체의 양측을 협응해서 잘 사용하지 못하고, 움직임의 순서를 실행하는데 어려움을 가지고, 일반적으로 자세-시작 기술이 좋지 못하다. 감각통합 특성 내에서 BIS 결손은 전정 고유수용성 감각 처리의 손상을 반영하고 자세-시각 기술이 좋지 못한 것을 가정한다(Ayres, 1985; Mailloux et al., 2011). 비록 전정 기능장애와 양측 협응 기술간의 직접적인 신경생리학적인 연결을 지지하는 문헌들이 미미하지만, 전정기능과 자세 기전 사이의 관련성을 지지하는 것들이 있다(Lin et al., 2012 ; Majernik, Molcan, & Majernikova, 2010 ; Peterka, Statler, Wrisley, & Horak, 2011). 또한, 전정입력은 긴장성 미로반사와 비대칭성 목반사와 같은 많은 자세 반사들의 사용과 통합에 중요하다(Kandel et al., 2012).

양측 협응 어려움은 일반적으로 공간 내에서 시간과 움직임을 포함하는 계획된 행동 순서나 예측된 행동의 어려움과 연관된다. 공을 잡기 위해 들판을 가로질러 달리는 것과 같은 행동을 포함하는 계획된 행동 순서는 전정 및 고유수용성 입력을 기반으로 하며 시각 및 운동감각 입력의 통합에 크게 의존한다(Schaaf et al., 2010). 따라서 임상관찰 중에, BIS 결손이 있는 아동은 오른쪽-왼쪽 혼란, 손 기능의 좌우 기능분화 부족; 정중선 가로지르기 회피; 건너뛰기, 팔벌려 뛰기 또는 보폭 점프, 자전거 타기, 잡기, 공던지기, 가위로 자르기, 글쓰기를 할 때 종이 안정화 시키기와 같은 운동기술 능력이 부족한 것을 발견할 수 있다. 시각 추적, 수렴 및 빠른 눈 움직임과 같은 안구운동장애는 일반적으로 함께 나타난다. SIPT(Ayres, 1989)에서는 BMC와 SPr의

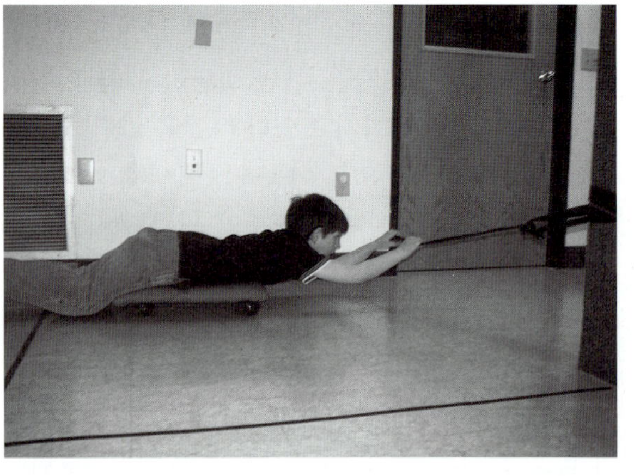

그림 5-2 BIS 결함이 있는 아동들은 스쿠터를 타는 동안 자신을 밀고 당기기 위해 팔을 조화롭게 사용하는데 어려움을 가질 것이다.

점수가 일반적으로 PRN과 SWB의 점수에 비해 낮다. Ayres는 또한 GRA와 OPr에서 낮은 점수가 운동 순서화와 관련된 BIS의 결손과 관련이 있다는 것을 발견했다. 이 측정은 8장에서 더 자세히 설명되었다(SIPT를 사용한 감각통합 기능 평가). 돌턴의 SIPT 점수는 이런 패턴을 반영한다. 그의 가장 낮은 점수는 BMC와 SPr에 있었는데, 그는 BIS를 반영하는 모든 임상관찰에서 어려움을 겪었다. 다른 운동 평가는 균형 기술, 공 기술, 대운동과 미세 운동 협응 과제의 어려움을 반영할 수 있다(그림 5-2 참조).

요 점

- 기능장애 패턴은 연구 전반에 걸쳐 상대적으로 일관성이 있으며, 체성 실행 장애, BIS 문제, 관념 실행증, 관련된 시각 실행과 시각-공간 결손을 포함한다.
- 문제가 있는 아동들은 생각을 위한 목표를 만드는데 어려움을 가지고, 목표를 달성하는 방법에 대한 생각을 만드는데 어려움을 가진다.
- 실행 장애가 있는 아동은 일반적으로 촉각 및 고유수용성 감각 입력을 처리하는데 문제가 있으며, 시공간 또는 시각적 문제와 함께 보여지는 운동계획과 관련된 어려움을 가진다.
- BIS 결함이 있는 아동들은 전정 고유수용성 입력을 처리하는데 문제가 있으며 신체의 두 부분을 협응하고, 순서화 행동, 예측 행동을 하는데 어려움을 가진다.

실행의 신경해부학적 기초
Neuroanatomical Bases of Praxis

감각 시스템의 신경해부학적 측면은 4장(감각시스템의 구조와 기능)에서 설명하였다. 이 절에서는 실행 기능의 신경해부학적 기초를 살펴보고 실행의 모든 중요한 구성 요소인 개념화, 계획, 행동 시작에 관여하는 것으로 생각되는 뇌의 영역을 논의한다. 뇌의 많은 영역들이 실행에 기여하지만 발달적 실행 장애에 명확하고 구체적으로 관여하는 신경해부학적 위치는 없다. 발달적 서투름을 위한 특정한 신경학적 "기질" 또는 "위치"를 국소화 하는 어려움은 Luria(1963, 1980), Tracy와 동료들(2003), 그리고 Hardwick과 동료들(2013)의 관점을 지지한다. 이는 실행이 운동학습의 다른 단계에 참여하는 다른 뇌 구조를 가진 피질 및 피질하부 구조를 포함하는 복잡한 기능 시스템이나 복합체에 의존한다는 것이다.

명확하게 정의된 실행기능 위치 또는 경로가 없음에도 불구하고 일반 성인과 실행 장애 성인에 대한 기능적 자기공명영상(fMRI)과 확산텐서영상(DTI)에 의해 식별되는 기능적 및 구조적 차이가 있다. 그러나 우리가 이러한 정보를 이용할 수 있지만, 발달적 실행 장애의 메커니즘은 후천성 뇌손상을 입은 성인의 메커니즘과 같지 않을 수도 있다.

다음 절에서는 개념화, 계획, 그리고 행동의 실행과 관련있다고 생각되는 뇌구조들을 검토한다.

개념화 Ideation

개념화는 운동 행동에서 "무엇을 해야 하는지 아는 것"을 개념화하는 피질 기능으로 정의되지만 (Jeannerod & Decety, 1995), 개념화 과정은 여전히 잘 이해되지 않는다. 성인 실행 장애에서 관념 실행증은 팬터마임과 모방 대상 사용 모두에서 문제가 있거나 사물의 순서적인 사용에 대한 문제로 다양하게 나타난다; 이 두 가지 경우 모두 주요한 결함은 "생각"을 가지거나 운동 행동에 대한 개념화에 문제가 있는 것으로 생각된다(Roy et al., 2014). 아이들의 경우, 개념적 결손은 행동에 대한 목표를 만들고 목표를 달성하기 위한 방법에 대한 생각을 하는 것에 대한 결손으로 더욱 광범위하게 보여진다 (Ayres, 1985). May-Benson(2001)은 행동에 대한 생각을 할 수 있는 능력이 사람이 사물이나 환경과의 상호작용을 한 결과라고 제안했다. 행동에 대한 생각은 부분적으로 외부 감각 자극과 과거의 경험에 대한 내부 모델이나 기억에서 비롯된 것으로

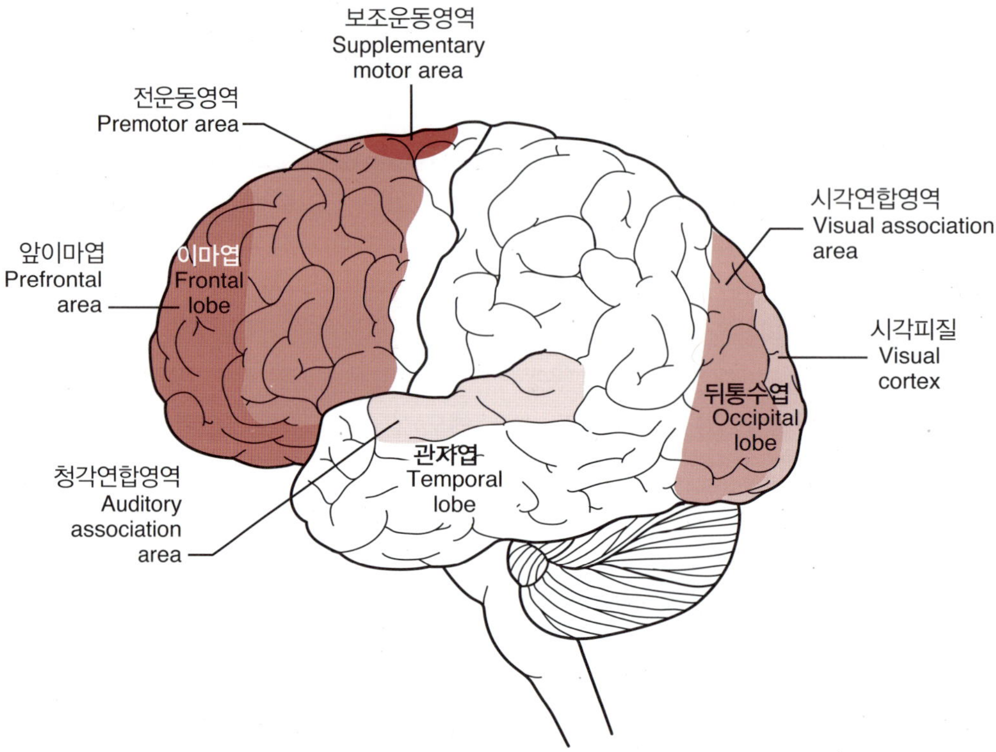

그림 5-3 마루엽, 뒤통수엽, 관자엽, 이마엽의 피질 영역뿐만 아니라 주요 운동영역, 1차 감각영역, 이마앞 영역을 보여준다.

생각되었다. 운동행동을 나타내고 운동 이미지를 생성하는 능력은 개념화 과정의 중요한 구성요소로 확인되었다(Brooks, 1986; Gentsch, Weber, Synofzik, Vosgerau, & Schütz-Bosbach, 2016). 대상에 대한 지식의 인지적 기능, 행동에 대한 지식, 연속적인 행동에 대한 지식, 적절한 대상-행동 상호작용에 대한 지식은 행동을 위한 생각의 효과적인 발전에 필요한 것으로 확인되었다(Roy et al., 2014).

일반적으로 실행과 마찬가지로, 개념화는 뇌의 한 영역에만 국한될 수 없다. 뇌졸중으로 실행 장애와 연관된 개념화 결손이 있는 성인을 대상으로 한 연구는 왼쪽 대뇌반구의 손상을 보여주었다(Harrington et al., 2000). Malkani와 Zadikoff(2011)는 성인의 관념 실행증이 왼쪽 마루엽-뒤통수엽(마루엽과 뒤통수엽이 만나는 주위 부분)과 마루엽-관자엽 부분(마루엽과 관자엽이 만나는 주위 부분)의 손상뿐만 아니라 왼쪽 이마면 부분의 손상과 관련이 있다고 제안했다(그림 5-3 참조). 중요한 것은, 이 영역들은 시각-체성감각과 시각-청각 통합 영역과 일치한다. 따라서, 1차 감각영역, 특히 왼쪽 마루엽 영역은 감각 입력을 받고, 연합영역은 정보를 통합하고 행동에 필요한 공간-시간 정보를 확립한다. 앞쪽 이마 피질은 목표를 설정하는데 중요한 역할을 하며, 우리가 복잡하고 목표지향적인 움직임의 순서를 수행할 때(또는 수행을 상상할 때) 활성화된다(Fuster, 2008). 보조 운동영역(SMA)은 행동을 구조화하고 행동의 목표를 재인식하고 운동 이미지에 관여하는 것으로 제안되었다. 개념화를 위한 변연계, 기저핵, 소뇌와의 간접적인 연결은 생각을 만들고, 영상화하고, 행동을 조직화하고 시작하기 위한 정보에 접근하는데 어느 정도 역할을 수행한다(May-Benson, 2001). 뇌영상 기술을 이용한 향후 연구는 개념화에 어떤 구조가 관여하는지 조사하기 위해 필요하다.

계획, 운동 학습, 그리고 실행
Planning, Motor Learning, and Execution

뇌의 다양한 측면은 운동계획과 운동학습에 관련된다. 우세손이 오른손인 기능적인 성인을 대상으로 한 기능적 영상 문헌에 대한 정량적 메타분석과 고찰에서 양측 대뇌피질–피질하부 네트워크가 운동학습의 기초가 되는 것으로 확인되었다(Hardwick et al., 2013). 이 네트워크의 뇌 영역에는 후부 전운동피질(dPMC), SMA, 일차운동피질, 일차체성감각피질, 상부 마루엽, 시상, 조가비핵, 소뇌가 포함된다(Hardwick et al., 2013). 또한 새로운 움직임 운동학 및 역학의 학습을 강조한 감각운동 과제를 수행할 때 기저핵과 소뇌의 활동이 더욱 강했다. 여러 활동을 수행하는 동안 왼쪽 dPMC의 지속적인 활성화는 이것이 운동학습에서 중요한 역할을 한다는 것을 의미한다.

가쪽 전운동 피질(lPMC)과 내측 SMA는 모두 움직임 전략을 움직임 기술("어떻게 해야 하는지")(Purves et al., 2012), 적절한 움직임의 선택(Shumway–Cook & Woollacott, 2011), 그리고 운동계획의 다른 특징(Hardwick et al., 2013)으로 변환하는데 중요한 역할을 한다. lPMC는 외부 이벤트에 대한 반응으로 움직임이 발생할 때 활성화된다(즉, 신호등이 녹색에서 빨간색으로 변경되면 운전자가 멈춘다.)(Shumway–Cook & Woollacott, 2011). SMA는 주로 고유수용 입력에 의존하며, 행동이 자체적으로 시작될 때 활성화된다(Shumway-Cook & Woollacott, 2011). PMC는 또한 운동의 준비와 예측에 중요한 역할을 하는 것으로 나타났다(Lohse, Wadden, Boyd, & Hodges, 2014, Purves et al., 2012). Lohse와 동료들의 작업에 대한 자세한 내용은 아래 상자(증거)를 참고하기 바란다.

마루엽 피질의 5와 7영역(브로드만 영역에 번호가 매겨진 세부영역은 그림 4–7 참조)은 다른 감각 시스템으로부터의 입력과 신체로부터 들어오는 양측의 체성감각 입력 수렴의 또 다른 주요 지점이다(Dijkerman & De Haan, 2007). 간접적인 전정 신호 또한 5영역으로 투사될 수 있다. 5영역의 세포들은 움직임이 시작되기 전에 점화되기 시작하고, 구심로 차단의 상태와 관절의 고정 상태에서도 계속해서 점화된다(Dijkerman & De Haan, 2007). 이것은 이러한 세포들 중 몇몇은 능동적인 움직임을 계획하는데 중요한 역할을 할 것이라는 것을 지지한다(Kandel et al. 2012). 5영역은 SMA를 포함한 지각 운동 영역과 밀접한 관련이 있으며, 운동계획에 대한 고유수용 입력의 역할을 제안한다(Kandel et al., 2012). 운동학습 동안 마루엽 피질의 7A 영역(위쪽 마루엽 또는 SPL)의 활성화 또한 나타났다. Hardwick과 동료들(2013)은 위쪽 마루엽이 시각과 체성감각 입력을 통합하고 이러한 다중모드 출력을 운동학습의 핵심 허브인 dPMC로 보낸다는 것을 제안했다.

기저핵은 움직임의 시작에 참여하지만, 이것의 역할은 상황에 따라 다를 것이다–즉, 기저핵은 순서를

> **증거**
>
> 최근 건강한 성인의 숙련도를 측정하기 위한 연구(메타 분석)에서 신경 영상을 이용해 수행의 길이를 측정한 결과, Lohse와 동료들(2014)은 이마앞엽과 전운동피질, 하부 마루엽과 소뇌피질에서 활동이 지속적으로 감소해 이러한 영역이 이전의 학습단계에 중요한 영향을 미칠 수 있음을 확인했다. 마찬가지로 시간이 지남에 따라 보조 운동 및 일차운동피질과 치상핵에서 증가가 나타났다. 가장 긴 시간척도에서, 뒤쪽 대상회, 일차 운동피질 및 선조체(조가비핵과 창백핵)에서 증가가 나타났다. 또한 선조체에서 활성화는 중간 시간척도에서 더욱 위쪽이었고, 더욱 긴 시간 척도에서는 더욱 아래쪽이었다. 이러한 데이터는 피질-소뇌 시스템과 피질-선조체 시스템이 모두 활성화되지만 운동학습 중에 다른 시간 지점에 활성화된다는 것을 뒷받침한다.

요구하는 복잡한 움직임을 수행할 때 자신의 역할을 수행할 것이다(Lundy-Ekman, 2013). 비록 기저핵 신경세포들이 움직임의 시작 시에 활성화될지라도, 움직임이 시작된 이후에 활성도가 증가한다. 그러므로, 기저핵은 움직임을 완수하는데 가장 중요한 역할을 한다. 기저핵의 기능은 운동행동에만 제한되지 않고 인지기능뿐만 아니라 감정적, 동기부여, 연합기능 또한 포함한다(Lundy-Eckman, 2013; Nelson & Kreitzer, 2014). 기저핵의 배측 시스템은 변연계로부터 주로 정보를 받는다. 이러한 연결은 실행에 중요한 동기와 정서를 촉진할 것이다.

소뇌는 전정계로부터 주요한 감각 입력을 받고 협응 움직임의 계획과 실행에 중요한 역할을 수행한다. 그것은 움직임의 실제 및 기대 감각 결과를 비교하고 원하는 반응을 성취하기 위해 운동 명령에 대한 변화가 발생해야 하는지 여부를 결정한다. 소뇌는 근육 수축의 피드포워드 제어를 통해 원활하고 정확하며 빠른 움직임을 허용하기 위해 운동의 시간과 힘을 조절하고 운동계획에서 적극적인 역할을 수행한다(Kandel 등, 2012).

Ito(2012)는 운동과 행동의 뇌피질 모델이 운동 행동을 처음 배우는 동안 발달되는 것을 제안했다. 그는 내부 소뇌 모델이나 행동 스키마가 신체 스키마(자신의 신체 모양과 자세에 대해 지속적으로 업데이트되는 지도)와 운동 스키마(자신의 움직임에 대한 장기기억과 더욱 복잡한 행동과 운동기술을 제어함)에 기초하여 발달된다고 가정했다. Schmahmann, Anderson, Newton과 Ellis(2002)의 연구 결과에 따르면, 소뇌는 "세상의 의도적 표현과 우리의 신체 활동을 세상에 구현하는 것"과 같은 인지 기술에도 중요한 역할을 한다는 것을 발견했다. 이 저자들은 소뇌가 개인의 의식적 감각운동 경험을 완전하게 실현하는 능력에 필수적이라고 했다. 이러한 관점은 환경에서 효과적이고 적응적으로 움직이기 위해 신체 행동을 "내재화"해야 한다는 SI 이론과 일치한다. 또한 자신의 세계와 행동을 대표하는 능력은 개념화 능력의 발달에 필수적이라고 믿어진다. 다른 연구자들은 소뇌가 신경인지 발달, 실행 기능, 작업 기억, 주의력 및 감정 조절에도 중요한 역할을 한다는 것을 발견했다. 이 모든 것이 우리의 운동 수행과 실행기술 발달 능력에 영향을 미칠 수 있다 (Koziol et al., 2014).

운동 피질은 자발적인 행동을 수행할 때 선택된 움직임을 실행하는 메커니즘을 제공한다. 일차운동 피질의 뉴런은 이동 속도, 방향 및 속도에 대한 지속적인 입력을 수신하고 인코딩한다(Kandel et al., 2012). 이 피드백은 시상에 대한 체성감각 입력과 일차감각피질의 피질 내 투사에서 비롯된 것이다. 일차운동피질(M1)과 PMC, 일차감각피질의 정보는 피질 척수로와 피질연수로를 통해 실행을 위해 근육으로 전송된다. 척수에서 피질척수 섬유는 가측(가측 피질척수 섬유)과 내측(배측 피질척수 섬유) 운동 뉴런과 시냅스를 하고, 운동 명령을 실행할 근육에 신호를 전달한다. 운동 시스템은 과제수행 전과 수행 중 근육수축에 대한 환경, 신체 및 사지의 위치 및 방향을 설명하는 감각정보의 연속적인 흐름에 의존한다. 또한 수의적인 움직임이 일어나기 위해서는 모든 수준의 운동 출력을 담당하는 대뇌 구조간의 통합이 필요하다.

실행 장애 또는 DCD 아동의 신경 영상 소견 Neuroimaging Findings in Children with Dyspraxia or DCD

fMRI 연구는 실행 장애 아동(SIPT를 사용해 확인된)을 대상으로 한 것이 아니지만, 최근 몇몇 연구는 DCD아동과 신경 사이의 상관관계를 조사했다 (Zwicker, Missiuna, Harris, & Boyd, 2012에서 고찰). 이러한 연구는 다양한 뇌 구조뿐만 아니라 다른 패턴의 네트워크에서 활성화에 신경 차이가 있음을 보여주며 일부 영역이나 연결이 증가하거나 다른 영역이 감소하는 것을 보여준다. DCD 아동을 대조군과 비교했을 때, DCD 아동들이 운동과 비운동 과제에서 모두 차이가 나타났다. DCD 아동들을 관찰한 연구자들은 이들에게서 나타날 수 있는 체성감각, 고유수용성 또는 내적 모델 또는 신체도식 장애를 제안했다. 이러한 관점은 Ayres(1972b)가 초기에 제시한 가설과 아주 유사하다.

요점

- 실행은 운동 피질, 체성감각 피질, 앞이마엽 피질, 전운동 영역, 마루엽, 기저핵 및 소뇌를 포함한 복잡한 기능적 신경 시스템에 의존한다.

관련 진단과 용어
Related Diagnoses and Terminology

*실행 장애*라는 용어는 감각통합기반 실행 장애를 설명하는데 사용되지만, 실행 장애가 있는 모든 아이들이 감각통합 기능장애를 가지고 있지는 않으므로 독점적으로 사용하지 않는다. 사실 Ayres(1985)는 아동들이 보이는 어려움이 감각처리 기능이 좋지 않은 것을 근거로 하지 않더라도 실행 장애가 있다고 설명했다. 더욱 복합적인 문제를 해결하기 위해 작업치료사에 의해 감각통합기반 실행 장애로 진단될 것이다. 모든 분야의 전문가들이 감각처리기능을 평가하지 않기 때문에 작업치료사는 다른 전문가들과는 다르게 진단할 수 있다.

관련 진단 Related Diagnoses

일반적인 관련 진단에는 발달성 협응 장애(DCD)(미국정신의학회, 2013)와 DAMP(주의력, 운동조절, 지각 결손)가 있다(Gillberg, 2003). 감각통합기반 실행 장애, DCD 또는 기타 관련 진단이 동일한 상태를 가리킨다고 가정할 수는 없지만, 이 용어는 모두 아동의 운동 기술을 평가하는 연구에서 사용되며 진단 전반에 걸쳐 특성에서 유사성이 있다. Gubbay(1975)는 "발달성 실행증"이 있는 아동들에게서 나타나는 "서투른 아동들"의 문제점들을 처음으로 설명했다. 그는 서투른 아이들이 *일차* 감각, 운동 또는 인지적 결함과 관련이 없는 숙련되고 목적적인 움직임을 수행하는데 어려움을 겪고 있다고 믿었다. 대신에 Gubbay(1985)는 May-Benson, Koomar와 Teasdale(2009)이 발견한 선천성 합병증을 50%가 가지고 있다고 했다. 최근 연구에 따르면 조산과 저출산은 DCD의 강력한 위험 요소이기도 하다(Zhu, Olsen, & Olesen, 2012, Zwicker, Yoon, et al., 2013). Gubbay의 서투른 아동들에 대한 초기 설명과 유사하게, Zwicker, Harris와 Klassen(2013)은 이 질병에 대한 전문가들의 진단 기준과 친숙도에 따라 다양했지만, 학령기 아동의 DCD 유병률은 5%에서 6%로 보고되었다. 또한 Gubbay와 마찬가지로 DCD가 여학생보다 남학생에게 2~7배 더 흔하다는 연구 결과가 있다(미국 정신과 협회, 2013). Piek와 Coleman-Carman(1995)은 DCD를 가진 아이들이 대조군보다 운동학적 인식과 움직임의 평가에서 현저하게 낮은 수행을 보였음을 발견했는데, 이는 Ayres(1972a, 1985)가 실행 장애를 가진 아이들을 묘사한 촉각-운동학적 손상과 유사하다. 다른 진단 시스템에서는 *질병 및 관련 건강 문제 국제 분류*(ICD-10, 세계보건기구 [WHO], 2010)에는 서투른 것이 핵심 기능인 "운동 기능의 특정 발달 장애"의 진단이 포함된다. 지적 지연으로 설명되지 않는 운동 협응 발달의 심각한 손상이 주요 특징이다. *ICD-11*의 초안은 "인지적, 사회적 기술의 정상 발달 맥락에서 심각한 손상된 협응..."으로 나타난 *발달적 운동 협응* 장애의 광범위한 용어를 사용한다.

많은 연구들이 주의력 결핍 과잉 행동 장애(ADHD)와 DCD(Kirby, Sugden, & Purcell, 2014)의 중복을 보고했다. 충동적이고 산만해 보이는 아이들은 자신이 하고 있는 일에 집중하지 않기 때문에 종종 물체에 부딪히거나 서투르게 보일 수도 있지만 운동계획에 문제가 없을 수도 있다. 스칸디나비아에서는 DAMP가 주의력이나 과잉 행동과 DCD의 동반 결합이 있을 때 나타난다고 했다(Gillberg, 2003). 6살짜리 589명을 연구한 Landgren과 동료들(1996년)은 DAMP를 가진 아이들의 75%까지 ADHD 진단을 받을 수 있다는 사실을 알아냈다. DAMP인 사람들은 지각과 운동 기능에 더 많은 결함을 가지고 있지만 충동성은 ADHD만 있는 아이들에게서 가장 잘 나타난다. BrossardRacine, Shevell, Snider, Belanger, Majnemer(2012)는 새로 진단된 49명의 어린이로 구성된 ADHD 코호트를 조사했는데, 그 중 73.5%가 기준선에서 운동장애가 지속되었고, 55%는 약물치료 후에도 운동장애가 지속되는 것으로 확인되었다. ADHD 아동 309명을 대상으로 한 후향연구에서 Mulligan(1996)은 전체 SIPT 실행검사가 ADHD 아동과 다른 진단을 받은 어린이를 구별하지는 않았지만, 이 그룹에서 SIPT의 자세 실행 검사가 가장 낮은 점수(평균 z-score −1.36) 중의 하나라는 것을 발견했다.

실행과 자폐스펙트럼 장애(ASD)

최근 몇 년간 운동 수행 문헌에서 상당한 관심을 얻은 또 다른 진단은 ASD이다. ASD 증상이 있는 사람은 균형, 자세, 걸음걸이, 대운동 기술, 미세한 운동 기술, 운동 계획 및 실행의 어려움을 포함하여 다양한 운동장애를 가지고 있다(Miller-Kuhaneck & Watling, 2010). 운동증상은 DSM-5(미국정신의학회, 2013)에서 ASD의 핵심 증상으로 간주되지 않지만 이러한 증상은 ASD가 있는 사람에게 나타나는 빈도수가 높으며(Hilton, Zhang, White, Klohr, & Constantino, 2012) 유아기때부터 나타난다(Esposito & Venuti, 2008; Landa & Gar 2006, Ozonoff et al., 2008). Fournier와 동료들(2010)은 ASD인 사람들의 운동 장애를 조사하는 연구에 대한 메타 분석을 실시하고 모든 연령대에 걸쳐 광범위한 운동 행동에 큰 효과 크기를 발견했다. 연구자들은 운동 협응 결핍이 ASD의 주요 특징으로 간주되어야 한다고 주장했다. Mostofsky와 동료들(2006)은 ASD 아동들이 실행기능의 여러 면에서 대조군 보다 낮은 점수를 받았다는 것을 발견했다. 마찬가지로, Dziuk과 동료들(2007)은 ASD 아동들이 모방, 제스처 생산 및 도구 사용으로 평가된 것처럼 운동계획에서 장애를 보였으며 이러한 실제 장애는 기본 운동장애로 설명 할 수 없다는 것을 발견했다. 실행 장애와 사회적 의사소통 사이의 긴밀한 관계와 자폐증의 행동적 특징 때문에 Dziuk과 동료들은 또한 실행증이 ASD의 핵심 특징으로 간주 되어야 한다고 제안했다. MacNeil과 Mostofsky(2012)는 이를 지지하면서, 일반적인 운동장애와 비교해 실행 장애가 자폐증에 고유하다고 제안했다.

Ayres(1965, 1972b)의 운동계획에 필요한 적절한 신체도식의 발달에 대한 체성감각의 역할에 대한 초기 공식화 이후 SIPT는 여러 연구에서 ASD 아동의 실행을 평가하는 데 사용되었다. Roley, Mailloux, Parham, Schaaf, Lane과 Cermak(2015)는 ASD 아동들이 구강, 순서 실행뿐만 아니라 촉각구별과 운동감각 인식을 포함하는 체성감각 검사에서도 낮은 점수를 받았다는 것을 발견했다. ASD 아동들의 평균 점수는 대조군보다 낮은 표준 편차 이상으로 촉각 처리와 실행 모두에서 결함을 암시했다. 마찬가지로 윌리엄스와 동료들(2006)은 기능이 높은 자폐증 아이들은 전형적으로 발달하는 또래와 다르게 촉각과 운동감각 지각의 6가지 척도 중 4가지에서 촉각 지각 장애를 나타낸다는 사실을 알아냈다. 대조적으로, 촉각 지각의 다른 측정을 사용한, O'Riordan과 Passetti(2006)는 자폐증이 있는 개인과 없는 개인 간의 촉각 구분(재질 구분; 기계적인 자극)에서 유의한 차이를 발견하지 못했다. 아부다합과 동료들(2013)은 혼합된 결과를 보고했다; 자폐증 아동과 젊은 성인은 간단한 촉각 검사(단순한 촉각, 날카롭고 둔감한 감각 구분 또는 손가락으로 쓰기)에서 대조군과 다르게 수행하지 않았지만 입체 지각과 손가락 인식 검사에서 현저하게 낮은 점수를 보였다. 이러한 연구결과들을 감안할 때, ASD와 실행기능이 좋지 않은 아이들은 체성감각이 좋지 않은 경우가 일부 있을 수도 있고, 몇몇 ASD 아동들은 간단한 과제에 대한 적절한 촉각 지각을 보여줄 수 있지만 복잡한 촉각 지각 과제에서는 장애를 보여줄 수 있다.

체성감각 처리와 실행 기능의 차이 외에도 ASD 아동들에게 운동 수행과 관련된 다양한 신경과 유전적 차이가 주목되어 왔다. ASD인 사람들의 기능적 영상 연구는 뇌 구조 내의 이상(그리고 뇌 영역 사이의 연결)을 확인했는데, 이는 뇌량이 감소된 더 큰 전체 뇌, 소뇌 및 꼬리 핵 부피를 포함한 운동 성능과 관련이 있다(Stanfield et al., 2008). 기능적 MRI 연구는 또한 운동조절 및 운동학습과 관련된 뇌 영역에서 ASD인 사람들에게서 다른 신경 활동 패턴을 보여주었다(Verhoeven, de Cock, Lagae, & Sunaert, 2010; Zwicker, Missiuna, Harris, & Boyd, 2010). 따라서 ASD 아동들에게서 보여지는 운동장애에 대한 신경생물학적 기초가 있는 것으로 나타났다. 마지막으로 힐튼과 동료들(2012년)은 이란성 쌍둥이와 비교해 일란성 쌍둥이에서 운동장애 점수와 자폐증의 심각성 사이의 높은 상관관계를 발견해 운동장애에 유전적 기여를 시사했다.

요점

- 실행 기능과 실행 장애와 관련된 진단 용어는 전문분야마다 다를 수 있다.
- DCD와 DAMP는 중복된 증상을 보인다.
- 관련 진단에 대한 운동과 실행 기술 관련 연구는 실행 장애에 대한 이해를 알려줄 수 있다.

모든 연령대의 실행 장애
Dyspraxia Across Ages

실행 장애가 아이들의 일상생활 기술에 미치는 구체적인 영향에 대한 연구는 거의 없다. 하지만, DCD 아이들의 발달, 운동, 놀이와 일상생활의 어려움에 대해 기록하는 수많은 연구들이 있다. DCD와 실행 장애 사이에는 많은 중복이 있기 때문에 DCD 아동에 대한 연구에 대해 다음 장에 많은 정보들이 제시될 것이다.

유아기 Early Childhood

실행 장애가 있는 어린 아동들은 종종 초기 발달에도 어려운 이력을 보인다. May-Benson과 동료들(2009)은 감각 처리 장애가 있는 1,000명의 아동들의 초기 발달 특성을 조사했다. 실행 장애에 대해서만 구체적으로 조사하지 않았지만, 감각 처리 문제가 있는 아동들의 43%가 비전형적인 기어오르기 발달을 했다는 것을 발견했다. 이는 매우 일찍 또는 매우 늦게 또는 짧은 기간 동안 기어 다녔다는 것을 의미하며 이 모든 것은 부적절한 실행에 대한 잠재적인 지표이다. 또한 부모들은 감각 처리 문제가 있는 아동들이 복통, 황달의 어려움이 있고, 특정 위치에 대한 강한 선호도, 계단 탐색을 배울 때 주저하는 어려움이 있다고 빈번하게 보고했다. 또 감각처리 문제가 있는 아동의 부모는 이들 아동의 33%가 12개월까지 말을 하지 않았고, 31%가 식이 문제를 경험했으며, 32%는 수면장애를 갖고 있으며, 45%는 "미운 두 살 시기"를 겪지 않는 것으로 보고됐다.

기능적으로, 아주 어린 아동들의 실행 어려움은 자기 관리(즉, 단추 잠그기, 코 풀기)와 같은 일상생활 활동 발달 지연이나 어려움에서 가장 자주 발견된다. 그들은 또한 장난감을 조작하고 독립적인 놀이 활동(퍼즐, 자르고 붙이기, 색칠하기, 놀이터 장비 등)에 참여하는 데 어려움을 겪을 수 있다. Asonitou와 동료들(2012)은 DCD 증상이 있거나 없는 5세와 6세 미취학 아동의 인지, 운동, 손의 미세한 움직임 기술 사이의 유의미한 관계를 발견했다. 서투른 큰 아이들에 대한 문헌과 일치하며, 취학 전 DCD 아동들은 전형적인 또래보다 모든 운동과 인지 과제에서 잘 수행하지 못하며, 대운동 기술과 미세한 움직임 기술과 발달적 놀이 기술에서 유의미한 차이를 보인다. Engel-Yeger(2015)는 협응에 어려움이 있는 아동들은 전형적으로 발달하는 또래에 비해 놀이에 참여하고 사회적 상호작용하는 빈도

수가 유의미하게 다르고 구경꾼으로써 더 많은 시간을 보내는 것을 발견했다. 또한 DCD 아동들은 공격적인 사건에 더욱 자주 관여하고 있으며, 놀이를 하는 동안 대조군 아동들보다 더욱 부정적인 감정을 자주 보여주는 것으로 보고되었다(Kennedy-Behr, Rodger, & Mickan, 2011).

실행 기능이나 DCD 또한 다양한 사회-정서적 어려움과 관련이 있을 수 있다. 최근 설문조사에서 DCD 증상이 있는 유아기 자녀의 부모는 아이들이 또래보다 독립성이 낮고, 여가활동, 사회적 상호작용, 교육적인 과제에 참여하는 동안 즐거움이 적다고 보고했다(Bart, Jarus, Erez, & Rosenberg, 2011). 또한 DCD 증상이 있는 유아에게서 운동능력은 불안, 우울, 정서적 재인과 관련이 있는 것으로 나타났다(Piek, Bradbury, Elsley, & Tate, 2008).

학령기 School Years

초등학교는 실행 장애가 있는 아이들에게 종종 전환점이 된다. 가정과 학교에서의 일상적인 사건이 요구사항이 증가함에 따라 문제는 더욱 분명해진다. 자기관리(특히 옷 입기), 목욕과 개인위생, 화장실 사용하기와 식사 영역의 기술이 어려운 영역이 된다(Engel-Yeger, 2015). 아침 일상은 옷입기와 다른 자기관리 활동에 필요한 시간이 길어지면서 전쟁터로 바뀔 수 있으며, 아이들은 도움을 필요로 하거나 학교에 늦거나 매우 일찍 일어나야 한다. 또한 일과를 마무리하는데 있어서의 문제점들은 가족과 문화에 걸쳐 계속해서 나타났다(Summers, Larkin, & Dewey, 2008). 또한 아이들의 나이가 들수록, 예전에 자신들이 피했던 활동에 참여해야 할지도 모른다. 이 연구에 참여한 부모들은 나이가 많은 아동들이 자신의 일상에서 더욱 독립적으로 참여하기를 기대하지만, DCD 아동들에게 더욱 많은 구조화와 도움을 제공했으며, 부모들의 독립적 수행에 대한 기대는 낮았다고 보고했다. DCD 아동들은 할당된 시간 내에 아침 과제를 완수하기 위해서는 지속적인 격려와 더 많은 구조화를 필요로 한다. DCD 아동들은 요구되는 것들이 더욱 적은 주말과 휴일에 더욱 행복하다고 보고되었다. 부모들은 아동들의 수행에 대한 불일치에 좌절할 수 있고 이러한 문제를 부주의나 게으름으로 간주할 수도 있다(Morris, 1997).

공 놀이 게임, 옷입기, 조직화된 스포츠에 참여하는 것에 대한 어려움은 이 나이의 DCD 아이들에게서 자주 보여지는 문제이다(Magalhães, Cardoso, & Missiuna, 2011). 자전거 타기, 줄 넘기와 공 놀이 활동과 같은 놀이 기술은 종종 어렵게 수행된다. 최종적으로, 조직화된 스포츠와 체육교육의 중요성이 더욱 증가하고, 실행 장애 아이들은 이러한 분야에서 어려움을 겪는다. DCD 아동들은 외로움이 많고 단체 신체활동에 참여도가 낮은 것으로 밝혀졌다(Poulsen, Ziviani, Cuskelly, & Smith, 2007). Cermak, Katz, Weintraub, Steinhart, Raz-Silbiger, Munoz와 Lifshitz(2015)는 문화간 연구에서 이러한 낮은 수준의 참여와 감소된 신체활동이 DCD 아동의 체력 감소와 비만 위험 증가와 관련이 있다고 보고했다. 전반적으로, 아동의 삶의 질에 대한 연구는 DCD 아이들이 또래와 비교했을 때 신체적, 심리적, 사회적 기능이 현저하게 저하되었다고 보고한다(Zwicker, Harris, & Klassen, 2013). 또한 Mandich, Polatajko와 Rodger(2003)는 DCD 아이들이 운동장애로 인해 종종 괴롭힘을 당하고 놀림을 당하고 또래 집단에서 소외되었다고 보고했다. 이런 경험은 무능한 감정을 불러일으켰고, 자아존중감에 부정적인 영향을 미쳤다.

3~4학년까지 쓰기에 대한 요구가 급격히 증가하고, 자르기, 색칠하기, 붙여넣기, 조리 등을 포함하는 필기와 미술 프로젝트에 어려움을 겪는 아이들도 많다. Levine(1987)은 기대를 충족하기에 충분한 학문적 과업을 수행할 수 없는 아이들의 문제점을 설명하기 위해 발달적 출력 실패(developmental output failure)라는 용어를 처음 사용했다. 출력 실패는 시각-운동 협응, 형태 및 공간 지각, 운동계획 또는 운동 기억, 미세 운동 기술, 조직화 또는 순서

화, 또는 체성감각 처리가 좋지 않아 발생할 수 있다. 요구되는 작업 양을 따라가지 못하면, 성적, 동기, 자아존중감이 떨어질 수 있다(Levin, 2003). McHale과 Cermak(1992)는 2, 4, 6학년 교실에서 관찰한 결과, 학교 수업의 30%에서 60%가 미세한 운동과제에 전념했다고 했다. 글쓰기는 문자 복사하기, 메모하기, 그림그리기, 받아쓰기, 창의적인 글쓰기, 워크시트와 워크북 완성에 사용되는 주요한 미세 운동과제였다. Magalhães와 동료들(2011)은 DCD 아동들이 글쓰기에 문제가 있다는 것을 확인했다. 글쓰기 문제는 비조직화되거나 불균일한 문자, 부적절한 간격, 부적절한 기울임, 또는 선긋기 질이 좋지 않음으로 인해서 읽기가 어려운 것이 특징이었다(Goldstand, Gevir, Cermak, & Bissell, 2013). 이러한 영역의 문제점들은 학령기 아동들이 작업치료에 의뢰되는 주요한 이유이다(Goldstand et al., 2013). 더욱 어린 나이에 아이들에게 글쓰기를 소개해야 한다는 압박감이 커지면서, 이러한 어려움은 우리 학교에서 더욱 증가할 가능성이 높다.

청소년기와 성인기
Adolescence and Adulthood

역사적으로 부모들은 협응 어려움이 있는 아이들은 나이가 들면서 괜찮아질 것이라고 했다; 하지만, 몇몇 후속 연구들은 5세에 확인된 운동기술 결함이 좋지 않은 운동기술, 낮은 학업 성취, 낮은 IQ점수와 많은 행동적 문제들과 함께 청소년까지 지속된다는 것을 발견했다(Cantell, Smyth, & Ahonen, 1994; Cousins & Smyth, 2003; Losse et al., 1991). DAMP 증상이 있는 16세 청소년을 대상으로 한 또 다른 후속연구는 DAMP의 이력이 없는 청소년보다 언어 및 언어 장애, 반응 시간, 서투르고 사고 발생률이 더 높다는 것을 발견했다(Hellgren, Gillberg, Gillberg, & Enerkskog, 1993). 또한 작업 기억과 목표 지향 과제를 계획하는 능력을 포함한 실행 기능은 운동 협응 어려움을 겪는 젊은 성인에게 기능장애의 핵심 영역이다(Kirby, Edwards, & Sugden, 2011). 행동적으로 실행에 대한 문제가 자금 관리, 사전 계획, 방에서 물건을 정리하고 찾는 것, 시간 관리와 같은 업무에서 나타날 수 있다.

성인기에 실행 장애가 사회생활과 직업 선택을 제한할 수 있다. 학문적 영역과 운동영역에서의 기능장애는 미래의 역할과 만족감에 영향을 미칠 수 있고, 다양한 가능성 있는 선택들을 탐색하는 능력을 방해할 가능성이 있다. 아이였을 때 아주 서툴렀던 것으로 확인된 성인들은 또래보다 손의 섬세함이 덜 요구되는 직업을 가졌고(Knuckey & Gubbay, 1983), 더 낮은 삶의 질과 삶에 대한 만족도를 보고했으며(Hill, Brown, & Sorgardt, 2011; Kirby, Williams, Thomas, & Hill, 2013), 높은 수준의 불안과 우울증상을 포함한 건강 관련 문제들을 보고했다.

마지막으로, 특정 기능적 활동은 DCD 청소년과 성인에게 특별한 도전 과제를 제시한다. 칸텔과 동료들(1994)은 운동 협응 문제가 있는 청소년들이 또래보다 취미가 적고 스포츠에 참여할 가능성이 적다는 사실을 발견했다(Hay & Missiuna, 1998년). 일상생활 기술도 영향을 받을 수 있지만 운전은 가장 큰 어려움을 보여준다. DCD 성인은 장애가 없는 성인보다 운전을 배우는 경우가 적고, 운전을 한 성인은 거리 측정과 주차(Kirby et al., 2011), 운전 중 속도 조절, 주의 산만함을 다루는 데 어려움을 겪었다(de Oliveira & Wann, 2011).

실행 장애 아동들의 행동과 사회-정서적 특징
Behavioral and Social-Emotional Characteristics of Children with Dyspraxia

많은 실행 장애 아동들은 할 수 있고 할 수 없는 것을 인식하고, 어려운 상황을 회피한다. Shaw, Levine과 Belfer(1982)는 학습 장애와 운동 협응이 좋지 않은 아이들이 그렇지 않은 아이들보다 자아존중감에 더욱 문제가 있다는 것을 발견했다. 이들은 이러한 현상을 "발달상 이중 위험"이라고 명명했다. Stephenson과 Chesson(2008)은 6년 전에 운동 문제로 만났던 이들에 대한 조사를 실시했다. 응답자 35명 중 28명(80%)이 운동 문제가 지속됐다고 답했고, 28명 중 22명도 행동과 정서적 문제를 보고했다. 운동 문제가 지속되지 않은 7명의 아이들 중 단 한명 만이 사회적, 정서적 문제를 보고했다. 이 연구에서 12명 아동들의 부모와의 인터뷰에서 자신의 아이가 정서적인 문제를 가지고 있다는 것을 분노, 좌절, 불행, 고통, 우울, 낮은 자존감, 당혹감, 수줍음을 통해 나타난다고 설명했다. 대부분의 엄마들은 "단체 활동에 참여하지 않는(opting out)" 행동을 묘사했다. 또한 기분장애는 DCD와 동반되는 경우가 많다. 특히 아동이 왕따와 같은 괴롭힘의 희생자일 때 DCD 아동에게서 더 높은 수준의 자신이나 부모가 보고하는 우울증이 나타난다(Lingam et al., 2012). 많은 연구들이 높은 수준의 불안과 낮은 수준의 자기가치감에 대해 제안했다(Lingam et al., 2012; Pearsall-Jones, Piek, & Rigoli, 2011; Pratt & Hill, 2011). Poulsen과 동료들(2007)은 DCD 아이들이 구조화된 활동(팀 스포츠)이든 비구조화된 활동(비공식적인 야외 놀이)이든 모든 그룹 활동에 더 높은 수준의 외로움과 낮은 참여를 보고했다는 것을 발견했다. 뿐만 아니라 아동의 비협응의 정도는 아동의 외로움과 관련된다. 대규모 전향적 코호트연구에서 Lingam, Golding과 Jongmans(2010)는 DCD 아동들이 또래에 비해 우정을 만들고 유지하는 것을 어려워할 가능성이 높다는 것을 발견했다. Engel-Yeger(2015)는 DCD 아이들과 청소년들이 가정, 학교, 지역사회 환경에 참여하는 수준이 낮다고 보고했고, Zwicker, Harris와 동료들(2013)은 운동 수행 기술의 부족은 낮은 자아개념과 제한된 사회적 상호작용, 그리고 삶의 질 감소를 초래한다는 것을 발견했다.

인지와 실행 기능
Cognitive and Executive Function

"움직임은 의미를 가정하므로, 아이는 운동계획 또는 *피질적으로* 자신의 움직임을 지시하는 방법을 배운다"(Ayres, 1972b, p.170, 이탤릭체 추가). Ayres(1972b)는 운동계획에서 감각 처리와 신체 계획의 역할을 강조했지만 피질과 피질하 처리의 중요성을 강조하고 뇌가 행동을 계획하기 위해 다양한 정보가 필요하다는 것을 강조했다. 피질 기능과 관련하여 지능과 실행 장애의 관계는 상당한 의견 불일치의 원천이었다. 역사적으로 실행 장애 아이들은 정상적인 지능이지만 실행 장애에 대한 가장 중요한 진단 기준의 하나인 좋지 않은 시각-공간 능력을 가지고 있으며 이는 언어 IQ 점수보다 현저하게 낮은 수행(표준편차[SD] 미만)으로 확인되었다(Gubbay, 1985). 마찬가지로 Smits-Engelsman과 Hill(2012)은 19%만이 운동수행 점수에 의해 다양한 수준의 지적 능력을 가진 아이들의 IQ 점수를 설명했고, 그중 26%의 지적 지연을 가진 아이들은 운동 결함이 없다는 것을 발견했다. 그들은 낮은 IQ점수는 대부분 낮은 운동수행과 관련이 있지만, 인지능력과 운동기술 사이에는 상당한 구분이 있다고 결정했다.

이러한 구분은 *ICD-10:2010*(WHO, 2010)에서 알려졌으며, 이는 운동 협응 장애가 지적장애로 설명될 수 없다고 명시하고 있다. *DSM-5*(미국정신의학회, 2013)는 아동의 운동기술이 아동의 인지기술보다 현저히 낮을때만 DCD 진단이 내려져야 한다는 것을 보여준다. 그러므로 운동계획의 지연이 지적발달과 일치할 때, 아이는 실행 장애로 진단받지 않을 것이다. 또한 운동 기술 발달이나 실행 지연을 좋지 않은 운동계획과 구별하기 위해 주의해야 한다. 인지적, 지적장애가 있는 아이들은 단순히 실행력이 떨어지는 것이 아니라 운동계획의 부족과 다른 인지영역에서의 성과보다 운동계획이 현저히 낮은 경우에만 실행 장애가 있는 것으로 간주될 것이다.

실행 기능 기술은 운동 수행을 위한 개념화, 계획과 모니터링에도 중요한 역할을 할 것이다. 전형적으로 발달하는 아이들의 운동수행 및 실행 기능을 평가하는 연구는 미래의 계획, 반응 억제, 운동수행에 대한 일반적인 작업기억; 실수를 수정하기 위한 계획, 모니터링, 탐지와 관련된 실행기술과 같은 운동수행에 기반이 되는 몇몇 과정을 제안했다. 많은 연구들은 작업기억(I. C. Chen, Tsai, Hsu, Ma, & Lai, 2013), 언어적 유창성, 집중력, 의사결정, 문제해결, 계획과 같은 실행 기능 기술이 운동수행과 관련이 있다고 제안했다(Hartman, Houwen, Scherder, & Visscher, 2010). Wassenberg와 동료들(2005)은 운동요소의 검사가 포함되었을 때 전반적인 운동수행이 일반적인 인지능력과 상관관계가 있다는 것을 발견했지만 운동 관련 검사가 제외되었을 때는 상관관계가 없다는 것을 발견했다. 그들은 작업기억, 언어 유창성 및 시각 운동 통합에 대한 특정 인지 테스트가 주의력과 무관하게 운동수행과 관련이 있으며 이러한 관계가 이미 예전에 DCD, ADHD 및 실행 장애 아동에게서 확인되었다는 것을 발견했다(Hamilton, 2002; Pitcher, Piek, & Hay, 2003; Viholainen, Ahonen, Cantell, Lyytinen, & Lyytinen, 2002). May-Benson(2005)은 전형적인 또래에 비해 개념화 어려움이 있는 아동과 없는 아동의 특징을 조사했다. 그녀는 주의력과 행동 측정에서 모든 그룹간의 유의한 차이를 발견했고, 개념화 문제가 있는 아이들이 다른 그룹에 비해 좋지 않은 결과를 보였다. 실행계획과 유창성 검사에서 실행 장애가 있지만 개념적 문제가 없는 아이들은 전형적인 또래 또는 개념적 어려움을 가진 아이들보다 유창성과 관련된 과제수행에서 수행결과가 더 좋지 않았다.

요점

- 어린 아이들의 실행 장애는 초기 발달성 운동 도전에 대한 어려움과 자기관리 기술 지연, 놀이 기술 감소, 언어장애 및 다양한 사회-정서적 어려움과 관련이 있을 수 있다.
- 아동의 실행 장애와 DCD는 글쓰기 어려움, 스포츠 참여 감소, 학교에서의 어려움과 낮은 자아존중감과 관련이 있을 수 있다.
- 성인기의 실행 장애와 DCD는 운전과 수단적 일상생활 활동의 어려움, 고용유지, 불안과 우울증과 같은 정신 건강 문제와 관련이 있을 수 있다.

중재 과정 The Intervention Process

상황 관찰, 인터뷰 관찰, 임상관찰 및 SIPT와 같은 표준화된 평가 결과와 같은 평가 과정은 SI 기능장애가 어린이의 일상적인 수행 능력을 손상시키는지 여부를 결정하는 중요한 증거를 제공한다. 8장(감각통합 및 실행 검사를 사용하는 감각통합 기능평가), 9장(평가과정에서 임상관찰의 사용), 10장(SIPT를 제외한 감각통합 기능장애 평가)은 감각통합 장애 평가를 다룬다. 실무전문가들은 자신이 일하는 곳의 아이들, 보호자와 교사들과 협력하여 중재 계획을 개발한다. 이 절에서 SI 이론은 다른 운동 행동 이론과 함께 실행의 발달을 촉진하는 중재의 틀로 사용된다.

실행 중재를 위한 감각통합 이론
Sensory Integration Principles for Praxis Intervention

SI는 실무전문가들이 클라이언트에게 *뭔가를 하*는 방법이 아니다. 오히려 실무전문가들은 자신이 일하는 곳의 아이들이 감각과 단서에 어떻게 반응하는지, 사물과 상호작용하고 변화하는 환경적 필요에 적응하는지 관찰한다. 그다음 실무가들은 클라이언트가 새로운 기술을 시도하고, 새로운 방식으로 적응하고, 적절한 도전을 완수하도록 유도하는 감각이 풍부한 환경을 조성한다. 중재는 뇌와 행동의 조직화를 개선시키는 도전을 포함한다. 12장(치료의 예술적 측면)과 13장(중재의 과학: 이론을 통한 직접적 중재의 창조성)은 SI 이론을 사용하여 실제 기능장애의 특정 측면을 다루는 데 상당한 세부 사항을 제공한다. ASIFM은 14장(감각통합 이론 증류의 활용: 복잡성 이해)에서 제시된다. 감각통합 치료 세션을 특징짓는 구조와 과정 요소가 설명되었다. Ayres가 제시한 몇 가지 주요 중재 원칙은 실행에

대한 문제점을 해결하는데 특히 중요하며 여기에서 강조된다. 다음을 포함한다:

1. 감각운동 활동에 적극적으로 참여함으로써 특정 실행 문제에 대한 감각 입력 제공
2. 아동의 활동 선택 방향
3. 적절한 도전 만들기
4. 적응 반응 촉진

실행의 감각적 기초는 이전에 논의되었다. 이 정보는 개인의 실행 문제에 대한 평가에 따라 중재에 대한 최적의 반응을 촉진하기 위한 중재활동으로 이어진다. 예를 들어, 체성감각 실행 장애가 있는 사람은 심부 촉각과 무거운 작업 고유수용성 감각 입력을 제공하는 활동에 참여함으로써 가장 많은 이익을 얻을 수 있을 것이다. 이러한 감각 입력은 실행에 필요한 신체도식의 발달을 촉진한다. 이러한 활동은 BIS 문제가 있는 사람을 촉진할 수 있는 가장 좋은 전정-고유수용성 활동과는 대조적이다. 이러한 문제가 있는 사람들은 자세와 눈-손 협응을 요구하는 활동과 연계된 강한 움직임을 제공하는 활동을 통해 이익을 얻는다.

실행에 대한 중재는 SI 중재가 아이-주도가 될 수 있도록 아이가 운동 행동을 시작하고, 계획하고, 실행해야 한다. Ayres(1972b, 1985)도 치료사의 중요한 역할은 적절한 도전을 제공하기 위한 환경을 설정하는 것이라고 강조했다. 이러한 활동에서 적절한 도전을 만들어내는 것은 치료사 입장에서 많은 기술을 필요로 한다. 만약 적절한 활동이 제시된다면, 아이는 활동에 참여하길 원할 것이고 성공적으로 수행할 것이며, 환경에 대한 적응반응을 하게 될 것이다.

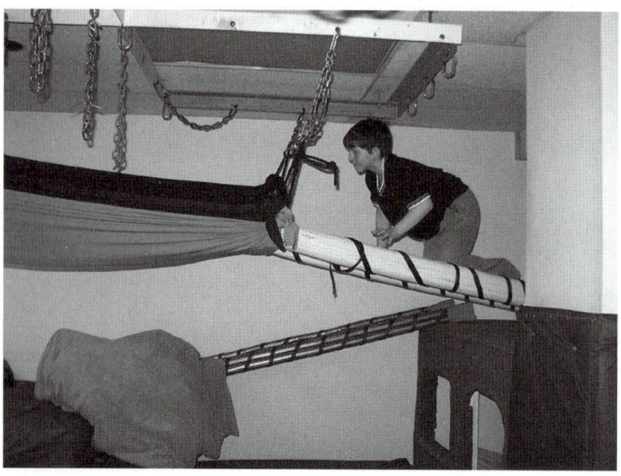

그림 5-4 많은 지원을 제공하는 장비가 제공된 환경은 아이에게 동기를 부여할 수 있고, 치료사가 적절한 도전을 구성할 수 있게 한다.

Ayres(1972b)는 적응반응이 실행 중재의 핵심이라고 설명했다. 적응반응은 성공적으로 달성된 목표를 향한 목적있는 행동이며 적응반응의 생성은 본질적으로 뇌를 조직화하는 것으로 간주된다. Ayres (1972b, 1985)는 SI 중재가 클라이언트, 과제, 환경 사이의 처리 과정이라고 더욱 강조했다. 실행이 효과적인 처리 과정을 가능하게 하지만(Ayres, 1985), 환경은 그 매개변수를 결정함으로써 수행을 안내한다(E. J. Gibson, 1988). 환경이 변화함에 따라, 클라이언트의 행동도 변화해야 한다(Franchak & Adolph, 2014)(그림 5-4 참조).

운동계획과 운동 협응을 위한 중재
Interventions for Motor Planning and Motor Coordination

SI 접근에서 실행 장애를 치료하는 것에 대해 이전에 설명한 것에 더해서, 운동계획능력의 발달을 위한 전통적인 감각통합 기반의 중재를 강화하고 향상시키는데 유용한 정보를 제공하는 몇몇 행동중재 이론이 나타났다. 이러한 이론들은 세 가지 범주로 나눌 수 있다:

1. 운동학습과 운동조절
2. 맥락적, 생태학적 접근
3. 정신적 접근

운동학습과 운동조절

운동학습은 움직임의 습득이나 수정을 의미하며, 반면에 운동조절은 이미 습득한 움직임의 조절과 개

선에 관여한다(Shumway-Cook & Woollacott, 2011). 현재의 운동학습 이론은 SI 기반 중재에 필수적인 적응반응과 유사한, 상황적 요구에 대한 유연하고, 변화하는 상황에 반응하는 행동 모델을 뒷받침한다(Ullsperger, Danielmeier, & Jocham, 2014). 두 가지 관점 모두 행동이 사람, 과제, 환경 사이의 상호작용을 반영한다는 것을 강조한다. 인간 내에서는 여러 시스템(즉, 지각, 인지, 운동)이 발생하는 맥락에서 독특한 작업과 상호 작용하여 목표를 달성하기 위해 피드포워드와 피드백 제를 모두 필요로 한다(Shumway-Cook & Woollacott, 2011). 이러한 모델에서는 환경과 그 환경에 관여하는 사람의 흥미에 대해 상당히 강조를 한다.

실행 장애 아동을 위한 중재는 운동계획 향상과 기술습득을 촉진하는 흥미롭고 도전적인 과제를 만들어내는 것을 포함한다. 행동은 성공적이고 장기적인 운동기억에 저장된 과거 경험으로부터 비롯된다. 운동학습과 SI 관점에서, 운동기술의 반복은 기술발달을 지원하는 방법으로 저장되고 개선되어야 한다(Brooks, 1986). 운동학습에 대한 전통적인 견해는 분절된 연습이나 집중된 시간 내에 행동반복이 새로운 기술을 배우는데 가장 유익하다는 것을 나타낸다(Kantak & Winstein, 2012). 이것은 SI접근을 사용하는 치료사들이 아동들의 장기보존을 위한 운동 기억을 최선으로 저장하기 위해 하나의 단일 치료세션 내에서 새로 운동계획 과제를 여러 번 반복하는 것을 권장할 수 있음을 시사한다(즉, 아동이 터널을 기어 다니고, 사다리를 오르고, 그네 타기를 5번 반복하도록 한다).

하지만 이러한 유형의 학습이 반드시 기술의 일반화를 증가시키지는 않는다. 운동학습은 이전에 배운 과제에 대한 반복과 다른 기간에 무작위 반복을 수반히는 활동(즉, 한 과제를 수행힌 이후, 또 다른 과제의 수행)이 반복될 때 가장 잘 촉진된다(Schmidt & Lee, 2013). 새로운 조건에 다양한 움직임과 과제를 포함시키면 움직임에 대한 적응력이 높아진다(Soderstrom & Bjork, 2013). 이러한 관점은 운동계획을 중재하기 위해 다양한 활동(예를 들어, 그네를 타고 콩주머니를 던지거나 스윙을 펌핑하고 콩가방을 던지거나 구조물을 오르고 볼풀에서 점프하기)을 수행하면서 비슷한 행동 사용을 강조하는 SI 접근법과 일치한다.

아이들이 치료 환경에서 기술을 학습한 이후, 일반적으로 그 기술을 가정이나 학교와 같은 상황으로 옮기는 것이 필요하다. 치료 환경의 요구가 아동의 실제 생활환경과 비슷할수록, 기술의 전이가 쉬워진다(Kantak & Winstein, 2012). 이것은 특히 실행 장애가 있고 새로운 상황에 일반화하는데 어려움이 있을 수 있는 사람에게 해당될 수 있다. 그들의 행동을 일반화할 수 있는 도식 또는 신경모델을 발달시키기 어렵다는 가설 때문에, 실행 장애가 있는 사람들은 특히 그들의 중재 기간 동안 획득한 것들을 일상생활에서 실현하는 것에 어려움을 겪을 수 있다(Ayres, 1985; Brooks, 1986). 특히 치료사들은 그날그날의 클라이언트들을 위한 도구와 재료들을 선택하면서 운동학습과 운동계획을 촉진하기 위한 다양하고 창의적인 방법을 찾는 것이 도전적일 수 있다.

맥락적, 생태학적 접근

운동수행에 대한 맥락적 접근법들은 SI 이론과 중재의 중심이 되는 의미있는 작업에 대한 적극적인 참여와 적응반응의 계획하고 생산하기 때문에 SI 접근법을 사용하는 작업치료와 관련이 있다. Fidler와 Fidler(1978)는 목적적인 활동이 기술 습득에 필수적인 행동 학습경험을 제공한다고 주장했다. Gliner(1985)는 운동 자체보다는 개인과 환경(즉, 사물과 과제) 간의 상호작용을 강조하였고, 환경이 행동을 수행하는 사람에게 의미와 자원을 제공한다는 것을 제인했다. 마찬가지로 King(1978)은 직입에 능동적으로 참여함으로써 적응행동이 가장 잘 조직화되었다고 주장했다. 그녀는 목적있는 과제를 수행할 때 집중력이 움직임보다 목적 또는 목표로 향한다고 제안했다. 이러한 초기 작업치료사가 제안한 많은 개념은 현재의 맥락적 또는 생태학적 이론과 일치한다(Rose & Christina, 2006).

시스템 이론 또는 **생태학적 이론**으로 알려진 운동행동의 맥락적 이론은 행동의 지각적 통제를 조사했으며 외부 세계의 공간적 지식이 시각과 기억과 관련된 움직임 경험에서 파생된다는 생각에 초점을 두고 있다. **행동 체계 이론**으로 알려진 생태학적 관점은 행동의 기능적 특수성과 의미에 초점을 맞추고 있으며, 자연적 맥락 내에서 행동을 연구할 필요성을 강조한다(Reed, 1988). SI의 관점에서 볼 때, 이것은 개인이 다양한 환경에서 다르게 행동할 것이기 때문에 학교 운동장에서 놀고 있는 것과 같은 전형적인 맥락에서 수행하는 아이들을 관찰하는 것을 의미한다(즉, 한 아이가 자신의 집에서 농구골대의 바구니를 만들 수 있지만 학교 운동장에서는 할 수 없다).

행동시스템 이론과 마찬가지로, **역동적 시스템 이론**은 인간발달이 기술 습득에 있어서 변동성이 없는 질서정연하고 일관된 방식으로 진행되는 전통적인 견해에 이의를 제기한다. 이 이론에서 운동 행동은 유동적이고 매우 가변적이며 새로운 맥락의 탐구를 통해 주변 세계와의 상호작용에 의존하는 것으로 설명된다(Smith & Thelen, 2003). 비슷한 아이디어가 E. J.와 J. J. Gibson의 생태학적 이론에 제시되어 있는데, 그의 연구는 행동과 지각을 결합했다(Adolph & Kretch, 2015). J. J. Gibson(1979)은 *적합성*을 기능적 과제를 수행할 수 있는 사람과 환경 사이의 상호관계로 정의했다. 아이가 새로운 운동 발달 이정표를 획득할수록 지각 발견을 할 수 있는 새로운 기회가 제공된다. 따라서 환경적 상호작용은 더욱 발전할 수 있는 기초로서 미세하게 조정된 지각과 운동 행동을 촉진하게 하는 열쇠가 된다. 즉, SI 접근법을 이용하는 작업치료사는 환경을 변화시킴으로써 기능적인 방법으로 어린이의 운동계획 변화를 촉진할 수 있다.

정신적 접근

정신적 접근 또는 행동의 형상화 또한 운동 학습과 수행에 긍정적인 영향을 미치는 것으로 나타났다. 정신적 접근의 사용은 움직임과 과제수행을 계획하는 역할을 수행하는 신경영역을 활성화하고, 이 영역은 실제로 행동을 수행할 때 관여하는 영역과 유사하다(Malouin, Jackson, & Richards, 2013). 정신적 접근은 SMA 뿐만 아니라 앞운동과 이마엽으로의 뇌혈류를 증가시키고, 이는 실제적인 활동을 수행하는 동안 복잡한 움직임을 계획하는데 중요한 역할을 한다(Madan & Singha, 2012). 정신적 접근을 통해 움직임의 타이밍, 힘, 조직화 또한 향상되었는데 이는 소뇌의 활성화로 인한 것으로 보이며(D'Angelo & Casali, 2013), 이는 기대 행동기술을 향상시키는 잠재적인 방법이 될 수 있다. SI 중재에서 이 접근법은 SI 개입에서 이 접근법은 실제로 수행하기 전에 특정 작업 중에 무엇을 할 것인지 의식적으로 상상함으로써 아이디어와 운동 계획 기술을 개발하는 데 도움이 될 수 있다. 따라서 어린이들이 보다 효과적인 운동계획을 세울 수 있도록 돕는다.

개념화에 대한 중재 Intervention for Ideation

운동계획 및 운동 협응 기술에 대한 중재는 문서화가 잘 되어있지만, 실행의 개념적 측면에 대한 중재전략의 이해는 아직 초기 단계에 있다. 그러나 행동 시스템 및 역동적 시스템 이론과 관련된 많은 전략은 실행 장애 아동의 개념화 기술을 임상적으로 촉진하는 데 도움이 되는 것으로 밝혀졌다. Ayres(1972b, 1985)는 적절한 도전을 설계하기 위해 다양한 장비 사용의 중요성을 강조했다. 사물과 사물을 포함하는 환경은 행동에 대한 가이드를 제공한다. SI 이론에 기초한 중재에 일반적으로 사용되는 장비는 상호작용을 촉진하는 "적합성" 또는 자격을 제공한다. 아이의 사물과 행동 적합성에 대한 인식이 높아질수록 아이는 사물이나 장비를 사용해 무엇을 해야 하는지의 의미를 인식하고 그 의미에 따라 행동할 수 있는 방법에 대한 아이디어를 더 잘 생성할 수 있다. 그후 아이의 행동은 부분적으로, 장비의 특성과 그것의 지각적 특징에 의해 안내된다. Schaaf와 동료들(2010)은 아이의 현재 활동을 비슷한 이전의 경험과 연결시키는 개념화 변화에 대한 4가지 가정을 제안했다(즉, "지난주에 여기 오르기 위해 그 그네를 사용한 것을 기억해"); 아이에게 개념화에 필요한 표현 능력의 발달을 촉진하기 위해 아이의 행동과 관련된 친숙한 정신적 이미지를 제공하는 것(즉, "너는 원숭이처럼 사다리 위에서 그네를 타고 있다"); 아이디어의 모방과 창조적 확장을 장려하는 것(즉, "네가 이 위에 올라갈 수 있을까?"와 같은 질문); 그리고 사물의 적합성에 대한 탐구와 향상된 인식(즉, "이 물체를 사용하는 방법에 대해 얼마나 많은 방법을 생각해낼 수 있을까?"). 이러한 전략 외에도, 인지적 전략(즉, 질문하기, 연결하기, 추가적인 정보 제공하기)과 적합성을 인식하고 행동하는 능력을 촉진하는 것과 함께 정신적 이미지는 실행에 대한 개념화를 향상시키는 기술을 촉진할 수 있다.

이 장의 앞부분에 설명된 알리사와 돌턴의 사례를 생각해보라. 다음으로, 아동기 실행 장애를 해결하기 위해 논의된 중재 원칙과 전략을 적용하기 위해 각 사례에 대한 중재를 제시한다.

사례 연구 ■ ALYSSA와 DALTON을 위한 중재

알리사

알리사의 평가는 촉각, 전정, 고유감각의 처리가 좋지 않다는 것을 확인했다. 그녀는 또한 운동계획과 시각운동 협응이 필요한 테스트에서 어려움을 겪었다. 추가적인 관찰과 평가 또한 운동행동을 계획하는데 어려움이 있을 뿐만 아니라 운동행동에 대한 아이디어를 생성하는데 어려움이 있다는 것을 나타냈다. 이것은 그녀가 좋지 않은 감각 처리와 관련된 대운동과 미세운동 계획을 모두 포함하는 실행 장애가 있다고 결론지었다. 운동계획에 대한 어려움이 그녀의 글쓰기, 자조기술, 놀이행동에 영향을 미치는 시각-운동 협응 부족의 원인이 된다고 믿어졌다(그림 5-5 참조).

중재에서 치료사는 알리사에게 의미 있는 활동의 맥락에서 향상된 감각을 얻을 수 있는 기회를 제공했다. 알리사는 처음에 작은 공간에 포함될 수 있는 기회에 기뻤다. 작은 플라스틱 공으로 가득 찬 커다란 천 가방에 올라타는 것은 그녀가 간단한 방법으로 자신의 움직임을 계획하고 조직하고 향상된 촉각 입력을 얻을 수 있는 기회를 제공했다. 치료사가

지혜 실천

실행 장애 아동들의 운동수행은 고유수용성 감각이 풍부한 대운동 놀이활동에 의해 향상되는데, 이러한 입력은 아이들이 공간 내에서 자신의 몸이 어떻게 움직이는지에 대한 감각을 더욱 잘 제공할 수 있기 때문이다. 이러한 활동의 예시로는 줄다리기, 점프, 기어오르기, 깡충깡충 뛰어오르는 그네(신축성 있는 고무 밧줄이 달린 것)와 신축성 있는 스판덱스를 사용한 놀이와 같은 밀고-당기는 게임들이 있다. 마찬가지로 활강 스키, 산악 자전거, 트램필린 이용, 승마 뿐만 아니라 레슬링, 축구와 같은 접촉 스포츠와 같은 자연스럽게 많은 고유수용성 감각을 제공하는 과외 활동이나 스포츠는 고유수용성 감각 입력이 거의 없는 어린이보다 실행 장애 어린이가 더욱 많은 성공을 거두는 영역일 수 있다.

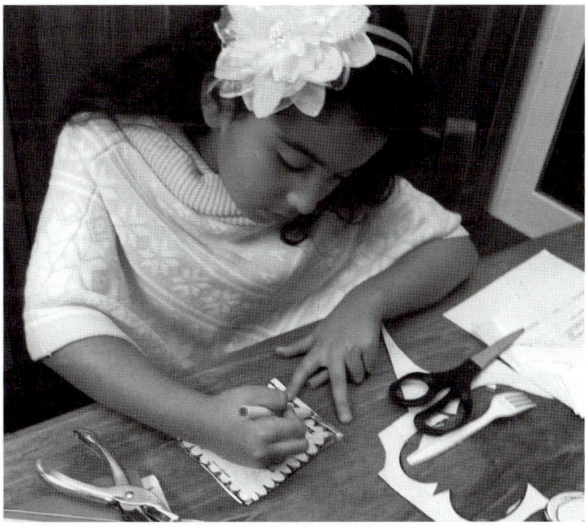

그림 5-5 체성 실행 장애 아동들은 다른 아동들보다 색칠하기나 글쓰기 활동과 같이 더 많이 연습해야 할 수도 있다.

가방을 닫고 매트 위에서 빠르고 힘차게 앞뒤로 움직이면서 가방은 세탁기가 되었다. 그렇게 함으로써, 이 활동은 촉각, 고유수용성, 전정 입력을 제공했다. 알리사는 또한 그녀가 둥지에 새인 척하는 것을 좋아했는데, 바닥에 누워 베개와 콩주머니로 가득 찬 커다란 튜브를 만들었다; 하지만, 그녀는 공간 내에서 자신의 신체를 실제적으로 움직이는 것에 대한 놀이 아이디어를 스스로 만들 수는 없었다.

알리사가 몇 주 동안 작업치료를 받은 후, 치료사는 그녀를 더욱 까다로운 활동에 참여시키고 싶었다. 예를 들어, 치료사는 공중 그네를 흔들고 베개 더미에 착륙하는 활동에 참여하게 했다. 비록 이 활동이 계획된 활동 순서를 계획하고 실행하는 것을 포함하고 있어서 처음에 알리사에게 힘들었지만, 이 과제는 적절한 도전을 제공하기 위해 난이도가 조절되었다. 우선, 치료사는 알리사가 베개 옆에 위치한 세 개 계단의 꼭대기에서 뛰어 내릴 수 있도록 활동을 설정했다. 그런 다음 치료사가 공중그네를 추가했고 알리사는 공중그네를 스스로 잡고 베개로 떨어질 수 있었다. 다음으로, 치료사는 알리사가 처음 베개에 뛰어든 곳에서 3피트 떨어진 계단을 옮겼고, 그 후 공중그네를 잡고 뛰어내릴 수 있었다. 결국 그녀는 그네를 타고 베개에 떨어질 수 있었다. 알리사에게 그 활동에 대해 몇몇 변경사항을 포함하여 시도하고 반복할(연습할) 기회가 제공되었다. 매번 소기의 목적을 달성하면서, 그녀는 변화하는 과제 요구를 유연하게 충족시킬 수 있는 행동 계획을 발달시켰다.

돌턴

돌턴의 운동 문제는 전정-고유수용성 영역에서 두드러진 감각 처리 문제를 가진 가벼운 유형이었다. 이러한 어려움들은 적절한 자세조절, 신체의 양측에 대한 조절된 사용, 신체 행동을 예측하는 능력과 공간 내에서 자신의 신체를 계획하는 것을 방해하는 것으로 나타났다. 또한 감각통합 기능 장애와는 별개로 보이는 그의 산만과 주의력 저하로 집중력을 저해하고 운동능력을 습득하는 능력을 저해했다. 치료사는 돌턴에게 특히 매달린 장비를 사용하여 역동적이고 강렬한 움직임을 일으킬 수 있는 많은 기회를 주었다.

돌턴은 다른 그네 타기를 원했고, 부드러운 폼 플럭으로 지어진 탑에 충돌하기 위해 비행기의 속도를 조절할 수 있다는 것을 발견했다. 치료사는 돌턴의 자세반응을 위해 몇 가지 도전사항을 만들었고, 넓은 반경을 통해 그네를 타고 움직일 때에도 그네에 머무를 수 있는 자신의 능력에 큰 자부심을 느꼈다. 그는 볼스터 그네를 "날뛰는 야생마"라고 불렀다. 그가 머리 위의 밧줄을 잡고 있을 때, 치료사는 강도를 증가시키며 볼스터 그네를 다양한 방향으로 움직였고, 그는 증가된 요구에 적응하기 위해 자신의 반응을 적응시켰다. 시각-공간적 요구는 물체와 환경과 관련된 움직임을 포함하기 때문에 그러한 과제에 내재되어 있다(그림 5-6 참조).

두 아동 모두 치료를 진행하면서, 실행 장애에 대한 더 넓은 관점을 취하고, 클라이언트에게 특정 장소나 물체를 보거나 그 활동을 시연하는 것과 같은 "인지 전략"을 사용하여 클라이언트에게 활동이 어떻게 수행되는지에 대한 시각적 모델을 제공했다. 예를 들어, 알리사가 운동장에 있는 정글짐의

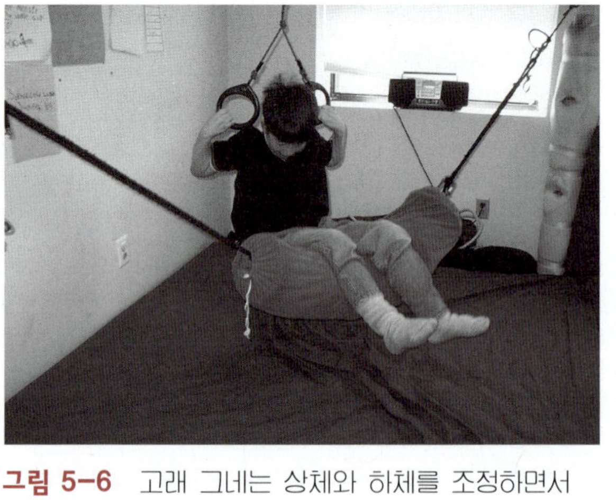

그림 5-6 고래 그네는 상체와 하체를 조정하면서 전정과 고유수용성 입력을 제공하기 때문에 BIS 아동에게 좋은 활동일 수 있다.

꼭대기에 오르고 싶었을 때, 그녀를 위한 다른 경로가 표시되었고, 그녀는 정글짐의 꼭대기를 올려다 볼 수 있는 힌트를 받았다. 또 다른 인지 전략, 언어적 중재 그리고 모니터링은 아이가 무엇을 해야 하는지, 무엇을 했는지에 대해 구두로 요청하는 것을 포함한다. 알리사의 언어능력은 매우 뛰어났고, 이것은 특히 운동에 도전하면서 기존의 힘을 쌓는데 도움이 됐다. 주의의 산만함과 짧은 주의 기간이 문제가 된 돌턴에게 언어 중재는 그가 특정 목표에 집중하고 적절한 행동의 순서를 고려하는 데 도움이 되었다. 또한 두 어린이 모두 자신이 원하는 것을 설명하도록 요청받았을 때 정글짐 꼭대기로 올라가거나 공을 그물에 차는 행동을 인지적 표현을 형상화할 수 있는 기회를 가졌다.

감각통합적 결손이 상대적으로 가벼운 돌턴과 같은 BIS 결손이 있는 사람의 경우 행동을 상상하는 것(정신적 접근)이 중재의 또 다른 방법이 될 수 있다. 과제에 참여하기 전에 돌턴은 눈을 감고 자신이 이 과제를 수행하고 있는 것을 상상해보라고 할 수 있다. 이것은 행동의 실제 수행 이후에만 할 수 있다. 그의 행동에 근거한 언어적 피드백의 강화("잘했어"라고 말하는 것보다는 "너가 그것을 집어 올릴 때 너의 신체 너머로 내미는 방식이 좋아."라고 말하기)를 더하거나, 더 나은 것은 돌턴이 사건의 순서와 성공을 확인하도록 하는 것을 포함하는 것이다. 인지적 구성 요소(즉, 행동의 시각화, 구성 요소보다 전반적인 활동에 초점을 둔 시각적 방향과 언어적 중재)와 향상된 촉각, 전정, 고유수용성 및 시각적 감각의 통합은 개념화 기술의 발달을 촉진하고 움직임의 계획과 생산을 향상시킬 수 있다. 알리사와 돌턴은 감각과 인지 과정이 결합된 이점을 얻을 수 있어 "무엇을 해야할지"와 "어떻게 해야 할지"를 함께 계획할 수 있는 능력을 향상시킬 수 있다.

요점

- SI 이론은 실행 결함을 치료하는 틀을 제공한다.
- 행동의 다른 이론들은 실행의 발달을 촉진하기 위한 중재에 대한 추가적인 이해를 제공한다.

실행 장애에 대한 중재 근거
Evidence for Interventions for Dyspraxia

실행 기능 결함에 중재 결과는 참여와 역할 수행의 변화, 활동에 대한 역량 발달, 사회적 상호작용의 향상, 자아존중감과 자존감의 향상 등을 반영해야 한다. May-Benson과 Koomar(2010)는 실행 기능 결함이 있는 아동을 포함하고 감각정보를 처리하고 통합하는데 문제가 있는 아동에게 SI 접근법을 사용하여 작업치료에 대한 효과 근거에 대한 체계적 검토를 완료했다. 그들은 운동 결과를 조사하는 연구 14개 중 10개가 실행 문제가 있는 아동들에서 긍정적인 결과가 있었고, 감각 처리, 행동 조절, 학문적 기술, 작업 수행 영역에서 추가적인 향상이 있었다는 것을 발견했다. Polatajko와 Cantin(2010)에 의한 관련된 체계적 고찰은 자폐증 아동과 DCD 진단을 받은 아동에 대한 감각 운동 중재 역시 신경운동기능, 감각 조직화 및 낙상 감소 영역에서 긍정적인 결과를 가져왔으며, 감각 운동 기반 중재가 신체 기능 및 손상 수준 어려움을 개선하는데 효과적일 수 있음을 시사했다. 또한, 그들은 직접 기술 교수법 및 인지접근법과 같은 수행 중심 접근법이 특정 활동 수행 및 참여를 향상시키는데 효과적이라는 것을 발견했다.

DCD 아동을 위한 추가 문헌이 존재하지만, 실행 기능 결함에 대한 아동의 중재 효과에 대한 근거는 세한적이나. 3개의 메타분석은 DCD 아동을 위한 중재를 조사했다. Pless와 Carlsson(2000)은 DCD나 이와 동등한 조건을 가진 어린이들을 위한 운동 중재에 관한 13개의 연구가 포함됐으며 가장 효과적인 운동 중재는 5세 이상 아동들에게 나타났으며,

특정기술개발 접근법을 이용했고, 가정프로그램을 포함했으며, 주 3~5회 이상 실시됐다고 결론지었다. DCD 아동에게 인지적(하향식)접근법의 사용에 대한 메타분석 결과, 이 아이들은 인지적 접근법을 이용해 기술 전이가 향상되었다(H. F. Chen, Tickle-Degnen, & Cermak, 2003). DCD 아동의 운동 수행 중재에 관한 20개 연구에 대한 최종 메타분석에 따르면 운동 부족에 대한 중재(과제 지향적이고 전통적인 운동 훈련 기반 작업 및 물리치료 접근법)의 효과 크기가 0.56으로 운동 부족에 대한 중재가 없는 것보다 낫다는 것이 밝혀졌다(Smits-Engelsman et al., 2013).

요약과 결론 Summary and Conclusions

이 장은 실행을 둘러싼 매우 복잡한 문제를 다루었다. 감각과 움직임은 CNS에서 복잡하게 얽혀 있고, 운동장애에 대한 관심이 높아짐에 따라 운동 행동을 둘러싼 풍부한 과제가 생겼다. 그러나 실행은 움직임 이상의 것을 포함하고 있다; 인지 과정 또한 중요한 역할을 한다. 실행 장애에 대한 중재는 도전적이고 흥미진진하다. 마지막으로, 연구는 감각-운동과 인지 기반 중재가 모두 실행 결함이 있는 아동에게 효과적일 수 있지만 각 유형의 중재는 각각 다른 유형의 결과를 목표로 할 수 있음을 시사한다.

어디에서 자료를 더 찾을 수 있는가?

Where Can I Find More?

Biggs, V. (2014). *Caged in chaos: A dyspraxic guide to breaking free.* London, UK: Jessica Kingsley Publishers. A practical guide written by a teenager with dyspraxia with down to earth advice on a range of practical issues and daily living skills.

Cermak, S., & Larkin, D. (2002). *Developmental coordination disorder: A comprehensive textbook covering all aspects related to DCD and dyspraxia.* Albany, NY: Delmar Thompson Learning.

Dixon, G. (2017). *Discover yourself: A book for children with dyspraxia.* Aimed at 7- to 10-year-olds with dyspraxia, this book has been illustrated by children. Hitchin, Hertz UK: Dyspraxia Foundation. http://dyspraxiafoundation.org.uk

Kirby, A. (2017). *Dyspraxia—Developmental co-ordination disorder.* Explains causes, symptoms, and diagnostic procedures with positive coping strategies, and how to deal with problems faced by teenagers and adults who have dyspraxia. Hitchin, Hertz UK: Dyspraxia Foundation. http://dyspraxiafoundation.org.uk

Resources available from Dyspraxia Foundation USA: http://www.dyspraxiausa.org

Resources available from the Spiral Foundation: https://thespiralfoundation.org

참고문헌

Abu-Dahab, S. M. N., Holm, M. B., Rogers, J. C., Skidmore, E., & Minshew, N. J. (2013). Motor and tactile-perceptual skill differences between individuals with high-functioning autism and typically developing individuals ages 5–21. *Journal of Autism and Developmental Disorders, 43*(10), 2241–2248.

American Psychiatric Association. (2013). *Diagnostic and statistical manual of mental disorders* (5th ed.). Arlington, VA: American Psychiatric Publishing.

Adolph, K., & Kretch, K. (2015). Gibson's theory of perceptual learning. *International Encyclopedia of the Social & Behavioral Sciences, 2nd Ed., 10*, 127–134.

Asonitou, K., Koutsouki, D., Kourtessis, T., & Charitou, S. (2012). Motor and cognitive performance differences between children with and without developmental coordination disorder (DCD). *Research in Developmental Disabilities, 33*(4), 996–1005.

Ayres, A. J. (1965). Patterns of perceptual motor dysfunction in children: A factor-analytic study. *Perceptual and Motor Skills, 20*, 335–368.

Ayres, A. J. (1966). Interrelations among perceptual motor abilities in a group of normal children. *American Journal of Occupational Therapy, 20*, 288–292.

Ayres, A. J. (1971). Characteristics of types of sensory integrative dysfunction. *American Journal of Occupational Therapy, 25*, 329–334.

Ayres, A. J. (1972a). Improving academic scores through sensory integration. *Journal of Learning Disabilities, 5*, 338–343.

Ayres, A. J. (1972b). *Sensory integration and learning disorders*. Los Angeles, CA: Western Psychological Services.

Ayres, A. J. (1977). Cluster analyses of measures of sensory integration. *American Journal of Occupational Therapy, 31*, 362–366.

Ayres, A. J. (1985). *Developmental dyspraxia and adult onset apraxia*. Torrance, CA: Sensory Integration International.

Ayres, A. J. (1989). *Sensory Integration and Praxis Tests*. Los Angeles, CA: Western Psychological.

Ayres, A. J., Mailloux, Z., & Wendler, C. L. (1987). Developmental dyspraxia: Is it a unitary function? *Occupational Therapy Journal of Research, 7*, 93–110.

Bart, O., Jarus, T., Erez, Y., & Rosenberg, L. (2011). How do young children with DCD participate and enjoy daily activities? *Research in Developmental Disabilities, 32*(4), 1317–1322.

Beets, I. A., Macé, M., Meesen, R. L., Cuypers, K., Levin, O., & Swinnen, S. P. (2012). Active versus passive training of a complex bimanual task: Is prescriptive proprioceptive information sufficient for inducing motor learning? *PloS One, 7*(5), e37687.

Blanche, E. I. (2010). *Observations based on sensory integration theory*. Torrance, CA: Pediatric Therapy Network.

Blanche, E. I., Bodison, S., Chang, M. C., & Reinoso, G. (2012). Development of the Comprehensive Observations of Proprioception (COP): Validity, reliability, and factor analysis. *American Journal of Occupational Therapy, 66*(6), 691–698.

Brooks, V. B. (1986). How does the limbic system assist motor learning? A limbic comparator hypothesis. *Brain Behavior Evolution, 29*, 29–53.

Brossard-Racine, M., Shevell, M., Snider, S., Belanger, S. A., & Majnemer, A. (2012). Motor skills of children newly diagnosed with attention deficit hyperactivity disorder prior to and following treatment with stimulant medication. *Research in Developmental Disabilities, 33*, 2080–2087.

Bruininks, R. H., & Bruininks, B. D. (2005). *Bruininks-Oseretsky Test of Motor Proficiency (BOT-2)*. San Antonio, TX: Pearson.

Cantell, M. H., Smyth, M. M., & Ahonen, T. P. (1994). Clumsiness in adolescence: Educational, motor, and social outcomes of motor delay detected at 5 years. *Adapted Physical Activity Quarterly, 11*(2), 115–129.

Cermak, S. A. (2011). Reflections on 25 years of dyspraxia research. *Ayres Dyspraxia Monograph, 25 Year edition*. Torrance, CA: Pediatric Therapy Network.

Cermak, S. A., Katz, N., Weintraub, N., Steinhart, S., Raz-Silbiger, S., Munoz, M., & Lifshitz, N. (2015). Participation in physical activity, fitness, and risk for obesity in children with developmental coordination disorder: A cross-cultural study. *Occupational Therapy International, 22*(4), 163–173. doi:10.1002/oti.1393

Chen, H. F., Tickle-Degnen, L., & Cermak, C. (2003). The treatment effectiveness of top-down approaches for children with developmental coordination disorder: A meta-analysis. *Journal of Occupational Therapy Association, R.O.C., 21*, 16–28.

Chen, I. C., Tsai, P. L., Hsu, Y. W., Ma, H. I., & Lai, H. A. (2013). Everyday memory in children with developmental coordination disorder. *Research in Developmental Disabilities, 34*(1), 687–694. doi:10.1016/j.ridd.2012.09.012

Chen, J. L., Penhune, V. B., & Zatorre, R. J. (2008). Moving on time: Brain network for auditory-motor synchronization is modulated by rhythm complexity and musical training. *Journal of Cognitive Neuroscience, 20*(2), 226–239.

Chen, J. L., Rae, C., & Watkins, K. E. (2012). Learning to play a melody: An fMRI study examining the formation of auditory-motor associations. *Neuroimage, 59*(2), 1200–1208.

Cousins, M., & Smyth, M. M. (2003). Developmental coordination impairments in adulthood. *Human Movement Science, 22*(4), 433–459. doi:10.1016/j.humov.2003.09.003

D'Angelo, E., & Casali, S. (2013). Seeking a unified framework for cerebellar function and dysfunction: From circuit operations to cognition. *Frontiers in Neural Circuits, 6*(116), 1–23.

Daprati, E., Sirigu, A., & Nico, D. (2010). Body and movement: Consciousness in the parietal lobes. *Neuropsychologia, 48*(3), 756–762. doi:10.1016/j.neuropsychologia.2009.10.008

de Oliveira, R. F., & Wann, J. P. (2011). Driving skills of young adults with developmental coordination disorder: Regulating speed and coping with distraction. *Research in Developmental Disabilities*, *32*(4), 1301–1308.

Dijkerman, H. C., & de Haan, E. H. (2007). Somatosensory processes subserving perception and action. *Behavior and Brain Science*, *30*(2), 189–201. doi: 10.1017/S0140525X07001392

Dionne, J. K., Legon, W., & Staines, W. R. (2013). Crossmodal influences on early somatosensory processing: Interaction of vision, touch, and task-relevance. *Experimental Brain Research*, *226*(4), 503–512.

Dunn, W. (2013). *The Sensory Profile—Second ed. Examiner's manual*. San Antonio, TX: The Psychological Corporation.

Dziuk, M. A., Gidley Larson, J. C., Apostu, A., Mahone, E. M., Denckla, M. B., & Mostofsky, S. H. (2007). Dyspraxia in autism: Association with motor, social, and communicative deficits. *Developmental Medicine and Child Neurology*, *49*(10), 734–739. doi:10.1111/j.1469-8749.2007.00734.x

Engel-Yeger, B. (2015). Developmental coordination and participation. In J. Cairney (Ed.), *Developmental coordination disorder and its consequences*. Toronto: University of Toronto Press.

Esposito, G., & Venuti, P. (2008). Analysis of toddlers' gait after six months of independent walking to identify autism: A preliminary study 1. *Perceptual and Motor Skills*, *106*(1), 259–269.

Exner, C. E. (1992). In-hand manipulation skills. In J. Case-Smith & C. Pehoski (Eds.), *Development of hand skills in the child*. Rockville, MD: American Occupational Therapy Association.

Fidler, G. S., & Fidler, J. W. (1978). Doing and becoming: Purposeful action and self-actualization. *American Journal of Occupational Therapy*, *32*, 305–310.

Foundas, A. L. (2013). Apraxia: Neural mechanisms and functional recovery. *Handbook of Clinical Neurology*, *110*, 335–345.

Fournier, K. A., Hass, C. J., Naik, S. K., Lodha, N., & Cauraugh, J. H. (2010). Motor coordination in autism spectrum disorders: A synthesis and meta-analysis. *Journal of Autism and Developmental Disorders*, *40*(10), 1227–1240. doi:10.1007/s10803-010-0981-3

Franchak, J., & Adolph, K. (2014). Affordances as probabilistic functions: Implications for development, perception, and decisions for action. *Ecological Psychology*, *26*, 109–124.

Fuster, J. M. (2008). *The prefrontal cortex* (4th ed.). Amsterdam, Netherlands: Elsevier.

Gee, B. M., Devine, N., Werth, A., & Phan, V. (2013). Paediatric occupational therapists' use of sound-based interventions: A survey study. *Occupational Therapy International*, *20*(3), 155–162.

Gentsch, A., Weber, A., Synofzik, M., Vosgerau, G., & Schütz-Bosbach, S. (2016). Towards a common framework of grounded action cognition: Relating motor control, perception and cognition. *Cognition*, *146*, 81–89.

Gibson, E. J. (1988). Exploratory behavior in the development of perceiving, acting and the acquiring of knowledge. *Annual Review of Psychology*, *39*, 1–41.

Gibson, J. J. (1979). *The ecological approach to visual perception*. Boston, MA: Houghton-Mifflin.

Gillberg, C. (2003). Deficits in attention, motor control, and perception: A brief review. *Archives of Child Development*, *88*, 904–910.

Gliner, J. A. (1985). Purposeful activity in motor learning theory: An event approach to motor skill acquisition. *American Journal of Occupational Therapy*, *39*, 28–34.

Goldstand, S., Gevir, D., Cermak, S., & Bissell, J. (2013). *Here's how I write: A child's self assessment and handwriting tool*. Framingham, MA: Therapro.

Gubbay, S. S. (1975). *The clumsy child*. New York, NY: W. B. Saunders.

Gubbay, S. S. (1985). Clumsiness. In P. J. Vinken, G. W. Bruyn, & H. L. Klawans (Eds.), *Handbook of clinical neurology (Rev. series)*. New York, NY: Elsevier Science.

Hamilton, S. S. (2002). Evaluation of clumsiness in children. *American Family Physician*, *66*, 1435–1440.

Hardwick, R. M., Rottschy, C., Miall, R. C., & Eickhoff, S. B. (2013). A quantitative meta analysis and review of motor learning in the human brain. *NeuroImage*, *67*, 283–297.

Harrington, D. L., Rao, S. M., Haaland, K. Y., Bobholz, J. A., Mayer, A. B., & Binderix, J. R. (2000). Ideomotor apraxia and cerebral dominance for motor control. *Cognitive Brain Research*, *3*, 95–100.

Hartman, E., Houwen, S., Scherder, E., & Visscher, C. (2010). On the relationship between motor performance and executive functioning in children with intellectual disabilities. *Journal of Intellectual Disability Research*, *54*(5), 468–477.

Hay, J., & Missiuna, C. (1998). Motor proficiency in children reporting low levels of participation in physical activity. *Canadian Journal of Occupational Therapy*, *65*(2), 64–71.

Hellgren, L., Gillberg, C., Gillberg, I. C., & Enerkskog, I. (1993). Children with deficits in attention, motor control, and perception (DAMP) almost grown up: General health at 16 years. *Developmental Medicine and Child Neurology*, *35*, 881–892.

Henderson, S., Sugden, D., & Barnett, A. (2007). *Movement Assessment Battery for Children—Second Edition (MABC-2)*. San Antonio, TX: Pearson.

Hill, E. L., Brown, D., & Sorgardt, K. S. (2011). A preliminary investigation of quality of life satisfaction reports in emerging adults with and without developmental coordination disorder. *Journal of Adult Development*, *18*(3), 130–134.

Hilton, C. L., Zhang, Y., White, M. R., Klohr, C. L., & Constantino, J. (2012). Motor impairment in sibling pairs concordant and discordant for autism spectrum disorders. *Autism*, *16*, 430–441. doi:10.1177/1362361311423018

Itō, M. (2012). *Cerebellum: The brain for an implicit self*. Upper Saddle River, NJ: FT Press.

Ivey, C. K., Lane, S. J., & May-Benson, T. A. (2014). Interrater reliability and developmental norms in preschoolers for the Motor Planning Maze Assessment (MPMA). *American Journal of Occupational Therapy*, *68*(5), 539–545.

Jeannerod, M., & Decety, J. (1995). Mental motor imagery: A window into the representational stages of action. *Current Opinion in Neurobiology*, *5*(6), 727–732.

Kandel, E. R., Schwartz, J. H., Jessell, T. M., Siegelbaum, S. A., & Hudspeth, A. (2012). *Principles of neural science* (5th ed.). New York, NY: McGraw-Hill Professional.

Kantak, S. S., & Winstein, C. J. (2012). Learning-performance distinction and memory processes for motor skills: A focused review and perspective. *Behavioral Brain Research*, *228*(1), 219–231.

Kawar, M. (2005). A sensory integration context for vision. In M. Gentile (Ed.), *Functional visual behavior in children* (2nd ed., pp. 87–144). Bethesda, MD: American Occupational Therapy Association Press.

Kennedy-Behr, A., Rodger, S., & Mickan, S. (2011). Physical and social play of preschool children with and without coordination difficulties: Preliminary findings. *British Journal of Occupational Therapy*, *74*(7), 348–354.

Kiernan, J., & Rajakumar, R. (2013). *Barr's the human nervous system: An anatomical viewpoint*. Philadelphia, PA: Lippincott Williams & Wilkins.

King, B. R., Kagerer, F. A., Harring, J. R., Contreras-Vidal, J. L., & Clark, J. E. (2011). Multisensory adaptation of spatial-to-motor transformations in children with developmental coordination disorder. *Experimental Brain Research*, *212*(2), 257–265.

King, L. J. (1978). Toward a science of adaptive responses. *American Journal of Occupational Therapy*, *32*, 429–437.

Kirby, A., Edwards, L., & Sugden, D. (2011). Emerging adulthood in developmental co-ordination disorder: Parent and young adult perspectives. *Research in Developmental Disabilities*, *32*(4), 1351–1360. doi:10.1016/j.ridd.2011.01.041

Kirby, A., Sugden, D., & Purcell, C. (2014). Diagnosing developmental coordination disorders (Review). *Archives of Diseases of Childhood*, *99*, 292–296.

Kirby, A., Williams, N., Thomas, M., & Hill, E. L. (2013). Self-reported mood, general health, wellbeing and employment status in adults with suspected DCD. *Research in Developmental Disabilities*, *34*(4), 1357–1364. doi:10.1016/j.ridd.2013.01.003

Knuckey, N., & Gubbay, S. S. (1983). Clumsy children: A prognostic study. *Australian Pediatric Journal*, *19*, 9–13.

Koziol, L. F., Budding, D., Andreasen, N., D'Arrigo, S., Bulgheroni, S., Imamizu, H., . . . Yamazaki, T. (2014). Consensus paper: The cerebellum's role in movement and cognition. *Cerebellum*, *13*(1), 151–177. doi:10.1007/s12311-013-0511-x

Lai, J. S., Fisher, A., Magalhães, L., & Bundy, A. (1996). Construct validity of the Sensory Integration and Praxis Tests. *Occupational Therapy Journal of Research*, *16*, 75–97.

Landa, R., & Garrett-Mayer, E. (2006). Development in infants with autism spectrum disorders: A prospective study. *Journal of Child Psychology and Psychiatry*, *47*(6), 629–638. doi:10.1111/j.1469-7610.2006.01531.x

Landgren, M., Pettersen, R., Kjellman, B., & Gillberg, C. (1996). ADHD, DAMP and other neurodevelopmental disorders in 6-year-old children: Epidemiology and co-morbidity. *Developmental Medicine and Child Neurology*, *38*, 891–906.

Lane, S. J., Ivey, C. K., & May-Benson, T. A. (2014). Test of Ideational Praxis (TIP): Preliminary findings and interrater and test–retest reliability with preschoolers. *American Journal of Occupational Therapy*, *68*(5), 555–561.

Levine, M. D. (1987). Motor implementation. In M. D. Levine (Ed.), *Developmental variation and learning disorders* (pp. 208–239). Cambridge, MA: Educators Publishing Service.

Levine, M. D. (2003). *The myth of laziness*. New York, NY: Simon and Schuster.

Lin, C. K., Wu, H. M., Lin, C. H., Wu, Y. Y., Wu, P. F., Kuo, B. C., & Yeung, K. T. (2012). A small sample test of the factor structure of postural movement and bilateral motor integration using structural equation modeling. *Perceptual and Motor Skills*, *115*(2), 544–557.

Lingam, R., Golding, J., & Jongmans, M. J. (2010). The association between developmental coordination disorder and other developmental traits. *Pediatrics*, *126*(1), e1109–e1118.

Lingam, R., Jongmans, M. J., Ellis, M., Hunt, L. P., Golding, J., & Emond, A. (2012). Mental health difficulties in children with developmental coordination disorder. *Pediatrics*, *129*(4), e882–e891. doi:10.1542/peds.2011-1556

Livesey, D., Keen, J., Rouse, J., & White, F. (2006). The relationship between measures of executive function, motor performance and externalising behaviour in 5- and 6-year-old children. *Human Movement Science*, *25*(1), 50–64. doi:10.1016/j.humov.2005.10.008

Lohse, K. R., Wadden, K., Boyd, L. A., & Hodges, N. J. (2014). Motor skill acquisition across short and long time scales: A meta-analysis of neuroimaging data. *Neuropsychologia*, *59*, 130–141.

Lopez, C., Schreyer, H. M., Preuss, N., & Mast, F. W. (2012). Vestibular stimulation modifies the body schema. *Neuropsychologia*, *50*(8), 1830–1837.

Losse, A., Henderson, S. E., Elliman, D., Hall, D., Knight, E., & Jongmans, M. (1991). Clumsiness in children—do they grow out of it? A 10-year follow-up study. *Developmental Medicine and Child Neurology*, *33*(1), 55–68.

Lundy-Ekman, L. (2013). *Neuroscience fundamentals for rehabilitation* (4th ed.). Philadelphia, PA: W.B. Saunders.

Luria, A. R. (1963). *Restoration of function after brain injury*. New York NY: Pergamon.

Luria, A. R. (1980). *Higher cortical functions in man*. New York, NY: Basic.

MacNeil, L. K., & Mostofsky, S. H. (2012). Specificity of dyspraxia in children with autism. *Neuropsychology*, *26*(2), 165–171. doi:10.1037/a0026955

Madan, C. R., & Singhal, A. (2012). Using actions to enhance memory: Effects of enactment, gestures, and exercise on human memory. *Frontiers in Psychology*, *3*(507), 1–4.

Magalhães, L. C., Cardoso, A. A., & Missiuna, C. (2011). Activities and participation in children with developmental coordination disorder: A systematic review. *Research in Developmental Disabilities*, *32*(4), 1309–1316. doi:10.1016/j.ridd.2011.01.029

Mailloux, Z., Mulligan, S., Roley, S. S., Blanche, E., Cermak, S., Coleman, G. G., . . . Lane, C. J. (2011). Verification and clarification of patterns of sensory integrative dysfunction. *American Journal of Occupational Therapy*, *65*(2), 143–151.

Majernik, J., Molcan, M., & Majernikova, Z. (2010, January). Evaluation of posture stability in patients with vestibular diseases. In *Applied Machine Intelligence and Informatics (SAMI), 2010 IEEE 8th International Symposium on Applied Machine Intelligence and Informatics* (pp. 271–274). IEEE.

Malkani, R., & Zadikoff, C. (2011). The apraxias in movement disorders. In N. G. Gálvez-Jiménez & P. Tuite (Eds.), *Uncommon causes of movement disorders* (pp. 35–45). Cambridge, UK: Cambridge University Press.

Malouin, F., Jackson, P. L., & Richards, C. L. (2013). Towards the integration of mental practice in rehabilitation programs. A critical review. *Frontiers of Human Neuroscience*, *7*, 576. doi:10.3389/fnhum.2013.00576

Mandich, A. D., Polatajko, H. J., & Rodger, S. (2003). Rites of passage: Understanding participation of children with developmental coordination disorder. *Human Movement Science*, *22*(4-5), 583–95. doi:S0167945703000733

May-Benson, T. A. (2000). Preliminary validity evidence for the Test of Ideational Praxis. Unpublished manuscript.

May-Benson, T. (2001). A theoretical model of ideation. In E. Blanche, R. Schaaf, & S. Smith Roley (Eds.), *Understanding the nature of sensory integration with diverse populations*. San Antonio, TX: Therapy Skill Builders.

May-Benson, T. A. (2005). Examining ideational abilities in children with dyspraxia. Doctoral dissertation. Boston University. Ann Arbor, MI: ProQuest.

May-Benson, T. A., & Cermak, S. A. (2007). Development of an assessment for ideational praxis. *American Journal of Occupational Therapy*, *61*(2), 148–153.

May-Benson, T. A., & Koomar, J. A. (2010). Systematic review of the research evidence examining the effectiveness of interventions using a sensory integrative approach for children. *American Journal of Occupational Therapy*, *64*(3), 403–414.

May-Benson, T. A., Koomar, J. A., & Teasdale, A. (2009). Incidence of pre-, peri-, and post-natal birth and developmental problems of children with sensory processing disorder and children with autism spectrum disorder. *Frontiers of Integrative Neuroscience*, *3*(31), doi:10.3389/neuro.07.031.2009

McHale, K., & Cermak, S. (1992). Fine motor activities in elementary school: Preliminary findings and provisional implications for children with fine motor problems. *American Journal of Occupational Therapy*, *46*, 898–903.

Medina, J., & Coslett, H. B. (2010). From maps to form to space: Touch and the body schema. *Neuropsychologia*, *48*(3), 645–654. doi:10.1016/j.neuropsychologia.2009.08.017

Miller, L. J., & Schoen, S. A. (2012). *The Sensory Processing Scales Inventory (SenSI)*. Greenwood Village, CO: Developmental Technologies.

Miller-Kuhaneck, H., & Watling, R. (2010). *Autism: A comprehensive occupational therapy approach* (3rd ed.). Bethesda, MD: AOTA Press.

Morris, M. K. (1997). Developmental dyspraxia. In L. J. G. Rothi & K. M. Heilman (Eds.), *Apraxia: The neuropsychology of action* (pp. 245–268). Hove, England: Psychology Press.

Mostofsky, S. H., Dubey, P., Jerath, V. K., Jansiewica, E. M., Goldberg, M., & Denckla, M. B. (2006). Developmental dyspraxia is not limited to imitation in children with autism spectrum disorder. *Journal of the International Neuropsychological Society*, *12*, 314–326. doi:10.1017/S1355617706060437

Mulligan, S. (1996). An analysis of score patterns of children with attention disorders on the Sensory Integration and Praxis Tests. *American Journal of Occupational Therapy*, *50*(8), 647–654.

Mulligan, S. (1998). Patterns of sensory integration dysfunction: A confirmatory factor analysis. *American Journal of Occupational Therapy*, *52*, 819–828.

Nelson, A. B., & Kreitzer, A. C. (2014). Reassessing models of basal ganglia function and dysfunction. *Annual Review of Neuroscience*, *37*, 117.

O'Riordan, M., & Passetti, F. (2006). Discrimination in autism within different sensory modalities. *Journal of Autism and Developmental Disorders*, *36*(5), 665–675. doi:10.1007/s10803-006-0106-1

Ozonoff, S., Young, G. S., Goldring, S., Greiss-Hess, L., Herrera, A. M., Steele, J., . . . Rogers, S. J. (2008). Gross motor development, movement abnormalities, and early identification of autism. *Journal of Autism and Developmental Disorders*, *38*(4), 644–656. doi:10.1007/s10803-007-0430-0

Parham, L., Ecker, C., Miller Kuhaneck, H., Henry, D., & Glennon, T. (2007). *Sensory Processing Measure (SPM) manual*. Los Angeles, CA: Western Psychological Services.

Pearsall-Jones, J. G., Piek, J. P., & Rigoli, D. (2011). Motor disorder and anxious and depressive symptomatology: A monozygotic co-twin control approach. *Research in Developmental Disabilities*, *32*(1), 1245–1252.

Peterka, R. J., Statler, K. D., Wrisley, D. M., & Horak, F. B. (2011). Postural compensation for unilateral vestibular loss. *Frontiers in Neurology*, *2*, 57. doi:10.3389/fneur.2011.00057

Piek, J. P., Bradbury, G. S., Elsley, S. C., & Tate, L. (2008). Motor coordination and social–emotional behaviour in preschool-aged children. *International Journal of Disability, Development and Education*, *55*(2), 143–151.

Piek, J. P., & Coleman-Carman, R. (1995). Kinesthetic sensitivity and motor performance in children with developmental coordination disorder. *Developmental Medicine and Child Neurology*, *37*, 976–984.

Pitcher, T. M., Piek, J. P., & Hay, D. A. (2003). Fine and gross motor ability in males with ADHD. *Developmental Medicine & Child Neurology*, *45*(8), 525–535.

Pless, M., & Carlsson, M. (2000). Effects of motor skill intervention on developmental coordination disorder: A meta-analysis. *Adapted Physical Activity Quarterly*, *17*, 381–401.

Plotnik, M., Shema, S., Dorfman, M., Gazit, E., Brozgol, M., Giladi, N., & Hausdorff, J. M. (2014). A motor learning-based intervention to ameliorate freezing of gait in subjects with Parkinson's disease. *Journal of Neurology*, *261*(7), 1329–1339.

Polatajko, H. J., & Cantin, N. (2010). Exploring the effectiveness of occupational therapy interventions, other than the sensory integration approach, with children and adolescents experiencing difficulty processing and integrating sensory information. *American Journal of Occupational Therapy*, *64*(3), 415–429.

Poulsen, A. A., Ziviani, J. M., Cuskelly, M., & Smith, R. (2007). Boys with developmental coordination disorder: Loneliness and team sports participation. *American Journal of Occupational Therapy*, *61*, 451–462.

Pratt, M. L., & Hill, E. L. (2011). Anxiety profiles in children with and without developmental coordination disorder. *Research in Developmental Disabilities*, *32*(1), 1253–1259.

Purves, D., Augustine, G. J., Fitzpatrick, D., Hall, W. C., LaMantia, A.-S., & White, L. E. (2012). *Neuroscience* (5th ed.). Sunderland, MA: Sinauer Associates, Inc.

Reed, E. (1988). From the motor theory of perception to the perceptual control of action. In E. S. Reed (Ed.), *James J. Gibson and the psychology of perception* (pp. 67–88). New Haven, CT: Yale University.

Rine, R. M. (2009). Growing evidence for balance and vestibular problems in children. *Audiological Medicine*, *7*(3), 138–142.

Rine, R. M., & Wiener-Vacher, S. (2013). Evaluation and treatment of vestibular dysfunction in children. *NeuroRehabilitation*, *32*(3), 507–518.

Roebers, C. M., & Kauer, M. (2009). Motor and cognitive control in a normative sample of 7-year-olds. *Developmental Science*, *12*(1), 175–181. doi:10.1111/j.1467-7687.2008.00755.x

Roley, S. S., Mailloux, Z., Parham, D., Schaaf, R., Lane, C. J., & Cermak, S. (2015). Sensory Integration and Praxis patterns in children with autism. *American Journal of Occupational Therapy*, *69*. doi:10.5014/ajot.2015.012476

Rosblad, B. (2002). Visual perception in children with developmental coordination disorder. In S. Cermak & D. Larkin (Eds.), *Developmental motor coordination disorder* (pp. 104–116). New York, NY: Delmar Thomson.

Rose, D. J., & Christina, R. W. (2006). *A multilevel approach to the study of motor control and learning* (2nd ed.). San Francisco, CA: Pearson/Benjamin Cummings.

Roy, E. A., Black, S. E., Stamenova, V., Hebert, D., & Gonzalez, D. (2014). Limb apraxia: Types, neural correlates, and implications for clinical assessment and function in daily living. In T. A. Schweizer & R. L. Macdonald (Eds.), *The behavioral consequences of stroke* (pp. 51–69). New York, NY: Springer.

Rutherford, M. D., & Rogers, S. J. (2003). Cognitive underpinnings of pretend play in autism. *Journal of Autism and Developmental Disorders*, *33*(3), 289–302.

Schaaf, R. C., Schoen, S. A., Smith Roley, S., Lane, S. J., Koomar, J., & May-Benson, T. A. (2010). A frame of reference for sensory integration. In P. Kramer & J. Hinojosa (Eds.), *Frame of reference for pediatric occupational therapy* (3rd ed., pp. 99–186). Philadelphia, PA: Lippincott Williams & Wilkins.

Schmahmann, J. D., Anderson, C. M., Newton, N., & Ellis, R. (2002). The function of the cerebellum in cognition, affect and consciousness: Empirical support for the embodied mind. *Consciousness & Emotion*, *2*(2), 273–309.

Schmidt, R., & Lee, T. (2013). *Motor learning and performance, 5E with web study guide: From principles to application*. Champaign, IL: Human Kinetics Pub Inc.

Serino, A., & Haggard, P. (2010). Touch and the body. *Neuroscience Biobehavioral Review*, *34*(2), 224–236. doi:10.1016/j.neubiorev.2009.04.004

Shaw, L., Levine, M. D., & Belfer, M. (1982). Developmental double jeopardy: A study of clumsiness and self esteem in children with learning problems. *Journal of Developmental and Behavioral Pediatrics*, *3*(4), 191–196.

Shumway-Cook, A., & Woollacott, M. (2011). *Motor control: Translating research into clinical practice* (4th ed.). Baltimore, MD: Williams & Wilkins.

Smith, L. B., & Thelen, E. (2003). Development as a dynamic system. *Trends in Cognitive Sciences*, *7*(8), 343–348.

Smits-Engelsman, B. C., Blank, R., van der Kaay, A. C., Mosterd-van der Meijs, R., Vlugt-van den Brand, E., Polatajko, H. J., & Wilson, P.H. (2013). Efficacy of interventions to improve motor performance in children with developmental coordination disorder: A combined systematic review and meta-analysis. *Developmental Medicine and Child Neurology*, *55*(3), 229–237. doi:10.1111/dmcn.12008

Smits-Engelsman, B. C., & Hill, E. L. (2012). The relationship between motor coordination and intelligence across the IQ range. *Pediatrics*, *130*(4), e950–e956. doi:10.1542/peds.2011-3712

Sober, S. J., & Sabes, P. N. (2005). Flexible strategies for Sensory Integration during motor planning. *Nature Neuroscience*, *8*(4), 490–497.

Soderstrom, N., & Bjork, R. (2013). Learning versus performance. *Oxford Bibliographies in Psychology*. doi:10.1093/obo/978-199828340-0081

Stanfield, A. C., McIntosh, A. M., Spencer, M. D., Philip, R., Gaur, S., & Lawrie, S. M. (2008). Towards a neuroanatomy of autism: A systematic review and meta-analysis of structural magnetic resonance imaging studies. *European Psychiatry*, *23*(4), 289–299.

Steinman, K. J., Mostofsky, S. H., & Denckla, M. B. (2010). Toward a narrower, more pragmatic view of developmental dyspraxia. *Journal of Child Neurology*, *25*(1), 71–81. doi:10.1177/0883073809342591

Stephenson, E. A., & Chesson, R. A. (2008). 'Always the guiding hand': Parents' accounts of the long-term implications of developmental co-ordination disorder for their children and families. *Child Care Health Development*, *34*(3), 335–343. doi:10.1111/j.1365-2214.2007.00805.x

Sugden, D., Kirby, A., & Dunford, C. (2008). Issues surrounding children with developmental coordination disorder. *International Journal of Disability, Development and Education*, *55*(2), 173–187.

Sugden, D., & Keogh, J. (1990). *Problems in movement skill development*. Columbia, South Carolina: University of South Carolina Press.

Summers, J., Larkin, D., & Dewey, D. (2008). Activities of daily living in children with developmental coordination disorder: Dressing, personal hygiene, and eating skills. *Human Movement Science*, *27*(2), 215–229.

Tracy, J., Flanders, A., Madi, S., Laskas, J., Stoddard, E., Pyrros, A., . . . DelVecchio, N. (2003). Regional brain activation associated with different performance patterns during learning of a complex motor skill. *Cerebral Cortex*, *13*(9), 904–910.

Ullsperger, M., Danielmeier, C., & Jocham, G. (2014). Neurophysiology of performance monitoring and adaptive behavior. *Physiological Reviews*, *94*(1), 35–79.

Vaivre-Douret, L. (2014). Developmental coordination disorders: State of art. *Neurophysiologie Clinique/Clinical Neurophysiology*, *44*(1), 13–23.

Verhoeven, J. S., de Cock, P., Lagae, L., & Sunaert, S. (2010). Neuroimaging of autism. *Neuroradiology*, *52*(1), 3–14. doi:10.1007/s00234-009-0583-y

Viholainen, H., Ahonen, T., Cantell, M., Lyytinen, P., & Lyytinen, H. (2002). Development of early motor skills and language in children at risk for familial dyslexia. *Developmental Medicine and Child Neurology*, *44*, 761–769.

Warren, J. E., Wise, R. J., & Warren, J. D. (2005). Sounds do-able: Auditory–motor transformations and the posterior temporal plane. *Trends in Neurosciences*, *28*(12), 636–643.

Wassenberg, R., Feron, F. J., Kessels, A. G., Hendriksen, J. G., Kalff, A. C., Kroes, M., . . . Vles, J. S. (2005). Relation between cognitive and motor performance in 5- to 6-year-old children: Results from a large-scale cross-sectional study. *Child Development*, *76*(5), 1092–1103. doi:10.1111/j.1467-8624.2005.00899.x

Williams, D. L., Goldstein, G., & Minshew, N. J. (2006). Neuropsychologic functioning in children with autism: Further evidence for disordered complex information-processing. *Child Neuropsychology*, *12*(4-5), 279–298.

Wilson, B., Pollock, N., Kaplan, B., & Law, M. (2000). *Clinical observation of motor and postural skills: Administration and scoring manual* (2nd ed.). Framingham, MA: Therapro, Inc.

World Health Organization. (2010). *International statistical classification of diseases and health related problems*. Geneva, Switzerland: World Health Organization.

Zhu, J. L., Olsen, J., & Olesen, A. W. (2012). Risk for developmental coordination disorder correlates with gestational age at birth. *Paediatric and Perinatal Epidemiology*, *26*(6), 572–577.

Zwicker, J. G., Harris, S. R., & Klassen, A. F. (2013). Quality of life domains affected in children with developmental coordination disorder: A systematic review. *Child: Care, Health and Development*, *39*(1), 562.

Zwicker, J. G., Missiuna, C., Harris, S. R., & Boyd, L. A. (2010). Brain activation of children with developmental coordination disorder is different than peers. *Pediatrics*, *126*(3), e678–e686. doi:10.1542/peds.2010-0059

Zwicker, J. G., Missiuna, C., Harris, S. R., & Boyd, L. A. (2012). Developmental coordination disorder: A review and update. *European Journal of Paediatric Neurology*, *16*, 573–581. doi:10.1016/j.ejpn.2012.05.005

Zwicker, J. G., Yoon, S. W., MacKay, M., Petrie-Thomas, J., Rogers, M., & Synnes, A. R. (2013). Perinatal and neonatal predictors of developmental coordination disorder in very low birthweight children. *Archives of Disease in Childhood*, *98*(2), 118–122.

CHAPTER 6

감각 조절 기능 및 장애

Sensory Modulation Functions and Disorders

최근에야 문헌에서 감각 조절장애(sensory modulation dysfunction)를 설명하기 시작하였다. 임상가는 이 장애와 관련된 경험적 데이터를 제공하기 위해 엄격하고 정확한 연구 설계가 절대적으로 필요하다. 잘 계획되고 통제된 연구를 실행하고 보고를 통한 연구만이 감각 조절장애(SMD)가 타당한 증후군인지에 대한 질문에 답할 수 있을 것이다. 또한 작업치료가 이 장애를 도울 수 있을 것인가?, 이 장애의 근본적인 메커니즘은 무엇인가?와 같은 질문에도 답할 수 있을 것이다.

— Miller, L. J., & Summers, C., 2001

학 습 목 표

이 장을 학습하고 난 이후, 독자는 다음 내용을 할 수 있을 것이다:

- ✔ 세포 및 행동 수준에서 감각 조절 기능을 설명한다.
- ✔ 감각 조절 기능장애(SMD)와 관련된 이전의 개념들을 현재 개념과 연결시킨다.
- ✔ 감각 조절 기능 및 기능장애와 관련된 행동을 중추신경계(CNS) 구조와 관련시킨다.
- ✔ 감각 조절장애에 대한 현재 우리가 이해한 것을 설명한다.
- ✔ 감각 조절장애 아동과 동반질환이 있는 감각 조절장애 아동에 대한 연구들에 대해 설명한다.

목적과 범위 Purpose and Scope

감각 처리(sensory processing)…감각 등록(sensory registration)…감각통합(sensory integration)…감각 조절(sensory modulation)…감각 반응(sensory reactivity)…우리는 이러한 용어를 학문적으로나 임상적으로 클리닉, 학술기관, 심지어는 전문적 집단에서조차 각자 다른 의미로 사용하고 있다. 이러한 용어는 신경계 기능을 설명하거나, 신경계 기능과 관련 있는 행동표현을 설명할 때도 서로 다른 의미로 사용한다. 용어 사용의 일관성을 위해 1장(감각통합: A. Jean Ayres의 이론 재고)에 몇 가지 정의를 제공했다. 이러한 정의와 그림 1-6에 묘사된 모델에 따라 우리는 1장에서 언급한 대로 이 장에서는 일관성 있는 용어 설명을 하고자 한다.

감각 조절에 대해 논의하기 위해 임상가가 확인한 감각 조절 문제를 가진 아동을 통해 설명하고자 한다. 또한 특정한 몇 가지 정의를 내린 후, 조절(modulation)에 대해 먼저 세포학적인 수준에서 설명하고, 그 다음 계통(system) 수준에서, 그리고 행동학적인 수준에서 설명할 것이다. 그리고 나서 감각 조절장애(SMD)의 개념을 설명하고자 한다.

변연계(limbic system)와 관련된 가설 그리고 감각 기능장애와 스트레스 사이의 관계에 대한 논의가 이어진다. 감각 조절장애에 대해 개괄적으로 살펴본 다음 촉각 감각 및 전정감각, 고유수용성 감각 내에서 특정 유형의 감각 조절장애에 대해 다룬다. 그리고 다른 감각 시스템에서 감각 과잉 반응에 대해 간략히 살펴보겠다.

사례 연구 ■ MICHAEL

교실에서 관찰한 10살의 Michael은 수업에 주의를 기울이지 않는 것 같았다. 그는 매우 조용하고 진행 중인 토론에 참여하지 않았다. 그의 선생님은 그가 모든 정보를 처리하고 있는지 의문을 보인다. Michael은 다른 어린이들과 거의 관계를 맺지 않았고, 놀이터에서 혼자 놀았다. 현재 Michael은 학교 시스템에서 '기타 건강 손상(other health impairment)'으로 분류되어 개별교육프로그램(IEP)을 받고 있으며, 교육지원(educational assisstance)과 작업치료도 받고 있다. 그는 개별화 교육프로그램에서 주의집중 및 감각 처리능력을 향상시키기 위해 낮 동안 더 많은 움직임과 깊은 심부 압박(deep pressure)을 경험하고 있다. 5학년 때 Michael의 선생님은 교실에서 이 아동을 통합시키는 것에 대한 불편함을 가지고 있었으며, Michael도 반친구들과 다르다는 것에 대해 불편함을 가지고 있었기 때문에 학교에 머무는 시간 내내 여러 정보를 통합하는 것이 어려워지고 있었다.

최근 감각 시스템과 관련한 각 감각 영역에서 하부 항목에 점수를 주고, 점수를 계산할 수 있는 Sensory Profile2(SP2)(Dunn, 2014) 평가를 하였다. Michael의 각 감각 영역의 점수는 다음과 같다.

- 촉각: 29점, 다른 아동보다 많은 반응, 확실한 차이를 보임
- 청각: 6점, 다른 아동보다 적은 반응, 차이의 가능성을 보임
- 시각: 7점, 다른 아동보다 적은 반응, 차이의 가능성을 보임
- 운동: 27점, 다른 아동보다 많은 반응, 확실한 차이를 보임
- 고유수용성 감각: 5점, 정상군

행동 영역 점수는 다음과 같다.

- 수행: 25점, 다른 아동보다 많은 반응, 차이의 가능성을 보임
- 사회적 정서: 30점, 정상군
- 주의력: 27점, 정상군

그는 SP2에서 회피 영역에서 높은 점수(52점, 다른 아동보다 많은 반응으로 확실한 차이를 보임)로 촉각에 대한 과잉 반응, 시각 및 청각에 대한 반응 점수는 움직임에 대한 반응과 마찬가지로 반응성이 적음으로 불량한 감각 등록(66점, 다른 아동보다 많은 반응으로 확실한 차이를 보임)으로 평가되었다. 또한 일상생활 전반에 걸쳐 움직임을 추구하고 심부 압박을 추구한다(65점, 다른 아동보다 많은 반응으로 확실한 차이를 보임).

종합적으로 Michael은 감각 조절의 문제를 가지고 있는데 전정감각 및 고유수용성 감각에서 감각 추구(sensory seeking) 행동을 보이며, 접촉에 대해서는 과잉 반응을 보였다. 이러한 조절의 어려움은 행동 및 정서적 조절 문제와 관련이 있으며, 과제에 주의집중을 하는데 어려움을 보이며, 활동에 필요한 환경에 집중하지 못하는 경향이 있다. 또한 감각 입력에 대해 높은 수준의 정서적, 감정적 반응을 보인다. 이러한 감각 처리 과정의 어려움은 그의 어머니인 Mrs. S.의 보고와 매우 일치하며, 교실에서의 활동하는 능력에 있어서의 문제와도 일치한다.

감각 조절 Sensory Modulation

입력된 감각을 조절하는 것은 우리가 일상적인 작업활동에 참여하도록 하는 중요한 능력이다(Bar–

Shalita, Vatine, & Parush, 2008). 감각들을 걸러내고, 관련된 감각들에 주의를 기울이며, 적절한 각성을 유지하면서, 과제에 주의집중을 하려면 모두 조절(modulation)을 필요로 한다(S. J. Lane, Lynn, & Reynolds, 2010). 조절이 잘 이루어지지 않으면 주의집중은 감각 환경이 바뀌는 것에 따라 계속적으로 주의가 흐트러진다. 모든 감각 입력에 주의를 기울이게 되고, 산만해 지며 우리의 각성을 적절하게 유지할 수 없게 한다.

세포학적 수준에서의 생리학적 과정인 조절 Modulation as a Physiological Process at the Cellular Level

캠브리지 온라인 사전에 따르면 조절(modulation)은 '행동이나 처리(process)와 같은 것을 상황에 맞게 변경하는 것'을 의미한다(http://dictionary. cambridge.org/dictionary/british/modulate). 중추신경계(CNS) 내에서 조절은 다양한 종류의 감각 입력에 반응해서 그 반응이 증가하거나 억제되는 신경계 활동이라고 볼 수 있다. 신경세포학전 수준에서 말초의 감각수용기 세포와 중추신경계 내의 신경세포는 감각 입력에 더 반응하거나, 덜 반응하게 된다. 들어오는 감각 신호는 그 신호와 관련된 특정한 수용기에 의해 받아들인다. 수용기는 감각 입력에 매우 민감하게 반응하거나, 시간이 지나면서 입력이 계속적으로 들어오면, 그것에 적응하거나 반응이 멈추기도 한다. 입력 후 수용된 자극은 전기신호를 통해 중추신경계로 전달된다. 4장(감각계의 구조와 기능)에서 언급한 바와 같이, 변환(transduction)은 초기 신호의 에너지(예: 청각 시스템의 음파 또는 전정 시스템의 움직임)를 전기 및 화학 에너지로 바뀌는 것을 말한다. 이러한 변환이 충분히 강하면 **활동전위**로 알려진 전기신호가 생성되어 1차 뉴런의 세포체로 전달된다. 이 초기 시작점에서 전기신호는 세포체, 다른 축삭 또는 중추신경계 내의 다른 뉴런의 가지돌기와 상호작용하여 전달된다.

시냅스 또는 뉴런 간의 전달 지점에서 전기 신호가 화학 신호로 변경되어 신경 전달을 활성화한다. 신경전달물질이 방출되면 시냅스 틈을 통과하여 시냅스후막에 있는 각자에 맞는 특정 수용체와 결합한다. 그림 6-1은 이 과정을 개괄적으로 보여준다. 간단히 설명하면 우리는 신경전달물질은 흥분성 또는 억제성이라고 알고 있다. 사실 일부는 항상 흥분성 또는 억제성인 것으로 나타났다. 예를 들어, 글루타메이트(glutamate)는 뇌 전체에서 널리 발견되는 흥분성 신경전달물질이다. 흥미롭게도 글루타메이트(glutamate)는 중추신경계의 주요 억제성 신경전달물질인 GABA(gamma-aminobutyric acid)의 전구체이다. 도파민(dopamine)이나 세로토닌(serotonin)과 같은 신경전달물질은 상호작용하는 수용체의 특성에 따라 흥분성 또는 억제성이다. 예를 들어, 뇌에는 적어도 5가지 유형의 도파민(dopamine) 수용체가 있으며, 이는 D-1 유사 및 D-2 유사 수용체로 광범위하게 그룹화시킬 수 있다. 일부 유사 부위에서 도파민(dopamine) D-1은 나트륨 채널을 열어 흥분을 유발하고 신경신호를 보낸다. 다른 일부 도파민(dopamine) D-2는 칼륨 채널을 열어 신호 전파를 억제한다. D-2 유사 수용체에서의 작용은 거의 항상 억제적이다(Purves et al., 2011). 세로토닌(serotonin) 수용체는 훨씬 더 복잡하며 우리의 논의 범위를 벗어난다.

흥분과 억제의 균형을 이해하기 위해 우리는 한 유형의 수용체와 상호작용하는 가상의 신경전달물질이 항상 흥분성 또는 억제성 작용을 하게 된다고 이해하면 된다. 하나 이상의 축삭이 동일한 연접후 신경원(postsynaptic neuron)과 연결되면, 경쟁적인 입력에 따라 어떤 것은 흥분성을 띄고, 어떤 것은 억제성을 띄며, 어떤 것이 강한 입력을 보이면 다른 것은 약한 입력을 보인다. 따라서 어떤 단일 입력(single input)으로는 시냅스후막(postsynaptic membrane)을 흥분시켜서 신호를 멀리 전달하기에 충분하지 않다. 신호가 더 잘 전달될 것인지를 결정하는 것은 자극 입력의 강도와 빈도, 그리고 세포체

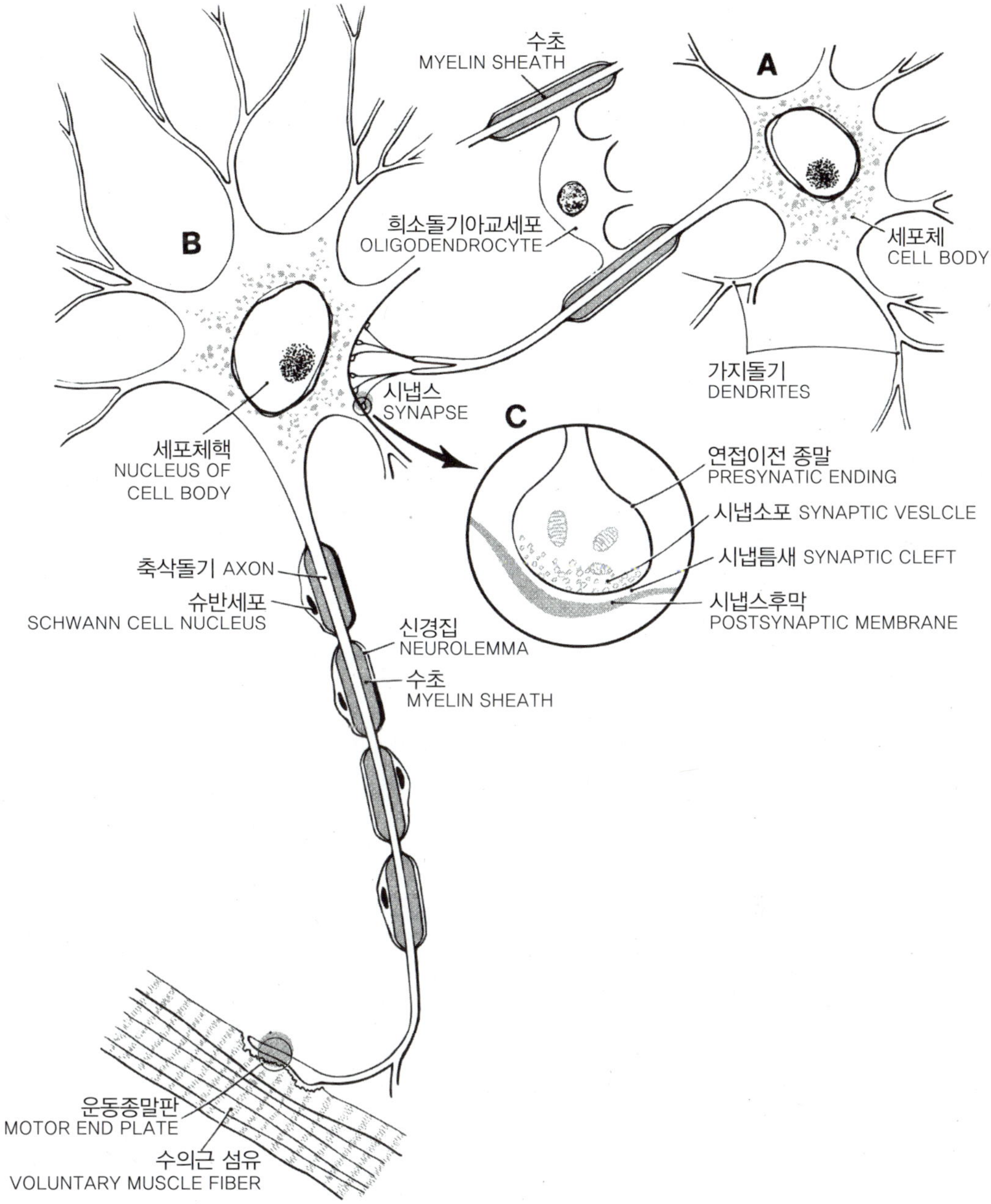

그림 6-1 시냅스와 시냅스 연결. 뉴런 A는 뉴런 B와 연접하고 있다. 이 연접은 시냅스 전 소포, 시냅스 사이 및 시냅스후막이 표시된 C에서 더 자세히 볼 수 있다. 희소돌기아교세포(교세포, 신경교 및 신경교에 대한 자세한 내용은 2장, 일상생활에서의 감각통합 참조)의 돌출부로 둘러싸인 뉴런 A도 볼 수 있다. *Gilman과 Newman(1992)의 허락 하에 인쇄. 임상 신경해부학 및 신경생리학의 핵심(Essentials of clinical neuroanatomy and neurophysiology),(9판, 4페이지, 필라델피아, PA: F.A. 데이비스).*

에 대한 시냅스의 위치와 같은 요소들이 충분해야 한다. 따라서 세포 수준에서의 조절은 세포에 대한 특정 감각 입력의 활성화에서 비롯된다. 증가된 흥분성 입력은 시냅스후막 세포에 전달되고 정보를 전달하게 된다. 증가된 억제성 입력은 흥분 전달은 차단(block) 할 것이다. 그림 6-2에서는 이를 간단하

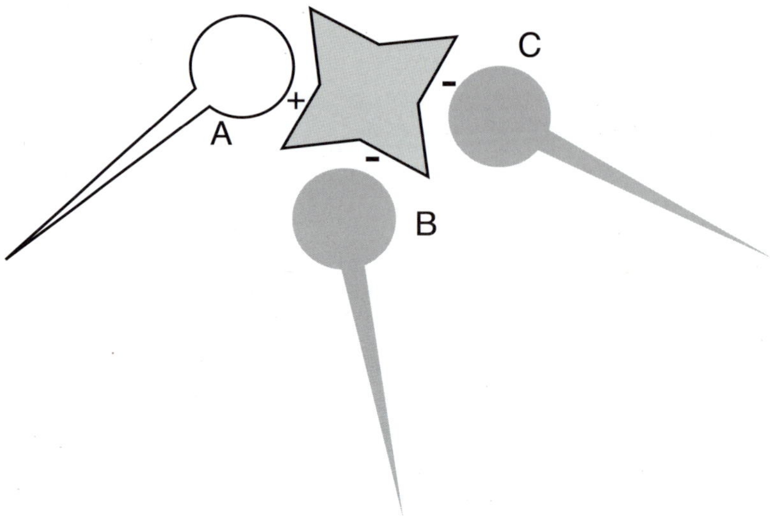

그림 6-2 흥분성 및 억제성 입력의 균형. 이 뉴런(음영)은 흥분성(뉴런 A, 흰색) 및 억제성(뉴런 B 및 C, 회색) 입력을 모두 받는다. 그림에서 입력의 합은 추가 신경전달의 억제에 유리하게 작용한다.

게 도식화하였다. 이 그림에서는 억제성 입력이 우세하여 표적(음영 처리)세포의 활성화가 *억제(inhibited)*되고 있다.

그림 6-2에서 신경원 A는 날카롭고 빠르게 찌르는(pinch) 감각을 전달하고, 시냅스후막에 흥분성 신경전달물질이 분비된다. 강도가 높고, 반복적인 신호는 시상까지 신호를 전달하기 위해 시냅스후막을 활성화시키고, 시상으로 전달되어 통증을 느끼게 된다. 그러나 찌른 부분을 누르거나 문지르면, 들어오는 다른 신경(예: 신경원 B)이 활성화되어 심부 압박을 전달한다. 이 새로운 감각 입력이 비슷한 강도와 접촉 부분에서의 신호비율이 1대 1이라면(예: 찌르는 것과 심부 압박), 하나의 신호가 다른 하나의 신호를 취소시켜 버려서 통증 감각을 느끼지 못할 것이다. 그러나 찌르는 것이 강력하거나 오래 지속되고, 전달의 강도와 빈도가 증가된다면 통증 감각이 심부 압박을 억제하게 될 것이다. 그림 6-2에서 신경원 C는 뇌간 또는 시상의 상위 수준에서 올 수 있다. 이 경우 통증의 전달이 취소된다. 이것은 감각 탐지에 필요한 중추신경계 수준에 도달하지 못한 것이다.

확실히 중추신경계로 입력되는 단일 세포 입력은 조절을 이뤄내기에는 너무 단순한 경로를 제공하지만, 조절을 위한 의미 있는 출발 장소를 제공한다. 중추신경계의 상호작용은 매우 복잡하고 많은 요소들이 조절에 영향을 미친다. 그래도 세포학적 수준에서 가장 낮은 정도라고 해도 일부 입력은 흥분성이며 일부는 억제성이다. 일부는 강하고 일부는 약하며 일부는 빠르고 일부는 느리다. 이러한 요인들과 더불어 시냅스의 본질적인 특성은 중추신경계가 무엇을 경험하는지, 또 말초로부터 받아들인 정보로 무엇을 하는지를 결정한다. 이 수준을 다음 수준으로 연결되게 만든다면, 이와 같은 개념들은 감각계로부터의 조절과 행동학적 수준의 조절을 이해하는데 도움이 된다.

계통과 행동 수준에서의 조절
Modulation at the Level of Systems and Behavior

행동과 신경생리학적 시스템을 분리하는 것은 어렵다. 왜냐하면 우리가 행동을 관찰할 때 활동하게 되는 시스템만을 볼 수 있기 때문이다. 따라서 우리는 행동과 신경생리학적 조절을 함께 볼 것이다. 그러나 행동에 대한 설명과 신경생리학적 처리 과정을 구별해야 한다.

세포 표본을 보다 현실적으로 보면 많은 신경원들이 동시에 많은 정보를 입력받는다는 것을 분명하게 보게 될 것이다. 중추신경계 구조는 들어오는 자극 입력을 처리하고 일반적으로 조절된 행동으로 반응을 보인다. Ayres(1979)는 *조절*을 '신경계의 모든 기능이 조화롭게 활동하는 것을 유지하기 위해 활동을 증가시키거나 감소시키는 처리 과정'으로 정의했다. 인간은 세포 수준의 조절을 통해 행동 수준으로 관련된 입력에 반응하고 관련 없는 것에 반응하지 않으며, 환경과 적응적 상호작용을 촉진하는 방식으로 반응한다. 조절과 행동 사이의 연관성은 연구 결과들을 통해 증명되었으며, 적절한 조절이 만족스럽고 의미 있는 작업에 대한 참여를 촉진한다는 것을 보여준다(Bar–Shalita et al., 2008; Reynolds, Bendixen, Lawrence, & Lane, 2011; Reynolds & Lane, 2008). 조절의 어려움은 삶의 질에 부정적인 영향을 미칠 수 있다(QoL; Bar–Shalita, Deutsch, Honigman, & Weissman–Fogel, 2015).

중추신경계의 흥분성 및 억제성 입력에 대해 조화를 유지하고 관련된 입력에만 반응하는 행위(즉, '조화롭게 유지하기')는 의식하(subconscious) 수준에서 일어난다. 대부분의 경우, 조절된 행동 반응을 일으키는 능력은 아무리 정확하지 않더라도 태어날 때부터 존재한다. 예를 들어, 피곤한 아기는 울기 시작하고 엄지손가락을 찾아 빨기 시작한다. 임상가는 아기가 자신의 감정을 조절하고 스스로 진정하기 위해 사회적으로 인정되는 방법으로 행동하기 위해 체성감각 입력(입에 깊은 압력 주기)을 사용한 것이라고 추측할 수 있다. 입안에서의 깊은 압력과 접촉(touch)은 체성감각계를 통해 각성 수준을 조절하고, 중추신경계 안의 세포에 충분한 억제적 입력을 전달한다.

신경계가 성숙해지고 더 많은 신경원 간의 연결이 발달하고, 수초(myelin)가 성장함에 따라 다른 시스템에 대한 입력을 통해 감각계의 활동을 조절하는 능력도 발달한다. 이러한 내적 성장과 발전은 환경적 입력과 적절한 상호작용, 그리고 어떻게 그러한 상호작용이 일어나는지에 대한 이해를 더해가면서 보완되어진다(Purves et al., 2011).

발달 초기에 감각을 사용하여 행동을 조절하는 기술은 점점 개인의 특성을 갖게 된다. 한 사람에게 효과가 있는 것이 다른 사람에게도 반드시 효과가 있는 것은 아니다. 한 어머니는 가슴을 가까이 대고 접촉하는 것이 아기를 진정시키는 유일한 방법이라는 것을 일찍부터 알게 된다. 흔들고, 튕기고, 두드리는 것은 모두 아기가 안정을 취하는 데 도움이 되기보다는 오히려 아기의 동요를 증가시키는 것 같다. 조용히 깨어 있는 동안에는 이 아기는 후자(흔들고, 튕기고, 두드리기)의 입력을 즐기지만 화가 나면 상황을 악화시킬 뿐이다. 또 다른 어머니는 아기를 가볍게 흔들어 주는 것이 아기를 진정시킬 때 포옹하는 것보다 더 필요하다는 것을 알게 되었다. 이렇게 서로 다른 감각들은 이 두 아기의 각성과 불안을 조절하는데 도움을 준다. 이것은 Michael에게도 마찬가지였다. 그는 촉각 입력이 편안하기 보다는 불편해 하였다. 촉각 입력을 해석하고 조절하는 능력이 손상되었기 때문이다. 반대로 그는 움직임과 고유수용성 감각에 의해 그가 안정된다는 것을 알았다.

이 개념을 더 자세히 설명하기 위해 미끄럼을 타고 있는 아동의 예를 통해 설명하고자 한다. 우리는 매우 흥분하는 한 어린이 Beth를 보았다. 그녀는 몇 분 동안 미끄럼틀 바닥으로 내려오면서 다시 계단으로 뛰어 올라가 쳇바퀴 돌 듯이 뛰어다녔다. 이것은 그녀의 에너지를 끌어올리는 것으로 여겨졌다. 그러나 그 아동은 미끄럼틀에서 내려와 다시 미끄럼틀을 탈 때마다 더 흥분하였고, 더 힘들어 하였다. 다시 계단으로 돌아올 때마다 점점 협응이 잘 안되다가 마침내 계단을 올라가는 길에서 미끄러지면서 실패하여 소리를 질러댔다. 그녀가 진정을 하고 다른 활동을 하기 위해서는 보호자가 그녀를 달래주어야 했다.

반면 Sam은 앉아서 보고만 있었고 다른 활동을 하거나 미끄럼틀로 다가갈 기미가 보이지 않았다. 보호자가 그 아동을 미끄럼틀로 데리고 가서 올라가

증거

Bar-Shalita와 Cermak(2016)은 일반인의 비전형 감각 조절(Atypical Sensory Modulation, ASM)과 심리적 고통(예: 불안) 사이의 상관관계를 연구하였다. 그들은 비전형 감각 조절을 단일 또는 다중 감각 입력에 대한 반응을 조절하는 능력에 부정적인 영향을 미치는 감각 처리 문제로 정의하고, 과잉 반응, 과소 반응 또는 감각 추구로 나타날 수 있다고 하였다. 연구 참가자들은 정신 질환을 진단 받았거나 가족력이 없는 성인이었다. 참가자들은 저자가 개발한 감각반응 설문(Sensory Responsiveness Questionnaire-Intensity Scale) 검사를 받았다. 감각 반응 설문 검사 완료 후, 참가자 그룹은 감각 반응 설문 검사를 통하여 ASM(SRQ-IS 평균에서 2SD 이상, 전체 그룹의 12.75%, n=26)그룹과 비교그룹(SRQ-IS의 컷오프 범위 내에서 득점(평균±2SD, n=178)으로 분리되었다. 모든 참가자는 정신건강진단 도구인 단축형 정신진단검사(Brief Symptom Inventory: BSI)를 받았다. 신체적인 건강과 관련하여 삶의 질(QoL)을 알아보기 위해 Short Form-36 검사도 하였다. 연구자는 비전형 감각 조절을 가진 성인이 비교 그룹보다 심리적 증상을 더 많이 가지고 있음을 발견했다. 점수는 두 그룹 모두 일반적인 범위 내에 있지만 연구자는 비전형 감각 조절 그룹이 전반적으로 증상을 더 많이 가지고 있다는 결과는 미래에 위험 요소가 될 수 있다고 하였다. 비전형 감각 조절 그룹은 신체 건강과 관련된 삶의 질에 대한 결과가 상당히 낮았으며, 연구자들은 이와 비교하여 그렇지 않은 비교 그룹보다 QoL이 '취약'하다고 하였다. 최종 분석에서 연구자들은 비전형 감각 조절의 삶의 질에 대한 결과가 심리적 고통을 예측한다고 하였으며, 심리적 고통이 그 자체가 건강한 정신 상태에서 다른 정신질환 발병에 대한 위험 요소가 될 수 있다고 하였다. 이러한 결과는 비전형 감각 조절과 감각 조절장애도 나중에 정신질환 발병에 대한 위험 요소로 간주될 수 있음을 보여준다. 따라서 조기 식별 및 개입이 가장 좋은 방법일 수 있다.

일반인의 비전형적 감각 조절과 심리적 고통, Bar-Shalita, T., & Cermak, S. A.(2016), *미국작업치료학회지, 70, 1-9.*

는 것을 도와주고 처음에 미끄럼틀에서 내려오는 것을 보조해 주었다. 그러자 그 아동은 미소를 지으며 다시 보호자를 쳐다보았다. 그 다음 Sam은 혼자 올라가서 혼자 미끄러져 내려왔다. 그 뒤로 5~6번 더 하고 나서 미끄럼틀 놀이를 중단하고 다른 방에서 블록과 차를 가져와 놀기 시작하였다.

미끄럼타기 활동에서는 두 아동의 각성 수준을 증가시켰으나, 이 입력은 그들의 행동에는 아주 다른 조절적 영향을 미쳤다. Beth에게 미끄럼틀은 재미있었지만, 오랫동안 미끄럼틀을 타면서 혼란스러웠다. 그녀의 행동을 통해, 우리는 지속적으로 전정감각과 고유수용성 감각을 자극하면, 적절한 환경적 상호작용의 수준을 넘어서게 되어 그녀의 각성 수준이 올라간다는 것을 추측할 수 있다. 그녀는 다른 감각 입력을 통해 각성을 내리는 것이 필요했다(즉, 보호자가 안정감 주기). Sam의 경우는 미끄럼타기가 각성을 증가시켰다. 이 활동을 통해 각성 수준을 증가하여 감각탐지력이 증가되었으며 이것은 적절한 환경적 상호작용을 위한 그의 능력을 향상시키는데 필요한 것이었다.

요점

- 감각 조절은 세포 수준과 행동 수준에서 고려되어야 한다.
- 세포 수준에서의 조절은 신경 수용체에 대한 신경전달물질의 작용을 포함한다. 이러한 행동은 감각 신호가 전달되는 것을 억제하거나, 신호 전달을 지원하기 위해 수용체를 자극하거나, 신호를 조절하는 역할을 할 수 있다.
- 우리는 세포 조절이 반영된 행동 결과를 본다. 적절한 세포 조절은 적응적 환경의 상호작용과 의미 있는 작업에 참여하는 것을 촉진한다.

감각 조절장애
Sensory Modulation Dysfunction

조절: "(무언가) 균형 또는 적절한 양으로 존재하도록 변경하거나 조절하다"(Merriam Webster Online, 2015). 감각 조절장애는 조절이 너무 적거나 너무 많아 이 균형 과정의 어려움을 보인다. 감각통합적인 중요한 관점에서 보면 "… 이것은 개인의 세계(예: 문화, 환경, 작업 및 관계)의 외부 환경적 요구와 개인의 내적 특성 사이의 불일치이다"(Hanft, Miller, & Lane, 2000, p.1)라고 정의하고 있다. 감각 조절장애는 최근 연구자들에 의해 약간 다르게 설명되고 있다. 이 장에서는 이러한 정의들을 살펴보고자 한다.

간단하게 살펴본 역사적 관점
A Brief Historical Overview

Ayres는 이미 1964년에 촉각 방어를 설명하면서 과잉 행동 및 집중력 장애를 연결시켰다. 그녀는 촉각 방어의 특징을 보호 체계와 구별 체계 사이의 불균형으로 설명했으며, 촉각 방어의 결과로 촉각에 불편함을 느끼고 도피하려고 한다고 하였다. 그녀는 또한 촉각적 방어가 다른 체계의 방어와 결합하여 나타날 수 있다고 제안했다(Ayres, 1972). 이 이론은 Knickerbocker(1980)에 의해 확장되었으며, 그녀는 하나 이상의 감각계에서의 감각 입력에 대한 무질서한 반응을 설명하기 위해 **감각 방어**(sensory defensiveness)라는 용어를 사용하였다. 구체적으로 그녀는 후각(O), 촉각(T), 청각(A)을 연관시켰고 이를 'OTA 3인조(triad)'라고 불렀다. 이러한 감각 방어를 가진 아동은 지나치게 활동적이며, 지나치게 수다스럽고, 주의가 산만하고 조직화가 잘 안되는 것이 특징이다. 또한 들어오는 감각 입력의 과도한 억제와 감각 각성의 미숙한 조절로 인해 무질서하고 미성숙한 행동을 특징으로 하는 감각 정지 상태(sensory dormancy)를 설명했다. 감각 정지 상태는 후각, 촉각 및 청각계에서 관찰될 수 있다. 그녀는 감각 정지 상태를 경험하는 아동은 조용하고 순응하는 것이 특징이라고 설명했다. 이러한 감각 방어와 감각 정지 상태는 여러 다른 이론가와 연구자들에 의해 추가로 연구되었다(Cermak, 1988; Lai, Parham, & Johnson-Ecker, 1999; Royeen, 1989; Royeen & Lane, 1991). 연구자들은 감각 방어와 감각 정지 상태는 하나의 연속체를 형성하는 것처럼 설명하였지만 이 관계를 뒷받침하는 충분한 증거가 발견되지 않았다. 임상가들은 촉각 방어를 포함한 장애의 하위 범주에 대해서도 연구하였지만(중력 불안, 냄새와 맛, 소리, 빛에 대한 방어) McIntosh, Miller, Shyu, & Hagerman(1999)의 연구는 일반적인 기본 감각 조절장애를 제안했다.

다른 저자(Dunn, 1997, 2014; Parham & Mailloux, 1996; Wilbarger & Wilbarger, 1991)들은 감각 조절이 하나의 연속체 개념 보기보다는 다차원적이라고 지적했다. 이들에 따르면 문제는 아동이 감각에 대해 항상 과민 또는 과소 반응을 보이는 것이 아니라, 그들의 행동이 충분치 않은 조절을 반영하고, 그것이 다양한 결과들로 나타난다는 것이다. 과소 반응과 과다 반응 사이의 아동은 환경에 적응하며 환경과의 상호작용을 이룰 수 있는 적절한 수준의 조절이 이루어짐을 나타내는 중간 지점을 아동이 찾기 어렵다는 것을 나타낸다. 그 결과로 인한 행동들은 중추신경계 내에서의 상하수직적 정보전달을 반영하는 주의집중, 각성 수준, 정서적 안정성, 인지처리과정에 영향을 미친다.

Miller, Anzalone, Lane, Cermak 및 Osten(2007)은 감각 조절을 전반적인 감각통합 및 처리 손상의 한 구성요소로 보고 감각 처리의 질병분류를 제안했다. 이 모델은 Ayres 등이 제안하고 논의한 것과 유사하며, 조절장애는 감각 입력의 정도, 특성 또는 강도를 처리하는 어려움을 반영하여 적절한 방식으로 환경적 기대 및 요구에 대응하지 않는 행동을 초래한다. 과민 반응과 과소 반응의 범주를 설명하자면, 감각 과민 반응(SOR)이 부정성, 공격성,

충동성에서 회피 또는 수동적인 행동을 보일 수 있고 교감신경계(SNS) 활성화와 관련이 있다. 교감신경계는 그 자체로 싸움–도피 및 경직 반응이 특징이다(Miller et al., 1999; Miller et al., 2007). 또한 감각 과소반응(SUR)은 전형적인 강도와 지속적으로 들어오는 감각을 인식하지 못하는 것으로 확인되었으며, 감각 입력을 무시하거나 알아차리지 못하는 것처럼 보일 수 있다. 1997년 Dunn이 제안한 모델과 일치하는 감각 추구(sensory seeking)도 포함되었다. 감각 추구가 나타나는 아동은 감각을 갈망한다(예: 복도를 걸어갈 때 지나가는 길의 모든 표면을 치는 것). 감각 추구는 조절장애로 강렬하고 지속적이며 비정상적인 입력 또는 비정상적인 욕구로 간주된다. 저자는 전형적인 조절을 가진 아동도 감각을 추구할 수 있음을 인정했다. 예를 들어, 소파에 올라타거나 뛰어내리는 법을 배운 어린 아이는 이 동작 패턴을 여러 번 반복하고 착지하는 강도가 더 할수록 재미있어서 웃는다. 그러나 이 아동은 곧 다른 놀이로 전환할 것이다. Miller와 동료들은 감각조절 하위 유형들을 계속 연구하였다. 새로 개발된 도구인 Sensory Processing 3 Dimensions을 사용하여 동일한 세 가지 하위 유형(SOR, SUR 및 SS)을 입증했다(Schoen, Miller, & Sullivan, 2014, 2016). 더 자세한 정보는 15장(감각통합 연구의 발전: 임상 기반 연구)에서 확인할 수 있다.

Dunn(1997, 1999)은 행동의 반응과 신경학적인 역치를 연결하는 모델을 제시하였고 최근에 업데이트(Dunn, 2014)하였다(그림 6–3). 저자는 신경학적 역치와 관련된 것과 자기 조절과 관련된 것 이 두 가지의 연속성을 설명하였다. 또한 이 연속체의 교차와 상호작용을 반영하는 4가지 감각 처리 패턴인 등록 불량(poor registration), 감각 추구(sensation seeking), 감각 회피(sensation avoiding) 및 감각민감(sensory sensitivity)을 정의하였다. 감각 등록(sensory registration)의 불량은 높은 신경학적 역치와 수동적인 행동이 특징인 감각 조절 결핍으로 정의된다. 이러한 처리 패턴을 가진 아동은 이

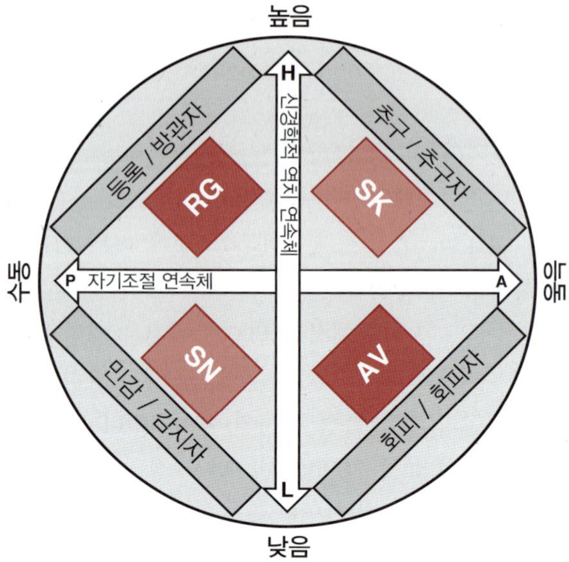

그림 6–3 신경학적 역치와 행동반응을 연결하여 설명하는 Dunn의 개념적 모델.

용 가능한 감각에 덜 반응하고 감각 입력이 누락된다. Dunn은 이러한 패턴을 가진 사람들을 방관자(bystanders)라고 불렀다. Sam의 환경적 상호작용은 환경과 활동을 통해 이용할 수 있는 감각에 대해 덜 민감하게 반응하였다. 따라서 그는 환경에 적응하기 위해 많은 입력이 필요하였다. Dunn의 용어를 사용하여 Sam을 평가하면 감각 입력에 대해 높은 신경학적 역치를 가지고 있고, 수동적 자기 조절에 의존한다고 할 수 있다. 높은 신경학적 역치와 적극적인 자기 조절이 결합되면 일상적으로 사용할 수 있는 것보다 더 큰 강도, 빈도 또는 지속적으로 감각을 얻으려는 아동 즉 감각을 추구하게 된다. Michael은 다른 감각 조절 패턴으로 구별할 수 있을 것이다. 이 아동은 환경과의 적절한 상호 작용을 허용하기 위해서는 강렬한 전정 및 고유수용성 감각이 필요하다. 이러한 패턴은 Dunn의 모델에서 보면 낮은 신경학적 역치를 보인다. 낮은 신경학적 역치와 수동적 자기 조절을 연관시키면 예민함(sensitivity)이 생기는 반면, 낮은 신경학적 역치와 능동적 자기 조절은 회피(avoiding)하는 결과를 보인다(Dunn, 2014).

비교적 최근에 연구자들은 감각 조절장애, 감각에 대한 생리적 반응 및 행동 간의 연관성을 연구하기 시작했다. 아직까지 좀 더 설득력 있고 통합된 모델이 나타나지 않았지만 몇 가지 흥미로운 특징들이 확인되었다. 첫째, 자폐스펙트럼 장애(ASD) 및 주의력 결핍 과잉 행동 장애(ADHD)와 같은 진단을 받은 어린이에게서 감각 조절장애가 확인되었지만(Cheung & Siu, 2009; Dunn & Bennett, 2002; Kern et al., 2007; Kientz & Dunn, 1997; Wiggins, Robins, Bakeman, & Adamson, 2009), 감각 조절에 결함이 있으나 확인된 동반 질환이 없는 아동도 있다(Ben-Sasson, Soto, Heberle, Carter, & Briggs-Gowan, 2013; Reynolds, Lane, & Gennings, 2009). 전기생리학적 연구 결과에 따르면 감각 과잉반응이 있는 아동은 자율신경계가 감각에 과도하게 반응하는 것으로 나타났다(Mangeot et al., 2001; Schoen, Miller, Brett-Green, & Nielsen, 2009). 또한 높은 불안도 감각 과잉반응과 관련이 있다(S. J. Lane, Reynolds, & Thacker, 2010).

감각 조절장애와 연결된 중추신경계

Proposed Central Nervous System Links to Sensory Modulation Dysfunction

감각 조절장애에 대한 최근의 연구는 신경학적 상관관계를 이해하는 내용을 기반으로 발전되었다. 대부분의 연구는 감각 과민 반응에 초점을 맞추었고, 자율신경계(ANS) 및 코티솔을 특징으로 하는 스트레스 반응과의 연관성이 연구되었다. 이 연구의 요약은 15장(감각통합 연구의 발전: 임상 기반 연구) 및 16장(감각통합 연구의 발전: 기초 과학 연구)에서 확인할 수 있다.

이론과 가설의 연결

감정반응, 주의력 및 각성 메커니즘, 감각 필터링과 관련하여 이전 섹션에서 저자는 중추신경계에서의 감각 조절 결함의 기본 메커니즘과 관련된 이론 및 연구에 대해 설명하였다. 이러한 연결은 다음 섹션에서 검토하고 관련된 연구 결과를 논의하고자 한다.

감각 조절과 변연계

우리가 일반적으로 변연계라고 부르는 구조와 감정 조절과의 연결은 단일 시스템이 아닐 수 있다(Bear, Connors, & Paradiso, 2015). 앞서 언급했듯이 임상가와 연구자들은 1960년대 초부터 변연계 기능과 관련하여 행동을 설명했으며 감각과 분명한 연관성이 있다고 하였다. 이 관계를 더 연구한 Royeen과 Lane(1991)은 감각 조절장애가 변연계와 시상하부(hypothalamus) 영역에 그 원인이 있을 것이라고 가정하였다. 이 가정의 이유는 변연계와 시상하부의 구조와 관련된 기능이기 때문이다. Restak는 '모든 정서적인 것들의 중재자'(Restak, 1995, p.18)라고 불리는 변연계가 세 개의 피질 영역(즉, 띠이랑(cingulate gyrus), 중격(septum), 해마주변회(parahippocampal gyrus)와 해마와 편도체(amygdala)의 회백질 영역(gray matter)을 포함한다고 하였다(그림 6-4). 그리고 일부 다른 과학자들은 시상하부를 이 구조의 구성물로 포함시켰다(예: Siegel & Sapru, 2015; 그림 6-4 참조). 이러한 시상하부는 신피질((neo) cortex)과 대상피질(cingulate), 그리고 해마, 시상하부 및 시상과 띠이랑(cingulate)의 상호연결을 통해 감정 표현을 통제하는 능력과 관련되어 있다(Bear et al., 2015). 변연계는 모든 대뇌엽(cerebral lobes)과 연결 섬유로부터 입력을 받고 다시 투사한다. 변연계 구조 사이에도 광범위한 연결을 갖는다. 변연계 영역은 시상하부 및 관련 영역과 밀접하게 연결되어 있어 체세포 및 자율신경계 활성화에 대한 시상하부의 영향을 조절하는 기능을 한다. 변연계는 학습과 기억에 중요한 역할을 한다. 그리고 먹고 마시는 행동, 공격, 성적 행동, 그리고 동기부여에 관여를 하며, 감정의 표현에도 관여를 한다(Siegel & Sapru, 2015). 감

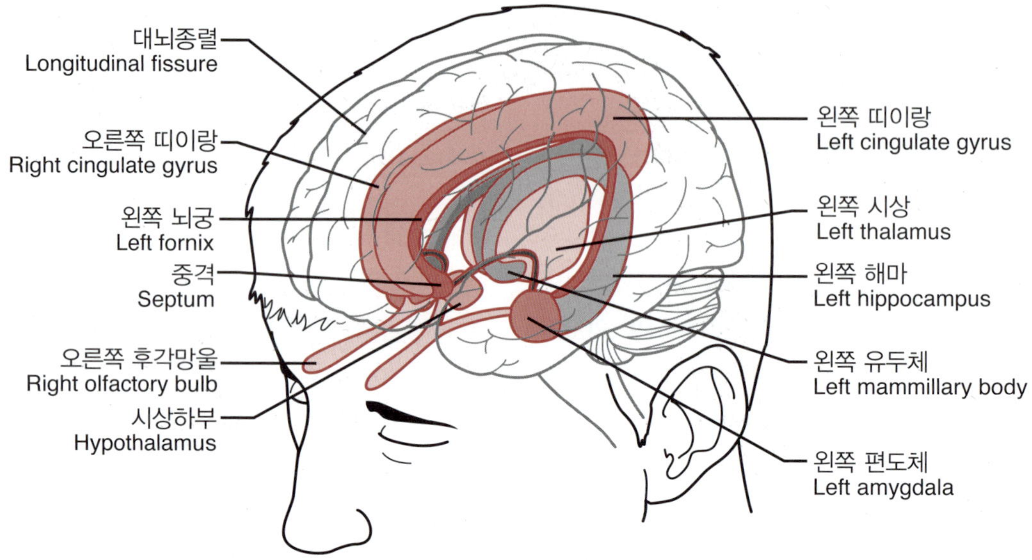

그림 6-4 뇌의 구조들의 그룹도 실제 시스템이라고도 할 수 없는 변연계(Limbic system). 뇌의 양쪽에 있는 amygdala, hippocampus, cingulate gyrus, septum, fornix, mammillary 포함한다. 시상하부(hypothalamus)도 이 시스템에 포함되기도 한다.

각 처리는 일부 변연계 구조의 특정한 기능이다. 따라서 변연계는 감각 조절장애와 많은 관련이 있다.

Royeen과 Lane(1991)은 변연계의 관련성에 대해 다음과 같은 제안을 하였다. (a) 정서적 또는 사회적 어려움을 가지는 이들이 종종 촉각, 감각 방어를 동반하는 것에 대한 설명을 제공하고 (b) 감각계 전반에 걸쳐 감각 방어 또는 감각 정지 상태를 설명하고 (c) 단일 감각계 또는 감각계 전반에 걸쳐 감각 방어와 감각 정지가 극과 극으로 이동하는 것 또는 일관성 없게 관찰되는 것에 대한 설명을 가능하게 한다.

변연계 구조에 대해 많은 이론적 논리가 논리일 뿐이었지만 점점 임상적 지지가 생기기 시작했다. 예를 들어, Miller와 동료(1999)의 취약한 X 증후군 아동을 대상으로 한 연구에서 취약한 X 증후군 아동과 연령 및 성별이 일치하는 대조군 사이의 감각자극에 대한 전기피부반응(EDR)의 차이를 보였다. 전기피부반응은 부분적으로 변연-시상하부체계(limbic-hypothalamus)에 의해 조절된다(Edelberg, 1972; Fowles, 1986). 취약 X 증후군을 가진 개인에 대한 추가 연구는 미상핵(caudate), 해마 및 시상과 관련이 있다는 것을 보여준다(Gothelf et al., 2008; Lee et al., 2007; Reiss, Abrams, Greenlaw, Freund, & Denkla, 1995; Reiss, Lee, & Freund, 1994; A. Schneider, Hagerman, & Hessl, 2009). Green과 동료(2013)는 fMRI를 사용하여 자폐스펙트럼 장애(ASD) 아동 중 감각문제를 동반하는 동안 변연계 영역(편도체, 해마 및 안와-전두엽 피질)과 일차감각피질에서 활성화가 증가되는 것을 확인하였다. 현재 이러한 연관성을 이해하기 위해 관련 연구가 지속적으로 이루어지고 있으며, 이를 통해 감각 조절의 차이와 변연계 처리 사이의 연결을 나타내는 증거를 점점 더 많이 확보하고 있다.

변연계 영역이 감각 조절과 관련될 수 있으므로 일부 구조와 관련된 기능들도 살펴보는 것이 좋다. 변연계에 대한 연구는 주로 동물 모델을 사용해 왔다. 항상 그렇듯이 동물연구를 통해 얻어진 것을 인간 신경계의 기능으로 비약시키는 것에는 주의를 기울여야만 한다.

중격영역(septal region)(그림 6-4 참조)은 해마와 시상하부 사이의 중계 역할을 하기 때문에 해마와 유사한 기능을 가지고 있다. 이것은 후각 및 변연계로부터 입력을 받고, 시상하부에 투사하는 것과 함께 섬유는 시상상부 및 기타 중뇌 영역으로 투사된다(Waxman, 2010). 중격(septum)은 자율신경계에 억제 영향을 미치고 환경 자극에 반응하는 역할을 하는 것으로 간주된다. 이것은 유기체가 환경의 모든 자극, 심지어 낮은 자극 값을 갖는 자극에 주의를 갖도록 한다(Isaacson, 1982). 따라서 정상적인 상태에서의 중격영역은 환경에 주의를 기울이고 성공적으로 환경과 상호작용하는 능력에 중요한 역할을 한다.

중격 부위의 병변은 많은 설치류 동물과 사람에 일시적인 감정의 과잉상태를 가져온다(Isaacson, 1982). 과하게 감정적으로 되면 통제능력이 떨어지게 되는데 동물실험에서 보면, 어릴 때 병변은 덜 심각함을 볼 수 있다. 또한, 병변이 있는 일부 동물은 과장된 방어반응을 보이며 통제, 가벼운 접촉(공기 퍼프), 막대기로 찌르기, 온도 변화, 빛 및 소리에 과잉 반응을 보이는 것으로 보고되었다(Donovick, 1968; Fried, 1972; Green & Schwartzbaum, 1968; Grossman, 1978; Olton & Gage, 1974). 이 과잉 반응은 운동활동의 증가로 인한 특징이다. 이 영역이 감각 과잉 반응(SOR) 및 종종 이와 관련된 '경계(vigilant)' 행동(모든 감각 입력에 주의)과 연결되어 있다고 가정할 수 있다. 앞서 소개한 Michael이 주의하기(attending)가 어렵다면 그녀의 감각 환경에서 모든 자극에 대해 지나치게 경계하는 것처럼 보이는 것과 더 관련이 있고 우리는 이 변연계 영역 내의 이 기능과 관련하여 고려해봐야 한다.

띠이랑(cingulate gyrus)(그림 6-4 참조)은 수많은 연결을 가지는 복잡한 구조이다. 띠이랑은 해마로부터 입력을 받기도 하고, 시상의 앞쪽핵(ant. nuclus)과 측두엽(temporal lobe), 전전두연합영역(prefrontal association areas)의 부분과도 상호연결을 가진다. 또한 시상의 등쪽내측핵(dorsal medial nucleus)으로 입력을 전송하는데, 이는 지각(perception)과 관련된 정서(affect)에 중요하다고 여겨지는 연결이다(Kingsley, 2000). 다른 변연계 구조와 마찬가지로 우리는 여전히 띠이랑과 관련된 다양한 생리적 기능에 대해 지속적으로 연구하고 있다. 정서조절(affect regulation), 내장 운동 제어, 반응 선택, 시공간 처리 및 기억 처리를 포함하여 여러 기능이 띠이랑 영역과 연결되어 있다. 또한 편도체와 협력하여 감각 입력에 감정적 특성이나 의미를 부여하는 역할을 할 수 있다.

Bear와 그의 동료들(2015)은 정서적 공격성을 위협적인 자극이 있을 때 동물은 자연스러운 **정서적 반응**(affective aggression)을 한다고 하였다. 예를 들어, 고양이의 경우 영토 내에 다른 동물이 있거나 새끼 고양이에게 위협될 때 이런 반응을 보인다. 이러한 분노와 관련된 정서적 행동은 편도체의 출력(out put)에 의해 강력하게 억제되고, 중격영역 및 기타 변연계 영역의 연결에 의해 촉진된다. 이것은 변연계가 정서적 분노 조절 역할을 하고 있음을 시사한다. 동물의 정서적 공격성을 감각 조절 결함이 있는 사람과 비유하는 것은 부적절하지만, 이러한 메커니즘의 연구를 통해 변연계가 환경적 입력의 결과로 행동을 조절하는 역할을 수행하는 것으로 정의하기 때문에 논리적 비유를 제공한다. 다시 Michael을 언급하면, 그는 '정서적 분노'로 간주되는 것이 무엇인지 보여주지 않는다. 대신, 그는 교사가 그가 받은 정보를 적절하게 처리하고 있는지 여부를 질문할 정도로 감각자극을 회피 경향이 있다.

편도체(amygdala)는 후각과 관련한 역할 외에도, 공포 조건화 및 감정 인식에서 매우 중요한 역할을 한다고 한다(그림 6-4 참조). Pribram(1975)은 편도체가 감각 입력에 대한 탐지와 파악에 대한 유기체의 능력에 중요한 기여를 한다고 하였다. 최근의 연구에서는 이 구조가 감정 표현, 특히 두려움, 분노, 슬픔 및 혐오의 인식과 관련되어 있음을 보여주고 있다(Siegel & Sapru, 2015). 편도체의 활성화는 불안과 두려움의 표현과 함께 증가된 경계

(vigilance) 및 주의(attention)와 관련이 있다. Bruneau, Jacoby과 Saxe(2015)의 최근 연구에 따르면 편도체를 다른 사람의 부정적인 감정 처리(감정적 공감)와 연결하였다. 또한 다른 사람의 육체적 고통도 마찬가지이다. 오래 전부터 편도체의 활성화는 고통스러운 입력에 대한 자신의 감정적 반응을 통제하는 것과 연관되어 있다고 연구되어 왔다. 편도체와 전두엽 피질 사이의 상호 연결은 감각 입력에 정서적 의미를 부여하는 메커니즘으로 작용할 수 있다(Siegel & Sapru, 2015). 편도체는 해마와 수많은 연결이 있고, 이 관계는 편도체 활동이 자율신경계(ANS) 기능에 영향을 줄 수 있도록 한다. 우리는 감각 조절장애와 관련된 회피 행동 중 일부가 편도체 내의 감각 입력에 대한 부정적인 감정 반응의 연결과 관련될 수 있다는 가능성을 고려할 수 있다.

또 다른 변연계 구조인 **해마**(hippocampus)(그림 6-4 참조)도 감각 조절에 영향을 미치는 것으로 가정하였다. 그러나 흥미롭게도 이 구조는 감정 조절과는 관련이 적고, 공간 매핑(mapping) 및 기억과 더 관련이 있어 이 구조가 감정 조절과 관련이 없다는 제안으로 이어진다(Bear et al., 2015). 해마는 많은 수의 섬유를 피질에 연결하는데, 이 구조와 관련된 기능에는 학습 및 기억, 공격적 행동(중격 영역 연결을 통해)의 매개, 자율 및 내분비 기능(시상하부 연결을 통해)의 조절을 포함한다(Siegel & Sapru, 2015). 이 구조는 기억을 단기기억에서 장기기억으로 이동시키는 기억 통합에서 매우 중요한 역할을 하는 것으로 간주된다. Siegel과 Sapru는 학습과정에서 감각 입력 처리가 손상되기 때문에 해마 병변으로 기억 통합이 손실될 수 있다고 가정하였다. 해마의 병변은 동물의 유전적 배경과 관련된 것으로 보이는 넓고 다양한 행동의 변화를 야기한다. 여기에서도 동물 연구를 인간에게 일반화하는 데에는 극도로 신중해야 한다. 해마의 병변은 동물이 새로운 과제를 지속하는데 실패하는 결과를 보인다. 동물은 쉽게 목적-지향적 과제(goal-oriented task)를 시작하지만, 목표를 성취할 때까지 지속하지 못한다. 특별히 '자유과제(open-field)'와 같은 검사를 하는 상황에서는 활동이 증가한다. 그러나 활동이 증가한 것은 탐색을 위한 활동이 증가하는 것과는 관련이 없다. 동물은 많이 움직이는 것처럼 보이지만 환경 정보를 효과적으로 사용하지 못한다.

마지막으로 감각 조절 과정에서 **시상하부**(hypothalamus)(그림 6-4 참조)의 역할을 추측할 수 있게 되었다. 시상하부는 변연계와 중요하고 상호적인 관계를 유지한다. 이것은 피질(편도체와 해마를 통해 처리된 정보)이 척수와 뇌간에서 입력받은 정보를 통합한다. 따라서 시상하부는 자율신경계(ANS) 메카니즘의 통제중추이다(Siegel & Sapru, 2015). 시상하부는 정서적 분노를 억제하기 위해 편도체에서의 출력이 외측 시상 하부에 투사된다고 언급하였다. 질병이나 부상으로 인해 이차적으로 발생하는 인간의 시상하부 기능 장애는 신체적 폭력과 공격 행동을 일으키게 한다(Bear et al., 2015).

따라서 변연계 및 시상하부 구조의 기능은 감각 입력을 조절하는 것이라고 할 수 있다. 이러한 구조는 환경의 자극에 주의를 기울이고 처리하며, 감각에 의미와 정서적 중요성을 부여하고 기억을 하도록 한다. 또한 변연계 영역의 기능 장애는 감각 반응성 증가, 감성 증가 및 공격적 행동과 같은 행동을 유발한다. 이러한 기능 및 기능 장애 지표 사이에는 감각 조절 장애 아동의 치료사가 확인한 지표와 어느 정도 유사점이 있다. 언급한 바와 같이 Michael은 감각 조절이 좋지 않은 몇 가지 특성을 보였다. 그러나 Michael의 경우, 변연계 기능과 관련이 덜한 주의력의 중재가 필요하다. 중요한 것은, 인간과 동물 사이에는 주목할 만한 차이점이 있으며, 추가 연구로 밝혀질 때까지는 이 둘 사이의 어떠한 추정도 가설일 뿐이다.

감각 조절과 각성

각성은 종종 깨어 있음(wakefulness)을 의미하며 의식(consciousness)에 관련된 신경생리학 교재에서 찾아볼 수 있다. 감각 조절장애에 대한 문헌은 각성과 연결된 용어(*각성(arousal)*, *과각성(hyper-*

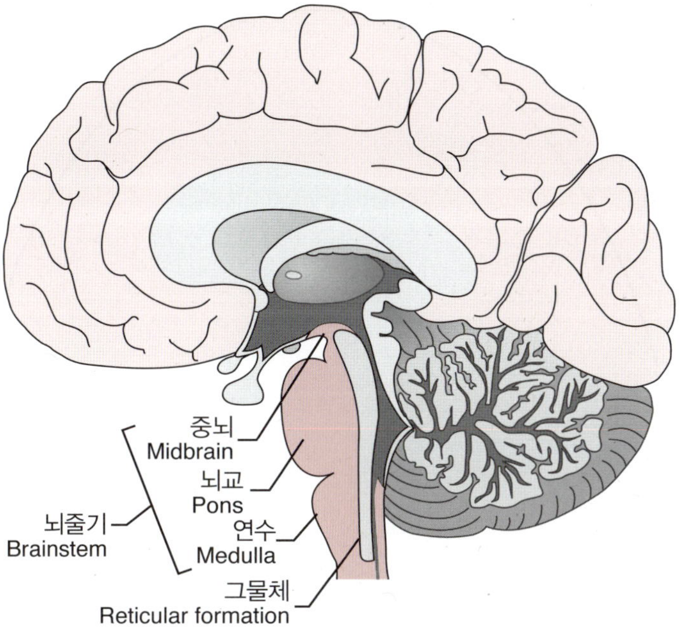

그림 6-5 뇌간(brain stem) 전체에 걸쳐져 있는 그물체(reticular formation)는 중추신경계 기능에 광범위하게 영향을 미치는 섬유(fibers) 및 핵(nuclei) 네트워크를 형성하며, 모든 감각 시스템과 뇌의 다른 영역으로부터 입력을 받는다. 원심성 섬유(efferent fibers)는 자세의 긴장도(postural tone)에 영향을 주며, 또 다른 연결은 각성 활동(arousal activity)과 의식(consciousness) 뿐만 아니라 내장, 자율 및 내분비 활동에 영향을 미친다.

arousal), *과대언어(hyperverbal)*, *조용함(quiet)*, *순응(compliant))*을 사용하여 행동과 관련한 감각 조절의 결손을 설명한다. 각성 또는 피질 활성화(cortical activation)는 그물체(reticular formation)의 기능이며, 이것은 감각 입력에 의존한다. 그물체에 의한 피질의 활성화(그림 6-5)는 개별 감각 시스템 경로를 통해 들어오는 감각 입력에 따라 피질 감각 뉴런에 의해 활성화된다. 그물체는 통증 경로의 억제에서 볼 수 있는 것과 같은 감소된 감각 반응과 관련이 있다(Siegel & Sapru, 2015). 따라서 이러한 설명은 감각 입력의 조절이 각성과 관계가 있음을 알려준다.

그물체는 뇌줄기에 널리 퍼져있는 분포된 시스템이다. 각성과 의식을 조절하는 역할을 하며, 모든 주요 감각 경로(sensory pathway)로부터 입력을 받고 각성 수준을 유지하기 위해 피질(시상핵을 경유하거나, 직접 피질로 가는)에 투사한다. 새롭거나 또는 신비로운 자극이 제시되면 그물체의 활동이 증가된다. 감각 입력을 제거하면, 그물체의 활성화가 감소되며 각성이 점진적으로 감소된다. 그러나 수면은 단순히 감각 입력을 제거한 결과가 아니다. 대신, 그물체 및 시상하부 영역에서 세포체와 여러 신경전달 물질 시스템 간의 상호 작용에 의한 것이다. 신기하거나 도전적인 자극에 반응할 때, 각성과 주의집중 그리고 동기를 위해 콜린성(cholinergic) 신경전달물질의 경로가 반응하게 된다. 히스타민(histamin)은 각성과 동기를 부여하는 역할을 하고, 세로토닌(serotonin)이 활성화되면 각성이 높아지고 수면을 감소시키는 역할을 한다.

감각 조절장애와 관련하여 임상가들은 적응적 상호작용을 위한 행동과 최적의 상태일 때 각성 수준 사이의 관계를 관찰해왔다. Michael을 생각해보면 그의 선생님은 그가 수업 중 토론에 참여하지 않았기 때문에, 그의 각성 수준에 대해 걱정했을 수 있으며 그녀는 그가 환경 정보를 처리하고 있는지 질문했다. Kimball(1999)은 적당한 각성은 이상적이고

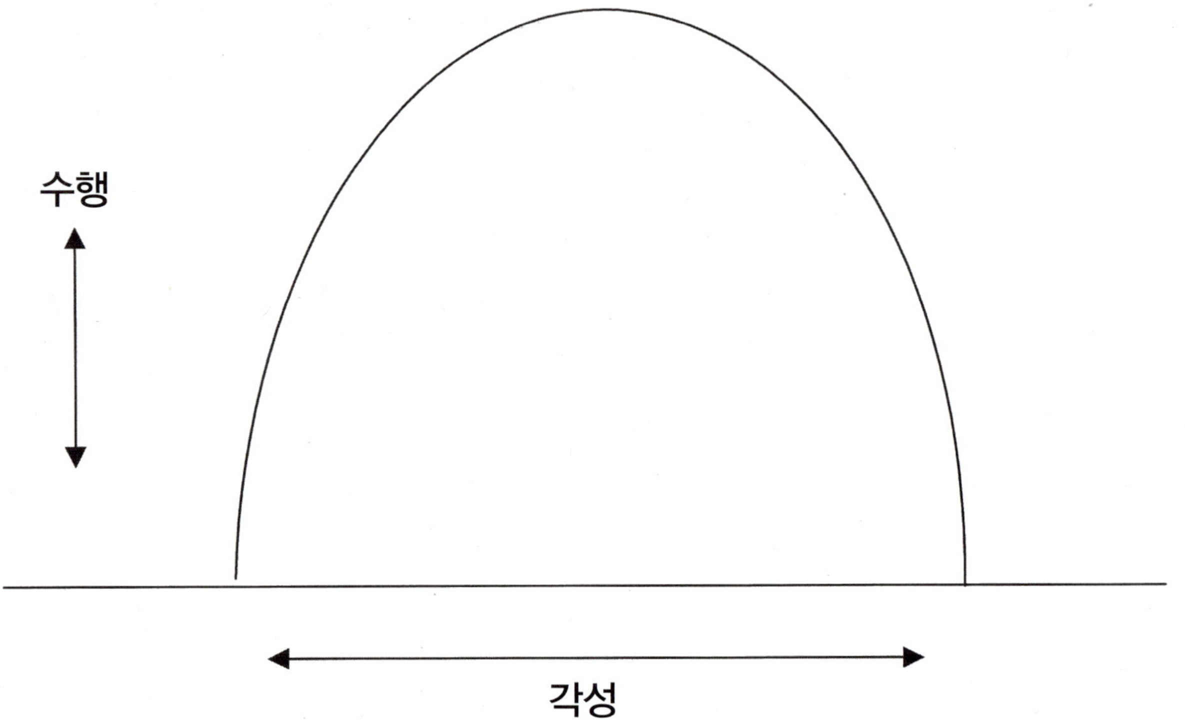

그림 6-6 각성과 수행 사이의 관계도.

적응적 환경과의 상호작용을 일으키지만 과도한 각성은 행동의 비조직화와 불안, 잠재적인 부정적 반응을 초래한다고 하였다. 각성의 최적 수준의 개념은 Hebb(1949, 1955)의 연구에 뿌리를 두고 있다. 우리는 최적의 각성에서 성과와 즐거움의 균형인 항상성을 유지하고자 한다(Kerr, 1997). 현재 그물체로에 대한 감각 입력이 각성을 조절한다는 것이 분명하지만, 연구자들이 자극의 강도가 수행과 관련되었으며 감각 입력의 강도가 각성 수준을 조절한다고 제안했던 몇 년 전에는 이것의 관계가 덜 명확했다. 이 두 가지 개념 모두 각성과 수행 및 감각자극 강도와의 관계를 도식화 하면, 거꾸로된 U 곡선을 그리는 것으로 나타났다. 이것은 그림 6-6에 제시하였다. 이후 Berlyne(1960, 1971)의 연구는 이 개념을 확장하여 각성 조절에 역할을 하는 다른 감각 특성을 포함하였다. 그는 최적의 각성은 변연계 및 자율신경계(ANS) 기능과 관련이 있으며 각성 수준의 정도와 "각성 능력(arousability)"은 개인차가 있을 수 있다고 하였다.

Kerr(1990, 1997)는 각성과 수행 간의 좀 더 복잡한 관계를 가지고 있다고 주장하였다. 각 개인이 각성이 긍정적인 것인가, 부정적인 것인가에 따라 즉, 각성을 어떻게 해석하는가에 따른다고 하였다. Kerr의 모델에서 개인은 증가된 각성이 즐거운 경험인지 아니면 불쾌한 경험인지에 따라 각성 추구 또는 회피가 된다고 하였다. Apter(1984)의 반전 가설(reversal hypothesis)에 따르면, 즐거운 것으로 여겨졌던 것이 불쾌하고 잠재적으로 불안을 유발할 수 있다고 하였다. 반전은 환경적 자극, 기대에 부응할 수 없는 것에 대한 우리 자신의 좌절, 또는 단순히 즐거움에서 지루함 또는 피로로의 전환이 일어날 수 있다(Kerr, 1997). 중요한 점은 활동으로 인해 각성이 높아질 수 있으며, 이는 즐거운 것으로 간주될 수 있다. 또한 높은 각성이 반드시 수행에 방해가 되는 것은 아니다. 수행은 각성과 그 각성 상태가 얼마나 즐거운지에 대한 우리 자신의 해석과 관련이 있다. Kerr가 이 이론을 사용하여 스포츠에서의 성과를 보여주었다. 이러한 역전 가설은 감각 조절장애를 가진 아동을 위해 흥미롭게 고려되어지고 있는데, 과소 반응(under-responsive) 및 감각 추구(sensory seeking)에서 과잉 반응(over-responsive) 및 감각 회피(sensory avoiding)로 전환하는 모습을 보인다. 다시 Michael을 생각해보면 그의 초기 중재에는 주의력과 정보처리 능력을 향상시키기 위한 움직임과 깊은 압박 및 휴식이 포함되었다. 이것은 Michael이 종종 낮은 각성을 보이는 것처럼 보였고, 그의 활동이 학습을 위한 최적의 각성 수준에 도달하는 데 필요한 감각 입력을 제공한 것이다.

감정적 경험과 관련된 두 가지 기본 차원인 유인가(또는 정서가, valence)와 각성에 대한 연구도 고려해 볼 수 있다. 유인가는 부정적인 감정에서 긍정적인 감정인 양극을 반영한다. 각성은 입력 강도에 따라 단극이다(Recio, Conrad, Hansen, & Jacobs, 2014). 긍정적 및 부정적 유인가와 높거나 낮은 각성 효과를 가진 단어를 사용한 최근의 연구에서 Recio와 동료들은 각성 효과에 관계없이 긍정적인 유인가를 유지하면 피실험자가 단어를 더 빨리 처리한다는 것을 발견했다. 그러나 감정적 효과는 극단의 유인가와 높은 각성 입력이 결합되었을 때 가장 강력했다. 이 연구가 특별히 감각 조절에 관한 것은 아니지만, 감각 입력이 강하게 긍정적(높은 긍정적 유인가)으로 인식되어 매우 자극적이며(트램펄린에서 매우 높이 뛰기, 빠른 타기, 빠른 속도로 진행되는 영화 감상), 수건으로 단단하고 빠르게 문지르기) 가장 강한 감정적 반응을 불러일으킬 것이다.

각성이 감각 입력의 하나의 기능이라고 하는 것은 잘 받아들여지고 있지만, 감각 조절과의 연결은 간접적인 것으로 보아야 한다. 임상가들이 '*과다각성*(over-arousal)'과 '*과잉 반응*(over-responsive)'을 혼용하여 사용한다고 하더라도, 분명히 각성과 조절은 같지 않다. 감각 입력에 과민 반응을 보이는 아동은 입력을 조절하는 능력에 제한이 있고, 이들은 종종 과다각성인 것을 발견한다.

지혜 실천

임상 연구 보고서에 따르면 감각 입력에 과다 반응을 보이는 어떤 아동들은 '감각 폐쇄 또는 닫힘(shout-down)' 양상을 보인다고 하였다. 이것과 관련하여 Kimball은 이것을 심박동의 불규칙, 혈압의 변화와 같은 자율신경계의 변화, '정상적으로 반응할 수 없는' 신경계의 변화를 말하였다(Kimball, 1976, 1977). 또한 Porges(2007)는 자율적인 닫힘(shoutdown)에 대해 보고하였는데, 이는 감소된 부교감 신경 억제 및 증가된 교감 신경 활동에 의해 나타난다고 하였다. Kimball은 환경 내에서 신기한 자극을 줄이는 것과 감각 입력의 강도와 다양성을 줄이는 것은 최적 수준의 각성을 위한 치료적 도구로 사용되어질 수 있다고 제안하였다(Kimball, 1999).

감각 입력에 대해 과소반응을 보이는 아동은 덜 각성된 것으로 보인다. 이 아동들에게 더 높은 각성 수준과 더 적응적인 환경과의 상호작용을 일으키기 위해서는 새롭고 강렬한 자극이 필요하다. 중추신경계(CNS) 기능과 감각 조절장애(SMD) 사이의 많은 잠재적 연결과 마찬가지로 이 영역은 계속 연구되어야 한다.

감각 조절장애와 신경전달물질

감각 조절장애(SMD)가 있는 개인에게서 신경전달물질의 잠재적 역할을 연구하고 있다. 그러나 우리가 주의해야 할 점은 감각 조절장애(SMD)와 관련된 행동이 중추신경계(CNS)의 어느 특별한 영역과 연관시키는 것에만 제한을 둔다면, 신경전달물질 시스템에 관한 것을 더 제한을 받게 될 것이다. 해부학적 구조와 마찬가지로 신경전달물질에 대한 연구도 주로 동물을 대상으로 하였다. 인간을 대상으로 한 약물 연구에서 신경계가 어떻게 손상되었는지 알 수 있다. 소변에서의 대사물질과 같은 말초에서의 측정을 통해 중추신경전달물질의 기능을 이해하는 것은 많은 전달물질들이 소변에서의 대사물질과 같이 말초에 또한 존재하고 있으며 이것이 중추 활동뿐만 아니라, 말초에도 영향을 미친다는 사실 때문에 이해가 더 어렵다고 할 수 있다. 세로토닌(serotonin, 5HT)은 아미노산 물질의 하나인 트립토판(tryptophan)으로부터 합성되는데 음식물을 통해 섭취되는 트립토판은 중추의 전달물질 수준에 영향을 미칠 수 있다.

중추에서 세로토닌의 양은 전체적으로 제한이 되나 사실상 뇌의 모든 영역이 세로토닌의 입력을 받는다(Bear et al., 2015). 이러한 광범위한 연결은 많은 중추신경계(CNS) 기능 및 많은 행동의 표현과 장애에 영향을 미친다고 할 수 있다. 실제로 세로토닌은 정신질환(즉, 주요 우울증, 계절성 정동 장애, 강박 장애)(Jaiswal, Mohanakumar, & Rajamma, 2015)와 자폐스펙트럼 장애(ASD), 조현병(schizophrenia), 잠재적 감각손상(potential sensory impairments), 그리고 운동손상(motor incoordination)(Kepser & Homberg, 2015)과 관련이 있다. 자폐스펙트럼 장애(ASD)와의 세로토닌 관련성은 동물 실험을 통해 자폐증과 유사한 행동(사회적 상호작용, 의사소통 및 반복적인 행동의 존재의 변화)과 관련이 있음을 볼 수 있다(Veenstra VanderWeele et al., 2012; Yang, Tan, & Du, 2014). 그러나 세로토닌 활성에 대한 신뢰할 수 있는 임상실험이 없기 때문에 이 정보를 정신 장애의 진단 및 치료에 활용하기가 어렵다. 여러 신경전달물질이 인식(perception)과 행동(behavior)에 관여한다는 것이 중요하다. 따라서 감각에 대한 모든 행동 반응을 단일 신경전달물질이 원인이 아니라는 것이다.

세로토닌계에 대한 지속적인 연구는 소리의 세기에 따른 소리 자극의 강도에 기반한 청각 유발 전위(AEP)의 변화를 측정하여 세로토닌의 역할을 보고하고 있다. 약한 세로토닌의 활성(강한 음량 의존성 반영)은 앞서 언급한 정신질환이 있는 개인에서 발견되었으며 선택적 세로토닌 재흡수 억제제(SSRI) 및 리튬과 같은 세로토닌계 약물로 치료한 후 호전되었다(Juckel, 2015). 연구자들은 이 결과와 다른 연구들이 청각 감각 처리에서 세로토닌과 관련이 있다고 제안한다.

흥미롭게도 Aron(1997)이 성격 특성으로 간주한 "감각 처리 민감도(sensory processing sensitivity, SPS)"는 세로토닌계의 유전, 특히 신경계에서 세로토닌 작용에 영향을 미치는 세로토닌 수송체의 유전적 변이와 병행한다(Homberg, Schubert, Asan, & Aron, 2016). 감각 처리 민감도가 있는 개인과 이 세로토닌의 변형이 있는 개인은 환경 입력에 더 민감하고 감정 장애가 발생할 위험이 있다. Homberg와 동료들은 세로토닌계에서 유사한 변이를 가진 동물과 감각 처리 민감도가 있는 성인에서 감각 및 주의 연결에 차이가 있어 더 강렬한 감각 처리와 과잉 자극에 대한 더 높은 민감성을 초래한다고 제안했다. 감각 처리 민감도와 세로토닌계의 변화 사이의 구체적인 연결은 아직 설명되지 않았지만, 이 연구자들은 동물 모델을 활용해야 하는 세로토닌계의 변화에 대한 연구가 감각의 민감도를 이해하는 데 유용할 수 있다고 제안했다.

인간의 행동과 관련이 있는 신경전달물질에 대한 연구는 흥미롭다. 사실, 신경전달물질이 모두 일종의 행동과 관련이 있다고 말하는 것이 안전할 수 있다. 그러나 이러한 연관을 짓는 것에 특별한 문제에 대해 알려지지 않은 요소들이 너무나 많은데 그것을 단순화하기에 어려움이 있다는 것이다. 앞으로 세로토닌에 대한 연구는 세로토닌과 연관된 행동과 감각 조절장애의 행동과의 연관성에 대해 연구가 필요하며 이후에 확실한 가설을 만들 수 있다.

스트레스와 조절

감각 조절과 변연계 사이의 관계에 주목할 만한 측면이 있다. 임상가들은 스트레스가 촉각 또는 감각 방어를 증가시킬 수 있다고 오랫동안 추측해 왔으며, 최근에는 이러한 주제 및 관련 주제에 대한 연구가 증가하고 있다. 위협적인 것으로 인식되는 상황은 우리 자신을 보호하기 위해 복잡한 신경생물학적 시스템을 활성화 시킨다. 이러한 시스템 중 하나는 시상하부–뇌하수체부신(hypothalamic–pituitary–adrenal, HPA) 시스템으로 코티솔의 분비를 일으킨다. 스트레스에 대한 HPA 반응은 시상하부의 심실주위핵(PVN)에서 코르티코트로핀(corticotropin) 유리 인자 또는 호르몬(of corticotropin–releasing factor or hormone, CRF or CRH)의 분비로 시작된다. CRH는 뇌하수체 전엽으로 이동하여 부신피질 자극 호르몬(ACTH)을 분비한다. 분비된 부신피질자극호르몬은 부신피질로 이동하여 코티솔의 분비를 유도한다(Bear et al., 2015). 스트레스에 대한 이러한 반응에 몇 분의 시간이 필요하다. 일단 방출되면 신체가 스트레스 요인에 대한 투쟁–도피 반응을 일으키는 데 도움이 되지만 코르티코트로핀(corticotropin) 호르몬의 방출도 억제한다. 종종 혈액이나 타액의 코티솔 수치는 스트레스 요인에 대한 생리적 반응을 보여주는 수단으로 측정된다.

스트레스 반응과 연결된 또 다른 시스템은 신경이며 시상하부의 뇌실주위 영역의 출력에 의해 매개된다. 스트레스에 대한 교감신경 반응은 심박수와 혈압을 높이고 포도당을 방출하며 장으로 가는 혈류를 감소시킨다. 이러한 반응은 말초에서 에피네프린과 노르에피네프린의 활동에 의존하며, 중앙에서 노르에피네프린 반응과 병행한다. 노르에피네프린의 중앙 방출은 뇌간 핵인 청반(locus coeruleus)에서 나오며 각성과 주의집중 및 경계(vigilance)를 증가시킨다(Gunnar & Quevedo, 2007). 모두 스트레스 요인에 대한 싸움, 도피 또는 도피 반응을 지원한다.

이러한 스트레스 반응 시스템은 편도체, 해마 및 전전두엽 피질 영역을 포함한 변연피질회로(limbic–cortical circuits)를 포함한다(Gray & Bingaman, 1996; Gunnar & Quevedo, 2007). Gunnar와 Quevedo(2007)는 편도체가 코르티코트로핀(corticotropin) 호르몬의 조절에 특히 중요하며 해마와 함께 전전두엽 피질이 스트레스 요인 및 위협에 대한 방어의 역할을 한다고 지적하였다.

Gray의 행동 억제 시스템(behavioral inhibition system, 1982)과 유사한 불안 시스템의 활성화는 회피 행동을 초래한다. 불안 시스템은 사건에 대한 기대가 부정적일 때 작동한다. 어떤 상황에서든 우리는 어떤 일이 일어날지에 대한 일정한 기대를 가지고 있다. 친구의 포옹은 기분이 좋고, 주사는 약간 아플거라고 예상한다. 그러나 친근한 포옹이 불편한 압박으로 바뀌거나, 주사가 이전에 경험하지 못한 불타는 느낌을 준다면, 우리의 기대가 실제 상황과 일치하지 않는다면 우리는 불안과 각성이 증가할 것이다. Gray는 예상과 실제 사이에 일치가 발생한 경우, 행동 억제 시스템이 활성화되지 않았고 일반적인 행동을 변경하지 않지만, 불일치가 발생하면 행동 억제 시스템이 활성화되고 행동을 제어하여 들어오는 자극에 대한 각성과 주의를 증가시켜 종종 불안이 유발된다. 이 시스템은 세로토닌 기능 및 중격해마 영역(septohippocampal region)의 활성과 관련이 있다(Gray, 1987).

감각 조절에 변연계가 관여한다는 개념을 받아들인다면 스트레스 행동은 감각 과잉 반응을 나타내는 역할을 한다고 할 수 있다. 들어오는 입력과 예상되는 입력이 일치하지 않으면 Gray의 행동 억제 시스템이 작동하여 감각자극에 대한 각성과 주의가 증가하여 방어반응이 나타날 수 있다. 그러나 이러한 감각 조절의 개념은 여전히 가설로 남아 있으며 더 많은 연구가 필요하다.

요점

- 변연계는 감각의 입력과 처리를 돕고, 정서적 감각과 기억에 관련된 중요한 기관이다. 변연계의 문제로 인한 기능장애는 감각 반응, 공격성 및 감정의 증가와 관련이 있다.
- 그물체는 감각 입력에 따라 각성 수준을 조절하는 역할을 한다. 최적의 각성은 활동에 의존적이며 자극의 강도에 영향을 받는다.
- 감각적 감각 폐쇄 또는 닫힘은 압도적인 환경에 대한 반응으로 감소된 부교감신경 및 증가된 자율신경계(SNS) 활성화의 원인이다.
- 세로토닌계의 기능 변화는 감각 민감도를 연구하는 연구자들에게 관심의 대상이다.

- 스트레스는 환경자극에 대한 행동반응을 조절하지만 이 관계를 완전히 이해하려면 추가 연구가 필요하다.

감각 조절장애
Sensory Modulation Disorders

앞서 언급했듯이 감각 조절장애는 다양한 감각영역에서 볼 수 있으며 다양한 방식으로 나타난다. 이 섹션에서는 체성감각 및 전정계 내에서 보다 일반적으로 인식되는 조절장애에 초점을 맞추고자 한다(4장, 감각계의 구와 기능 참조). 다른 영역의 감각에 대한 조절에 대해서도 간략하게 살펴보고자 한다.

이 첸터에서는 주로 감각 조절장애 아동에 대해 다루었다. 조절장애가 자폐스펙트럼 장애(ASD) 및 과잉행동 및 주의력 장애(ADHD)와 관련하여 확인되었지만 다른 진단이 없는 아동에서도 중요하게 다루어져 연구된 기록이 있다. Reynolds와 Lane(2008)의 연구, van Hulle, Schmidt 및 Goldsmith(2012), 그리고 Miller와 동료들(2012)의 연구이다. Reynolds와 Lane은 감각 과잉 반응이 있고 추가 진단이 없는 아동을 대상으로 연구하였으며, van Hulle와 동료들은 연구에서 감각 과잉 반응을 가진 아동의 50% 이상(n=970)이 또래의 아동에 비해 정신과 진단의 기준을 충족하지 못했다고 밝혔다. Miller와 동료들의 연구는 과잉행동 및 주의력 장애 아동과 감각 조절장애 아동 사이에 많은 부분이 일치하고 있지만, 감정과 주의를 반영하는 측정에서 그리고 행동 및 생리학적 감각 반응성에 분명한 차이가 있음을 나타냈다. 우리는 이 섹션의 끝에서 자폐스펙트럼 장애, 과잉행동 및 주의력 장애 그리고 조절장애의 공통점을 다룰 것이다.

촉각 방어 Tactile Defensiveness

중추신경계와 그 기능을 연관시키는 배경과 함께 특수감각 시스템과 관련된 조절장애를 살펴보고자 한다. 이 섹션에서는 *관찰 가능한 행동*과 제안된 *신경생리학적 연관성*에 대한 정보를 제공하고자 한다. 가장 자주 논의되는 것이 촉각 방어이다. 1964년에 Ayres는 촉각 방어, 산만함 및 활동 증가의 결함으로 구성된 임상 증후군을 설명하기 위해 부분적으로 Head(1920)의 관찰에 기초한 '잠정적 이론'을 제안하였다. 이러한 아이디어를 확장하여 Ayres(1972)는 두 개의 촉각 시스템을 이분법이 아닌 연속체 개념으로 설명하였다. 그들은 '연속체의 한쪽 끝에서는 방어가 필요하다고 해석하여 이에 반응하고, 또 다른 한쪽 끝에서는 반응을 구별해 내고 해석하여 이에 반응하는 하나의 연속체를 제공하는 것으로' 서로 상호작용한다고 하였다(p.214; 그림 6-7). Ayres는 촉각 방어는 방어의 필요와 구별(discrimination)을 위한 해석 사이의 불균형의 결과라고 가정하였다. 그녀는 원시적 판별(protopathic-epicritic) 연속체 개념에서 앞가쪽-뒤기둥(anterolateral-dorsal column) 연속체 개념으로 일반화하였다(Ayres, 1964, 1972). Ayres(1972)에 따르면 촉각 방어는 구별성 뒤기둥 안쪽 섬유띠(discriminative dorsal column medial lemniscal, DCML) 시스템이 전외측계(anteriolateral system)의 과다 활동으로 정상적인 억제가 일어나는데 실패해서 나타나는 것이라고 하였다. 따라서 가벼운 터치는 방어적이고 회피와 같은 행동과 강한 감정적 반응을 불러일으킨다. 또한 그녀는 다음과 같은 가설을 세웠다.

> 촉각 방어반응과 유해하지 않은 감각자극에 대한 방어적 반응들은 임펄스(impulse)의 통제를 감시하고 관리하기 위해 고안된 기능적 시스템에서 억제적 구성요소가 충분하지 않아서 나타나는 것이다. 즉, 보호와 생존을 위한 행동적 반응 시스템이 촉각 자극의 시간적, 공간적 질에 대한 반응을 하도록 고안된 시스템을 지배한다(Ayres, 1972, p. 215).

Ayres(1964)는 또한 스트레스를 받으면 교감신경계(SNS)에서 분비되는 아드레날린(epinephrine)이 촉각 방어반응을 일으키는데 그물체가 아드

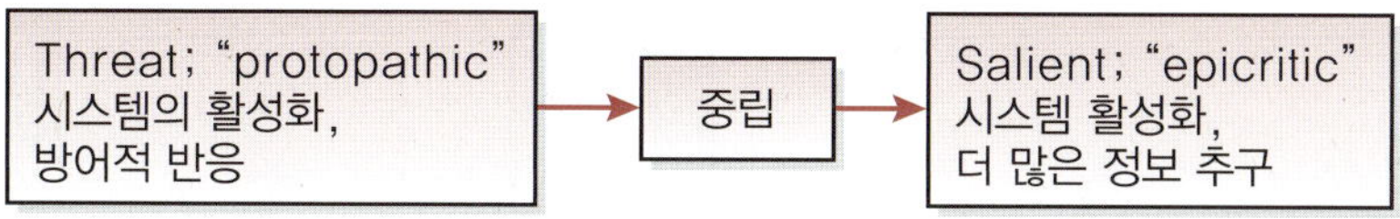

그림 6-7 Ayres가 제안한 protopathic(anterolateral) 경로와 epicritic(discriminative) 경로의 연속체로서의 기능. 접촉(touch)을 위협으로 인식하면 철수(withdrawal)나 공격(aggression)과 같은 보호반응(protective responses)이 활성화된다. 촉각(touch)에 대한 우리의 인식이 위협에서 중립을 넘어 그 다음으로 이동하면서 촉각을 사용하여 환경을 탐색할 수 있다고 설명한다.

레날린의 효과에 민감하게 반응하고, 뒤기둥 안쪽 섬유띠 경로(DCML)는 반응하지 않는다고 하였다. Ayres는 불안이 보호계의 우세에 대한 원인이 되기도 하고, 그 결과가 되기도 한다고 하였다. 더욱이, 보호계에 의해 오랫동안 통제받아온 아동은 적절한 환경탐색의 기회가 줄어들며 이것은 지각-운동발달(perceptual-motor development)이 지연되는 결과가 발생한다고 하였다.

이미 1972년에 Ayres는 Melzack과 Wall(1965)의 게이트조절이론을 통해 촉각 체계의 이원성(duality)에 대해 설명하였다. 그녀는 게이트조절이론이 촉각 방어의 개념적 모델을 제공하였다고 하였다. 즉, 이 이론은 척수의 후각(dosal horn)이 존재하는 '게이트(gate)' 신경원이 중추신경계에서의 임펄스 전달을 통제한다고 가정하였다. 이러한 게이트세포의 통제는 촉각 입력과 피질에 의해 영향을 받는다(그림 6-8). 일반적으로 입력된 촉각은 일반적으로 촉각-압력과 관련한 큰 A-베타 섬유에 의해 이동되고, 다른 촉각 입력들은 뒤기둥 안쪽 섬유띠 경로(DCML)에 의해 이동되며, 중추신경계는 게이트세포를 활성화시켜, 중추신경계로의 통증 전달을 막는다.

반대로 작은 A-델타 및 C(통증) 섬유에 의해 매개되는 입력은 게이트세포를 억제했다. 따라서 게이트세포가 억제되면 '게이트 열림'으로 인해 통증 자극이 전달된다. 중요한 점은 불안, 주의집중, 참여와 같은 피질의 영향과 같은 감각 입력도 게이트활동을 조정한다. 이들 모두는 게이트세포가 활성화(게이트 닫힘) 또는 억제(게이트 열림)되어 통증 전달이 진행될 수 있는지 여부를 결정하는 역할을 한다(Melzack & Wall, 1965).

Ayres(1972)는 특정(구별적) 촉각 및 고유수용성 자극의 제공이 뒤기둥 안쪽 섬유띠(DCML) 시스템을 활성화하여 접촉에 대한 보호반응을 차단하고 관련된 활동 및 주의 산만성을 감소시키기 위해 '게이트닫힘' 메커니즘을 활성화시켜, 촉각에 대한 보호반응을 차단시키고, 활동 수준을 증가하거나 산만해지는 것을 감소시킨다고 하였다. 더욱이 그녀는 방어반응을 유발하는 촉각 자극이 게이트세포를 억제하여 자극이 중추신경계로 전달되도록 하여 방어반응을 유발한다고 하였다. 뒤기둥(dorasl colum)에 의해 전달되는 심부 촉각-압력 및 기타 다른 감각은 게이트세포를 활성화하여 방어를 유발하는 자극의 전달을 감소시켜 방어반응을 감소하는 것으로 보인다. 이 가설은 또한 촉각 방어를 가지고 있는 아동의 반응에 영향을 미치는 이전의 자극과 기분 등을 설명하였다. 이런 요소들이 게이트에 대한 피질의 영향력을 감소시키는 구성요인들이 되며, 예로 스트레스 상황이 되면, 게이트세포를 억제하여, 방어를 유발하는 자극의 전달을 허용한다.

불행히도, 게이트조절이론 연구는 확인되지 않은 측면들이 있고, 이해하기가 어렵고, 논쟁의 여지가 있는 부분들이 있다. 예를 들어, 척수에서는 실제 게이트뉴런이 발견되지 않았으며 통증 전달 및 통증을 중추신경계에 영향을 미치는 큰 구심성 섬유의 작용 메커니즘이 다른 것으로 나타났다(Moayedi & Davis, 2013). 그러나 하행(desending) 중추에서 통증 조절이 존재하며, 뒤기둥(dorasl colum)의 자극이 통증 완화를 가져온다(Moayedi & Davis, 2013).

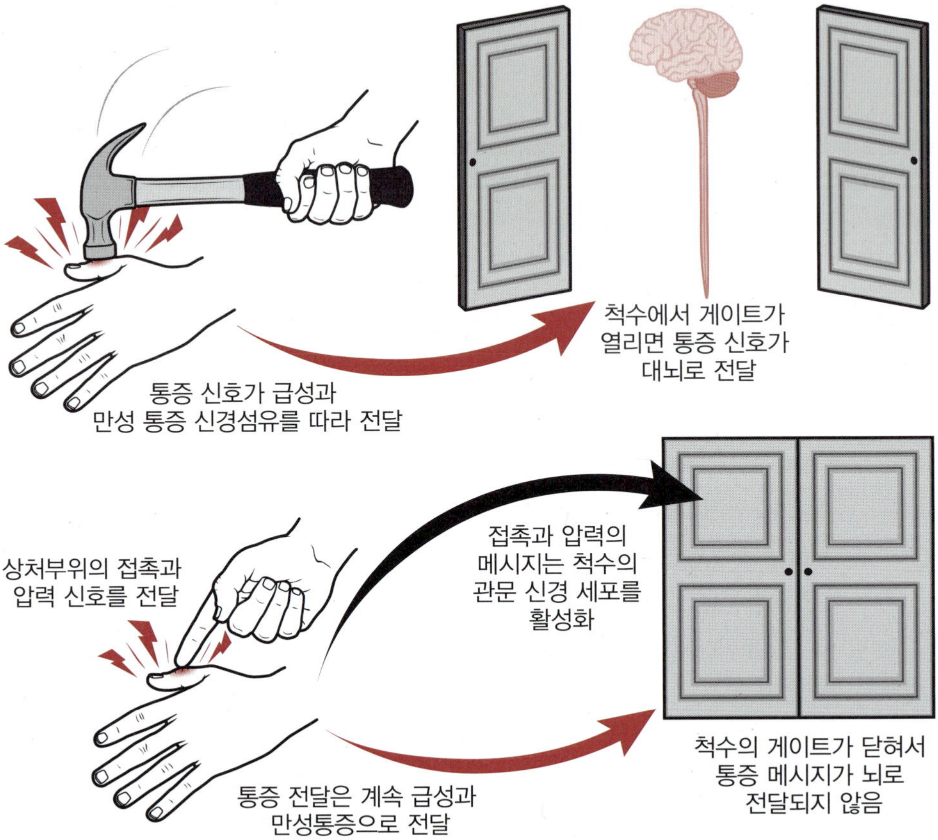

그림 6-8 Melzack과 Wall은 게이트제어이론(gate control theory)에서 척수의 게이트뉴런(gate neuron)이 통증 충동을 뇌로 전달하는 매개체 역할을 한다고 제안하였다. 게이트뉴런(gate neuron)은 전달되는 터치(touch) 또는 상위 뇌 영역에 의해 영향을 받는 것으로 이해하였다. 척수 수준에서의 게이트뉴런(gate neuron)은 확인되지 않았으나 이 이론은 통증 전달에 대한 이해의 기초가 되었다.

1983년 Fisher와 Dunn은 Melzack과 Wall의 게이트조절이론에 대한 관점을 포함하여 통증 조절 이론(pain control theories)에 대한 고찰을 발표하였다. Fisher와 Dunn(1983)의 중요한 공헌은 촉각 방어의 감소가 촉각 구별 능력을 향상시키는 것이 아니라 촉각 방어와 미숙한 촉각구별력이 촉각 처리 과정에서 별개의 분리된 문제이며 같은 연속체 상의 양쪽 끝에 존재하는 것이 아니라는 것을 강조하였다. 촉각 방어와 미숙한 촉각 구별 능력은 모두 분리되어 독립적으로 일어난다는 것이다(Fisher & Dunn, 1983).

이보다 1년 전 Larson(1982)은 촉각 방어는 억제가 잘 되지 않는 필터링 결함의 결과라고 가정하였다. 그녀는 높은 각성, 산만함, 촉각 방어는 부적절한 입력을 억제하는데 문제가 있는 촉각 방어를 가진 아동에게서 발견된다고 설명하였다. 이후에 Fisher와 Dunn(1983)은 촉각 방어가 있는 아동에게 '억제 부족(lack of unhibition)'이라는 용어를 사용하여, 촉각 자극을 조절하는 상위 수준의 중추신경계 구조의 기능의 문제를 설명하는 데 적절하다고 제안했다. 임상에서의 촉각 방어를 보이는 아동의 '억제 부족'에 대한 설명은 상위 수준의 영향이 적절하지 않다는 개념과 양립할 수 있는 것 같다. 따라서 그들은 촉각 압력(touch pressure), 고유수용성 감각 및 선형 전정자극을 통해 각성을 감소시키는 중재를 사용하는 것을 지지하였다.

Larson(1982)과 Fisher와 Dunn(1983)은 촉각 방어가 있는 아동에 대한 논의로 제한되었지만, 그들의 주장은 촉각 방어 외에 다른 감각 방어가 있는 아동에게도 쉽게 적용될 수 있다. 또한 Larson(1982)은 억제 부족으로 인해 촉각 방어가 발생한다고 강조했지만 실제로는 하행 메커니즘의 불균형이 너무 많은 억제나 너무 적은 억제를 야기한다고 설명하였다. '이 불균형은 촉각 및 기타 *다른 감각*에서 들어오는 자극을 감지하는 능력을 감소시킨다' (Larson, 1982, p. 592).

이러한 초기 가설들이 제시된 이후로 감각 과잉반응에 대한 많은 연구가 진행되었다. 이것은 16장(감각통합 연구의 발전: 기초 과학 연구)에 요약되어 있다. Mary Schneider와 동료(2009)의 연구는 영장류 모델에서 태아기 스트레스와 촉각 방어 사이의 상관관계가 있음을 제시하고 촉각 방어를 선조체 도파민(striatal dopamine) 활동에 있어 조절 문제로 보았다. 이러한 문제 제기는 Keuler와 동료들이 수행한 연구(2011)에서도 확인할 수 있다. 이와 같이 연구자들은 촉각과 청각에 대한 반응성(방어)이 유전적이고, 태아기 환경의 영향을 받으며, 부정적인 감정과 두려움과 상관관계가 있다는 것을 발견했다.

촉각 조절의 문제는 주의력결핍 및 과잉행동 장애 아동과 자폐스펙트럼 장애 아동에게서도 발견되었다. Parush와 동료들(2007)은 주의력결핍 및 과잉행동 장애 아동에서 볼 수 있는 촉각 방어가 중앙처리 메커니즘과 관련된 촉각 구별(tactile discrimination)의 문제와는 다르다는 것을 보여주었다. 이 연구는 감각 방어 및 감각 구별 메커니즘을 이해하는 데 도움을 주며 Fisher와 Dunn(1983)이 제시한 수정된 신경억제 가설을 지지하는 중요한 연구이다. 자폐스펙트럼 장애가 있는 아동에서 감각 조절의 차이가 관찰되었으며 개별 감각 영역을 검사할 때 촉각 및 청각 과잉반응이 주로 많았다(Tomchek & Dunn, 2007).

촉각 방어는 이와 수반되는 부적절한 행동 때문에 대부분 문제가 된다. 촉각 방어는 다음과 같은 의미있는 행동들로 나타난다.

- 접촉 회피(avoidance of touch)
  - 옷의 특정 스타일이나 질감(예: 까치작거리거나 거친)을 피하거나 반대로 옷의 특정 스타일이나 질감(예: 부드러운 소재, 긴 바지 또는 소매)에 대한 비정상적인 선호
  - 다른 사람과의 접촉을 피하기 위해 줄 끝에 서기를 좋아함
  - 얼굴을 만지는 것을 피하며 접촉을 통한 상호작용이나 예상되는 접촉을 피하는 경향이 있음
  - 신체 접촉을 포함하는 놀이 활동을 피하며 때때로 혼자 놀이를 좋아함
- 해롭지 않은 접촉에 대한 혐오 반응(aversive responses to non-noxious touch)
  - 안아 주거나 껴안았을 때 너무 싫어하거나 몸부림 침
  - 목욕이나 샤워, 손톱 자르기, 머리 자르기, 세수하기를 포함한 일상생활 활동에 대한 혐오감
  - 치과 치료에 대한 거부감
  - 핑거 페인팅, 반죽 또는 모래 만지는 것을 피하는 것을 포함하여 미술 재료에 대한 혐오감
- 해롭지 않은 촉각 자극에 대한 비전형적 정서적 반응(atypical affective responses to non-noxious tactile stimuli)
  - 팔, 얼굴 또는 다리를 가볍게 만지면 공격적으로 반응함
  - 물리적으로 사람들과 가까이 있을 때 스트레스 증가
- 친밀한 관계를 위한 접촉을 싫어하고, 회피하며, 부정적인 반응을 보임(Royeen & Lane, 1991, p.112)

이 목록에서 알 수 있듯이 접촉에 대한 방어는 잠재적으로 모든 직업과 역할 수행을 방해한다. 아동이 음식과 옷의 선택을 제한하고, 세수하기 및 머리

감기, 손톱 깎기와 같은 활동에 저항을 하면 기본적인 자기 관리(self care)가 힘들어진다. 모래를 피하거나, 맨발로 잔디 위를 걷기를 거부하는 등의 놀이 활동이 제한이 되는 것 또한 또래 또는 형제자매로서의 역할에 부정적인 영향을 미칠 수 있다. 매우 조용하고 교실에서 다른 사람들과 어울리지 않는 것처럼 보이는 Michael의 행동은 작업 참여를 어렵게 한다. 이러한 행동 및 기타 다른 행동은 교실에서의 활동을 방해하고 학습을 어렵게 만들 수 있다.

촉각에 대한 방어반응 행동 외에, 감각 환경을 조절하는데 필요한 이차적인 행동이 있다. 접촉에 대한 방어가 있는 아동은 적절하지 않은 감각 입력에 과다하게 활동하거나 산만함을 보이기도 한다(Ayres, 1965, 1966, 1969; Bauer, 1977). 여러 연구자들이 접촉에 대한 과민 반응이 주의력결핍 아동의 특성과 비슷하지만, 이 두 장애는 구별된다고 강조하였다(SJ Lane, Reynolds, & Thacker, 2010; Mangeot et al., 2001; Miller et al., 2012; Reynolds et al., 2009). 또한 Wilbarger와 Royeen(1987)은 촉각 방어가 불규칙한 감정 톤, 불안정, 개인 공간에 대한 극도의 필요성, 개인 관리 중단의 요인이 될 수 있다고 추측했다. Scardina(1986)는 촉각 방어가 친밀한 관계를 수립하거나 유지하는 능력을 방해한다고 가정했다. 따라서 촉각 방어가 있는 아동이나 성인은 많은 부수적인 경험을 한다.

촉각 방어는 의미 있는 행동들의 관찰을 통해 확인할 수 있다. 많은 아동은 그들의 얼굴을 씻고 손톱을 자르는 것을 싫어한다. 이러한 행동들이 오로지 촉각 방어 때문에 나타나는 행동이라고 말할 수 없다. 감각 방어의 모든 장애에서처럼 촉각 방어는 확실하고 일관성 있는 패턴이 있어야 한다(즉, 촉각에 대한 회피나 부정적 반응의 횟수가 충분해야 함). 촉각 방어와 함께 정서적 또는 감정적 상태를 고려하는 것도 중요하다.

전정감각과 고유수용성 감각 입력에 대한 회피반응과 과소 반응

Aversive Responses to Vestibular and Proprioceptive Inputs, Gravitational Insecurity, and Vestibular and Proprioceptive Under-Responsiveness

전정계는 감각정보의 중요한 조직 기관으로 여겨진다(Ayres, 1972, 1978, 1979). 전정계는 환경적 요구에 따라 몸과 눈의 움직임을 협응하도록 한다. 이것은 공간에서의 위치 및 자세를 인식하고, 안정적인 시야를 제공하여 신체적 및 정서적 안정성에 기여한다. Ayres에 따르면 중력과의 관계는 어머니와의 관계보다 더 인간의 안녕(well-being)에 기여한다고 하였다(1979).

Fisher와 Bundy(1989)는 전정감각 및 고유수용성 감각에 대한 과다 반응이 두 가지 방식으로 나타날 수 있다고 하였다.

> 전정-고유수용성 입력에 대한 *회피반응*은 메스꺼움, 구토, 현기증, 그리고 자율신경계(교감신경계) 자극으로 인한 기타 다른 불편한 느낌으로 특징지워진다. *중력 불안(gravitational insecurity)*은 공간에서 몸의 자세 또는 전정-고유수용성 자극으로 인해 발생하는 실제의 위험 또는 위협보다 더 많은 두려움이나 과도한 정서적 반응을 보이는 것을 말한다. 두 장애가 모두 잘 이해하기는 어렵지만, 두 가지 모두 전정-고유수용성 감각 입력의 과다 반응이나 조절 미숙의 결과로 볼 수 있다(Fisher & Bundy, 1989). 전정자극 또는 시각-전정감각의 충돌에 의해 멀미와 같은 문제가 일어난다는 증거가 있다(Baloh & Honrubia, 1979).

Ayres와 Fisher 및 Bundy의 연구에 근거하여 May-Benson과 Koomar(2007)는 중력 불안이 부적절한 전정소뇌 상호작용(vestibulocerebellar interactions)과 잠재적으로 감소된 전정안구 통합(vestibularocular integration)과 연결되어 예상치 못한 움직임 경험에 대한 각성과 공포 반응을 증가시킬 수 있다고 지적했다. 중력 불안이 있는 아동은 일상에서 느리거나 빠른 움직임을 경험하는데, 특히 수직에서 벗어난 머리의 움직임을 포함하는 관련된 경험을 두려워한다. 임상가들은 중력 불안을 가진 아동들이 작은 움직임도 실제보다 더 크게 느낀다고 보고했다. 이 장애가 있는 아동은 신체나 머리의 새로운 자세, 새로운 위치를 요구하는 활동을 두려워하고 특히 두 발이 바닥에 닿지 못할 때 두려움을 느낀다고 하였다. Fisher(1991)는 중력 불안정이 감각 갈등을 해결할 수 없고 신체의 부적절한 발달과 관련이 있다고 제안했다. 이 조절장애가 있는 아동이 그들이 경험하는 머리의 움직임에 대한 잘못된 판단을 하는 것으로 보이기 때문에, 중력 불안은 이 시스템 내에서의 구별 기능의 문제라고도 볼 수 있다. 다른 설명들도 제안되었는데, 고유수용성 감각이 전정감각을 조절하여 이로 인해 중력 불안의 문제는 고유수용성 감각의 비효율적인 처리 과정이라고 가정하였다(Ayres, 1979). 중력의 불안정으로 인한 두려움은 기본적이고 심층적이며, 정서 및 행동 발달에 영향을 줄 수 있다. 차에 오르고 내리거나, 계단에서 내려오는 것과 같이 겉보기에 단순해 보이는 이 과제들도 중력 불안을 가진 개인에게는 불안감을 준다.

이러한 개인에게 특히 그네에서 흔들리는 활동을 두려워하는데 특히, 뒤로 갈 때 두려워한다. 비행기를 탈 때, 뱃멀미를 할 때 느끼는 참기 힘든 혐오반응이나 회피반응이 있다. 움직임 후에 매우 불편함, 메스꺼움, 구토 또는 현기증을 느끼는 것은 세반고리관으로 입력되는 감각의 조절 실패로 인해 나타나는 것이다. 움직임에 대한 혐오반응은 시각, 전정감각 및 고유수용성 감각 사이의 감각 갈등을 해결하지 못해서 나타나는 결과일 수 있다(Fisher, 1991).

움직임에 대한 혐오 반응은 활동 중이나 활동 직후에 나타나는 것 같지 않다. 움직임에 대해 혐오적인 반응을 보이는 아동은 감각 입력을 해석하는 데 어려움을 보이며, 몇 시간 후에 부정적인 반응을 보일 수 있다. Fisher와 Bundy(1989) 그리고 Fisher(공개되지 않은 데이터)는 심층 인터뷰와 전정감각 테스트를 받은 개인에 대해 설명했다. 그녀는 시각-전정감각자극을 받은 후 '감각과부하(overload)'와 '감각 혼란(disorientation)'에 대해 설명하였으며, 아래의 내용에는 시각-전정감각 충돌에 대한 내용도 포함되었다. Fisher(1991)는 이 대상자의 반응을 다음과 같이 기술했다.

> 자극 후 약 3시간 후, 대상자는 머리, 팔, 다리가 몸에서 분리되어 허공에 떠 있는 느낌을 받기 시작했다. 평편한 표면을 걷을 때 표면이 울퉁불퉁하고 예측할 수 없는 표면을 걷고 있는 듯한 느낌을 받았다. 때때로 표면이 그녀가 예상했던 것보다 더 높게 느껴지기도 했고 때때로 더 낮게 느껴지기도 했다(p. 90).

따라서, 움직임, 고유수용성 감각 및 시각적 입력을 처리하는데 장애를 가지는 것은 개인의 내적 신체상에 매우 강한 파괴적인 영향을 준다. 이 경우 움직임에 대한 과소반응은 고유수용성 감각에 대한 과소 반응과 함께 나타나는데 Michael과 같은 아동에게서 이러한 반응을 볼 수 있다 Michael은 교실과 가정에서 적정 수준의 각성과 주의집중력을 얻기 위하여 움직임과 고유수용성 감각을 제공받으려고 이 감각들을 찾아다닌다.

임상가들은 과소반응성(under responsiveness)과 유사해 보이는, 고유수용성 감각과 밀접하게 관련된 감각 조절장애의 존재에 대해 깊이 고민하고 있다. 이 과소 반응성은 고유수용성 감각 입력을 잘 처리하고자 하는 행동으로 나타난다(Blanche & Schaff, 2001). 이러한 아동은 이러한 목적을 위해 치고, 때리고, 부딪치거나 떨어지는 행동을 한다. 그들은 상호작용에 있어서 매우 공격적으로 보이기도 하고, 움직임이 서툴러 보이기도 한다. Blanche와 동료들은 고유수용성 감각과 관련한 임상적 관찰을 위해 고유수용성 기능에 대한 관찰 도구를 개발하고 파일럿 테스트를 하였다(Comprehensive Observation of Proprioception, Blanche, Bodison, Chang, & Reinoso, 2012). 요인 분석을 통하여 네 가지의 고유수용성 요인(근육긴장도 및 관절 안정성, 고유수용성 감각 추구, 자세 조절, 운동 계획)을 추출하였다. 여기에서 고유수용성 감각의 추구는 고유수용성 감각 조절이 미숙하기 때문이라는 초기 이론을 지지한다. 이것이 특정한 장애인지 아니면 감각통합 문제의 다른 양상인지는 임상연구가 더 필요하다.

전정감각 및 고유수용성 감각 조절장애는 여러 가지 면에서 작업 수행(occupational performance)을 방해할 가능성이 있다. 일반적으로 전정감각 입력에 대해 과다 반응을 보이는 아동은 일반적으로 다양한 움직임을 회피한다. 공간에서 움직이는 것에 대한 두려움은 영아와 아동의 환경 탐색과 대근육 활동의 참여를 감소시킨다. 전정감각 조절이 미숙한 학령전기 아동은 운동장에서 놀이기구에 대한 긴장감과 불안감을 가지고, 거칠고 활동적인 놀이를 피하며, 자전거와 같은 것을 타고 달릴 때 쉽게 구토반응을 일으킨다. 학령기 아동은 놀이공원, 캠프, 스포츠활동을 회피할 수 있다. 전정감각 및 고유수용성 조절 미숙으로 공간에서 위치감각 저하 및 밀기, 충돌 및 넘어짐과 같은 행동이 유발될 수 있다.

다른 감각계에서의 감각 조절장애 Sensory Modulation Dysfunction in Other Sensory Systems

몇 년 동안 연구 중인 특정 감각 조절장애의 고전적인 사례 이외의 부가적인 연구가 검토되어지고 있는데, 행동 및 생리학적 증거에 청각 조절 결함에 대한 연구가 있다(Chang et al., 2010). 또한 임상 연구에 따르면, 시각에서도 과다 반응이 요인일 수 있는 감각 조절의 문제를 볼 수 있다. 청각 조절장애가 있는 아동은 딱딱한 표면에서 소리가 나는 식당이나 식료품점에 있을 때 귀를 가리는 행동을 보일 수 있다. 또한 어지러운 시각 환경에 과다하게 반응하는 경우에 교사와 책상에서의 작업에 주의를 기울이는 데 어려움을 겪을 수 있다. 많은 임상가들이 미각과 후각 민감성을 발표하고 있으며 일부 연구자들은 자폐 아동을 대상으로 명확한 연구결과를 발표했다(예: A. E. Lane, Molloy, & Bishop, 2014). 감각 조절장애에 대한 다양한 영역에서의 관찰은 McIntosh, Miller, Shyu, & Hagerman(1999)의 연구와 매우 일치하며 일반적인 감각 조절장애의 개념과도 잘 맞아 떨어진다. 이러한 감각계의 조절 결함으로 인해 행동에 대한 신경과학적 평가와 신경과학과 상관관계에 대한 연구가 필요하다. 감각 조절장애가 있는 클라이언트에 대한 중재는 12장(치료의 예술적 측면), 13장(중재의 과학: 이론을 통한 직접적 중재의 창조성) 및 14장(감각통합 이론 증류의 활용: 복잡성 이해)에서 찾을 수 있다.

동반질환을 가지고 있는 아동의 감각 조절장애 Sensory Modulation Disorder in Children with Additional Diagnoses

감각 조절은 "독립적인" 장애로 확인되었지만 자폐스펙트럼 장애, 과잉행동 및 주의력결핍장애와 같은 다른 신경 발달 장애와도 관련이 있다. 연구자들은 자폐스펙트럼 장애, 주의력결핍 및 과잉행동 장애 아동의 행동 및 참여, 스트레스 반응, 감각에 대한 자율신경계의 반응과 관련된 감각 조절을 연구하였다. 이러한 연구들을 간략히 살펴보고 더 많은 정보는 16장(감각통합 연구의 발전: 기초 과학 연구)에서 찾을 수 있다.

자폐스펙트럼 장애

자폐스펙트럼 장애가 있는 아동의 감각 조절은 과잉 반응과 과소 반응에 대한 문제로 복잡하다. 감각프로파일(SP)과 단축형 감각프로파일(SSP)은 감각 조절장애를 구별하는 데 가장 일반적으로 사용되는 평가도구이다. 감각프로파일은 자폐스펙트럼 장애가 있는 아동의 감각 조절장애를 구별하는 최초의 공식화된 평가도구이다(Kientz & Dunn, 1997). 이 초기 작업은 자폐증의 심각성과 관련이 있음을 보여주지 않았지만 나중에 여러 연구자(Baranek,

David, Poe, Stone, & Watson, 2006; Ben-Sasson et al., 2008; Kern et al., 2007; AE Lane et al., 2014; Watson et al., 2011)에 의한 연구를 통해 감각 조절의 차이가 자폐증 중증도와 상관관계가 있다고 밝혔으며, 일부 연구에서는 정신 연령과 상관관계가 있다고 밝혔다(Baranek et al., 2006; Leekam, Nieto, Libby, Wing, & Gould, 2007).

부적절한 감각 조절과 스트레스 반응 사이의 연관성도 확인되었다. 자폐증상이 있는 아동은 과잉행동 및 정서적 반응과 함께 감각자극 입력에 대한 교감신경 반응이 감소하는 것으로 나타났다(Schoen, Miller, Brett-Green, & Nielsen, 2009). 이후 연구에서는 감각자극에 대한 높은 반응과 결합된 높은 수준의 교감신경 활동 및 감각자극 입력에 대한 감소 반응과 결합된 낮은 교감신경 활동의 두 가지 반응 패턴을 제안하였다(Schoen, Miller, Brett-Green, Reynolds, & Lane, 2008). 또한 감각 과잉 반응은 자폐스펙트럼 장애가 있는 아동의 불안과 관련이 있다(Green, Ben-Sasson, Soto, & Carter, 2012). 자폐스펙트럼 장애에서 이 연결의 복잡성은 Corbett, Schupp, Levine 및 Mendoza(2009)에 의해 밝혀졌으며, 감각 처리의 일부 측면은 아침에 증가하는 코르티솔과 관련되는 반면, 다른 측면은 아침에 더 적은 코르티솔과 관련이 있다는 것을 밝혔다.

자폐스펙트럼 장애가 있는 아동의 감각 처리 차이가 특징적인 패턴을 보일 수 있다는 징후가 있다. 감각프로파일에서의 패턴은 자폐스펙트럼 장애가 있는 아동과 과잉행동 및 주의력 장애 아동 및 정상 발달하는 아동의 비교 시 다른 패턴을 보인다(Ermer & Dunn, 1998). 촉각과 미각 또는 후각에 대한 과잉 반응도 연구되었다(Wiggins et al., 2009). Ausderau와 동료들(2014)은 아동의 특성(예: 성별, 연령 요인 및 자폐증 중증도) 및 가족의 특성과 연결하여 다양한 감각 하위 유형을 확인했다. Lane과 동료들(Lane et al., 2010)은 자폐스펙트럼 장애가 있는 아동의 감각 조절 문제를 아동의 유형에 따라 특성화시켰다. 그들의 가장 최근 연구에서 언어성 지능지수, 자폐증의 정도, 연령 및 성별과 함께 감각프로파일 점수를 연구했다. 이 연구를 통해 감각 유형을 4개로 구분하였다. 확실한 감각 조절의 문제가 없는 감각 적응(sensory adaptive), 맛이나 냄새에 극도로 민감한 미각/후각 민감(taste/smell sensitive)과 청각이 좋지 않거나 소리감각을 추구하거나 과소 반응, 낮은 에너지로 인해 움직임에 대한 부주의를 보이는 자세 부주의(postural inattentive), 그리고 일반적인 *감각 조절문제(sensory modulation deficit)*가 4개의 감각 유형에 속한다. 흥미롭게도, 이 연구에서 연구자들은 자폐스펙트럼 장애 아동이 감각 조절에 문제가 없는 감각적응 그룹에 속한 아동들이 비교적 많다는 것을(37%) 발견하였다. 이 연구는 자폐스펙트럼 장애를 가진 아동이 최대 92%가 감각 조절의 문제를 동반한다는 결과와는 다른 결과를 보여주었다(참조 Tomchek & Dunn, 2007). Lane과 동료들은 이러한 결과가 샘플링의 차이의 결과일 수 있다고 제안하였다.

감각 스펙트럼 장애 아동의 감각 조절 문제의 차이는 기능(function)의 측면과도 관련이 있지만, 이러한 관계에 대한 명확한 설명이 필요하다. Baker와 동료들(Baker, Lane, Anglely, & Young, 2008)은 부적응 및 정서적 또는 행동 문제와 단축형 감각프로파일의 과소 반응 또는 감각 추구, 청각 필터링 및 낮은 에너지/약함과 관련이 있다고 제안하였다. 유사하게, 낮은 학업, 행동 및 감정적 수행은 촉각에 대한 민감성, 청각 필터링의 어려움, 과소 반응 또는 감각 추구와 관련이 있다(Ashburner, Ziviani, & Rodger, 2008). Dunn 모델에서 감각회피는 작업의 참여를 방해한다(Little, Sideris, Ausderau, & Baranek, 2014). Ben-Sasson과 동료들(2008)은 자폐스펙트럼 장애가 있는 어린 아동에 대해 조금 다른 접근 방식을 통해 세 개의 아동 그룹을 구별했다. 감각 프로파일을 통해 불량한 감각 조절을 나타내는 행동의 빈도가 높은 그룹, 낮은 그룹, 혼합된 그룹으로 나누었는데, 과잉 반응 또는 과소 반응이라는 감각의 반응에 상관없이 불량한 감각 조절을 나타내는 행동의 빈도가 아주 높은 그룹의 아동들이 부정적인 감정, 불안 및 우울 증상이 더 많은 것으로 발견되었다. 자폐스펙트럼 장애가 있는 취학 전 아동에 대한 최근 연구들은 감각 처리 패턴과 수용 언어 및 표현 언어 사이의 밀접한 연관성을 밝혀냈다. 이 연구(Tomchek, Little, & Dunn, 2015)에서 청각 또는 시각에 있어서 감각 민감도를 덜 보인 아동들과 낮은 에너지를 보여주는 범주에 속한 아동들이 언어 능력이 향상되었다는 결과를 보여주었다. 감각 추구로 인한 주의 산만함은 사회적 행동과 미세하고 통합적인 운동기술을 방해한다. 적응행동(adaptive behavior)은 촉각 및 움직임에 대한 민감도, 미각 및 후각의 예민함, 감각 추구에 의해 부정적인 영향을 받는다.

Baranek, Boyd, Poe, David, 그리고 Watson(2007)은 감각 조절장애를 구별하기 위한 평가도구를 개발했으며, 이는 부모보고식의 평가도구로는 평가가 충분하지 않을 수 있음을 시사한다. 그들의 평가도구를 사용하여 자폐스펙트럼 장애가 있는 아동의 감각 민감도 및 동반 장애를 평가하였고, 감각에 민감한 자폐스펙트럼 장애가 있는 아동들이 비슷한 정신연령을 보이는 발달지연 아동과 같이 감각 과잉 반응을 보인다고 하였다. 이들은 또한 그들의 연구 그룹에서 청각 입력에 대한 감각 과소 반응을 확인하였고, 감각 과소 반응은 자폐스펙트럼 장애가 있는 아동에게서 나타났으며(Ben-Sasson et al., 2009), 일부 아동의 경우 감각 과잉 반응과 병행하는 것으로 확인되었다(Ben-Sasson et al., 2007; Lane, Reynolds, & Thacker, 2010).

주의력 결핍 및 과잉 행동 장애

주의력 결핍 및 과잉 행동 장애 아동에서 감각 조절에 대해 연구되었으며 초기 연구에서는 주의력결핍 및 과잉행동 장애 아동과 정상 발달하는 아동 사이에 전체적으로 많은 감각의 차이가 있었다(Dunn & Bennett, 2002; Miller, Nielsen, & Schoen, 2012 Yochman, Parush, & Ornoy, 2004). 주의력결핍 및 과잉행동 장애 아동에서 청각, 촉각, 감정 및 행동 정보를 처리하는 데 어려움을 겪는 것이 특징이지만, 감각에 대한 적응 반응의 어려움, 감정적 반응, 부주의 또는 산만함과 함께 감각 추구를 나타내는 것과 관련된 명확한 증거를 위해서는 체계적인 연구가 필요하다(Ghanizadeh, 2011). 감각 조절의 문제는 행동의 문제와 관련이 있는 것으로 나타났다. 브라질의 Shimizu, Bueno, Miranda(2014)의 연구에서 이와 비슷한 연구 결과를 보고했다.

감각 과잉 반응이 일부 주의력결핍 및 과잉행동 장애 아동에게 나타났으며, 이러한 특징적인 반응은 이 장애를 구별하는 역할을 한다(Mangeot et al., 2001; Reynolds, Lane, & Gennings, 2009). 주의력결핍 및 과잉 행동장애 아동과 감각 과잉장애가 모두 있는 아동은 정상 발달을 하는 아동 또는 주의력결핍 및 과잉행동 장애는 있지만 감각 과잉 반응이 없는 아동들보다 더 큰 불안을 보인다. 그들은 감각자극 입력 후 더 높은 코티솔 반응과 비효율적인 교감신경의 회복을 보여준다(S. J. Lane, Reynolds, & Thacker, 2010; Reynolds et al., 2009). 좀 더 넓게 보면, 주의력결핍 및 과잉행동 장애 아동과 감각 조절을 가진 아동은 정상 발달하는 아동들 및 감각 조절장애가 없는 아동에 비해 교감신경 기능, 신체에 대한 불만, 적응력 및 불안이나 우울증의 측면에서 볼 때 차이가 있었다(Miller et al., 2012).

요점

- Ayres는 촉각 방어의 기초가 되는 신경과정을 통증 게이트이론과 관련하여 Melzack과 Wall이 정의한 과정에 비유했다. 척추 수준의 게이트뉴런은 확인되지 않았지만 심부 압박 입력에 의해 유도된 내림 통증 조절에 대한 증거가 있다.
- 촉각 방어와 관련된 많은 행동은 환경을 통제할 필요가 있다는 것을 보여준다.
- 중력 불안과 움직임에 대한 혐오감은 전정계 내의 다양한 조절의 문제를 반영한다. 중력 불안은 움직임에 대한 두려움과 머리를 똑바로 세우는 것에 대한

두려움으로 여긴다.

- 고유수용성 조절의 문제는 잘 정의되지 않았지만 일부 연구들은 조절의 문제로 고유수용성 감각 추구를 한다고 하였다.
- 감각 조절 문제는 자폐 아동에게 잘 확인되고 있으며 이들이 보여주는 지표는 다양한 하위 유형 또는 하위 범주를 나누게 한다. 연구에 따르면 자폐 아동의 한 하위 그룹은 적응적이거나 전형적인 감각 조절을 보이는 반면 다른 하위 그룹은 계속 재정의되고 있다.
- 일부 주의력결핍 및 과잉행동 장애 아동은 감각 추구뿐만 아니라 과잉행동이 나타나는 감각 조절장애를 보인다. 이 그룹의 아동에서 감각 과잉이 확인되면 불안이 있을 수 있다.

요약 및 결론 Summary and Conclusion

요약하면, 감각 조절장애는 복잡하고 다차원적이지만 지난 몇 년 동안 이 장애에 대한 관련 지식이 많아졌다. 감각 입력이 예상대로 조절되지 않을 때 결과적으로 행동은 적응적인 환경과의 상호작용에 필요한 것과의 "단계를 벗어남"이다. 일부 아동들의 경우 조절장애는 파괴적인 행동과 관련이 있는 반면, 이 장의 시작 부분에 제시된 Michael과 같은 다른 아동과 같은 경우 감각 조절장애는 철회 및 입력 불량이 병행한다. 감각 조절의 문제는 신경계 내에서 모두 영향을 미치며(예: 주의, 각성 및 기타 입력의 조절에 영향을 미침) 환경의 요구 또는 기대와 일치하지 않는 행동을 보이기도 한다. 관련 연구들은 감각 조절장애가 다른 동반 질환이 없는 경우에도 존재하지만 자폐스펙트럼 장애 및 주의력결핍 및 과잉행동 장애 아동과 같은 진단 외의 아동에게도 존재한다는 정보를 주었다. 연구자들이 감각 조절 문제의 기초가 되는 신경 연결을 계속해서 명확히 밝히려고 하고 있으며 더 많은 연구가 필요하다.
감각 조절, 참여와 작업에 미치는 영향에 대해 많은 연구들이 이루어지고 있다.

어디에서 자료를 더 찾을 수 있는가?
Where Can I Find More?

감각 조절 그리고 참여와 작업에 감각 조절이 미치는 영향에 대해 많은 연구자들이 연구하였다. 관심 있는 작업 영역이 무엇인지 확인하고 조절장애의 영향에 대한 추가적인 정보를 찾는 것이 가장 좋은 방법일 것이다. 여기 최근의 몇 가지 예가 있다. 모든 목록을 포함한 것이 아니라는 것에 유의하길 바란다.

아동의 참여

Mische-Lawson, L., Foster, L., Lawson, L. M., & Foster, L.(2016). Sensory patterns, obesity and physical activity participation of children with autism spectrum disorder. *American Journal of Occupational Therapy*, 70(1), 7005180070. doi:10.1111/j.1467-7687.2009. 00882.x.Better

Piller, A., & Pfeiffer, B.(2016). The Sensory Environment and Participation of Preschool Children with Autism Spectrum Disorder. *Occupational Therapy Journal of Research (Thorofare NJ)*, 36(3), 103 - 111. doi:10.1177/ 1539449216665116

부모의 참여

DaLomba, E., Baxter, M. F., Fingerhut, P., & O'Donnell, A.(2017). The effects of sensory processing and behavior of toddlers on parent participation: A pilot study. *Journal of Occupational Therapy, Schools, & Early Intervention, 10(1)*, 27 - 39. doi:10.1080/19411243. 20 16.1257968

화장실 가기

Bellefeuille, I. B., Schaaf, R. C., Polo, E. R., Beadury, I., Schaaf, R. C., & Ramos, E.(2013). Occupational therapy based on Ayres Sensory Integration in the treatment of retentive fecal incontinence in a 3-year-old boy. *American Journal of Occupational Therapy*, 67(5), 601 - 606. doi:10.5014/ajot.2013. 008086

먹기

Engel–Yeger, B., Hardal–Nasser, R., & Gal, E. (2016). The relationship between sensory processing disorders and eating problems among children with intellectual developmental deficits. *British Journal of Occupational Therapy*, 79(1), 17–25. doi:10.1177/0308022615586418

참고문헌

Apter, M. J. (1984). Reversal theory and personality: A review. *Journal of Research in Personality*, *18*, 265–288.

Aron, E. N., & Aron, A. (1997). Sensory-processing sensitivity and its relation to introversion and emotionality. *Journal of Personality and Social Psychology*, *72*(2), 345–368.

Ashburner, J., Ziviani, J., & Rodger, S. (2008). Sensory processing and classroom emotional, behavioral, and educational outcomes in children with autism spectrum disorder. *American Journal of Occupational Therapy*, *62*, 564–573. doi:10.5014/ajot.62.5.564

Ausderau, K. K., Furlong, M., Sideris, J., Bulluck, J., Little, L. M., Watson, L. R., . . . Baranek, G. T. (2014). Sensory subtypes in children with autism spectrum disorder: Latent profile transition analysis using a national survey of sensory features. *Journal of Child Psychology and Psychiatry*, *55*, 935–944. doi:10.1111/jcpp.12219

Ayres, A. J. (1964). Tactile functions: Their relations to hyperactive and perceptual motor behavior. *American Journal of Occupational Therapy*, *18*, 6–11.

Ayres, A. J. (1965). Patterns of perceptual-motor dysfunction in children: A factor analytic study. *Perceptual and Motor Skills*, *20*, 335–368.

Ayres, A. J. (1966). Interrelationships among perceptual-motor functions in children. *American Journal of Occupational Therapy*, *20*, 288–292.

Ayres, A. J. (1969). Deficits in sensory integration in educationally handicapped children. *Journal of Learning Disabilities*, *2*, 160–168.

Ayres, A. J. (1972). *Sensory integration and learning disorders*. Los Angeles, CA: Western Psychological Services.

Ayres, A. J. (1978). Learning disabilities and the vestibular system. *Journal of Learning Disabilities*, *11*, 18–29.

Ayres, A. J. (1979). *Sensory integration and the child*. Los Angeles, CA: Western Psychological Services.

Baker, A. E. Z., Lane, A., Angley, M. T., & Young, R. L. (2008). The relationship between sensory processing patterns and behavioural responsiveness in autistic disorder: A pilot study. *Journal of Autism and Developmental Disorders*, *38*, 867–875. doi:10.1007/s10803-007-0459-0

Baloh, R. W., & Honrubia, V. (1979). *Clinical neurophysiology of the vestibular system*. Philadelphia, PA: F.A. Davis.

Baranek, G. T., Boyd, B. A., Poe, M. D., David, F. J., & Watson, L. R. (2007). Hyperresponsive sensory patterns in young children with autism, developmental delay, and typical development. *American Journal of Mental Retardation*, *112*(4), 233–245. doi:10.1352/0895-8017(2007)112[233:HSPIYC]2.0.CO;2

Baranek, G. T., David, F. J., Poe, M. D., Stone, W. L., & Watson, L. R. (2006). Sensory experience questionnaire: Discriminating sensory features in young children with autism, developmental delays, and typical development. *Journal of Child Psychology and Psychiatry*, *47*(6), 591–601.

Bar-Shalita, T., & Cermak, S. A. (2016). Atypical sensory modulation and psychological distress in the general population. *American Journal of Occupational Therapy*, *70*, 1–9.

Bar-Shalita, T., Deutsch, L., Honigman, L., & Weissman-Fogel, I. (2015). Ecological aspects of pain in sensory modulation disorder. *Research in Developmental Disabilities*, *45–46*, 157–167. doi:10.1016/j.ridd.2015.07.028

Bar-Shalita, T., Vatine, J. J., & Parush, S. (2008). Sensory modulation disorder: A risk factor for participation in daily life activities. *Developmental Medicine and Child Neurology*, *50*(12), 932–937. doi:10.1111/j.1469-8749.2008.03095.x

Bauer, B. (1977). Tactile-sensitive behavior in hyperactive and non-hyperactive children. *American Journal of Occupational Therapy*, *31*, 447–450.

Bear, M. F., Connors, B. W., & Paradiso, M. A. (2015). *Neuroscience: Exploring the brain* (4th ed.). Philadelphia, PA: Lippincott Williams & Wilkins.

Ben-Sasson, A., Cermak, S. A., Orsmond, G. I., Tager-Flusberg, H., Carter, A. S., Kadlec, M. B., & Dunn, W. (2007). Extreme sensory modulation behaviors in toddlers with autism spectrum disorders. *American Journal of Occupational Therapy*, *61*, 584–592.

Ben-Sasson, A., Cermak, S. A., Orsmond, G. I., Tager-Flusberg, H., Kadlec, M. B., & Carter, A. S. (2008). Sensory clusters of toddlers with autism spectrum disorders: Differences in affective symptoms. *Journal of Child Psychology and Psychiatry*, *49*, 817–825.

Ben-Sasson, A., Hen, L., Fluss, R., Cermak, S. A., Engel-Yeger, B., & Gal, E. (2009). A meta-analysis of sensory modulation symptoms in individuals with autism spectrum disorders. *Journal of Autism and Developmental Disorders*, *39*(1), 1–11. doi:10.1007/s10803-008-0593-3

Ben-Sasson, A., Soto, T. W., Heberle, A. E., Carter, A. S., & Briggs-Gowan, M. J. (2017).

Early and concurrent features of ADHD and sensory over-responsivity symptom clusters. *Journal of Attention Disorders*, *21*, 835–845. doi:10.1177/1087054714543495

Ben-Sasson, A., Soto, T. W., Martínez-Pedraza, F., & Carter, A. S. (2013). Early sensory over-responsivity in toddlers with autism spectrum disorders as a predictor of family impairment and parenting stress. *Journal of Child Psychology and Psychiatry, and Allied Disciplines*, *54*(8), 846–853. doi:10.1111/jcpp.12035

Berlyne, D. E. (1960). *Conflict, arousal, & curiosity*. New York, NY: McGraw-Hill.

Berlyne, D. E. (1971). *Aesthetics and psychobiology*. New York, NY: Appleton-Century-Crofts.

Blanche, E. I., Bodison, S., Chang, M. C., & Reinoso, G. (2012). Development of the Comprehensive Observations of Proprioception (COP): Validity, reliability, and factor analysis. *American Journal of Occupational Therapy*, *66*(6), 691–698. doi:10.5014/ajot.2012.003608

Blanche, E. I., & Schaff, R. C. (2001). Proprioception: A cornerstone of sensory integration intervention. In S. S. Roley, E. I. Blanche, & R. C. Schaff (Eds.), *Understanding the nature of sensory integration with diverse populations* (pp. 109–124). San Antonio, TX: Pro-Ed.

Bruneau, E. G., Jacoby, N., & Saxe, R. (2015). Empathic control through coordinated interaction of amygdala, theory of mind and extended pain matrix brain regions. *NeuroImage*, *114*, 105–119. doi:10.1016/j.neuroimage.2015.04.034

Cermak, S. (1988). The relationship between attention deficits and sensory integration disorders (Part 1). *Sensory Integration Special Interest Section Newsletter*, *11*, 1–4.

Chang, M. C., Parham, L. D., Blanche, E. I., Schell, A., Chou, C.-P., Dawson, M., & Clark, F. (2010). Autonomic and behavioral responses of children with autism to auditory stimuli. *American Journal of Occupational Therapy: Official Publication of the American Occupational Therapy Association*, *66*(5), 567–576. doi:10.5014/ajot.2012.004242

Cheung, P. P. P., & Siu, A. M. H. (2009). A comparison of patterns of sensory processing in children with and without developmental disabilities. *Research in Developmental Disabilities: A Multidisciplinary Journal*, *30*, 1468–1480. doi:10.1016/j.ridd.2009.07.009

Corbett, B. A., Schupp, C. W., Levine, S., & Mendoza, S. (2009). Comparing cortisol, stress, and sensory sensitivity in children with autism. *Autism Research*, *2*, 39–49.

Donovick, P. J. (1968). Effects of localized septal lesions on hippocampal EEC activity in behavior in rats. *Journal of Comparative and Physiological Psychology*, *66*, 569–578.

Dunn, W. (1997). The impact of sensory processing abilities on the daily lives of young children and their families: A conceptual model. *Infants and Young Children*, *9*, 23–25.

Dunn, W. (1999). *Sensory Profile*. San Antonio, TX: The Psychological Corporation.

Dunn, W. (2014). *Sensory Profile*™ *2*. San Antonio, TX: The Psychological Corporation.

Dunn, W., & Bennett, D. (2002). Patterns of sensory processing in children with attention deficit hyperactivity disorder. *Occupational Therapy Journal of Research*, *22*, 4–15.

Edelberg, R. (1972). The electrodermal system. In N. S. Greenfield & R. A. Sternbach (Eds.), *Handbook of psychophysiology* (pp. 367–418). New York, NY: Holt, Rinehart, & Watson.

Ermer, J., & Dunn, W. (1998). The sensory profile: A discriminant analysis of children with and without disabilities. *American Journal of Occupational Therapy*, *52*, 283–290.

Fisher, A. G. (1991). Vestibular-proprioceptive processing and bilateral integration and sequencing deficits. In A. G. Fisher, E. A. Murray, & A. C. Bundy (Eds.), *Sensory integration theory and practice* (pp. 71–107). Philadelphia, PA: F.A. Davis.

Fisher, A. G., & Bundy, A. C. (1989). Vestibular stimulation in the treatment of postural and related disorders. In O. D. Payton, R. P. DiFabio, S. V. Paris, E. J. Protas, & A. F. VanSant (Eds.), *Manual of physical therapy techniques* (pp. 239–258). New York, NY: Churchill Livingstone.

Fisher, A. G., & Dunn, W. (1983). Tactile defensiveness: Historical perspectives, new research: A theory grows. *Sensory Integration Special Interest Section Newsletter*, *6*(2), 1–2.

Fowles, D. C. (1986). The eccrine system and electrodermal activity. In M. C. H. Coles, E. Dorchin, & S. W. Porges (Eds.), *Psychophysiology: Systems, processes, and applications* (pp. 51–96). New York, NY: Guilford Press.

Fried, P. A. (1972). The effect of differential hippocampal lesions and pre- and post-operative training on extinction. *Revenue Canadienne de Psychologie*, *26*, 61–70.

Ghanizadeh, A. (2011). Sensory processing problems in children with ADHD, a systematic review. *Psychiatry Investigation*, *8*(2), 89–94. doi:10.4306/pi.2011.8.2.89

Gilman, S., & Newman, S. W. (1992). *Essentials of clinical neuroanatomy and neurophysiology* (9th ed., p. 4). Philadelphia, PA: F.A. Davis.

Gothelf, D., Furfaro, J. A., Hoeft, F., Eckert, M. A., Hall, S. S., O'Hara, R., . . . Reiss, A. L. (2008). Neuroanatomy of fragile X syndrome is associated with aberrant behavior and the fragile X mental retardation protein (FMRP). *Annals Neurology*, *63*, 40–51.

Gray, J. A. (1982). *The neuropsychology of anxiety*. New York, NY: Claredon.

Gray, J. A. (1987). *The psychology of fear and stress*. New York, NY: Cambridge University Press.

Gray, T. S., & Bingaman, E. W. (1996). The amygdala: Corticotropin-releasing factor, steroids,

and stress. *Critical Review of Neurobiology*, *10*, 155–168.
Green, R. H., & Schwartzbaum, J. S. (1968). Effects of unilateral septal lesions on avoidance behavior, discrimination reversal, and hippocampal EEG. *Journal of Comparative and Physiological Psychology*, *65*, 388–396.
Green, S. A., Rudie, J. D., Colich, N. L., Wood, J. J., Shirinyan, D., Hernandez, L., . . . Bookheimer, S. Y. (2013). Overreactive brain responses to sensory stimuli in youth with autism spectrum disorders. *Journal of the American Academy of Child and Adolescent Psychiatry*, *52*(11), 1158–1172. doi:10.1016/j.jaac.2013.08.004
Green, S. A., Ben-Sasson, A., Soto, T. W., & Carter, A. S. (2012). Anxiety and sensory over-responsivity in toddlers and autism spectrum disorders: Bidirectional effects across time. *Journal of Autism and Developmental Disorders*, *42*, 1112–1119. doi:10.1007/s10803-011-1361-3
Grossman, S. P. (1978). An experimental "dissection" of the septal syndrome. In *Functions of the septohippocampal system* (pp. 227–273). Ciba Foundation Symposium 58 (new series). New York, NY: Elsevier.
Gunnar, M., & Quevedo, K. (2007). The neurobiology of stress and development. *Annual Review of Psychology*, *58*, 145–173. doi.org/10.1146/annurev.psych.58.110405.085605
Hanft, B. E., Miller, L. J., & Lane, S. J. (2000, September). Towards a consensus in terminology in sensory integration theory and practice: Part 3: Sensory integration patterns of function and dysfunction: Observable behaviors: Dysfunction in sensory integration. *Sensory Integration Special Interest Section Quarterly*, *23*, 1–4.
Head, H. (1920). *Studies in neurology* (Vol. 2). New York, NY: Oxford University.
Hebb, D. O. (1949). *The organization of behavior*. New York, NY: Wiley.
Hebb, D. O. (1955). Drives and the CNS (conceptual nervous system). *Psychological Review*, *62*, 243–254.
Homberg, J. R., Schubert, D., Asan, E., & Aron, E. N. (2016). Sensory processing sensitivity and serotonin gene variance: Insights into mechanisms shaping environmental sensitivity. *Neuroscience and Biobehavioral Reviews*, *71*, 472–483.
Isaacson, R. L. (1982). *The limbic system* (2nd ed.). New York, NY: W.B. Saunders.
Jaiswal, P., Mohanakumar, K. P., & Rajamma, U. (2015). Serotonin mediated immunoregulation and neural functions: Complicity in the aetiology of autism spectrum disorders. *Neuroscience & Biobehavioral Reviews*, *55*, 413–431. doi:10.1016/j.neubiorev.2015.05.013
Juckel, G. (2015). Serotonin: From sensory processing to schizophrenia using an electrophysiological method. *Behavioural Brain Research*, *277*, 121–124. doi:10.1016/j.bbr.2014.05.042
Kepser, L.-J., & Homberg, J. R. (2015). The neurodevelopmental effects of serotonin: A behavioural perspective. *Behavioural Brain Research*, *277*, 3–13. doi:10.1016/j.bbr.2014.05.022
Kern, J. K., Trivedi, M. H., Grannemann, B. D., Garver, C. R., Johnson, D. G., Andrews, A. A., . . . Schroeder, J. L. (2007). Sensory correlations in autism. *Autism: The International Journal of Research and Practice*, *11*(2), 123–134. doi:10.1177/1362361307075702
Kerr, J. H. (1990). Stress and sport: Reversal theory. In J. G. Jones & L. Hardy (Eds.), *Stress and performance in sport* (pp. 107–131). Chichester, West Sussex, England: Wiley.
Kerr, J. H. (1997). *Motivation and emotion in sport*. New York, NY: Psychology Press Ltd.
Keuler, M. M., Schmidt, N. L., Van Hulle, C. A., Lemery-Chalfant, K., & Goldsmith, H. H. (2011). Sensory overresponsivity: Prenatal risk factors and temperamental contributions. *Journal of Developmental and Behavioral Pediatrics*, *32*(7), 533–541. doi:10.1097/DBP.0b013e3182245c05
Kientz, M. A., & Dunn, W. (1997). A comparison of the performance of children with and without autism on the sensory profile. *American Journal of Occupational Therapy*, *51*, 530–537.
Kimball, J. G. (1976). Vestibular stimulation and seizure activity. *Center for the Study of Sensory Integrative Dysfunction Newsletter* (now Sensory Integration International), July, 4.
Kimball, J. G. (1977). Case history follow up report. *Center for the Study of Sensory Integrative Dysfunction Newsletter* (now Sensory Integration International), 5.
Kimball, J. G. (1999). Sensory integration frame of reference: Theoretical base, function/dysfunction continua, and guide to evaluation. In P. Kramer & J. Hinojosa (Eds.), *Frames of reference for pediatric occupational therapy* (2nd ed., pp. 119–168). Philadelphia, PA: Lippincott Williams & Wilkins.
Kingsley, R. E. (2000). *Concise text of neuroscience*. Philadelphia, PA: Lippincott Williams & Wilkins.
Knickerbocker, B. M. (1980). *A holistic approach to learning disabilities*. Thorofare, NJ: C. B. Slack.
Lai, J.-S., Parham, D. L., & Johnson-Ecker, C. (1999). Sensory dormancy and sensory defensiveness: Two sides of the same coin? *Sensory Integration Special Interest Section Quarterly*, *22*, 1–4.
Lane, A. E., Molloy, C. A., & Bishop, S. L. (2014). Classification of children with autism spectrum disorder by sensory subtype: A case for sensory-based phenotypes. *Autism Research*, *7*(3), 322–333. doi:10.1002/aur.1368
Lane, A. E., Young, R. L., Baker, A. E., & Angley, M. T. (2010). Sensory processing subtypes in autism: Association with adaptive behavior. *Journal of Autism and Developmental Disorders*, *40*(1), 112–122. doi:10.1007/s10803-009-0840-2

Lane, S. J., Lynn, J. Z., & Reynolds, S. (2010). Sensory modulation: A neuroscience and behavioral overview. *OT Practice*, *15*(21), 37–44.

Lane, S. J., Reynolds, S., & Thacker, L. (2010). Sensory over-responsivity and ADHD: Differentiating using electrodermal responses, cortisol, and anxiety. *Frontiers in Integrative Neuroscience*, *4*(8), 1–14. doi:10.3389/fnint.2010.00008

Larson, K. A. (1982). The sensory history of developmentally delayed children with and without tactile defensiveness. *American Journal of Occupational Therapy*, *36*, 590–596.

Lee, A. D., Leow, A. D., Lu, A., Reiss, A. L., Hall, S., Chiang, M.-C., . . . Thompson, P. M. (2007). 3D pattern of brain abnormalities in fragile X syndrome visualized using tensor-based morphometry. *Neuroimage*, *34*, 924–938.

Leekam, S. R., Nieto, C., Libby, S. J., Wing, L., & Gould, J. (2007). Describing the sensory abnormalities of children and adults with autism. *Journal of Autism and Developmental Disorders*, *37*, 894–910. doi:10.1007/ s10803-006-0218-7

Little, L. M., Sideris, J., Ausderau, K., & Baranek, G. T. (2014). Activity participation among children with autism spectrum disorder. *American Journal of Occupational Therapy*, *68,* 177–185. doi:10.5014/ajot.2014.009894

Mangeot, S. D., Miller, L. J., McIntosh, D. N., McGrath-Clarke, J., Simon, J., Hagerman, R. J., & Goldson, E. (2001). Sensory modulation dysfunction in children with attention-deficit-hyperactivity disorder. *Developmental Medicine and Child Neurology*, *43*, 399–406.

May-Benson, T. A., & Koomar, J. A. (2007). Identifying gravitational insecurity in children: A pilot study. *American Journal of Occupational Therapy*, *61*, 142–147.

McIntosh, D. N., Miller, L. J., Shyu, V., & Hagerman, R. J. (1999). Sensory-modulation disruption, electrodermal responses, and functional behaviors. *Developmental Medicine & Child Neurology*, *41*, 608–615.

Melzack, R., & Wall, P. D. (1965). Pain mechanisms: A new theory. *Science*, *50*, 971–979.

Merriam Webster Online. (2015). Downloaded from http://www.merriam-webster.com/dictionary/modulate

Miller, L. J., Anzalone, M. E., Lane, S. J., Cermak, S. A., & Osten, E. T. (2007). Concept evolution in sensory integration: A proposed nosology for diagnosis. *American Journal of Occupational Therapy*, *61*(2), 135–140.

Miller, L. J., McIntosh, D. N., McGrath, J., Shyu, V., Lampe, M., Taylor, A. K., . . . Hager, R. J. (1999). Electrodermal responses to sensory stimuli in individuals with fragile X syndrome. *American Journal of Medical Genetics*, *83*, 268–279.

Miller, L. J., Nielsen, D. M., & Schoen, S. A. (2012). Attention deficit hyperactivity disorder and sensory modulation disorder: A comparison of behavior and physiology. *Research in Developmental Disabilities*, *33*, 804–818. doi:10.1016/j.ridd.2011.12.005

Miller, L. J., & Summers, C. (2001). Clinical applications in sensory modulation dysfunction: Assessment and intervention considerations. In S. S. Roley, E. I. Blanche, & R. C. Schaaf (Eds.), *Understanding the nature of sensory integration with diverse populations*. San Antonio, TX: Therapy Skill Builders.

Moayedi, M., & Davis, K. D. (2013). Theories of pain: From specificity to gate control. *Journal of Neurophysiology*, *109*(1), 5–12. doi:10.1152/jn.00457.2012

Olton, D. S., & Gage, F. H. (1974). Role of the fornix in the septal syndrome. *Physiology and Behavior*, *13*, 269–279.

Parham, D. L., & Mailloux, Z. (1996). Sensory integration. In J. Case-Smith, A. S. Allen, & P. N. Pratt (Eds.), *Occupational therapy for children* (3rd ed., pp. 307–355). St. Louis, MO: Mosby.

Parush, S., Sohmer, H., Steinberg, A., & Kaitz, M. (2007). Somatosensory function in boys with ADHD and tactile defensiveness. *Physiology & Behavior*, *90*(4), 553–558. doi:10.1016/j.physbeh.2006.11.004

Porges, S. W. (2007). The polyvagal perspective. *Biological Psychology 74*(2), 116–143.

Pribram, C. (1975). Arousal, activation and effort in the control of attention. *Psychological Review*, *82*, 116–149.

Purves, D., Augustine, G. J., Fitzpatrick, D., Hall, W. C., LaMantia, A.-S., & White, L. E. (2011). *Neuroscience* (5th ed.). Cambridge, MA: Sinauer Associates, Inc.

Recio, G., Conrad, M., Hansen, L. B., & Jacobs, A. M. (2014). On pleasure and thrill: The interplay between arousal and valence during visual word recognition. *Brain and Language*, *134*, 34–43. doi:10.1016/j.bandl.2014.03.009

Reiss, A. L., Abrams, M. T., Greenlaw, R., Freund, L., & Denkla, M. B. (1995). Neurodevelopmental effects of the FMR-1 full mutation in humans. *Nature and Medicine*, *1*, 159–167.

Reiss, A. L., Lee, J., & Freund, L. (1994). Neuroanatomy of fragile X syndrome: The temporal lobe. *Neurology*, *44*, 1317–1324.

Restak, R. (1995). *Brainscapes*. New York, NY: Hyperion.

Reynolds, S., Bendixen, R. M., Lawrence, T., & Lane, S. J. (2011). A pilot study examining activity participation, sensory responsiveness, and competence in children with high functioning autism spectrum disorder. *Journal of Autism and Developmental Disorders*, *41*(11), 1496–1506. doi:10.1007/s10803-010-1173-x

Reynolds, S., & Lane, S. J. (2008). Diagnostic validity of sensory over-responsivity: A review of the literature and case reports. *Journal of Autism and Developmental Disorders*, *38*, 516–529. doi:10.1007/s10803-007-0418-9

Reynolds, S., Lane, S. J., & Gennings, C. (2009). The moderating role of sensory over-responsivity in HPA activity: A pilot study with children diagnosed with ADHD. *Journal of Attention Disorders*, *13*, 468–478.

Royeen, C. B. (1989, August). Tactile defensiveness. An overview of the construct. Paper presented at the International Society for Social Pediatrics, Brixen, Italy.

Royeen, C. B., & Lane, S. J. (1991). Tactile processing and sensory defensiveness. In A. G. Fisher, E. A. Murray, & A. C. Bundy (Eds.), *Sensory integration: Theory and practice* (pp. 108–136). Philadelphia, PA: F.A. Davis.

Scardina, V. (1986). A. Jean Ayres lectureship. *Sensory Integration Newsletter*, *14*, 2–10.

Schneider, A., Hagerman, R. J., & Hessl, D. (2009). Fragile X syndrome—From genes to cognition. *Developmental Disabilities Research Reviews*, *15*(4), 333–342. doi:10.1002/ddrr.80

Schneider, M. L., Moore, C. F., Larson, J. A., Barr, C. S., DeJesus, O. T., & Roberts, A. D. (2009). Timing of moderate level prenatal alcohol exposure influences gene expression of sensory processing behavior in rhesus monkeys. *Frontiers in Integrative Neuroscience*, *3*, 1–9. doi:10.3389/neuro.07.030.2009

Schoen, S. A., Miller, L. J., Brett-Green, B. A., & Nielsen, D. M. (2009). Physiological and behavioral differences in sensory processing: A comparison of children with autism spectrum disorder and sensory modulation disorder. *Frontiers in Integrative Neuroscience*, *3*(November), 1–11. doi:10.3389/neuro.07029.2009

Schoen, S. A., Miller, L. J., Brett-Green, B. A., Reynolds, S., & Lane, S. J. (2008). Arousal and reactivity in children with sensory processing disorder and autism spectrum disorder. *Psychophysiology*, *45*, S102.

Schoen, S. A., Miller, L. J., & Sullivan, J. C. (2014). Measurement in sensory modulation: The Sensory Processing Scale Assessment. *American Journal of Occupational Therapy*, *68*, 522–530. doi:10.5014/ajot.2014.012377

Schoen, S. A., Miller, L. J., & Sullivan, J. (2016). The development and psychometric properties of the Sensory Processing Scale Inventory: A report measure of sensory modulation. *Journal of Intellectual and Developmental Disability*, *42*(1), 12–21. Doi: 10.31109/13668250.2016.1195490

Shimizu, V., Bueno, O., & Miranda, M. (2014). Sensory processing abilities of children with ADHD. *Brazilian Journal of Physical Therapy*, *18*(4), 343–352. doi:10.1590/bjpt-rbf.2014.0043

Siegel, A., & Sapru, H. N. (2015). *Essential neuroscience* (3rd ed.). Philadelphia, PA: Lippincott Williams & Wilkins.

Tomchek, S. D., & Dunn, W. (2007). Sensory processing in children with and without autism: A comparative study using the short sensory profile. *American Journal of Occupational Therapy*, *61*(2), 190–200.

Tomchek, S. D., Little, L. M., & Dunn, W. (2015). Sensory pattern contributions to developmental performance in children with autism spectrum disorder. *American Journal of Occupational Therapy*, *69*, 6905185040. doi:10.5014/ajot.2015.018044

Van Hulle, C. A., Schmidt, N. L., & Goldsmith, H. H. (2012). Is sensory over-responsivity distinguishable from childhood behavior problems? A phenotypic and genetic analysis. *Journal of Child Psychology and Psychiatry, and Allied Disciplines*, *53*(1), 64–72. doi:10.1111/j.1469-7610.2011.02432.x

Veenstra-VanderWeele, J., Muller, C. L., Iwamoto, H., Sauer, J. E., Owens, W. A., Shah, C. R., . . . Blakely, R. D. (2012). Autism gene variant causes hyperserotonemia, serotonin receptor hypersensitivity, social impairment and repetitive behavior. *Proceedings of the National Academy of Sciences*, *109*(14), 5469–5474. doi:10.1073/pnas.1112345109

Watson, L. R., Patten, E., Baranek, G. T., Poe, M. D., Boyd, B. A., Freuler, A., & Lorenzi, J. (2011). Differential associations between sensory response patterns and language, social, and communication measures in children with autism or other developmental disabilities. *Journal of Speech, Language, and Hearing Research*, *54*, 1562–1576.

Waxman, S. G. (2010). *Clinical neuroanatomy* (26th ed.). New York, NY: McGraw-Hill.

Wiggins, L. D., Robins, D. L., Bakeman, R., & Adamson, L. B. (2009). Brief report: Sensory abnormalities as distinguishing symptoms of autism spectrum disorders in young children. *Journal of Autism and Developmental Disorders*, *39*(7), 1087–1091. doi:10.1007/s10803-009-0711-x

Wilbarger, P., & Royeen, C. B. (1987, May). Tactile defensiveness: Theory, applications and treatment. Annual Interdisciplinary Doctoral Conference, Sargent College, Boston University.

Wilbarger, P., & Wilbarger, J. (1991). *Sensory defensiveness in children aged 2–12: An intervention guide for parents and other caregivers*. Denver, CO: Avanti Educational Programs.

Yang, C.-J., Tan, H.-P., & Du, Y.-J. (2014). The developmental disruptions of serotonin signaling may be involved in autism during early brain development. *Neuroscience*, *267*, 1–10. doi:10.1016/j.neuroscience.2014.02.021

Yochman, A., Parush, S., & Ornoy, A. (2004). Responses of preschool children with and without ADHD to sensory events in daily life. *American Journal of Occupational Therapy*, *58*(3), 294–302. Retrieved from http://www.ncbi.nlm.nih.gov/pubmed/15202627

CHAPTER 7

감각 구별 기능과 장애

Sensory Discrimination Functions and Disorders

감각은 신경계를 위한 "먹이(음식)" 또는 영양분이다. …모든 감각은 정보의 한 형태이다.… 많은 종류의 감각이 제대로 공급되지 않는다면 신경계는 적절하게 발달할 수 없다.

—A. Jean Ayres

학 습 목 표

이 장을 학습하고 난 이후, 독자는 다음 내용을 할 수 있을 것이다:

- ✔ 각 감각계의 감각 구별에 대한 기초를 살펴본다.
- ✔ 감각 구별과 관련한 감각 체계 간의 상호작용을 설명한다.
- ✔ 모든 감각계의 감각 구별 장애와 관련한 행동을 인식한다.
- ✔ 감각 구별 능력을 측정하기 위한 측정도구들을 확인한다.

목적과 범위 Purpose and Scope

1장에서 제시된 이론적 모델(감각통합: A. Jean Ayres의 이론 재고찰)은 감각 지각을 감각 구별, 자세 안구 기술, 시운동 기술, 신체 도식 발달의 기초로 묘사하였으며, 이러한 모든 기능은 실행 기술 발달의 기초가 된다고 하였다. 치료사는 감각통합 이론의 틀을 통해 실행과 실행 관련 장애의 구성 요소를 이해하기 위해 감각 구별 평가를 실시한다. 마찬가지로, 감각통합 관점에서의 치료는 개별적인 기술 개발에만 초점을 맞추는 것이 아니라 환경의 상호작용에 적응할 수 있는 요소로 집중된다. 이러한 맥락 안에서 치료사는 감각 체계의 구별능력을 검사한다.

이 장에서는 감각계의 신경 연결에 대해 더 자세히 설명하고, 감각계 내부와 및 감각계 간의 감각 구별 능력에 대한 기초를 검토하고, 이러한 정보들을 임상적 근거로 제공하고, 평가 접근 방식을 살펴본다. 평가 중 일부는 작업치료와 감각통합 이론의 일반적인 영역을 벗어나 있으나, 감각처리와 관련하여 더 큰 그림을 이해하는 데 기여하기 때문에 이 장에서 포함되어야 한다. 감각 구별 능력 향상을 위한 중재 접근은 12장(치료의 예술적 측면), 13장(중재의 과학: 이론을 통한 직접적 중재의 창조성), 18장(중재를 위한 상호보완적 프로그램)에서 다룬다.

감각 구별 Sensory Discrimination

감각 지각은 감각자극의 해석과 그 해석을 세상

과 상호작용하기 위한 기초로 사용하는 것을 포함한다. *감각 구별*이라는 용어는 두 개의 자극을 구분하는 능력을 의미한다(Macmillan & Creelman, 2005). 이는 비교적 간단한 정의이지만 구별하는 능력은 경험, 심리 상태, 환경에 따라 달라질 수 있는 복잡한 신경학적 기능이다. 모든 감각계에 걸친 감각 구별의 정확성과 효율성은 개인의 공간 이동 능력, 환경 내 물체들과의 효과적인 상호작용, 독서나 식사, 옷 입기와 같은 기본적인 일상의 작업 능력, 학생 · 형제 · 친구와 같은 역할을 수행하는 능력에 기여한다. 감각 구별의 역할은 어떤 행동을 결정하는 데 있어 환경적 감각 입력에 대한 신속한 판단을 내리도록 하는 것이다. 전체 또는 일부 감각계의 구별 능력 결여는 **감각 구별 장애**로서 작업수행 능력을 손상시킨다(Miller, Anzalone, Lane, Cermak, & Osten, 2007).

Merfeld(2011)는 구별의 두 가지 측면을 감지(detection)와 인식(recognition)으로 설명하였다. **감지**(Detection)는 양성자극(예: 청각 음)과 무효(null) 자극(예: 소리 없음)을 구별하는 능력이다. 예를 들어, 청력 검사는 일반적으로 특정한 감지 방법을 사용하여 특정 주파수에서 피검자가 들을 수 있는지 없는지를 결정한다. **인식**(Recognition)은 두 개의 양성자극(무효자극이 아닌)을 구별하는 능력과 더 연관되어 있다. 예를 들어, 75dB의 소리와 120dB의 소리를 각 하나씩 노출시켰을 때 청각 구별 기능을 통해 더 큰 소리를 인식할 수 있다. 움직임 감각 구별의 경우, 이러한 구별 능력이 건강하게 기능하는 사람은 시각적 단서 없이도 에스컬레이터를 탔을 때 위, 또는 아래 방향으로 움직인다는 것을 인식할 수 있을 것이다. 이 장의 목적상 전면적으로 *구별*이라는 용어는 하나의 자극이 무효(null) 자극 인지의 여부와 관계없이 두 자극을 구분하는 능력을 지칭하는 것으로 사용한다.

구별은 자극을 의식적으로 인식하기 전에 발생한다. 구별은 의식적인 노력을 요구하지 않으나, 구별 기능은 주의력, 기억력 및 의사결정의 인지 영역과 밀접한 관련이 있다. 구별 능력을 평가하는 행동적 방법은 종종 참여자 측의 주의력과 협력을 요구하며, 이는 아동들의 구별 능력에 대한 평가를 잠재적으로 어렵게 만든다. 주의력이 뛰어난 아동은 주의력 유지에 어려움이 있는 아동에 비해 소리(언어) 구별 검사에서 더 높은 점수를 받는 것으로 나타났다(Davis et al., 2011). 이는 아동이 환경 안에서 느끼는 감각에 대한 주의력 또는 민감도의 수준이 감각 입력을 인식하고 저장하는 특성과 정확도에 영향을 미칠 수 있음을 의미한다. 다수의 표준화된 구별 능력 평가에서는 검사가 진행되는 동안 두 가지 자극이 순차적으로 제시된다. 첫 번째 자극이 남긴 **단기 기억**에 대한 비교나 판단이 이루어진다. 일상생활에서 감각 자극을 식별하여 분류하는 능력은 해당 자극을 **장기 기억**에 저장된 기준과 비교해야 한다(Romo & de Lafuente, 2013). 감각 입력의 정확하고 효율적인 구별이 정확한 기억 저장을 위한 전제 조건이기 때문에 감각 구별 장애가 있는 사람은 감각 피드백을 처리하는 것 뿐만 아니라 의사결정에 필요한 피드포워드의 매커니즘, 그리고 이러한 결정을 실행하는데 사용되는 운동 명령에도 어려움을 겪을 수 있다(Pleger & Villringer, 2013).

구별은 모든 감각계(청각, 시각, 미각, 후각, 촉각, 고유수용성 감각 및 전정감각)에서 발생하는 것으로 여겨지지만, 많은 일상생활 기술을 위해서는 각 체계의 정확한 감각 정보의 통합이 필요하다. 예를 들어, 촉각 및 고유수용성 감각의 감지 기능 모두 시각적 모니터링이 없이도 키보드를 사용하거나 연필을 조작하여 글을 쓸 수 있는 능력에 기여한다. 후각 및 미각의 구별 기술은 최상의 풍미(맛) 인식을 위해 필요하며, 우리가 먹는 음식을 결정하는 역할을 한다. 공간 이동 능력은 전정감각, 고유수용성 감각 및 시각의 구별 기술에 크게 의존한다. 이 장에서는 청각 및 시각의 구별 능력에 대해 각 개별적으로 논의하는 반면 미각과 후각의 화학적 감각은 그룹화 하였으며, 고유수용성 감각은 전정감각 및 촉각 기능과 함께 다룬다.

요 점

- *감각 지각*과 *감각 구별*은 서로 다른 과정이다.
- 감각 구별의 역할은 환경적 입력에 관한 의사결정을 안내하며, 이러한 방식으로 감각 구별은 행동에 영향을 미친다.
- 감각 감지(detection)와 인식(recognition)은 주의력, 인지, 기억 등 여러 요소에 의해 영향을 받는다.

감각 구별: 사례
Sensory Discrimination: An Illustration

사례 연구 ■ RICKY

Ricky는 6살이 되었을 때 상당한 운동의 서투름(clumsiness)으로 작업치료에 의뢰되었다. 그는 교실을 출입할 때 책상과 부딪히거나 물건에 걸려 넘어졌다. 그는 학교에서 불과 두 블록 떨어진 가까운 곳에 살았지만, 언제 길을 건너도 안전한지 알 수 없었기 때문에 혼자 걸어서 등교할 수 없었다. 운동장에서는 그네의 움직임을 잘 판단할 수 없어 다른 아이들이 그네를 타는 동안 그 주위를 "아슬아슬하게" 지나갔다.

Ricky는 학교 주변을 돌아다니는 데 어려움을 겪었고, 근처의 주요 지형물(랜드마크)을 길을 찾기 위한 지침으로 사용하는 방법을 모르는 것 같았다. 체육 수업은 Ricky에게는 크나큰 도전이었다. Ricky는 공을 잡을 때는 공을 가슴에 부딪쳐 튕겨 잡지 않으면 잡을 수 없었기 때문에 피구를 할 때면 항상 첫 번째로 탈락했다.

수업에서 Ricky는 다른 아이들과 마찬가지로 글자 읽기는 가능했으나, 쓰기는 Ricky에게 도전이었다. 그는 연필을 잡기가 어려웠는데, 손가락에서 연필이 미끄러지거나 연필을 과하게 꽉 쥐어서 손이 빨리 피곤해졌다. 또한 공책이나 책에 새겨진 줄 안에 맞춰서 글자를 제대로 쓸 수 없었고, 글자들 마다 크기와 간격이 상당한 차이가 있었다. 수학 수업도 어려웠는데, 계산기를 사용하여 문제를 풀 때 Ricky는 그 중 일부를 한 번 이상 계산하거나, 일부는 전혀 계산하지 않았다.

Ricky는 여전히 옷 입기에서도 도움이 필요했다. 그는 셔츠를 뒤집어 입었고, 바지를 입을 때 바지 한쪽에 두 다리를 모두 넣어 입었다. 또한, 단추나 지퍼와 같은 고정 장치를 사용할 때도 어려움을 겪었다. 그는 신발 끈을 묶을 수 없어 슬립온 신발을 신었다. 가끔 신발 한쪽을 발바닥이 위로 향한 상태에서 뒤집어 신으려고 했으나, 무엇이 잘못된 것인지 알지 못했다.

많은 작업치료사에게 Ricky와 같은 문제를 가진 아동들은 친숙한 대상이며, Ricky의 사례에 대한 묘사는 감각통합 기능장애를 가진 많은 아동의 경우와 같다. Ricky가 가진 문제들은 복합적이며, 여러 감각계의 구별 문제를 수반할 가능성이 있다. 이 장을 진행하며 이러한 문제들에 대해 더 자세히 살펴보자.

촉각 구별 Touch Discrimination

촉각계는 다양하고 광범위한 감각 수용체들을 포함하며, 구별기능과 보호기능을 모두 포함한다. 촉각계의 보호적 측면은 6장(감각 조절 기능과 장애)에서 다루었으며, 장에서는 구별적 기능에 초점을 맞춘다. **체성감각**(somatosensation, 몸감각)이라는 용어는 촉각과 고유수용성 감각 모두를 포함하며, 이 두 가지의 감각 모두 구별 기능의 기초가 된다. 따라서 3차원 형태 인식과 같은 기술에 기여하는 고유수용성 감각을 다루고, 이와 관련하여 이후에는 움직임 구별에 대해서도 다룰 것이다.

체성감각(몸감각) 구별의 기초
Foundations of Somatosensory Discrimination

체성감각계 내에서의 구별 기능은 여러 피부 수용체의 입력에 대한 복잡한 해석에 의존한다(Bear,

Connors, & Paradiso, 2015; Purves et al., 2011). 체성감각계는 질감, 형태, 힘, 움직임 등 자극의 여러 특징을 감지하도록 설계된 수용체가 광범위하게 분포되어 있는 점에서 다른 감각계와 차이를 갖는다. 감각 구별과 관련된 수용체들은 감각계 내에서 적응 속도가 빠르거나 느린 수용체, 수용 범위가 상대적으로 작거나 큰 수용체, 활성화를 위한 역치 값의 다양성, 정보가 중추신경계에 도달하기 위한 전송 속도 등 그 특성에 따라 상당한 차이를 보인다(CNS; Abraira & Ginty, 2013; McGlone, Wessberg, & Olausson, 2014; Table 4-1 참조). 수용체와 그 처리 특성에 대한 정보와 지식은 주로 손바닥과 같이 광택이 있고, 털이 없는 피부에 대해 수행된 연구에서 비롯되었다. 체성 감각 구별에 기여하는 수용체는 비교적 얕은 곳에 위치해 있으며, 피부 압력에 매우 민감한 마이스너(Meissner) 소체가 포함된다. 이러한 수용체들은 피부의 질감 움직임에 반응하고, 물체를 쥐는 동안 물체의 미끄러짐을 감지하는 정보를 제공한다. 파치니(Pacinian) 소체는 피부의 깊숙이 위치하여 깊은 압각과 진동 입력에 반응하여 쥐기와 도구 사용 기술에 기여하는 것으로 보여진다. 메르켈(Merkel) 세포 또는 메르켈 원반은 가장자리, 점, 곡선에 매우 민감하여 형태와 질감을 감지하는데 기여한다. 루피니(Ruffini) 종말은 상대적으로 더 연구가 되어야 하지만, 고유수용 기능인 손가락의 움직임을 감지하는 능력에 기여하는 것으로 보여진다(Purves et al., 2011). 이렇듯 어떠한 감각계도 이와 같이 다양한 수용체를 갖지 않는다. 고유수용성 감각은 관절 수용체와 근육 방추에서도 발생하는데, 이 수용체는 서로 다른 움직임 패턴을 변환하고 공간 내에서 신체 위치와 관련한 정보를 제공한다.

수용체는 척수의 뒤뿔에서부터 뇌줄기의 숨뇌로 상행하는 섬유에 부착되어 널판핵(하지 섬유) 또는 쐐기핵(상지, 체간, 목 섬유)에서 연접을 일으키며, 체성 감각 지각의 일부가 여기서 시작될 가능성이 높다(McGlone et al., 2014). 정보를 척수에서 중추신경계(CNS)로 전달하는 경로, 즉 뒤기둥-안쪽섬유띠로(Dorsal Column-Medial Lemniscal system, DCML)는 4장(감각계의 구조와 기능, 그림 4-14 참조)에 설명되어 있다. 이 경로는 각각의 수용체 유형이 고유한 시상 세포와 연결된 숨뇌핵에서 뒤배쪽 시상핵(Ventral Postreior thalamic nuclei, VP)으로 투영된다. 시상에서는 체성 감각 정보의 추가적 해석이 이루어진다(Bear et al., 2015). 그런 다음 일차감각피질인 S-Ⅰ으로 투영된다. 이 영역은 브로드만(Brodmann) 영역 3a, 3b, 1 및 2로 세분될 수 있으며 각 영역 내에 신체 지도인 감각 호문클루스(sensory homuclus, 감각 난쟁이)가 있다(그림 4-15 참조). 지도(감각 호문클루스)는 신체 모든 부위에서 수용체의 밀도를 반영한다. 따라서 손과 입 부위는 매우 큰 반면, 몸통과 다리 영역은 상대적으로 작게 표시된다. 수용체의 밀도는 그 기능과 연계되어 수용체들의 밀도가 높은 영역은 상세한 감각 정보를 필요로 하는 기능을 가진다. 예를 들어, 손과 손가락은 신경이 잘 분포되어 있어 입력을 해석하고, 소근육 운동 제어의 기반을 마련하기 위해 이들 영역의 정확한 정보가 필요하다. 마찬가지로, 입술과 혀 주변의 촘촘한 신경 분포는 말하기와 식사 기술에 있어서 중요하다(Bear et al., 2015).

S-Ⅰ의 피질 세포는 다양한 유형의 입력에 반응하며, 기능장애를 고려할 때 중요한 영역이다. 영역 3b의 손상은 몸감각 지각의 모든 측면에서 영향을 미친다는 점에서 1차 체성 감각 수용 영역으로 보여진다. 반면 영역 1의 손상은 질감 구별에 어려움을 겪고, 크기와 모양 구별을 담당하는 영역 2의 어려움을 초래한다(Bear et al., 2015; Purves et al., 2017). 영역 2와 3은 주로 근육 방추와 골지힘줄기관으로부터 정보를 받기 때문에 고유수용감각 처리에 중요한 역할을 한다. S-Ⅰ으로부터의 정보는 이차체성감각피질인 S-Ⅱ에 투영되며, 이 영역에서는 시상 및 S-1의 가쪽뒤배쪽핵(Ventral Posterior Lateral, VPL)의 신호를 통합하여 새로운 감각

구별이 발생하는 것으로 보여진다. 추가적 투영은 마루엽 영역의 5와 7영역에서 이루어진다. 영역 5는 촉각과 고유수용성 감각통합에서 역할을 하고, 영역 7에서는 체성감각 정보가 시각적 입력과 통합된다 (그림 4-7 참조).

체성감각 구별은 손을 사용하여 도구와 물건을 잡고 조작하는 능력의 기초가 된다. 이를 통해 Ricky가 적절한 강도의 힘으로 연필을 조작하고 잡는 것이 어렵기 때문에 Ricky가 체성감각 구별에 어려움을 겪고 있다고 가정할 수 있다. 또한, Ricky가 옷의 고정 장치와 신발을 묶는데 어려움을 보이는 것도 촉각 구별의 부족함 때문이라고도 볼 수 있다.

감각 구별과 관련된 기술은 일상생활에서 상호작용과 기능을 위해 필수적이다. 체성감각의 구별은 감각의 공간적, 시간적 특성을 식별할 수 있는 능력이 포함된다. 여기에는 2점 구별, **입체 인식**, 질감 구별, 촉각의 방향 감지 등의 기술이 총망라되어있다. 촉각-공간적 정확도의 척도인 2점 구별은 동시에 적용되는 피부의 두 점을 감지하는 능력이다. 이 기술은 많은 연구에 의해 두 접촉 지점이 가까울수록 더 도전적이며, 이 기술의 한계가 신경계 내에서 수용체가 수용하는 범위의 크기와 유사하다고 하였다(Purves et al., 2011). 흥미롭게도 최근에는 이와 같은 내용에 대해 이는 부정확하며, 기본적인 검사인 2점 구별 검사가 촉각 인식의 측면에서 과장된 견해를 제공한다는 근거가 제시되고 있다. Tong, Mao & Goldreich(2013)의 연구에서는 2점 **구별의 방향**을 구분하는 것, 즉 수직 또는 수평 방향으로 피부에 자극이 가해지는지 구별할 수 있는 능력을 포함하는 2점 구별 검사가 기존의 2점 구별 검사보다 촉각을 구별하는 기능을 결정하는 데 있어서 더 나은 수단이라고 제안하였다. 입체인지지각(stereognosis)은 체성감각계와 관련하여 일반적으로 평가되는 구별 기술이다. 이 기술은 3차원 물체 식별을 위해 촉각 및 고유수용성 감각 입력의 통합을 필요로 한다. 또한 입체인지지각은 시각적 기억을 포함하며, 감각 구별의 기능적 사용에 대한 다감각 통합의 중요성을 상기시킨다.

Ricky가 연필 사용을 사용하는 데 있어 나타나는 어려움을 다시 되짚어보면, 촉각과 고유수용성 감각이 제대로 통합되지 않았음을 시사한다. 촉각 탐색 행위에 손을 사용하는 방식은 획득한 감각 정보에 영향을 미치므로 감각 구별 기술의 정확성에 중요한 역할을 한다. 손을 사용하여 물체를 탐색하고 감각 입력을 통합하는 능력은 유년기 내내 점진적으로 성숙해진다(Kalagher & Jones, 2011a). 5세 미만의 아동은 물체를 식별하는데 충분한 손 기술을 사용할 수 있는 것으로 보이지만, 이러한 기술들을 일관되게 사용하는 것은 아니다(Kalagher & Jones, 2011b). 6세의 Ricky는 촉각 구별 능력을 사용하여 단추를 채우고, 지퍼를 올리고, 신발 끈 묶는 능력을 습득했어야 한다. 그가 이러한 과제에 어려움을 겪고 있다는 사례 보고는 치료사가 Ricky의 조작 능력 및 손의 기민성 기술에 있어 감각 구별 능력을 중요한 요소로 고려해야 함을 보여준다.

부적절한 체성감각 구별은 Ayres의 초기 연구에서 운동 계획 결함과 연계되어 반복적으로 설명된다(1965, 1966a, 1966b, 1969, 1971, 1972b, 1977, 1989). 5장(실행과 실행장애)에서 설명한 바와 같이, *체성 실행증*(somatodyspraxia)이라는 용어는 새로운 운동 행동을 계획하고 실행하는데 어려움을 겪고 있으며, 신체 도식이나 신체 인식 및 부적절한 촉각 인식을 보이는 아동을 분류하는데 사용되어 왔다(Ayres, 1979, 2005). 체성 실행증(somatodyspraxia)이 있는 아동에게서 나타나는 결함은 운동장 및 놀이터 기술 부족, 도구 조작 어려움, 자전거 타기 도전 등이 포함될 수 있다. 이러한 우려 사항 중 많은 부분이 앞선 사례를 통해 Ricky에게 적용된다는 것을 알고 있을 것이다. 최근의 연구에서 Mailloux 등(2011)은 체성 실행증(somatodyspraxia)과 시각 실행증(visuodyspraxia)이 중첩되어 분석에서는 이들이 단일 요인을 형성한다고 밝혔다(Mailloux et all., 2011). 시각 기반의 실행장애와 체성 감각 기반의 실행장애 사이에서 이러한 접점은 추가적인 고려가 필요하다.

체성감각 구별의 측정
Measurement of Somatosensory Discrimination

현재 사용 가능한 도구 중 감각통합 및 실행 검사(Sensory Integration and Praxis Test, SIPT)의 촉각 및 운동 감각 하위 테스트는 아동의 체성감각 처리에 대한 가장 포괄적인 관점을 제공한다. 개발 후 오랜 시간이 지났음에도 불구하고 SIPT는 체성감각계 내의 전반적인 처리에 대한 통찰을 제공한다. SIPT에 대한 자세한 내용은 8장(감각통합 및 실행 검사를 사용한 감각통합 기능 평가)에 설명되어 있다. SIPT의 관련 하위 검사는 일반적으로 시야를 가린 상태에서 수행되는 다양한 촉각 검사가 포함된다:

- 손을 통한 모양 지각(Manual Form Perception, MFP) 촉각 모양 식별이 요구되는 입체인지지각 검사
- 2점 구별 검사(촉각 자극의 국소화: Localization of Tactile Stimuli, LTS) 손이나 팔에 촉각 자극이 전달되는 위치를 구별하는 능력 검사
- 손가락 변별(Finger Identification, FI)
- 서화감각(Graphesthesia, GRA) 손등에 그려진 그림을 복사하는 동적 촉각 검사
- 운동감각(Kinesthesia, KIN) 한 지점에서 다른 지점으로 팔과 손의 움직임을 복사(모방)하도록 요청하는 의식적 고유수용성 감각 검사

Ricky에게 SIPT를 사용하여 검사한 결과 촉각과 고유수용성 감각을 관찰한 하위검사에 대한 표준화된 점수는 표 7-1과 그림 7-1로 보여진다. 표준화된 점수 안에서 전형적으로(평균의 수준으로) 수행하는 경우 평균으로부터 1 표준편차 이내의 점수에 반영된다. Ricky의 점수 대부분은 평균보다 1.0이상 낮게 떨어지는데, 이는 Ricky가 체성감각 구별의 여러 측면에서 어려움을 겪고 있음을 보여준다.

표 7-1 Ricky의 SIPT 체성감각 점수

하위 검사	표준 점수
형태 지각(MFP)	−1.9
촉각 자극의 위치감각(LTS)	−0.8
손가락 인식(FI)	−1.1
서화감각(GRA)	−2.3
운동감각(KIN)	−1.5

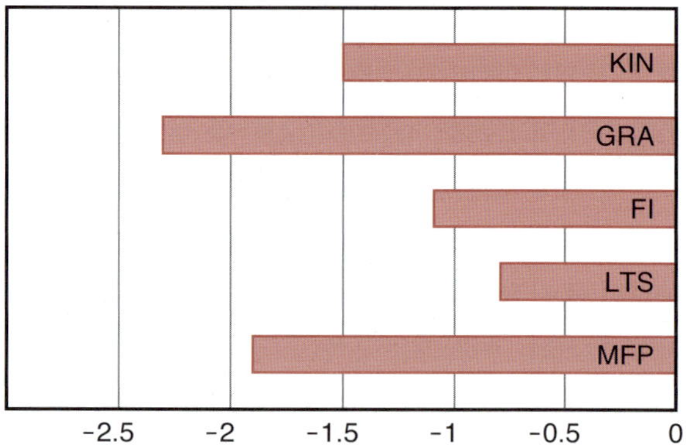

SIPT 하위검사: 운동감각(KIN: kinesthesia); 서화감각(GRA: graphesthesia); 손가락 인식(FI: finger identification); 촉각 자극의 위치감각(LTS: localization of tactile stimuli); 형태 지각(MFP: manual form perception);

그림 7-1 Ricky의 표준화된 SIPT 체성감각 점수. *−1.0 미만의 점수는 잠재적으로 문제가 있는 것으로 간주되나, 개별 영역보다 체성감각 영역 전체를 보는 것이 중요하다. Ricky는 이러한 하위 검사들 중 하나의 영역을 제외한 모든 항목에서 −1.0 미만의 점수를 받았으며, 이는 체성감각 구별의 어려움을 나타낸다.*

SIPT는 아동 인구에게 적용 가능한 가장 철저한 검사이긴 하지만, 다른 평가들도 Ricky와 같은 아동들의 체성감각 처리에 대한 통찰력을 제공할 수 있을 것이다. 예를 들어, 국립보건원(Nantional Institute of Human Measure, NIH) Toolbox는 전 생애에 걸쳐 인지, 감정, 운동 기술 및 감각을 검사하는데 있어 심리 측정 측면에서 타당성이 입증된 자가 보고 척도이다(HealthMeasures, 2017). NIH Toolbox의 감각 검사는 간략한 운동 감각 검사(SIPT 운동감각 검사 기반) 및 질감의 구별을 다루

는 촉각 구별 검사(W. Dunn et al., 2015)를 포함하여 체성 감각 기능을 다루는 항목이 있다. 또 다른 검사 도구에서는 촉각 항목(예: Miller Assessment for Preschoolers, MAP)이 포함되어 있지만, 일반적으로 이러한 항목들은 하위 영역으로서 단독으로 사용되지 않는다.

요점

- 체성감각계의 구별은 일련의 수용체 유형을 포함한다.
- 말초 수용체의 밀도는 신체의 해당 부위에 필요한 기능에 반영된다.
- 체성감각 구별은 행동을 위해 손과 신체를 사용하는 능력과 기술에 영향을 미친다.
- 촉각 구별은 실행과 연관되어 있다.
- 체성감각계의 감각통합 평가는 대체로 SIPT의 하위검사를 사용하여 수행할 수 있다.

움직임 구별 Movement Discrimination

개인이 공간을 통해 신체의 움직임을 인지하는 능력은 고유수용성 감각 및 전정감각계를 포함한 여러 감각계의 정보를 통합해야 한다. 뇌가 머리와 몸의 위치, 방향, 움직임의 속도와 타이밍에 대한 정확한 추정을 생성하려면 이러한 시스템에서 감각을 정확하게 구별하는 능력이 필요하다(Naseri & Grant, 2012).

고유수용성 감각 구별의 기초
Foundations of Proprioceptive Discrimination

고유수용성 감각의 수용과 전달에 대해서는 이전에 다루어졌고, 6장(감각 조절 기능과 장애)에서 더 자세히 설명되어 있다. 고유수용성 감각 정보를 정확하게 해석하고 구별하는 것은 개인이 자신의 움직임 패턴을 모니터링하고, 운동 계획을 조정하고, 새롭거나 학습된 운동과제를 효과적으로 실행할 수 있는 기반을 제공한다(Murray-Slutsky & Paris, 2014). 고유수용성 감각은 개인이 가진 전체적인 *신체 도식*에 크게 기여하는데, 신체 도식은 운동 활동을 안내하는데 사용되는 신체의 신경학적 표상이다(Holmes & Spence, 2004). 신체 도식은 뇌가 신체를 전체(Whole)로 해석하는 방법 중 하나의 구조라고 생각되지만, 연구에 따르면 고유수용성 감각을 사용하여 서로 다른 움직임을 구별할 수 있는 능력의 범위는 특정 신체 부분이나 상황에 따라 다르게 나타난다고 하였다(Han, Waddington, Adams, & Anson, 2013). 운동선수를 예로 들면 축구선수는 무릎 관절, 테니스 선수는 어깨 관절 등 특정 관절에서 비선수보다 고유수용성 감각 능력이 더 우수한 것으로 나타났다(Muaidi, Nicholson, & Refshauge, 2009; Boyar, Slaci, Kocak, & Korkusuz, 2007). 이는 고유수용성 감각의 구별 기술이 기능적 과제를 수행하는 동안 적극적 참여와 사용을 통해 발달하고, 이러한 기술이 연습을 통해 정제될 수 있음을 시사한다.

전정감각 구별의 기초
Foundations of Vestibular Discrimination

전정감각계 또한 머리의 움직임을 부호화하여 움직임을 구별하는데 크게 기여한다. 움직임의 이동방향과 속도는 정확한 전정감각 처리에 크게 의존하는 두 가지 기능이다. 자세 조절의 어려움, 균형 손상, 움직이는 동안의 머리와 눈 조정 어려움 등은 전정감각 구별의 결함에서 흔히 볼 수 있는 특징이다(Ayres, 1972a; Miller et al., 2007). 사례에서 Ricky가 보이는 서투름은 전정감각 처리의 어려움일 수 있다.

4장(감각계의 구조와 기능)에서 언급했듯이 전정 털 세포(유모 세포, hair cell) 수용체는 이석기관과 세 개의 반고리관 기저부에 위치한다(그림 4-21 참조). 이 세포는 머리의 선형(이석) 및 각도(반고리관)의 가속 및 감속을 변환하고 처리하여 균형, 운동 조절 및 안구운동 조절에 기여한다(Rine & Wiener–Vacher, 2013). 이석 수용체는 정적인 자세와 항중력 자세에 크게 기여하지만, 반고리관은 공간 내에서 머리의 움직임에 반응하고 전신 움직임 구별에 가장 크게 기여한다. 전정 및 시상핵의 뉴런은 이석과 반고리관의 신호를 통해 중력에 대한 머리 위치를 해석하고 머리의 기울기를 구별한다. 시상베개 및 VPL과 같은 시상핵은 전정감각, 시각 및 고유수용성 감각 신호의 다감각통합을 위한 주요 위치로 보여진다(검토를 위해 Lopez & Blanke, 2011 연구 참고) (그림 7–2).

다른 감각계와 달리 단일 전정 피질(그림 4–22 참조)은 확인되지 않았다. 오히려 전정감각 입력은 다른 피질 영역에 걸쳐 다른 많은 감각 신호와 통합된다. 이러한 해부학적 오버랩(중첩)과 기능적 연관성은 전정–시각 시스템과 전정–체성감각 시스템 사이에서 가장 중요하다(Ferré, Bottini, Iannetti, & Haggard, 2013). 뒤쪽 섬 피질(posterior insular cortex, PIC)은 자가운동 인식에 대한 시각 및 전정감각 정보의 통합에 핵심적인 역할을 하는 반면, 앞쪽 섬 피질(anterior insula)은 시각, 전정감각 및 체성감각계로부터 들어오는 내부감각과 신체 인식에 관여하는 주요 영역이다(Frank, Baumann, Mattingley, & Greenlee, 2014; Craig, 2009). 신경영상 연구 결과 전정감각 자극은 일차체성감각피질의 활성화를 유도하여 전정감각계와 몸감각계 사이에서 해부학적으로 또 다른 중첩 부위를 시사하는 것으로 나타났다(Lopez & Blanke, 2011).

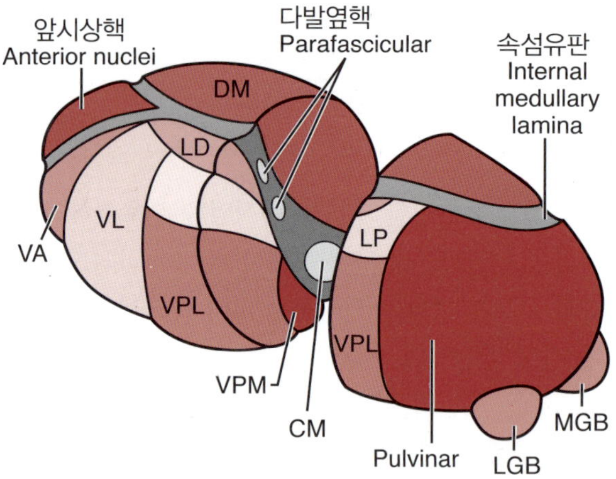

그림 7–2 시상은 다중의 핵이 존재한다. pulvinar(시상 베게), ventral posterior lateral(VPL, 뒤가쪽배측핵), ventral posterior medial(VPM, 뒤안쪽배측핵)은 여러 감각계로부터 입력을 받는 기능을 하며, 이는 통합 구조로 간주된다. VA: ventral anterior(안쪽배쪽핵); VL: Ventrolateral(가쪽배쪽핵); CM: centromedial; MGB: medial geniculate body(안쪽 무릎체); LGB: lateral genculate body(가쪽 무릎체); LD: lateral dorsal(등쪽 가쪽핵); DM: dorsal medial(등쪽안쪽핵); LP: lateral posterior(뒤가쪽핵); A: anterior(앞 시상핵).

움직임 구별의 측정

Measurement of Movement Discrimination

고유수용성 감각 구별 능력의 측정은 종종 관절의 능동적 또는 수동적 움직임 후 움직인 거리에 대한 판단(즉, 선택)을 요구한다. 앞서 언급한 바와 같이, SIPT의 운동감각(KIN) 하위 검사는 고유수용성 감각 구별 능력의 척도를 제공한다. 낮은 운동감각(KIN)과 더불어 낮은 실행 점수(예: 구강 실행[Oral Praxis, OPr] 또는 순서 실행[Sequencing Praxis, SPr] 영역)은 낮은 신체실행 능력을 나타내는 것으로 생각되는 반면, 낮은 운동감각(KIN) 점수는 낮은 디자인 모방(Design Copying, DC) 또는 손운동 정확성(Motor Accuracy, MAc)과 함께 시각실행 기술의 결손으로 나타날 수 있다(Ayres, 1989). SIPT의 또 다른 하위 검사인 서기와 걷기 균형(Standing and Walking Balance, SWB)은 시각을 차단한 상태에서 한발 균형 잡기와 발뒤꿈치–발가락(heel–to–toe) 걷기를 포함하므로 고유수용성 감각의 측면을 포착할 수 있다. SIPT의 하위검사에 대한 Ricky의 점수는 표 7–2 및 그림 7–3에서 설명한다. 이러한 결과는 이전 단락에서 언급한 바와 같이 Ricky가 고유수용성 감각 처리에 어려움을 겪고 있으며, 회전 후 안구진전(Postrotary Nystagmus, PRN)의 매우 낮은 점수로 보아 전정감각

표 7-2 전정감각 및 고유수용성 감각 처리와 관련된 SIPT의 하위검사

하위 검사	표준 점수
운동감각(KIN)	-1.5
디자인 모방(DC)	-0.9
운동정확성(MAC)	-1.2
서기와 걷기 균형(SWB)	-2.1
회전 후 안구진전 검사(PRN)	-1.7

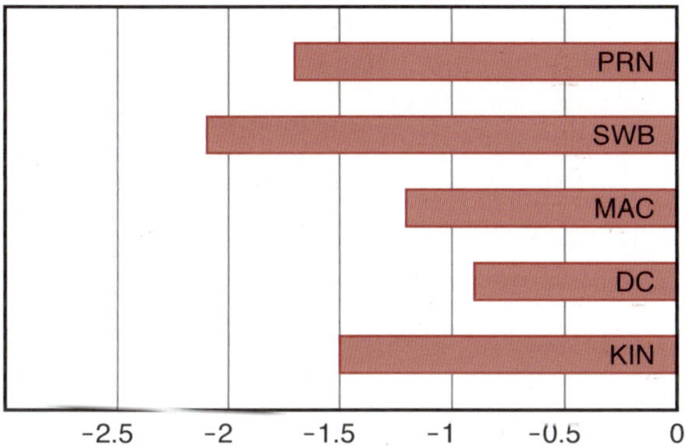

SIPT 하위검사: 회전 후 안구진전 검사(PRN: post-rotary nystagmus); 서기와 걷기 균형(SWB: standing and walking balance); 운동정확성(MAC: motor accuracy); 디자인 모방(DC: design copying); 운동감각(KIN: kinesthesia)

그림 7-3 Ricky의 표준화된 SIPT 전정감각 및 고유수용성 감각 처리 점수. *Ricky는 전정감각과 고유수용성 감각을 다룬 항목 집단에서 -1.0 미만으로 떨어지는 점수를 보였다. 이는 전정 및 고유수용성 감각계에서 어려움을 보이는 것으로 나타났다.*

처리에 어려움을 겪고 있음을 알 수 있다.

최근 개발된 Comprehensive Observation of Proprioception(COP; Blanche, Bodison, Chang, & Reinoso, 2012)는 신체인식, 고유수용성 감각에 대한 과소 반응 및 감각 추구의 측면을 이해 하는데 유용한 측정도구이다. 이는 고유수용성 감각 기능의 다른 측정도구와 함께 사용하도록 고안되었으며, 자세 조절과 근긴장도 등의 정보를 제공한다. 또한, 엎드려 폄 자세(복와위신전, Prone extension), 정위 및 평형반응, 자세 안정성에 대한 임상 관찰을 통해 전반적인 평가에 더 많은 차원을 추가할 수 있다. Ricky의 서투름을 이해하려면 이 도구를 사용하여 자세 조절, 근육 긴장도 및 신체 인식에 대한 더 많은 정보를 얻을 수 있으며 이는 임상 관찰을 통해 달성할 수 있다.

전정 신호가 피질에 완전히 통합되어 있다는 사실 때문에 "순수한" 또는 단일의 전정감각 구별 능력을 측정하려면 복잡해진다. 실험 연구에서 대상자는 헬멧이 있는 지지장치를 착용한 상태에서 컴퓨터 기반의 동작 시스템의 자극을 받는다. 이때 평가를 어두운 곳에서 실시, 헬멧에 얼굴 가리개 부착, 귀마개나 백색소음으로 외부 소리 차단, 촉각 자극이나 피부에 가해지는 압력을 줄이기 위해 푹신한 의자와 의복을 사용함으로써 비전정(nonvestibular)의 감각 신호를 최소화하였나(Grabherr, Nicoucar, Mast, & Merfeld, 2008; 그림 7-4 참조).

이러한 유형의 실험 평가는 임상 환경에서는 실용적이지 않으며, 감각통합 및 처리 장애가 있는 일반 아동에게도 필요하지 않다. 그러나, 현재 임상가가 순수한 전정감각 구별 능력을 측정하는데 사용할 수 있는 표준화된 방법은 없다. 사용 가능한 방법은 적절한 전정감각 처리에 의존하는 것으로 알려진 전정감각계 통합과 기능적 능력에 대해 임상가에게 알리는 조치이다. 예를 들어, 8장(SIPT를 사용한 감각통합 기능 평가)에 기술된 PRN(회전후 안구진전)은 전정-안구반사(Vestibular-Ocular Reflex) 통합에 대한 통찰을 제공한다. VOR은 전정 구별에 대한 직접적인 정보를 제공하지 않지만, 머리가 움직일 때 시각적 안정성과 명확성을 위해 중요한 반사작용이다. 이 검사는 아동의 머리를 30° 각도로 기울인 상태에서 안구진전 보드(회전판)에 좌식 자세로 앉혀 수행한다. 검사자는 아이를 2초당 1회씩 일정한 속도로 시계 반대방향으로 돌려 20초 동안 총 10회 시행한다. 두 번째 시도는 시계 방향으로 진행한다. 보드를 정지시킨 후 검사자는 아동의 눈을 관찰하고 안진의 지속시간을 기록한다(Ayres, 1989). 수평 방향 VOR의 비정상적인 지속시간은 반고리관

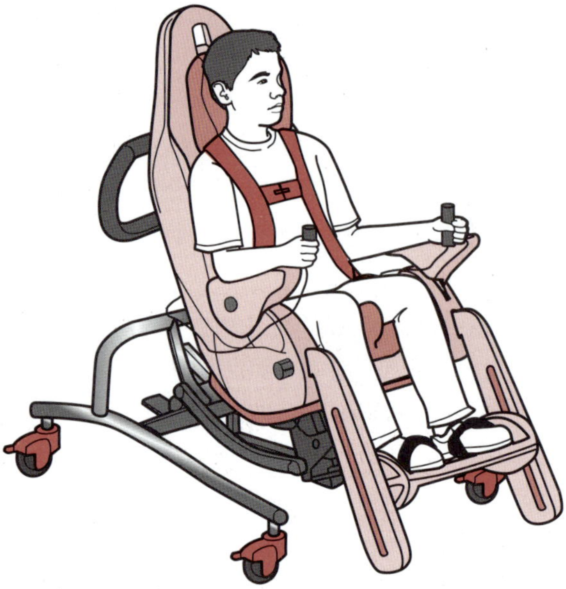

그림 7-4 전정감각 기능을 측정하는데 있어 시각과 고유수용성 감각 입력을 통한 혼동효과를 줄이기 위해서는 복잡한 실험 장비가 필요하다. 그림과 같은 의자는 벨트와 헬멧으로 아동을 안전하게 고정한 자세로 만들고 고유수용성 감각의 입력을 줄여준다. 움직임 검사는 어두운 곳에서 수행하며, 시각 입력의 영향을 줄이기 위해 얼굴 가리개나 마스크를 사용한다. 청각 입력을 줄이기 위해 방음처리가 된 공간, 귀마개 또는 백색소음을 사용한다.

수용체에 의한 비효율적인 정보 처리의 지표일 수 있으며, 이는 움직임 감지 및 구별의 결함을 야기할 수 있다(Neveu, Jeffery, Moore, & Dakin, 2009). Ricky는 PRN 점수에서 감소를 보였고(표 7-2), 이는 전정 구별능력의 어려움을 나타낸다.

Dynamic Visual Agency(DVA) 검사는 VOR의 기능적 간접 측정을 제공하며, 이는 3세 아동에게 유효하고 신뢰할 수 있는 것으로 나타났다. 이 평가를 위해 먼저 아동의 머리를 고정한 상태에서 시력 검사를 완료한 다음, 아이의 머리를 왼쪽에서 오른쪽으로 빠르게 움직인다(각 방향으로 약 15°). 정지 상태와 움직이는 상태 사이의 시력 점수 차이에서 0.2logMAR보다 큰 점수 변화는 반고리관의 기능저하를 나타낸다(Rine & Wiener-Vacher, 2013). DVA의 컴퓨터 버전은 NIH Toolbox 일부로 포함되어 있다(http://www.nihtoolbox.org).

또한 NIH Toolbox의 일부는 Blance Accelerometry Measure(BAM; Rine et al., 2013)으로, 이전에는 Pediatric Clinical Test of Sensory Interaction for Balance(P-CTISIB; Westcott, Crowe, Deitz, & Richardson, 1994)라고 불렸다. 초기 자세 분석에 대한 저렴한 대안을 제공하기 위해 성인을 대상으로 개발된 이 검사는 현재 3세 이하 아동의 선 자세 균형(standing balance)을 측정하기 위해 컴퓨터 기반으로 제공된다. 검사는 이중축 가속도계를 사용하여 아동이 단단한 표면 또는 고밀도 폼 위에 서 있는 동안 자세의 흔들림을 측정한다(고유수용성 조작). 검사는 눈을 뜨거나 감고 시행할 수 있다(시각 조작). BAM은 전정 손상이 있는 사람과 없는 사람을 구별할 수 있으며, 이에 대한 신뢰성이 확립된 도구이다(Rine et al., 2013).

고유수용성 및 전정감각 구별의 평가가 비정형적인 신경학적 감각 처리의 존재를 확인하거나, 확인할 수 있지만, 임상가에게 관심의 대상은 이러한 구별 기능장애의 행동 결과, 작업 참여 문제 또는 "최종 산물"이다(Ayres, 1972a). 균형 능력이 좋지 않은 것뿐 아니라 움직임에 대한 구별능력이 부족한 아동은 서투른 것처럼 보일 수 있으며 환경에서 다른 사람이나 물건과 자주 부딪힐 수 있다. 그들은 정확한 운동 실행에 필요한 적절한 피드포워드 메커니즘을 생성하기 위해 신체의 감각 정보(피드백)를 사용하는데 어려움을 겪을 수 있다. 앞선 내용에 따라 신체 도식이 전정감각, 고유수용성 감각, 촉각 및 시각 입력에 의존한다는 것을 알고 있다. 적절한 신체 도식이 없다면, 축구에서 팀원을 바라보며 축구공을 차는 것과 같이 시야가 가려지거나 축소되는 어떠한 과제도 어려워질 것이다. 두 번째로, 신체 도식이 불량한 사람은 종종 고유수용성 감각 및 전정감각의 결함을 보상하기 위해 시각적 모니터링을 사용한다. Ricky는 이러한 이와 같은 아동들의 대표적인 예시이다.

양측 통합 및 순서(Bilateral Integration and Se-

지혜 실천

전정감각 구별 문제가 있는 아동의 경우, 중재는 자세 조절, 안구 조절, 운동 계획의 요소를 통합하며 신체 움직임의 속도와 방향을 구별하는 능력을 향상시키는 데 초점을 맞출수 있다. SI(감각통합) 치료에서는 현수(매달린) 장치를 사용하면 아동이나 임상가가 조절할 수 있는 다방향의 움직임이 가능하다. 자세를 확장시키기 위해 아동이 그물 그네에서 엎드린 자세를 취하도록 하고 능동적으로 체중 조절을 사용하여 몸을 앞뒤로 움직이게 함으로써 도전할 수 있다. 구별 기술은 아동에게 움직임의 방향이나 속도를 바꾸거나 청각 신호(예: 박수소리 또는 메트로놈)에 맞춰 타이밍에 맞게 움직이도록 요청함으로써 적절한 수준으로 도전할 수 있다. 아동에게 장난감을 뻗는 순서와 타이밍을 지정하거나 머리와 몸이 움직이는 동안 시각적으로 대상을 구별하도록 요청하여 추가적 요구사항을 제시할 수 있다. 아동이 모든 평면에서, 다양한 속도로, 다양한 신체 위치를 가정하고 전환해야 할 때 중재는 극대화 될 것이다(Murray-Slutsky & Paris, 2014).

quencing, BIS) 결함과 함께 전정감각 및 자세 결함은 Ayres(1965, 1966b, 1969, 1971, 1972b, 1977, 1989)의 초기 연구에서 잘 확인된 그룹이 되었다. 이러한 관심 그룹은 Milligan(1998)에 의해 확인되었으며, Mailloux 등(2011)에 의해 추가로 입증되었다. 흥미롭게도 최근의 연구에서 표준 이하의 PRN는 SWB 어려움 및 부적절한 KIN과 함께 이러한 전반적인 패턴과 관련이 있으며, 이는 부적절한 전정감각 및 고유수용성처리와 밀접하게 연관되어 있음을 추가적으로 보여준다.

요 점

- 고유수용성 감각 구별은 신체 도식의 발달과 기능적 과제에 참여하고 수행을 개선하는 능력에 기여한다.
- 자세 조절, 균형, 눈과 머리의 협응은 전정감각 구별의 측면이다.
- PRN, SWB, KIN을 포함한 SIPT 하위 검사는 전정 및 고유수용성 감각의 구별을 활용한다. 그러나 이러한 점수를 보완하기 위해서는 임상관찰을 포함해야 한다.
- Comprehensive Observation of Proprioception은 정규적인 검사를 보강할 수 있는 고유수용성 감각 구별에 대한 추가 정보를 제공한다.
- 전정-고유수용성 감각 구별의 결합은 서투름(균형 손상, 환경 내 사람 및 사물과 부딪힘) 및 움직임 보정을 위한 피드포워드 및 피드백 사용 어려움에 반영될 수 있다.

청각 구별 Auditory Discrimination

우리가 "무엇"을 듣는지에 관한 구별 Discrimination of "What" We Hear

청각 구별은 일반적으로 최소의 소리 단위인 **음소**를 구별하는 것을 포함하여 유사한 소리를 구별하는 능력으로 정의할 수 있다. 대부분의 아동은 읽기를 배울 때, 알파벳 체계를 사용하여 다른 문자와 관련된 말소리를 학습한다(Heilman, Voeller, & Alexander, 1996). 이러한 읽기 전략을 개발하지 못한 아동들은 종종 음운 난독증으로 진단되며, 또한 음소(소리 단위)를 문자 언어에서 가장 작은 구별 단위인 **자소**(문자 단위)와 관련시키는 데 어려움을 겪을 수 있다(Blau et al., 2010). 따라서 소리 식별 및 문자-음성 통합의 어려움은 읽기와 쓰기 모두의 결함을 야기한다. 청각 구별 능력이 약한 아동은 음운 결함의 또 다른 유형인 특정 언어 장애(Specific Language Impairment, SLI)를 가질 위험이 더 높다. 이와 같은 아동들은 청력 상실이나 다른 발달 지연이 없음에도 불구하고 정상 언어 발달과 숙달이 지연된다(Davids et al., 2011).

청각 구별의 기초가 되는 신경회로는 여전히 연구되고 있지만, 두 가지의 주요 요소로 구성된 것으로 여겨진다. 첫째, 소리 신호가 달팽이관에서 시작되어 청각 피질에 투영되는 명확한 감각 특정 구성 요소가 있다. Brodmann 영역 41 주변의 일차 청각피질에서 발견되는 헤쉴 이랑(Heschl gyrus)은 유입되는 청각 정보를 처리하는 최초의 피질 구조이며 특히 음높이 구별 및 음조 패턴 감지 능력과 관련이 있다(Schneider et al., 2002; 그림 7-5 참조). 두 번째 요소는 익숙한 자극에서 새롭거나 낯선 자극으로 무의식적으로 주의를 전환하는 것과 관련이 있다. 이 기능은 주로 이마엽 피질 영역에 기인하는 것으로 여겨진다(Alho, 1995; Bidet-Caulet, Bottemanne, Fonteneau, Giard, & Bertrand, 2015; Dunn, Gomes, & Gravel, 2008). 자극의 존재와 부재에 대한 결정을 선택적으로 암호화하는 앞이마 피질(Prefrontal Cortex, PFC)의 뚜렷한 뉴런 집단이 확인되었다(Merten & Nieder, 2012). 추가적인 연구에서는 이마엽의 운동앞피질의 뉴런이 자극 유무에 대한 행동을 보고하는 것과 밀접한 관련이 있다는 것을 발견했다(de Lafuente & Romo, 2005).

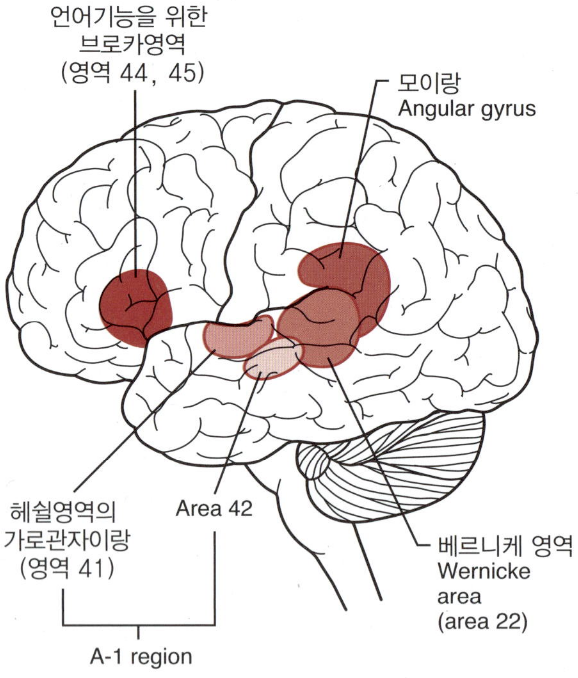

그림 7-5 피질 수준에서 청각 처리는 일차 청각 피질의 헤쉴이랑(Heschl gyrus, 브로드만 41 영역 근처)에서 시작된다. 소리를 언어로 처리하는 것은 소리를 이해하는 영역 41에서 Wernicke(베르니케 영역, 브로드만 22 영역)로 투사되는 것을 포함한다. 영역 22로부터 모이랑(angular gyrus)을 통과하여 이마엽 피질의 운동 언어 영역(Broca 영역, 브로드만 44·45 영역)으로 투사된다.

우리가 "어디를" 듣는지에 관한 구별

Discrimination of "Where" We Hear

청각 피질을 포함한 청각 체계는 우리가 듣는 "무엇"뿐 아니라, "어디를" 듣는지 구별하는 데 중요한 역할을 한다. 환경에서 물체의 위치를 포함하여 소리의 **공간적 구별**은 많은 일상적인 상황에 반응하는 필수적 측면이며, 복잡한 환경에서 효율적인 의사소통과 상호작용을 위한 전제 기술로 간주된다(Ahveninen, Kopčo, & Jääskeläinen, 2014). Ahveninen 등(2014)의 연구에 따르면 공간적 청력(spatial hearing)에는 음원의 위치를 알아내고, 공간 위치에 따라 소리를 분리하는 두 가지 주요 기능이 있다. 따라서 움직임 시작을 감지, 고정된 머리 위치를 기준으로 소리의 위치 변화, 또는 소리에 대한 머리 또는 신체 위치의 변화를 포함하여 다양한 유형의 공간 변화가 감지될 수 있다(Getzmann & Lewald, 2012). 울리는 전화를 받고, 접근하는 차의 거리를 판단하고, 시끄러운 생일 파티에서 한 번의 대화에 집중하는 것과 같은 모든 일들은 공간 내 소리를 정확하고 효율적으로 구별하는 것에서 비롯된 기능적 기술들이다.

개인의 시야에 제한을 받는 시각적 공간 정보의 생성과는 달리 청각 시스템은 다른 대상에 의해 부분적으로 가려져 있더라도 모든 방향에서 발생하는 자극을 등록할 수 있다(King et al., 2011). 이러한 전방향 능력이 주어지게 되면, 양쪽 귀의 축을 기준으로 수평(방위각) 및 수직(고도) 좌표의 관점에서 청각적 공간(auditory space)은 복잡하게 맵핑(mapping)된다. 거리 좌표는 듣는 사람의 위치를 기반으로 소리를 국소화한다. 소리는 듣는 사람의 머리 중앙에서 측정된다. 청각적 공간 맵핑의 세부사항은 이 장에서는 다루지 않는다.

청각적 공간의 표현과 소리 위치 파악의 구별은

주로 중추 청각계에 의해 계산되는 것으로 여겨진다. 4장(감각계의 구조와 기능)에서는 중추 청각 경로에 대한 기본 정보를 제시하였다. 청각적 구별의 관점에서, 우리는 여기서 몇 가지 사항을 강조할 것이다. 청각 신경 섬유는 등쪽 및 배쪽 달팽이핵을 자극한다. 이 핵으로부터 단이(한 귀 듣기, monaural)와 양이(양쪽 귀로 듣기, binaural) 처리 모두에 중요한 경로를 투영한다. 단이 경로는 주로 반대쪽 아래 둔덕(Inferior Colliculus, IC)을 대상으로 한다. 이와 대조적으로, 양이 수렴의 첫 번째 위치는 시간과 강도의 차이를 감지하고 암호화 하는 위올리브 복합체(Superior Olivary Comlex, SOC)에 있다. 4장(감각계의 구조와 기능)에서 언급한 바와 같이 SOC에서 IC로 투사 될 때, 시상의 안쪽 무릎체를 통해 청각피질로 올라가기 전 입력 타이밍과 음량 정보가 수렴되고 단이 신호와 융합된다
(Grothe, Pecka, & McAlpine, 2010).

영상 연구 및 뇌파(electroencephalography, EEG)검사 측정은 청각적 공간 식별 및 동사 처리의 높은 수준의 처리에 대한 통찰력을 제공했다. 헤쉴이랑과 같은 청각피질의 앞쪽 영역이 음성 변화("무엇[what]"경로)에 반응하는 것으로 보이지만, 뒤쪽 비-일차(non-primary) 청각피질의 뉴런 집단은 공간적 변화("어디[where]" 경로)를 감지하는데 관련되어 있다. 또한, 측두의 편면을 포함하는 영역인 이차청각피질은 말소리와 입술 읽기(lip-reading)를 파악하고 반영하는데 중요한 청각-시각-운동 통합과 관련이 있는 것으로 추측된다(Jääskeläinen, 2010). 청각피질은 또한 청각적 공간 처리 및 공간 학습을 위해 IC에 신호를 내려 보내는 데 중요한 역할을 한다. 이러한 하행로의 비활성화는 소리 주파수, 강도 및 위치에 대한 IC 뉴런 감도를 교란하거나 수정하는 것으로 나타났다(King et al., 2011). 따라서 공간 신호의 청각적 식별은 상행 및 하행 처리 모두의 손상에 영향을 받을 수 있다.

청각 구별의 측정

Measurement of Auditory Discrimination

청각 구별의 평가는 대부분의 작업치료사들이 수행하는 영역을 벗어난다. 그러나 두 가지의 일반적인 접근 방식을 간략하게 다룰 것이다. 청각 구별 능력 측정에 사용되는 가장 일반적인 방법은 일련의 자극에서 이상한 자극에 대한 사건유발전위(Event-Related Potential, ERP)의 구성요소인 **음전위부정합**(mismatch negativity, MMN)이다. 이것은 반복되는 표준 소리에 의해 유발된 뇌파(전기 활동)를 피치, 지속시간 또는 크기와 같은 하나 이상의 지각 기능에서 다른 일탈 소리에 의해 유발된 뇌파와 비교하는 것을 포함한다(Bishop, Hardiman, & Barry, 2011; 그림 7-6 참조). MMN은 청각 감각 기억 뿐만 아니라 "무엇" 및 "어디서" 경로의 기능을 측정하는데 사용될 수 있다(Cheour,

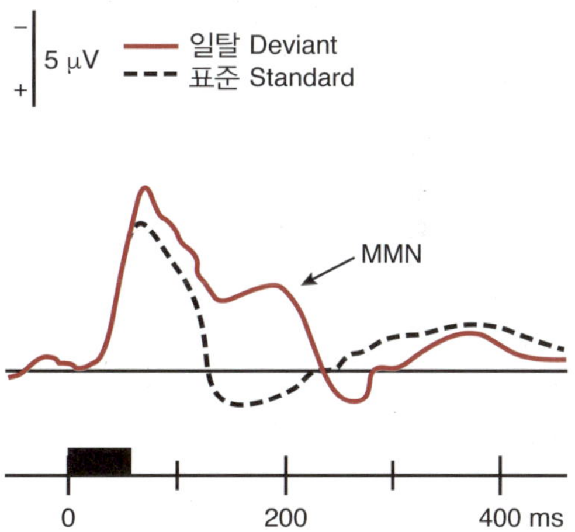

그림 7-6 음전위부정합(Mismatch negativity, MMN)의 기록이다. 점선은 반복적으로 들리는 표준 또는 이에 상응하는 소리에 대한 신경성 반응을 나타낸다. 반복적 소리 자극을 투여하면 소리에 익숙해진다. 끊어진 선은 다르거나 비정상적인 소리가 들릴 때 전형적인 신경 반응을 나타낸다. 이런 상황에서 반응은 습관화 됐지만, 일탈적 소리가 나오면 다시 신경 반응이 증가했다.
Fz: 이마엽 영역 정중시상면에 위치한 뇌파도의 특정 전극 부위; MMN: 음전위부정합; ms: 밀리세컨드(1/1,000초 단위); μ V: 마이크로볼트

Leppänen, & Kraus, 2000). MMN은 피험자가 순서에 주의를 기울이고 있는지에 관계 없이 결과가 도출될 수 있다. 따라서 대상자의 주의와 협력이 필요한 행동 방식보다 유리한 방식인 것으로 판단된다(Bishop et al., 2011). 초기 MMN 반응은 언어 자극의 작은 변화에 대한 반응으로 이른둥이(교정 연령 30–34주)로부터 얻어졌다(Cheour-Luhtanen et al., 1996).

MMN은 아동의 청각 구별 능력을 측정하는 데 이상적일 수 있으나, 치료적 임상 환경에서 항상 사용할 수 있는 것은 아니다. 청각 구별 기술은 주의력, 집중력, 동기 부여 등과 같은 요소를 고려하여 행동적 방법을 사용하여 측정할 수 있다. Wepman's Auditory Discrimination Test-2nd Edition(ADT™; Wepman & Reynolds, 1986)과 같은 행동 검사는 실험자가 두 개의 단어(예: "coast"와 "toast")를 소리 내어 읽은 후 아동에게 두 단어의 동일 여부를 말로 하거나 몸짓으로 표현하도록 한다. 단어는 모음이나 자음이 다를 수 있으며 단어의 시작, 중간 또는 끝에서 차이가 발생할 수도 있다. 시각적 단서를 피하기 위해 이러한 유형의 청각 구별 검사 중에는 검사자의 입을 가리고 시행한다.

흥미롭게도, 일부의 아동은 자동적 수준(MMN 측정 기준)으로 다른 음조를 구별할 수 있지만 동일한 자극으로 행동 구별 과제를 제시했을 때 제대로 수행하지 못하는 것으로 나타났다(Gomes et al., 2000). Dunn 등(2008)의 연구자들은 이러한 결과가 ADT™와 같은 행동 청각 구별 과제에 정확하게 응답할 수 없었던 것은 처리 문제가 발생한 위치에 대한 결정적인 정보를 제공하지 않는다고 제안했다. 이는 운동 반응(예: 언어 또는 몸짓)을 요구하는 행동 검사가 지각과 의사 결정에서 뚜렷한 역할을 하는 마루엽 피질, 등가쪽 이마앞엽 피질(dorsolateral prefrontal cortex, dPFC), 또는 줄무늬체와 같은 추가적인 신경 영역의 활용 가능성 때문일 것이다. 특히 청각 피질에서 줄무늬체로의 투사는 청각 구별 과제 도중 행동 선택을 주도하는 것으로 나타난 반면(Znamenskiy& Zador, 2013), dPFC는 정보를 수신하는 감각 양식과 관계없이 의사결정 과제에 투입되는 것으로 보인다(Romo & de Lafuente, 2013).

Ricky는 청각 구별 결여의 징후는 보이지 않는다. 만일 청각 구별 능력에 대한 문제가 있었다면 작업치료사는 추가적인 평가를 위해 청각학자나 언어 병리학자에게 의뢰했을 것이다.

요 점

- 청각 피질과 이마엽은 주로 감각 환경의 청각 변화를 감지하고 인식하는 역할을 한다.
- 청각 구별은 "어디의" 소리를 듣는지, "무엇을" 듣는지 이해하는 것을 모두 포함한다.
- 소리를 구별하는 것의 어려움은 읽기, 쓰기, 지속 주의력의 어려움과 관련되어 있다.
- 청각 구별에 대한 측정은 행동 및 신경생리학적 측정 방법이 있으나, 두 가지 모두를 사용할 경우에는 두 가지가 일치하지 않는 결과가 나타날 수 있다.

시각 구별 Visual Discrimination

여러 문헌 내에서 시각 구별은 시지각 기능 중 하나로 설명된다. **시지각**은 시각 자극을 인식하고, 구별하고, 해석하는 능력으로 이미 수년 전에 정의되었다(Maslow, Frostig, Lefever, & Whittlesey, 1964). Maslow와 Frosting 등의 연구자들은 시지각의 어려움을 읽기 결여와 연관시켰다. 최근의 문헌에서도 시지각을 가리킬 때 시각적 주의, 시각 기억, 시각 구별과 같은 광범위한 기술을 다루며(Canel & Yüksel, 2015 ; Schneck, 2010), 시각 구별에는 글자를 포함한 물체의 모양과 형상을 구별하는 능력을 포함한다. 이 장에서는 시각 구별에 대해 다룰 것이지만, 시지각 측면의 경계를 조금 벗어나서 SI와 관련하여 점차적으로 중요성이 강조되는, 움직임을 안내하는 시각과 시각 인지의 측면도 다룰 것이다.

시지각과 시각 구별의 기초
Foundations of Visual Perception and Discrimination

이 장의 다른 감각 시스템의 경우와 마찬가지로 자극 수신, 전달 및 뇌 영역으로의 전달에 대한 기본 사항은 이미 4장(감각계의 구조 및 기능)에서 제시하였다. 이를 통해 뒤통수엽에서 관자엽으로의 투사가 시각적 형태를 저장하고 기억하는 능력의 기초이며, 물체를 인식하고 식별하는 것과 관련이 있는 "*무엇*(what)" 경로(배쪽 경로)에 대하여 알 수 있다. Milner와 Goodale(2008)는 이 경로가 이동의 목표가 되는 대상을 식별하고, 대상에 도달하기 위한 행동 과정을 선택(과정을 계획하는 것은 아님)하는 데 있어 중요성을 시사했다. 마루엽(영역 5)으로 투영되는 경로는 공간 안에서 움직임을 안내 하는데 사용되는데, 이를 위해 시각적 공간을 이해하고, 공간 안에서 물체를 찾고, 공간을 통해 물체의 움직임을 감지하는 것과 관련된 "*어디*(where)" 경로(등쪽 경로)로 간주된다(Schwartz, 2010). 중요한 것은 이 경로가 목표 대상에 도달하는 방법을 결정하고(계획), 목표에 도달하는 데 필요한 움직임을 제어하는 것과 관련이 있다는 것이다(Milner & Goodale, 2008). 두 경로 모두에서의 처리는 마루엽과 관자엽을 지나 이마앞엽 피질로 투영되어 시각 인지에 기여하게 된다(Schwartz, 2010; 그림 7-7 참조).

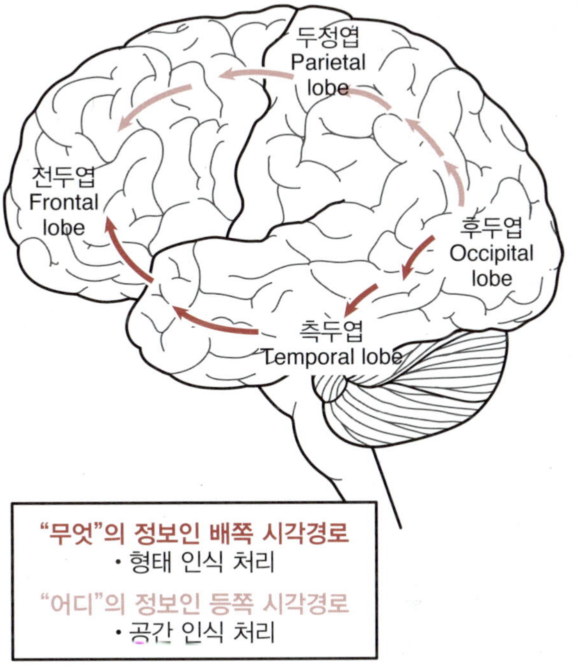

그림 7-7 시각 피질에서 마루엽(등쪽 경로 또는 "어디(where)"경로)로의 투사는 시공간을 이해하고, 공간 안에서 물체를 찾고, 공간을 통해 물체의 움직임을 감지하는 것과 같은 기능을 돕는다. 배쪽 경로 또는 "무엇(what)" 경로는 관자엽을 통해 투사되며, 환경 안에서 물체를 인식하고 식별하는데 중요한 기능을 한다. 두 가지 경로 모두 이마엽으로 투사된다.

위 두 가지의 신경학적 줄기는 상호 작용해야 한다. 예를 들어, 물체의 특성에 대한 지식 없이는 물체에 손을 뻗고 잡는 것처럼 공간을 통한 움직임을 이끌어낼 수 없다(Stiles, Akshoomoff, & Haist, 2013 연구 참고). 그러나 각 체계 내의 기술은 서로 다른 속도로 성숙한다. 발달학적으로 배쪽 경로(what 경로)와 물체 인식은 움직임을 안내하는 등쪽 경로(where 경로)보다 일찍 성숙한다(Dilks, Hoffman, & Landau, 2008). 관련한 연구에 따르면, 배쪽 경로의 기술은 대략 4세에 최고조에 달하는 반면, 등쪽 기술은 적어도 6세까지 계속해서 성숙한다고 하였다.

공간을 통한 시각과 움직임

시각 시스템은 여러 다른 감각, 운동, 언어 및 인지 체계와 연계하며 그들의 기능에 기여하게 된다. 시각의 등쪽 경로에 대해서 위에서 언급한 바와 같이 움직임을 안내하고 다른 감각 시스템과 함께 시각을 처리하는 것은 실행에 있어 중요한 역할을 하게 된다. 이러한 통합은 유연하고 조정된 방식으로 환경과 상호작용하는 것에 중요한 역할을 한다(Okoye, 2005). 청각계는 시각을 상실했을 때 공간 감각을 부분적으로 보상할 수 있으며, 소음의 방향을 신호로 전달하여 시각을 향상시킨다. 이는 말하는 사람에게 주의를 돌리거나 다가오는 자동차를 경계하는데 중요하다. 상체, 머리, 그리고 눈의 상호작용은 환경 내에서 소리와 음원에 방향을 맞추는 능력에 결정적 역할을 한다. 이 장의 앞부분과 6장(감각 조절 기능 및 장애)에서 언급했듯이 시각-전정감각의 상호작용은 균형, 정확한 자가 운동의 지각(Siegler, Viaud-Delmon, Israël, & Berthoz, 2000)뿐 아니라 VOR과 같은 기능에서 중요하다. 눈과 목에서 고유수용성 감각은 머리와 눈의 위치 및 움직임의 맥락에서 인식되고 해석되며, 전정감각 입력과 함께 신체 도식 발달에 중요하게 여겨진다. 신체 도식은 시각 정보와 결합된 촉각, 고유수용성 감각 및 전정 감각 입력으로부터 오는 지속적인 움직임의 패턴에 대한 정보에도 의존한다(Bolognini & Maravita, 2007; Lackner & DiZio, 2000; Maravita, Spence, & Driver, 2003). 이러한 상호작용은 행동이나 공간 이동을 위한 자세 준비의 기초를 마련하게 되는데, 이러한 기술들은 다음 단락에서 다루는 뻗기와 잡기 기술은 시각계가 목표 물체를 조준하고, 물체에 대한 충분한 정보를 제공하여 잡을 수 있도록 하기 때문에 정확해진다. 공간 안에서 개인의 행동은 시공간 좌표와 신체 기준 좌표가 통합되어 있기 때문에 정확하게 나타나게 된다. 예를 들어, Ricky는 걸을 때마다 끊임없이 사물에 부딪힌다는 점을 미루어 볼 때, 공간에 대한 지식과 자신의 신체 구조의 인식을 통합하는 것이 어렵다는 것을 암시한다.

뻗기와 잡기는 시각적 인식에 부분적으로 의존하고, 배쪽과 등쪽 처리 경로의 입력에 의존하는 적응 반응이다. 뻗기는 시각 및 고유수용성 감각의 통합(Battaglia-Mayer et al., 2014)과 더불어 실행 능력이 요구된다. 뻗기를 시작하는 것은 목표를 이해하는 것에 의존하는데, 이와 같은 행위는 미리 계획되어 있으며 시각에 의존하지 않는다(그림 7-8). 그러나, 손이 시야로 들어올 때 시각적 조정이 가능하여 표적에 정확하게 도달할 수 있다(Battaglia-Mayer et al., 2014; Jeannerod, 1981 ; Jeannerod & Biguer, 1982). 쥐기를 위한 준비는 물체의 모양, 크기 및 윤곽과 관련된 시각 정보와 운동 체계의 복잡한 상호 작용이 수반된다(Turella & Lingnau, 2014 참고).

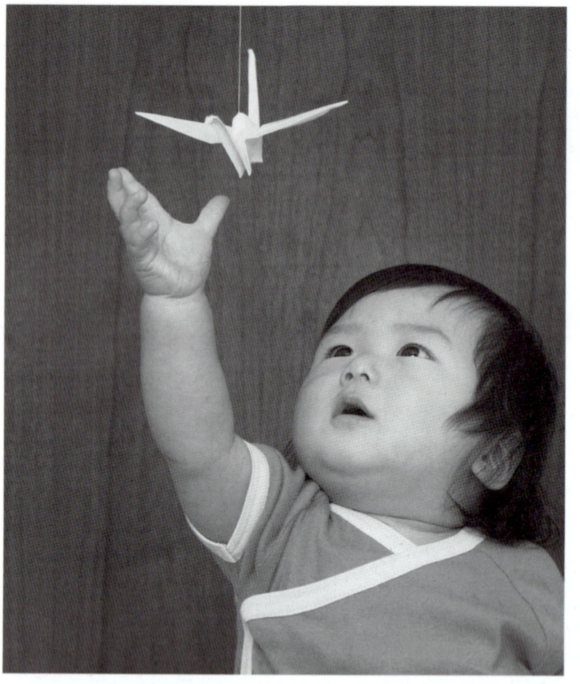

그림 7-8 뻗기는 생애 초기에 발달하는 기술이다. 뻗기는 시각 입력의 피질 수준에서 처리하고 고유수용성 감각과 같은 다른 감각 처리와의 통합에 의존한다. 그림의 어린 아동은 가까스로 물체를 찾아내고, 앉는 동안 균형을 유지하며 뻗어야 할 거리와 범위를 프로그래밍(programing) 한다.

시각 인지

앞서 언급했듯이, **시각 인지**는 시각 구별을 넘어선 기술의 집합체이다. 시각 인지와 관련된 기술에는 시각 집중, 시각 기억, 시각 구별이 포함된다. **시각 집중**은 태어날 때부터 존재하지만 미성숙한 기술로(Johnson, 2013), 각성과 경계, 선택적이고 공유된 주의 집중력을 포함한다. *집중*이라는 용어처럼 시각 집중은 시각계를 물체나 대상에 집중하고, 당면한 과제에서 중요하지 않은 시각적 정보를 걸러내는 것을 포함한다. 시각 집중은 시지각의 기초로 여겨지며, 몇몇의 연구자들은 시각 집중이 읽기와 같은 과제에서 중요하다는 것을 강조했다(Franceschini, Gori, Ruffi no, Pedrolli, & Facoetti, 2012 ; Vidyasagar & Pammer, 2010). 시각 집중은 일어난 일을 판단하고, 그로 인해 일어날 수 있는 일을 예측하는 능력은 시각적 MA(motor abilities) 발달에 있어 중요한 기술이다(Okoye, 2005). 사례에서 Ricky가 학교 주변을 다닐 때 근처의 주요 지형물을 길을 찾기 위한 지침으로 사용하기 어렵고, 수학 시간에는 계산기를 사용하는 데 어려움이 있었기 때문에 시각 집중에 약간의 어려움이 있음을 의심할 수 있다. 시각적 기억은 이전 경험을 기반으로 시각적 정보를 해석하는 능력이다. 새로운 자극과 일상적인 자극을 구별하는 능력에서 매우 중요하며, 시각적 인지의 또 다른 측면에서 역할을 한다(Giuliani & Schenk, 2015). *시각 구별*은 앞에서 언급한 바와 같이 물체와 형태의 고유한 특징을 식별할 수 있도록 구별하는 능력이다(Schneck, 2010). 고차원의 시공간 능력은 물체나 디자인 내의 특징들 사이, 둘 이상의 물체 사이, 또는 자신과 물체 사이의 관계를 인식하고 기억하는 결합된 능력을 포함한다. 최근 리뷰에 따르면, 배쪽 경로와 고차원 처리와 관련된 영역은 읽기의 중요한 요소인 단어 모양을 빠르게 인식할 수 있는 역할을 한다고 보고되었다(Wandell, 2011; Wandell, Rauschecker, & Yeatman, 2012). 보다 복잡한 공간 분석에는 공간의 표시(display)를 변환하는 일련의 단계를 정신적으로 모니터링 후 다음 결과를 예측하는 것이 포함될 수 있다. 체스와 같은 게임이 이 능력에 크게 의존한다. 물체의 심적 회전(mental rotation)은 공간 분석의 또 다른 구성 요소이다. 아동은 5세의 나이에 심적 회전을 수행할 수 있지만 그 처리는 비효율적이거나 빠르지 않으며 지능, 성별, 사회경제적 지위, 비디오 게임 경험 및 연습과 같은 요소들에 의해 영향을 받는다(Stiles et al., 2013).

시각 구성은 시각 구별 능력과 운동 반응을 통합하는 지각 활동이다. 구성에는 강력한 공간적 요소가 있는데, 2차원 또는 3차원의 디자인을 정확하게 재현하려면 디자인 부분 간의 공간적 관계를 파악해야 한다. 구성능력은 등쪽 경로에서 처리되는 공간 능력과 배쪽 경로에서 처리되는 기본 형태 지각뿐만 아니라, 과제에 따라서 주의력, 집중력, 또는 언어 능력을 포함하는 광범위한 인지 능력을 필요로 한다.

그리기(drawing)는 형태 구별과 형태 재생산을 포함하는 2차원 구성의 한 형태이다. 예를 들어, 영아는 생후 1년차에 사각형이나 원형 같은 단순한 형태를 구별할 수 있지만(Slater, Morison, & Rose, 1983), 3세까지는 원형을, 4세까지는 정사각형을 그릴 수 없다(Beery & Beery, 2010). 정사각형을 따라 그리려면 가로선과 세로선을 그려야 하며, 이는 3세 아동도 수행 가능하나 이러한 가로선과 세로선을 사용하여 정사각형을 분석하고 그리기 위해 필요한 지각 능력을 습득하기까지는 몇 년의 시간이 더 필요하다. 취학전 연령의 아동은 처음에 패턴을 시각적인 "부분"으로 나누고, 그 부분들을 서로 맞춰 공간 패턴을 형성함으로써 그리는 과제에 접근한다. 이러한 패턴 재생산의 두 가지 측면은 시간이 지남에 따라 성숙해진다(Stiles et al., 2013 참고).

쓰기(handwriting)는 시지각 운동 기술로 간주되며, 아동의 일상적인 학교 생활에서 특히나 중요한 기술이다. 숫자와 문자 쓰기의 공간적 측면을 적절하게 실행하지 않으면 수학의 오류, 가독성 문제, 지저분하게 숙제하기 등의 문제로 이어진다. 이와 같은 상황을 Ricky에게도 관찰할 수 있다. 쓰기와 관련하여 시각 구별은 "b"와 "d"같은 유사한 형태를 구별하여 문자(모양)의 형성과 방향성을 이해하고, 문자와 단어 간격을 결정할 수 있게 한다. 능숙하게 쓰기를 하는 사람은 수평 정렬과 단어 사이의 적절한 간격을 유지하기 위한 점검에만 시각을 사용한다. 종이에 글자를 쓸 때 문자 형성은 기하학적 형태를 복사하는 것과 유사한 공간 분석을 필요로 하며, 일반적으로 쓰기를 위해 선행되는 것은 초기 수준의 숙련도에서 형태를 모방하는 것이 필요하다(Daly,

Kelley, & Krauss, 2003; Marr, Windsor, & Cermak, 2001). 보다 더 최근의 연구에서 쓰기와 관련하여 글자를 모방하여 쓰는 것과 글자 위로 따라 쓰는 것(tracing) 모두를 검사해야 한다고 제안한다(Kaiser, Albaret, & Doudin, 2009). 아동이 글자를 형성하는 것에 어려움이 있을 때(그림 7-9), 가독성이 불량한 이유는 개별 문자의 모양이나 마감이 좋지 않거나 방향, 크기가 균일하지 않기 때문일 수 있다.

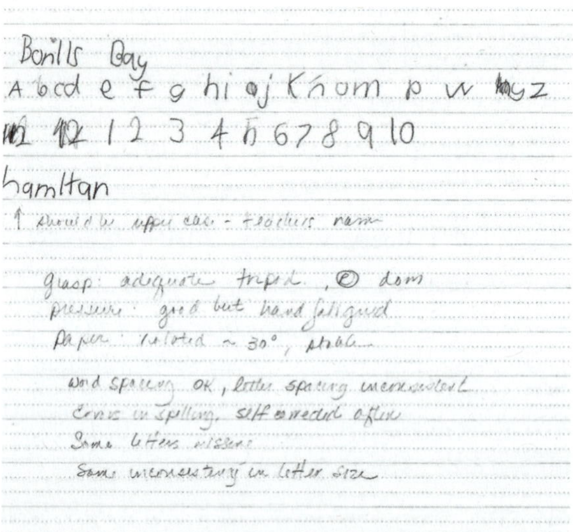

그림 7-9 쓰기에 있어서 부적절한 가독성은 위 그림의 9세 아동의 사례로 나타난다. 대소문자 혼용, 크기와 간격의 불일치, 누락된 문자, 자체 수정 등으로 볼 수 있다.

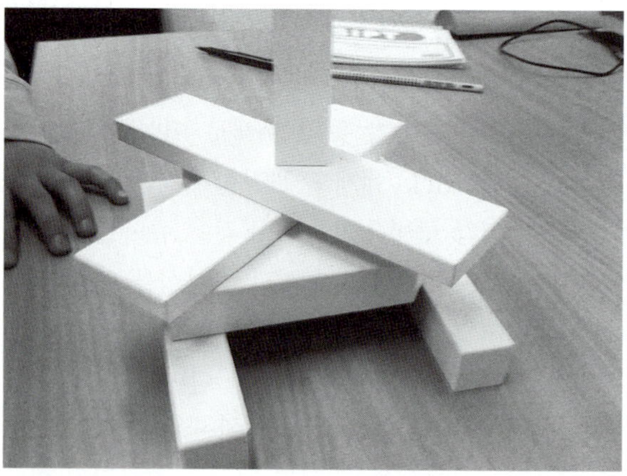

그림 7-10 SIPT의 하위검사인 구성 실행(CPr)의 Part 1은 검사자가 구성물을 보여줄 때 아동이 이 구성을 두 단계로 구성하도록 요구한다. *사진 제공: Therapy in Praxis Limited.*

두 번째 유형의 구성 능력은 제시된 모델과 일치하도록 조립해야 하는 조작을 필요로 한다(그림 7-10). 이와 같은 과제는 기억과 심상화에 대한 요구가 적으나, 올바른 해결점을 찾는데 있어 시행 착오가 발생한다. 또 다른 면에서 공간 인식에 대한 요구는 지필 테스트가 요구하는 것과 유사하다. 간단한 조립 과제는 어린 아동들의 검사에 사용되는 적목 모델을 복사하는 것이다. 어린 아동들은 대략 12개월이 되면 적목(블럭)을 쌓을 수 있고, 18개월이 되면 일렬로 배열할 수 있다. 수평 및 수직 조직 전략을 모두 사용하는 것은 3~4세 사이에 나타난다(Stiles et al., 2013; Stiles-Davis, 1988). 시각 구성 능력은 나이가 들며 성장하고, 최근 연구에서는 시각적 구성, 시각적 공간 추론 및 수학 능력 발달 사이의 연관성들을 시사한다(Casey, Pezaris, & Bassi, 2012; Verdine et al., 2014).

시지각과 시각 구별의 측정

Measurement of Visual Perception and Discrimination

SIPT는 이 단락에서 설명하는 시지각 능력을 구체적으로 활용하는 몇 가지 하위검사를 제공한다. 또한, 촉각과 움직임 통합적 측면에서 시각계를 다룬다. MAC와 같은 하위검사에서는 아동이 가능한 한 정확하게 선을 따라 그려야 하는 항목으로, 시각적으로 안내되는 움직임의 측면을 관찰할 수 있다. GRA(서화감각, Graphesthesia)의 촉각 검사는 손등에 그려진 이미지를 시각화하고 이 이미지의 복제를 안내하는 시각적 요소가 있다. SWB(서기 및 걷기 균형, Standing and Walking Balance)는 눈을 뜬 상태에서 균형과 움직임을 위해 시각-전정 상호작용에 의존한다. 사실 Postural Praxis(자세 실행, PPr), OPr, SPr은 모두 검사자의 모델에 대한 시각적 분석이 필요하다. 집중과 시각적 분석을 강조하

증거

쓰기 중재 효과를 조사한 여러 연구가 있다. 중재 접근 방식은 매우 다양하며, 감각통합에 기초를 두거나 본질적으로 감각 운동인 접근 방식, 지각 운동 기술에 중점을 둔 접근 방식, 인지 중재 접근 방식을 취하는 다른 접근 방식을 포함한다. Hoy, Egan & Feder(2011)는 쓰기 중재에 대한 체계적 고찰을 발표했다. 고찰 논문에는 쓰기에 어려움을 겪는 학령기 아동에 대한 중재가 포함되어 있다. 이 고찰 연구에 선정기준이 되기 위해서는 쓰기에 어려움을 겪는 학생들을 대상으로 하는 연구가 필요했다. 선정 기준에는 치료군과 대조군(무작위 또는 비무작위 표본 추출)이 모두 설정되어 있으며 작업치료사에 의한 중재가 포함된다. 저자는 선정기준을 충족하는 11개의 연구를 선정했다. 중재는 다양했지만 저자는 중재 유형을 쓰기 연습을 통한 이완, 특정 쓰기 연습이 없는 감각 기반 중재, 쓰기 기반의 연습과 함께 인지 또는 감각 운동 기반의 중재로 분류했다. 실험 중재의 빈도는 개별 연구마다 차이가 있다. 저자는 감각 기반 프로그램과 인지 기반 프로그램 중 더 적합한 것을 명확하게 밝히지 않았으며 이는 아동의 연령에 따라 다를 수 있다고 제안하였다. 그러나 쓰기 연습을 포함하는 것은 중재 효과의 필수 구성 요소였다, 중요한 것은 최소 20주 동안 매주 2회기의 중재가 필요하다는 것이 확인되었다. 적절한 목표를 설정하기 위해 교사, 학부모, 학생들이 스스로 협력하는 것처럼 쓰기 향상을 위해 내부의 동기를 활용하는 것이 특히나 중요했다. 각 연구 내에서 적은 수의 연구와 작은 표본 크기로 인해 제한을 받지만, 기술 연습을 동반할 때 가독성 향상에서 효과가 있음을 나타냈다. 필기 속도의 향상은 더 강력한 중재가 요구되는 것으로 보인다. 쓰기는 과제의 미세한 운동과 과제에 필요한 자세 조절 모두를 위한 촉각, 고유수용성 감각 및 시각적 처리와 관련된 복잡한 기술이다. 감각통합적 관점에서 보면, 강력한 기초 감각의 제공은 쓰기 능력의 발달을 위한 기초를 마련하지만, 작업치료 중재 또한 기술 자체의 구체적인 실천을 포함해야 한다.

는 전경-배경(Figure Ground, FG)과 함께 시지각 영역의 모든 하위 검사에서 시각적 집중이 요구된다. 공간 분석은 많은 하위 검사에서도 필요하며 공간 시각화(Space Visualization, SV)에서 더 명확하게 볼 수 있는데, 검사를 시행하는 동안 아동은 페그를 폼 보드의 구멍 위치와 일치시켜야 하며, 이후 항목에서는 어느 형태의 폼 구멍에 끼울지 결정하기 위해 심적 회전이 요구된다. 공간 분석은 시각-촉각 하위검사인 MFP에서도 매우 중요하다. 이 항목에서는 아동이 먼저 손에 들고 있는 형태와 형태의 이미지를 일치시킨다. 파트 2에서는 양손을 사용하여 형태를 일치시킨다. 2차원 시각적 구조와 3차원 시각적 구조는 각각 DC와 CPR에 포함된다. 이러한 하위 검사에 대한 Ricky의 점수(표 7-3, 그림 7-11)는 시공간 기술의 어려움, 시각적 실행 기술 의심, 시각-촉각 기술 부족 등의 문제를 보여준다. Ricky의 전정감각 및 고유수용성 감각 처리에 대한 어려움은 이전에도 언급되었다.

사례에서는 SIPT를 사용하여 시각 구별적 측면의 어려움이 반복적으로 확인되었다. 사실 Ayres는 시각 처리와 연결된 실행적 측면을 반영하기 위해 시각체성실행증(Visuosomatodyspraxis)이라는 용어를 만들었다(Ayres, 1989). Ayres(1969, 1972c, 1977, 1989), Mulligan(1998), Mailloux 등(2011)의 연구자들은 모두 시지각, 시운동 기술, 시각 구성과 관련된 패턴을 확인했다. 보다 최근의 연구에서 Mailloux 등(2011)은 아동을 대상으로 감각통합 검사를 실시했을 때 시각실행증(Visuodyspraxia), 체성실행증(Somatodyspraxia)이라는 요소를 정의했는데, 여기에는 SV, MFP, DC, CPr, PPr, PrVC가 포함된다. 두 번째 요소는 시각 및 촉각 처리를 결합한 촉각과 시각 구별이다. 여기에는 LTS, FG, FI 등의 하위검사가 포함되었다.

발달평가에 대한 개별 항목뿐만 아니라 시지각 및 시각 운동 기술에 대한 수많은 평가가 있다. 작업치료사가 일반적으로 사용하는 평가는 다음과 같다:

표 7-3 시각 구별의 측면을 다루는 SIPT 하위 검사 점수

하위 검사	표준 점수
운동정확성(MAC)	-1.2
서화감각(GRA)	-2.3
서기와 걷기 균형(SWB)	-2.1
자세 실행(PPr)	-1.0
구강 실행(OPr)	-0.9
순서 실행(SPr)	-0.1
구성적 실행(CPr)	-0.9
전경-배경 지각(FG)	-1.6
공간 표상(SV)	-2.2
디자인 모방(DC)	-0.9
형태 지각(MFP)	-1.9
회전후 안구진전 검사(PRN)	-1.7

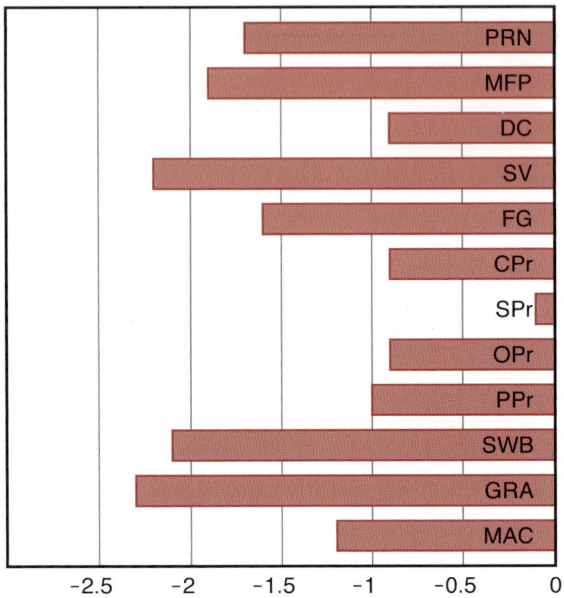

SIPT 하위검사: 회전 후 안구진전 검사(PRN: post-rotary nystagmus); 형태 지각(MFP: manual form perception); 디자인 모방(DC: design copying); 공간 표상(SV: space visualization); 전경-배경 지각(FG: figure ground); 구성적 실행(CPr: constructional praxis); 순서 실행(SPr: sequencing praxis); 구강 실행(OPr: oral praxis); 자세 실행(PPr: postural praxis); 서기와 걷기 균형(SWB: standing and walking balance); 서화감각(GRA: graphesthesia); 운동정확성(MAC: motor accuracy)

그림 7-11 Ricky의 표준화된 SIPT 점수: 시각 구별.

- Developmental Test of Visual Perception Third Edition(Hammill, Pearson, & Voress, 2013), 4세~12세 11개월을 대상으로 시지각과 시운동 통합을 평가
- Beery-Buktenica Developmental Test of Visual-Motor Integration Sixth edition(Beery & Beery, 2010), 2세~99세 11개월 대상, 시운동 통합에 대한 규범 데이터가 포함됨
- Test of Visual Motor Skills, Third Edition(Martin, 2006a), 3세 이상~90세 이상을 대상으로 모양 복사하기(Copying Design)를 평가
- Test of Visual Perceptual Skills(non-motor) Third Edition(Martin, 2006b), 4세~18세 아동 · 청소년을 대상으로 시각 구별, 기억, 순차 기억, 전경-배경, 시각 폐쇄, 형태 항상성, 시공간 관계성을 평가
- Motor-Free Visual Perception Test-4(Colarusso & Hammill, 2015), 4세~80세 이상을 대상으로 운동 반응이 필요 없는 공간관계 및 시각 폐쇄, 시각 구별, 기억, 시각 폐쇄를 평가

요점

- 시각계는 환경 안에서 사물과 사람의 “무엇(what)”과 “어디(where)”를 정의한다.
- “무엇”과 “어디”의 경로에서의 처리는 공간을 통한 이동, 뻗기와 쥐기, 물건 사용과 같은 복잡한 기술을 허용하도록 고도로 통합되어 있다.
- 시각 입력은 청각, 촉각, 전정감각 및 고유수용성 입력과 고도로 통합되어 있다.
- 시각 인지는 시각 집중, 시각 기억력, 구별, 공간 분석 및 구성과 같은 기술로 구성된다.
- 쓰기는 복잡한 시지각운동통합이 포함된다.
- SIPT는 시각 구별, 시각계와 다른 감각계의 통합을 평가하기 위해 많은 검사들을 제공한다.

맛과 냄새 구별
Taste and Smell Discrimination

맛을 보는 방법과 맛은 미각과 후각이라는 두 가지의 화학적 감각통합에 달려있다. 이 두 가지 시스템은 음식을 선택하고, 이차적으로 영양과 식사 시간 행동에서 특별한 역할을 하게 된다(Negri et al., 2012). 두 시스템 모두 중요한 보호기능도 수행한다. 예를 들어, 인간은 쓴맛을 식별할 수 있는 능력이 있으며, 이는 음식이 유독하고 먹기에 안전하지 않다는 것을 나타낼 수 있다. 인간은 또한 식용 식품의 냄새와 썩은 식품의 냄새를 구별하고 누출된 가스와 같은 위험한 냄새를 식별할 수 있다. 후각 또는 미각 처리 장애는 유전적이거나 연령, 성별, 약물 사용, 호흡기 감염, 갑상샘 기능 저하증 및 말초 신경 손상을 포함한 다양한 상황적 요인에 의해 발생할 수 있다. **후각 저하증**(hyposmia)은 냄새를 맡는 능력의 감소를 의미하고, **미각 저하증**(hypogeusia)은 미각 자극에 대한 감도가 감소하였음을 나타내는 용어이다.

맛 구별의 기초
Foundations of Taste Discrimination

미각 수용체 감도의 유전적 변이는 일반적으로 단맛, 짠맛, 신맛, 쓴맛, 감칠맛으로 통용되는 특정 미각에 대한 독특한 인식을 유발한다(Feeney, O'Brian, Scannell, Markey, & Gibney, 2011). 지방을 감지하는 제6의 미각 수용체에 대한 근거들도 있다. 쓴맛은 가장 활발하게 연구된 미각이다. 자연적인 쓴맛일지라도 쓴맛이 나는 화합물이 감지되는 범위에서 미각이 *뛰어난 사람*(supertasters)은 맛을 잘 못느끼는 사람(nontaster)보다 쓴맛을 더 많이 감지한다(Hayes & Keast, 2011 참고). supertaster는 강화된 구별 능력이 있는 것으로 보인다. 연구에 따르면, 이러한 supertaster는 다른 사람보다 채소나 야채, 그리고 잠재적으로는 과일을 덜 좋아하고 덜 소비하는 것으로 나타났다(Dinehart, Hayes, Bartoshuk, Lanier, & Duffy, 2006; Duffy et al., 2010; Negri et al., 2012; Yackinous & Guinard, 2002). 대조적으로, nontaster는 알코올(주류)을 더 많이 소비하며, 고지방 및 단 음식을 더 선호하는 것으로 보고되었다(Duffy, 2004). 음식 선택에 있어서 미각 상태(예: supertaster와 nontaster)의 영향을 감안할 때, 미각 구별은 편식을 하거나 비만 위험이 있는 아동에게 고려하는 것이 중요한 것으로 보인다.

미각 지각은 혀에 위치한 미각 수용체의 화학적 민감성을 기반으로 한다. 이러한 수용체로 구성된 미뢰는 혀 표면에서 뚜렷하게 관찰할 수 있는 유두에 들어있다. 미각 수용체는 물렁입천장(그림 4-27, 4-28), 인두 및 식도 상부에서도 발견된다. 음식의 화학 물질은 타액과 상호작용하고, 미각 수용체를 활성화하여 미각의 구심성 뉴런에서 활동 전위를 생성한다. 3개의 서로 다른 뇌신경(Ⅶ번, Ⅸ번, Ⅹ번)은 미뢰를 자극하고 미뢰를 숨뇌에 있는 고립로의 미각핵으로 전달한다. 정보는 일차 미각피질(이마엽과 섬엽)에 투사되기 전에 시상의 뒤안쪽배쪽핵(Ventral Posterior Medial, VPM)으로 전달된다.

미각 구별 또는 미각 부호화는 여러 수준에서 발생하는 것으로 보여진다. 개별 미각 수용체가 특정 미각 자극(예: 단맛, 짠맛)에 선택적으로 반응함에 따라 구강에서 광범위한 미각 분화가 발생한다. 미각의 **부호화 과정**은 각 음식이 미각 수용체의 다른 조합을 활성화하는 것으로 생각되며, 미각 자극의 특정을 지정하고 고유하게 만드는 데 사용되는 광범위하게 조정된 수용체의 조합이다(Bear et al., 2015). 또한, 맛은 종종 맛과 냄새의 조합 결과이며, 맛 반응의 패턴은 온도, 질감, 통증 신호(예: 매운맛[spicy, hot])와 통합되어 부호화 메커니즘을 향상시키고, 맛을 식별 및 구별하도록 한다.

냄새 구별의 기초
Foundations of Smell Discrimination

포유류 유전체(genome)의 약 1%가 후각 수용체 유전자 계열로 구성되어 있기 때문에 인간은 수백만 개의 공기 중 냄새 물질을 감지하고 수천 개의 냄새를 구별할 수 있다. 후각은 가장 오랫동안 진화되어 온 감각이며, 시간이 지남에 따라 각 종은 고유한 후각 레퍼토리를 허용하는 유전적 구성을 발달시켰다(Hoover, 2010). 사람이 냄새를 맡는 것과 냄새에 대한 선호도의 변화는 문화에 따라 다르며, 시간이 지남에 따라, 그리고 관련 경험에 기반하여 달라진다(Åhs, Miller, Gordon, & Lundström, 2013). 연구에 따르면 여성은 냄새 구별과 같은 과제에서 더 우월한 것으로 나타났지만, 남성과 여성 모두 연령이 증가함에 따라 높은 후각 감지 역치와 감소된 후각 구별을 보이게 된다(Ghielmini, Poryazova, Baumann, & Bassetti, 2013 ; Greenberg, Curtis, & Vearrier, 2013; 그림 4-29 참조).

후각 기능장애는 정신 분열증, 우울증 및 자폐증과 같은 정신 장애 뿐 아니라 파킨슨병과 같은 신경퇴행성 장애와도 관련이 있다(Boesveldt et al., 2008; Cohen, Brown, & Auster, 2012; Galle, Courchesne, Mottron, & Frasnelli, 2013 ; Naudin et al., 2012). 냄새 구별과 관련된 기본적인 신경학적 과정이 다음에 설명되지만, 기능적 냄새 구별은 기분, 수면, 경험을 포함한 다양한 요인에 의해 영향을 받는다는 근거가 있다(Greenberg et al., 2013).

후각 구별의 처리 과정은 공기가 흡입되어 비강 위쪽에 있는 얇은 점액으로 덮인 세포막인 후각 상피를 통과할 때 시작된다. 미뢰와 유사하게, 후각 수용체 뉴런은 하나의 광범위한 물질에 가장 잘 반응한다. 후각 상피에 있는 수용체가 해부학적으로 쾌락적 가치 또는 "쾌감" 구별에 중요한 작용을 한다는 근거가 있다(Castro, Ramanathan, & Chennubhotla, 2013). 일차 후각 수용체 세포의 축삭 돌기는 두 개의 후각 망울에서 수렴하고 종료된다. 이러한 연결은 일종의 냄새 지도(map)를 형성하도록 구성된다(Bear et al., 2015). 후각 망울의 회로 맵핑은 후각 신호가 구별되고, 광범위하게 분류되는 메커니즘을 제공한다.

다른 감각 시스템들은 대뇌 피질로 투사되기 전에 먼저 시상을 통과하지만, 후각 망울의 출력은 후각 피질 및 편도체와 같은 변연계 영역으로 직접 투영된다. 이 관계는 감정 처리의 측면과 밀접하게 관련되어 있다. 미각과 마찬가지로 이러한 *부호화*는 냄새를 구별하는 능력에 중요한 역할을 하는 것으로 여겨진다. 이러한 신호를 고유한 조합으로 통합하면 냄새 물질의 특정한 특성을 구별하고 식별할 수 있다(Gire et al., 2013). 또한 후각 망울의 일부 출력 세포가 주어진 냄새 물질에 대해 특정한 발화 패턴을 가지고 있다는 증거가 있다. 이러한 유형의 **시간적 부호화**는 냄새 식별과 인식에 기여 하는 것으로 보여진다(Gire et al., 2013).

맛과 냄새 구별의 측정
Measurement of Taster Status and Taste or Smell Discrimination

맛과 냄새의 구별을 평가하는 것은 일반적으로 작업치료사의 레퍼토리 내에 있지 않다. 그러나 미각 강도의 시각 아날로그 평가(Visual Analog Rating Scale; Reynolds, Kreider, & Bendixen, 2012)와 결합된 표준화된 Taste test strip(Indigo Instruments, Tonawanda, NY)을 사용하여 미각의 상태(즉, 피검자가 "supertaster"인지 결정하기 위함)를 검사할 수 있다. 강제 선택 패러다임(forced choice paradigm)을 사용한 비강 화학 감각 기능의 Sniffin Sticks 검사는 냄새 자극을 전달하기 위해 펜과 같은 형태의 냄새 분비 장치를 사용하여 측정한다. Hummel 등(2007)의 연구에서 *Sniffin stick*은 후각 기능에 대한 100개 이상의 발표된 연구에 사용되었으며, 검사-재검사 신뢰성과 유효성을 확립했다.

감각통합 장애가 있는 개인이 미각과 후각에 대한 평가 및 중재가 필요한지 여부와 상관 없이 감각 구별 문제는 기능적 징후가 무엇인지에 달려 있다. 그에 대해 치료사는 다음과 같이 질문을 던질 필요가 있다: *이 아동의 안전에 관해 우려가 되는가? 또는 아동의 식이 행동이 미각과 후각 구별 능력에 의해 부정적인 영향을 받는가?*

요점

- 맛과 냄새는 모두 보호감각계이다.
- 맛은 후각과 미각 체계 모두의 처리에 달려 있다.
- 미각에 대한 인식은 유전적으로 영향을 받으며, 종종 다중 수용체의 활성화를 포함하며, 식이 선택에 영향을 미친다.
- 냄새는 문화와 경험에 따라 차이가 있다.
- 후각은 수용체에서 변연계 구조로 직접 투사되는 유일한 감각체계로, 후각과 감정을 강하게 연결한다.

요약 및 결론 Summary and Conclusions

감각계는 감각의 구별과 반응을 조절하기 위해서 입력을 규제하는 두 가지 모두를 담당한다. 이 장에서는 감각 구별을 다루었다. 촉각, 고유수용성, 전정, 시각 입력의 처리와 관련된 구별 기능은 환경에 있는 사람 및 사물과 상호작용하는 능력 또는 실행과 연결되어 있다. 청각 구별은 감각통합 범위 내에서 연구되지 않았으나 공간을 맵핑하고 환경을 통해 이동하는 능력에 대해 기여하므로 이러한 청각계를 중요하게 고려해야 한다. 이와 유사하게 미각과 후각은 감각통합 이론에서 잘 다루어지지 않았지만, 음식을 선택하고 사회적 상호작용에 있어서 역할을 한다. 우리는 이 장에서 감각 구별의 세부사항에 대해 거의 언급하지 않았으며, 이러한 사항에 대해서는 감각 처리 기능을 더 자세히 살펴보길 권한다.

어디에서 자료를 더 찾을 수 있는가?
Where Can I Find More?

감각 구별은 주요한 주제 영역이다. 필요에 따라서 이 장에서는 모든 감각계의 감각 구별에 대한 많은 측면들을 생략했다. 일부 감각계에 대한 자세한 정보를 위해 다음을 제안한다:

- Bellis, T. J.(2011). *Assessment and management of central auditory processing disorders in the educational setting: From science to practice*(2nd ed.). San Diego, CA: Plural Publishing Inc.
  - 임상가들을 위해 쓰여진 이 책은 청각 처리 장애와 관련된 과학적이고 실용적인 지식들을 제공한다. 여기에는 신경해부학뿐 아니라 실질적인 임싱직 제안과 학교 기술에 대한 자세한 사항들이 포함되어 있다.
- Kurtz, L. A.(2006). *Visual perception problems in children with AD/HD, autism, and other learning disabilities*. London: Jessica Kingsley Publishers(JKP).
  - 이 책은 발달장애 아동의 시력 문제에 대한 종합적인 개요를 제공하고, 아동의 기능적 시각과 시지각 기술의 강화를 위한 활동을 제시한다.
- Linden, D. (2015). *Touch: The science of hand, heart, and mind (unabridged MP3, CD)*. Old Saybrook, CT: Tantor Audio.
  - 이 책은 오디오 및 텍스트 형식으로 제공되며, 촉각과 정서적 반응이 일반적인 건강 및 발전에 어떻게 영향을 미치는지 제시한다.

참고문헌

Abraira, V., & Ginty, D. (2013). The sensory neurons of touch. *Neuron*, *79*(4), 618–639. doi:10.1016/j.neuron.2013.07.051

Åhs, F., Miller, S. S., Gordon, A. R., & Lundström, J. N. (2013). Aversive learning increases sensory detection sensitivity. *Biological Psychology*, *92*, 135–141.

Ahveninen, J., Kopčo, N., & Jääskeläinen, I. P. (2014). Psychophysics and neuronal bases of sound localization in humans. *Hearing Research*, *307*, 86–97.

Alho, K. (1995). Cerebral generators of mismatch negativity (MMN) and its magnetic counterpart (MMNm) elicited by sound changes. *Ear & Hearing*, *16*, 38–51.

Ayres, A. J. (1965). Patterns of perceptual–motor dysfunction in children: A factor analytic study. *Perceptual and Motor Skills*, *20*, 335–368.

Ayres, A. J. (1966a). Interrelations among perceptual–motor abilities in a group of normal children. *American Journal of Occupational Therapy*, *20*, 288–292.

Ayres, A. J. (1966b). Interrelationships among perceptual–motor functions in children. *American Journal of Occupational Therapy*, *20*, 68–71.

Ayres, A. J. (1969). Deficits in sensory integration in educationally handicapped children. *Journal of Learning Disabilities*, *2*, 160–168. doi:10.1177/002221946900200307

Ayres, A. J. (1971). Characteristics of types of sensory integrative dysfunction. *American Journal of Occupational Therapy*, *25*, 329–334.

Ayres, A. J. (1972a). *Sensory integration and learning disorders*. Los Angeles, CA: Western Psychological Services.
integration tests. Los Angeles, CA: Western Psychological Services.

Ayres, A. J. (1972c). Types of sensory integrative dysfunction among disabled learners. *American Journal of Occupational Therapy*, *26*, 13–18.

Ayres, A. J. (1977). Cluster analyses of measures of sensory integration. *American Journal of Occupational Therapy*, *31*, 362–366.

Ayres, A. J. (1989). *Sensory Integration and Praxis Tests manual*. Los Angeles, CA: Western Psychological Services.

Ayres, A. J. (1979; 2005). *Sensory integration and the child*. Los Angeles, CA: Western Psychological Services.

Battaglia-Mayer, A., Buiatti, T., Caminiti, R., Ferraina, S., Lacquaniti, F., & Shallice, T. (2014). Correction and suppression of reaching movements in the cerebral cortex: Physiological and neuropsychological aspects. *Neuroscience & Biobehavioral Reviews*, *42*, 232–251.

Bear, M. F., Connors, B. W., & Paradiso, M. A. (2015). *Neuroscience: Exploring the brain* (4th ed.). Philadelphia, PA: Lippincott Williams & Wilkins.

Beery, K. E., & Beery, N. A. (2010). *Beery-Buktenica Developmental Test of Visual-Motor Integration* (6th ed.). San Antonio, TX: Pearson.

Bidet-Caulet, A., Bottemanne, L., Fonteneau, C., Giard, M. H., & Bertrand, O. (2015). Brain dynamics of distractibility: Interaction between top-down and bottom-up mechanisms of auditory attention. *Brain Topography*, *28*, 423–426.

Bishop, D. V. M., Hardiman, M. J., & Barry, J. G. (2011). Is auditory discrimination mature by middle childhood? A study using time-frequency analysis of mismatch responses from 7 years to adulthood. *Developmental Science*, *14*(2), 402–416.

Blanche, E. I., Bodison, S., Chang, M. C., & Reinoso, G. (2012). Development of the comprehensive observations of proprioception (COP): Validity, reliability, and factor analysis. *American Journal of Occupational Therapy*, *66*(6), 691–698. doi:10.5014/ajot.2012.003608

Blau, V., Reithler, J., van Atteveldt, N., Seitz, J., Gerretsen, P., Goebel, R., & Blomert, L. (2010). Deviant processing of letters and speech sounds as proximate cause of reading failure: A functional magnetic resonance imaging study of dyslexic children. *Brain*, *113*, 868–879.

Boesveldt, S., Verbaan, D., Knowl, D. L., Visser, M., van Rooden, S. M., van Hilten, J. J., & Berendse, H.W. (2008). A comparative study of odor identification and odor discrimination deficits in Parkinson's disease. *Movement Disorders*, *23*, 1984–1990.

Bolognini, N., & Maravita, A. (2007). Proprioceptive alignment of visual and somatosensory maps in the posterior parietal cortex. *Current Biology*, *17*, 1890–1895.

Boyar, A., Salci, Y., Kocak, S., & Korkusuz, F. (2007). Shoulder proprioception in male adolescent tennis players and controls: The effect of shoulder position and dominance. *Isokinetics and Exercise Science*, *15*(2), 111–116.

Canel, N., & Yüksel, M. Y. (2015). Evaluating the development of the visual perception levels of 5-6 year-old children in terms of school maturity and "draw a person" technique. *Journal Plus Education*, *12*(1), 61–78.

Casey, B. M., Pezaris, E. E., & Bassi, J. (2012). Adolescent boys' and girls' block constructions differ in structural balance: A block-building characteristic related to math achievement. *Learning and Individual Differences*, *22*(1), 25–36. doi:10.1016/j.lindif.2011.11.008

Castro, J. B., Ramanathan, A., & Chennubhotla, C. S. (2013). Categorical dimensions of human odor descriptor space revealed by non-negative matrix factorization. *PLOS One*, *8*, 1–16.

Cheour, M., Leppänen, P. H., & Kraus, N. (2000). Mismatch negativity (MMN) as a tool for investigating auditory discrimination and sensory memory in infants and children. *Clinical Neurophysiology*, *111*, 4–16.

Cheour-Luhtanen, M., Alho, K., Sainio, K., Rinne, T., Reinikainen, K., Pohjavuori, M., . . . Näätänen, R. (1996). The ontogenetically earliest discriminative response of the human brain. *Psychophysiology*, *33*, 478–481.

Cohen, A. S., Brown, L. A., & Auster, T. L. (2012). Olfaction and the schizophrenia spectrum: An updated meta-analysis on identification and acuity. *Schizophrenia Research*, *135*, 152–157.

Colarusso, R. P., & Hammill, D. D. (2015). *Motor-Free Visual Perception Test-4*. Novato, CA: Academic Therapy Publications.

Craig, A. D. (2009). How do you feel-now? The anterior insula and human awareness. *Nature Reviews Neuroscience*, *10*, 59–70.

Daly, C. J., Kelley, G. T., & Krauss, A. (2003). Brief report—Relationship between visual-motor integration and handwriting skills of children in kindergarten: A modified replication study. *American Journal of Occupational Therapy*, *57*, 459–462.

Davids, N., Segers, E., van den Brink, D., Mitterer, H., van Balkom, H., Hagoort, P., & Verhoeven, L. (2011). The nature of auditory discrimination problems in children with specific language impairment: An MMN study. *Neuropsychologia*, *49*, 19–28.

De Lafuente, V., & Romo, R. (2005). Neuronal correlates of subjective sensory experience. *Nature Neuroscience*, *8*, 1698–1703.

Dilks, D. D., Hoffman, J. E., & Landau, B. (2008). Vision for perception and vision for action: Normal and unusual development. *Developmental Science*, *11*(4), 474–486. doi:10.1111/j.1467-7687.2008.00693.x

Dinehart, M. E., Hayes, J. E., Bartoshuk, L. M., Lanier, S. L., & Duffy, V. B. (2006). Bitter taste markers explain variability in vegetable sweetness, bitterness, and intake. *Physiology and Behavior*, *87*, 304–313.

Duffy, V. B. (2004). Associations between oral sensation, dietary behaviors and risk of cardiovascular disease (CVD). *Appetite*, *43*, 5–9.

Duffy, V. B., Hayes, J. E., Davidson, A. C., Kidd, J. R., Kidd, K. K., & Bartoshuk, L. M. (2010). Vegetable intake in college-aged adults is explained by oral sensory phenotypes and TAS2R38 genotype. *Chemosensation and Perception*, *3*, 137–148.

Dunn, M. A., Gomes, H., & Gravel, J. (2008). Mismatch negativity in children with autism and typical development. *Journal of Autism and Developmental Disorder*, *38*, 52–71.

Dunn, W., Griffith, J. W., Sabata, D., Morrison, M. T., MacDermid, J. C., Darragh, A., . . . Tanquary, J. (2015). Measuring change in somatosensation across the lifespan. *American Journal of Occupational Therapy*, *69*, 6903290020. doi:10.5014/ajot.2015.014845

Feeney, E., O'Brian, S., Scannell, A., Markey, A., & Gibney, E. R. (2011). Genetic variation in taste perception: Does it have a role in healthy eating? *Proceedings of the Nutrition Society*, *70*, 135–143.

Ferrè, E. R., Bottini, G., Iannetti, G. D., & Haggard, P. (2013). The balance of feelings: Vestibular modulation of bodily sensations. *Cortex*, *49*, 748–758.

Franceschini, S., Gori, S., Ruffino, M., Pedrolli, K., & Facoetti, A. (2012). A causal link between visual spatial attention and reading acquisition. *Current Biology*, *22*, 814–819.

Frank, S. M., Baumann, O., Mattingley, J. B., & Greenlee, M. W. (2014). Vestibular and visual responses in human posterior insular cortex. *Journal of Neurophysiology*, *112*, 2481–2491.

Gagnon, I., Swaine, B., Friedman, D., & Forget, R. F. (2004). Children show decreased dynamic balance after mild traumatic brain injury. *Archives of Physical Medicine and Rehabilitation*, *85*, 444–452.

Galle, S. A., Courchesne, V., Mottron, L., & Frasnelli, J. (2013). Olfaction in the autism spectrum. *Perception*, *42*, 341–355.

Getzmann, S., & Lewald, J. (2012). Cortical processing of change in sound location: Smooth motion versus discontinuous displacement. *Brain Research*, *1466*, 119–127.

Ghielmini, E., Poryazova, R., Baumann, C. R., & Bassetti, C. L. (2013). Sleepiness at the time of testing impairs olfactory performance. *European Neurology*, *69*, 58–64.

Gire, D. H., Restrepo, D., Sejnowski, T. J., Greer, C., De Carlos, J. A., & Lopez-Mascaraque, L. (2013). Temporal processing in the olfactory system: Can we see a smell? *Neuron*, *78*, 416–432.

Giuliani, F., & Schenk, F. (2015). Vision, spatial cognition and intellectual disability. *Research in Developmental Disabilities*, *37*, 202–208.

Gomes, H., Molholm, S., Ritter, W., Kurtzberg, D., Cowan, N., & Vaughan, H. J. (2000). Mismatch negativity in children and adults, and effects of an attended task. *Psychophysiology*, *37*, 807–816.

Grabherr, L., Nicoucar, K., Mast, F. W., & Merfeld, D. M. (2008). Vestibular thresholds for yaw rotation about an earth-vertical axis as a function of frequency. *Experimental Brain Research*, *186*, 677–681.

Greenberg, M. I., Curtis, J. A., & Vearrier, D. (2013). The perception of odor is not a surrogate marker for chemical exposure: A review of factors influencing human odor perception. *Clinical Toxicology*, *51*, 70–76.

Grothe, B., Pecka, M., & McAlpine, D. (2010). Mechanisms of sound localization in mammals. *Physiology Review*, *90*, 983–1012.

Hammill, D. D., Pearson, N. A., & Voress, J. K. (2013). *Developmental Test of Visual Perception, Third Edition (DTVP-3)*. San Antonio, TX: Pearson.

Han, J., Waddington, G., Adams, R., & Anson, J. (2013). Ability to discriminate movements at multiple joints around the body: Global or site specific. *Perceptual & Motor Skills: Perception*, *116*(1), 59–68.

Hayes, J. E., & Keast, R. S. J. (2011). Two decades of supertasting: Where do we stand? *Physiology and Behavior*, *104*, 1072–1074.

HealthMeasures. (2017). NIH Toolbox. Retrieved from http://www.healthmeasures.net/explore-measurement-systems/nih-toolbox

Heilman, K. M., Voeller, K., & Alexander, A. W. (1996). Developmental dyslexia: A motor-articulatory feedback hypothesis. *Annals of Neurology*, *39*, 407–412.

Holmes, N. P., & Spence, C. (2004). The body schema and the multisensory representation(s) of peripersonal space. *Cognitive Process*, *5*, 94–105.

Hoover, K. C. (2010). Smell with inspiration: The evolutionary significance of olfaction. *Yearbook of Physical Anthropology*, *53*, 63–74.

Hoy, M., Egan, M., & Feder, K. (2011). A systematic review of interventions to improve handwriting. *Canadian Journal of Occupational Therapy*, *78*(1), 13–25. http://doi.org/10.2182/cjot.2011.78.1.3

Hummel, T., Kobal, G., Gudziol, H., & Mackay-Sim, A. (2007). Normative data for the "Sniffin' Sticks" including tests of odor identification, odor discrimination, and olfactory thresholds: An upgrade based on a group of more than 3,000 subjects. *European Archives of Otorhinolaryngology*, *264*, 237–243.

Jääskeläinen, I. P. (2010). The role of speech production system in audiovisual speech perception. *Open Neuroimaging Journal*, *8*, 30–36.

Jeannerod, M. (1981). Intersegmental coordination during reaching at natural visual objects. In J. Long & A. Baddeley (Eds.), *Attention and performance IX* (pp. 153–168). Hillsdale, NJ: Erlbaum.

Jeannerod, M., & Biguer, B. (1982). Visuomotor mechanisms in reaching within extrapersonal space. In D. J. Ingle, M. A. Goodale, & R. J. W. Mansfield (Eds.), *Analysis of visual behavior* (pp. 387–409). Cambridge, MA: MIT Press.

Johnson, S. P. (2013). Development of the visual system. In J. Rubenstein and P. Rakic (Eds.), *Neural circuit development and function in the brain* (pp. 249–269). Waltham, MA: Academic Press.

Kaiser, M. L., Albaret, J. M., & Doudin, P. A. (2009). Relationship between visual-motor integration, eye-hand coordination, and quality of handwriting, *Journal of Occupational Therapy, Schools, & Early Intervention*, *2*(2), 87–95. doi:10.1080/19411240903146228

Kalagher, H., & Jones, S. S. (2011a). Developmental change in young children's use of haptic information in a visual task: The role of hand movements. *Journal of Experimental Child Psychology*, *108*, 293–307.

Kalagher, H., & Jones, S. S. (2011b). Young children's haptic exploratory procedures. *Journal of Experimental Child Psychology*, *110*, 592–602.

King, A. J., Dahmen, J. C., Keating, P., Leach, N. D., Nodal, F. R., & Bajo, V. M. (2011). Neural circuits underlying adaptation and learning in the perception of auditory space. *Neuroscience and Biobehavioral Reviews*, *35*, 2129–2139.

Lackner, J. R., & DiZio, P. A. (2000). Aspects of body self-calibration. *Trends in Cognitive Science*, *4*, 279–288.

Lopez, C., & Blanke, O. (2011). The thalamocortical vestibular system in animals and humans. *Brain Research Reviews*, *67*, 119–146.

Macmillan, N. A., & Creelman, C. D. (2005). *Detection theory: A user's guide* (2nd ed.). Mahwah, NJ: Lawrence Erlbaum Associates Inc.

Mailloux, Z., Mulligan, S., Roley, S. S., Blanche, E., Cermak, S., Coleman, G. G., . . . Lane, C. J. (2011). Verification and clarification of patterns of sensory integrative dysfunction. *American Journal of Occupational Therapy*, *65*(2), 143–151. doi:10.5014/ajot.2011.000752

Maravita, A., Spence, C., & Driver, J. (2003). Multisensory integration and the body schema: Close to hand and within reach. *Current Biology*, *13*(13), R531–R539.

Marr, D., Windsor, M. M., & Cermak, S. (2001). Handwriting readiness: Locatives and visuomotor skills in the kindergarten year. *Early Childhood Research & Practice*, *3*(1), 1–16.

Martin, N. A. (2006a). *Test of Visual Motor Skills* (3rd ed.). Novato, CA: Academic Therapy Publications.

Martin, N. A. (2006b). *Test of Visual Perceptual Skills* (3rd ed.). Novato, CA: Academic Therapy Publications.

Maslow, P., Frostig, M., Lefever, D. W., & Whittlesey, J. R. B. (1964). The Marianne Frostig developmental test of visual perception, 1963 standardization. *Perceptual and Motor Skills*, *19*, 463–499.

McGlone, F., Wessberg, J., & Olausson, H. (2014). Discriminative and affective touch: Sensing and feeling. *Neuron*, *82*(4), 737–755.

Merfeld, D. M. (2011). Signal detection theory and vestibular thresholds: Basic theory and practical considerations. *Experimental Brain Research*, *210*, 389–405.

Merten, K., & Nieder, A. (2012). Active encoding of decisions about stimulus absence in primate prefrontal cortex neurons. *Proceedings of the National Academy of Sciences USA*, *109*, 6289–6294.

Miller, L. J., Anzalone, M. E., Lane, S. J., Cermak, S. A., & Osten, E. T. (2007). Concept evolution in sensory integration: A proposed nosology for diagnosis. *American Journal of Occupational Therapy*, *61*, 135–140.

Milner, A. D., & Goodale, M. A. (2008). Two visual systems re-visited. *Neuropsychologia*, *46*, 774–785.

Muaidi, Q. I., Nicholson, L. L., & Refshauge, K. M. (2009). Do elite athletes exhibit enhanced proprioceptive acuity, range and strength of knee rotation compared with non-athletes? *Scandinavian Journal of Medicine & Science in Sports*, *19*(1), 103–112.

Mulligan, S. (1998). Patterns of sensory integration dysfunction: A confirmatory factor analysis. *American Journal of Occupational Therapy*, *52*, 819–828.

Murray-Slutsky, C., & Paris, B. A. (2014). Sensory discrimination disorders and intervention strategies. In C. Murray-Slutsky & B. A. Paris (Eds.), *Exploring the spectrum of autism: Autism interventions* (2nd ed.). Austin, TX: Hammill Institute on Disabilities.

Naseri, A. R., & Grant, P. R. (2012). Human discrimination of translational accelerations. *Experimental Brain Research*, *18*, 455–564.

Naudin, M., El-Hage, W., Gomes, M., Gaillard, P., Belzung, C., & Atanasova, B. (2012). State and trait olfactory markers of depression. *PLOS One*, *7*, 1–8.

Negri, R., Feola, M. D., Di Domenico, S., Scala, M. G., Artesi, G., Valente, S., . . . Greco, L. (2012). Taste perception and food choices. *Journal of Pediatric Gastroenterology and Nutrition*, *54*, 624–629.

Neveu, M. M., Jeffery, G., Moore, A. T., & Dakin, S. C. (2009). Deficits in local and global motion perception arising from abnormal eye movements. *Journal of Vision*, *9*(4), 1–15.

Okoye, R. (2005). Neuromotor prerequisites of functional vision. In M. Gentile (Ed.), *Functional visual behavior in children. An occupational therapy guide to evaluation and treatment options* (2nd ed.). Bethesda, MD: AOTA Press.

Pleger, B., & Villringer, A. (2013). The human somatosensory system: From perception to decision making. *Progress in Neurobiology*, *103*, 76–97.

Purves, D., Augustine, G. J., Fitzpatrick, D., Hall, W. C., LaMantia, A.-S., & White, L. E. (2011). *Neuroscience* (5th ed.). Sunderland, MA: Sinauer Associates, Inc.

Reynolds, S., Kreider, C. M., & Bendixen, R. (2012). A mixed-methods investigation of sensory response patterns in Barth syndrome: A clinical phenotype? *American Journal of Medical Genetics Part A*, *158A*, 1647–1653.

Rine, R. M., Schubert, M. C., Whitney, S. L., Roberts, D., Redfern, M. S., Musolino, M. C., . . . Slotkin, J. (2013). Vestibular function assessment using the NIH toolbox. *Neurology*, *80*, S25–S31.

Rine, R. M., & Wiener-Vacher, S. (2013). Evaluation and treatment of vestibular dysfunction in children. *NeuroRehabilitation*, *31*, 507–518.

Romo, R., & de Lafuente, V. (2013). Conversion of sensory signals into perceptual decisions. *Progress in Neurobiology*, *103*, 41–75.

Schneck, C. (2010). Best practice in visual perception and academic skills to enhance participation. In G. F. Clark & B. E. Chandler (Eds.), *Best practices for occupational therapy in the schools*. Bethesda, MD: AOTA Press.

Schneider, P., Scherg, M., Dosch, H. G., Specht, H. J., Gutschalk, A., & Rupp, A. (2002). Morphology of Heschel's gyrus reflects enhanced activation in the auditory cortex of musicians. *Nature Neuroscience*, *5*, 688–694.

Schwartz, S. H. (2010). *Visual perception. A clinical orientation* (4th ed.). New York, NY: McGraw Hill Medical.

Siegler, I., Viaud-Delmon, I., Israël, A., & Berthoz, A. (2000). Self-motion perception during a sequence of whole-body rotations in darkness. *Experimental Brain Research*, *134*(1), 66–73.

Slater, A., Morison, V., & Rose, D. (1983). Perception of shape by the new-born baby. *British Journal of Developmental Psychology*, *1*, 135–142.

Stiles, J., Akshoomoff, N., & Haist, F. (2013). Neural circuit development and function in the brain. In J. L. R. Rubenstein & P. Rakic (Eds.), *Comprehensive developmental neuroscience: Neural circuit development and function in the healthy and diseased brain* (pp. 271–296). Waltham, MA: Academic Press.

Stiles-Davis, J. (1988). Spatial dysfunctions in young children with right cerebral injury. In J. Stiles-Davis, M. Kritchevsky, & U. Bellugi (Eds.), *Spatial cognition: Brain bases for development* (pp. 251–272). Hillsdale, NJ: Erlbaum.

Tong, J., Mao, O., & Goldreich, D. (2013). Two-point orientation discrimination versus the traditional two-point test for tactile spatial acuity assessment. *Frontiers in Human Neuroscience*, *7*, 1–11.

Turella, L., & Lingnau, A. (2014). Neural correlates of grasping. *Human Neuroscience*, *8*, 1–11. doi:10.3389/fnhum.2014.00686

Verdine, B. N., Golinkoff, R. M., Hirsh-Pasek, K., Newcombe, N. S., Filipowicz, A. T., & Chang, A. (2014). Deconstructing building blocks: Preschoolers' spatial assembly performance relates to early mathematical skills. *Child Development*, *85*(3), 1162–1076. doi:ezproxy.newcastle.edu.au/10.1111/cdev.12165

Vidyasagar, T. R., & Pammer, K. (2010). Dyslexia: A deficit in visuospatial attention, not in phonological processing. *Trends in Cognitive Science*, *14*, 57–63.

Wandell, B. A. (2011). The neurobiological basis of seeing words. *Annals of the New York Academy of Science*, *1224*(1), 63–80.

Wandell, B. A., Rauschecker, A. M., & Yeatman, J. D. (2012). Learning to see words. *Annual Review of Psychology*, *63*, 31–53. doi:10.1146/annurev-psych-120710-100434

Wepman, J. M., & Reynolds, W. M. (1986). *Wepman's Auditory Discrimination Test-2nd Edition (ADT™)*. Los Angeles, CA: Psychological Services.

Westcott, S. L., Crowe, T. K., Deitz, J. C., & Richardson, P. K. (1994). Test-retest reliability of the Pediatric Clinical Test of Sensory Interaction for Balance (P-CTSIB). *Physical and Occupational Therapy in Pediatrics*, *14*, 1–22.

Yackinous, C. A., & Guinard, J. X. (2002). Relation between PROP (6-n-propylthiouracil) taster status, taste anatomy and dietary intake measures for young men and women. *Appetite*, *38*, 201–209.

Znamenskiy, P., & Zador, A. M. (2013). Corticostriatal neurons in auditory cortex drive decisions during auditory discrimination. *Nature*, *497*, 482–485.

PART III

평가 도구

Tools for Assessment

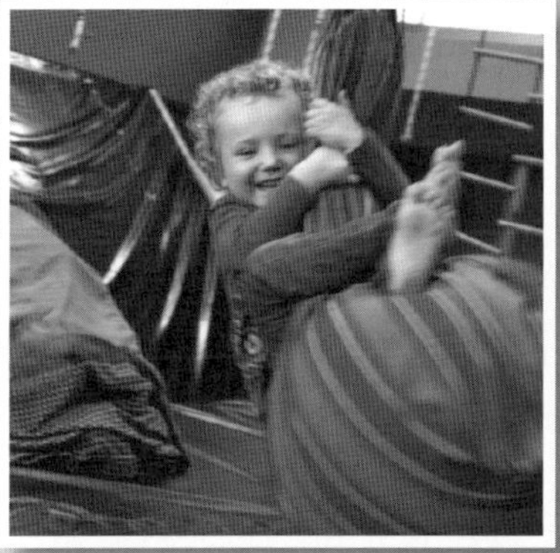

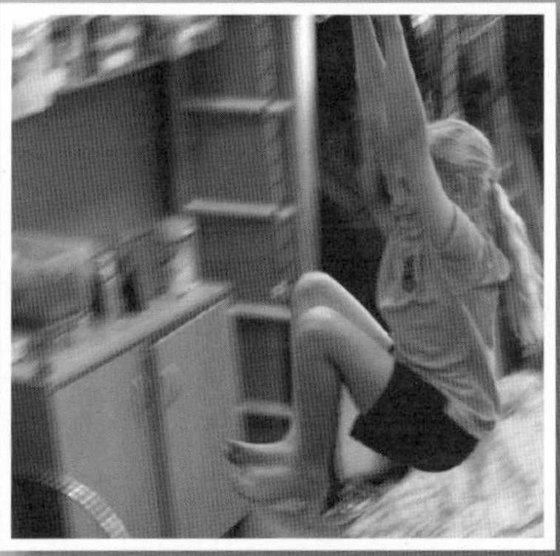

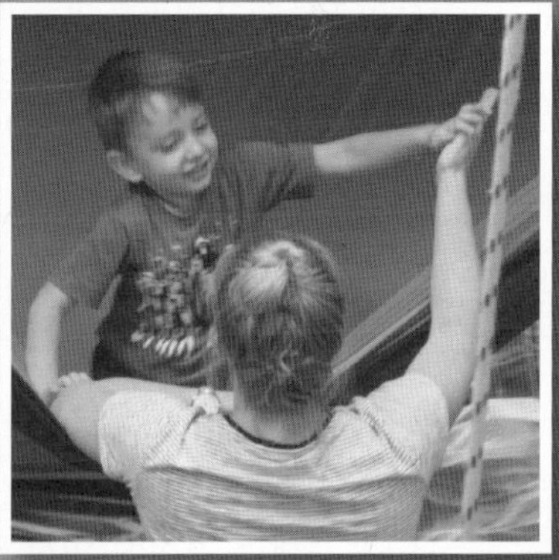

CHAPTER 8

감각통합 및 실행 검사를 사용하는 감각통합 기능 평가

Assessment of Sensory Integration Functions Using the Sensory Integration and Praxis Tests

감각통합 및 실행 검사(SIPT)는 우리가 그 이유를 이해하는 데 도움이 된다. 일부 어린이는 우리가 예상한 대로 학습하거나 행동하는 데 어려움을 겪는다. … 그들 … 세상과 어울리는 데 필요한 몇 가지 중요한 능력을 평가한다.

—A. Jean Ayres

학 습 목 표

이 장을 학습하고 난 이후, 독자는 다음 내용을 할 수 있을 것이다:

- ✔ 임상 실행을 위한 감각통합 및 실행 검사(SIPT)의 유용성에 대해 설명한다.
- ✔ SIPT에서 완료된 요인 및 클러스터 분석의 결과와 이런 정보가 평가 과정을 어떻게 지원하는지 설명한다.
- ✔ 의심되는 감각통합 어려움을 가진 아동을 위한 종합적인 평가의 일부로서 SIPT의 역할을 정의한다.

목적과 범위 Purpose and Scope

감각통합 및 실행 검사(SIPT)는 감각 구별 및 실행의 측면을 주로 검사하도록 설계되었다. 그 평가 도구는 작업 수행과 참여에 영향을 미치고 이들 영역에서 어려움을 경험하는 학령기 아동에 대한 전반적인 평가 과정의 일부로 사용하기 위한 것이다. 이 장에서는 아이들의 감각통합의 강점과 약점을 확인하기 위한 기초적인 형식의 다양한 요인 및 군집 분석을 독자가 이해하도록 이 검사의 배터리와 가이드에 대한 간략한 소개를 제공한다. SIPT에 대한 자세한 내용은 검사도구 매뉴얼(Ayres, 2005)을 참고하기 바라며 해당 정보는 이 장에서 반복되지 않는다. 이 때문에 SIPT를 단독으로 사용하지 않는 것이 중요하므로 여기에는 다른 평가 및 관찰과 함께 이 도구 그림을 완성하는 것이다. 우리는 평가 과정을 구조화하기 위해 인증 과정에서 사용된 모델을 분석한다. 이 평가 과정을 설명하기 위해 사례 연구를 제시한다.

감각통합 및 실행 검사의 설명 및 목적
Description and Purpose of the Sensory Integration and Praxis Tests

특히 감각 처리 및 통합을 평가하도록 설계된 표준화된 평가 도구는 감각 처리 문제가 존재하는지와 아동의 작업 수행을 방해하는지를 확인하는데 중요하다. 이러한 도구는 기능장애의 정도 또는 심각도뿐만 아니라 감각통합(SI) 기능장애의 유형 또는 패턴을 결정하기 위한 객관적인 데이터를 제공한다. 이러한 정보는 SI 접근 방식을 사용하는 작업치료 서비스의 필요성을 정당화하는 데 도움이 되고 중재 계획 과정을 안내하는 데 필수적이 된다. 이러한 표준화된 검사는 아동의 SI 기능을 개선하기 위해 설계된 중재 프로그램의 효과를 평가하는 데에도 사용할 수 있다.

SI 기능을 측정할 수 있는 가장 심리학적으로 건전하고 유용한 표준화된 수행-기반 평가 도구는 SIPT이다(Ayres, 2005). 따라서 이 장의 이 섹션은 SI 접근 방식을 따르는 아동의 종합적인 작업 치료 평가의 맥락에서 검사가 사용되는 방법과 SIPT를 설명하는 내용에 전념한다.

SIPT는 17개의 검사로 구성되며 규준 참조(norm referenced) 검사로 감각통합 장애가 의심되는 4세 0개월에서 8세 11개월 사이의 아동을 위해 설계되었다. 각 검사는 개별적으로 시행되며 전체 배터리를 관리하는 데 약 1.5~2시간이 걸린다. SIPT를 배우고 사용하고자 하는 치료사를 위해서는 Western Psychological Services/University of Southern California(http://chan.usc.edu/academics/usc-wps-certification 참조)에서 제공하는 종합 교육 및 인증 프로그램을 통해 고급 교육 완료가 된다. SIPT에 의해 측정된 SI 기능은 다음과 같이 4가지 중복된 영역으로 분류된다.

1. 시각적 형태와 공간지각
2. 촉각적 구별
3. 실행(다양한 형태)
4. 전정 및 고유수용성 처리

그룹별 각 검사에 대한 간략한 설명은 표 8-1에 나와 있다. 그림 1-6에 제시된 SI 기능장애 모델을 고려할 때, SIPT에 의해 다루어지는 모델과 그렇지 않은 모델의 측면을 인식하는 것이 중요하다. 자세-안구 조절, 시각-운동 조절, 그리고 신체 지각 또는 운동 감각의 일부 측면을 포함하여 SIPT에 의해 낮은 SI 및 실행의 지표가 잘 포착된다. 이러한 문제점은 두 가지 일반적인 기능장애 패턴 중 하나(또는 둘 다)를 유발할 수 있다: 전정 양측 통합 및 순서(VBIS)와 체성 실행 장애는 체성감각에 기초한 실행 장애이다. 시각, 촉각, 고유수용성 및 전정계와 관련된 처리 및 감각 식별 기능은 SIPT에 의해 다루어지지만, 검사는 청각, 후각 및 미각 감각 입력의 처리를 다루지 않는다. 감각 반응성을 포함한 감각 조절도 SIPT에 의해 직접 측정되지 않는다. 그러나, SIPT를 실행하는 동안 이루어지는 임상관찰은 감각 조절의 측면을 포착하고 일부 기능적 또는 작업적 수행 도전과 존재할 수 있는 감각 처리 어려움의 행동의 결과를 확인하고 주의를 기울이는데 중요하다.

SIPT는 17개의 검사 각각에 대해 z-score를 제공하며, 평균에서 1 표준편차 이내의 점수는 정상 범위 내에 있는 것으로 해석된다(Ayres, 2005). 17개의 검사 각각은 평균 미만으로 간주되는 수행 기준으로 평균 미만의 1 표준 편차를 사용하여 SI 문제가 있는 아동과 그렇지 않은 아동을 식별하는 것으로 나타났다(Ayres, 2005). SIPT는 다음을 대표하는 약 2,000명의 북미 아동을 사용하여 표준화되었다. 미국 인구 특성의 시간과 인종, 성별, 지리적 위치뿐만 아니라 도시와 농촌의 대표성에 따른 분포. 남아와 여아에 대한 별도의 규범이 있으며 12개 연령 그룹이 있다. 4~5세 어린이는 4개월 간격으로, 6~8세 어린이는 6개월 간격으로 나눈다.

아동의 SI 수행 및 기능장애를 해석하기 위해 각 검사의 SIPT z-점수를 사용하는 것 외에도 여러 다

표 8-1 SIPT로 측정한 기능

기본 영역	검사	설명
시각적 형태와 공간, 시각-운동 협응; 시각적 실행	공간 시각화(SV)	운동이 없는 시각적 형태와 운동 협응; 대상의 정신적 조작
	전경 배경(FG)	대비 배경에서 형태의 인식과 위치
	디자인 복사(DC)	단순하고 복잡한 2차원 디자인 복사; 복사를 위한 접근
	구성 실행(CPr)	블록 구성; 3차원 공간에서 물체를 서로 연관시키는 능력
	운동 정확성(MA)	눈과 손의 협응, 추적, 운동 조절
촉각 지각 및 구별	손가락 식별(FI)	개별 손가락에 대한 접촉 식별
	촉각 자극의 국소화(LTS)	팔뚝과 손에 가해지는 촉각 자극의 위치 인식
	서화감각(GRA)	손등에 그려진 디자인의 인식과 복사
	손을 통한 형태 인식(MFP)	입체감각; 한 손에 잡은 모양을 시각적 상대 또는 다른 손으로 느끼는 다른 모양과 일치시키는 것
실행(Praxis)	양측 운동 조정(BMC)	부드러운 패턴으로 양손과 발을 순서대로 이동
	순서 실행(SPr)	손과 손가락의 운동 순서 모방
	자세 실행(PPr)	정적인 자세를 모방하고 계획하고 실행하기
	구두 실행(OPr)	입술, 혀, 턱의 구강 운동을 모방, 계획 및 실행
	언어적 명령 실행(PrVC)	구두 지시에 따라 정적인 신체 자세 계획 및 실행
전정 및 고유수용성 처리	운동감각(KIN)	수동적인 손과 팔의 움직임에 대한 인식
	서기와 걷기 균형(SWB)	눈을 뜨고 감은 상태에서 한쪽 또는 양쪽 발의 정적 및 동적 균형
	회전 후 안진(PRN)	회전 후 전정-안구 반사의 지속 시간

른 데이터 소스를 사용할 수 있으며 해석 과정을 지원하는 데 사용해야 한다. SIPT는 잘 연구된 도구이며 많은 다변량 요인 분석 연구 및 클러스터 분석이 검사를 통해 완료되었다(Davies & Tucker, 2010). 이러한 연구는 SIPT의 구성 타당도를 확립하는 데 기여했으며(다음에 더 자세히 논의됨) 개별 아동에서 볼 수 있는 SI 기능장애의 특정 패턴을 식별하기 위한 해석 과정에 유용하다. 검사 매뉴얼(Ayres, 2005)은 SIPT의 개발 기간 동안 뿐만 아니라 훨씬 이후에 수행된 많은 요인 분석에 대해 설명한다(Mulligan, 1998). 매뉴얼은 또한 이 연구가 해석 과정을 돕기 위해 어떻게 사용될 수 있는지 자세히 설명한다. SIPT 보고서는 또한 아동의 점수가 6개의 클러스터 그룹 각각에 얼마나 근접했는지를 나타내는 *D-제곱 지수 값*이라는 통계를 생성한다. 클러스터 그룹은 테스트 개발 중에 발견된 SI 기능의 패턴을 나타낸다. 따라서 SIPT 점수를 해석하는 것은 테스트 자체의 여러 데이터 소스와 작업 기반 평가, 부모 인터뷰 및 임상관찰의 정보와 같은 다른 평가 데이터 소스를 고려하는 복잡한 과정이다. SIPT 데이터가 다른 데이터 소스와 합성되어 아동에 대한 종합적인 평가를 완료하는 방법에 대한 추가 정보는 SIPT의 유효성과 신뢰성을 검토한 후 이 장의 뒷부분에서 제공된다. 또한 평가 결과의 해석과 관련하여 11장(평가 데이터의 해석 및 설명)에서 다룬다.

요점

- SIPT(Ayres, 1989, 2005) 외에 아동의 SI 기능을 측정하기 위한 객관적이고 표준화된 평가 도구는 거의 없다.
- SIPT는 시각적 형태와 공간 지각, 촉각적 식별 및 실천으로 결함을 식별하고 SI 기능장애의 특정 패턴을 식별하는 데 특히 유용하다.
- 보호자 인터뷰, 비공식 및 구조화된 임상관찰, 감각 처리 및 조절과 관련된 행동을 정량화하기 위한 인벤토리 또는 질문에서 수집한 데이터와 함께 SIPT 관리는 감각 처리 및 통합에 대한 종합적인 평가를 제공한다.

감각통합 및 실행 검사의 타당도 및 신뢰도 Validity and Reliability of the Sensory Integration and Praxis Tests

타당도 Validity

타당도는 의도된 목적을 위해 검사 점수에서 의미 있는 추론을 이끌어내는 능력이며 검사가 측정하려는 구성을 측정하는 정도를 반영한다. SI 기능은 관찰할 수 있는 행동에 의해서만 추론할 수 있는 복잡하고 다차원적인 구조이므로 SIPT에 대한 타당성 증거가 특히 중요하다. 검사 매뉴얼(Ayres, 2005)은 검사의 유효성을 뒷받침하는 풍부한 연구를 제공하며 여기에 간략하게 요약될 것이다.

SIPT는 수십 년 동안 발전했으며, SCSIT(Southern California Sensory Integration Test; Ayres, 1972)라는 제목의 이전 12개 하위 검사 버전의 검사 배터리를 수정한 결과였다(SCSIT; Ayres, 1972). SIPT에 포함된 내용은 SI 처리 과정의 신경학적 기반을 뒷받침하는 문헌과 요인 및 클러스터 분석과 같은 데이터 기반 방법을 고려하여 해당 분야 전문가의 검사 항목 검토를 기반으로 한다. 요인 분석은 그룹 테스트를 함께 분석하는 반면 클러스터는 유사한 점수 패턴을 가진 그룹 개인을 분석한다. 1960년대 중반부터 2011년까지 수행된 요인 분석은 검사의 하위 집합과 전체 배터리(SIPT 및 이전 버전 모두)를 사용했다. 결과는 SI 기능장애의 패턴을 나타내는 몇 가지 상당히 일관된 요인을 보여주었다. 이러한 패턴에 포함사항;

- 체성 운동장애, 촉각 및 고유수용성 기능 측정에 대한 낮은 수행과 낮은 실행 또는 운동 계획 점수를 나타내는 패턴(Ayres, 1969, 1977, 1989년; Mailloux et al., 2011)
- 시각적 지각, 시각적 운동 및 시각적 구성 작업에서 낮은 점수를 받은 시각적 형태 및 공간 패턴(Ayres, 1969, 1972, 1977, 1989; Mailloux et al., 2011; Mulligan, 1998)
- 감각 조절 결손에는 감각 자극 및 변동하는 반응에 대한 과소 및 과민 반응이 포함된다. 이러한 반응은 종종 행동을 규제하는 문제에서도 나타난다. 문제는 과잉 행동, 감각적 갈망 또는 추구, 회피 행동 및 주의 산만성과 같은 행동에 반영된다(Ayres, 1969, 1972, 1977; Mailloux et al., 2011).
- 자세-안구 문제 및 양측 통합 및 순서(BIS) 결함이 있는 전정 처리(Ayres 1969, 1972, 1977, 1989; Mailloux et al., 2011; Mulligan, 1998)

SIPT 개발 과정에서 수행된 요인분석을 이용한 3건의 연구는 SIPT 매뉴얼(Ayres, 1989, 2005)에 자세히 설명되어 있다. 한 연구는 일반적으로 발달하고 있는 아동의 표본을 사용했고, 다른 하나는 학습 또는 감각통합 기능장애를 가진 아동의 표본을 사용했으며, 세 번째 연구는 학습 또는 SI 기능장애가 있거나 없는 아동의 조합 표본을 사용했다. 발달 중인 아동의 점수는 일반적으로 체성 운동, 시각 운동, 전정 처리 및 체성감각 처리의 4가지 요인과 운동감각-운동 요인을 제안했다. 학습 및 SI 장애가 있는 아동 표본의 SIPT 점수를 고려했을 때 규범 표본에서 볼 수 있듯이 체성 실행, 체성감각 및 시각 실행을 포함한 5가지 요인이 나타났다. 또한 BIS의 패턴이 언어적 명령 실행(언어적 명령 실행에서 매우 낮은 점수, 회전 후 안진(Post-Rotary Nystagmus)에 대해 중간 수준의 높은 점수) 패턴과 함께 나타났다. Mulligan(1998)은 SIPT로 검사한 10,000명 이상의 아동 표본에 대해 요인 분석을 수행했다. 그녀는 BIS 문제, 체성감각 처리 문제, 시각적 인식 문제 및 운동 장애를 포함하여 SI 기능장애의 유사한 패턴을 발견했다. 또한 Mulligan의 결과는 네 가지 기능장애 패턴이 높은 상관 관계가 있음을 보여주었으며, 이는 아마도 감각통합 장애를 나타내는 근본적인 포괄 장애를 시사한다. 가장 최근에 Mailloux와 동료(2011)는 주의력과 촉각 방어력을 포함한 감각 조절 측정뿐만 아니라 SIPT 점수를 사용하여 425명의 아동의 임상 표본을 사용하여 요인 분석을 수행했다. 이 연구에서 나온 네 가지 요인 또는 패턴은 이전 연구의 결과와 매우 일치했으며 다음 패턴을 포함했다. 전정/고유수용성 양측 통합 및 순서; 촉각 및 시각적 구별; 및 촉각 방어 및 부주의. 감각통합 기능 및 기능장애의 패턴에 대해 수행된 연구는 SI 과정이 다차원적이며 SIPT가 기능장애의 특정 패턴을 밝히는 데 유용한 도구라는 확실한 증거를 제공한다.

SIPT의 구성 유효성을 지원하는 데 사용된 또 다른 다변량 통계 기술은 클러스터 분석이다. 학습 및 SI 문제가 있거나 없는 약 300명의 아동의 결합된 샘플을 사용하여 SIPT 점수의 데이터는 총 6개의 클러스터 그룹을 생성했다(Ayres, 2005). Ayres는 클러스터 중 2개를 정상 기능을 나타내는 것으로 해석했다: 높은 평균 감각통합 및 실행, 그리고 낮은 평균 감각통합 및 실행. 언어적 명령 실행 검사에서 매우 낮은 점수와 회전 후 안진에서 약간 높은 점수를 특징으로 하는 한 클러스터 그룹은 SI 문제 이외의 문제를 나타내는 것으로 해석되었다(언어적 명령 실행). 이 패턴은 Ayres(2005)가 주의, 학습 및 청각 처리의 결함과 관련이 있다고 가정했다. 다른 세 개의 클러스터 그룹은 SI 기능장애의 패턴과 관련된 것으로 해석되었다. 낮은 평균 BIS는 가장 일반적인 클러스터 그룹으로, BIS 구성 요소로 식별된 검사에서 가장 낮은 점수를 받은 아동과 나머지 SIPT에서 일반적인 점수를 받은 아동이 특징이다. 일반화된 감각통합 장애 군집에는 거의 모든 17개 테스트에서 매우 낮은 점수를 받은 어린이가 포함되었고, 마지막으로 시각 및 체성 실행 장애 군집에는 주로 촉각 처리, 실행 및 형태와 공간 지각의 검사가 포함되었다. Mulligan(2000)은 또한 더 큰 데이터 세트로 클러스터 분석을 수행했으며 다음과 같은 유사한 진단 패턴을 발견했다.

- BIS
- 일반화된 감각통합 및 실행 장애 – 중증
- 일반화된 감각통합 및 실행 장애 – 중등도
- 실행장애
- 평균 감각통합 및 실행

클러스터 분석을 사용한 연구는 아동의 SIPT 점수와 그것이 발생했을 때 기능장애의 심각도를 해석하는 데 도움이 된다. 또한 클러스터 분석은 SI 장애의 하위 유형, 실행과 같은 장애의 기본 감각 기반 및 감각 처리 측면 간의 관계에 관한 요인 분석 연구에서 얻은 많은 데이터를 뒷받침해 왔다.

다른 형태의 타당도 증거도 SIPT의 개발 과정에서 얻었고, 그 증거는 지난 25년 동안 증가되었다(Muligan, 2011). Ayres는 알려진 장애가 있는 아동이 일반적으로 발달하는 아동보다 SIPT에서 더 낮은 점수를 받을 수 있도록 SIPT가 차별적 타당도를 가지고 있다고 설명했다(Ayres, 2005). 그 후 연구에 따르면 자폐증(Ben-Sasson et al., 2008; Roley et al., 2015) 및 주의력 장애(Mulligan, 1996; Parush, Sohmer, Steinberg, & Kaitz, 1997). Murray, Cermak과 O'Brien(1990)은 학습 장애가 있는 아동이 형태와 공간 지각을 측정하는 6가지 검사 중 4가지와 시각 구성 테스트에서 유의하게 낮은 점수를 받았다는 것을 발견했으며, 시각 지각, 운동 협응, 실행 기능. 발달 경향은 검사에 의해 나이든 아동이 더 어린 아동보다 더 숙련된 수행을 나타내는 것으로 나타났으며, 이는 SI가 발달 구성 요소로 기능한다는 아이디어를 뒷받침한다.

기준 관련 유효성에 대한 제한된 양의 데이터를 사용할 수 있다. 예를 들어, SIPT 점수와 Kaufman-ABC 점수의 상관 관계는 SIPT 항목이 순서 처리를 측정하는 것으로 알려진 K-ABC 항목과 높은 상관관계가 있기 때문에 순서 처리 측정을 위한 SIPT의 측면을 지원했다(Ayres, 2005). Cermak과 Murray(1991)는 SIPT(디자인 복사 [DC] 및 구성 실행 [CPr])의 구성적 실행 검사와 구성적 실행의 유사한 측면을 평가하는 것으로 알려진 다른 테스트인 Beery-Buktenica Developmental Tests 사이에 적당히 높은 상관관계를 발견했다. 시각 운동 통합 및 아동용 웩슬러 지능 척도의 블록 디자인. 예측 기준 관련 타당도는 SIPT에 의해 측정된 감각통합 기능이 학령기 아동의 이후 학업 성취도를 예측할 수 있음을 입증한 Parham(1998)에 의해 언급되었다.

신뢰도 Reliability

SIPT의 **신뢰도**에 대한 증거는 매뉴얼에 나와 있다(Ayres, 1989, 2005). 훈련된 관리자 간의 안정성은 0.94에서 0.99 사이의 평가자 간 신뢰도의 상관 계수로 매우 강력하다. 시간이 지남에 따라 SIPT의 안정성도 수용 가능하며, 일반적으로 발달하는 아동과 알려진 학습 또는 SI 문제가 있는 아동의 결합 표본에 대해 0.70에서 0.93 범위의 계수를 사용하여 실행 검사에 대해 특히 높은 검사-재검사 신뢰도를 보여준다(Ayres, 2005). 네 가지 검사(운동 감각, 전경 배경, 촉각 자극의 국소화 및 회전 후 안진)는 0.48에서 0.56 범위의 신뢰도 계수와 함께 시간이 지남에 따라 상대적으로 낮은 안정성을 보여주었다.

증거

실무에서 표준화된 평가 도구를 사용하는 전문가는 일상적으로 사용하는 도구에 대해 진행 중인 연구와 그러한 연구가 해당 전문가가 이러한 도구를 실무에 적용하는 방법에 영향을 미칠 수 있음을 인식하는 것이 중요하다. 예를 들어, Mailloux와 동료(2011)는 "Verification and Clarification of Patterns of Sensory Integration Dysfunction"이라는 제목의 연구에서 SIPT의 구성 타당도를 검사했다. 본 연구에서는 273명의 아동을 대상으로 임상 샘플을 이용하여 평가 자료(SIPT 점수, 감각조절 주의력 관련 두 변수, 촉각 방어 점수)를 분석하였다. 결과는 다음 4가지 주요 요인을 뒷받침했다. (1) 실행 장애; (2) 전정/고유수용성 양측 통합 및 순서; (3) 촉각 및 시각적 구별; 및 (4) 촉각 방어 및 부주의. 이러한 패턴은 Mulligan(1998)과 Ayres(1989)가 수행한 초기 요인 분석을 지원하며, 이는 이러한 SI 기능장애 패턴의 임상 적용에 대한 우리의 확신을 강화한다. 또한, 처음으로 이론적으로 항상 전정 고유감각 처리 패턴에 맞는 것으로 생각되었던 두 가지 SIPT 하위 검사인 회전 후 안진 및 운동 감각이 전정/고유수용성 양측 통합 및 순서에 영향을 미치는 것으로 예측된다.

아동 종합 평가를 위한 다른 평가 자료와 함께 SIPT 점수 분석 Analyses of SIPT Scores with Other Assessment Data for Completing Comprehensive Evaluations of Children

SI 장애가 있는 것으로 확인되거나 의심되는 아동에 대한 포괄적인 평가에 대한 SIPT의 기여는 다양한 형태의 실행, 촉각 구별, 형태를 포함한 비운동적 시각 지각에 대한 표준화되고 엄격하며 객관적인 측정을 제공하는 데 있다. 공간 지각, 전정 및 고유수용 기능의 측면, 시각-운동 기술, 양측 운동 협응. SIPT의 17개 검사 조합은 SI 기능장애의 특정 패턴, 특히 체성 실행, 시각 실행, BIS 장애 및 자세 운동 장애에 관한 유용한 정보를 얻을 수 있도록 잘 연구되었다. 일반화 감각통합 장애. 책의 이 섹션 전체에서 SI 접근법을 사용하는 아동의 포괄적인 작업치료 평가는 SIPT가 측정하도록 설계된 근본적인 신체 기능의 어려움뿐만 아니라 발견되는 문제점이 발견되는 방식도 고려한다는 점을 강조했다. 자신이 원하고 요구하는 일상 업무를 수행하는 아동의 능력에 영향을 미친다.

따라서 평가 과정은 아동의 관심사, 작업 및 병력, 강점, 우선순위에 대한 정보를 수집하는 것으로 시작되며, 이는 일반적으로 보호자, 교사 및 아동과의 인터뷰를 통해 수행된다. 아동이 일상생활에서 수행하는 많은 역할(예: 사회적 파트너 및 플레이어, 학생, 작업자)과 식사, 목욕은 SIPT 관리 전에 완료해야 한다. 또한 작업 수행은 종종 운동 및 처리 기술 평가(AMPS; Fisher, 2003) 또는 캐나다 작업 수행 측정(Law et al., 2005)과 같은 작업 수행의 표준화된 평가를 사용하는 인터뷰를 통해 평가된다. 치료사는 또한 가정, 놀이 중 또는 학교에서의 일상 활동의 맥락에서 아동을 관찰해야 한다. 평가 과정의 초기에 치료사는 잠재적인 SI 문제가 작업 수행에 어떻게 영향을 미칠 수 있는지 가설을 세우기 시작하고 이러한 이론화는 종종 SIPT로 추가 검사에 대한 강력한 근거를 제공한다.

평가 과정의 다음 단계에서는 적절한 추가 평가 활동이 포함되도록 중추신경계에 의한 감각 정보의 처리 및 통합 척도로서의 SIPT의 한계를 고려해야 한다. 예를 들어, 감각 조절의 평가는 SIPT가 조절의 공식적인 측정을 포함하지 않기 때문에 고려되어야 한다. 이것은 감각 프로파일-2(Dunn, 2014) 또는 감각 처리 측정(SPM)-가정 양식(Parham & Ecker, 2007)과 같은 표준화된 보호자 설문지의 관리를 통해 완료할 수 있다. 조절은 또한 아동의 감각 이력과 일상생활 및 활동의 맥락에서 감각 자극 유형에 대한 일반적인 반응에 관해 관련 사람들과 인터뷰를 수행하여 조사할 수 있다. 문헌에서 확인된 일반적인 유형의 감각 조절장애에는 감각 과잉 반응(예: 촉각 및 청각 방어, 중력 불안정) 또는 과소 반응이 포함되며, 이는 낮은 감각 등록에 반영될 수 있다. 전정, 고유수용성 및 자세 안구 기능을 평가하기 위한 임상관찰 및 절차도 시행해야 한다. 이러한 SI 측면과 SIPT 처리를 측정하는 검사 항목이 제한되어 있기 때문이다(9장, 임상관찰에 대한 자세한 내용은 평가 과정내의 임상관찰을 참고). 마지막으로, 진단적 판단이 내려질 때, 비전형적 행동이나 작업적 수행 문제(감각통합적 문제 제외)에 대한 다른 설명에 대한 고려가 종종 더 고려되고 탐구될 필요가 있다. 여기에는 인지 기능, 정서적 및 정신 건강 문제, 정형 외과적 문제뿐만 아니라 아동의 기능에 영향을 미칠 수 있는 사회문화적 또는 환경적 요인이 포함될 수 있다. 평가에서 장애가 존재한다는 것을 발견하는 것만큼 감각통합 장애의 존재를 배제하는 것이 종종 중요하다. 마지막으로, 의뢰의 관심 사항에 따라 미세 및 대근육 운동 기술, 글쓰기 수행 또는 사회적 기술과 같은 특정 기능에 대한 보다 자세한 정보를 수집하기 위해 추가 평가가 필요할 수 있다.

평가 데이터의 종합

Synthesis of Evaluation Data

필요한 모든 평가 정보가 수집되면 평가 과정의 다음 단계는 모든 정보를 구성하고 종합하여 발견된 SI 문제의 특성과 문제가 어떻게 발생하는지에 대해 결정할 수 있도록 하는 것이다. 아동의 작업적 수행에 영향을 미친다. 작업 치료사는 수집된 모든 데이터를 조사, 구성, 종합 및 해석하기 위해 임상 추론(또는 더 간단히 말해서 치료사의 사고) 과정에 참여한다. 이를 위해 감각통합의 종합 교육 및 인증 프로그램, 코스 3의 작성자가 해석 워크시트를 작성했으며 그림 8-1에 나와 있다(Roley, 2012).
이 워크시트는 SIPT에서 수집한 데이터와 기타 관련 임상관찰 및 데이터 소스를 고려한다.

워크시트의 맨 위 섹션은 치료사가 먼저 감각 시스템 내의 기본 처리를 고려하도록 한다. 시각, 전정 및 체성감각(촉각 및 고유수용성) 시스템에 의한 정

<table>
<tr><th>시각</th><th>점수</th><th>전정</th><th>점수</th><th>체성감각</th><th>점수</th><th>인터셉션/감각 조절</th><th>점수</th></tr>
<tr><td rowspan="3">시각적 공간
SV
FG
시각적 실행
DC
CPR
MAC
촉각 형태와 공간
MFP
GRA

관찰</td><td rowspan="3"></td><td>자세 조절
SWB
엎드린 폄
안정성
정위
평형
전정-안구
낮은 PRN
안구 안정성
머리/목/눈
협응
관찰</td><td></td><td>고유수용성
KIN
SWB
낮은 신체 도식
관찰
(예: 손가락/코, 엄지/손가락 접촉, 길항운동반복)
촉각
LTS
GRA
FI
MFP
관찰</td><td></td><td rowspan="3">감각 반응
과잉/과소
동요
SPM 결과
시각
듣기
접촉(LTS)
신체인식
균형과 움직임
SP 결과
과민
감각 회피
저반응
감각 추구

관찰
각성
영향
활동 수준
주의</td><td rowspan="3"></td></tr>
<tr><th>양측 통합</th><th>점수</th><th>실행</th><th>점수</th></tr>
<tr><td>BMC
SPr
OPr
GRA
MFPII
MAC
관찰
(예: 건너뛰기, 점프 잭)</td><td></td><td>PPr
OPr
PRVC
(SPr)
(BMC)
굴곡
관찰
(예: 놀이)</td><td></td></tr>
<tr><th>오른쪽 뇌반구 IQ</th><th>점수</th><th>편측성</th><th>점수</th><th>언어적 명령 실행</th><th>점수</th><th>왼쪽 뇌반구 IQ</th><th>점수</th></tr>
<tr><td>낮은 수행
높은 언어
낮은 시각적 공간
SV, FG, FI, DC
현저히 낮아짐
왼쪽 점수
낮은 좌절 내성</td><td></td><td>SVCU
PHU
R/L 차이
낮은 점수에
방향성, 반전,
내반, 조그(jogs)
관찰</td><td></td><td>PRVC(낮음)
PRN(평균보다 높음)
낮은 순서
가능한 낮은 점수:
OPr, SPr, BMC,
SWB, DC</td><td></td><td>높은 수행
낮은 언어
낮은 순서</td><td></td></tr>
<tr><td colspan="8">불규칙한 신경학적 징후(존재하는 경우 동그라미): 과긴장 또는 근긴장 저하, 연합 운동, 간대(clonus), PRN 증가, 떨림, 틱, 무도무정위운동, 움직임에 대한 과민증, 발작, 기타 특징…</td></tr>
</table>

그림 8–1 감각통합 및 실행 검사(SIPT) 분석 워크시트. SPM: 감각 처리 측정; SP: 감각 프로필; SVCU: Space Visualization Crossing Midline; PHU: 선호하는 손 사용; R/L: 오른쪽/왼쪽; IQ: 지능 지수.

보 처리는 다양한 유형의 조절장애를 고려하여 모든 감각 영역의 감각 정보 조절과 함께 강조된다. 워크시트의 이 섹션 내에서 치료사는 해당 감각 영역 또는 기능장애 패턴 내에서 수행을 반영하는 관련 관찰 또는 기타 데이터와 함께 SIPT의 개별 검사에서 점수를 기록하고 분석할 기회를 갖는다. 각 섹션에 포함된 특정 SIPT 검사는 이전 섹션에서 논의한 요인 및 클러스터 분석을 사용하여 이전의 많은 연구를 통해 검증된 검사 간의 관계를 나타내기 위해 전략적이고 신중하게 배치되었다는 점에 유의하는 것이 중요하다. 또한 검사는 해당 영역의 문제를 정의하는 데 중요한 순서대로 나열되며, 해당 연구에서 파생된 요인 로딩 값의 크기와 관계를 식별한 연구 수에 따라 결정된다.

BIS와 실행을 포함한 그림 8–1의 중간 섹션은 이러한 SI 기능장애 패턴이 주로 전정, 고유감각 또는 촉각 처리에 대한 근본적인 결함의 결과라는 가정에 따라 배치된다. 임상적 추론 과정에서 치료사는 BIS 또는 운동 장애와 관련된 문제에 대한 기본 감각 시스템 기능의 기여를 고려한다. BIS와 행동 장애(또는 그 반대) 문제 간의 잠재적인 관계와 그러한 문제가 아동의 운동 및 기타 기술과 어떻게 관련되는지도 고려된다.

워크시트의 맨 아래 부분은 감각 처리 및 통합의 결함인 것처럼 나타나는 일부 문제가 대신 감각 처리 문제의 결과라기보다는 더 높은 수준의 피질 문제와 연결될 수 있음을 시사한다. 오른쪽 또는 왼쪽 반구 결함, 학습 또는 인지 장애, 또는 발작이나 뇌성 마비와 같은 신경 운동 결함을 시사하는 정보를 얻을 수 있다. 이러한 잠재적 요인은 감별 진단에 도움이 되며 이러한 요인은 이러한 신경학적 이상이 어떻게 감각 조절 또는 처리의 결함과 공존하거나 영향을 미치거나 배제할 수 있는지 이해하는 데 중요하다.

워크시트를 사용하면 SI 기능장애의 패턴에 대한 풍부한 연구를 적용하고 SIPT 점수를 구성하고 해석하는 데 효과적이다. SIPT의 6개 클러스터 그룹 각각에 대한 아동의 D-제곱 지수 값은 아동에게 SI 문제가 있는지 여부와 만약 그렇다면 기능장애의 성격을 명확히 하는 데 도움이 되는 데이터이기도 하다. 아동이 특정 클러스터 그룹에 적합하다고 식별되면 일치하는 클러스터 그룹에서 아동의 공통 특성을 적용하여 해당 아동의 SI 문제를 설명할 수 있다.

평가 과정의 마지막 단계는 SIPT를 사용한 표준화된 검사에 기반한 아동의 SI 문제가 작업 수행 및 기타 기술 문제점에 대한 아동의 도전에 어떻게 기여하는지 고려하는 것이다. 이러한 신중한 사고는 아동의 SI 기능장애가 일상생활에 미치는 영향을 줄이기 위한 전략을 개발하는 데 도움이 되며, 아동의 작업적 수행에 영향을 주는 SI 문제를 교정하기 위한 효과적인 중재 개발을 위한 방향을 제공한다.

요점

- SIPT를 포함한 여러 소스의 데이터 합성은 복잡한 과정이며 이 장에서 제공되는 해석 워크시트와 같은 도구는 치료사가 평가 데이터를 구성하고 분석하는 데 유용하다.
- 치료사가 사용하고 있는 표준화된 방법의 강점과 약점을 인지하는 것이 중요하다. 치료사는 수행된 연구 및 검사 사용 방법에 대한 저자의 권장 사항과 일치하는 방식으로 이러한 도구의 점수를 관리하고 해석해야 한다.

지혜 실천

평가를 위해 여러 데이터 소스를 사용하는 것이 좋다. 그러나 동일한 기능에 대해 두 개(또는 그 이상)의 서로 다른 소스에서 얻은 데이터가 다른 결과를 나타낼 때 딜레마에 직면하는 경우가 있다. 예를 들어, 임상관찰 결과 아동의 운동 감각 인식이 좋지 않다는 가설이 나왔지만 SIPT의 운동 감각 검사 점수가 평균 범위 내에 있었다면 어떻게 해야 하는가? 이러한 딜레마를 해결하려면 임상적 판단을 사용한다. 귀하가 시행한 검사의 표준 측정 오차와 귀하가 아동이 검사를 수행했거나 아동의 진정한 능력에 따라 관찰된 행동에 대해 귀하가 얼마나 확신하는지를 고려한다. 이러한 상황 및 기타 상황적 요인과 아동이 일반적으로 수행하는 방식에 대한 지식을 고려하면 이러한 상황이 발생했을 때 상충되는 평가 데이터를 해결하는 데 도움이 될 것이다.

사례 연구 ■ 평가 과정에서 SIPT 사용: LILLY

Lilly는 SI 및 처리 장애 아동과 그 가족을 전문으로 하는 사립 클리닉에서 작업 치료사의 평가를 받은 5세 소녀였다. 그녀의 어머니는 Lilly의 미세하고 대근육 운동 능력이 평균 이하이고 그녀가 또래들과 잘 지내는 데 어려움을 겪는 것을 걱정했다. 그녀의 어머니는 또한 Lilly가 매우 불안해하고 음식이 매우 까다로우며 시끄러운 소리와 같은 감각 자극에 매우 민감하다고 보고했다. Lilly의 강점과 필요에 대한 완전한 그림을 얻기 위해 치료사는 그녀의 평가를 다음과 같이 계획했다. Lilly의 어머니와 구조화되지 않은 부모 인터뷰; 그녀의 어머니가 SPM-Home 양식을 완성했다. Lilly의 감각 및 운동 기능, 미세 및 대근육 운동 기술, 놀이 행동에 대한 임상관찰; 및 SIPT의 관리(Ayres, 2005).

부모 인터뷰에서 수집한 정보에 따르면, Lilly는 시골 동네에서 부모님과 함께 사는 외동딸이다. 초기 발달 운동 이정표는 연령에 적합한 범위 내에서 달성되었다. Lilly는 13개월이 되기 전에 걸었고 14개월이 되기 전에 첫 단어를 말했다. 특별한 병력이 없음에도 불구하고 Lilly는 쉽게 좌절하고 집에서 간단한 요청을 수행하는 데 어려움을 겪는 정서적으로 민감한 아이로 어머니에 의해 묘사되었다. 그녀는 적극적으로 참여하지만 몸단장, 목욕, 옷 입기와 같은 대부분의 자기 관리 측면에서 약간의 도움이 필요하며 먹을 음식이 거의 없었다. 그녀의 어머니는 Lilly가 특히 소음이 많거나 주변에 다른 사람들이 있을 때 쉽게 과도하게 자극되기 때문에 집 밖의 활동이 제한된다고 보고했다. 그녀의 어머니는 그녀의 연필 솜씨는 형편없지만, 그녀는 또래 아이를 위해 읽기와 수학으로 평범한 학교 과제를 하고 있다고 말했다. Lilly는 인형을 가지고 노는 것과 같은 앉아있는 놀이를 선호하며, 어른과의 상호작용은 꽤 잘하지만, 또래 아이들과 있을 때는 매우 소극적이고 관찰자적인 경향이 있다. 그녀는 놀이터 장비에서 노는 것을 좋아하지 않으며 스윙을 할 수 없다. Lilly는 훈련용 바퀴가 달린 이륜 자전거를 타는 법을 배우고 싶었지만 지금까지는 너무 무서워서 타지 못했다.

감각 처리 능력을 반영하는 것으로 여겨지는 행동에 대한 어머니의 평가를 기반으로 한 SPM-Home 양식에 대한 Lilly의 점수는 표 8-2에 보고되어 있다.

SPM에 대한 Lilly의 점수는 그녀가 다양한 비전형적인 방식으로 감각 시스템의 정보를 처리함을 시사한다. 그녀의 시각 시스템과 관련하여 Lilly는 빛에 민감하며 종종 주변 환경의 사물이나 활동에 대한 인식이 부족하다. 그녀는 자신의 시력을 사용하여 적절하게 초점을 맞추고 퍼즐 조각과 같은 물건을 어려움 없이 구별한다. 청각 처리와 관련하여 Lilly는 종종 반복되는 지시가 필요하며 종종 그녀의 주의를 끌기 위해 일반적인 것보다 더 많은 노력이 필요하다. 그러나 그녀는 시끄러운 소음에 지나치게 민감하다. 촉각 영역에서 그녀의 엄마는 그녀가 몸단장과 옷 입기 활동 중 접촉에 지나치게 민감하다고 보고했다. 그녀의 놀이는 다소 경직되고 창의성이 부족하여 운동 계획 문제가 있음을 시사한다. 사회 참여 척도에 대한 그녀의 점수는 성인과 상호 작용할 때보다 동료와 더 많이 언급된 몇 가지 문제를 나타낸다. 전반적으로 Lilly는 청각 및 촉각 감각 입력에 지나치게 민감한 경향이 있으며 많은 감각 자극을 제공하는 환경에서 쉽게 압도될 수 있다. 고유감각 및 전정감각 정보를 처리하는 데 어려움이 있으며, 이는 신체 인식, 운동 활동에 대한 편안함, 균형 및 운동 협응에 영향을 미칠 수 있다.

대운동 기술을 관찰한 결과 Lilly는 어려움 없이 주변 환경에서 움직이며 쉽게 달리고 걸을 수 있음을 나타낸다. 그녀는 난간을 사용하지 않고 다리를 번갈아 가며 위층을 걸을 수 있었고(그녀는 난간을 잡는 것을 선호했지만) 계단을 내려갈 때 각 계단에 두 발을 얹었다. 그녀는 질주할 수 있었지만 건너뛸 수 없었고, 동시에 바닥에서 두 발을 떼면서 점프할 수 있었다. 공을 잡기의 일관성과 던지기, 발차기의 정확성을 포함한 볼 놀이는 평균 이하였다. 그녀는 치료 공 위에 엎드려 누워 치료 공에 앉아서 튀도록 요청 받았을 때, 치료사의 지원에도 불구하고 플랫폼 스윙에 앉아있을 때 긴장했다. Lilly의 근긴장도는 평균 범위 내로 평가됐다. 그녀의 심한 운동은 종종 저조한 등급을 받았다. 5초 동안 한 발로 서고 한발로 연속 3회 뛰는 것은 가능했지만, 점프와 점프를 시도할 때 몸의 양쪽 협응에 어려움을 겪었다. 미세 운동 영역에서 Lilly는 레고®

표 8-2 Lilly의 감각 처리 측정의 점수

감각 영역	*T-점수(평균 =50, SD=10)	해석
사회의 참여	67	몇 가지 차이
시각	71	기능장애
청력	76	기능장애
접촉	74	기능장애
신체 인식	74	기능장애
균형과 운동	75	기능장애
계획 및 아이디어	63	몇 가지 차이

* 점수가 높을수록 더 많은 기능장애를 나타낸다.

블록과 함께 판에 박힌 조각이 있는 12개 조각의 간단한 나무 퍼즐을 맞출 수 있었다. 그녀는 화이트보드에 그림을 그리는 것을 좋아했고, 미성숙한 손가락으로 마커를 잡을 수 있었다. 그녀는 성은 글씨를 쓸 수 있었지만 이름은 쓸 수 없었다.

다른 관찰에 따르면, Lilly는 친근하고 익숙하지 않은 성인과 쉽게 워밍업할 수 있었다. 그녀는 과제에 도전하면 매우 빨리 포기하는 경향이 있었고 종종 과제를 시도하는 것조차 정중하게 거절했다. 그녀는 미묘한 배경 소음을 재빨리 알아차렸고 플랫폼 그네나 치료 볼에 앉을 때와 같이 균형을 해치는 움직임이나 바닥에서 발을 들어올릴 때 불편해 했다.

SIPT의 17개 개별 검사 결과는 표 8-3에 제시된 z-점수를 생성했다.

표 8-3 Lilly의 SIPT Z-점수

공간 시각화: -0.8	전경-배경: -0.2
손을 통한 형태 인식:0.4	운동감각:-1.5
손가락 식별: -0.6	서화 감각-0.9
촉각 자극의 국소화:-0.6	언어적 명령 실행:-1.4
디자인 복사: -1.9	구조적 실행:-1.6
자세 실행: -2.0	구두 실행: -1.6
순서 실행:-2.0	양측 운동 협응:-0.7
서기와 걷기 균형:-1.4	운동 정확도:-0.3
회전 후 안진:-0.5	

시각적 형태와 공간 지각은 Lilly에게 상대적인 강점이었지만, 디자인을 복사하거나 구성 과제를 수행할 때와 같은 운동 요구와 결합할 때 그녀는 어려움을 경험했다. Lilly는 대부분의 실행 검사에서 저조한 수행을 보였고, 체성감각 및 전정 처리의 근본적인 문제로 인한 운동 장애를 시사했다. Lilly의 SIPT 점수 패턴은 D-제곱 지수 값(.58)으로 나타나 그녀를 시각-체성 운동 장애 클러스터 그룹화에 비유했다. 해당 클러스터 그룹에 속하는 Lilly와 같은 아동은 체성감각 및 전정 처리 영역에서 심각한 SI 기능장애를 나타내는 경향이 있으며 운동 장애와 함께 일부 시각적 공간 문제가 있다.

Lilly가 수집된 모든 평가 데이터를 해석하고 종합하는 데 도움이 되도록 해석 워크시트를 완성했으며, 이는 표 8-4에 나와 있다. 그림과 같이 Lilly는 SI 기능장애의 한 가지 이상의 영역 또는 패턴을 나타낸다. 가장 주목할만한 것은 그녀는 과민 반응이 주요 하위 유형인 감각 조절장애와 체성감각 및 전정감각 정보 처리의 근본적인 문제와 관련된 것으로 보이는 감각 기반 운동 장애인 실행 장애를 가지고 있다는 것이다. 이러한 감각 처리 장애는 미세하고 총체적인 운동 기술을 개발하는 데 어려움을 겪을 뿐만 아니라 연령에 적합한 사회적 놀이 행동을 보여주는 능력에 기여하는 것으로 가정된다. 이러한 문제는 또한 그녀의 편안함 수준과 쇼핑몰이나 놀이터에 가는 것과 같은 많은 감각 입력을 본질적으로 포함하는 전형적인 일상 상황에서 수행하는 능력과 많은 자기 관리 작업을 완료하는 능력에 영향을 미친다. 그녀가 유연하거나 변화에 적응해야 하는 상황, 새로운 기술을 배우거나 또래와 놀 때 새로운 상황의 요구를 충족시키기 위해 문제 해결을 요구하는 상황, 또는 샤워하기와 같은 자기 관리 작업을 완료해야 하는 상황도 도전적이다.

Lilly가 많은 장점을 가지고 있다는 것을 인정하는 것이 중요하다. 앞서 언급했듯이, 그녀는 성인과 상호 작용할 때 편안하고 친절하며 기쁘게 해주기를 열망한다. 그녀는 주변 환경에서 적절하게 움직이며 그녀는 또래 아이들의 전형적인 많은 운동, 학업 및 자조 기술을 개발했다. 그녀는 SI 접근법을 사용하여 작업 치료를 받을 수 있는 훌륭한 후보자가 될 것이다.

Lilly는 사회-정서적 기술, 놀이 행동, 자조 및 운동 기술의 개발에 영향을 미치는 SI 문제를 해결하기 위한 중재를 통해 혜택을 받을 것이다. 중재 권장 사항에는 Ayres의 감각통합(ASI) 접근 방식을 사용하여 3~4개월 동안 1시간 작업 치료 세션 2회와 연필 기술 및 자전거 타기 능력을 개발하기

표 8-4 Lilly의 완성된 해석 워크시트

감각통합 및 실행 분석 워크시트							
시각	**점수**	**전정**	**점수**	**체성감각**	**점수**	**인터셉션/ **감각 조절**	**점수**
시각적 공간		****자세 조절**		****고유수용성**		**감각 반응**	
SV	-0.8	SWB	-1.4	KIN	-1.5	과잉(촉각, 전정)	예
FG	-0.2	엎드린 폄	약함	SWB	-1.4	과소(청각)	예
***시각적 실행**		자세 안정성	잘함	낮은 신체 도식	예	동요	>1SD
DC	-1.9	정위	잘함	관찰	어려움	**SPM 결과**	
CPR	-1.6	평형	어려움	(예: 손가락/코)		시각	>2SD
MAC	-0.3	**전정-안구**		엄지/손가락		듣기	>2SD
촉각 형태와 공간		낮은 PRN	-0.5	접촉		접촉(LTS)	>2SD
MFP part 1	-0.6	안구 안정성	OK	***촉각**		신체인식	>2SD
GRA	-0.9	머리/목/눈 협응	OK	LTS	-0.6	균형과 움직임	>1SD
관찰:		양측 협응	어려움	GRA	-0.9	**SP 결과**	
퍼즐을 할 수				FI	-1.6	과민	OK
있고, 성의 글씨				MFP	-0.6	감각 회피	OK
를 씀						저반응	낮은
		***양측 통합**	점수	****실행**	점수	감각 추구	OK
						관찰: 각성	높은 시간
		BMC	-.07	PPr	-2.0		
		SPr	-2.0	OPr	-1.6	영향	n/a
		OPr	-1.6	PRVC	-1.4	활동 수준	좋은
		GRA	-0.9	(SPr)	-2.0	주의	가능한 관심
		MFP part 2	-0.5	(BMC)	-0.7		
		MAC	-0.3	굴곡	OK	낮은 좌절 용인,	예
		관찰: 건너뛰기	어려움	관찰: 놀이, 경직,	잘함	가벼운 불안	아니요
				앉아있는			
오른쪽 뇌반구	**데이터**	**편측성**	**데이터**	**언어적 명령 실행**	**데이터**	**왼쪽 뇌반구**	**데이터**
낮은 수행 IQ	n/a	SVCU	n/a	PRVC(낮음)	n/a	높은 수행 IQ	n/a
높은 언어적 IQ		PHU		PRN(평균보다 높음)		낮은 언어적 IQ	
낮은 시각적 공간		R/L 차이		낮은 순서		낮은 순서	
낮은 왼쪽 점수		낮은 점수에		가능한 낮은 점수:			
		방향성, 반전,		OPr, SPr, BMC,			
		내반, 조그(jogs)		SWB, DC			
불규칙한 신경학적 징후(존재하는 경우 동그라미): 과긴장 또는 근긴장 저하, 연합 운동, 간대(clonus), PRN 증가, 떨림, 틱, 무도무정위운동, 움직임에 대한 과민증, 발작, 기타(특정…)							

* 임상적 추론에 중요한 의미
** 임상 추론에 매우 중요함을 의미함
해당 사항 없음: 평가되지 않음

위한 몇 가지 특정 기술 훈련이 포함되었다. 감각 기반 활동은 사회적 기술과 운동 계획을 촉진하고 촉각 과민증을 줄이고 특히 먹고 싶은 음식의 레퍼토리를 확장하고 몸단장과 옷 입기 작업에 대한 편안함을 높이기 위해 구현되었다. 중재에는 감각통합 장애에 대한 부모와 자녀 교육과 함께 문제 해결 전략 및 솔루션이 포함되어 그녀의 감각 차이가 가정과 지역 사회에서 일상생활 활동의 맥락에서 미치는 부정적인 영향을 최소화했다. 중재 전략은 이후 장에서 더 자세히 논의된다. 그러나 감각통합 문제를 해결하고 원하는 작업을 수행하는 능력을 최대화하기 위한 몇 가지 다른 제안에는 다음이 포함될 수 있다.

- 퍼즐, 책 보기, 그림 그리기 또는 쓰기 전과 같은 탁상 활동을 하는 동안 소음과 같은 주의를 산만하게 하는 것을 최소화하고 격려와 집중을 유지하는 데 도움을 주기 위해 이따금 구두 신호를 제공한다.
- 쓰기 전 활동과 간단한 공예 활동에 참여하고 구성 장난감과 인형(의류와 같은 액세서리 포함)을 가지고 놀면서 시각 운동 능력, 운동 계획 및 민첩성을 키운다.
- 놀이터 장비 사용, 공놀이, 자전거 타기, 달리기 및 점프 게임을 포함하여 본질적으로 매우 신체적인 놀이 활동은 Lilly에게 좋다. 줄넘기, 스키, 수영 또는 테니스와 같은 시도할 새로운 활동을 Lilly에게 제시하는 것도 활동이 즐겁다면 도움이 될 것이다. 그러나 Lilly가 편안함을 느끼고 새로운 기술을 배우는 데 또래의 다른 아이들보다 더 많은 시간이 필요할 수 있음을 인정하는 것이 중요하다. 인내심을 발휘하고 반복과 연습을 위한 많은 기회를 제공하는 것은 그녀의 학습 속도에 도움이 될 것이다.
- Lilly의 신체에 고유수용성 감각 정보를 제공하는 무거운 작업 활동은 신체 인식 개발에 도움이 되고 움직임 및 운동 계획 기술에 대한 Lilly의 편안함 수준을 높일 수 있다. 줄다리기, 무거운 물건 당기기 및 밀기, 자전거 페달 밟기, 트램펄린 뛰기 등은 과중한 작업 활동의 예이다. Simon Says 및 Follow the Leader와 같은 모방 게임과 장애물 코스를 설정하거나 통과하는 것도 운동 계획 기술을 연마하는 좋은 방법이다.
- 홈스쿨링을 하는 외동으로서 Lilly는 다른 아이들과 놀 수 있는 기회를 제공받아야 하며, 작은 그룹의 아이들(2~3명)과 교류하는 것이 이상적이다. 그녀에게 부모나 어른의 지원을 제공하는 것은 그녀가 다른 사람들의 놀이를 따르고 협동적이고 사회적인 놀이 상황에 성공적으로 참여하고 편안함을 느끼도록 돕기 위해 고려되어야 한다.

요약 및 결론 Summary and Conclusions

이 장에서는 감각통합 접근법을 사용하여 아동에 대한 종합적인 평가를 수행할 때 SIPT를 사용하는 것에 대해 논의했다. 이 장에서는 검사, 그 목적 및 심리 측정 속성에 대한 개요를 제시했다. 또한 진단에 관한 임상적 결정을 내리고 중재를 안내하기 위한 다른 평가 데이터 소스와 함께 SIPT 점수의 해석이 제시되었다. 사례 연구는 이 장 전체에 걸쳐 제시된 원칙이며 실제로 어떻게 적용될 수 있는지를 보여준다.

어디에서 자료를 더 찾을 수 있는가? Where Can I Find More?

SI 평가 기법에 대한 교육은 다음과 같은 여러 출처에서 얻을 수 있다.

- 서던캘리포니아대학교: http://chan.usc.edu/academics/sensory integration/평생 교육
- STAR 연구소, 콜로라도 덴버: https://www.spdstar.org/

- 나선형 재단: http://thespiralfoundation.org
- Ayres 감각통합 리더십을 위한 협력(CLASI): https://www.cl-asi.org/
- Thomas Jefferson University, 감각통합 고급 인증서: http://www .jefferson.edu/university/health-professions/학과/작업치료

참고문헌

Ayres, A. J. (1969). Deficits in sensory integration in educationally handicapped children. *Journal of Learning Disabilities, 2*(3), 44–52.

Ayres, A. J. (1972). Types of sensory integrative dysfunction among disabled learners. *American Journal of Occupational Therapy, 26*(1), 13–18.

Ayres, A. J. (1977). Cluster analyses of measures of sensory integration. *American Journal of Occupational Therapy, 31*(6), 362–366.

Ayres, A. J. (1989). *Sensory Integration and Praxis Tests manual*. Los Angeles, CA: Western Psychological Services.

Ayres, A. J. (2005). *Sensory Integration and Praxis Tests revised manual*. Los Angeles, CA: Western Psychological Services.

Ben-Sasson, A., Hen, L., Fluss, R., Cermak, S. A., Engel-Yeger, B., & Gal, Y. (2008). A meta-analysis of sensory modulation symptoms in individuals with autism spectrum disorders. *Journal of Autism and Developmental Disorders, 39,* 1–11.

Cermak, S. A., & Murray, E. A. (1991). The validity of the constructional subtests of the Sensory Integration and Praxis Tests. *American Journal of Occupational Therapy, 45,* 539–543.

Davies, P. L., & Tucker, R. (2010). Evidence review to investigate the support for subtypes of children with difficulty processing and integrating sensory information. *American Journal of Occupational Therapy, 64,* 391–402.

Dunn, W. (2014). *Sensory Profile 2*. San Antonio, TX: Pearson, PsychCorp.

Fisher, A. (2003). *Assessment of Motor and Process Skills, Vol. 2, User manual* (7th ed.). Fort Collins, CO: Three Star Press.

Law, M., Baptist, S., Carswell, S., McColl, A., Polatajko, H., & Pollock, N. (2005). *Canadian Occupational Performance Measure* (4th ed.). Toronto: CAOT Publications, Canadian Occupational Therapy Association.

Mailloux, Z., Mulligan, S., Smith Roley, S., Blanche, E., Cermak, S., Coleman, G., …Lane, C.J. (2011). Verification and clarification of patterns of sensory integrative dysfunction. *American Journal of Occupational Therapy, 65*(2), 143–151.

Mulligan, S. (1996). An analysis of score patterns of children with attention disorders on the Sensory Integration and Praxis Tests. *American Journal of Occupational Therapy, 50*(8), 647–654.

Mulligan, S. (1998). Patterns of sensory integration dysfunction: A confirmatory factor analysis. *American Journal of Occupational Therapy, 52*(10), 819–828.

Mulligan, S. (2000). Cluster analysis of scores of children on the Sensory Integration and Praxis Tests. *Occupational Therapy Journal of Research, 20*(4), 256–270.

Mulligan, S. (2011). Validity of the Postrotary Nystagmus Test as a measure of vestibular function. *OTJR: Occupation Participation and Health, 31*(2), 97–104.

Murray, E. A., Cermak, S. A., & O'Brien, V. (1990). The relationship between form and space perception, constructional abilities, and clumsiness in children. *American Journal of Occupational Therapy, 44,* 623–628.

Parham, L. D. (1998). The relationship of sensory integrative development to achievement in elementary students: Four-year longitudinal patterns. *Occupational Therapy Journal of Research, 18,* 105–127.

Parham, L. D., & Ecker, C. L. (2007). *Sensory Processing Measure (SPM) Home Form*. Los Angeles, CA: Western Psychological Services.

Parush, S., Sohmer, H., Steinberg, A., & Kaitz, M. (1997). Somatosensory functioning in children with attention deficit hyperactivity disorder. *Developmental Medicine and Child Neurology, 39,* 464–468.

Roley, S. (2012). Comprehensive Sensory Integration Certification Program, Course 3 From Interpretation to Intervention, notebook, Western Psychological Services and University of Southern California, Torrance, CA.

Roley, S. S., Mailloux, Z., Parham, D., Schaaf, R. C., Lane, S., & Cermak, S. (2015). Sensory integration and praxis patterns in children with autism. *American Journal of Occupational Therapy, 69,* 69011220010. doi:10.50141ajot .2015.012476

CHAPTER 9

평가 과정에서 임상관찰의 사용

Using Clinical Observations within the Evaluation Process

작업을 직접 듣거나 관찰할 때, 면담보다 더 많은 정보를 제공받을 수 있다.

– Robert Baden-Powell

학 습 목 표

이 장을 학습하고 난 이후, 독자는 다음 내용을 할 수 있을 것이다:

- ✔ 감각통합(SI) 이론과 임상관찰을 통해 평가된 기술 사이의 연관성을 설명할 수 있다.
- ✔ 아동의 감각 처리 및 실행의 문제를 감지하기 위한 평가 과정에서 임상관찰의 역할을 설명할 수 있다.
- ✔ 관찰을 통해 정보를 수집하는 방법들을 비교할 수 있다.
- ✔ 자세의 긴장도 및 제어, 운동 계획 및 순서, 양측협응 및 중력에 대한 반응을 평가하기 위한 구체적인 임상관찰을 설명하고 해석할 수 있다.

목적과 범위 Purpose and Scope

포괄적인 평가 과정에는 아동이 선호하는 작업과 이를 수행하는 데 필요한 기술에 대한 관찰을 포함한다. 이러한 관찰을 *숙련된 관찰*이라고 하며 구조화된 관찰과 비구조화된 관찰로 나누어진다. **임상관찰**(Clinical observations)은 감각통합 및 실행 평가(SIPT; Ayres, 1989)를 사용하여 수행되는 감각통합 기능의 표준화된 평가를 보완하는 목적으로 시행되어지며, 구조화된 관찰방법들을 지칭하기 위해 널리 사용되는 용어이다. 그 목적은 아동의 일상적인 활동과 환경에서의 상호작용에 대한 참여를 방해하는 요소를 결정하는 데 도움을 주기 위함이다. 구조화된 임상관찰은 치료사가 주도하며 자세 및 운동 계획에 대한 정보를 제공하는 특정 작업을 포함한다. 전반적인 감각통합(SI) 평가에 사용된 대부분의 구조화된 임상관찰은 Ayres(1972; Blanche, 2002, 2010; Bundy & Fisher, 1981)에 의해 처음 고안되었으며 *Ayres 임상관찰이라고도 한다*.

구조화된 임상관찰 외에도, 치료사들은 비구조화된 관찰을 평가에 포함하기도 한다. **구조화되지 않은 관찰**은 (1) 감각 조절 및 통제와 같이 운동수행의 질적 측면과 보다 이해하기 어려운 기능의 포착을 위한 임상관찰의 맥락에서, (2) 아동이 자연스러운 환경에서 자유롭게 상호작용하는 동안 사용하는 용어이다. 두 번째의 경우 특히 어린 아동과 같이 지침을 잘 따르지 않는 아동 또는 표준화된 평가를 수행할 때 필요한 프로토콜을 준수하는 데 어려움을

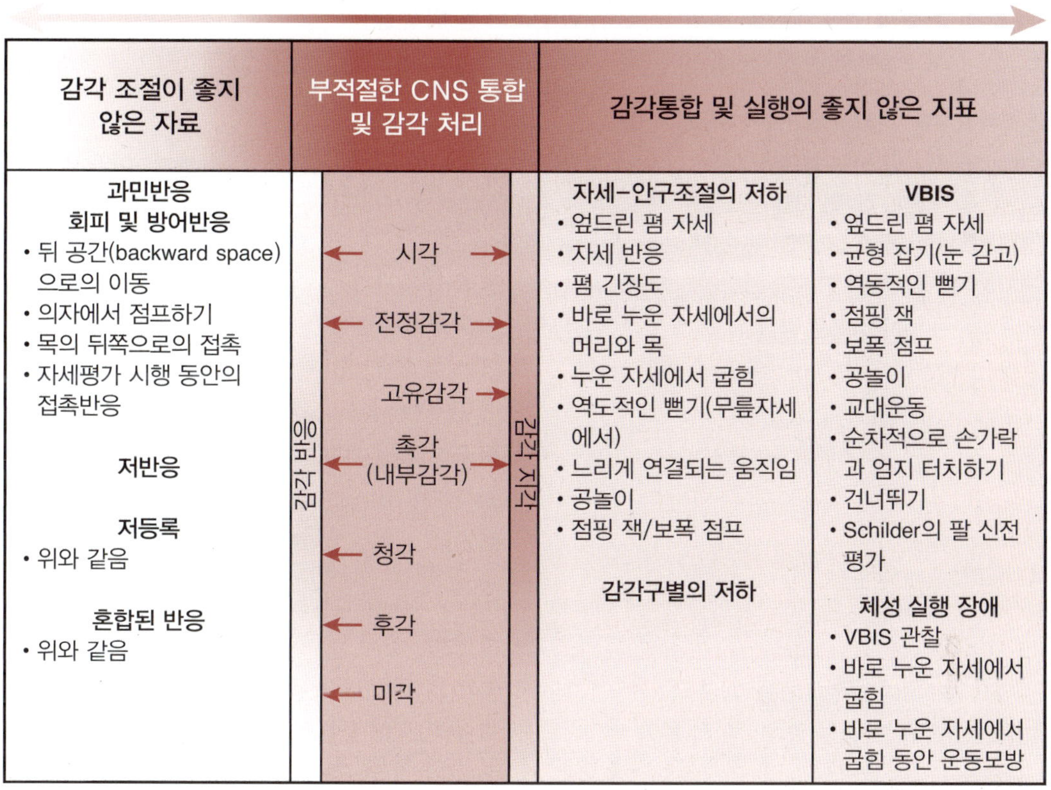

그림 9-1 임상관찰과 감각통합 이론의 관계.

겪는 아동에게 중요할 수 있다.

이 장에서는 자세-안구 조절과 실행(praxis)에 초점을 맞추어 구조화된 임상관찰과 비공식적이고 질적인 관찰을 설명한다. 감각통합 및 실행 기능 평가에서 임상관찰의 중요성은 평가 중인 기술과 감각통합 이론과의 관계 사이의 연관성에 있다. 모든 관찰의 결과는 중추신경계(CNS)의 기능과 행동 사이에 이론적이거나 기초과학에서 도출된 것(Agrup, 2008; Braswell & Rine, 2006; Cohen & Keshner, 1989)과 연관성을 반영한다.

각각의 임상관찰은 특정한 목적을 충족한다. 예를 들어, 전정시스템은 항중력근에 영향을 미친다(Keshner & Cohen, 1989; Markham, 1987). 감각통합이론에서, 항중력 폄 자세에서의 근긴장도 검사는 전정 처리에 대한 통찰력을 제공하는 것으로 여겨진다. 항중력 폄 자세검사는 아동을 대상으로 중력에 대항하여 머리, 목, 상부 몸쪽 및 팔다리를 뻗은 자세를 평가한다(Blanche, 2002, 2010, Bundy & Fisher, 1981, Fanchiang, 1989, Longo-Kimber, 1984, Wilson, Pollock, Kaplan, & Law, 2000; Wilson, Kaplan, Law, 1992). 이 장에서는 치료사들이 평가의 일부로 수행할 수 있는 몇 가지 유용한 관찰(구조화 및 비구조화)에 대해 설명한다. 성능 해석에서 각 관찰한 내용을 감각통합기능에 연결한다. 그림 9-1의 모델을 사용하여 이러한 관계를 설명하고 있으며, 기존의 연구 지원 행정 절차도 인용하고 있다. 표 9-1에서 자세 제어 및 실행에 대한 구조화되거나 비구조화된 임상관찰의 요약을 확인할 수 있다.

감각통합 평가에서의 임상관찰은 자세-안구 조절 및 운동 계획을 평가하기 위한 표준화된 임상관찰에 초점을 맞추고 있지만 촉각, 고유감각, 전정감각 입력에 대한 아동의 반응을 비공식적으로 관찰하는 과정도 포함하고 있다. 예를 들어, 검사자는 부수적인

표 9-1 자세 조절과 운동계획을 위한 구조화/비구조화된 임상관찰

영역			해석
I. 감각 처리에 의해 영향을 받는 자세 조절의 축			
엎드린 폄자세	구조화된 관찰 엎드린 폄 자세	아동은 검사자가 지시하고 시연한대로 신체의 폄 자세를 취함	수행의 어려움은 전정-고유감각 처리와 이것이 폄근의 긴장도에 미치는 영향과 관련이 있음
	비구조화된 관찰 a. 엎드린 자세로 그네타기	엎드린 자세에서 그네(예: 개구리 그네)를 타는 아동을 관찰함	위와 같음
	b. 선 자세	아동의 상부 몸쪽 위치	둥글게 말린 등과 날개뼈의 모음은 항중력근의 감소와 관련될 수 있음
중력에 대항한 굽힘	구조화된 관찰 바로 누운자세에서의 굽힘	아동은 검사자가 지시하고 시연한대로 전신을 구부린 자세를 취함	체성감각 처리와 이것과 연관된 실행 기능의 어려움
	비구조화된 관찰 a. 밧줄을 붙잡고 다리 들어 올리기	아동의 자유놀이(예: 놀이터에서의 놀이)중에 관찰됨	
	b. 선 자세	정적 자세에서 관찰되는 복부근육의 약화	
	c. 바닥에서 일어나기 (바로 누운 자세에서)	아동의 전반적 조절과 복부근육의 활성화를 관찰하고 기록함	
선 자세 조절	구조화된 관찰 다른 조건에서 서있기	발을 모으고, 발꿈치를 들고 서 있거나, 눈을 뜨거나 감고 한 발로 서거나, 단단하거나 부드러운 표면에서 서있는 자세를 관찰	자세 조절 능력에 대한 시각, 전정 및 체성감각의 영향
	비구조화된 관찰 아동이 다양한 표면과 지형(모래, 베개)을 탐색해야 하는 놀이 및 게임	같은 나이, 성별의 아이들과 비교하여 놀이를 수행하고 참여할 수 있도록 신체를 안정시키는 능력	
무릎 선 자세에서의 자세 조절	구조화된 관찰 무릎 선 자세동안 물체로 손 뻗기	체중을 이동시키는 작업 중 예상되어지는 자세 조절을 활용할 수 있는 능력	예상되어지는 자세 조절

표 9-1 자세 조절과 운동계획을 위한 구조화/비구조화된 임상관찰 - 계속

영역			해석
II. 운동 계획			
피드백과 관련된	<u>구조화된 관찰</u> 느리게 연결되는 움직임 (Slow ramp movements)	아동의 느린 움직임을 관찰함. 속도와 움직임의 질을 조절할 수 있는 능력에 초점을 맞춤	느리고 조절된 움직임에 대한 고유감각 처리의 영향
	<u>비구조화된 관찰</u> a. 도구(지우기, 연필깎기, 접이식 종이)를 사용해야 하는 종이 및 연필 작업 또는 기타 작업	미세한 움직임에서의 안정성, 분리, 등급화된 속도와 압력과 같은 능력에 초점을 맞춰 관찰함	
	b. 검사자가 시연하는 자세를 모방하기 위해 스스로 조직화하는 아동의 능력	구조화된 임상관찰 중에 아동의 모든 능력을 기록함	모방 기술과 실행 기능과의 관계
	c. Simon Says와 같은 상황놀이나 게임을 하거나 학교에서 어린이가 다른 사람의 행동을 모방하거나 따라할 것으로 예상되는 경우. 같은 연령 및 성별의 다른 아동과 비교한 전반적인 수행	자연스러운 상황에서의 관찰	
시간과 공간의 타이밍, 피드포워드 또는 예상 동작	<u>구조화된 관찰</u> 공놀이: 물체의 움직임과 궤적을 예측할 수 있는 아동의 능력	잡기, 치기 또는 접촉을 준비하기 위해 몸의 방향을 정하고 자신의 위치를 정하는 아동의 능력	시간과 공간에서 피드포워드 또는 예상 동작
순서화	<u>구조화된 관찰</u> a. 교대적 아래팔 움직임 b. 순차적 손가락 터치	불연속적이고 리드미컬한 움직임의 부드러움, 유동성, 분리 관련된 움직임의 존재 또는 부재	적절한 감각 처리와 관련된 이동 계획 및 실행
양측운동협응	<u>구조화된 관찰</u> a. 스키핑(건너뛰기) b. 점프 시리즈	양방향 전략의 사용과 움직임의 유동성 연속적인 움직임 vs. 점프 사이의 중단	운동 계획 운동 및 양측 운동 조절 능력
감각 처리의 추가적인 관찰			
수정된 Schilder의 팔 신전 테스트	검사자가 보여주고 지시한 대로 팔을 쭉 뻗은 상태를 유지하는 능력 머리 회전 동안 몸통과 상지의 움직임을 분리하는 능력		고유감각 처리
중력 불안	중력에 대한 자신의 관계에 도전하는 다양한 작업 중 아동의 편안함		다양한 감각 경험에 대한 반응

촉각에 대한 아이의 반응을 관찰함으로써 감각 조절의 어려움으로 나타나는 촉각방어를 식별할 수 있다. 이러한 관찰은 흔히 일반적인 놀이 활동의 맥락이나 일상생활의 다른 활동(ADL)에서 수행될 수 있다. 임상관찰에서 얻은 대부분의 데이터는 두 가지 유형의 출처에서 추출된다. 첫째, *운동 및 자세 기술의 임상관찰*(COMPS; Wilson et al., 1992; 2000)과 같이 상용화할 수 있는 프로토콜이 있다. *'감각통합이론을 기반으로 한 임상관찰(Observations Based on Sensory Intergration Theory)'*에서는 영상을 통한 사례 분석을 제시하고 구체적인 관리 및 해석 방법을 기술하고 있다(Blanche, 2002, 2010). 둘째, 특정 관찰 또는 관찰 그룹을 설명하는 출판된 연구 보고서가 있다. 만약 엎드린 폄 자세의 경우, 아동을 대상으로 운동장애가 있는 그룹과 없는 두 그룹을 조사하여 기록하였다(Fanchiang, 1989; Longo-Kimber, 1984).

평가 및 해석 Assessment and Interpretation

SI 기능장애가 있는 아동은 종종 자세-안구 조절에 어려움을 겪으며 여러 연구자들은(Blanche, 2002, 2010; Bundy, 2002; Longo-Kimber, 1984; Wilson et al., 1992, 2000) 이에 대한 평가 절차를 제안했다. 이 섹션에서 학습하게 될 임상관찰은 다음과 같다. (1) 엎드린 폄 자세; (2) 중력에 대한 굽힘(즉, 앙와위 굴곡); (3) 눈을 뜨고 감고, 한 발로, 부드럽고 단단한 표면에 서 있을 때의 자세 조절; (4) 무릎 선 자세에서의 역동적인 뻗기

요점

- 모든 평가(표준화된 테스트 포함)에는 관찰 데이터(정형 및 비정형)가 포함되어야 한다.
- SI 평가 중에 사용되는 몇 가지 구조화된 임상관찰을 관리하는 데 사용되는 특정 절차 또는 프로토콜이 있다. 특정 프로토콜을 사용하여 얻은 정보를 기반으로 아동의 기능 및 데이터 분석를 분석하는 것이 중요하다.
- 임상관찰을 통해 수집된 정보는 자세 조절(감각 처리의 영향), 운동 계획, 감각 처리의 세 가지 범주를 사용하여 쉽게 분류할 수 있다.

자세-안구 조절 Postural-Ocular Control

자세-안구 조절은 몸쪽의 안정성, 자세 지남력 및 안정적인 시야를 유지하는 데 필요한 기능으로 정의된다. **몸쪽 안정성**은 일반화된 근긴장도와 중력의 당김과 신체 정렬의 유지에 반응하는 자세 반응을 허용하는 근긴장도의 변화로 구성된다. **자세 지남력**은 신체 부분, 작업 및 환경 간의 적절한 관계를 말한다(Shumway-Cook & Woollacott, 2012). 이는 신체 부분들을 서로 향하게 하는 능력과 과제를 수반한다. 안정적인 시야는 머리를 움직이는 동안 시야가 안정됨을 의미한다. 이 섹션에서는 자세 유지에 초점을 맞출 것이다.

자세-안구 조절은 예측(feedforward) 메커니즘과 적응적(feedback) 메커니즘의 영향을 받는다. **예측 메커니즘**은 숙련된 동작을 준비하기 위한 자세 근육의 활성화를 의미한다. **적응적 메커니즘**은 몸의 위치가 교란될 때 발생하며, 그 위치를 유지하기 위한 대응이 필요하다(Shumway-Cook & Woollacott, 2012). 자세 조절을 평가하기 위해서는 안정적인 자세(조용한 자세)를 유지할 수 있는 능력뿐만 아니라 이동 중에 적응적인 자세 조정을 할 수 있는 능력도 필요하다.

엎드린 폄 자세 Prone Extension

전정 및 고유감각의 처리는 엎드린 폄 자세를 형성하고 유지하는 능력과 밀접한 연관이 있다(Ayres, 1972; Quirós & Schrager, 1978). 구조화된 관찰을 통해 검사자는 자세를 형성하고 유지할 때 나타나는 양적 및 질적 행동을 확인해야 한다. 검사자는 해당 자세를 시연하고(그림 9-2), 아동에게

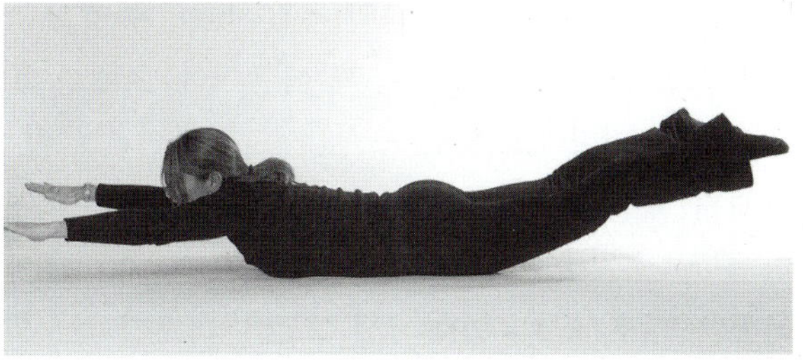

그림 9-2 검사자는 엎드린 폄 자세를 시연하고 있다. *출처: Dominique Kiefer.*

가능한 한 오랫동안 자세를 취하고 유지하도록 지시한다. 치료사는 양적 정보(아동이 자세를 유지할 수 있는 시간(초))와 질적 정보(어린이가 자세를 얼마나 쉽게 형성하고 유지하는지)를 기록한다. 아동에게 자세를 모방하도록 요구함으로써 운동계획이 원활하게 잘 나타나는지 확인할 수 있다.

자세의 적정 유지시간에 대한 부분은 출처마다 다르다. Longo-Kimber(1984)는 5세 아동이 엎드린 자세를 유지할 수 있는 평균 시간이 63.2초와 48.3초(여아)라고 밝혔지만 표준편차(*SD*)가 30.7로 변동성이 매우 높았다. Dunn(1981)은 여아와 남아 모두 더 짧은 기간(15~20초)을 보고하였는데 이러한 차이는 샘플링의 특성상 나타나는 것으로 여겨진다.

최근 칠레에서는 5세에서 7세 11개월 사이의 백인 중산층 어린이 90명을 대상으로 조사하였는데, 5세 아동의 경우 평균 16초 동안 적절한 품질로 엎드린 폄 자세를 유지하였다(*SD*=10) (Blanche, Reinoso, & Kiefer, 2015; Imperatore Blanche, Reinoso, Blanche-Kiefer, & Barros, 2016). 두 번의 시도 중 더 좋은 결과에서 6세 아동은 20초(*SD* = 11) 동안, 7세 아동은 21초(*SD* = 11) 동안 자세를 유지하였다. 이러한 데이터는 6세 이상의 아동의 경우 과도한 노력 없이 엎드린 폄 자세를 형성하고 유지할 수 있다고 주장한 이전 연구(Harris, 1981; Wilson et al., 2000)의 결과를 뒷받침하였다.

질적인 측면은 운동계획, 근긴장도 및 자세 조절을 관찰해야 한다. 엎드린 폄 자세의 질적인 면을 관찰하기 위해 살펴야 하는 것들은 다음과 같다.

- 자세를 비분절적으로 취할 수 있다(팔과 다리를 동시에 들어 올리기).
- 머리를 고정하고 수직으로 45° 이내로 잡는다.
- 지지면에서 상부 가슴과 어깨를 들어 올린다.
- 양쪽 허벅지의 몸쪽에서 가까운 부분의 1/3을 바닥에서 들어 올린다.
- 무릎을 45° 이하로 굽힘 유지
- 과도한 노력 없이 자세를 형성하고 유지(Blanche et al., 2015; Harris, 1981; Imperatore Blanche et al., 2016; Wilson et al., 2000)

선행연구(Blanche et al., 2015; Harris, 1981; Longo-Kimber, 1984; Wilson et al., 1992, 2000)는 수행의 질과 유지되는 시간 모두가 일반적인 아동과 전형적이지 않은 발달을 하는 아동에서 큰 차이가 있음을 보고하였다. 그림 9-3과 9-4는 각각 올바른 자세와 잘못된 자세를 보여준다.

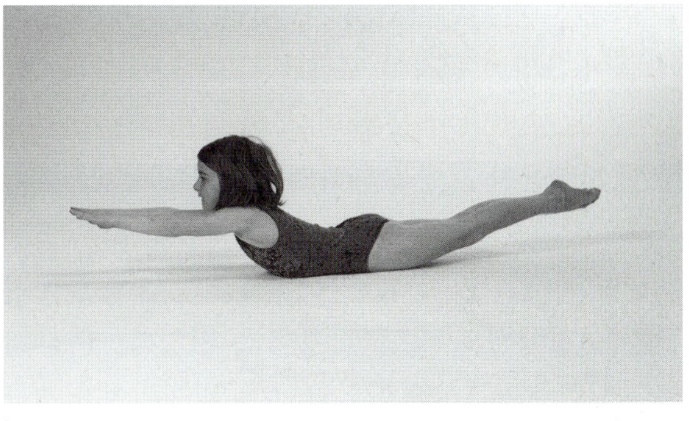

그림 9-3 아동은 올바른 엎드린 폄 자세를 보여주고 있다. *출처: Dominique Kiefer.*

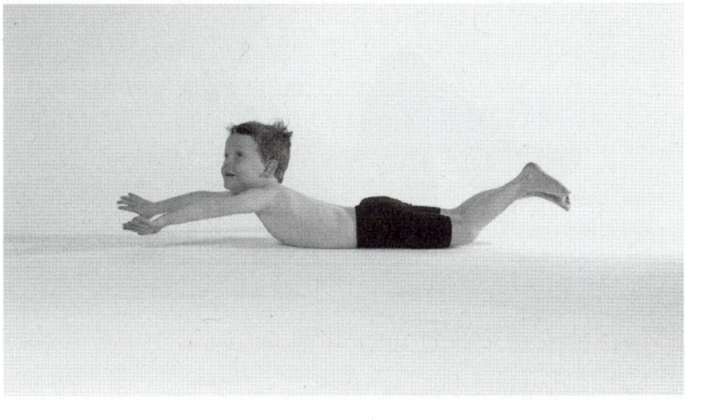

그림 9-4 아동은 잘못된 엎드린 폄 자세를 보여주고 있다. *출처: Dominique Kiefer.*

항중력 폄근의 사용은 아동이 치료실에서 사용되어지는 스쿠터보드나 플랫폼그네에 엎드려 타는 등의 자유놀이 동안에도 비공식적으로 관찰할 수 있다. 아동은 움직임을 통해 전정감각자극을 받아 폄근 긴장도가 증가되며 중력에 대항하여 폄근을 사용하게 된다. 폄근 긴장도는 아동이 탁자 앞에 서 있거나 앉아있을 때 관찰할 수 있다. 서거나 앉아있는 동안 등의 윗부분이 둥글게 말리거나, 팔 전체를 기대거나, 머리를 탁자 위에 기대거나 날개뼈의 과도한 벌림은 낮은 폄근 긴장도 및 몸쪽 안정성의 저하로 인해 나타나는 모습이다.

중력에 대항한 굽힘

중력에 대항한 굽힘 자세를 형성하고 유지하는 능력은 자세 조절에서 중요하며 체성감각 처리 및 실행과 관련이 있다(Dunn, 1981; Wilson et al., 1992, 2000). 바로 누워 굽힌 자세는 팔을 교차(손을 반대쪽 어깨로)하고 상지, 머리 및 다리를 동시에 들어 올리는 동작이 포함된다(그림 9-5 참조). 검사자는 시연(또는 구두 지시)한 다음 아동이 가능한 한 오랫동안 자세를 취하고 유지하도록 지시해야 한다.

해당 자세를 유지하는 적정 시간은 연구에 따라 같은 연령에서도 상당한 차이가 있었다. Fraser (1983)는 5세 5개월에서 5세 9개월 어린이가 평균 39초 동안 바로 누워 굽힌 자세를 유지했다고 보고

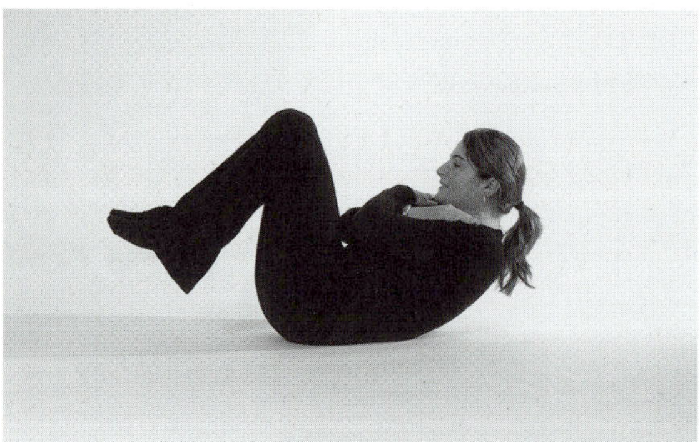

그림 9-5 검사자는 바로 누워 굽힌 자세를 시연하고 있다. *출처: Dominique Keifer.*

한 반면(SD = 32.77, 범위 = 0-120, 중앙값 = 34) 반면 Dunn(1981)은 5세 아동이 11초에서 20초 동안 유지한다고 하였다.

보다 최신 연구의 결과를 보면, 두 번의 시도에서 더 좋은 점수가, 5세에서 평균 24초(SD = 20), 6세 아동은 33초(SD = 20), 7세 아동은 44초간 지속된 것으로 확인되었다(SD = 18; Imperatore Blanche et al., 2016). 비디오로 촬영한 4명의 아동을 4명의 평가자가 평가하고 평가자 간 신뢰도를 연구한 예비 연구는 4명의 평가자 모두에서 양적 및 질적 매개변수에서 수용 가능한 동의를 보였다(Blanche et al., 2015). 다양한 변동성이나 표준편차(24 ±20초)를 고려하더라도 5세 아동은 최소 4초 동안 바로 누워 굽힌 자세를 형성하고 유지할 수 있을 것으로 예상된다.

해당 자세의 질적인 면을 관찰하기 위해 살펴야 하는 것들은 다음과 같다.

- 상지와 하지를 동시에 들어 올린다.
- 턱을 당긴 상태에서 머리를 정중선으로 유지한다.
- 어깨와 팔을 바닥에서 뗀다.
- 발목과 무릎을 굽힌 상태로 유지한다.
- 손을 비교적 편안하게 유지한다(즉, 몸을 꽉 잡지 않음).
- 과도한 노력 없이 유지한다.

그림 9-6은 올바른 자세를 취하고 유지하는 아동을, 그림 9-7과 9-8은 바로 누워 굽힌 자세에 어려움이 있고 적절한 자세를 취하지 못하는 아동을 보여준다. 비구조화된 관찰방법으로 아동이 공중 그네에 매달린 상태에서 중력에 대항하여 다리를 들어 올리는 모습을 관찰하거나, 자유 놀이 중 서 있을 때의 복부 조절을 관찰함으로써 시행할 수 있다. 일반적인 아동에게는 골반의 전방 경사가 나타나지 않는다.

선 자세 조절

눈을 뜨거나 감은 상태로 서 있는 동안의 자세 반응을 관찰하면 균형의 결핍(Richardson, Atwater,

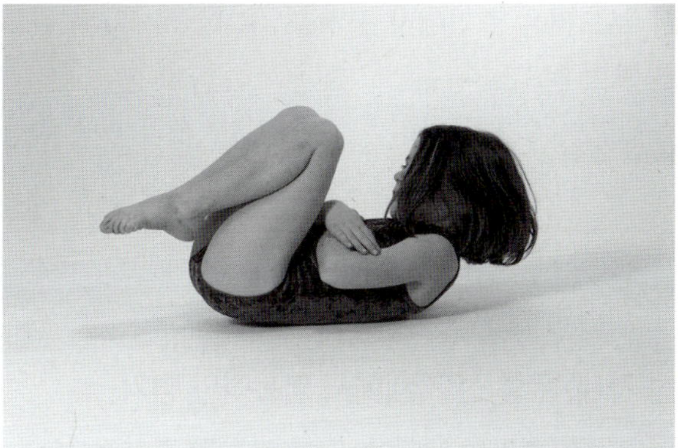

그림 9-6 바로 누워 굽힌 자세를 올바르게 형성하고 유지하는 아동. *출처: Dominique Kiefer.*

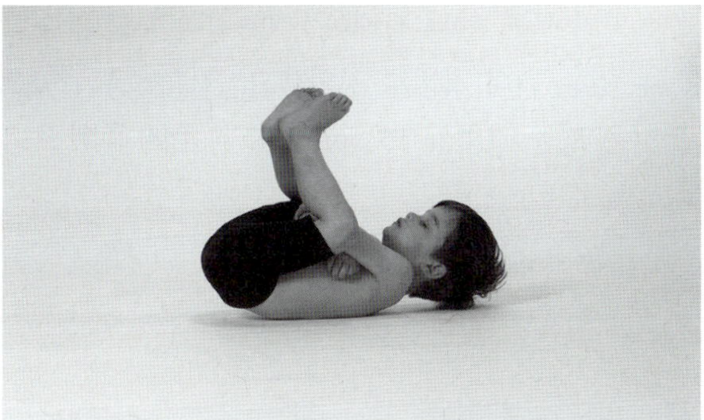

그림 9-7 바로 누워 굽힌 자세를 잘못된 자세로 취하고 있는 아동. *출처: Dominique Kiefer.*

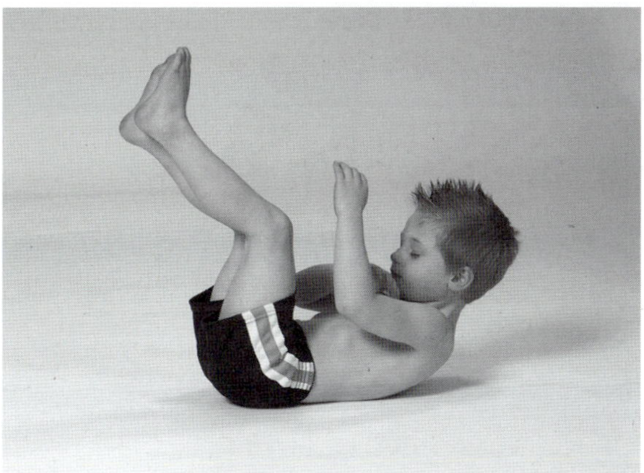

그림 9-8 아동은 바로 누워 굽힌 자세 형성에 어려움을 보이고 있다. *출처: Dominique Kiefer.*

Crowe, & Deitz, 1992)에 전정, 고유감각 및 시각 시스템이 연관되어 있다는 것을 알 수 있다. 구조화된 관찰에는 한 발과 두 발로 서 있는 것, 단단한 지면과 부드러운 지면, 눈을 뜬 상태와 감은 상태가 포함된다. Deitz, Richardson, Atwater 및 Crowe (1991)에 따르면 *균형능력 평가*를 위한 감각계의 상호 작용에서 각 감각계는 분리되어 설명되어질 수 있다. 예를 들어, 아동이 눈을 뜬 상태에서는 부드러운 지면에 서 있는 자세를 유지할 수 있지만 눈을 감고서는 선 자세 유지가 어렵다면 아이의 전정계가 과소 반응한다고 가정할 수 있다. 반면에 눈을 뜨거나 감는 것이 서 있는 자세를 유지하는 것에 별다른 차이가 없다면 검사자는 아동의 균형 문제가 신경운동 특성이라고 가정할 수 있다. 감각계의 기여는 표 9-2에서 나타내고 있다.

구조화된 임상관찰 동안 검사자는 아동이 가능한 한 오랫동안 자세를 유지하도록 시범을 보이고 격려한다. 또한 검사자는 아동에게 신체적 도움이 필요한지 확인할 필요가 있다. 최근 연구에서는 연령이 증가함에 따라 이러한 균형능력도 증가하는 것으로 확인되어졌다. 5세 아동(N=90)은 평균 23초(*SD*=2) 동안 두 발을 모으고 눈을 뜨고 서 있는 반면 6세 및 7세 아동은 평균 25초 동안 유지가 가능했다(*SD*=1). 평가자 간 신뢰도는 양호했으며 (K=.62), 급간내 상관계수에 기초한 총점의 경우

표 9-2 눈을 뜬 상태와 감은 상태에서 단단한 지면/부드러운 지면에 서 있는 동안 자세 조절에 대한 감각계의 기여

감각 기여	단단한 지면		부드러운 지면	
	눈을 뜬 상태	눈을 감은 상태	눈을 뜬 상태	눈을 감은 상태
시각	X		X	
전정감각	X	X	X	X
체성감각 (고유감각, 촉각)	X	X		

매우 강하게 나타났다(ICC=.91)(Blanche et al., 2015).

다양한 조건에서 선 자세를 취하고 유지하는 능력에 대한 비구조화된 관찰은 몸쪽 관절의 안정성, 근긴장도 및 자세 전략에 대한 정보를 제공하며 다음을 통해 관찰할 수 있다.

- 균형을 유지하기 위한 발목 전략. **발목 전략**은 균형에 문제가 있을 때 체중 이동에 대한 반응으로 발에서 관찰되는 반응이다(Runge, Shupert, Horak, & Zajac, 1999). 이러한 반응에는 고유감각 처리가 중요하다.
- 몸쪽 관절 안정성에 따라 달라지는 무릎과 엉덩이의 정렬.

그림 9-9와 그림 9-10은 단단하고 부드러운 지면에서의 적절한 신체정렬을 보여준다. 그림 9-11은 부드러운 표면에서 균형을 유지할 수 없는 아동을 보여주고 있다.

왼발이 오른쪽 다리를 누르는 것, 손의 먼쪽 관절이 과도하게 펴되는 것, 균형을 잡기 위해 왼쪽 어깨가 올라가는 것과 같은 보상적인 움직임을 관찰해야 한다.

선 자세/무릎 선 자세에서 역동적인 뻗기

역동적 뻗기의 관찰은 *소아 기능적 뻗기검사(The Pediatric Functional Reach Test)*를 기반으로 시행된다. 해당 검사는 Duncan 등(1990)이 기술 후 소아의 특성에 맞게 조정하였다(Donahoe, Turner, & Worrell, 1994). Donahoe 등(1994)은 *기능적 뻗기*를 지면에 서 있는 상태에서 팔 길이를 넘어 도달할 수 있는 최대 거리로 정의했고, 5세 아동이 앞으로 뻗은 평균 거리가 15.5cm(*SD* = 4.4)라고 보고

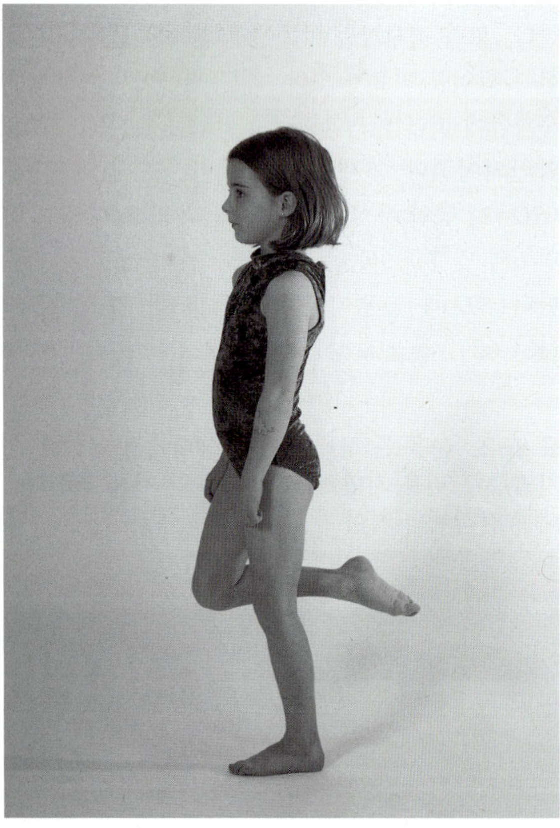

그림 9-9 단단한 지면에서 눈을 뜬 상태로 적절한 자세 조절을 보이는 아동. *출처: Dominique Kiefer.*

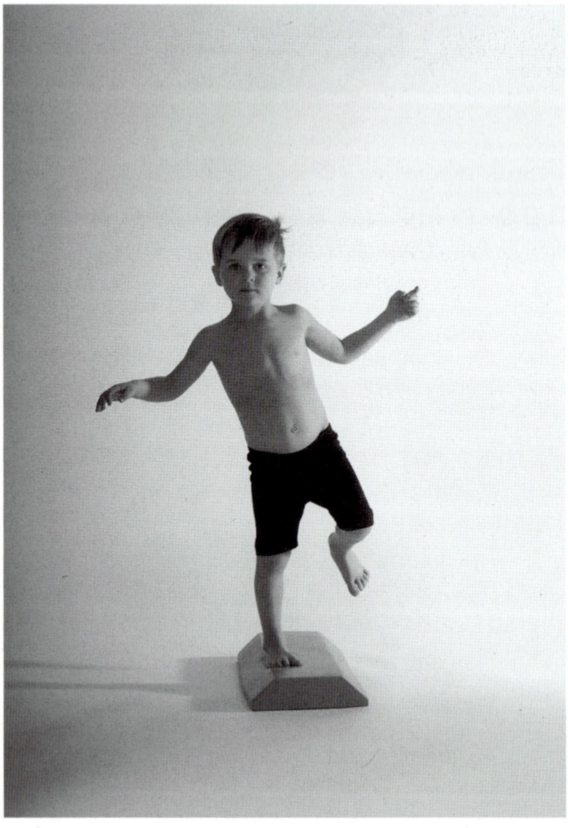

그림 9-10 부드러운 지면에서 눈을 뜬 상태로 적절한 자세 조절을 보이는 아동. *출처: Dominique Kiefer.*

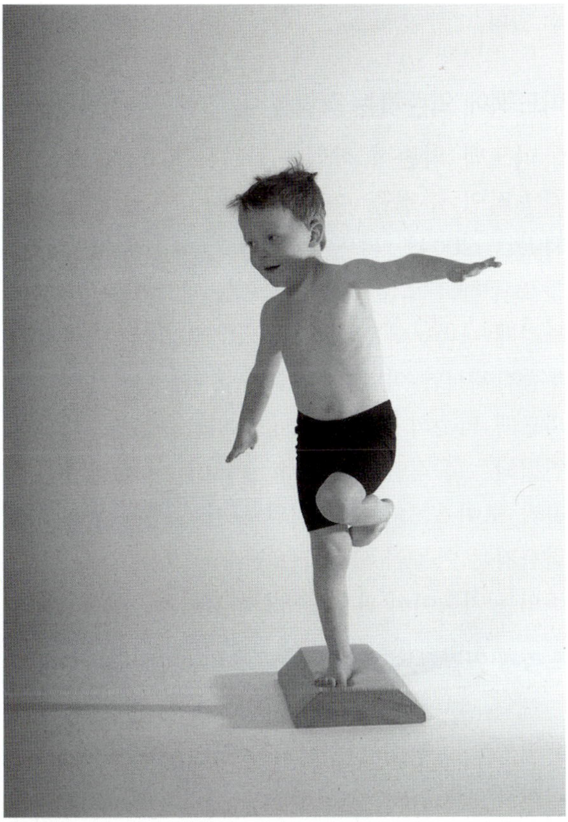

그림 9-11 부드러운 지면에서 눈을 뜬 상태로 한발로 서 있을 때 부적절한 자세 조절 및 정렬을 보이는 아동. 왼쪽 다리로 오른쪽 다리를 누르고 손의 먼쪽 부분이 과도하게 폄 되고, 안정성을 위해 왼쪽 어깨가 올라가는 보상작용이 관찰되어진다.
출처: Dominique Kiefer.

하였다. 비슷한 목적으로, Fisher(1991)은 안정적인 표면이나 경사판에 서서 손을 뻗는 동안 균형을 측정하기 위한 검사방법을 제안했다. Imperatore Blanche 등(2016)은 5세에서 7세 11개월 사이의 아동집단에게 무릎 선 자세에서 이 검사를 적용했다. 일반적으로 발달에 문제가 없는 아동은 어려움 없이 대각선 방향으로 15-20cm에 도달했으며 측정에 있어 평가자 간 차이가 크게 나타나지 않았다(Imperatore Blanche et al., 2016). 그림 9-12는 무릎 선 자세에서 역동적인 뻗기 검사를 하고 있는 작업치료사를 보여주고 있다. 아동은 평가 동안 머리를 뒤로 뻗어 역동적 뻗기 행동을 보상하는 모습을 보여주고 있다.

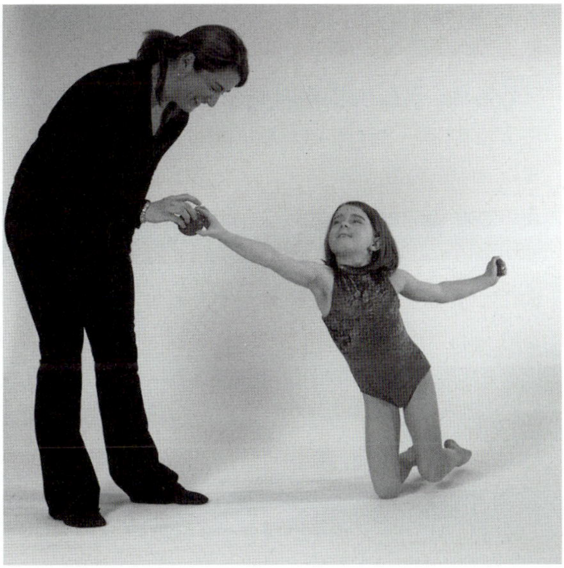

그림 9-12 아동은 무릎 선 자세동안 신체 조절 기술을 사용하고 있다. *출처: Dominique Kiefer.*

요 점

- 자세-안구 조절은 몸쪽 안정성, 신체 분절 간의 관계에 대한 지식 및 안정적인 시야에 영향을 받는다.
- 자세 조절에 대한 이해를 돕기 위해 엎드린 폄 자세와 바로누워 굽힌 자세를 평가할 수 있다.
- 부드럽고 단단한 지면에 서 있도록 하여 자세 반응을 관찰하고 양쪽 발과 각각의 균형을 개별적으로 관찰하여 균형을 검사할 수 있다. 균형 반응에서 시각의 역할은 눈을 뜨고 감을 때 균형을 잡는 아동의 능력을 고려하여 결정할 수 있다.
- 능동적인 자세-안구 조절을 검사하는 또 다른 방법은 역동적 뻗기 검사이다.

운동계획 Motor Planning

구조화된 임상관찰을 유용하게 사용할 수 있는 주요 영역 중 하나는 운동 계획의 평가이다. 운동계획의 관찰에는 상대적으로 피드백 및 피드포워드를 요하는 작업과 순서화 및 양측 운동 협응이 요구되어지는 작업을 포함된다. 피드백을 요하는 움직임을 대상으로 하는 임상관찰의 예로는 느리게 연결되는

증거

Kooistra 등(2009)은 태아 알코올 증후군(FASD) 및 주의력 결핍 과잉행동장애(ADHD)를 진단받은 아동이 정상아동과 다른 운동발달 양상이 나타나는 것을 확인했다. 해당 연구는 7세~10세 아동 116명을 조사하였고, 연구 도구로는 Movement Assessment Battery for Children(M-ABC; Henderson & Sugden, 2007), COMPS(Wilson et al., 2000) 및 임상 균형 측정이 포함됐다. COMPS에는 느리게 연결되는 움직임, 빠른 아랫팔 회전(dysdiadochokinesis), 손가락-코 검사, 엎드린 폄 자세, 비대칭 긴장성 목반사 및 누운 굽힌자세를 평가한다. M-ABC에서는 유의한 차이가 없었으나 COMPS에서는 각 그룹간 유의한 차이가 나타났다. ADHD 아동은 정상발달 아동보다 수행능력이 낮았고, 임상 범위 내에서 운동 및 자세적 결함을 보였다. FASD를 진단받은 아동은 기본운동능력에 있어 더 일반적일 가능성이 높은 것으로 나타났다. 그러나 두 진단 그룹 모두 균형능력의 결함을 보여 기본적인 운동수행 기술이 두 진단 그룹을 구별하는 것에 도움이 될 것으로 여겨진다. ADHD 아동은 복잡하고 기본적인 운동기술 모두에서 어려움을 보인 반면, FASD 아동은 주로 복잡한 운동기술에서 어려움을 보였다.

Summarized from Kooistra, L., Ramage, B., Crawford, S., Cantell, M., Wormsbecker, S., Gibbard, B., & Kaplan, B.J. (2009). Can attention defi cit hyperactivity disorder and fetal alcohol spectrum disorder be differentiated by motor and balance defi cits? Human Movement Science, 28 (4), 529-542.

움직임을 수행하게 하는 것(Slow ramp movement)과 운동 모방에 대한 비공식 관찰이 있다. 피드포워드를 포함하는 작업에는 공놀이 또는 움직이는 물체와의 상호작용을 예상하는 것 등이 포함된다. 순차적인 동작에는 아래팔의 교대운동(diadochokinesis)과 순차적으로 엄지손가락과 다른 손가락들을 터치하는 동작들이 포함되어진다. 양측 협응의 경우 점핑 잭(jumping jacks; 고무줄을 튕기면서 정해진 방식으로 공기 돌을 치뜨렸다 받았다 하는 아이들의 놀이), 건너뛰기 및 보폭 점프동안 평가될 수 있다.

피드백에 의존하는 작업

피드백 의존적 작업은 감각적 피드백으로 인해 지속적인 수정을 수반한다(Seidler, Noll, & Thiers, 2004). 피드백을 통한 조절은 높은 정확도를 요구하고 오류 수정의 필요성 때문에 본질적으로 느리게 나타난다(Seidler et al., 2004). 따라서 일부동작에서만 이러한 피드백 조절이 사용되어진다. 피드백 의존적 움직임에 대한 임상관찰에는 느리게 연결되는 움직임(Slow ramp movements)과 검사자가 보여주는 신체 위치의 모방이 포함된다. 이때 검사자는 아동이 사용하는 전략과 오류의 특성에 주의를 기울이며 관찰해야 한다.

느리게 연결되는 움직임

해당 검사는 검사자의 부드럽고 유동적이며 느린 움직임을 아동이 반영하여 수행하도록 하게 한다. 검사자는 어깨와 팔을 옆으로 벌리고 팔꿈치는 폄, 윗팔 뒤침, 손목 중립, 손가락 폄 자세에서 시작한다. 그런 다음 손을 어깨 쪽으로 움직였다가 조절되고 부드럽고 유동적인 동작을 사용하여 다시 시작 위치로 돌아간다. 각 방향으로의 이동은 총 5초~10

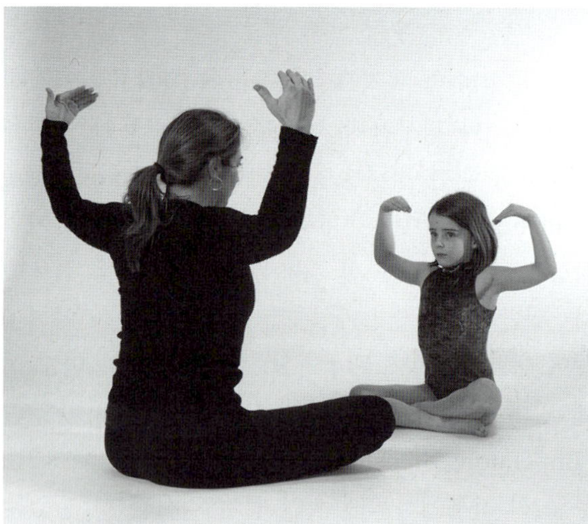

그림 9-13 느리게 연결되는 움직임. 양팔의 대칭적인 움직임과 검사자와 일치하는 속도를 보이고 있다. *출처: Dominique Kiefer.*

초로 시행한다(그림 9-13). 아동에게 검사자와 마주본 상태에서 똑같은 속도로 움직임을 따라하게 해야 하며, 다음 사항들을 관찰하도록 한다.

- 움직임의 속도(검사자의 움직임을 동시에 모방함/2~3초 이내에 수행/3초 이상 차이가 있음)
- 움직임의 대칭(오른쪽과 왼쪽)
- 움직임의 유동성
- 시각적 피드백 없이 움직임을 수행하는 능력

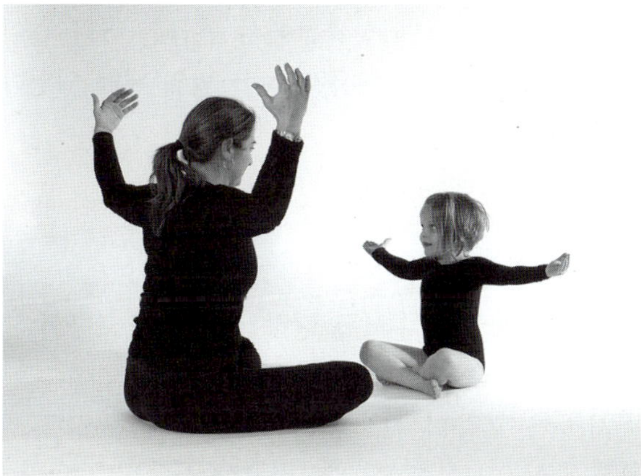

그림 9-14 아동은 검사자의 움직임을 동시에 수행하는 것에 어려움을 겪고 있다.
출처: Dominique Kiefer.

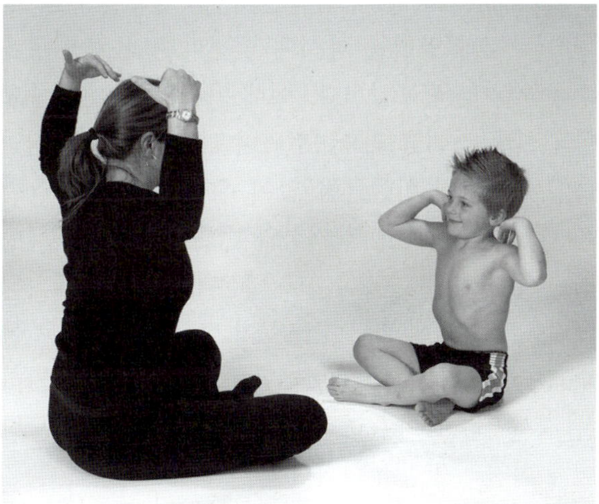

그림 9-15 아동은 검사자의 움직임을 동시에 수행하는 것에 어려움을 겪고 있다.
출처: Dominique Kiefer.

최근 연구에 따르면, 5~7세 아동의 경우 이 움직임을 쉽게 수행할 수 있으며 평균 1.5초 이내로 검사자의 움직임 속도와 일치한다고 보고하였다(Imperatore Blanche et al., 2016). Dunn(1981) 역시, 5세 아동에서 유사한 결과를 보고했다. 구두 지시 없이 시각적 표현이나 시연을 따라하는 능력은 구두 명령을 따르는 것보다 쉽다(Zoia, Pelamatti, Cuttini, Casotto, & Scabar, 2002). 그림 9-14와 9-15는 적절치 못한 수행을 하는 예시를 보여주고 있는데, 아동은 양팔을 동시에 움직이는 것과 검사자의 움직임 속도를 맞추는 것에 어려움을 보이고 있다.

운동 모방: 자세 따라하기

자세 모방은 SIPT에 포함된 표준화된 실행검사 중 하나이다(Ayres, 1989). 아동이 검사자가 시연하는 엎드린 사세, 엎드린 굽힘 자세를 따라할 때 모방능력을 관찰할 수 있다. 이때 아동이 사용한 전략과 아동의 시도 결과를 모두 기록하게 된다. 운동 계획에 어려움이 있는 아동은 구두 지시에 의한 움직임에 어려움이 있거나, 자세를 부분적으로 잘못 형성하거나 올바르지 않은 자세를 형성할 수 있다.

계획된 동작의 순서화를 포함한 피드포워드를 요하는 동작

Fisher(1991)는 피드포워드를 요하는 예측 운동을 수행하는 능력을 전정 및 고유수용성 처리와 관련시켜 설명했다. **피드포워드-조절**(즉, 피드백이 사용 가능하기 전에 행동을 시작하는 능력)은 아동이 움직이고 있거나 아동이 목표하는 대상이 움직이고 있거나 둘 다일 때 필요하다(그림 9-16). 피드포워드 조절은 특히 움직임의 타이밍과 순서가 중요한 동작에서 중요하다. 피드포워드를 요하는 동작을 성공적으로 수행하기 위해서는 동작이 일어나야 하는 시점에 동작이 일어나는 위치로 전신, 손 또는 발을 가져올 수 있어야 한다. 아동이 날아오는 공을 향해 손을 뻗는 것이 너무 오래 걸리면 결국 공을 잡지 못하게 될 것이다. 실행검사의 필수 구성 요소에는

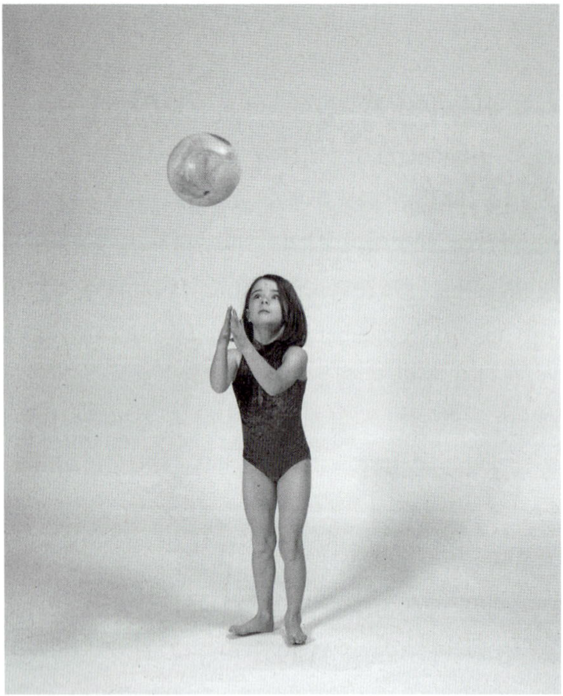

그림 9-16 중간 사이즈의 공을 위로 던지고 잡기 전에 박수를 치는 아동. *출처: Dominique Kiefer.*

동작의 타이밍과 순서화가 필요한 피드포워드를 요하는 동작들을 관찰하는 것을 포함되어진다. 피드포워드 조절은 일상생활에서 공놀이, 줄넘기, 길 건너기, 붐비는 공간을 걷거나 자전거를 타면서 장애물을 피하는 등의 활동을 하는 동안 필수적이다.

공놀이

효과적인 피드포워드를 요하는 예측 동작의 수행을 확인하기 위해 임상관찰 시 아동이 공을 잡거나 차거나 하는 것을 종종 관찰한다. M-ABC (Henderson & Sudgen, 2007) 및 *Bruininks-Oseretsky Test of Motor Proficiency, 제2판*(BOT-2)과 같은 운동 숙련도의 표준화된 검사(Bruininks & Bruininks, 2005)를 사용하여 이러한 기술을 평가하고 성능 및 정확도에 대한 규범적인 정보를 제공할 수도 있다. 그러나 수행의 질적인 측면은 간접적으로만 고려할 수 있다.

Gubbay(Gubbay, 1975; Gubbay, Ellis, Walton, & Court, 1965)는 아동이 테니스공을 공중에 던지고 박수를 치고 30초 동안 가능한 한 많이 공을 잡는 검사를 개발했다. 이 검사를 약간 변형해 아동은 테니스공이나 중간 크기의 공을 공중에 던지고 최대 세 번 박수를 치고 공을 잡게 한다(그림 9-16 참조). 감각통합 기능장애가 있는 것으로 확인된 아동에게 이 과제는 어려울 수 있다(Imperatore Blanche et al., 2016). 5세 아동의 경우 공을 잡기 전에 평균 1.25회(*SD* = 0.4) 박수를 쳤고(2회의 시도 중 나은 결과로 측정). 6세 아동이 2회(*SD* = 0.8), 7세는 2.5회(*SD* = 0.9) 박수를 친 것으로 확인되었다. 다른 임상관찰에서 언급된 바와 같이 평가자 간 신뢰도는 허용 가능한 범위 내에 있었다(Blanche et al., 2015).

순서

순서화는 운동계획에 필수적이다. 피드포워드를 요하는 과제에는 순서를 정하는 활동이 포함된다. 하지만 일부 임상관찰에는 반복적인 움직임에 대한 순서화가 포함되기도 한다. 이러한 관찰을 통해 유동성과 움직임의 순서를 평가할 수 있다. 일반적으로 아래팔의 빠른 교대운동(**diadochokineis**)과 순차적인 손가락 터치를 통해 평가가 이루어진다.

아래팔의 빠른 교대운동

diadochokinesis의 임상관찰에는 양팔을 각각 수행하는 것과 양팔을 동시에 엎침과 뒷침을 빠르게 수행하는 것을 포함한다. 이때 움직임의 질이 중요한데, 유동적이고 리드미컬하며 과도한 어깨 움직임(예: 안쪽돌림/바깥돌림) 없이 수행되어야 한다. 한쪽 팔 수행 시 수행의 저하와 반대 팔에서 연합(미러링)움직임이 나타나기도 하는데, 이는 움직임의 어려움으로 인해 과도한 노력이 나타나고 있다고 볼 수 있다. 그림 9-17은 아래팔의 교대운동을 평가하는 검사자를 보여주고 그림 9-18은 수행 시 과도한 어깨 회전과 벌림이 나타나는 아동을 보여준다.

정상 발달 아동을 대상으로 수집된 데이터에 의하면 5세 아동은 5초간 평균 4.8회의 시퀀스를 수행했으며(*SD*=1.0), 6세에서 5.3회(*SD*=1.1), 7세의

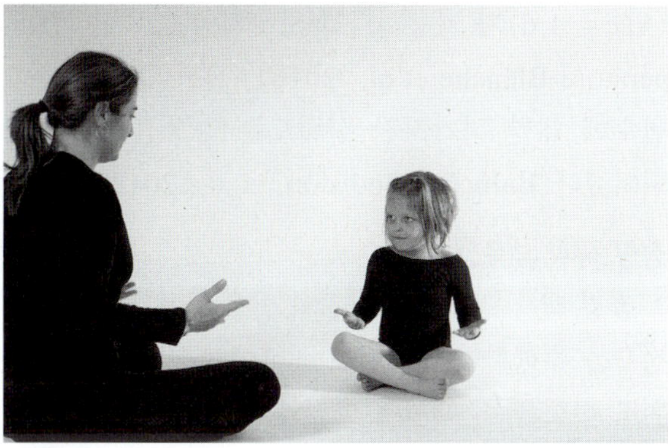

그림 9-17 어깨 회전없이 대칭적인 움직임을 모방하는 아동. *출처: Dominique Kiefer.*

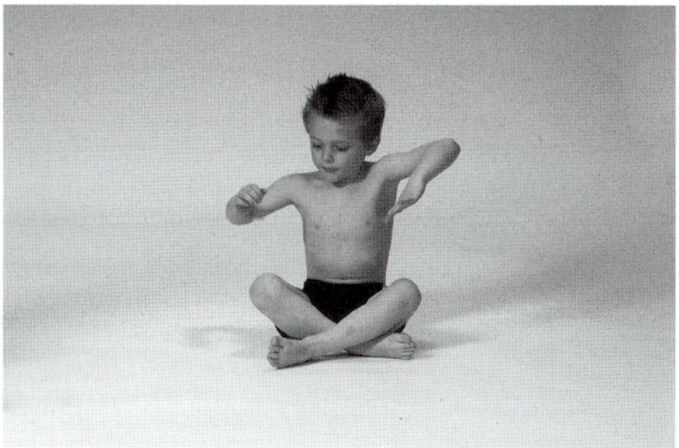

그림 9-18 아래팔 교대 운동 동안 과도한 어깨 회전 및 벌림이 나타나는 아동. *출처: Dominique Kiefer.*

경우 6.1회로 확인되었다(SD=1.0). 왼쪽, 오른쪽 및 양측 점수는 비슷했으며 평가자 간 신뢰도 역시 높게 나타났다(Imperatore Blanche et al., 2016).

diadochokinesis에 어려움이 있는 아동의 경우, 일반적으로 학업 성취도도 낮게 나타난다(Denckla, 1973 ; Wolf, Gunnoe, & Cohen, 1985). 이러한 수행능력을 토대로 장애 아동과 정상 아동을 구별하기도 하지만 이는 일반적인 신경학적 토대를 반영할 수 있다는 점 외에는 근거가 불충분하다.

순차적 손가락 터치

순차적 손가락 터치(Sequential Finger Touching, SFT)는 엄지손가락을 각 손가락 끝으로 접촉하게 하며 시행되는데, 먼저 한 손을 수행 후, 그 다음 반대 손을 수행하게 한다. 아동은 검지손가락과 엄지 손가락을 접촉하는 것부터 시작한다. 소지까지 닿았을 때, 반대로도 시행하며(소지→검지) 소지는 한번만 접촉하도록 한다. 아동은 다시 각각의 손가락을 접촉 후, 검지 접촉을 마지막으로 검사는 끝나게 된다. 6세 아동의 경우 SFT를 쉽게 수행할 수 있으며 여아가 일반적으로 남아보다 좋은 수행력을 보인다고 보고되었다(Denckla, 1973; Grant, Boelsche, & Zin, 1973). SFT를 능숙하게 수행하기 위해서는 고유수용성 감각 피드백이 중요하다. 검사자는 먼저 원하는 움직임을 시연한 다음 아동의 머리와 손 사이에 가림막을 두고 아동이 시각적 피드백을 사용하는 것을 방지해야 한다(그림 9-19 및 9-20 참조). SFT의 질적 평가에는 다음과 같은 관찰이 요구되어진다.

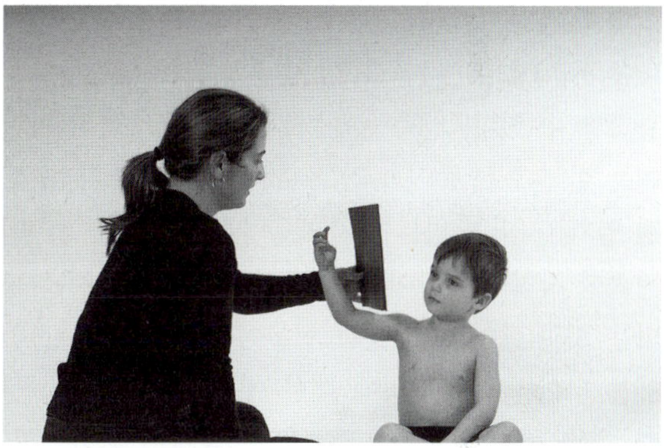

그림 9-19 검사자가 순차적 손가락 터치 평가 동안 가림막을 올바르게 사용하고 있다. *출처: Dominique Kiefer.*

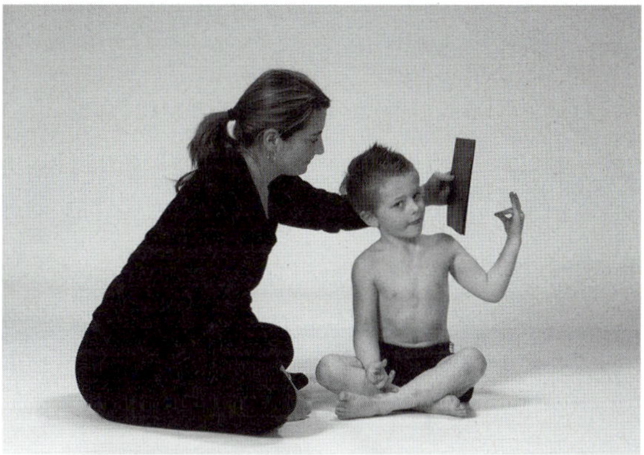

그림 9-20 아동의 반대쪽 손에서 연합(미러링) 움직임이 나타나고 있다. *출처: Dominique Kiefer.*

- 움직임의 유동성
- 균일한 압력
- 반대쪽(수행하지 않는) 손에 연합(미러링) 움직임이 없는지

최근 연구에서는 오른손의 값이 왼손과 유사하게 나타났는데, 5세 아동은 5초 동안 평균 4.9번 터치(*SD* = 2.3), 6세 아동은 5.3번 터치(*SD* = 2.3), 7세 아동은 7.4번 터치(*SD* = 2.1)가 가능했다고 보고되었다. 터치 횟수 계산에 대한 평가자 간 신뢰도는 중간 수준이었지만 유동성 평가에 대한 신뢰도는 매우 높았다(Imperatore Blanche et al., 2016).

양측 운동 협응

양측 운동 협응은 SIPT 하위 검사 중 일부이며(Ayres, 1989) 구조화 및 비구조화 임상관찰로도 관찰할 수 있다. 양측 운동 협응의 비구조화된 관찰에는 한 손으로 종이를 잡고 다른 손으로 쓰기, 병뚜껑 열기, 지퍼가 있는 바지 또는 재킷과 같이 양손이 필요한 작업의 관찰이 포함된다. 자전거나 스쿠터를 타는 것과 같이 양측 운동 협응이 필요한 많은 작업에는 타이밍과 움직임에 대한 예측도 필요하다. 양측 운동 협응의 구조화된 임상관찰에는 건너뛰기, 점핑 잭, 양발 보폭 점프 및 교대적 보폭 점프 수행의 질적 관찰이 포함된다(Magalhaes, Koomar, & Cermak, 1989). 검사자는 모든 기술을 시연하고 유동적으로 수행하도록 주의를 기울여야 한다.

건너뛰기

대부분의 아동의 경우 유치원에 들어갈 때쯤 건너뛰는 방법을 익히게 된다. 건너뛰기를 평가하기 위해 검사자는 약 5초 동안 유동적이고 연속적인 동작을 시연한다. 건너뛰기에는 양측운동협응과 유동적인 움직임이 요구되어진다. 실행 기능의 어려움을 가진 아동은 건너뛰기 사이에 종종 멈추거나, 한 발에서 다른 발로 튕기는 것에 어려움을 겪는다. 일반적으로 5세 아동의 경우 5초 동안 평균 5.6회(*SD* = 4.1), 6세에서 5.3회(*SD* = 4.5), 7세에서 7.5회(*SD* = 4.6)가 가능하다고 보고되어지고 있다(Imperatore Blanche et al., 2016). 질적 및 양적 매개변수에 대한 평가자간 신뢰도는 적정선으로 평가되어졌다(Balnche, Bodision, et al., 2012).

점핑 잭과 보폭점프

점핑 잭. 검사자는 양팔과 발을 함께 제자리에서 점프를 수행한다. 첫 번째 점프에서 검사자는 머리 위로 손뼉을 칠 때까지 다리와 팔을 동시에 벌린다. 그리고 즉시 다시 점프하여 팔과 다리를 시작 위치로 되돌린다. 이러한 점프를 지속적으로 유동적으로 몇 번 반복하여 시범을 보여준다. 그 후 아동은 동일한 동작을 수행하고 검사자는 아동이 수행한 점핑 잭 수준을 평가한다. 그림 9-21과 9-22는 점핑 잭의 올바른 수행과 잘못된 수행의 예시이다.

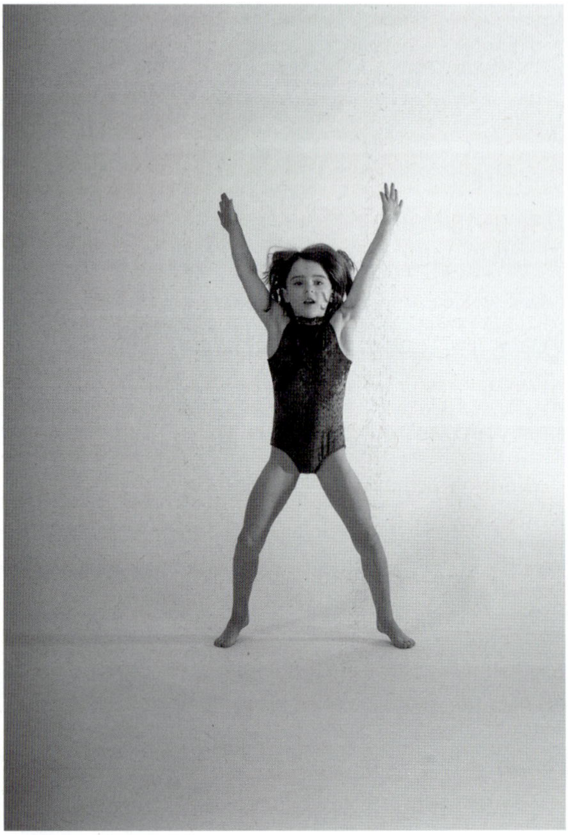

그림 9-21 점핑잭: 올바른 자세. 아동은 머리 위로 손뼉을 치기 위한 완벽한 움직임을 수행하고 있다. *출처: Dominique Kiefer.*

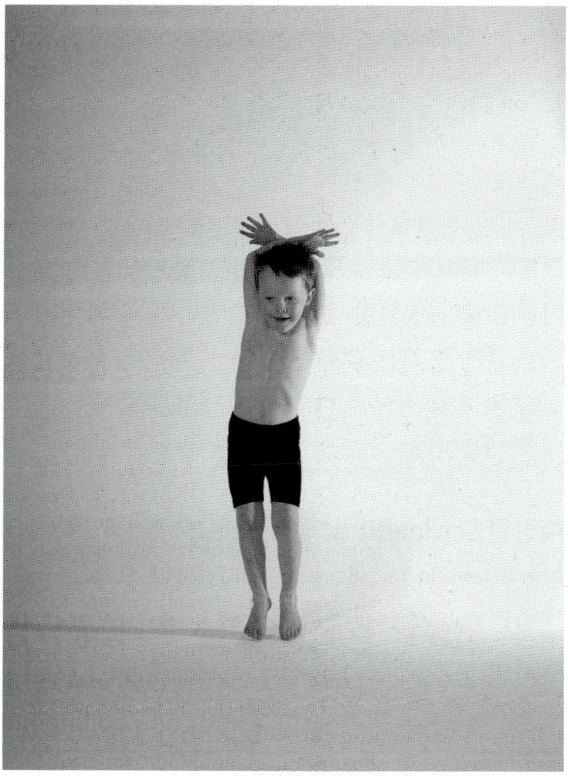

그림 9-22 점핑 잭: 잘못된 자세.
출처: Dominique Kiefer.

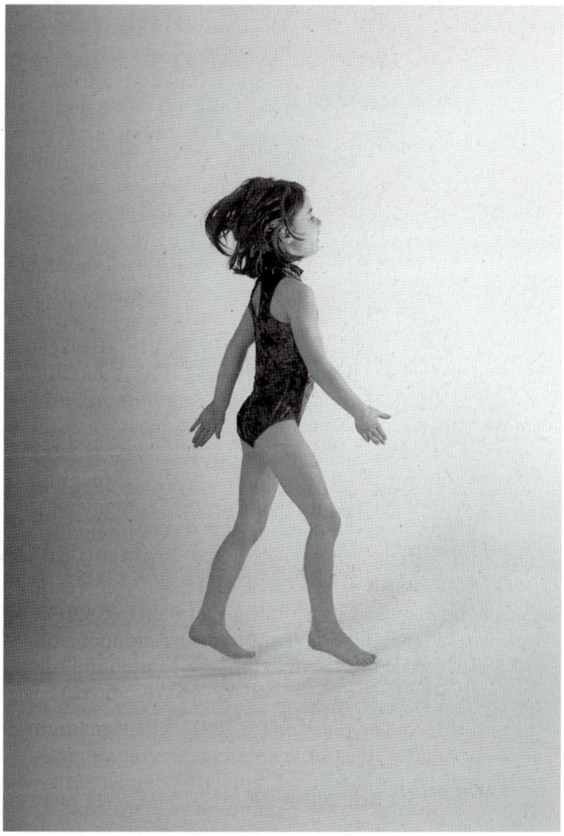

그림 9-23 아동은 팔다리를 대칭적으로 움직이며 보폭 점프를 하고 있다. *출처: Dominique Kiefer.*

팔다리가 대칭적인 보폭 점프. 검사자는 같은 쪽 팔과 다리를 앞으로 내밀고 시작한다(예: 오른팔과 오른발을 앞으로). 그리고 나서 리드미컬하게 제자리에서 점프하여 앞에 있던 팔과 다리를 뒤로 보내고 반대쪽 팔과 다리를 앞으로 가져온다. 즉, 점프를 수행하는 동안 동측의 팔과 다리가 함께 움직인다. 검사자의 시범 후 아동은 동일한 동작을 수행하고 검사자는 아동의 수행수준을 평가한다 (그림 9-23).

팔다리가 교차하는 보폭 점프. 검사자는 반대쪽 팔과 다리를 앞으로 내밀면서 시작한다(예: 오른손과 왼발). 리드미컬하게 제자리에서 점프하여 앞으로 있던 팔과 다리를 뒤로 움직이고 다른 팔과 다리를 앞으로 가져온다. 반대쪽 팔과 다리는 점프를 수행하는 동안 계속 함께 움직인다. 검사자의 시범 후, 아동은 동일한 동작을 수행하고 검사자는 아동의 수행수준을 평가한다(그림 9-24).

과제를 수행하는 동안 관찰이 필요한 사항

- 자세를 취하는 것에 도움이 필요한지에 대한 여부
- 움직임의 유동성과 리듬감
- 올바른(즉, 동측 또는 반대측) 사지의 동시 움직임

점핑 잭의 수행력은 7세쯤 되면 정교해진다. 보폭 점프는 8세 또는 9세 미만의 아동에서는 어려울 수 있다(Magalhaes et al., 1989). 팔과 다리의 동시 움직임을 포함한 양방향 점프는 *Bruininks-Oseretsky 운동 능력 테스트 Second Edition*(Bruininks & Bruininks, 2005)에 포함되어 있다. 최근 자료를 보면 5세 및 6세 아동에서 이러한 점프에 어려움을 겪고 수행 능력의 변동성이 많은 것으로 보인다.

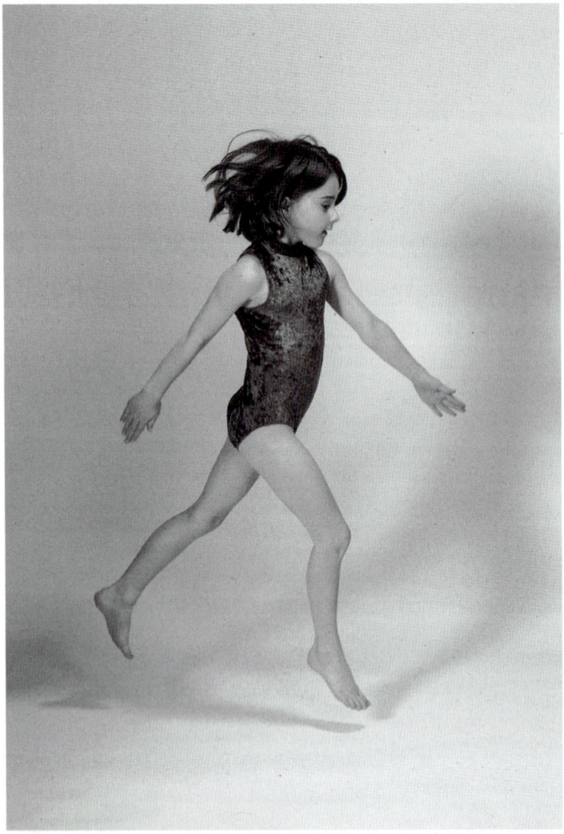

그림 9-24 아동은 팔다리를 교차로 움직이며 보폭 점프를 하고 있다. *출처: Dominique Kiefer.*

7세 아동에서 점핑 잭의 경우 평균 6.2회(SD = 4.5), 팔다리 대칭 보폭 점프는 6.2회(SD = 4.7), 팔다리 교차 보폭 점프는 4.4회(SD = 4.4)정도 수행이 가능하다(Blanche et al., 2015).

요 점

- 행동 계획을 지원하는 피드백(고유감각, 시각)의 사용은 오류 수정을 허용하는 느린 움직임에서 관찰될 수 있다.
- 피드포워드 제어(전정, 고유수용성)는 예상이 필요한 움직임에 사용되며 시간과 순서에 따라 다르게 나타난다.
- 양측 운동 협응은 신체의 양쪽을 사용해야 하는 작업 수행의 질을 고려해야 한다.

감각 처리의 추가 관찰
Additional Observations of Sensory Processing

아동의 감각 처리를 평가할 때 치료사는 아동이 겪고 있는 결핍에 있어 여러 관점을 가질 필요가 있다. 어떤 관찰에서 아동이 어려움을 보인다고 해도, 그것이 문제가 될 수도 있고 아닐 수도 있다. 따라서 기능장애의 명확한 패턴을 확립하기 위해 추가적으로 측정을 하는 것이 필요하다. 다음은 고유감각, 전정 및 촉각 장애를 다루는 세 가지 추가 관찰에 대한 내용이다.

수정된 Schilder의 팔 폄 테스트(Modified Schilder's Arm Extension Test, Blanche, 2002, 2010; Dunn, 1981)

검사자는 아동의 뒤에 서서 아동에게 팔꿈치를 완전히 펴고 아래팔을 엎침한 상태에서 어깨 굽힘의 90°를 유지하도록 지시한다. 그런 다음 검사자는 아동의 얼굴 옆에 손을 대고 손가락으로 아동의 눈을 가린다. 아동에게 몸의 위치를 유지하도록 알려준 다음, 검사자는 아동의 머리를 회전시킨다. 다음과 같은 관찰이 가능하다.

- 팔의 위치를 유지하는 능력
- 몸통을 회전시키지 않고 머리를 움직일 수 있는 능력(기록: 회전 0°, 0~45°, 45~90°, 또는 90° 이상 회전)
- 팔을 시작 위치에 유지하는 능력
- 평형을 유지하는 능력
- 머리의 자유로운 움직임
- 손가락과 손을 움직이지 않음

Dunn(1981)에 따르면 5세 아동은 검사자가 머리를 90° 돌릴 때 몸통을 45° 이상 돌아가지 않도록 유지할 수 있다. 어린 아동의 경우 몸통을 유지하기 힘들 수 있으나 나이가 많은 아이들은 쉽게 몸을 유지하는 것이 가능하다. 머리와 팔을 제자리에 유지하는 데 어려움이 있다는 것은 고유수용성 처리에

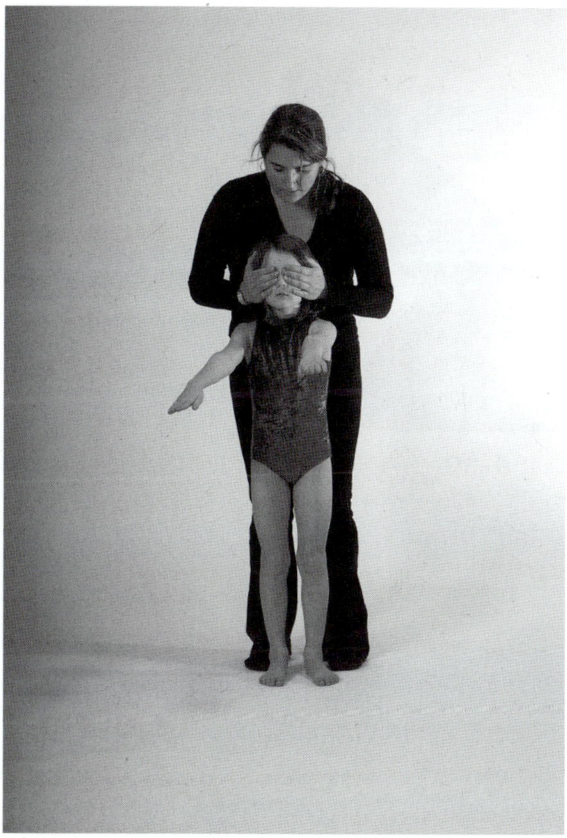

그림 9-25 검사자는 수정된 Schilder의 팔 폄 평가를 시행하고 있다. *출처: Dominique Kiefer.*

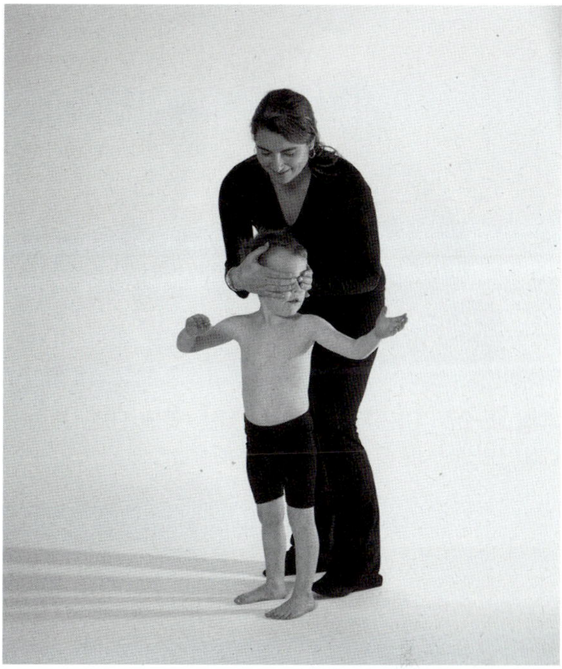

그림 9-26 아동은 몸통과 팔의 사세를 유지하는 것에 어려움을 보이고 있다. *출처: Dominique Kiefer.*

어려움이 있음을 시사한다. 평형 능력의 결핍은 전정 및 고유수용성 감각 처리 장애를 시사한다. 손가락의 무도성 움직임은 신경 운동 관련 문제 가능성을 보여준다(Ayres, 1977). 그림 9-25에서 아동의 신체 위치는 팔이 비대칭으로 약간 떨어지는 것을 보여주고 있다. 그림 9-26에서 아동은 고유수용성 감각 처리에 어려움을 보여주고 있는데, 머리의 회전 움직임에 반응하여 몸통을 90° 이상 회전시키고 팔꿈치를 구부리며 왼쪽 아래팔이 뒤침되고 있다.

중력 불안

3장에서 *중력 불안*이란, 신체의 위치 변화, 즉 발이 땅에서 떨어지거나 뒷쪽으로 이동하는 것에 대한 두려움으로 정의하였다(Blanche, 2002, 2010). 이러한 두려움은 도전에 비례하지 않으며 자세 조절의 어려움으로 인한 것이 아니다. 중력 불안은 고유수용성감각, 시각 및 전정 감각통합의 어려움과 관련이 있다. May-Benson과 Koomar(2007)는 중력 불안을 측정하기 위한 두 가지 테스트를 제안했다. 첫 번째 검사는 공간에서 아동을 뒤로 기울이는 것과 관련되고, 두 번째 검사는 아동에게 눈을 감고 의자에서 뛰어내리도록 시행한다. 해당 검사 동안 검사자는 다음과 같은 부분을 관찰해야 한다.

- 아동은 뒤로 젖혀지는 것에 편안함을 어느 정도 느끼는지?
- 아동은 기울이기를 거부하거나 불안, 두려움 또는 고통과 같은 부정적인 감정을 보이는지?
- 검사 동안 아동이 치료사의 팔을 단단히 잡고 있는지?

검사를 수행하는 동안 검사자는 아동의 자세 조절도 관찰해야 한다. 그림 9-27 및 9-28은 뒤로 넘어가는 것에 대한 저항이나 두려움이 없는 아동을 보

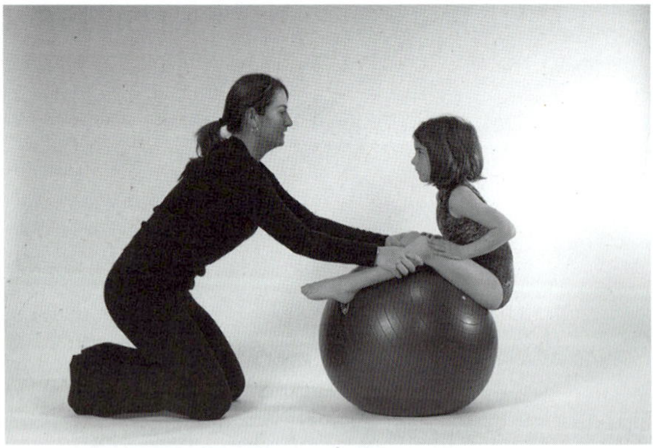

그림 9-27 아동은 뒤로 넘어가는 것에 대한 저항이 없어 보인다. *출처: Dominique Kiefer*.

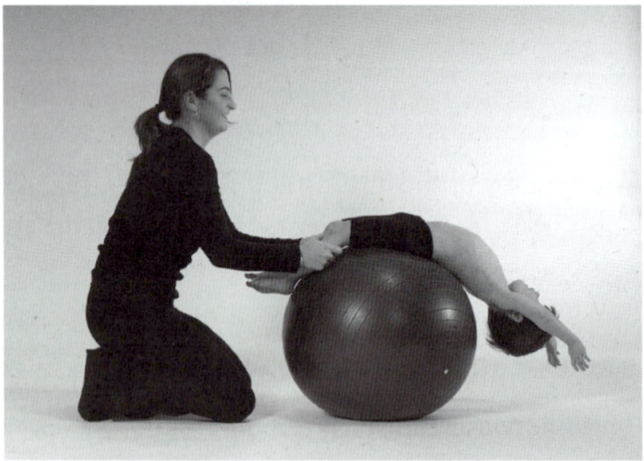

그림 9-28 아동은 뒤로 넘어가는 것을 즐기고 있는 것처럼 보인다. *출처: Dominique Kiefer*.

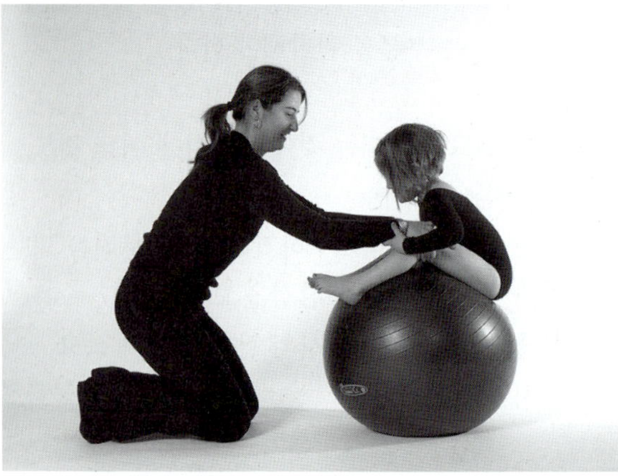

그림 9-29 아동은 치료사의 팔을 잡고 있다. 이는 뒤로 넘어가는 것에 대한 두려움을 암시한다. *출처: Dominique Kiefer*.

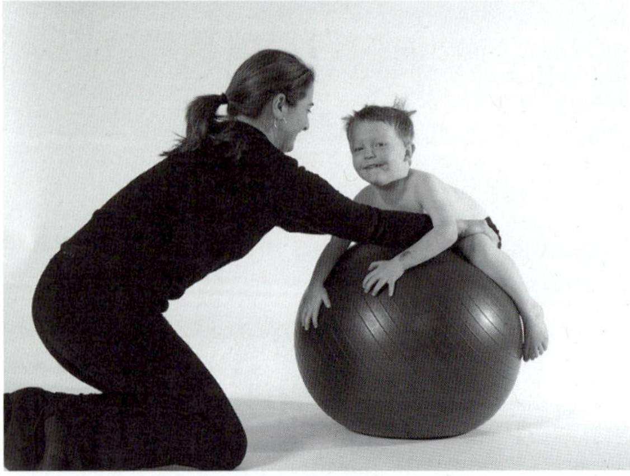

그림 9-30 아동은 자세 조절의 어려움을 보이나, 뒤로 넘어가는 것에 저항은 없다. *출처: Dominique Kiefer*.

여준다. 이와는 반대로 그림 9-29의 아동은 두려움의 징후를 보이고 있고, 그림 9-30의 아동은 자세 조절이 잘 안되지만 두려움이나 저항은 나타나지 않고 있다.

촉각에 대한 과소 및 과민 반응

촉각에 대한 반응은 다양한 방식으로 관찰될 수 있다. 아동의 목 뒤쪽에 가벼운 촉각 자극을 제공했을 때, 아동이 해당 위치를 인식하지 못한 경우 과소 반응으로 판단할 수 있다(Ayres & Tickle, 1980). 자세 조절에 대한 평가 또는 *수정된 Schilder의 팔 폄 검사(Modified Schilder's Arm Extension Test)*를 시행하는 동안 아동에게 실질적으로 신체 접촉을 제공할 때, 짐볼 위에서 아동을 접촉할 때, 또는 모래, 면도크림과 같은 촉각 자극물을 가지고 노는 기회를 제공할 때 과잉 반응이 관찰될 수 있다. 이러한 촉각의 과소 및 과민 반응은 사회적 상황이나 운동적으로 요구할 수 있는 상황에 참여하는 아동의 능력을 제한할 수 있다.

요점

- 전정 및 고유수용성 감각 처리를 추가적으로 확인하기 위해 수정된 Schilder의 팔 폄 검사(Modified Schilder's Arm Extension Test)를 사용할 수 있다. 뿐만 아니라 해당 검사를 통해 신경운동 조절에 대한 부분도 확인할 수 있다.
- 전정감각 입력의 변화를 주어 중력 불안을 평가할 수 있다.
- 임상관찰 및 표준화된 평가 동안 촉각에 대한 아동의 반응을 관찰하면 촉각의 과민 반응 및 과소 반응에 대한 통찰력을 얻을 수 있다.

결과 해석 Interpretation of Results

검사의 해석은 다음과 같은 두 가지 사항이 특히 중요하다. 첫째, 모든 해석은 평가의 질에 달려있다. 질 높은 평가는 적절하게 시행된 구조화된 관찰과 표준화된 데이터를 적용한 경우라고 말할 수 있다. 물론 오래된 자료도 있지만, 다양한 출처를 근거로 일반적인 발달을 하는 아동의 수행 기대치를 포함한 표준화된 데이터를 사용하고 있다. 이러한 데이터를 사용할 수 없을 때 치료사는 정상적인 발달에 대해서 확실하게 숙지하고 있어야 할 것이다. 둘째, 정확한 해석은 이러한 임상관찰이 이론을 반영하는 방식을 포함하여 SI 이론에 대한 심층적인 이해에 달려있다. 즉, SI와 관련된 임상관찰의 관계를 이해하는 것이 중요하다. 그림 9-1을 참조하고 다시 그림 1-1을 참조하라.

지혜 실천

임상관찰은 모든 평가에 포함되어야 한다(Asher, Parham, & Knox, 2008). 관찰(구조화 및 비구조화)의 사용은 다른 방법으로는 수집할 수 없는 정보를 임상가에게 제공하기 때문이다. SI의 임상관찰은 COMPS(Wilson et al., 2000)와 같은 규범 데이터와 함께 상업적으로 이용 가능한 프로토콜을 사용하거나 교육용 비디오, 심층 관찰 프로토콜, 사례 분석과 같은 치료사 임상 추론 및 분석을 안내하는 자원을 적용하여 전문적인 실무에 통합된다(Blanche, 2002, 2010). 근거 기반의 정보는 연구 보고서에서도 사용할 수 있다. 마지막으로, 중재 계획을 위해 자연스럽고 구조화되지 않은 관찰로 평가 데이터를 보강하는 것의 가치는 과대평가될 수 없다. 아동의 기본적인 감각 처리 및 통합능력이 자연스러운 상황에서 수행하고, 놀고, 학교에서 성공하는 능력을 어떻게 지원하거나 제한하는지 결정하는 것이 효과적인 프로그램을 설계하는 데 중요하다.

요약 및 결론 Summary and Conclusions

이 장에서는 감각 처리 장애와 관련된 자세 조절, 운동 계획 및 감각에 대한 반응에 중점을 두고 임상관찰의 관리 및 해석을 검토하였다. 구조화 및 비구조화 임상관찰은 감각 처리 평가의 일부라고 볼 수 있다. 특히 영유아와 자폐스펙트럼 장애(ASD) 아동의 경우 표준화된 데이터를 사용할 수 없을 때 관찰이 필수적이다. SI 평가에는 일반적으로 표준화된 검사와 구조화된 임상관찰 및 비구조화된 임상관찰이 모두 포함되어진다. 임상관찰이 중요한 이유는 여러 가지가 있지만 그 중 가장 중요한 것은 전정-고유수용성 감각 처리와 관련된 자세 조절 능력의 경우 SIPT와 같은 표준화된 검사에서 잘 설명되지 않기 때문이다. 또한 어린 아동, ASD나 ADHD와 같은 진단을 받은 아동은 SIPT의 평가가 메뉴얼대로 어려울 수 있다. 이러한 경우 감각통합장애를 판단하기 위해 주로 숙련된 임상관찰 및 부모 보고서를 기반으로 이루어져야 한다. 임상관찰을 사용하여 수집한 정보는 자세 조절, 운동계획 또는 실행, 감각 정보에 대한 반응과 관련하여 이 장에서 설명하고 있다.

선행연구에서 SI 평가 동안 사용되는 구조화된 임상관찰을 위한 표준 절차를 제시하고 있고, 관찰에 대한 예비 규범 데이터를 제공하였다. 임상관찰을 기반으로 한 데이터 해석을 사용하고 적절하게 해석하는 것이 중요하다. 이러한 관찰 가능한 행동의 경우, 특히 어린 아동에서 큰 변동성을 가지고 있기 때문이다.

어디에서 자료를 더 찾을 수 있는가?
Where Can I Find More?

지금까지는 임상관찰이 진단 도구로 사용되어 왔지만 자세 조절 및 운동계획을 위한 결과 측정으로 응용까지 확장될 수 있다. 이러한 경우 임상관찰을 활용한 연구결과 측정이 엇갈리므로 주의가 필요하다. 임상관찰 시 다음과 같은 사항이 도움이 될 수 있다.

비디오:

감각통합 이론에 기반한 관찰

저자: Erna Blanche, PhD, FAOTA, OTR/L

감각통합장애에 대한 숙련된 관찰을 통해 치료사는 아동의 행동과 기술을 신중하게 분석하고 효과적인 중재 계획을 개발할 수 있다. 이 DVD 세트는 임상관찰 및 비표준화 평가에 대한 지침을 제공한다. Erna Blanche 박사는 치료사에게 SI 관점에서 아동의 행동을 관찰하고 해석하는 방법을 보여준다. DVD와 함께 제공되는 워크북은 A. Jean Ayres 박사가 원래 정의한 것을 포함하여 특정 관찰을 관리하는 방법을 단계별로 보여주고 있다. 이들은 감각통합기능과 관련된 특정 작업, 자세반응 및 신경계 완전성의 징후에 대한 것들이다. 분할 화면 제공과 심도 있는 토론을 통해 아동의 능력을 비교한다. 이 워크북은 학습 과정을 지원하는 관찰, 규범 정보, 용어집, 참고 문헌 및 워크시트의 표를 제공한다. 시연된 관찰은 다양한 연령과 기술 수준의 어린이에게 사용할 수 있다.

서면 자료:

운동 및 자세 기술의 임상관찰: 제2판(COMPS)

저자: Brenda Wilson, MS, OT(C); 보니 카플란, 박사; Nancy Pollock, MSc, OT(C); 및 Mary Law, PhD, OT(C)

A. Jean Ayres 박사가 개발한 6가지 임상관찰을 기반으로 한 선별 도구이다. 미세한 운동조절문제를 식별하는 데 도움이 되는 점수를 제공하며 5세에서 15세 사이의 아동을 대상으로 하고 있다. COMPS는 표준화된 관리 절차와 채점을 위한 객관적인 기준을 제공한다. 15분 이내에 검사를 빠르고 안정적으로 수행할 수 있도록 지침은 삽화를 활용하여 쉽게 설명되어져 있고, 채점을 지원하는 Scoremaker 소프트웨어가 포함되어 있다.

참고문헌

Agrup, C. (2008). Immune-mediated audio-vestibular disorders in the pediatric population: A review. *International Journal of Audiology, 47,* 560–565.

Asher, V., Parham, L. D., & Knox, S. (2008). Interrater Reliability of Sensory Integration and Praxis Tests (SIPT) score interpretation. *American Journal of Occupational Therapy, 62,* 308.

Ayres, A. J. (1972). *Sensory integration and learning disorders*. Los Angeles, CA: Western Psychological Services.

Ayres, A. J. (1977). Effect of sensory integrative therapy on the coordination of children with choreoathetoid movements. *American Journal of Occupational Therapy, 31,* 591–593.

Ayres, A. J. (1989). *Sensory Integration and Praxis Tests. Test manual*. Los Angeles, CA: Western Psychological Service.

Ayres, A. J., & Tickle, L. (1980). Hyper-responsivity to touch and vestibular stimuli as a predictor of positive response to sensory integration procedures by autistic children. *American*

Journal of Occupational Therapy, 34, 375–381. doi:105014/ajot.34.6.375

Blanche, E. I., Bodison, S., Chang, M., & Reinoso, G. (2012). Development of the Comprehensive Observations of Proprioception: Validity, reliability and factor analysis. *American Journal of Occupational Therapy, 66*(6), 691–698. doi: 10.5014/ajot.2012.003608

Blanche, E. I. (2002, 2010). *Observations based on sensory integration theory*. Torrance, CA: Pediatric Therapy Network.

Blanche, E. I., Reinoso, G., & Kiefer, D. B. (2015). *Observaciones clínicas sensorio-motoras. Training manual*. Los Angeles, CA: Sensory Metrics.

Braswell, J., & Rine, R. M. (2006). Evidence that vestibular hypofunction affects reading acuity in children. *International Journal of Pediatric Otorhinolaryngology, 70*(11), 1957–1965.

Bruininks, R. H., & Bruininks, D. B. (2005). *Bruininks–Oseretsky Test of Motor Proficiency* (2nd ed.). Minneapolis, MN: Pearson Assessment.

Bundy, A. C. (2002). Assessing sensory integration dysfunction. In A. C. Bundy, S. J. Lane, & E. A. Murray (Eds.), *Sensory integration: Theory and practice* (pp. 169–198). Philadelphia, PA: F.A. Davis.

Bundy, A. C., & Fisher, A. G. (1981). The relationship of prone extension to other vestibular functions. *American Journal of Occupational Therapy, 35,* 782–787.

Cohen, H., & Keshner, E. A. (1989). Current concepts of the vestibular system reviewed: Visual/vestibular interaction and spatial orientation. *American Journal of Occupational Therapy, 43,* 331–338.

Deitz, J. C., Richardson, P., Atwater, S. W., & Crowe, T. K. (1991). Performance of normal children on the Pediatric Clinical Test of Sensory Interaction for Balance. *OTJR: Occupation, Participation and Health, 11*(6), 336–356.

Denckla, M. B. (1973). Development of speed in repetitive and successive finger movements in normal children. *Developmental Medicine & Child Neurology, 15*(5), 635–645.

Donahoe, B., Turner, D., & Worrell, T. (1994). The use of functional reach as a measure of balance in healthy boys and girls aged 5–15. *Pediatric Physical Therapy, 6*(4), 189–193.

Duncan, P. W., Weiner, D. K., Chandler, J., & Studenski, S. (1990). Functional reach: A new clinical measure of balance. *Journal of Gerontology, 45*(6), M192–M197.

Dunn, W. (1981). *A guide to testing clinical observations in kindergartners*. Rockville, MD: American Occupational Therapy Association.

Fanchiang, S. C. (1989). *Validation of the ocular pursuits, prone extension, and supine flexion clinical observations*. Unpublished master's thesis. Los Angeles, CA: University of Southern California.

Fisher, A. G. (1991). Vestibular proprioceptive processing and bilateral integration and sequencing deficits. In A. G. Fisher, E. A. Murray, & A. C. Bundy (Eds.), *Sensory integration. Theory and practice*. Philadelphia, PA: F.A. Davis.

Fraser, A. (1983). *Standardization of the supine flexion test in children ages 4–8*. Unpublished master's thesis. Los Angeles, CA: University of Southern California.

Grant, W.W., Boelsche, A.N., & Zin, D. (1973). Developmental patterns of two motor functions. *Developmental Medicine and Child Neurology,15*(2), 171–177.

Gubbay, S. S. (1975). *The clumsy child: A study of developmental apraxic and agnosic ataxia* (Vol. 5). St. Louis, MO: WB Saunders C.

Gubbay, S. S., Ellis, E., Walton, J. N., & Court, S. D. M. (1965). Clumsy children, study of apraxic and agnostic defects in 21 children. *Brain, 88,* 295.

Harris, N. P. (1981). Duration & quality of the prone extension position in 4, 6, 8 year old normal children. *American Journal of Occupational Therapy, 35,* 178–195.

Henderson, S., & Sugden, D. A. (2007). *Movement Assessment Battery for Children* (2nd ed.). San Antonio, TX: Psychological Corporation.

Imperatore Blanche, E., Reinoso, G., Blanche-Kiefer, D., & Barros, A. (2016). Desempeño de niños típicos entre 5 y 7.11 años de edad en una selección de observaciones clínicas: Datos preliminares y propiedades psicométricas en una muestra Chilena. *Revista Chilena de Terapia Ocupacional, 2016*(1), 17–26.

Keshner, E. A., & Cohen, H. (1989). Current concepts of the vestibular system reviewed: 1. The role of the vestibulospinal system in postural control. *American Journal of Occupational Therapy, 43,* 320–330.

Kooistra, L., Ramage, B., Crawford, S., Cantell, M., Wormsbecker, S., Gibbard, B., & Kaplan, B.J. (2009). Can attention deficit hyperactivity disorder and fetal alcohol spectrum disorder be differentiated by motor and balance deficits? *Human Movement Science, 28*(4), 529–542.

Longo-Kimber, J. (1984). The duration and quality of the prone extension position in five and seven year old normal children. *Canadian Journal of Occupational Therapy, 51*(3), 127–130.

Magalhaes, L. C., Koomar, J. A., & Cermak, S. A. (1989). Bilateral motor coordination in 5-to-9 year old children: A pilot study. *American Journal of Occupational Therapy, 43,* 437–443.

Markham, C. H. (1987). Vestibular control of muscular tone and posture. *Le journal Canadien des sciences neurologiques, 14*(3 Suppl), 493–496.

May-Benson, T. A., & Koomar, J. A. (2007). Identifying gravitational insecurity in children: A pilot study. *American Journal of Occupational Therapy, 61,* 142–147.

Quirós, J. B., & Schrager, O. L. (1978). *Neuropsychological fundamentals in learning disabilities*. Novato, CA: Academic Therapy Publications.

Richardson, P. K., Atwater, S. W., Crowe, T. K., & Deitz, J. C. (1992). Performance of preschoolers on the pediatric clinical test of sensory interaction for balance. *American Journal of Occupational Therapy, 46,* 793–800.

Runge, C. F., Shupert, C. L., Horak, F. B., & Zajac, F. E. (1999). Ankle and hip postural strategies defined by joint torques. *Gait and Posture, 10,* 161–170. doi:10.1016/S0966-6362(99)00032-6

Seidler, R. D., Noll, D. C., & Thiers, G. (2004). Feedforward and feedback processes in motor control. *Neuroimage, 22*(4), 1775–1783.

Shumway-Cook, A., & Woollacott, M. H. (2012). *Motor control: Translating research into clinical practice* (4th ed.). Baltimore, MD: Williams and Wilkins.

Wilson, B. N., Pollock, N., Kaplan, B. J., & Law, M. (2000). *Clinical Observations of Motor and Postural Skills* (2nd ed.). Framingham, MA: Therapro.

Wilson, B. N., Pollock, N., Kaplan, B. J., Law, M., & Faris. P. (1992). Reliability and construct validity of the Clinical Observations of Motor and Postural Skills. *American Journal of Occupational Therapy, 46,* 775–783.

Wolf, P. H., Gunnoe, C., & Cohen, C. (1985). Neuromotor maturation and psychological performance: A developmental study. *Developmental Medicine & Child Neurology, 27,* 344–354.

Zoia, S., Pelamatti, G., Cuttini, M., Casotto, V., & Scabar, A. (2002). Performance of gesture in children with and without DCD: Effects of sensory input modalities. *Developmental Medicine & Child Neurology, 44*(10), 699–705.

CHAPTER

10

SIPT를 제외한 감각통합 기능장애 평가

Assessing Sensory Integrative Dysfunction without the SIPT

진정한 천재는 불확실하고 위험하며 상충되는 정보를 평가하는 능력을 가지고 있다.

– Winston Churchill

학 습 목 표

이 장을 학습하고 난 이후, 독자는 다음 내용을 할 수 있을 것이다:

- ✔ Bruininks-Oseretsky Test of Motor Proficiency-2, Movement ABC-2 및 임상관찰의 측면을 식별하여 실행 장애, 체성 감각 처리 문제, 자세 및 안구운동장애를 평가할 수 있다.
- ✔ SIPT 검사를 시행하지 않고 감각통합(SI)에 대한 포괄적인 평가를 수행하는 것의 한계를 설명할 수 있다.
- ✔ 감각 프로파일 및 감각 처리와 관련된 보호자 설문지를 사용하여 아동의 감각 처리 능력 및 문제에 관한 중요한 정보를 얻을 수 있는 방법을 설명할 수 있다.

목적과 범위 Purpose and Scope

감각통합 및 실행 기능검사(Sensory Integration and Praxis Tests, SIPT)(Ayres, 1989)는 아동의 감각통합(SI) 및 실행을 평가하기 위한 가장 포괄적이고 정신병리학적으로 유익한 검사도구이나, 모든 아동에게 항상 적용이 가능하거나 실용적이지는 않다. 이 장의 목적은 SI 및 처리의 측면과 감각통합 기능장애, 직업 및 참여 간의 관계에 대한 통찰력을 제공할 수 있는 다른 검사 도구를 고려하는 것이다. 감각통합과 관련된 모든 평가 도구를 소개할 수는 없지만, 일반적으로 감각 조절, 감각 식별 및 운동 장애와 관련된 어려움에 대한 통찰력을 얻는 데 사용되는 검사도구들을 확인하고 감각통합 기능장애와 관련된 아동의 강점과 약점을 평가할 수 있어야 할 것이다. 이 장에서 설명된 검사도구 중 일부를 적용한 다음 Leonard 사례를 통해 임상적 추론을 설명한다.

서론 Introduction

감각통합 기능장애를 평가하기 위해 SIPT를 사용하지 않는 데에는 여러 가지 이유가 있을 수 있다. 한 가지 중요한 이유는 SIPT에서 제공하는 세부적인 정보들이 특정 아동에게 적용하기에는 수준이 높은 경우가 많다는 점이다. 예를 들어, 치료사가 아동의 중재 목적으로 교사의 니즈를 해결하기 위해 교사와의 면담으로 검사가 이루어진다면 아동의 SIPT 점수를 굳이 알 필요는 없을 것이다. 또 다른 이유로는 SIPT의 관리, 채점 및 해석에 들어가는 비용으로 들 수 있다. SIPT는 북미에서의 데이터가 대부분이라 문화의 잠재적 영향을 거의 반영하지 않기 때문에 점수해석에 있어 매우 신중해야 한다. 그러므로 비싼 비용을 들여 SIPT를 사용하는 것이 비실용적이라고 볼 수 있을 것이다. 마지막으로 북미 내에서도 데이터가 상당히 오래되었기 때문에 SIPT의 표준화된 데이터를 적용할 때 주의할 필요가 있다.

감각통합: 이론과 실습(Bundy, Lane, & Murray, 2002)의 두 번째 개정판을 출판한지 거의 20년이 지났다. 그동안 *감각프로파일 2*(*Sensory Profile 2*, SP2; Dunn, 2014), *감각 처리 측정*(*Sensory Processing Measure*, SPM; Parham, Ecker, Kuhaneck, Henry, & Glennon, 2010) 등의 새로운 평가들이 많이 개발되어 쉽게 SI에 대한 평가를 할 수 있게 되었다. 해당 도구는 부모 및 교사 보고서 평가로, 감각 처리 및 조절, 신체인식 및 실행 등의 어려움으로 인한 기능장애를 다루고 있다. 비용 역시 SIPT보다 훨씬 적게 들어가기 때문에 많은 치료사들이 SIPT를 대신하여 사용하고 있다. 그러나 SP2와 SPM의 감각 항목은 감각 조절, 감각 식별, 실행의 어려움을 쉽게 구별할 수 있다기보다는 영역별로 정리되어 있다. 따라서 검사자는 결과를 해석할 때 특히 주의해야 한다. SP2와 SPM 역시 북미 아동의 데이터를 반영하여 표준화되었으므로 검사자는 검사 시 잠재적인 문화적 차이를 인식해야 할 필요가 있을 것이다. 마지막으로 부모나 교사 보고 형식으로 나타난 결과는 관찰을 통해 도출된 결과와 다를 수 있다는 점을 고려해야 한다(Lane, Reynolds, & Dumenci, 2012).

표준화된 검사 도구가 없는 경우에도 아동의 어려움이 감각통합 기능장애로 인한 것인지, 만약 그러하다면 기능장애의 본질에 대해 확신을 갖기를 원하게 된다. 이 장에서 우리는 치료사가 관찰을 통해 부모 및 교사의 보고를 보완하는 방법을 제안하기 위해 1장(감각통합: A. Jean Ayres의 이론 재고)에서 제시된 SI 모델의 핵심으로 돌아간다. 숙련된 관찰은 잘 훈련된 관찰 기술과 정상 발달에 대한 숙지에 달려있다. 많은 관찰 결과는 9장(평가 과정에서 임상관찰의 사용)에 자세히 설명된 임상관찰에서 가져왔다. 또한 일상적인 작업수행을 평가할 때는 항상 SI 검사를 포함해야 함을 상기하는 것이 중요하다. 이는 SPM 및 SP2에도 어느 정도 포함되어 있지만, 추가적인 평가 검토를 위해 Law, Baum, Dunn (2005)도 참조하여 제공할 것이다.

감각통합 이론 재검토
Sensory Integration Theory Revisited

1장(감각통합: A. Jean Ayres의 이론 재고)에서 우리는 두 가지 주요 유형의 감각통합 기능장애 모델을 소개했다. 하나는 전정, 고유수용성감각 또는 촉각 처리의 어려움에 기반한다. 실행 장애(dyspraxia)는 양측 통합의 어려움 및 순서화 또는 체성 실행 장애(somatodyspraxia)에서 나타난다. 감각 조절 문제는 과잉 반응(즉, 방어 또는 혐오반응), 과소 반응 또는 혼합된 반응으로 볼 수 있다(그림 1-6 참조). SI 이론이 타당한 경우 구성요소(예: 자세, 촉각 구별, 양측 통합 등)에 대한 신뢰도 높은 측정 결과는 감각통합 기능의 다양한 측면 중 하나 이상에 대한 정보를 제공해야 한다. 물론 평가는 본질적인 한계 내에서만 유효하고 신뢰할 수 있다. 평가의 신뢰도 및 유효성 등의 정보는 검사 매뉴얼과 검사의 측정 속성을 조사하는 연구보고서에 기록되어 진다.

감각통합 기능장애를 판단하려면 운동협응, 주의력 또는 행동과 관련된 특정 문제를 감각 처리 문제와 관련시킬 수 있어야 한다. 예를 들어, 양쪽 협응의 문제(예: 모양을 오려내기 위해 종이와 가위를 조작하기 어려움, 건너뛸 때 몸의 양쪽 협응하기 어려움)를 확인 후 이를 감각통합 기능장애라고 가정하는 것만으로는 부족하다. 문제가 본질적으로 감각통합적인 문제라면 전정 또는 고유수용성 감각 처리 어려움(예: 낮은 근긴장도, 엎드린 폄자세의 어려움)도 관찰되어질 것이다. 감각통합의 문제로 주의 산만이 나타난다면 촉각, 전정 또는 고유수용성 감각 조절이 좋지 않다는 근거도 있을 것이다. 그림 10-1은 이러한 구성을 판단하는 것에 사용할 수 있는 평가를 제안하여 SI 모델을 보여주고 있다. 표 10-1에는 그림 10-1에 나오는 평가의 핵심과 추가 세부 사항이 포함되어 있다.

사례 연구 ■ LENARD

6세의 Lenard는 조용한 아이이다. 그는 대부분의 또래들과 잘 어울리고 유치원 교사와 좋은 관계를 유지한다. 하지만 놀이 활동 면에서 나이에 비해 다소 미숙해 보이는 편이다. Lenard는 일반적인 발달 범주에 있었으나 대부분의 발달이 일반 범주의 후반부에 해당했다. 자라는 동안 환경 탐색이 그렇게 많지 않았고, 조용히 앉아서 노는 놀이를 선호했다. 어머니는 아동의 운동능력과 상호작용 기술의 향상을 위해 3세부터 유치원을 보냈다. 전반적으로 Lenard는 서툰 움직임을 보인다. 평소 거의 달리지 않고 바닥에 있는 의자와 문에 다리를 걸려 넘어지는 경우가 많다. 그는 등산을 싫어하고 높은 곳에서

표 10-1 SIPT를 제외한 감각통합장애 검사

검사		SI 관련 내용	감각 조절	자세	구별	VBIS	SD
BOT-2	Bruininks-Oseretsky Test of Motor Proficiency(2nd ed.) • Bruininks and Bruininks, 2013	• 근력, 민첩성				(✓)	(✓)
		• 신체 협응				✓	✓
		• 소근육 협응	✓			✓	✓
		• 소근육 조절					✓
MABC-2	Movement ABC-2 • Henderson, Sugden, and Barnett, 2007	• 정적/역동적 균형		✓			
		• 공 기술				✓	✓
		• 소근육 기민성					✓
MABC Check-list	MABC Checklist • Henderson and Sugden, 1992	부모가 자각하는 아동의 운동기술				✓	✓
NIH Toolbox	NIH Toolbox Somatosensory Items	체성 감각 구별			✓		
M-FUN	Miller Function and Participation Scales	• 대근육		✓			
		• 소근육					
		• 시각운동					
SPM	Sensory Processing Measure • Parham, Ecker, Kuhaneck, Henry, and Glennon, 2010	• 시각	✓	(✓)			
		• 청각	✓				
		• 촉각	✓				
		• 미각, 후각	✓				
		• 신체지각	✓		✓	(✓)	(✓)
		• 균형 및 움직임	✓	(✓)	(✓)		
		• 계획 및 아이디어				(✓)	(✓)

계속

표 10-1 SIPT를 제외한 감각통합장애 검사 - 계속

검사		SI 관련 내용	감각 조절	자세	구별	VBIS	SD
SP2	Sensory Profi le 2 • Dunn, 2014	• 추구/추구자	✓				
		• 회피/회피자	✓				
		• 예민/예민자	✓				
		• 등록/방관자	✓				
		감각섹션은 별도로 측정하며 자세와 움직임에 대한 항목을 포함한다		(✓)		(✓)	(✓)
SP(AA)	Adolescent/Adult Sensory Profi le • Brown and Dunn, 2002	• 저등록	✓				
		• 감각예민	✓				
		• 감각추구	✓				
		• 감각회피	✓				
COs	Clinical Observations • Chapter 9, Using Clinical Observations within the Evaluation Process	• 엎드린 자세에서의	✓				
		폄	✓				
		• 자세반응	✓				
		• 폄근 긴장도	✓				
		• 누운 자세에서					
		머리와 목	✓				✓
		• 누운 자세에서의	✓				
		굽힘					
		• 역동적 뻗기(무릎					✓
		으로 선 자세)				✓	
		• RAMP 움직임				✓	
		• 공 놀이					
		• 점핑 잭/보폭점프					
COMPS	Clinical Observations of Motor and Postural Skills	• 느린 움직임	✓			✓	
		• 반복운동장애				✓	
		(Diadokokinesia)					
		• 손가락-코 접촉				✓	
		• 엎드린 자세에서 폄	✓			✓	
		• 누운 자세에서 굽힘	✓				
		• 비대칭 긴장성 목반사(STNR)					
SCSIT (SD)	Southern California Sensory Integration Tests of Sensory Discrimination • Ayres, 1980	• 촉각자극 위치인식			✓		
		• 손가락 인식			✓		
		• 서화감각			✓		
		• 형태인식			✓		
		• 운동감각[1]			✓		

1 개념적으로 Kinesthesia 평가에는 체성 감각구별력에 대한 평가를 반영하고 있는데, Ayres에 의하면 이는 신체도식에 중요한 요소라고 볼 수 있다. 그러나 검사신뢰도가 낮기 때문에 단독적으로 사용해서는 안 되며 사용에 주의가 필요하다.

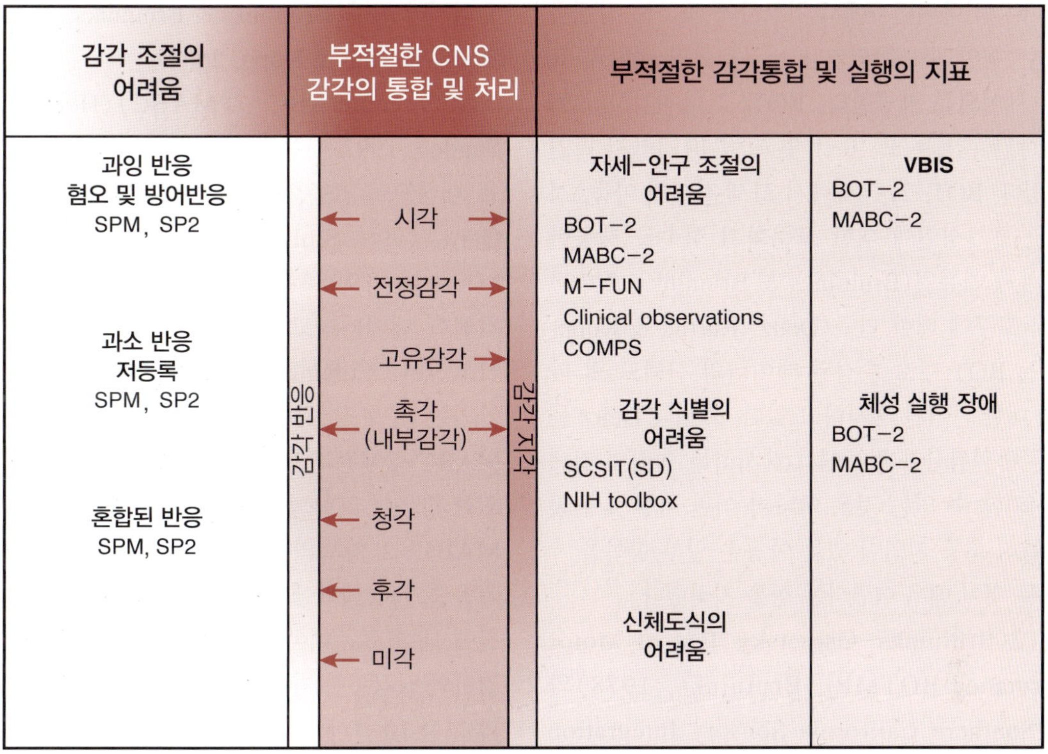

그림 10-1 감각통합 이론과 관련된 검사.

뛰어내리는 행동도 보이지 않는다. 숟가락과 포크는 잘 다루지만 가위를 사용하고 이름을 쓰는 것은 어렵다. 유치원에 입학하며 유치원 교사와 부모님 모두 아동을 걱정했다.

집에서 Lenard의 행동은 딱히 문제가 되지 않지만(그는 외동이다), 유치원에서 아동은 장난감과 공간을 공유하고 자유놀이시간에 다른 아동들과 어울리는 것에 어려움을 겪는다. Lenard는 한 명의 또래와 노는 것을 선호하며 다른 친구가 끼어들면 불안해한다. 학교에서 관심있는 친구들을 공유하고 포함시키는 것에 대한 규칙을 이해하지 못한 Lenard는 그룹 내 친구가 너무 많아지면 그 자리를 떠나 다른 것을 찾는다. 그는 유치원에서 교사들과 상호 작용을 잘하며, 특히 게임이나 놀이방법이 익숙하다면 다른 사람들과 함께 노는 것이 가능하다. Lenard는 익숙한 놀이 활동을 반복하며 다른 친구들이나 어른들이 놀이를 변화시키면 당황한다. 예를 들어, 블록으로 트럭을 만드는 놀이를 할 때, 그는 항상 소방차를 만들고 불을 끄는 것을 좋아한다. 다른 친구들이 덤프트럭으로 바꿔서 놀이를 하고 싶어할때, Lenard는 당황하며 어떻게 해야 재미있을지 알지 못하는 것처럼 보였다. Lenard는 이 놀이를 함께 하기보다는 뒤로 물러서서 친구들이 노는 것을 지켜보았다.

실행 장애 Dyspraxia

운동 장애를 평가하는 도구로 가장 많이 사용되어지는 것은 Bruininks-Oseretsky Test of Motor Proficiency, Second Edition(BOT2)과 Movement Assessment Battery for Children-2 (MΛBC-2)이다. 수행기반 검사와 함께 수행에 대한 보호자 체크리스트를 제공한다. BOT2는 4가지 운동요소로 구성되며, 각 영역은 하위 검사를 포함한다. 다수의 하위검사에서 치료사가 SI 기능장애를 평가하는 동안 구조화되거나 비구조화된 관찰의 표준화된 데이터를 제공한다. BOT-2 하위검사와 SI 기능장애간 관계는 표 10-1 및 그림 10-1에서 확인할 수 있다. BOT-2는 4세에서 21세 사이의 아동, 청소년 및 초기성인에 대한 표준화된 점수를 제공한다. 검사자 매뉴얼(Bruininks & Bruininks, 2013)과 검사 도구에 대한 연구(Deitz, Kartin, & Kopp, 2007)는 BOT-2로 수집된 데이터의 신뢰도 및 타당도에 대한 근거를 제시하고 있다. 그러나 Deitz 등은 모든 하위검사가 검사에서 제시하는 연령대 전체에서 신뢰할 수 있는 것은 아니며 어린 아동(4세 및 5세), 특히 운동 지연이 있는 아동은 일부 항목을 수행하는 것이 매우 어렵다는 점을 지적했다.

BOT2(Bruininks-Oseretsky Test of Motor Performance[BOTMP], Bruininks, 1978)와 SIPT(Southern California Sensory Integration Test, [SCSIT]; Ayres, 1980)의 선행연구를 기반으로 실행 기능 평가에 BOT-2가 포함되어졌다. BOTMP검사(미세운동, 대근육운동, 총 점수)와 SCSIT검사 총점에서 유의한 관계가 있었는데, Ziviani 등(1982)은 SCSIT 점수와 BOTMP 항목 중 미세운동, 대근육운동, 종합점수와 유의한 상관관계가 있다고 보고하였다. 또한 윌슨 등은 1995년 BOTMP에서 다음 4가지 하위검사가 가벼운 운동장애를 가진 아이들을 확인하는 데 특히 좋다는 것을 발견했다.

- 달리기 속도 및 민첩성(Running Speed and Agility)
- 균형(Balance)
- 시-운동 협응(Visual-Motor Coordination)
- 상지 속도와 기민성(Upper Limb Speed and Dexterity)

하지만, BOT2는 BOTMP와 실질적으로 다른 검사도구이며 실행 기능 평가를 위해 해당 평가도구를 사용하기 위해서는 더 많은 작업이 필요하다는 점에 유의해야 한다(Bruininks & Bruininks, 2013; Deitz, Kartin, & Kopp, 2007).

Movement ABC-2(MABC)(Henderson & Sugden, 1992년)는 미국, 캐나다, 영국의 어린이들을 대상으로 표준화되었다. 일부 학자(Rosblad & Gard, 1998; Smits-Engelsman, Henderson, & Michels, 1998)는 유럽에서 **일반화**시키기에는 적절한 데이터라고 주장하였으나, 또 다른 학자는(Livesey, Coleman, & Piek, 2007) 호주와 아시아와는 문화적 차이가 있을 것이라 염려하였다. MABC-2에는 기민성, 공 기술 및 균형을 평가하기 위한 항목이 포함되어져 있다. BOT-2와 유사하게, MABC-2 항목의 대다수는 치료사들이 감각통합 기능평가의 맥락에서 구조화되거나 비구조화된 관찰에 대한 표준데이터를 제공한다. MABC-2 하위검사와 감각통합 기능장애 사이의 관련성은 표 10-1과 그림 10-1에서 확인할 수 있다.

MABC-2는 3세에서 16세 사이의 아동 및 청소년에 대한 표준점수를 제공한다. 그러나 해당 평가도구의 고찰 논문에서 Brown과 Lalor(2009)는 많은 연구가 MABC의 심리 측정 특성을 다루었지만 MABC-2로 수집된 데이터의 신뢰성이나 유효성에 대한 증거가 거의 없다고 지적했다. Brown 등은 MABC와 MABC-2 사이에 상당한 차이가 있음을 주장했다. 따라서 MABC-2에서 제시하는 표준 데이터는 다양한 연령대의 아동이 얼마나 잘 수행해야 하는지에 대한 대부분의 검사자의 주관적인 지식보다 신뢰할 수 있겠지만 주의해서 사용하는 것이 좋을 것으로 보인다. 이 장의 끝에 있는 Lenard의 사례에서 MABC-2 적용방법을 확인할 수 있다.

MABC-2에 포함된 체크리스트는 다양한 일상활동에 대한 부모의 평가를 반영한다. Henderson과 Sugden(1992년)은 이 체크리스트를 개발하면서 Gentile 등(1975)이 설명한 운동과제의 난이도 등급을 적용하였다. 대상 물체의 운동량과 물체에 조작하는 데 필요한 운동량을 모두 기반으로 하며, 연속체로서의 실행의 구성을 반영한다. 자세에서는 바닥에 앉아 신발을 신는 것은 대상(구두)의 움직임이 거의 없고 대상(구두)에 따라 행동하는 개인의 움직임도 거의 없다. 반대로, 서서 신발을 신는 경우, 신발에 발을 넣기 위해 발을 구르기 위해 대상과 개인 모두의 엄청난 움직임을 수반할 수 있다. 따라서 아동이 일상생활 활동 수행을 방해하는 실행 기능 문제의 잠재적 영향은 MABC-2 체크리스트의 점수의 해석에서 도출할 수 있다.

Clinical Observations of Motor and Postural Skills Second Edition(COMPS-2; Wilson, Pollock, Kaplan, & Law, 2000)는 오랜기간 동안 치료사들이 운동 협응에 대한 정보를 파악하기 위해 사용되어지고 있는 검사도구이다. COMPS-2는 5세~15세 아동을 대상으로 표준화되었으며 규준-참조 선별도구로 Ayres의 Clinical Observation (Ayres, 1976)을 신뢰도가 검증된 항목 위주로 개선 및 반영하였다. 이는 표준화된 검사 결과를 보충·설명하기 위해 유용하게 사용되어진다. COMPS-2의 항목에는 **느린 움직임**, 반복운동장애(diadokokinesia), 손가락-코 접촉, 엎드린 자세에서 폄, 누운자세에서 굽힘 및 비대칭 긴장성 목반사가 포함된다. 2판의 연구는 아직 나온 것이 거의 없으나 개정 전 도구에서 발달협응장애가 있거나 없는 아동을 검사할 때 검사-재검사 신뢰도, 평가자간 신뢰도 및 **내적 합치도**가 높게 나타났다(Wilson, Pollock, Kaplan, Law, & 패리스, 1992). 2판에서부터는 연령 범위가 기존 5세~9세 11개월에서 5세~15세로 확대되어졌다. 따라서 나이가 많은 아동의 검사 해석 시 신중한 분석이 필요할 것이다.

대근육 및 미세 운동 기능을 평가하기 위해 사용할 수 있는 또 다른 도구로, Miller Function & Participation Scale(M-FUN; Miller, 2006)이 있다. M-FUN은 대근육운동, 미세운동 및 시-운동수행 능력에 대한 검사 항목이 있으며 운동수행과 참여를 연관시켜 설명한다. 감각통합 기능의 측면을 평가하기 위해 M-FUN와 같은 도구를 활용하려면 관찰기술을 사용하여 운동수행의 수준을 검사하고 각 작업이 어떻게 개념화, 계획 및 실행되었는지 확인하는 것이 중요하다. 이와 같이 M-FUN 및 기타 유사한 도구는 일반적으로 SI 기능장애(미세운동, 대근육운동, 시-운동 및 참여)와 관련된 최종 산물에 대한 통찰력을 제공할 수 있지만 해당 검사만으로는 감각통합 문제가 모든 문제의 근원이라고 판단하기에는 한계가 있다.

사례 연구 ■ LENARD의 실행 기능

Lenard는 서투른 운동기술, 그룹에서의 놀이에 대한 주저, 놀이의 동일성에 대한 선호도를 조사하기 위한 작업치료 평가를 위해 의뢰되었다. 감각통합 이론적으로 SIPT를 사용하는 것이 필요할 수 있지만 SIPT를 대신하여 다른 평가들을 조합하여 적용하였다. 아동의 운동능력을 고려할 때, Lenard는 전정 및 고유수용성 감각 처리, 자세 및 안구조절, 실행의 어려움을 겪을 것이라고 가정하였고 MABC-2, MABC 체크리스트 및 임상관찰을 사용하여 이러한 영역의 평가가 진행되었다. MABC-2의 평가에서 Lenard는 정적 및 동적 균형과 공 기술에 어려움을 겪었으며 백분위는 균형 3 퍼센타일, 공 기술 5 퍼센타일로 나타났다. 손 기민성 영역의 백분위수는 7 퍼센타일로, 경계 수준이었다. 아동의 어머니가 작성한 체크리스트의 결과는 위험 수준으로 확인됐다. 또한 Lenard의 소심하고 불안한 성향은 어머니의 영향이 다소 있음을 알 수 있었고, 이는 움직임 점수에 영향을 미친 것으로 보였다.

그림 10-2에 표시된 모델에서 치료사는 이러한 결과에 대한 해석을 "표시"하였는데, 우려 영역에 대해 "플러스"(+)를 표시하고 우려하지 않는 영역에 대해 "마이너스"(-)를 표시하였다. MABC-2 결과는 Lenard의 자세-안구 조절의 어려움을 시사하고 전정 및 고유수용성 감각 처리의 어려움을 암시한다.

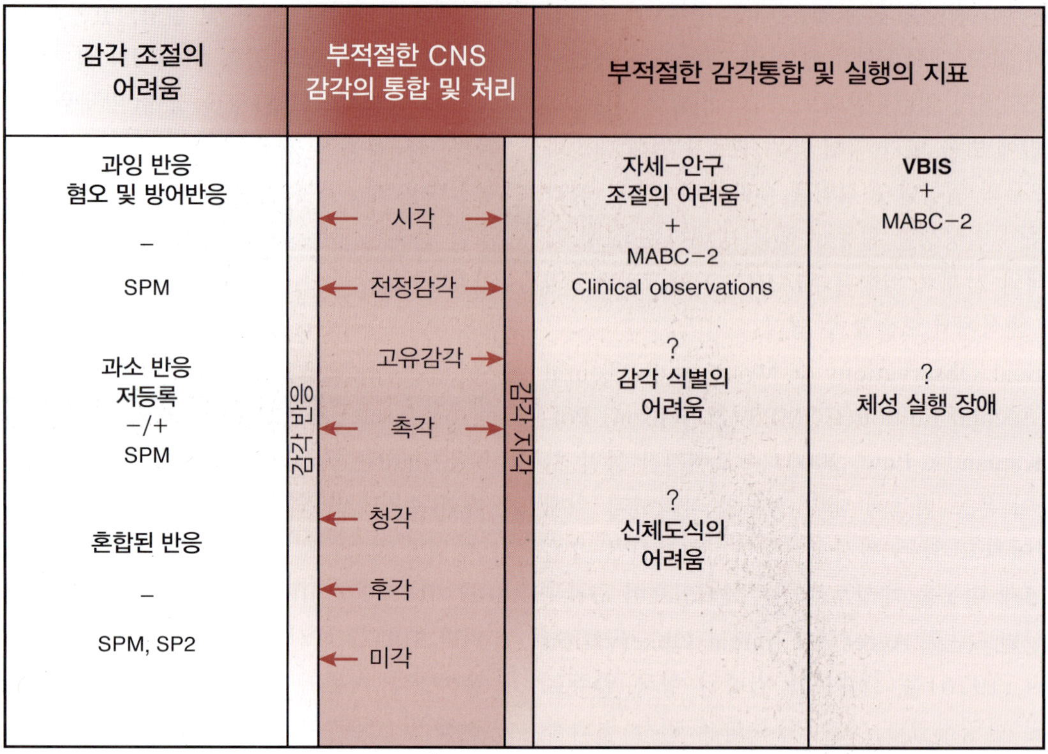

그림 10-2 Lenard의 평가에 대한 카테고리.

요점

- 특정 상황에서는 SIPT 평가(관리, 채점, 해석을 포함)는 실용적이지 않을 수 있다.
- 임상관찰 및 SP2, SPM, BOT2, MABC-2, COMPS 및 M-FUN과 같은 기타 평가의 시행은 아동의 실행 기능과 행동장애가 어떻게 나타날 수 있는지에 대한 중요한 정보를 수집하는 데 사용될 수 있다. 이는 일상적인 작업을 수행하는 아동의 능력에 영향을 미친다.

체성감각 구별 평가

Assessment of Somatosensory Discrimination

체성감각 구별에 대한 표준화된 검사는 거의 없다. SIPT와 유사한 4세~9세 아동을 대상으로 표준화된 SCSIT(Ayres, 1980)의 몇 가지 검사에서 이것을 관찰하는 구조를 제공하고 있는데 입체인지지각, 촉각 위치인식, 손가락 식별, 서화 감각, 시각-촉각 통합, 그리고 운동감각에 대한 검사이다. 그러나 상대적으로 검사-재검사 신뢰도가 낮고 40년도 전에 표준화된 도구이므로 사용하기에는 무리가 있다. 이러한 단점으로 사용하지 않는 것을 권장하고 있다. SCSIT에서는 평균점수의 표준편차(> -1.0)보다 1 이상 낮은 점수는 일반적인 기능을 반영하고, 그 미만 점수는 특정 연령의 대부분의 아동보다 낮은 기능을 나타낸다. 이 검사는 기능 관찰을 구조화하는 방법으로 사용될 수 있고, 또한 신중하게 사용한다면 해석에 대한 지침을 제공할 수도 있을 것이다.

최근 미국 국립보건원(NIH)은 전 연령에 걸쳐 간단하고 쉽게 사용할 수 있도록 설계된 ToolBox를 개발했다(Gershon 등, 2013). 검사 도구는 인지, 감정, 운동 및 감각기능에 대한 평가를 포함하고 있으며, 개별 항목은 연령에 따라 다양한 적응반응을 나타내는 3~85세의 개인에게 적용가능하다. 감각의 척도에는 청각 **"단음절을 구분할 수 있는"**, 시각 명료도, 후각 식별, 미각 지각, 성인에서의 통증 척도를 포함하고 있다(http://www.healthmeasures.net/exploremeasurement-systems/nih-toolbox/intro-to-nihtoolbox/sensation). 이 항목들이 감각 식별에 대한 자세한 정보를 제공하는 목적은 아니지만 선별 도구로서 유용할 수 있다. 예를 들어, 체성감각 구별과 관련된 NIH ToolBox 항목에는 SCSIT와 SIPT의 운동검사에 기반한 *간단한 운동감각 테스트*, 손목의 위치지각 검사와 SCSIT와 SIPT의 촉각 구별에 기반한 촉각구별 테스트, Semmes-weatin 및 모노필라멘트를 사용한 도구의 위치 *파악검사*를 포함하며 매뉴얼 형식도 SCSIT 및 SIPT 하위검사의 매뉴얼을 기반으로 하고 있다. 검사수행 범위는 초기 생애주기별 검사에 기초한다. ToolBox의 감각 항목은 감각 및 고유수용성 감각을 검사하기 위한 빠르고 저렴한 수단이다.

요점

- 아동의 감각 구별 평가를 단일 목적으로 개발된 표준화된 도구는 없다.
- SCSIT의 체성감각 하위검사를 사용하면 아동의 촉각 및 고유수용성 감각 처리에 대한 지침을 제공할 수 있다.
- NIH Toolbox의 체성감각 항목은 아동의 감각구별 능력을 선별하기에 유용하다.

자세 및 안구조절 평가
Assessment of Postural and Ocular Control

자세 및 안구조절은 전정-고유수용 감각의 중요한 지표라고 볼 수 있다. 평가에는 다음과 같은 내용을 포함한다.

- BOT2의 하위검사이고 MABC-2의 항목인 균형
- 신경운동수행의 표준화된 임상관찰(임상관찰 평가에 대한 자세한 내용은 COMPS 및 9장 참고)

표준화된 임상관찰은 SIPT 평가의 시행유무와 관계없이 SI를 평가할 때 매우 유용하다.

이 장에서 다룬 Lenard의 사례에서 강점과 필요성을 알아내기 위해 임상관찰을 사용한 것을 볼 수 있다. Blanche, Bodison, Chang 및 Reinoso(2012)는 9장(평가과정에서 임상관찰의 사용)에서 몇 가지 임상관찰에 대해 설명하고 예비로 표준화된 데이터를 제공했다. 다음은 전정-고유수용성 감각에 대한 정보를 제공한다.

- 엎드린 자세에서 폄
- 누운자세에서 머리와 목의 굽힘
- 선 자세에서의 자세반응
- 무릎으로 선 자세에서 역동적 뻗기

Blanche 등은 또한 다음의 양측사용 및 실행과 관련된 과제를 평가하기 위한 지침과 예비로 표준화된 데이터를 제공했다.

- 누운자세에서 굽힘
- 피드백에 의존한 작업(즉, 느린 RAMP 움직임)
- 피드포워드에 의존한 작업(즉, 공놀이)
- 순서화 작업(즉, 빠른 교대운동, 순차적 손가락 터치)
- 줄넘기
- 점핑잭, 보폭 점프

사례 연구 ■ LENARD의 임상관찰 수행

임상관찰에서, Lenard는 관심을 가지고 있는 것처럼 보였지만, 수행이 어려운 것을 알 수 있었다. 엎드린 자세에서 폄을 모방하고 유지하는 것에 어려움을 겪었고, 나쁜 자세반응을 보였으며 움직이는 지면에서 자세를 유지하며 도달하는 것에 어려움을 보였다. 그는 점핑잭이나 줄넘기를 수행할 수 없었다. 검사자는 MABC-2를 기반으로 한 해석을 뒷받침하는 그림 10-2의 모델에 임상관찰 내용을 추가하였다.

요점

- 자세 및 안구 조절의 평가는 임상관찰에 의존한다.

SIPT를 사용하지 않은 검사 시행 시의 주의사항과 임상적 추론의 필요성

A Need for Caution and Clinical Reasoning in Testing without the SIPT

이 장에서 제안된 검사도구들은 SIPT가 비실용적이거나 불가능한 상황에서 평가의 기초를 제공할 수 있지만, 몇 가지 주의해야 할 사항이 있으며 특히 실행과 관련된 검사를 할 때 중요하다. 첫째, 검사 전체에서 발췌한 항목, 검사 또는 하위검사를 자주 사용해야 한다. 이것은 가장 확실하게 신뢰도에 영향을 미치므로 항목의 타당도에 영향을 미치게 된다. 둘째, 검사에서 사용되어지는 용어가 문제가 될 수 있다. 이 검사들은 검사항목에서 요구하는 수행의 분석에 SI 기능장애에 대한 지식을 혼합하여 제안하고 있다. SI 기능 및 기능장애를 평가하기 위해 대안적인 도구의 적용을 고려할 때는 감각통합에 대한 이론적 지식과 임상적 추론과정에 의존해야 할 것이다. Schaaf와 Mailloux(2015)는 유용한 임상적 추론을 설명하고 자폐성 장애 아동에게 이를 적용하였다(Faller, van Hooydonk, Mailloux, & Schaaf, 2015). 검사나 하위검사의 명칭, 특히 MABC-2에서 시행되는 검사명칭들은 SI의 구성요소를 반영하는 것처럼 보일 수 있지만 사실 해당 항목은 SI 평가만을 위해 개발된 것은 아니다. 다른 상황에서는 감각통합이 아닌 영역의 평가를 반영하는 것처럼 보일 수 있다.

셋째, BOT2 및 MABC-2는 모두 운동평가라고 볼 수 있다(Burton & Miller, 1998). Burton과 Miller는 BOT2와 같은 검사를 통해 추론된 능력은 일반적인 기본 능력을 반영하기보다는 기술에 따라 다를 수 있다고 주장했다. Burton과 Miller는 수행을 평가하는 데 훨씬 바람직한 방법이 기능적 움직임 기술(즉, 일상활동의 맥락에서 수행되는 것)을 평가하는 것이라고 하였다. 이 장에 설명된 검사 중에서 MABC 체크리스트와 M-FUN은 해당 범주에 완전히 속하는 유일한 평가이다. 마지막으로, 실행에 대한 정확한 평가는 유용한 감각 구별 검사에 영향을 받는다. 하지만 이러한 기능을 평가하기 위해 표준화되고 심리 측정적으로 타당한 도구는 거의 없다. SCSIT 하위검사는 쉽게 사용할 수 없고 또 사용하기에는 단점이 많다. NIH Toolbox 감각 항목은 평가라기보다 선별도구에 가깝다. 따라서 이러한 평가로 도출한 결과는 신중하게 사용하는 것이 필요하다.

감각 조절장애 평가

Assessment of Sensory Modulation Disorders

SI 이론은 (1) 실행 장애 및 (2) 조절의 어려움으로 나타나는 장애의 두 가지 범주를 설명하고 있다(1장 참조). SIPT의 점수는 실행과 이를 뒷받침하는 감각 구별 능력만을 반영하고 있다. 따라서 SI에 대한 완전한 평가에는 SIPT 이상의 조치가 포함되어야 할 것이다. 조절 장애의 평가를 위해 사용되는 평가로 두 가지 검사를 설명할 수 있다. (1) SP-M(Parham, Ecker, Kuhaneck, Henry, & Glennon, 2010); (2) SP2(Dunn, 2014), 영아, 유아 및 아동용 버전과 청소년/성인 SP(Brown & Dunn, 2002). 이 검사들은 조절을 평가하기 위한 공식적인 검사도구이며 일반적으로 흔히 사용되어진다. 그러나 두 검사 모두 조절에 대한 평가만 하는 것은 아니다. SPM과 SP 모두 감각처리 평가도구이며, 조절과 구별을 모두 포함하는 "우산" 구조이다. "우산"과 조절 및 구별의 구성은 그림 10-1의 모델에 묘사되어 있다. 그 중심에는 SI와 감각 처리가 있다. 모델의 왼쪽에서 감각에 대한 반응 또는 감각 조절 구조, 오른쪽에는 감각 구별을 포함하는 구조를 확인할 수 있다. 특히 SPM의 항목은 감각처리의 어려움에서 비롯된 것으로 생각되는 가정, 학교 및 지역사회 참여의 어려움을 구별한다. 따라서 감각 조절을 평가할 때는 특정 검사의 섹션을 신중하게 선택하고 각 항목을 평가해야 한다.

감각처리 측정
Sensory Processing Measure(SPM)

SI 이론에 기초한 SPM과 SPM-P는 2~12세 아동을 대상으로 하며 검사-재검사를 포함한 신뢰도와 타당도의 여러 측면에서 우수한 근거를 가지고 있다. 심리 측정 특성에 대한 자세한 내용은 16장과 검사 매뉴얼(Parham, Ecker, Kuhaneck, Henry, & Glennon, 2010)을 참조한다.

감각 프로필-2 Sensory Profile-2(SP2)

SP2(Dunn, 2014)와 청소년/성인용 SP(Brown & Dunn, 2002)는 영아부터 65세 이상까지의 성인을 대상으로 하고 있다. 검사-재검사 및 평가자 간 신뢰도가 높고, 비록 표본의 수는 크지 않지만 정상 발달 아동과 발달 지연, 주의력 결핍 과잉행동 장애, 자폐증, 학습 장애, 지적 장애 등 다양한 발달 조건을 가진 아동을 성공적으로 구별하는 것으로 밝혀졌다. 비슷한 성격을 가진 검사(예: Behavior Assessment System for Children; Social Skills Inventory System; Vineland, School Function Assessment)의 점수와도 상관관계가 있었다. 심리 측정 특성에 대한 자세한 내용은 16장과 검사 매뉴얼(Dunn, 2014; Brown & Dunn, 2002)을 참조한다.

SP2 검사는 (1) 신경학적 임계값(낮음에서 높음으로) 및 (2) 자기조절 메커니즘(능동적/수동적)의 두 연속으로 구성된 감각 조절의 개념적 모델을 기반으로 한다(그림 10-3 참조). 검사의 결과는 네 가지 감각 처리 패턴 중 하나로 설명되도록 해석될 수 있다. 다이어그램의 상위 절반을 차지하는 범주

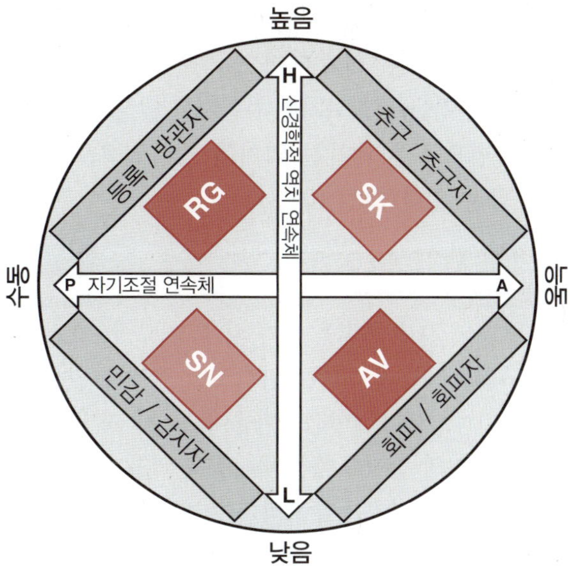

그림 10-3 Dunn의 신경학적 역치와 자기조절 모델. 이 모델은 신경학적 역치 연속체(세로 방향의 흰색 화살표) 사이의 상호성을 반영한다. 신경학적 역치가 높은 경우 자기조절에 대한 접근 방식이 수동적이면 "방관자"로, 능동적이면 "추구자"로 칭하고 신경학적 역치가 낮은 경우 자기조절에 대한 접근방식이 수동적이면 "감지자", 능동적인 경우 "회피자"로 설명된다. *출처: Sensory Profile 2. 2014 NCS Pearson, Inc.의 허가를 받아 인용. 판권 소유.*

는 상대적으로 높은 감각 역치를 가졌다고 설명할 수 있다. 다이어그램의 왼쪽 상단에 해당하는 경우, 높은 신경학적 역치에 수동적으로 반응하는 유형이다. Dunn은 이 경우, "방관자"라고 칭했다. 행동 반응이 이 범주에 속하는 경우 다른 사람들은 쉽게 알아차릴 수 있는 감각 신호를 놓칠 수 있다. 이와는 대조적으로 높은 신경학적 역치(오른쪽 상단)를 적극적으로 자기 조절하는 경우, "추구자"라고 한다. 여기에 해당하는 경우 감각이 풍부한 환경을 만들어 높은 신경학적 역치(그리고 지루함)에 대응하려는 경향을 보일 수 있다. 다이어그램의 아래쪽 절반을 차지하는 범주에 포함되는 경우 신경학적 역치가 낮다고 볼 수 있다. 낮은 역치에 수동적으로 반응하는 경우는 "감지자"라고 한다. 이 경우, 감각 자극에 쉽게 반응하여 다른 사람들이 종종 알아차리지 못하는

것을 알아차릴 수 있다. 마지막으로 오른쪽 아래에 표시되는 경우는 "회피자"라고 하며 여기에 해당하는 경우 감각을 철회하거나 차단하고 일상과 환경을 구조화함으로써 낮아진 역치를 능동적으로 조절하려 할 수 있다(그림 10-3).

사례 연구 ■ LENARD의 감각 조절에 대한 결론

실행 및 자세 조절을 평가 외에, 치료사는 Lenard의 그룹놀이를 방해하는 감각조절 장애가 있을 수 있다고 예상했다. 아마도 아동이 친구들과 함께 있을 때 타인의 친밀한 행동이 아동을 괴롭게 할 수 있을 것이다. 검사자는 부모와 교사 모두에게 SPM 평가를 시행하였다. 또한 아동기 불안과 자기 효능감 검사를 시행했지만 여기서는 다루지 않을 것이다.

SPM에서는 교사와 부모의 관점에서 약간의 차이가 있었지만 전반적으로 Lenard는 청각, 촉각, 미각, 후각 영역에서 전형적인 범위에 속하는 것으로 나타났다. 그러나 신체인식, 균형과 움직임, 계획 및 움직임 개념을 반영하는 항목에 약간의 어려움을 겪는 것으로 보였다. 모델(그림 10-2)에 "과소반응/저등록"에 대해 +/-를 표시하였다. 부모와 교사가 신체 인식, 균형 및 동작, 계획 및 움직임 개념과 관련하여 보고한 것과 일치하기 때문이다. 그림 10-2에서 볼 수 있듯이 감각 과민성이나 혼합된 반응을 고려할 수 있는 충분한 이유를 찾지 못했다. 체성감각 구별에 대한 평가를 시행하지 않았기 때문이다.

검사 결과들을 토대로 Lenard의 문제는 대부분 전정 및 고유수용성 감각 처리의 어려움과 관련이 있다고 가정했으며, 이는 잘못된 자세 조절 및 양측 운동의 어려움으로 보여진다. 그룹에서 어울리는 것을 피하는 것은 감각 과민 반응보다는 서투른 움직임과 관련이 있고 과민 반응의 경우 약하게 연관된 것으로 여겨진다. Lenard가 새롭고 생소한 놀이나 게임의 참여를 피하는 것은 계획 및 관념의 어려움, 그리고 자세 조절 및 양측 협응이 좋지 않은 것과 연관되어 설명하였다. 그러나 평가에서 이러한 영역 중 일부를 직접 다루지 않았기 때문에 이러한 내용을 모두 확신할 순 없다. 치료사는 Lenard에게 중재를 권고하였고, 아동과 협력하여 해당 가설을 확인하고 Lenard의 강점과 요구를 더 잘 이해할 수 있도록 지속적인 평가를 시행할 것이다.

요점

- 감각 구별은 SIPT 검사에서 확인할 수 없는 SI 기능이다.
- SPM 및 SP2는 감각 처리 및 감각 조절을 평가하는 데 사용할 수 있는 적절한 검사 도구이다.

증거

Su와 Parham(2014)의 "독특한 구성에서 감각계의 타당성(Validity of Sensory Systems as Distinct Constructs)" 연구는 촉각, 전정-고유수용성 감각, 시각 및 청각 시스템이 연령에 관계없이 뚜렷하고 유효한 요소를 형성한다는 가설을 뒷받침하는 결과를 보고했다. 따라서 감각 시스템(예: SPM)을 기반으로 점수를 산출하는 평가 도구는 임상평가에 대한 유효한 접근 방식을 제공한다. 이 연구의 결과는 특정 감각 시스템의 문제가 과민 반응 및 과소 반응과 같은 다양한 어려움을 나타낼 수 있을 뿐만 아니라 지각 및 운동 문제를 초래할 수 있음을 시사하고 있다. 따라서 평가 결과가 특정 감각 시스템 내의 문제를 설명할 때, 임상가는 해당 감각 시스템에 대한 추가적인 평가가 필요하다. 이것은 특정 감각 시스템 내에서 발생하는 감각 처리 문제의 유형을 결정하는 데 도움이 될 뿐만 아니라 감각 처리나 조절의 어려움이 아동의 활동과 일상생활에서 어떻게 나타나는지 확인하는 데 유용하다.

요약 및 결론 Summary and Conclusions

SIPT 검사는 비용이 많이 들고 시간이 많이 소요될 수 있으며, 북미 이외 지역의 표준데이터 적용 가능성은 거의 알려지지 않았으며 데이터 또한 오래되었다. 게다가, SIPT 만으로는 SI 기능에 대한 완전한 평가를 제공하지 못한다. 그럼에도 불구하고, 지금까지 실행과 이것을 뒷받침하는 것으로 생각되는 감각 구별 기능을 평가하기 위한 가장 포괄적이고 심리 측정적으로 적절한 검사 도구로 사용되어져 왔다. 임상가는 SIPT 없이 평가를 시작할 때 다양한 근거를 바탕으로 결과를 신중하게 선택하고 해석할 준비가 되어 있어야 한다. 이를 위해서는 SI 이론적 지식에 대한 숙지, 숙련된 임상적 추론, 그리고 SIPT 점수의 관리 및 해석과 관련된 과정과 다른 평가 과정에 상당한 시간과 노력을 기울여야 한다. 이 장에서 몇 가지 지침을 제공했지만 대부분의 작업은 독자에게 남아있다.

어디에서 자료를 더 찾을 수 있는가? Where Can I Find More?

Mailloux, Parham, Roley, Ruzzano 및 Schaaf (2018)의 연구에서는 Ayres Sensory Integration®(EASI) 검사의 새로운 평가를 소개하고 있다. EASI 저자는 세계 여러 국가의 3세–12세를 대상으로 저렴하고 전자적으로 접근이 가능하며 타당도와 신뢰도가 높은 실용적인 도구를 만들기 위해 노력하고 있다. EASI 검사는 네 가지 범주를 나타낸다. 감각 지각; 실행; 자세/안구/양측 운동 통합; 및 감각에 대한 반응. https://sites.google.com/site/2020asivision/home/goal–2–international–test에서 EASI의 개발 과정을 확인할 수 있다.

참고문헌

Ayres, A. J. (1976). *Interpreting the Southern California Sensory Integration Tests*. Los Angeles, CA: Western Psychological Services.

Ayres, A. J. (1980). *Southern California Sensory Integration Tests manual: Revised 1980*. Los Angeles, CA: Western Psychological Services.

Ayres, A. J. (1989). *Sensory Integration and Praxis Tests manual*. Los Angeles, CA: Western Psychological Services.

Blanche, E. I., Bodison, S., Chang, M. C., & Reinoso, G. (2012). Development of the comprehensive observations of proprioception (COP): Validity, reliability, and factor analysis. *American Journal of Occupational Therapy, 66*(6), 691–698. doi:10.5014/ajot.2012.003608

Brown, C., & Dunn, W. (2002). *Adolescent/Adult Sensory Profile*. San Antonio, TX: Pearson.

Brown, T., & Lalor, A. (2009). The Movement Assessment Battery for Children—Second Edition (MABC-2): A review and critique. *Physical & Occupational Therapy in Pediatrics, 29,* 86–103.

Bruininks, R. H. (1978). *Bruininks-Oseretsky Test of Motor Proficiency manual*. Circle Pines, MN: American Guidance Services.

Bruininks, R. H., & Bruininks, B. D. (2013). *Bruininks-Oseretsky Test of Motor Proficiency manual, second edition*. San Antonio, TX: Pearson.

Bundy, A. C., Lane, S. J., & Murray, E. A. (2002). *Sensory integration: Theory and practice* (2nd ed.). Philadelphia, PA: F. A. Davis.

Burton, A. W., & Miller, D. E. (1998). *Movement skill assessment*. Champaign, IL: Human Kinetics.

Deitz, J. C., Kartin, D., & Kopp, K. (2007). Review of the Bruininks-Oseretsky Test of Motor Proficiency, Second Edition (BOT-2). *Physical and Occupational Therapy in Pediatrics, 27,* 87–102.

Dunn, W. (2014). *Sensory Profile2: User's manual*. San Antonio, TX: Psychological Corporation.

Dunn, W., Griffith, J. W., Sabata, D., Morrison, M. T., MacDermid, J. C., Darragh, A., . . . Tanquary, J. (2015). Measuring change in somatosensation across the lifespan. *American Journal of Occupational Therapy, 69,* 6903290020. doi:10.5014/ajot.2015.014845

Faller, P., van Hooydonk, E., Mailloux, Z., & Schaaf, R. (2015). Application of data-driven decision making using Ayres Sensory Integration® with a child with autism. *American Journal of Occupational Therapy, 70*(1), 7001220020p1-7001220020p9. doi:10.5014/ajot.2016.016881

Gentile, A. M., Higgins, J. R., Miller, E. A., & Rosen, B. M. (1975). The structure of motor tasks. *Movement, 7,* 11–28.

Gershon, R. C., Wagster, M. V., Hendrie, H. C., Fox, N. A., Cook, K. F., & Nowinski, C. J. (2013). NIH toolbox for assessment of neurological and behavioral function. *Neurology, 80*(11 Suppl 3), S2–S6. doi:10.1212/WNL.0b013e3182872e5f

Henderson, S. E., & Sugden, D. A. (1992). *Movement Assessment Battery for Children manual*. New York, NY: Psychological Corporation.

Henderson, S. E., Sugden, D. A., & Barnett, A. (2007). *Movement Assessment Battery for Children-2 manual*. San Antonio, TX: Pearson.

Keogh, J. F., & Sugden, D. A. (1985). *Movement skill development*. New York, NY: MacMillan.

Lane, S. J., Reynolds, S., & Dumenci, L. (2012). Sensory overresponsivity and anxiety in typically developing children and children with autism and attention deficit hyperactivity disorder: Cause or coexistence? *American Journal of Occupational Therapy, 66*(5), 595–603. doi:10.5014/ajot.2012.004523

Law, M., Baum, C., & Dunn, W. (2005). *Measuring occupational therapy performance: Supporting best practice in occupational therapy* (2nd ed.). Thorofare, NJ: Slack Inc.

Livesey, D., Coleman, R., & Piek, J. (2007). Performance on the Movement Assessment Battery for Children by Australian 3- to 5-year-old children. *Child: Care, Health and Development, 33*(6), 713–719.

Mailloux, Z., Parham, L. D., Roley, S. S., Ruzzano, R., & Schaaf, R. (2018). Introduction to the Evaluation in Ayres Sensory Integration® (EASI). *American Journal of Occupational Therapy, 72,* 7201195030p1–7201195030p7. doi:10.5014/ajot.2018.028241

Miller, L. J. (2006). *Miller Function & Participation Scales manual*. San Antonio, TX: Harcourt Assessment.

Parham, L. D., Ecker, C., Kuhaneck, H. M., Henry, D. A., & Glennon, T. J. (2010). *Sensory Processing Measure: Manual*. Los Angeles, CA: Western Psychological Services.

Rosblad, B., & Gard, L. (1998). The assessment of children with developmental coordination disorders in Sweden: A preliminary investigation of the suitability of the movement ABC. *Human Movement Science, 17,* 711–719.

Schaaf, R. C., & Mailloux, Z. (2015). *A clinician's guide for implementing Ayres Sensory Integration: Promoting participation for children with autism*. Bethesda, MD: AOTA Press.

Smits-Engelsman, B. C. M., Henderson, S. E., & Michels, C. G. J. (1998). The assessment of children with developmental coordination disorders in the Netherlands: The relationship between the movement assessment battery for children and the Korperkoordinations Test fur Kinder. *Human Movement Science, 17,* 699–709.

Su, C.-T., & Parham, L. D. (2014). Validity of sensory systems as distinct constructs. *American Journal of Occupational Therapy, 68,* 546–554. doi:10.5014/ajot.2014.012518

Wilson, B., Pollock, N., Kaplan, B. J., Law, M., & Faris, P. (1992). Reliability and construct validity of the Clinical Observations of Motor and Postural Skills. *American Journal of Occupational Therapy, 46*(9), 775–783.

Wilson, B. N., Polatajko, H., Kaplan, B. J., & Faris, P. (1995). Use of the Bruininks-Oseretsky Test of Motor Proficiency in occupational therapy. *American Journal of Occupational Therapy, 49,* 8–17.

Wilson, B., Pollock, N., Kaplan, B. J., & Law, M. (2000). *Clinical Observations of Motor and Postural Skills-Second Edition*. Framingham, MA: Therapro.

Ziviani, J., Poulsen, A., & O'Brien, A. (1982). Correlation of the Bruininks-Oseretsky Test of Motor Proficiency with the Southern California SI Tests. *American Journal of Occupational Therapy, 36,* 519–523.

CHAPTER 11

평가 데이터의 해석과 설명

Interpreting and Explaining Evaluation Data

셀 수 있는 모든 것이 반드시 셀 수 있는 것은 아니다;
중요한 모든 것이 반드시 셀 수는 없다.
— Albert Einstein

학 습 목 표

이 장을 학습하고 난 이후, 독자는 다음 내용을 할 수 있을 것이다:

- ✔ 보호자 인터뷰와 평가결과를 기반으로 한 감각통합문제를 정의내릴 수 있다.
- ✔ 수행과 참여에 영향을 주는 실행을 포함한 감각통합 기능의 방법을 토론할 수 있다.
- ✔ 감각통합과 실행 기능 패턴의 확인을 이끌 수 있는 타당성 있는 연구로부터 주요한 발견점들을 서술할 수 있다.
- ✔ 목표설정과 보고서작성을 포함한 평가 결과 전략을 세울 수 있다.

목적과 범위 Purpose and Scope

8장 9장 10장에서는 감각통합과 실행검사(SIPT), 관련된 임상관찰, 감각 조절 기능장애의 평가 등을 포함한 감각통합의 평가에 대한 설명을 소개했다. 이 장은 평가 결과를 어떻게 해석하는지에 대해 설명한다. 6세 6개월된 남자아이 카일의 사례보고서로 시작하려고 한다. 감각통합 장애를 앓고 있는 카일의 평가 결과와 보호자의 인터뷰가 어떻게 통합되는지 이야기하려고 한다. 이 장에서 감각통합 장애의 특정 패턴을 검증하는 오래된 연구와 최근의 연구를 모두 제시하며, 이것을 카일의 관심사의 특정한 특성뿐만 아니라 일상생활을 방해하는 감각통합 기능장애의 양상을 확인하기 위한 기초로 사용될 것이다. 이 장에서 평가 결과를 부모나 교사들에게 어떻게 공유할 것인지에 대한 예시를 제공한다. 그리고 나서 재키를 위한 평가 과정의 간단한 서술에 대해 제공할 것이고 이것은 감각통합 관점으로부터 그녀의 강점과 요구를 확인하는 임상적 추론이 포함되어 있다.

서론 Introduction

평가를 위해서는 관련 정보의 수집이 필요하고, 이 과정은 질적 양적 자료를 산출해낸다. 평가 해석은 데이터로부터 의미를 만들어내는 것을 말한다.

적절한 시기에, 이 장에서 클라이언트의 아이들이 현재 갖고 있는 문제를 설명하기 위하여 감각통합 이론을 사용하려고 한다. 아동과 보호자로부터 얻어진 관련된 정보들과 함께, SIPT, 임상관찰, 감각 조절 평가의 결과를 사용하려고 한다. 또한 다른 전문가들에 의해 제공되는 부가적인 자료를 참고한다.

평가 결과의 해석은 감각통합 이론과 평가 과정의 강점과 제한점에 대한 전반적인 이해가 기초되어야 하는 기술이다. 이 장은 감각통합 기능장애로 추측되는 그룹을 위한 관찰과 평가점수를 고찰한다; 의미있는 군집이라는 단어는 직면한 문제를 설명하고 중재 계획을 위한 기초로 사용된다. *의미있는 군집*이 명확하게 밝혀질 수 없다면, 또는 중요한 당면 문제가 의미가 있는데 이를 설명할 수 없다면 감각통합이 아동을 이해하기 위한 최선의 이론적 틀이 아니라는 것을 인정할 것이다.

의뢰와 발달과거력

Referral and Developmental History

사례 연구 ■ KYLE

카일이 감각통합 기능장애가 의심되어 어머니 Mrs. P에 의해 평가를 받기 위하여 작업치료에 의뢰되었을 때의 나이는 6세 6개월이었다. Mrs. P의 언니는 작업치료사로 다른 주에 거주하고 있었다. Mrs. P의 언니가 카일의 어려움에 대하여 알게 되었을 때 그녀는 평가를 받아보도록 Mrs. P에게 권유했다.

카일의 어머니는 "나는 이것이 무엇을 의미하는지 모르지만, 카일이 나의 다른 세 아이들과 어떻게 다른지에 대하여 이야기하고 싶다"는 말로 시작했다. 그리고 나서 Mrs. P는 출생 시부터 카일의 성장과정에 대하여 이야기했다. 우리는 카일의 유년 시절과 관련된 부분에 이야기의 초점이 맞추어질 수 있도록 돕기 위한 질문을 했다. 우리는 감각통합 기능의 평가가 적절한지에 대한 증거를 찾기 위해 경청했다.

카일은 만삭아였고, 출생 시 아무런 문제가 없었다. 그러나 처음으로 먹기 시작했을 때부터 Mrs. P는 그가 다르다는 것을 느꼈다. 카일은 까다롭고 예민했으며 남의 품에 안겨 있는 것을 싫어했다. 그리고 빠는 힘이 약해서 돌보는데 어려움이 있었다. 카일의 수면주기는 불규칙했다; 거의 2세가 될 때까지 4시간 이상 자지 않았다. 심지어 6세가 되어서도, 밤에 6시간 이상 수면하는 경우가 드물었다.

만성적인 귀의 염증은 카일의 까다로움과 수면의 어려움을 악화시켰다. 카일의 어머니는 카일의 모든 문제점을 이 문제의 탓으로 돌렸다. 그러나 귀의 염증 빈도가 줄어들었을 때조차도 웬일인지 형제들과 다른 카일의 상태는 지속되었다.

카일의 행동이 문제가 있어 보이기는 했지만, 대부분의 운동 발달은 정상 범주의 가장 늦은 부분에 있었다. 비록 손과 무릎을 이용하여 네발기기를 하지는 않았지만, 그는 8개월에 독립적으로 앉았고 15개월에 걸었다. 걷기를 익히기 전에 카일은 돌아다닐 수 없음으로 인해 좌절하는 것처럼 보였고 많이 울었다. Mrs. P는 카일의 신체능력이 향상되어서 걷기를 배웠을 때 안도하였던 것을 기억했다. 그러나 그녀의 안도는 잠깐이었다. 걸을 수 있는 카일은 늘 움직였고 매사에 잘 넘어지고 물건에 부딪히고 물건을 넘어뜨렸다.

카일의 행동이 다루기 힘들었음에도 불구하고 Mrs. P는 그를 다정하고 사랑스러운 아이라고 말했다. 그는 형제들에게 친절했고, 종종 그들과 잘 놀았다. 그는 종종 돕는 일에 정신이 팔려있지만 집에서 도와주려고 노력했다. 비록 그는 예상치 못한 손길과 포옹을 좋아하지 않았지만, 그는 종종 가족들에게 사랑한다고 말했다. 카일은 영리해 보였고 언어능력은 일찍 발달했으며 고도로 발달된 유머감각을 지니고 있었다.

나이듦에 따라 카일의 다른 점은 더 뚜렷하게 드러났다. 카일은 둘째 아이였고 모든 아이들이 활동적이기는 했지만 카일의 행동은 종종 목적이 없어 보였다. 몇 초 이상 한 곳에 머무르지 못하고 이곳 저곳을 쉴새 없이 멈추지 않고 달렸다. 사람이 많은 곳이나 시끄러운 곳에 있으면, 카일의 행동은 두드러지게 나빠졌다. 가족들은 그를 쇼핑센터에 데리고 가는 것을 그만두었고 음식점도 대부분 가지 않았다. 가족들은 카일이 어느 특정한 음식을 먹을 때면 더 활동적이게 된다는 것을 알았고, 그의 식사를 조절했다.

카일이 유치원에 들어갈 나이인 5살이 되었을 때 Mrs. P는 그가 어느 손이든 물건에 가까이 있는 손을 사용한다는 것을 알았다. 그는 걷기나 달릴 때 서툴러 보였고 사물에 부딪히며 많이 넘어졌다. 공을 던지고 받는 것은 3살짜리 동생보다 못하였으며 그네에서 밀어주는 것을 좋아하여 4시간 씩 그네를 타려했음에도 불구하고, 그네를 스스로 타는 것은 하지 못했다. 그는 보조바퀴가 달린 작은 자전거의 페달을 밟는 것도 어려워했다.

카일이 색칠하기, 그림 그리기, 퍼즐 맞추기에 흥미를 나타내기는 했지만 4살 된 여동생만큼 그것들을 좋아하지 않았다. 카일은 자주 테이블에 상체를 기댔고 때때로 그는 의자에서 떨어지는 경우도 있었다. 자신의 손이 조금이라도 더러워지면 언제든지 곧바로 손을 씻었다. 또 카일이 가벼운 접촉에 대해 자주 적대감을 가지고 반응하는 것에 대한 의문이 명확하게 되었다. Mrs. P는 풀과 손 그림을 싫어하는 것은 촉각에 대한 민감성과 관계가 있다고 생각했다.

Mrs. P는 카일이 유치원 신체검사를 받으러 갔을 때 소아과 전문의와 관련된 이야기를 했다. 그 전문의는 리탈린이라는 약을 소량 투여해볼 것을 추천했다. 그 약은 카일이 과제에 집중하는 것을 돕는 것처럼 보였고, Mrs. P는 이것이 효과가 있을 것이라고 믿었다. 하지만 카일은 집중할 수 있음에도 불구하고 활동 수준이 매우 높았고 여전히 소음과 접촉에 대해 지나치게 민감했으며 협응은 향상되지 않았다.

카일은 5세 6개월에 유치원에 들어갔다. 선생님은 카일의 유머감각에 정말 즐거워했고 진정으로 그를 좋아했다. 선생님은 카일의 필요를 이해하고 있는 것처럼 보였고 원활하게 그를 도와주었기 때문에 카일의 유치원 생활은 성공적이었다. Mrs. P는 기뻤지만 카일의 운동능력과 학습 전 기술이 또래에 비해 떨어지고 활동수준이 줄어들지 않는 것에 대해 걱정했다. 카일은 형제자매와 함께 놀았지만, 다른 친구들과는 아무와도 함께 놀지 않았다.

Mrs. P는 카일이 학교에서 하루종일 있게 되고, 요구사항이 늘어나는 시기인 1학년 생활을 잘 해낼 수 있을지 걱정했다. 그녀는 새로운 선생님이 카일의 필요를 이해하지 못하고 강제로 적응하게 할까봐 걱정했다. 학교 관계자는 좀 더 낙관적이었고, 카일이 영리하며 1학년을 멋지게 보낼 것이라고 Mrs. P를 안정시켰다.

그러나 Mrs.P의 걱정은 현실화되었고 카일의 1학년 초반은 '불행'이었다. 그는 학교를 싫어해서 복통이 있다고 하거나 집에 있기 위해 많은 이유들을 찾아냈다. 숙제는 형편 없었고, 행동은 한층 더 나빠졌다. 선생님은 카일이 과제를 끝마치지 않고, 글씨는 알아볼 수 없으며 종이가 뚫어질 때까지 지운다는 것을 시사하는 기록을 작성했다. 때때로 그는 욕구 불만을 표현했고 종이를 찢었다. 선생님은 카일이 특수교육을 위한 평가를 받아야 한다고 생각했다. 그 점에 대해 Mrs. P는 카일을 작업치료사에게 평가받도록 제안했던 언니와 이야기했다.

카일을 방해하는 대부분의 것들이 무엇이냐고 질문했을 때, Mrs. P는 '낮은 자존감'이라고 대답했다. 그는 주의산만, 어둔함, 친구없음 그리고 자기의 부정적인 자아상의 원인이 되는 어떠한 것도 드러나지 않도록 하는 것에 대해 느꼈다.

평가

우리는 Mrs. P의 설명이 감각통합 기능장애가 카일의 운동장애, 주의산만 그리고 증가된 활동의 근거가 될 수 있다는 점을 시사하고 있어서 평가 계획을 세웠다.

교실 관찰

우리는 학교에서 관찰할 준비를 했고 평가 결과를 해석하고 중재 계획을 세우기 위해 카일의 선생님을 만났다. 독서와 수학 시간, 점심시간, 쉬는 시간에 다양한 환경의 영향에 대해 주의하여 집중하는지에 대한 카일의 행동을 관찰했다.

1학년 학급은 난잡하고 어지러운 장소였고 카일은 33명의 학생들 중 한명이었다. 집중하는 것이 어려웠기 때문에, 의자는 선생님 책상 옆에 있었고, 아이들은 선생님의 가르침이나 도움을 받기 위해 끊임없이 계속해서 카일의 책상을 지나갔다. 몇 차례나 카일은 다른 아이들에게 주어진 지시를 따라 했다. 자리가 아이들의 이동량이 많은 곳에 있었기 때문에 아이들은 때때로 그를 스치고 지나가기도 했다. 한 번은 이런 일이 일어났을 때, 카일이 그 아이를 때려서 징계를 받았다.

카일의 수 계산 과제는 숫자를 네모로 잘라서 풀로 종이에 붙이는 것이었다. 느리고 부자연스럽기는 했지만, 카일의 가위질은 과제를 수행하기에 충분했다. 그러나 첫 조각에 풀을 칠한 후, 그는 손에 묻은 풀에 너무 정신을 빼앗겨 과제를 완성하지 못했다. 그 대신에 그는 손가락에서 풀을 잡아 뜯으며 다른 학생들을 경계했다.

독서 모임에서의 수행은 조금 나았다. 카일과 선생님 그리고 4명의 아이들이 교실을 등지고, 구석에 모였다. 카일은 모임에 적절하게 참여했지만 그는 의자에서 2번이나 떨어졌으며 앉은 자세에 대하여 질책을 받았다.

점심시간에 카일은 식당에서 소음과 많은 아이들에게 완전히 압도당한 것처럼 보였다. 그는 우유팩을 여는 것도 어려워했으며 결국 우유를 엎지를 만큼 강한 힘을 사용했다. 학급 친구들과 함께 앉아있기는 했지만, 그들과 상호작용하지는 않았다. 그 대신 대부분의 시간을 주위를 둘러보며 지냈다. 점심시간이 끝났을 때 카일은 오직 샌드위치 반쪽과 과일 한 입을 베어 먹었을 뿐이었다.

카일과 반 친구가 휴식을 위하여 밖으로 나왔을 때 카일은 운동장을 무작정 달렸다. 그는 어떠한 친구들과도 함께 상호작용하거나 조직화된 게임을 하지 않았고, 함께 놀자고 제안하는 친구도 없었다.

우리가 선생님과 이야기했을 때, 선생님은 아침에 관찰한 활동이 대표적이라고 지적했다. 선생님은 카일이 노력한다면 더 잘할 수 있을거라는 자신의 믿음 때문에 좌절감을 나타냈다. 선생님의 최대 고민은 카일의 행동 특히, 주의산만과 활동수준, 그리고 과제를 완수하지 못하는 것과 관련되어 있다.

감각통합과 실행검사

그 다음주에 우리는 SIPT와 관련된 임상관찰을 사용하여 카일을 평가했다. 카일의 점수는 표 11-1에 제시되어 있다.

표 11-1 Kyle의 SIPT 결과

검사	SD점수
공간표상(SV)	−1.47
반대쪽을 이용한 공간표상	−1.05
선호하는 손을 이용한 공간표상	0.62
전정배경 지각	0.67
손 형태 지각	−1.25
운동감각	−0.24
손가락 식별	−0.81
서화감각	−2.13
촉각 자극 국소화	1.34
언어적 요구에 대한 실행	0.92
디자인 모방	−1.69
구성적 실행	−2.32
자세 실행	−1.52
구강 실행	−2.72
순서 실행	−3.00*
양측 운동 협응	−2.21
서기와 걷기 균형	−2.04
운동 정확도	−1.42
회전 후 안구진탕	−1.43

*는 western Psychological service에 의해 −3.0이라고 보고된 −3.0보다 낮게 평가된다.

표 11-2 피부 수용기와 관련된 감각의 위치, 형태, 적응 속도 및 섬유 유형

점수 범주		원점수	해석
사분면	추구/추구자	67	타영역보다 꽤 높음
	회피/회피자	47	타영역보다 높음
	민감성/센서	54	타영역보다 꽤 높음
	등록/구경꾼	25	타영역과 유사
감각섹션	청각	34	타영역보다 꽤 높음
	시각	14	타영역과 유사
	촉각	34	타영역보다 꽤 높음
	움직임	33	타영역보다 꽤 높음
	신체위치	13	타영역과 유사
	구강	15	타영역과 유사
행동섹션	구성	30	타영역보다 높음
	사회감정	34	타영역보다 높음
	주의력	29	타영역보다 높음

추가적인 관찰과 평가

카일이 오랜시간 앉아 있는 것을 어려워한다는 것을 발견했다. 특히 촉각 검사를 싫어했고, 자극에 대한 반응으로 자신의 팔과 손을 문질렀다. 카일은 그만하기 위해 많은 변명들을 생각해냈다.

카일의 어머니는 감각프로파일2을 모두 작성했다. 그의 점수는 표 11-2에 나와 있다. 감각 섹션 문제 영역에는 촉각과 소리에 대한 "남들보다 훨씬 더 많은" 범주의 점수가 포함되었으며, 이러한 감각에 대한 과민 반응을 반영한다. 그의 "남들보다 훨씬 더" 운동 점수는 운동을 추구하는 그의 경향을 반영한다. 이러한 점수는 감각처리의 장애, 특히 촉각과 청각계의 조절의 어려움이 일상생활 기능을 방해함을 시사하고 있다. 조절의 어려움이 카일의 활동 수준에 영향을 준 것 같았다. 감정과 사회적 반응 영역에서 "남들보다 더 많은" 점수를 획득하였는데 이것은 조절 능력 부족이 카일의 자존감, 좌절감 수준, 사회적 상호작용 그리고 비난에 대한 민감도에 영향을 주고 있음을 시사하고 있다.

카일은 전정과 고유감각 처리 과정과 관련된 많은 임상관찰의 수행을 어려워했다. 엎드린 폄(prone extension)을 취하려 하였을 때, 그는 머리를 수직으로 들 수 없었고, 그의 목에 통증이 있었다. 단 몇초만에 무릎을 갑자기 구부렸다. 엎드린 폄에 가까운 자세를 약 8초 동안 유지했다.

바로 누운 굽힘(supine flexion)을 취하는 것은 조금 나았다. 카일은 도움없이 자세를 취하는 것처럼 보였다; 하지만 머리는 엎드린 폄에서처럼 쳐졌다. 그는 12초 동안 바로 누운 굽힘을 유지했다. 대부분의 6세 아동들은 엎드린 폄과 바로 누운 굽힘을 과도한 노력없이 30초 동안 유지할 수 있다 (Wilson 등, 2000).

예상했듯이, 카일의 폄근육은 낮은 긴장을 보였다. 그는 뚜렷한 전만증과 무릎을 잠금(locking)상태로 섰다. 네발기기에는 관찰되는 그의 몸쪽 안정성 역시 약했다; 양쪽 어깨뼈는 날개를 난것처럼 돌출되었고 안정성을 높이기 위해 팔꿈치는 잠궜고 어깨는 가쪽으로 돌렸다. 그의 몸통의 중간 부분은 약간 아래로 휘었다. 덧붙여서, 카일은 많은 과제에서 힘을 조절하는 것을 어려워 했다. 그는 필요한 힘보다 더 강한 힘을 사용하여 행동하는 경향이 있다.

큰 공에 앉았을 때 그는 넘어지는 것을 보호하기 위하여 체간과 사지를 움직였다. 그는 특히 이 활동을 좋아했고 몇 번 씩이나 반복할 것을 요구했다. 편평한 판(flat board) 또는 경사판(tilt board) 위에 서서 어깨높이에 있는 물건을 향하여 손을 뻗도록 지시했을 때, 밖으로 조금 밖에 뻗지 못했고, 그는 한쪽 다리를 드는 것은 가능했지만 무릎을 구부렸다. 작은 경사판을 기울였을 때, 카일은 올라간 쪽 다리를 구부리지 않았다. 물체를 잡으러 가는 동안 무릎을 구부리는 것과 기울어질 때 올라간 쪽 다리를 구부리지 못하는 것은 평형 능력의 어려움이 의심되는 미성숙한 형태이다(Fisher, 1989). 그러나 전반적으로 카일의 평형 능력은 긴장성 자세를 유지하는 능력보다는 약간 더 좋았다.

카일은 중력 불안의 징후는 보이지 않았다. 움직이는 도구에서 말타기를 좋아하고 위험한 자세로 있거나 위에서 아래로 기울어지는 것을 즐겼다. 그는 전정 자극에 대한 혐오 반응의 증거는 보이지 않았다.

카일이 테니스공을 잡거나 연속된 고리들 속으로 한발로 깡충깡충 뛰어드는 시도를 할 때, 양측 협응과 계획 행동 연속의 어려움이 관찰되었다. 공이 그의 펴진 팔로 직접 던져지지 않는 한 카일은 결코 공을 받을 수 없었다. 그는 동시에 두 발로 정확하게 착지하거나 연속적으로 부드럽게 점프하는 것이 불가능해서 매번 멈췄다. 점핑잭과 대칭적 그리고 상호적 외발 뛈뛰기의 수행이 서툴렀다. 또한 그는 정중선을 지날 때 오른쪽보다 왼쪽이 약간 더 머뭇거렸다.

손안조작과 맞섬운동반복을 포함한 체성감각실행증과 관련되어 있는 몇 개의 과제에 대한 카일의 수행을 관찰했고 2가지 기술은 정상 범주 안에 있었다(Exner, 1992,2001; Wilson 등, 2000).

우리는 카일에게 학교나 집에서 가장 좋아하는 것에 대해 질문했다. 카일은 좋아하는 것과 싫어하는 것을 또렷하게 표현하는 것이 쉽지 않았다. 자신이 실제로 학교를 좋아하지는 않지만 그러나 만약 좋아하는 과목이 있다면, 그것은 독서라고 했다. 카일은 실제로 그네 타는 것을 제외하고는 즐길 수 있는 어떠한 활동도 열거하지 못했다. 그는 자신이 팀을 위해 제일 마지막에 선택되는 사람이라고 말했다. 그는 쇼핑센터에 가는 것을 싫어했고 가장 친한 친구의 이름은 여동생이라고 했다.

기타 다른정보

다른 전문가들의 평가 결과는 감각통합의 평가 결과를 해석할 때 많은 도움이 될 수 있다. 카일은 학교의 심리학자에게서 수정판 웩슬러 아동 지능 검사(WISC-R)를 받았다. 점수는 언어성 지능이 130, 동작성 지능이 114였다. 이 점수는 카일이 SIPT 검사를 어려워하는 것이 인지적 제한으로 인한 것이 아니라는 것을 시사했다.

요 점

- 평가는 다양한 요소로부터 데이터 수집과 관련한 절차이다.
- 감각통합의 완전한 평가는 학교, 운동장, 다른 환경에서의 관찰뿐만 아니라 구조화된 임상관찰, 표준화된 평가, **작업 프로파일**을 발달하기 위한 보호자 면담을 포함한다.
- 정보의 다양한 요소를 사용하는 것은 치료사에게 여러 맥락에 걸쳐 아이에 대한 넓은 그림을 제공하고 보호자 다른 전문가들이 아이의 강점과 요구를 어떻게 보는지에 대한 통찰력을 제공한다.

감각통합과 실행 패턴과 관련된 연구
Research Related to Sensory Integration and Praxis Patterns

카일에 대한 평가 정보를 어떻게 해석하는지 설명하기 전에 몇 가지 배경 정보를 다시 살펴봐야 한다.

지혜 실천

평가 프로세스에 참여하면서 여러 소스에서 데이터를 수집해야 하고 여러 컨텍스트에서 데이터를 수집해야 한다는 점을 염두에 두고, 모든 평가는 하나의 "스냅샷"을 시간 내에 반영하는 것임을 인식하는 것도 중요하다. 가장 적합한 평가 도구를 식별하기 위해 최선을 다했으며, 도구의 신뢰성과 유효성에 대한 과제를 수행했고 테스트 관리 및 해석에 정통한다. 즉, 이 평가 세션에 대해 가능한 한 많은 두 가지 형태의 편향 또는 평가 오류를 줄일 수 있다. 또한 평가 세션에서 기대할 수 있는 내용을 부모와 자녀가 준비하도록 최선을 다했을 수 있다. 그럼에도 불구하고, 많은 것들이 아이의 "진정한" 기술이나 성과를 활용하는 능력을 방해할 수 있다. 불안과 스트레스가 여기서 역할을 할 수 있다; 어떤 아이들은 그들의 성과에 따라 결정이 내려질 것이라는 것을 잘 알고 있을 것이다. 기분, 피로, 질병 또한 성과에 영향을 미칠 수 있다. 수집한 데이터가 아이의 실제 능력을 "잘" 반영하는지 어떻게 알 수 있는가? 여러 정보 소스를 사용하면 스냅샷에 수집된 데이터가 부모 또는 교사 인터뷰 정보와 동기화되지 않거나 한 테스트의 점수가 다른 테스트의 데이터와 상반되는지를 결정할 수 있다. 데이터를 해석하려면 상당한 준비와 조각을 조합하는 탐정 작업이 필요하다. 평가 중인 아이의 강점과 요구를 이해하기 위해 작업하면서 여러 맥락(예: 개인적, 사회적, 물리적, 시간적, 문화적)에 걸친 성과를 고려해야 한다.

표 11-3은 Ayres 등이 수행한 연구 결과를 요약한 것으로, 장애 아동과 비장애 아동의 SI 기능 주요 패턴을 이해할 수 있는 토대를 제공한다. 8장(SIPT를 이용한 감각통합 기능 평가)에서 이를 다루었다. Ayres는 1960년대에 이 연구를 시작했고 그녀의 경력이 끝날 때까지 체계적인 조사의 길을 계속했다. 그 이후, 다른 연구자들이 이러한 패턴을 조사하는 유사한 방법을 따랐고, 이는 감각통합 기능들 간의 관계에 대한 이해와 개선뿐만 아니라 이전의 발견에 대한 검증과 진화를 이끌어냈다.

Ayres는 전형적이고 비전형적인 아동의 수많은 표본과 함께 요인 분석을 사용하여 자신의 이론을 알게 되었고, 새로운 평가 도구와 개정된 평가 도구로 이어졌으며, 중재 원칙의 개발을 이끌었다. 수십 년 동안 나타난 SI 패턴은 매우 일관적이어서 특정 감각 기능과 운동 기능 간의 관계에 대한 신뢰도를 높였다. 초기 연구는 신경운동 기능의 임상관찰, 감각 반응성, 그리고 SCSIT(Southern California Sensory Integration Tests) 또는 이후 SIPT(Southern California Sensory Integration Tests)의 표준화된 시험 점수를 포함한 다양한 측정 사이의 상관관계를 조사했다.

Mulligan(1998)은 나중에 임상적으로 참조된 10,000명의 어린이 표본에 대한 확인 인자 분석을 사용하여 Ayres의 패턴을 복제했다. 최근 Mailloux와 동료(2011), van Jaarsveld와 동료(2014)는 유사한 결과를 도출한 요인 분석 연구를 실시했다.

표 11-3에 요약된 바와 같이, 다양한 연구에서 나타나는 가장 일반적인 패턴은 **시각실행/시각실행증**; **몸감각실행/몸감각실행증**; 자세/안구/**전정 양측 통합 및 순서화**, 몸감각 인식 관련 결함, 촉각 방어/감각 반응성 관련 문제 및 청각/언어 이슈와 관련된 문제였다.

Ayres의 초기 연구는 감각 반응의 비표준화 측정, 가장 일반적인 촉각 방어, 그리고 간혹 중력 불안정을 포함했다. 진화하는 심리측정 표준을 고수하기 위해 Ayres는 이후 연구에 비표준화된 도구를 포함하지 않았다. 따라서 감각 반응 변수는 1980년대 그녀의 연구에 포함되지 않았다. 감각 프로파일(SP; Dunn, 1997), 감각 프로파일 2(SP2; Dunn, 2014), 감각 처리 절차(SPM; Parham, Eker, Miller-Kuhaneck, Henry, & Glenon, 2007)와 같이 감각 반응에 초점을 맞춘 표준화된 설문지의 출현은 이러한 감각통합 기능의 통합적 탐구를 허용했다. Dunn(1997)은 낮은 등록, 감각 탐색, 감각 회피 또는 감각 민감 반응을 초래하는 신경 역치와 행동 사이의 상호작용을 제안했다. Su와 Parham(2014)은 Ayres Sensory Integration(ASI) 이론

표 11-3 연구에서 확인된 감각통합 구성의 패턴 - 계속

패턴들은 전반적인 감각통합 구성을 조사하는 연구에서 발견되었음					
시각실행/시각실행증	**체성감각실행/체성감각실행증**	**자세/안구/전정 양측 통합과 순서화**	**체성감각 지각과 관련**	**청각언어와 관련**	**촉각방어/감각반응성/감각처리장애**
Ayres(1965). 처음 발표된 이 요인 분석에서, Ayres는 전형적으로 발달 중인 아동과 학습 또는 행동 문제가 확인된 아동 모두를 포함하는 표본에서 입증된 SI 패턴을 보고했다. 이 연구는 초기 버전의 자체 테스트와 구조화된 관찰뿐만 아니라 그 기간의 다른 일반적인 테스트도 사용하여 수행되었다. 이 첫 번째 연구에서 발견된 주요 패턴은 향후 수행된 연구에서 눈에 띄게 일관성을 유지했다. 중요한 것은, 이 첫 번째 연구는 SI 측정에서 차별적 타당성에 대한 첫 번째 증거를 확립했다는 점이다. 이 초기 연구에서 요인들 사이의 강한 관계는 SI의 개념에도 영향을 주었다.					
이 첫 번째 분석에서, 주로 전정-배경의 구별 테스트로 특징지어지는 별도의 요소는 이후 연구에서 볼 수 있는 가능한 "상위 수준" 또는 반구 관련 패턴의 출현을 예고했다.	이 첫 번째 분석은 촉각 지각 테스트와 운동 계획 테스트 사이의 명확하고 강한 관계를 보여주었으며, 이 연구에서는 초기 형태의 자세 모방 테스트(SCSIT; 후에 자세 실행으로 알려짐)와 운동 정확도 테스트 및 Grommet Test로 알려진 조작 테스트도 포함했다.	1965년 아직 전정계의 역할을 연구하지 않았지만 이미 자세와 안구 메커니즘에 관심이 있었다. 이번 연구는 좌우구별, 신체 정중선 넘어오기 회피, 리듬감 있는 활동 어려움, 손동작 일치 불량 등이 특징인 패턴을 밝혀냈다. 이 점수 그룹은 촉각 및 운동 계획 그룹에서 드러나는 기능 장애의 종류와는 다른 일부 세트를 나타내는 것처럼 보여 Ayres의 흥미를 유발했다.	프로스티그의 시각 지각 테스트에 대한 공유 로딩은 초기 버전의 운동감각 및 형태지각 테스트와 Ayres의 공간 테스트와 함께 운동 테스트 없이 하나 이상의 감각 시스템에서 감각 지각 테스트 간의 연관성을 보여주는 이후의 패턴과 유사성을 보였다. 이 연구에서 패턴은 촉각, 고유수용, 시지각의 테스트를 포함했다.	Ayres는 청각과 언어 기능의 역할에 관심이 있었지만, 그녀는 이러한 분야를 자신의 전문 영역 밖이라고 여겼고, 이러한 영역에만 가끔 테스트를 포함시켰다.	본 연구에서 가장 두드러진 연구 결과 중 하나는 촉각 방어력 변수가 촉각 지각 테스트와 함께 부하를 주지 않고, 그 대신 과잉 활동성, 산만성 및 기타 행동 측정과 더 강한 관계를 보인다는 것이다.

시각실행/시각실행증	체성감각실행/ 체성감각실행증	자세/안구/전정 양측 통합과 순서화	체성감각 지각과 관련	청각언어와 관련	촉각방어/감각반응성/ 감각처리장애
Ayres(1966a). 이 연구는 전형적으로 발달 중인 아동과 확인된 문제가 있는 아동의 하위 집단(약 10%)을 모두 포함했다. 1965년 연구에 적용된 유사한 테스트와 구조화된 관찰이 포함되었다.					
Frostig 공간 관계 테스트와 Ayres의 공간 테스트, 그리고 지각 운동 기술과 시각 지각의 다른 측정들은 나중에 시각실행이라고 불리는 패턴과 유사한 시각적 운동 패턴을 이 연구에서 밝혀냈다.	이 연구에서 가장 큰 차이를 나타낸 패턴은 촉각 지각 및 운동 감각 테스트와 관련하여 운동 계획 테스트에 부하를 가하는 것이 특징이었다.	요인을 찾을 수 없음. 다음 텍스트에서 Ayres (1966b) 연구를 참조하고 이 연구에서도 대부분의 발달 아동은 다음과 같다.	요인을 찾을 수 없음	시행되지 않음	이 연구에서 감각방어와 실행 사이의 가벼운 연관성이 보여졌다
Ayres(1966b). 1966a 연구와 유사한 측정값을 사용한 이 요인 분석에는 전형적으로 발달 중인 아동만 포함되었다.					
Frostig 검정, Ayres의 공간 검정, 운동 정확도 및 전정-배경 구별 사이의 연관성이 이 그룹에서 가장 큰 변동을 차지했다.	전형적으로 발달하는 어린이들만을 포함하는 본 연구에서는 대부분의 다른 연구에서 볼 수 있는 부족한 운동 계획과 촉각 지각 사이의 연관성은 입증되지 않았다.	자세, 안구 및 양측 통합 기능 사이의 연관성은 이러한 일반적인 아이들에게서 볼 수 없었다. 양측 통합과 촉각 인식 사이에는 가벼운 관계가 있었다.	요인을 찾을 수 없음	시행되지 않음	이 분석에서 드러난 촉각 방어와 과잉 활동 사이의 연관성은 Ayres가 이러한 변수들의 관계에 대한 가능한 성숙적 요인을 제시하도록 만들었다.
Ayres(1969). 본 연구는 SCSIT와 '교육장애' 아동의 심리언어 능력, 지능, 청각 기능, 자세-안경 반응, 학업 성취도 측정 간의 관계를 조사했다.					
좌뇌 기능보다 우뇌 기능이 더 우수하다고 지적되었다.	촉각 지각과 운동 계획 사이의 중요한 관계가 이 연구에서 다시 입증되었다.	읽기와 언어 문제와의 연관성을 통해 양측 통합과 자세 반응의 요소가 입증되었다.	요인을 찾을 수 없음	청각 언어, 독서 성취도 측정, 청각 및 시각 운동 순서 간의 연관성에 의해 좌뇌 기능장애 인자가 가설화되었다.	이 연구에서는 촉각 방어력, 과잉 활동성, 주의력 사이의 지속적인 연관성이 관찰되었지만 뚜렷한 요인은 아니었다.

표 11-3 연구에서 확인된 감각통합 구성의 패턴 - 계속

시각실행/시각실행증	체성감각실행/체성감각실행증	자세/안구/전정 양측 통합과 순서화	체성감각 지각과 관련	청각언어와 관련	촉각방어/감각반응성/감각처리장애
Ayres(1971). 이 분석의 목적은 학습 문제가 있는 아동의 대규모 표본에서 SI 문제의 심각도를 예측하기 위한 측정의 능력을 조사하는 것이었다. 이 연구에서, 그녀는 유사한 실행증의 유행과 자세 및 양측의 협응 문제를 발견했다.					
	촉각 지각과 실행이 다시 연결되었고 SCSIT의 실행테스트 모방(SIPT의 자세 프랙시 테스트와 유사)이 실행증의 가장 좋은 예측 변수였다.	엎드린 자세의 확장 자세를 취할 수 있는 능력은 자세-양측 통합의 문제에 대한 최상의 예측 변수이다.			
Ayres(1972). 이 요인 분석은 1971년 회귀 분석에서 분석된 학습 문제가 있는 아동의 동일한 표본에서 이전 연구에서 확인된 것과 유사한 패턴을 확인했다. 연구의 엄격성에 대한 기대가 높아지고 감각 반응성에 대한 표준화된 측정이 없다는 사실과 더불어, 이것은 Ayres가 실시한 마지막 연구로 촉각 방어성 등 기능에 대한 비표준화 측정이 포함되었다.					
형태와 공간 지각 요인이 나타났는데, 우반구 결손의 일부 측면과 관련이 있을 것으로 추측된다.	대부분의 다른 연구와는 다르게, 운동 계획은 이 분석에서 과잉 활동 및 촉각 방어성과 관련이 있었다. 이러한 발견은 이 연구와 대부분의 다른 연구에서 볼 수 있는 패턴 사이의 유의한 연관성과 함께 감각 반응 및 행동의 문제가 다양한 유형의 감각통합 패턴과 함께 발생할 수 있다는 것을 보여주었다.	부족한 안구 조절은 원시적인 자세 반응의 근거와 연관이 있다.	촉각 지각과 과잉행동은 실행으로부터 분리된 요인들을 형성한다.	청각 언어 측정은 지능과 연결된다.	촉각방어와 과잉행동은 실행과 연결된다.

시각실행/시각실행증	체성감각실행/체성감각실행증	자세/안구/전정 양측 통합과 순서화	체성감각 지각과 관련	청각언어와 관련	촉각방어/감각반응성/감각처리장애
Mailloux et al.(2011). 본 연구는 양측 전정 통합 패턴에서 사후 회전 Nystagmus(PRN) 테스트가 어떤 역할을 하는지 명확히 하고 촉각 방어 측정과 기타 SI 기능 간의 연관성을 재검토하는 것을 목적으로 하였다. 이 표본에는 장기간 PRN을 가진 아동은 거의 포함되지 않았으며, 따라서 대부분의 이전 연구에서 발생했을 가능성이 높은 PRN과 낮은 PRN이 모두 존재하는 "취소" 효과를 피했다.					
몸감각의 일부 측면도 포함하는 시각실행 요인이 나타났다.	촉각 지각과 몸감각실행으로써의 실행 관계는 시각실행의 측정과 동일한 요인에 연결되어 있다.	PRN은 양측 통합과 순서화 요인에 상당한 부하를 보였다. Motor Accuracy의 존재는 안구운동 조절 및 정중선 통합과 관련이 있다고 가정되었다.	촉각지각 테스트는 시지각과 연결된다.	요인을 찾을 수 없음	촉각방어 항목은 집중력 문제의 신호와 관련있다.
패턴은 감각 반응 변수 없이 감각 지각과 실행을 검사하는 연구에서 발견되었다.					
Ayres(1977). 학습 장애 아동 표본을 사용한 요인 분석: 우선 PRN 측정값을 포함하는 연구.					
시각실행은 SCSIT의 4가지 시지각 테스트와 Manual Form 지각 테스트(시각적 요소를 사용한 촉각 테스트)의 특성이 있다.	실행은 촉각지각 테스트와 운동감각 테스트를 합한것과 관련 있다.	엎드린 폄 자세 측정과 관련된 요인에 대한 양측 통합 측정이 부족하면 점수의 그룹화가 두 개 이상의 감각 시스템이 부하를 받는 몸감각 관련 패턴과 더 유사했을 수 있다.	엎드려 폄자세는 합산한 자세측정에 더하여 굽힘 자세, 촉각점수의 합산, 운동감각 터스트와 관련 있다.	모든 청각 언어 측정이 함께 로드되어 있다(일리노이 심리 언어 능력 테스트, 이분법 듣기 및 꽃-코스텔로 테스트의 복합 언어).	시행하지 않음
Ayres, Mailloux, Wendler(1987). SI 또는 학습장애가 있는 182명의 어린이를 대상으로 한 이번 연구는 SCSIT와 SIPT에 추가될 새로운 실행 테스트의 예비 형태를 연결했다. 이 연구와 이후의 군집 분석에서 군집 분석의 사용에 대한 탐사는 SI와 실행 유형의 차이보다는 심각도로 구분된 결과를 보여주었다.					

표 11-3 연구에서 확인된 감각통합 구성의 패턴 - 계속

시각실행/시각실행증	체성감각실행/체성감각실행증	자세/안구/전정 양측 통합과 순서화	체성감각 지각과 관련	청각언어와 관련	촉각방어/감각반응성/감각처리장애
실행, 촉각 감각 처리, 시지각, 문장 반복 사이의 강한 연관성을 통해 결합된 시각실행과 체성감각실행 요인이 입증 되었다.	실행 및 체성감각 테스트는 결합된 시각실행과 체성감각실행 요인에 다시 연관되어 있다.	요인을 찾을 수 없음	운동감각 요인이 입증되었다.	청각 기억 요소 확인. 청각 언어 기능의 측정이 SI 패턴 하나와 유의하게 연관되지 않았다.	시행하지 않음
Ayres(1989). 다중 요인 분석은 SIPT 표준화 프로젝트의 대규모 데이터 집합을 사용하여 수행된다. 매뉴얼에 대해 선택한 대표적인 분석에는 세 가지 표본(일반적으로 발달 중인 아동만 그룹, SI 또는 학습 문제가 있는 아동만 그룹, 결합된 표본 1개)이 포함되었다.					
시각실행은 모든 그룹에서 구성 실행, 모양 따라 그리기, 공간 시각화, 전정배경 및 운동 정확도가 일관된 것이 특징이다.	체성감각실행 요인은 일부 그룹에서 자세실행, 구강실행, 서화감각, 양측 운동통합, 서고 걷기 균형, 언어지시에 대한 실행, 순서실행이 일관되게 존재하는 것이 특징이다. 결합된 샘플을 사용한 군집 분석 결과 시각 실행과 체성감각 실행 점수가 모두 그룹화되어 있다.	양측 및 순서화 요인은 양측운동 협응, 서고 걷기 균형, 순서화 실행, 서화감각의 테스트로 특징지어졌다. 자세실행과 같은 촉각 테스트와 중심 실행 테스트의 부재는 이러한 패턴이 이전 연구에서 보듯이 양측 통합과 관련된 전정 및 자세/안구운동 기반 패턴과 가장 유사하다는 것을 시사했다.	여러 가지 다양한 감각 지각 기반 요인들이 등장했으며, 한 가지 이상의 촉각 테스트가 다른 감각 시스템에서 감각 지각 측정 테스트(예: 고유수용성감각 또는 시지각)와 함께 로딩되었다.	언어 지시에 대한 실행 패턴은 높은 PRN, 낮은 언어지시에 대한 실행 및 정상 한계 내의 다른 대부분의 점수가 그 자체로는 감각통합으로 간주되지 않는 아마도 좌뇌 또는 청각 언어 결손을 나타내는 것으로 가정되었다.	시행하지 않음
Mulligan 1998. 이 대규모 연구에서 10,000명 이상의 아동들의 점수는 메일 수신 과정에 의해 점수가 매겨진 기간 동안 출판사에 저장된 SIPT 점수의 데이터 뱅크에서 분석되었다. 이 데이터 세트에 대해 확인(CFA)과 탐색 인자 분석(EFA)이 모두 수행되었다.					

시각실행/시각실행증	체성감각실행/체성감각실행증	자세/안구/전정 양측 통합과 순서화	체성감각 지각과 관련	청각언어와 관련	촉각방어/감각반응성/감각처리장애
CFA와 EFA 모두에서 SIPT의 모든 시지각 및 시각실행 테스트에 의해 시각실행증 요인이 확인되었다.	CFA에서는 구강실행, 자세실행 및 서화감각에서 1989년 Ayres 연구와 유사한 방식으로 로드되었다. EFA에서는 이 요인에서 구강실행 및 자세실행만 로드되었다.	CFA와 EFA 모두에서 이 두 기능을 측정한 테스트에 대한 부하와 함께 양측 통합 및 순서화 요인이 확인되었다.	CFA와 EFA 모두 촉각 지각 테스트로 특징지어지는 요인이 분명했다.	요인을 찾을 수 없음	시행하지 않음
Van Jaarsveld et al, 2014. 이 연구는 남아프리카의 223명의 아동들의 SI 기능장애 패턴을 조사했다. 확인 요인(CFA)와 탐색 요인 분석(EFA)이 모두 수행되었다.					
CFA와 EFA 모두에서, 시지각과 시각실행 테스트로 특징지어지는 요인이 명확히 나타났고, Mailloux와 동료들이 보고한 시각실행증 및 체성감각실행증과 유사하게 체성감각실행증과 관련된 테스트의 일부 로딩이 있었다(2011).	이 연구에서 체성감각 실행증은 시각실행증 요인의 일부로 보여졌다.	양측 및 순서화 요인은 Mulligan 1988년도 연구와 유사하게 확인되었다.	이 연구에서 촉각자극과 Manual Form 지각의 국소화는 오인으로 로딩되었다.	요인을 찾을 수 없음	시행하지 않음
패턴은 다양한 감각지각과 실행 없이 감각 반응성을 검사하는 연구에서 발견되었다					
Dunn & Brown, 1997. Dunn(1997)은 장애가 있는 아동과 없는 아동 1,000명 이상의 감각 프로파일 데이터에 근거하여 개인의 신경계 활동과 자기 조절 전략 사이에 관계가 있다고 가설을 세웠다.					
	시행하지 않음	시행하지 않음	시행하지 않음	시행하지 않음	던의 모델에서 설명한 대로 감각 처리의 네 가지 패턴, 즉 감각 탐색, 감각 회피, 감각 민감도, 낮은 등록이 나타났다.

표 11-3 연구에서 확인된 감각통합 구성의 패턴 - 계속

시각실행/시각실행증	체성감각실행/ 체성감각실행증	자세/안구/전정 양측 통합과 순서화	체성감각 지각과 관련	청각언어와 관련	촉각방어/감각반응성/ 감각처리장애
Barenek et al. 2006. 자폐증, PDD, DD/ID, 기타 DD 또는 5세에서 80세 사이의 일반 연령으로 지정된 258명의 아동의 보호자가 감각 경험 설문지를 작성했다.					
	시행하지 않음	시행하지 않음	시행하지 않음	시행하지 않음	ASD 그룹은 일반 그룹이나 DD 그룹보다 더 많은 감각 증상을 보였고 사회적 및 비사회적 맥락 모두에서 저반응을 보였다. 과민 반응은 자폐증과 DD 그룹에서 유사했지만 일반 그룹보다 유의하게 더 컸다.
Su, C., & Parham, L.D., 2014. SPM 결과를 사용한 CFA는 촉각, 전정, 시각 및 청각 시스템이 감각 시스템 내에서 또는 감각 시스템 간에 과잉 또는 과소 반응 요인을 발견한 다른 모델과 달리 연령에 의존하지 않는 구별되고 유효한 요인을 형성한다는 것을 밝혀냈다.					
	시행하지 않음	시행하지 않음	시행하지 않음	시행하지 않음	감각 이력 설문지는 감각 구조를 측정하기 위한 유효한 수단을 제공한다.
Kirby et al, 2015. 아동용 감각 처리 평가의 점수 부록을 사용하여 ASD(n = 540), DD(n = 537) 및 일반(n = 539)의 세 가지 아동 그룹에 대한 관찰 측정으로 감각 관심, 반복 및 탐색 행동(SIRS)의 특징을 파악한다.					
	시행하지 않음	시행하지 않음	시행하지 않음	시행하지 않음	그룹 간 차이는 전체 SIRS의 빈도와 강도, SIRS의 복잡성 및 특정 유형의 SIRS 발생률(즉, 자세, 목격, 독점적 탐색, 회전)에서 식별되었다. SIRS에 참여하는 동안 얼굴의 영향은 주로 중립적이었다

시각실행/시각실행증	체성감각실행/체성감각실행증	자세/안구/전정 양측 통합과 순서화	체성감각 지각과 관련	청각언어와 관련	촉각방어/감각반응성/감각처리장애
임상 집단에서 발견된 패턴					
자폐스펙트럼 장애(ASD) **Smith Roley et al., 2015** (SV, FG, DC, CPr의 평균점수)	ASD **Smith Roley et al., 2015** (체성감각 테스트와 PPr, OPr, SPr, PrVC, BMC의 낮은 평균점수)	ASD **Smith Roley et al., 2015** (PRN, BMC의 낮은 평균점수; SWB의 모든 17테스트에서 가장 낮은 평균점수를 보임)	ASD **Smith Roley et al., 2015** (KIN, MFP, FI, GRA, LTS, PRN, SWB의 낮은 평균점수)	ASD **Smith Roley et al., 2015** (PrVC의 낮은 평균점수)	ASD **Smith Roley et al., 2015** (SPM의 낮은 점수)
		달팽이관 손상 **Koester et al., 2014** (SWB, PRN,의 낮은 점수와 SPr, MFP, BMC, MAc의 낮은 평균; 다른 평균점수는 전형적인 범위안에 있음)	ADHD **Mulligan, 1996** 체성감각실행증, 전정감각손상(K N, GRA, PPr, OPr, SPr, PrVC, DC의 낮은 평균과 DC를 제외한 시각실행에서 SPR은 상대적으로 좋은 점수를 보임)		ASD **Lane et al., 2010** 클러스터 분석(CA)을 사용하여 ASD를 가진 54명의 아동에서 3가지 감각 처리 패턴이 나타나고 적응 행동과의 연관성이 나타났다. 미각과 후각 민감성, 감각 관련 움직임으로 차별화된 서브타입이 등장하고 예측된 커뮤니케이션 역량과 적응불능 행동이 나타났다. ASD에서 감각적 차이가 두드러지며 다른 유형일 수 있다고 되었다.

표 11-3 연구에서 확인된 감각통합 구성의 패턴 - 계속

시각실행/시각실행증	체성감각실행/ 체성감각실행증	자세/안구/전정 양측 통합과 순서화	체성감각 지각과 관련	청각언어와 관련	촉각방어/감각반응성/ 감각처리장애
		ASL **Siaperas et al., 2012** (M-ABC, SWB, BMC)	ASL **Siaperas et al., 2012** (KIN, GRA, LTS, PPr, SPr)		**Lane et al., 2011.** CCA(Confirmatory Cluster Analysis)를 사용하여 ASD를 가진 33명의 아동에게 짧은 감각 프로파일을 제공했다. 2010년에 보고된 세 가지 감각 하위유형이 등장하여 심각도, 미각/후각 민감도, 전정/수용처리 등에 따라 차이를 보였다. 감각 기반 부주의를 가진 아동은 감각 추구자 또는 비추구자로 식별될 수 있다. 전정/고유수용 감각장애 아동은 움직임과 촉각 민감도에 차이가 있었다.

시각실행/시각실행증	체성감각실행/체성감각실행증	자세/안구/전정 양측 통합과 순서화	체성감각 지각과 관련	청각언어와 관련	촉각방어/감각반응성/감각처리장애
					ASD **Lane et al., 2014.** 군집 분석은 2~10세 ASD를 가진 228명의 어린이를 대상으로 짧은 감각 프로파일에서 보호자 반응을 바탕으로 감각 하위 유형을 추출하는 데 사용되었다. 이번 연구는 감각적 적응, 미각 민감, 자세 부주의, 일반화된 감각 차이 등 4가지 감각 하위 유형을 밝혀냈다. 감각 하위유형은 보고된 감각차이의 심각도와 감각차이의 유형에 차이가 있었다. 저자들은 자폐증에서 감각 장애의 두 가지 가능한 메커니즘을 제시함: 감각 과잉반응과 다감각 처리의 어려움이다.

PDD = pervasive developmental disorder; DD = developmental disability; ID = intellectual disability.

과 일관되게 감각 설문지의 항목 반응이 개별 감각 시스템(촉각, 시각, 청각 등)으로 구성된 별개의 요인을 형성한다는 것을 발견했다.

SI 패턴을 검토하는 대부분의 연구는 감각 반응성에 초점을 맞춘 표준화된 설문지(즉, SP 또는 SPM) 또는 감각 인식 및 운동 관련 감각통합 기능의 표준화된 직접 측정 방법(양측 통합 및 실행)을 채택했다. 그러나 Mailloux와 동료(2011)가 (SIPT의 측정과 함께) 촉각 방어 및 주의의 측정을 포함했을 때, 이러한 변수들은 Ayres의 초기 연구에서 이러한 변수들이 연관되었던 방식과 일관되게 단일 요소로 함께 적재되었다.

다른 연구도 자폐증 아동과(바라넥, 데이비드, 포, 스톤, 2006; 던앤브라운, 1997; 커비, 디키, 바라넥, 2015; A. E. 레인, 데니스, & 게라그티, 2011; A. E. 레인, 베이커, 영, E. Lane, Molloy, & Bishop, 2014; Siaperas et al., 2012; Smith Roley et al., 2015), 주의력 결핍 과잉 활동 장애를 가진 아동(Mulligan, 1996), 달팽이관 이식 수술을 받은 아동(Koester et al., 2014)과 같은 임상 그룹 내 이러한 패턴을 조사했다. 이러한 연구는 일부 진단 그룹의 경우 뚜렷한 감각통합 결손 패턴이 관찰될 수 있음을 보여준다.

요점

- 체계적인 조회는 감각통합 장애의 패턴에 대한 이해를 알려주며, 이는 평가 과정 동안 임상적 추론을 안내한다.
- 감각 시스템 간의 관계와 그 관계가 주의력, 언어, 운동 조절, 실행 등과 어떻게 연관되는지를 이해함으로써 치료사는 아동의 평가 데이터를 심층적으로 해석하고 결과를 현재 문제와 연관시킬 수 있다.
- 이러한 관계에 대한 지식은 치료사가 중재가 필요한지 여부를 판단하기 위해 매우 중요하다. 그리고 만약 그렇다면, 어떤 유형의 중재가 적절하고 어떤 특정한 결과를 기대해야 하는지 판단하기 위해서도 중요하다.

증거

Ayres는 SI 이론을 검증하기 위한 모델을 제공하였다(Ayres, 2005). 요인 분석을 사용한 현대 표본에서 Mailloux와 동료(2011)는 SIPT(Ayres, 1989), SPM 항목(Parham et al., 2007), 주의력 측정 사이의 관계를 조사했다. 연구자들은 표 11-3과 Parham and Mailloux(2015)에 요약된 수십 년 동안 Ayres가 이전에 발견한 SI 기능장애 패턴을 추가로 검증한 결과를 발견했다. Smith Roley와 동료들(2015)은 자폐아에 대한 후속 연구에서 자폐증 환자는 시각 실행상 큰 차이 없이 체성감각 실행증, 전정 자세 결손, 감각 반응성 결손이 있다고 보고했다. 모방 실행 검사는 사회적 참여와 가장 상관관계가 높은 것으로 나타났으며 이 표본에서 자폐증이 사회적 참여로 인한 어려움의 핵심 요소인 것으로 나타났다. SIPT 및 관련 측정 정보에 대한 풍부한 요인 분석 이력을 적용하면 치료사에게 다양한 모집단에 존재하는 패턴을 알려주고, 따라서 평가뿐만 아니라 중재 방법도 알려준다.

사례 연구 ■ KYLE: 결과해석

여기에서 검토한 연구는 우리가 카일에 대해 수집한 평가 데이터를 해석할 수 있는 기반을 제공한다. 우리의 목표는 카일의 어려움이 감각통합 기능장애로 설명되어질 수 있는지 결정하는 것이다. 우리는 체계적으로 정리하고 필요한 꽤 많은 정보를 가지고 있다. 표 11-4에서 우리는 카일의 당면한 문제와 감각 운동력, 관련 배경 정보 평가로부터 얻는 정보를 분류했다.

그 다음 우리는 감각통합 기능장애의 구체적인 유형을 암시하는 의미있는 군집을 찾기 위해 평가 결과를 검토했다(표 11-1, 11-2, 11-4 참조). 우리는 카일의 검사 결과의 일부는 감각통합 기능장애의 속성을 보여주는 군집과 일치하지 않을지도 모른다는 것과 분리된 임상관찰은 감각통합의 이론적 관점에서 카일의 문제를 명확하게 설명하도록 도와줄 수 없을지도 모른다는 것을 인식했다.

의미있는 군집을 찾기 위한 과정을 용이하게 하기 위하여, SIPT 해석 용지를 사용하였고 표 11-5에 정리되어 있다. 가능성 있는 기능장애의 근거는 SIPT 점수가 -1.0SD보다 낮거나 임상관찰이 6세 6개월 아동을 기준으로 문제가 있다고 생각되어지는 경우로 한정되었다(8장 참고).

카일의 검사 결과를 해석 용지에 기록한 후에 우리는 그의 행동과 수행 패턴에 대해 검토했다. 우리가 걱정하던 많은 부분이 두드러지게 나타났지만 적절하게 해석을 해보았을 때 카일이 모든 영역에서 기능장애를 지녔다는 것을 의미하지는 않는다.

의미있는 군집 Meaningful Cluster

단 한 가지 규칙이 의미있는 군집들을 고려하여 존재한다. 한 가지 예외가 있다면, 평가와 관찰한 것이 감각 조절 범주 목록 안에 있어도 단 하나의 빨간선은 군집을 구성하지 못한다. 감각 조절에서 모두 빨간선을 보였다면 다양한 관찰을 반영하고 그 때문에 군집의 자격을 갖추게 된다. 다른 방법으로 낮은 평가 점수 또는 의미있는 군집의 근거가 되는 관찰이 임상적 판단의 관건이 된다. 의미있는 군집이 존재한다고 말하는 것은 우리가 구성체의 가장 중요한 부분을 포착하기 위한 시도이다. 의미있는 군집에 대해 결정하는 것과 연관된 추론의 예를 아래에 제공한다.

해석 용지의 사용
Using the Interpretation Worksheet

감각통합의 기능장애가 카일의 어려움의 원인이라고 결론 내리기 위하여, 우리는 감각 처리 결핍에 대한 명백한 근거를 찾는 것이 필요하다. 카일은 중추성 전정감각과 고유감각 처리 결핍으로 의심되는 점수를 몇 개 받았다. 그것들은 '자세 조절'이라고 명명된 범주에서 찾아볼 수 있다. '우리의 해석이 임상관찰을 많이 의거하는 것은 전정-고유감각 처리 결핍을 확인하는 경우이다. 운동감각 검사 점수가 정상 범주 안에 있더라도 이 검사는 수동적인 관절 움직임에 대한 측정이므로 고유감각에 대한 최선의 측정은 아니다(8장 참조).

카일에게 촉각 검사를 실시했을 때, 결과는 뚜렷하지 않았다. 서화 감각과 손 형태 지각 점수가 -1.0SD보다 낮았다. 그러나 Ayres가 서화 감각과 양측 통합과 순서 결핍 사이의 연관성을 밝혔고 MFP도 형태 공간 지각 검사이다(비록 GRA도 공간 요소를 가지고 있지만 Ayres는 결코 그것이 그 요인에 강하게 부합되어 진다는 것을 밝히지 못했다). 카일의 더 '순수한' 촉각 구별 검사 점수, 촉각 자극 국소화와 손가락 식별 검사 모두 정상 범주에 있었기 때문에, 우리는 카일의 MFP와 GRA 점수가 둔한 촉각구별로 인한 것인지 아닌지 결정하기 전에 BIS와 형태 공간 지각 범주를 검사했다.

카일은 BIS 장애가 의심되는 점수를 받았는데 우리는 GRA 점수가 그 영역의 기능장애와 관련이 있을 것이라고 생각했다. 비슷하게, 형태와 공간 결핍에 대한 몇 개의 다른 지표들 때문에, 우리는 그 범주의 영향으로 MFP 점수가 낮았다고 해석했다. 결과적으로 우리는 카일이 촉각 판별 장애를 암시하는 의미있는 군집은 지니고 있지 않다고 결정내렸다.

카일은 전정 또는 고유감각 조절에 문제를 지니고 있지 않았다. 그는 중력 불안이나 운동에 대한 회피 반응의 근거가 없음을 보여주었다. 하지만 우리의 관찰과 카일의 SP2 점수는 그가 촉각과 청각계의 과민 반응을 보이는 감각 조절장애를 지니고 있음을 확인했다. SP2를 통하여 이런 조절의 어려움은 과제가 어려워질 때 좌절에 대한 인내력이 낮아질 뿐만 아니라, 낮은 자아 존중감과도 관련되어 있다. 카일의 조절의 어려움이 또한 활동 수준에 영향을 주는 것처럼 보였다.

감각 처리 결핍의 근거를 찾아내면서, 우리는 감각처리 부족의 결과로 생겼을지도 모르는 SIPT에 의해 평가된 다른 영역에서의 어려움을 찾았다(표 11-5 참조). BIS 평가는 양측 운동 협응과 순서 실

표 11-4 관찰과 보고서를 통해 획득된 관련 정보의 요약

카일의 현재의 문제

부모와 선생님의 걱정

- 어떤 것도 잘 할 수 없다고 믿고 자아상 발달의 부족함
- 주의산만함
- 사람이 많은 곳이나 시끄러운 환경에서 행동이 더 나빠짐
- 자신의 책상 근처에 서 있는 다른 아이들에게 제시된 지시를 따라함
- 다른 아이에 의해 쉽게 혼란케 되고 집중하지 못함
- 증가된 활동
- 일정한 움직임을 보행
- 활동을 위하여 멈추지 않고 이곳저곳을 달림
- 목적 없이 운동장을 질주함
- 장시간 동안 앉아있기 어려움
- 서툼(감각운동 발달 참조)
- 친구관계가 빈약함
- 과제를 끝마치지 못함

관련된 행동

- 학교를 싫어함: 복통이 생겼다고 하거나 집에 남기 위한 변명을 함
- 좌절하고 종이를 찢음
- 친구와 함께 놀지 않음

감각운동의 발달

- 돌보기 어려움: 빠는 것이 약하고 빨리지침
- 8개월에 독립적으로 앉고 15개월에 보행 (절대 네발기기하지 않음)
- 자주 넘어지고 물건에 부딪히고 물건을 넘어뜨림
- 오른손을 선호하는 것처럼 보이나, 물체와 가까이 있는 손을 사용하는 경향이 있음
- 걷거나 뛸 때 어색함
- 공을 잡지못함: 던지는 것이 서툴고 부정확함
- 펌프 스윙을 어떻게 해야 하는지 모름
- 밀어주는 그네를 타는 것을 좋아하고, 몇시간씩 그네를 탐
- 자전거 구동이 어려움(보조바퀴가 있어도)
- 색칠하기, 그림그리기, 퍼즐맞추는데 문제가 있음
- 색칠 등을 할 때 책상에 상체를 눕힘
- 의자에서 떨어짐
- 읽기 어려운 필체
- 종이에 구멍이 나도록 지움

관련된 배경정보

발달력

- 만삭아, 출생 시 문제 없었음
- 안아주거나 손 대는 것을 싫어하는 까다롭고 짜증을 잘 내는 아이
- 불규칙한 수면주기: 2살이 되기 전까지는 4시간 이상 자지 않음
- 6시간 이상 자는 것이 드물었음
- 만성적인 귀의 염증을 앓음

강점

- 다정하고 사랑스러운 아이
- 엄마는 영리한 아이라고 믿음
- 언어 기능발달은 빠름
- 유머가 있음

관련된 검사 결과

언어성 지능 130, 동작성 지능 114(WISC-R)

감각통합 기능의 평가

학교에서 관찰된 행동

- 가위질이 느리고 힘들어 하지만 과제를 수행하기에는 충분함
- 의자에서 떨어짐
- 우유팩을 열기 어려워함

자세에 관한 임상관찰

- 어눌한 엎드린 폄 자세
- 바로누운 굽힘 시 머리가 뒤로 쳐짐
- 폄근 긴장도 저하
- 척추전만의 선 자세, 무릎을 잠그는 경향
- 네발기기자세에서 몸통안정성 떨어짐
- 정적인, 조절된 자세보다 더 나은 평형
- 경사판 반응 떨어짐
- 우유팩을 열 때 너무 과도한 힘을 사용

양측통합순서에 관한 임상관찰

- 양측 계획 행동 순서의 어려움(예: 공 잡기, 두발모아 뛰어오르기, 점핑잭하기)
- 정중선 교차의 어려움

체성감각 실행에 관한 임상관찰

- 바로누워 굽힘자세를 유지하기 어려움

좋지못한 감각 조절의 지표

- 가벼운 촉각 자극에 대한 회피반응
- 손가락에 풀이나 물감 묻는거 싫어함
- 소음에 민감
- 촉각자극을 받은 후에 손이나 팔을 문지름
- 촉각 검사동안 검사를 중지하기 위해 변명을 함
- 감각 프로파일2에서 터치, 소리에서 감각 과잉 반응 나옴; 움직임 추구
- 중력불안은 없음
- 전정자극에 대한 회피반응의 근거 없음

표 11-5 카일의 검사 결과 해석표

시각	점수	전정감각	점수	체성감각	점수	내부감각/ 감각조절 결과	점수
시공간		**자세 조절**		**고유수용성각 감각**		**감각 반응**	SOR to touch, sound; no GI or
		서기와 걷기 균형	–2.04	운동 지각	–0.24		
공간표상	–1.47	엎드린자세에서 폄	약함	서기와 걷기 균형	–2.04	과잉/저	
전정배경지각	–0.67			신체도식	Yes	변동	
		안정성	낮음				
시각 실행		정위	낮음	관찰 (예; 손/코 엄지/터치, 교대 움직임)	OK	**감각프로파일 2**	
디자인 모방	–1.69	평형	낮음			청각	33
구성적 실행	–2.32					시각	11
손운동 정확성	–1.42	**전정안구**				촉각	42
		회전 후 안진	–1.43			움직임	24
촉각 구별		안구안정성	중간	**촉각**		신체위치	15
		머리/목/눈 협응	낮음	양측 협응 운동	+1.34	구강	23
손을 통한 모양지각	–1.25			서화 감각	–2.13	감각프로파일 이사분면 2	
서화 감각	–2.13			손가락 변별	–0.81		
				손을 통한 모양지각	–1.25	감각 추구	49
		양측 통합	**점수**	**실행**	**점수**	감각 회피	50
						민감성	55
관찰		양측 협응 운동	–2.21	자세 실행	–1.52	등록	25
		순서 실행	–3.00**	구강 실행	–2.72	감각프로파일 2 행동	
		구강 실행	–2.72	언어 지시 실행	–0.92		
		서화 감각	–2.13	(순서 실행)	–3.00**	수행	22
		손을 통한 모양지각		(양측 협응 운동)	–2.21	사회 감정	45
		손운동 정확성	–1.42	굽힘	고개 기울임	주의력	28
		관찰 (예; skipping, 점핑잭)	낮음	관찰 (예; 놀이)	대조적인 움직임 목적없고 어색한 움직임, 공던지기 어렵고, 계획행동 연속 어려움	관찰	
						의식	높음
						감정	정상
						활동수준	높음
						집중	낮음

우반구 IQ	점수	측면성	점수	언어반응에 따른 수행	점수	좌반구 IQ	점수
낮은 활동	P114	반대쪽을 이용한 공간표상	–1.05	언어적 지시 실행(낮음)	No	높은 수행	No
높은 언어	V130	선호하는 손을 이용한 공간표상	+ 0.62	회전 후 안진(평균에서 높음)	No	낮은 언어	
낮은 공간관계 SV, FG, FI, DC	Yes	좌우 구별		순서화 부족	Yes	순서화 부족	
현저하게 좌측으로 치우친 낮은 점수	No	방향성, 역전성, 한발뛰기에서 낮은 점수		낮은 점수: 구강실행, 순서 실행, 양측협응 운동, 서기와 걷기 실행, 디자인 모방	Yes		
좌절에 견디기 어려움		관찰					

참고: 언어 IQ와 수행 IQ 점수 사이의 12점 이상의 차이는 이례적이다. 따라서, 언어 IQ와 수행 IQ 모두에서 전반적으로 높은 점수에도 불구하고, 점수 간의 불일치를 고려할 필요가 있다.

**는 western Psychological service에 의해 −3.0이라고 보고된 −3.0보다 낮게 평가된다.

행과 임상관찰에서 점수가 낮아서 기능장애의 근거를 나타냈다.

그리고 나서 두 개의 주요한 구별되는 특성을 지닌 체성감각 실행증을 위한 근거를 검토했다. 이들은 양측 계획행동 순서와 피드백에 의존한 운동행동과 촉각 또는 고유감각 처리의 모든 영역에서 어려움을 포함한다(5장 참고).

자세 실행(PPr)은 체성감각 실행증의 중요한 지표이다. 카일의 PPr점수는 －1.52점이었다. 하지만 Ayres와 Mulligan은 BIS 요인에 대한 PPr의 비중이 약하다는 것을 발견했다(1장, 8장 참고). 더 나아가 카일이 촉각 구별 장애가 없기 때문에, 우리는 그가 체성감각 실행증을 지닐 가능성을 배제시켰다.

카일이 언어적 요구에 대한 **실행(PrVC)장애**가 없다는 결론이 확실했다. 이 기능장애는 긴 회전 후 안진검사(PRN)(즉, 점수>+1/0)와 언어적 요구에 대한 실행(PrVC)의 낮은 점수에 의해 특정지어진다. 카일은 안진점수는 낮고, PrVC 점수가 정상 범주 안에 있었다. 실제로, 카일은 언어적 요구를 운동활동으로 전환하는데 적절한 강점을 지니고 있었다.

지금까지 우리는 카일이 활동적인 움직임(즉, 전정과 고유감각)으로부터 얻어낸 감각을 해석하는데 어려움을 지니고 있다고 결론내렸다; 즉, 이런 장애는 양측 계획 행동을 계획하고 만들어내는데 어려움을 지닌다(표 11-5 참조). 체성감각 실행증에서 보여진 것처럼, 카일은 피드백에 의존하는 실행 과제 수행에 어려움이 없다. 카일의 촉각과 소리에 대한 과반응성을 밝혀냈고, 다른 감각들은 적절하게 조절한다는 것 또한 알아냈다. 조절의 어려움은 활동 수준과 감각 추구의 증가와 연결되고 친구를 사귀는 능력과 자아존중감에 부정적인 영향을 준다. 더 나아가, 언어적 요구를 운동행동으로 전환할 수 있는 것은 강점이었다. 감각통합 기능장애의 모든 일반적인 최종 생산물에 대한 어려움의 근거를 검토했다: 형태와 공간지각, 시각운동협응, 또는 구성화.

카일은 전정배경 점수가 상대적으로 강점이었음에도 불구하고 이들 영역에 속하는 다른 검사 점수가 3개의 최종 생산물 영역 모두에서 어려움을 나타냈다. 이 범주에서 다른 검사들과 다르게, 전정배경은 오로지 형태지각 검사이다; 그러므로 하나의 검사결과가 다른 것들과 다르다면, 이것이 전정배경일 것이라는 것은 놀라운 일은 아니다(7장 참고).

해석의 마지막 단계
The Final Stage of Interpretation

해석의 마지막 단계를 위하여 그림 11-1의 방법을 이용했다. 우리는 기능장애의 근거를 나타내는 의미있는 군집인지 아닌지를 나타내기 위하여 각 구성체 바로 위에 +와 − 표시를 했다. 우리는 카일을 위하여 각 구성체 바로위에 (+)를 기입했다.

- 전정감각, 고유수용 감각, 촉각, 청각처리
- 자세 안구 조절
- 감각 구별(고유수용 감각, 전정 감각, 시각)
- 신체도식의 저하
- 전정양측 통합과 순서화
- 자기효능감 저하
- 운동행동의 회피
- 감각 추구
- 과잉 반응(−/+)
- 집중, 조절, 영향, 활동 시 감각과 관련된 도전
- 감각 경험의 회피
- 자아존중감 저하

의미있는 군집인지 아닌지 결정하는데 있어서 우리는 2가지 질문을 제기했다; 감각통합의 장애의 근거가 있는가? 그리고 만약 그렇다면 기능장애의 특성은 무엇인가? 후자는 궁극적으로 세 번째 질문을 이끈다; 중재는 무엇일 것 같은가? 보다 정확히 말하면 우리는 어떤 유형의 강화된 감각을 포함해야 하는가? 무엇이 적응적인 상호작용이 바라는 특성인가?

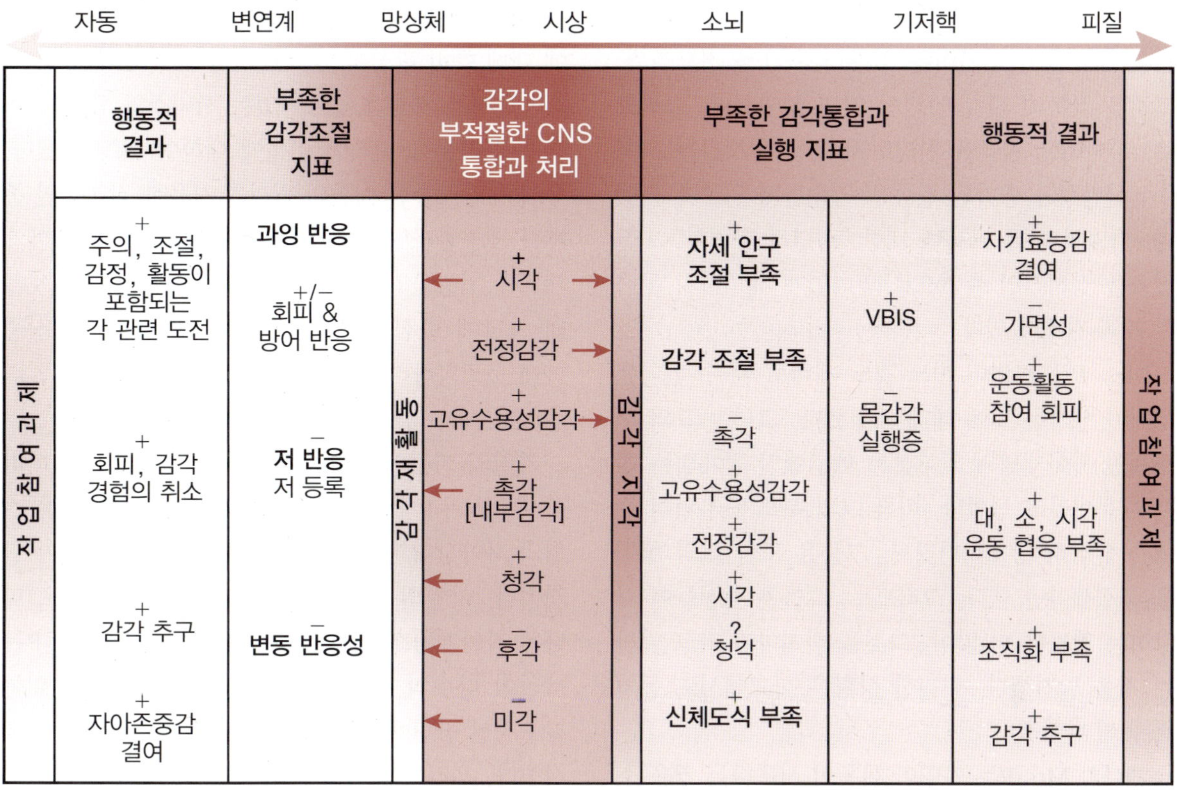

그림 11-1 Kyle의 감각통합 프로필.

결과보고 Reporting the Results

카일의 평가 결과 보고는 그의 부모와 선생님에게 의미 있고 감각통합 기능장애의 측면에서 그의 실제 삶의 어려움 중 많은 부분들을 재구성하도록 돕기 위한 방법에 대한 의사전달을 포함한다. 우리는 문서화된 보고서를 준비했고 그것에 관하여 이야기하기 위해 Mrs. P를 만났다.

카일의 부모와 선생님의 가장 큰 걱정은 그의 주의산만성과 활동 수준이었다. 그러므로 우리는 감각 조절장애에 대하여 이야기하는 것으로 시작했다. 감각통합 기능장애를 지닌 사람은 감각을 의미있게 해석하는데 어려움이 있다. 그들은 자주 무의미한 사소한 일을 "차단"하지 못하는 것처럼 보인다. 그러므로 마치 그들 주위를 둘러싸고 있는 모든 것에 대해 주목하는 것처럼 행동한다. 예를 들어, 우리는 대부분 옷을 입으므로 인해 지속적인 감각 자극의 원인을 제공받는다. 하지만 우리는 어떤 이유로 옷에 대한 생각을 하지 않는 한, 자극을 차단한다. 유사하게, 복도에 많은 소음이 있다 하더라도 우리는 우리의 대화에 집중하고 무의미한 소음은 차단할 수 있다.

검사 결과 카일은 무의미한 감각을 차단하고 중요한 정보(예: 지시, 학교공부, 특정 게임)에 주목하는 것이 어려웠다. 그러므로 그는 매우 집중하지 못하는 것처럼 보였다. 그의 주의산만성은 적어도 무의미한 자극을 차단하는 능력이 없어서 야기되기 때문에, 자극이 증가할 때 현저하게 더 나빠졌다. 그러므로, 카일의 행동이 쇼핑센터나 사람들이 많은 식당과 같은 번잡한 곳에서 악화되는 것을 이해할 수 있었다. 비슷한 어려움은 친구들이 선생님의 책상 주위에, 서로 다른 가르침을 받기 위하여 모여있을 때도 나타났다.

카일의 접촉에 대한 부정적인 반응도 아마 유사한 원인에서 야기된 듯하다. 카일이 스트레스를 받게 되면, 그는 가벼운 접촉을 부정적으로 해석했다. 더 많은 사람들이 우연이든 일부러든 그를 건드리면, 그것을 극복해 나갈 능력이 거의 없어졌다. 그러므로, 무의미한 자극을 차단하지 못해서 생기는 그의 주위산만성과 증가된 활동은 악순환의 일부가 되었다. 카일의 다른 아동에 대한 "맹렬히 공격함" 또한 접촉을 정서적인 측면으로 의미있게 해석하지 못하는 것과 관계가 있다.

Mrs. P는 카일이 어느 것도 제대로 할 수 없다는 정서가 생기는 것에 대해 걱정했다. 그녀는 그의 부정적인 자아개념의 일부분은 매일매일 받게되는 징계 때문이라고 믿었다. 비록 그의 부모가 카일의 수행을 열심히 강조하더라도, 그들은 또한 그의 행동을 조절해야만 했다. 그러므로, 그들은 자신들이 사랑하는 것보다 더 많이 "그것을 하지마라"라고 말하는 것을 발견했다. 이러한 상황은 학교에서도 동일하게 더 나빠졌다.

게다가 Mrs.P는 카일이 협응이 서툴다는 것을 스스로 알고 있기 때문에 자신에 대하여 나쁘게 느낄 것이라고 믿었다. 평가는 이것이 그의 감각 정보처리의 어려움과 관련이 있을지도 모른다는 것을 시사했다. 카일은 자신이 친구가 없고 같은 팀이 되기를 원하는 사람이 한 사람도 없기 때문에 결코 게임에 끼지 못한다는 것을 깨달았다. Mrs. P는 이러한 문제를 다루지 못해 당황해했다; 자신의 운동 기술에 대한 카일의 평가는 상당히 정확했다. 그녀는 그의 운동협응을 이해하게 되고, 그가 좋아지도록 도울 수 있는 방법을 찾을 수 있기를 희망했다.

요인분석 또는 전정-고유감각에 대한 주요한 설명으로 나가지 않고 우리는 많은 아동들이 카일처럼 협응문제로 설명될 수 있는 운동계획 능력 결핍을 가지고 있는 것에 대해 설명했다. 공은 던지거나 받는 것, 점프하는 것, 힘을 어떻게 사용하는지 아는 것, 그리고 손을 어떻게 사용할지에 대해 결정하는 것 등에 대한 카일의 어려움은 모두 공간 안에서 자기 신체의 위치와 움직임에 대한 감각을 해석하는 데에 대한 어려움과 관련되어 있다.

Mrs.P가 카일의 어려움을 최소화하기 위한 중재에 대해 특히 관심이 있는 것처럼 보였기 때문에, 작업치료사가 제공해 줄 수 있는 서비스와 중재의 각 유형에 따른 보편적인 이득에 대하여 이야기 했다. 우리가 감각통합 이론의 원리를 사용한 직접적인 중재를 제공한다면, 강화된 감각을 포함하여 카일에게 새로운 기능을 시도하도록 요구하는 활동과 그것들의 숙달에 중점을 둘 것이다. 우리는 활동을 신중하게 구조화하려 하였고 그들은 카일의 필요를 알려주었다.

카일의 기능이 현저하게 향상될 것이라고 믿더라도 우리모두(카일, 작업치료사, 가족, 선생님)는 카일의 자아상이 향상되도록 매우 열심히 노력해야 할 것이다. 카일의 기능에 대한 향상이 자동적으로 더 나은 자아개념으로 연결되는 것은 아니다. Mrs.P는 카일이 다수의 친구들과 함께하는 것을 돕기 위한 창조적인 방법에 대하여 생각해 보겠다는 의향을 표시했다. 우리는 작업치료 서비스가 학교에서 카일의 성공에 매우 귀중할 수 있다는 것을 생각했고, 작업치료사가 그 역할을 담당하도록 권유했다. 우리가 Mrs.P를 위하여 카일의 어려움을 해석했던 것과 같은 방법으로 작업치료사는 카일의 감각통합 기능장애를 선생님에게 설명하고, 그를 가르치기 위한 새로운 전략을 개발하도록 도울 것이다.

작업치료사는 선생님이 교실을 재배열하는 것과 과제를 유통성있게 하는 것을 도울 수 있을지도 모른다. 아마도 카일의 책상은 왕래가 많은 곳에서 벗어나게 되고, 산수의 답은 풀을 이용하여 붙이기보다는 글씨로 쓰게 될 것이다. 우리는 학교에 있는 작업치료사와 평가 결과를 공유하는 것에 대해 계획했다.

Mrs.P는 우리의 설명이 매우 "일치"하여 안도하는 것처럼 보였다. 그녀는 보고서와 추천서에 대해 남편과 이야기하기로 결심했다. 그들은 어떻게 해나가야 할지 함께 결정할 것이다. 우리가 수많은 충고를 했다 하더라도, 결정은 카일 가족에게 달려있다. 우리는 어떠한 질문이라도 전화로 문의하라고 용기를 주었다.

그 다음 주에 우리가 Mrs.P와 이야기했을 때, 그녀는 학교에서 카일을 위한 작업치료 서비스를 요청했다고 말했다. 그녀는 목표를 개발하기 위해 약속을 잡기를 간절히 원했다. 이 과정은 20장에 자세히 나와 있다.

체성감각 실행증 Somatodyspraxia

카일에게서 발견한 것과는 대조적으로 재키는 기능과 기능장애의 패턴을 매우 다르게 보여진다. 여기서는 체성감각 실행증 아동에 대한 설명, 평가 데이터 및 결과 해석을 훨씬 더 간략하게 소개한다.

실행은 개념화, 운동 계획, 새로운 과제의 실행을 포함하는 다차원 개념이다. 예를 들어, 체성감각 기반 실행은 손을 사용하여 용기를 열고, 장애물을 탐색하고, 동작을 모방하고 순서화하는 방법 등 환경 내에서 신체를 효과적으로 사용하는 개인의 능력에 영향을 미친다. 체성감각 실행증은 종종 새로운 과제를 시작, 조직화 및 순서화 지정에 어려움을 초래하며, 새로운 과제를 학습하고 다른 사람과 사회적으로 참여하는 속도에 영향을 미친다.

사례 연구 ■ JACKIE

재키는 언어지연 진단을 받은 온화하고 자상한 7살 아이이다. 그녀의 부모님은 그녀의 서투른 태도, 겉보기에 저하된 집중력, 높은 활동 수준, 감정조절의 감소, 학업 성공을 이루는데 어려움이 있어 걱정한다. 그녀의 선생님은 그녀가 교실에서 다른 아이들보다 더 활동적이지만 그녀의 활동이 충분히 목적적이지는 않다고 지적한다. 재키는 종종 체계적이지 못하고, 교실 과제에 필요한 자료를 찾는데 어려움을 겪으며, 전환이 있을 때 어려움을 겪는다.

의학적 과거력

재키는 3살, 4살, 6살 때 튜브를 삽입해야 하는 반복적인 감염을 겪었다.

그녀는 또한 약물치료로 조절이 되는 천식을 앓고 있다.

교육적 과거력

재키는 유치원에 1년 더 있었으며 6살 때 유치원을 다니기 시작했다. 그녀는 현재 일반 교육 학급에서 1학년으로 볼 수 있다.

중재 과거력

재키는 유치원 때 언어지연과 운동지연을 확인했고 그때부터 한 달에 2번 30분씩 작업치료와 언어치료를 받았다.

발달과거력과 부모보고

재키는 학교에서 자주 감정적인 혼란을 겪으며 가끔 울면서 학교에 내려줄 때 엄마의 다리에 매달리곤 한다. 그녀는 특히 화가 났을 때 머리카락을 자주 씹는다.

대근육

재키는 서툴러 보이고 낙상을 종종한다. 체육시간에 어려움을 느끼고 운동장 뒤로 물러나서 참여하지 않으려고 한다. 운동장에서 뛰고 또래들과 노는 것을 어려워 한다. 그녀가 그네에 앉아있더라도 스스로 펌프질하기는 어렵다

소근육(fine motor)

재키는 옷을 입을 때 매듭짓기랑 단추끼우기를 어려워 한다. 그녀는 문자와 숫자쓰기 같은 연필로 조작하는 활동에 어려움을 느끼고 가위사용에도 어려움을 느낀다.

의사소통

그녀의 언어기술은 천천히 나타나고 지연된 모습을 보인다. 특히 발음이 정확하지 않다.

자기관리

재키는 3세 6개월 화장실 훈련을 실시했지만 특히 밤에 실수를 한다. 그녀는 아직 많은 일상과제에서 독립적이지 못하고(목욕, 개인위생 등) 그녀는 신발끈 매는 것을 어려워한다.

놀이와 여가

재키는 공주놀이 같은 것처럼 친구들과 노는 흉내를 내는 것을 즐긴다. 그녀는 다른 주제로 옮기는데 어려움을 겪지만, 그녀의 친구들이 리드를 하면 따를 수 있다. 그녀는 또한 박제 동물도 좋아한다.

SIPT와 임상관찰

재키는 운동협응을 위해 거의 1년 동안 작업치료사에게 치료를 받았다. 치료의 효과는 보였지만 기술 습득은 늦었다. 재키가 자신의 신체 움직임에 대한 인식이 제한적이라는 우려가 커지자, 그녀의 부모님, 선생님, 그리고 작업치료사는 추가 평가가 유용할 것이라고 생각했다. Jackie는 SIPT와 임상관찰을 받았고, Jackie의 엄마와 선생님은 SPM을 완료하도록 요청받았다.

워크시트(표 11-6)를 완성하는 것은 이러한 평가 도구에서 사용 가능한 정보를 구성하는 데 도움이 되었다. 워크시트에서 볼 수 있듯이, Jackie는 체성감각 처리 어려움과 실행(praxis)에 문제가 있음을 나타내는 관측 점수의 패턴을 가지고 있다. 그녀는 촉각 식별 테스트(예: GRA, FI, MFP)와 공간에서의 신체 움직임에 대한 지식을 반영하는 테스트(예: KIN, PPr, OPR, BMC, SWB)에서 낮은 점수를 받았다. 그녀는 모든 실행 테스트에서 낮은 점수를 보인다. 임상관찰 결과 반듯이 누운 자세의 굽힘부진, 엎드려서 펴는 자세의 허약함, 엄지손가락과 다른 손가락을 대립하는데 어려움, 디아도키네시스(diadokinesia)가 나타나고 놀이 시 제한적인 관념활동만이 나타난다. 재키는 또한 전정기능의 많은 측면에 어려움을 가지고 있는데, 이것은 체성감각 실행증이 있는 아이들에게서 드물지 않다. 그녀는 열악한 정적 및 동적 균형(SWB; 임상관찰)과 약한 엎드려서 펴는 자세에서 자세 제어가 좋지 않음을 보여준다. 그녀의 우울증 PRN에서 전정처리가 부적절하다는 추가 증거가 관찰되었다.

Jackie의 부모는 청각 및 촉각 영역에서 높아진 반응성, 그리고 청각 및 자가수용 영역에서 낮은 등록성으로 명백한 감각 반응성 우려가 있다고 이야기 했다. 흥미롭게도, 그녀의 선생님은 재키는 전형적이고 전반적인 감각 반응성을 가지고 있다고 이야기 했다. 학부모와 교사 모두 재키가 사회적 참여와 계획, 아이디어에 대한 문제점을 보고했다.

결론

6세 때 언어 지연과 운동불협응이 있었다. 7세 때 추가 평가를 해보면 체성감각과 지각력 저하, 전정감각 저하 등 SI 장애의 증거를 보여준다. 그녀의 SI에 대한 어려움은 개념화, 순서화, 그리고 익숙하지 않은 지시사항을 따르는 활동에서의 문제와 관련이 있다. 따라서 그녀는 복잡하고 참신한 방향과 과제에 쉽게 압도된다. 이러한 문제들은 그녀가 학교에 내려가는 것에 대한 불안감, 미세하고 엄청난 운동 기능 서투름, 그리고 그녀의 서면 의사소통에 방해가 되는 미세 운동 기술 발달의 지연을 설명하는데 도움을 준다. 가정과 학교에서의 SPM 점수 불일치는 학교 수업 때 열심히 공부한 결과일 수 있다.

권고사항

재키는 개별교육계획(IEP) 서비스와 관련된 작업치료를 받을 자격이 있다. 그녀는 자신의 감각통합 욕구에 초점을 맞춘 좀 더 강렬한 프로그램의 혜택을 받고 있다. IEP 팀은 SI 중재에 경험이 있는 치료사가 전문 치료 장비를 갖춘 환경에 매주 1시간씩 개별적이고 직접적인 작업치료 서비스를 포함하는 것이 좋다.

목표예시

1. 일상생활 참여 개선:

표 11-6 재키의 검사 결과 해석표

시각	점수	전정감각	점수	몸감각	점수	내부감각/ 감각조절 결과	점수
시공간		**자세 조절**		**고유수용성각 감각**		SPM results	가정 학교
				운동 지각	-3.00	시각	OK OK
공간표상	-0.89	서기와 걷기 균형	-2.18	서기와 걷기 균형	-2.18	청각	감각과반응 OK
전정배경지각	-0.79	엎드린자세에서 폄	약함	신체도식	Yes	촉각(LTS)	감각과반응 OK
시각 실행		안정성	낮음			신체도식	감각저반응 OK
		정위	낮음	관찰 (예; 손/코 엄지/터치, 교대 움직임)	낮음	균형과 움직임	감각저반응 OK
디자인 모방	-2.09	평형	낮음				
구성적 실행	-0.67						
손운동 정확성	-2.14	**전정안구**				관찰	
						의식	연동성 OK
촉각 구별		회전 후 안진	-1.63	**촉각**		감정	OK OK
손을 통한 모양지각	-2.04	안구안정성	중간	양측 협응 운동	-0.05	활동수준	높음 Hi
서화 감각	-1.17	머리/목/눈 협응	낮음	서화 감각	-1.17	집중	때때로 떨어짐
		관찰		손가락 변별	-1.20		
				손을 통한 모양지각	-2.04		
				관찰			
		양측 통합	**점수**	**실행**	**점수**		
관찰		양측 협응 운동	-1.20	자세 실행	-1.78		
연령대에 맞는 퍼즐을 조직화 하는데 도움 을 주면 수행 가능		순서 실행	-2.80	구강 실행	-1.46		
		구강 실행	-0.99	언어 지시 실행	-1.45		
		서화 감각	-1.17	(순서 실행)	-2.80		
		손을 통한 모양지각	-1.10	(양측 협응 운동)	-1.20		
		손운동 정확성	-2.14	굽힘	낮음		
		관찰 (예; skipping, 점핑잭)	낮음	관찰 (예; 놀이)	제한된 놀이; 놀이개념화 어려움		

우반구	점수	측면성	점수	언어반응에 따른 수행	점수	좌반구	점수
낮은 수행 IQ	OK	반대쪽을 이용한 공간표상		언어적 지시 실행(낮음)	-1.45	높은 수행 IQ	평가 어려움
				회전 후 안진(평균에서 높음)	-1.63	낮은 언어 IQ	
		선호하는 손을 이용한 공간표상				순서화 부족	
높은 언어 IQ				순서화 부족	YES		
낮은 공간관계 SV, FG, FI, DC		좌우 구별		낮은 점수: 구강실행, 순서 실행, 양측협응 운동, 서기와 걷기 실행, 디자인 모방	YES		
	DC low	방향성, 역전성, 한발뛰기에서 낮은 점수					
현저하게 좌측으로 치우친 낮은 점수		관찰					
좌절에 견디기 어려움	NO						

재키는 10분 안에 4/5의 기회에서 한 명 이상의 성인 보조를 받을 수 없는 상태에서 익숙한 다단계 활동을 마칠 수 있다.

2. 운동장 활동 참여:
   재키는 활동의 순서와 관련된 놀이, 게임 댄스 활동을 수행하기 위해 80% 정확도를 가질 수 있는 능력을 향상시킬 수 있다.

조절

일상생활에서의 *조절*은 그녀의 자기 조절, 일반적인 흥분 수준, 주의를 돕는데 도움이 될 것이다.

- 땅콩볼, 흔들의자, 시트 앤 무브 쿠션 또는 테라피 볼과 같은 이동식 좌석 장치를 사용하여 하루 종일 전정 및 고유수용감각 입력을 증가시킬 수 있다. 자세 조절이 어렵기 때문에 지지 좌석이 바닥 좌석보다 선호된다.
- 그녀의 하루 일과에는 전정감각과 고유수용성 감각 입력을 제공하기 위해 자주 예정된 활동 또는 미용 체조를 포함해야 한다.
- 재키가 어디로 가야 하는지, 무슨 일이 일어날지, 다른 사람들은 무엇을 할지, 그녀가 무엇을 할 것인지, 이것이 얼마나 지속될 것인지, 그리고 이것이 끝났을 때 어떤 일이 일어날 것인지 등, 전환과 새로운 상황에 대해 미리 준비해야 한다.

요약과 결론 Summary and Conclusions

감각통합과 실행과 관련된 평가 데이터를 해석하기 위해 치료사는 감각통합 장애의 흔한 패턴 뿐만 아니라 기능을 지지하고 가이드하기 위한 감각놀이의 중요한 역할의 지식이 전문화 되어야 한다. 모든 개인에 대해 기술된 모든 평가 도구를 사용할 수 있는 것은 아니지만 SI 구조 및 패턴과 관련된 전형적이고 비정형적인 개발에 대한 심층적인 지식은 영향을 받는 성과 영역과 서비스에 대한 권고사항을 이해할 수 있는 기초를 제공한다.

우리는 감각통합에 대한 작업치료 평가의 결과를 해석하는 과정을 소개했다. 과정의 중요한 요소는 가족들이 쉽게 이해할 수 있는 용어로, 그리고 작업치료와 감각통합 이론의 독특한 견해를 유지하면서 현재의 문제를 다시 구성하는 것이다. 우리는 의미 있는 군집의 검사 결과를 검토함으로써 해석했다. 군집이 확인되었을 때 그들은 중재를 재구성하고 계획하기 위한 기초를 형성했다. 계속 이어지는 장들에서 직접적인 서비스를 이용하여 중재 받는 것(12, 13장 참고)과 상담(17장 참고)에 대하여 논의할 것이다. 결과를 논리적으로 해석하면 중재 권고와 목표 설정으로 이어진다. 이러한 주제는 20장과 21장에 자세히 설명될 것이다.

어디에서 자료를 더 찾을 수 있는가?
Where Can I Find More?

Lane, S. J., Roley, S. S., & Champagne, T. (2013). Sensory integration and processing: Theory and applications to occupational performance. In B. Schell & G. Gillen (Eds.), *Willard and Spackman's occupational therapy* (12th ed., pp. 816–868). Philadelphia, PA: Lippincott Williams & Wilkins.

Parham, L. D., & Mailloux, Z. (2015). Sensory integration. In J. Case Smith & J. O'Brien (Eds.), *Occupational therapy for children and adolescents* (pp. 258–303). St. Louis, MO: Elsevier Mosby.

Schaaf, R. C., Schoen, S. A., May-Benson, T. A., Parham, L. D., Lane, S. J., Smith Roley, S., & Mailloux, Z. (2015). State of the science: A roadmap for research in sensory integration. *American Journal of Occupational Therapy, 69*. 6906360010p1-p7. doi:10.5014/ajot.2015.019539

Schaaf, R., & Mailloux, Z. (2015). *A clinician's guide for implementing Ayres Sensory Integration: Promoting participation for children with autism*. Baltimore, MD: AOTA Press.

Schaaf, R. C., & Roley, S. S. (2006). *SI: Applying clinical reasoning to practice with diverse populations*. Austin, TX: ProEd, Inc.

참고문헌

Ayres, A. J. (1965). Patterns of perceptual–motor dysfunction in children: A factor analytic study. *Perceptual and Motor Skills, 20,* 335–368.

Ayres, A. J. (1966a). Interrelationships among perceptual–motor functions in children. *American Journal of Occupational Therapy, 20,* 68–71.

Ayres, A. J. (1966b). Interrelationships among perceptual–motor functions in children. *American Journal of Occupational Therapy, 20,* 288–292.

Ayres, A. J. (1969). Deficits in sensory integration in educationally handicapped children. *Journal of Learning Disabilities, 2,* 160.

Ayres, A. J. (1971). Characteristics of types of sensory integrative dysfunction. *American Journal of Occupational Therapy, 25,* 329–334.

Ayres, A. J. (1972). Types of sensory integrative dysfunction among disabled learners. *American Journal of Occupational Therapy, 26,* 13–18.

Ayres, A. J. (1977). Cluster analyses of measures of sensory integration. *American Journal of Occupational Therapy, 31,* 362–366.

Ayres, A. J. (1989). *The Sensory Integration and Praxis Tests manual.* Los Angeles, CA: Western Psychological Services.

Ayres, A. J. (2005). *Sensory integration and the child, 25th anniversary edition.* Los Angeles, CA: Western Psychological Services.

Ayres, A. J., Mailloux, Z., & Wendler, C. L. (1987). Developmental dyspraxia: Is it a unitary function? *Occupational Therapy Journal of Research, 7,* 93–110.

Baranek, G. T., David, F. J., Poe, M. D., Stone, W. L., & Watson, L. R. (2006). Sensory Experiences Questionnaire: Discriminating sensory features in young children with autism, developmental delays, and typical development. *Journal of Child Psychology and Psychiatry, 47*(6), 591–601.

Dunn, W. (1997). The impact of sensory processing abilities on the daily lives of young children and their families: A conceptual model. *Infants and Young Children, 9*(4), 23–35.

Dunn, W. (2014). *Sensory Profile™ 2.* San Antonio, TX: Pearson.

Dunn, W., & Brown, C. (1997). Factor analysis on the Sensory Profile from a national sample of children without disabilities. *American Journal of Occupational Therapy, 51,* 490–495.

Exner, C. E. (1992). In-hand manipulation skills. In J. Case-Smith & C. Pehoski (Eds.), *Development of hand skills in the child* (pp. 35–46). Bethesda, MD: American Occupational Therapy Association.

Exner, C. E. (2001). In-hand manipulation skills. In J. Case-Smith (Ed.), *Occupational therapy for children* (4th ed., pp. 289–328). Rockville, MD: Elsevier Inc.

Fisher, A. G. (1989). Objective measurement of the quality of response during two equilibrium tests. *Physical and Occupational Therapy in Pediatrics, 9,* 57–78.

Kirby, A., Dickie, V., & Baranek, G. (2015). Sensory experiences of children with autism spectrum disorder: In their own words. *Autism, 19*(3), 316–326.

Kirby, A. V., Little, L., Schultz, B., & Baranek, G. T. (2015). Observational characterization of sensory interests, repetitions, and seeking behaviors. *American Journal of Occupational Therapy, 69,* 6903220010p1-6903220010p9. doi:10.5014/ajot.2015.015081

Koester, A. C., Mailloux, Z., Coleman, G. G., Mori, A. B., Paul, S. M., Blanche, E., . . . Cermak, S. A. (2014). Sensory integration functions of children with cochlear implants. *American Journal of Occupational Therapy, 68,* 562–569. doi:10.5014/ajot.2014.012187

Lane, A. E., Dennis, S. J., & Geraghty, M. E. (2011). Brief report: Further evidence of sensory subtypes in autism. *Journal of Autism and Developmental Disorders, 41,* 826–831.

Lane, A. E., Molloy, C. A., & Bishop, S. L. (2014). Classification of children with autism spectrum disorder by sensory subtype: A case for sensory-based phenotypes. *Autism Research, 7,* 322–333. doi:10.1002/aur.1368

Lane, A. E., Young, R. L., Baker, A. E. Z., & Angley, M. T. (2010). Sensory processing subtypes in autism: Association with adaptive behavior. *Journal of Autism and Developmental Disorders, 40,* 112–122.

Lane, S. J., Roley, S. S., & Champagne, T. (2013). Sensory integration and processing: Theory and applications to occupational performance. In B. Schell & G. Gillen (Eds.), *Willard and Spackman's occupational therapy* (12th ed., pp. 816–868). Philadelphia, PA: Lippincott Williams & Wilkins.

Mailloux, Z., Mulligan, S., Roley, S. S., Blanche, E., Cermak, S., Coleman, G. G., . . . Lane, C. J. (2011). Verification and clarification of patterns of sensory integrative dysfunction. *American Journal of Occupational Therapy, 65,* 143–151.

Mulligan, S. (1996). An analysis of score patterns of children with attention disorders on the Sensory Integration and Praxis Tests. *American Journal of Occupational Therapy, 50,* 647–654.

Mulligan, S. (1998). Patterns of sensory integration dysfunction: A confirmatory factor analysis. *American Journal of Occupational Therapy, 52,* 819–828. doi:10.5014/ajot.52.10.819

Parham, L. D., Ecker, C., Miller-Kuhaneck, H., Henry, D. A., & Glennon, T. J. (2007). *Sensory Processing Measure (SPM): Manual.* Los Angeles, CA: Western Psychological Services.

Parham, L. D., & Mailloux, Z. (2015). Sensory integration. In J. Case Smith & J. O'Brien (Eds.), *Occupational therapy for children and adolescents* (pp. 258–303). St. Louis, MO: Elsevier Mosby.

Schaaf, R., & Mailloux, Z. (2015). *A clinician's guide for implementing Ayres Sensory Integration: Promoting participation for children with autism.* Baltimore, MD: AOTA Press.

Siaperas, P., Ring, H. A., McAllister, C. J., Henderson, S., Barnett, A., Watson, P., & Holland, A. J. (2012). Atypical movement performance and sensory integration in Asperger's syndrome. *Journal of Autism and Developmental Disorders, 42,* 718–725.

Smith Roley, S., Mailloux, Z., Parham, L. D., Schaaf, R. C., Lane, C. J., & Cermak, S. (2015). Sensory Integration and Praxis patterns in children with autism. *American Journal of Occupational Therapy, 69,* 1–8. doi:10.5014/ajot.2015.012476

Su, C., & Parham, L. D. (2014). Validity of sensory systems as distinct constructs. *American Journal of Occupational Therapy, 68*(5), 546–554.

van Jaarsveld, A., Mailloux, Z., Roley, S. S., & Raubenheimer, J. (2014). Patterns of sensory integration dysfunction in children from South Africa. *South African Journal of Occupational Therapy, 44*(2), 2–6.

Wilson, B., Pollock, N., Kaplan, B. J., & Law, M. (2000). *Clinical observations of motor and postural skills.* Framingham, MA: Therapro.

PART

IV

중재

Intervention

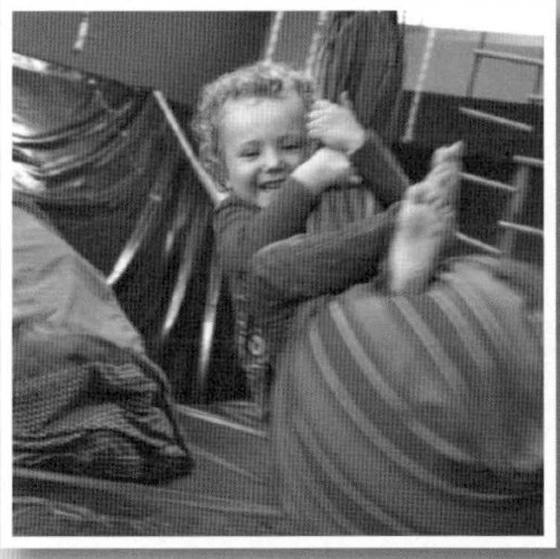
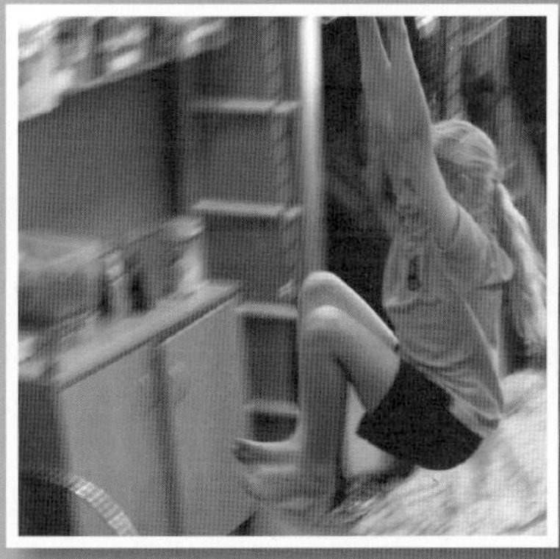
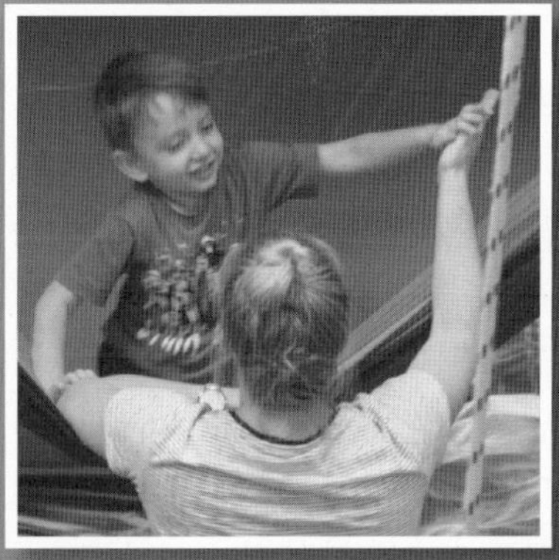

CHAPTER 12

치료의 예술적 측면

The Art of Therapy

치료사가 설정한 환경 내에서 아이가 자기주도적인 상태를 달성하기 위해 필요한 것은 강제적인 참여가 아니라 참여를 끌어내는 치료의 기술이다. 이것을 끌어내야 하고 그 안에 치료의 기술이 있다.
—Ayres, 1972 , p. 259

학 습 목 표

이 장을 학습하고 난 이후, 독자는 다음 내용을 할 수 있을 것이다:

- ✔ 치료사 자신을 치료로 사용하는 것을 포함하여 치료의 기술을 촉진하는 요소들을 확인할 수 있다.
- ✔ 시각, 청각, 촉각, 고유수용 및 전정 감각 입력을 사용하여 특정 아동에 대한 중재의 효과를 최적화하는 방법에 대해 논의할 수 있다.
- ✔ 놀이를 정의하고 내적욕구, 내적조절, 현실의 제한으로부터의 자유, 프레임 등 놀이에서 필수적인 요소를 설명할 수 있다.

서론 Introduction

전문적 실무의 다양한 지형에는 임상가들이 연구 기반의 이론과 기술을 효과적으로 활용할 수 있는 높고 단단한 기반이 있으며, 기술적으로 해결할 수 없는 상황들을 혼란스럽게 만드는 늪 같은 저지대가 있다. 감각통합치료에서 우리가 보는 아이들은 종종 불편한 속에 빠진 삶을 산다(Schön, 1983, p.42).

아이들은 일상생활 속에서 일어나는 간단한 일임에도 불구하고 너무 어려움을 느낀다. 불편한 느낌은 우리가 흥미롭게 만드는 것과 중요한 중재를 만드는 것의 일부분이다. 쇤(1983, p.42)이 우리에게 상기시켰듯이, "늪의 문제는 가장 큰 관심사"이다. 쇤은 몇몇 치료사들이 의도적으로 늪지대의 지저분하지만 결정적으로 중요한 문제들에 관여할 것을 제안했다.

이러한 가장 어려운 상황에서 숙련된 치료사들은 예술에 크게 의존한다. 그런 아이들과 함께 하는 치료는 또한 늪지대를 흔하게 반영한다. 아이들의 능력을 최대한 발휘하기 위해 1시간 치료하는 동안 쉽게 예상하지 못한 우여곡절을 겪을 수 있다. 어떤 치료 세션도 근거에 따라 딱 맞게 치료되는 경우는 거의 없다(즉, 이론의 규칙). 실제로 감각통합 치료를 운영적으로 정의하는 충실도 측정(Parham et al., 2011)의 전체 절반은 예술을 반영한다: 활동 선택의 협업, 올바른 도전을 제시하기 위한 활동 맞춤화,

활동이 성공하도록 보장하고, 놀이에 대한 아이의 내적 동기를 지원하고, 치료적 동맹을 확립한다(14장 참고). 예술적인 기술을 갖고 있는 실무자들은 복잡한 상황에 간단하고 흐름을 방해하지 않고 대응한다. 치료사는 가장 어려운 아동과 가장 어려운 상황에서도 치료를 쉽게 해준다. 치료사는 각각의 세션에 독특한 것처럼 접한다. 그렇다고 치료사가 이론이나 임상적인 경험 없이 행동한다는 뜻은 아니다. 하지만 이전에 시작한 것을 단순히 시작하는 것만으로 문제를 해결하려는 것이 아니다. 오히려, 각각의 치료 세션에서, 예술적인 치료사의 행동과 상호작용은 반복적으로 상황을 변화시킨다. 그러고 나서 치료사는 각각의 결과에 얼마나 만족하는지 그리고 그 결과들이 그녀에게 무엇을 가르쳐 주었는지 생각해본다. 숀은 이러한 치료 접근 방식을 일종의 성찰적 대화라고 표현했다: 성찰-작용. 치료사가 "말한다"; 상황이 "말대꾸"한다. 치료사는 경청하고, 들은 것에 감사하면서, 다시 한번 상황을 재구성한다. "이 과정은 감사, 행동, 재감사의 단계를 거치면서 소용돌이친다. 독특하고 불확실한 상황은 변화 시도를 통해 이해하게 되고, 변화 시도를 통해 변화하게 된다."(Schön, 1983, p.132)

목적과 범위 Purpose and Scope

이 장에는 크게 두 개의 섹션이 있다. 치료사는 4세 6개월이 된 피비라는 아이를 만난 후, 특히 예술적인 치료에 참여하게 될 것이다. 이 치료는 불확실한 상황에도 불구하고, 어느 순간에 치료사가 영향을 받게 된다. "치료가 어떻게 전개되고 있는지에 대해 매우 만족감을 느꼈다." 치료를 전체적으로 보고, 치료사의 기술을 조사하기 위해 그 치료를 세부적으로 분석한다. 두 번째 섹션에서는 놀이 상대이자 놀이 촉진자로서 치료사에 조점을 맞추고 감각통합 치료를 특별한 놀이 형태로 정의하고 이러한 놀이 부분 집합의 특성을 살펴본다.

사례 연구 ■ PHOEBE

피비는 매력적인 금발에다 또래보다 키가 크지만 다른 부분에서는 다 느리다. 피비의 전체적인 목표는 6개월 안에 유치원에 갈 준비를 하는 것이었다. 피비의 가족은 피비의 지속적인 불안감을 걱정했다. 가족들은 그녀를 끈질기고, 매우 조심성이 있고, 자신감이 부족하며, 새롭고 낯선 환경에서 힘들어한다고 표현했다. 피비는 또한 대근육 기술에도 상당한 어려움을 겪었다.

이러한 문제점들이 언어 지연과 또래들과의 놀이 및 상호작용의 어려움으로 연결되었기 때문에 작업치료를 의뢰했다. 첫 번째 세션에서는 치료사는 중력 불안감을 최소화하고 자세-안구 운동 반응을 개선하는 데 초점을 맞추었다.

치료기록: 치료사의 말대로

평가 중 피비에 대한 관찰과 피비의 부모님과의 면담에서 수집된 정보를 감안하더라도, 피비가 움직임과 관련하여 겪은 불안감의 정도와 상황에 대처하기 위해 얼마나 멀리 갔는지에 대해 조금 놀랐다. 피비의 즉각적인 "거수"는 꽤 거만해지고 까다로워지는 것이었다. 피비의 불안감과 압도당하는 감정은 이미 서툰 실용적인 언어와의 단절로 이어졌고, 평가동안 보다 더 의사소통이 어려워졌다. 피비의 첫 중재 세션의 처음 5분 후, 치료사는 피비의 발전에 가장 도움이 될 만한 활동에 참여할 수 있도록 하기 위해 여러 자원을 사용해야 한다는 것을 알았다.

아이가 "할 수 있는 것"과 "할 것"을 기대하며 모든 치료 세션을 시작했고 피비에 대한 기대도 적지 않았다. 피비의 요구에 대해 이론적으로 전정감각-고유수용성 감각에 기반한 활동을 통해 중력 불안정을 극복하도록 도와주었다. 전정감각과 고유수용성 감각의 균형을 맞추는 것은 감각조절 능력을 증진시키는 중요한 전략이었다. 치료 과정에 대한 적극적인 참여와 신뢰를 얻는 것이 더욱 중요했다. 피비의 첫 번째 세션은 부드럽게 시작되었다. 치료사는 피비의 의견을 토대로 어떤 장난감이 가장 흥미를 주는지 알아보았고 그 장난감에 대한 이야기를 만들기 시작했다.

초기에 아이가 이끄는 대로 따라가다 보면 신뢰가 쌓일 뿐만 아니라 세션의 기반이 마련된다. 만약 치료사가 피비 스스로 조절하고 정리하는 데 도움이 되는 감각의 종류만 생각한다면, 치료 진행에 어려움이 있을 것 같았다. 하지만 함께 이야기를 구성하고 이론적으로 활동성과 감각이 층층이 쌓이게 된다면, 치료는 훨씬 더 성공할 가능성이 높다.

피비가 "치료사와 피비는 원팀"이라는 것을 알 수 있도록 돕기 위해, 일찍부터 많은 선택지를 제공했고 피비에게 언어를 고쳐달라고 부탁하지 않았다. 피비의 말이 정확하지 않아도 뜻은 분명했다.

초창기엔 여러 감각들을 어떻게 조화롭게 쓸것인가에 불과했다. 언어와 처리의 어려움으로 만들어진 공간에 너무 오래 매달려 있지 않게 재빠르게 피비의 화제를 전환했다. 치료사는 피비가 어려운 상황에 너무 일찍 노출시키고 싶지 않았다. 만약 그랬다면 피비는 치료사를 신뢰하는데 어려움을 겪었을 것이다. 말 그대로 발을 바닥에 단단히 박고 약간 울퉁불퉁한 표면이 자세에 대한 유일한 도전으로 시작했지만, 15분 안에 더 큰 도전으로 나아갔다. 피비와 치료사는 치료동안 파트너십을 맺었고, 치료에 어떤 균열이 생기더라도 고칠 수 있을 거라는 것을 알았다. 더 큰 도전으로 나아가는 과정에서, 피비의 언어적 어려움은 나에게 유리하게 작용했다. 피비는 완전히 이해하기도 전에 동의했고, 치료사와 함께 참여했다. 치료사는 피비를 다른쪽으로 옮기려고 노력했다(그림 12-1). 물론, 피비에게 사다리를 오르라고만 한 것이 아니라, 그 사다리 다리를 꼬아서 오르는 것까지 치료로 집어넣었다. 피비는 불안감이 나타나기 전에 사다리를 반쯤 올라가고 있었다. 반쯤 올라갈 때쯤 피비는 약간 마비된 느낌이 들었다. 치료사는 피비의 낙상에 대한 두려움을 덜어주기 위해 바로 뒤에서 지켜보고 있었다. 치료사는 피비의 엉덩이를 누르며 피비를 진정시키고 문제를 해결하는데 도움이 되기를 바랬다.

비록 보호자와 작업치료 실습생이 방에 있었지만, 마치 치료사와 피비만 있는 것 같았다. 치료사는 격려와 함께 치료의 내용에 대해 더 많은 것을 속삭였고 이것은 피비에게 복잡한 느낌을 만들어냈다. 피비는 공포를 뚫고 사다리를 타고 꼭대기 플랫폼으로 올라갔다.

일단 올라가면 내려와야 했고 방법을 선택할 수 있는 권한을 줬다. 아래로 내려가는 것이 위로 올라가는 것보다 더 무서운 경우가 많기 때문에, 피비가 통제감을 느끼기를 바랬다. 치료사는 피비가 적극적으로 문제 해결에 참여하도록 했고, 피비가 이 문제를 해결할 수 있다는 믿음을 전달했다. 피비는 자신에 대한 믿음을 느끼는 것 같았고, 그것이 아니었다면 불안한 상황을 조절하는데 도움을 주었다. 꼭

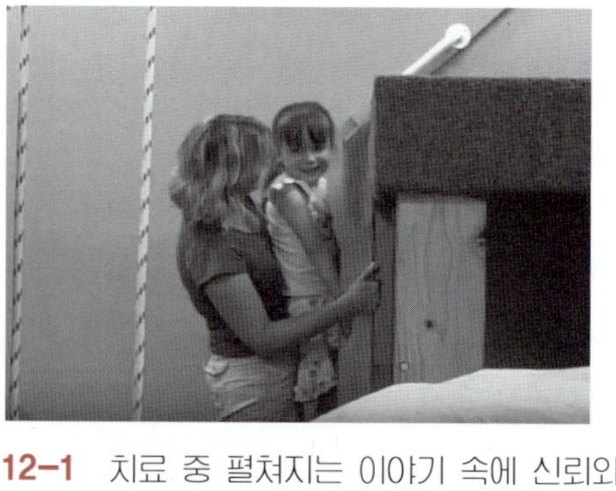

그림 12-1 치료 중 펼쳐지는 이야기 속에 신뢰와 면밀한 근접성, '사다리 오르기'를 엮어내는 기초가 피비의 불안감을 처음 극복하는 데 도움이 되었다.
출처: Colleen Hacker.

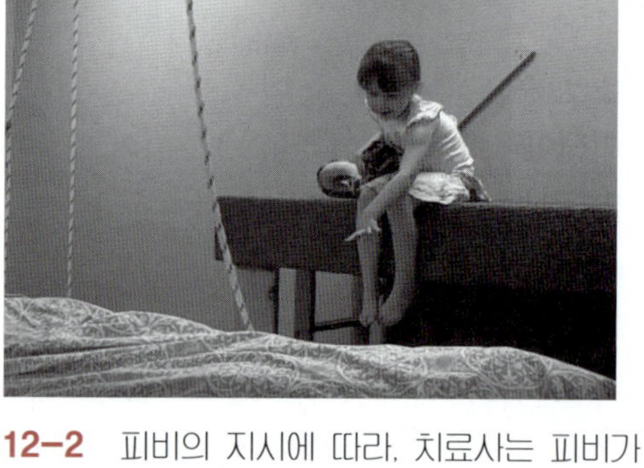

그림 12-2 피비의 지시에 따라, 치료사는 피비가 꼭대기에서 내려올 수 있는 착지패드로 베개 더미를 쌓았다. 이 방법을 피비에게 제공하는 것은 신뢰를 유지하는 동시에 피비가 자신의 문제 해결방법을 사용할 수 있는 힘을 주는 데 중요했다.
출처: Colleen Hacker.

대기 플랫폼에서 내려올 수 있게 하기 위해서 베개를 쌓으라고 지시했다(대략 2m 높이에 있다. 그림 12-2 참고).

피비는 처음에 베개 더미로 올라가 베개를 통해 미끄러지기 시작하면서 당황해 했다. 치료사의 발성은 피비의 느린 동작으로 내려가는 것과 일치했고 둘레계통에서 느끼는 '두려움' 보다는 사건의 현실을 인지하면서 조절하는데 도움이 되었다. 피비는 천천히 내려갈 것을 예상할 수 있었고, 피비의 불안은 다시 한번 사라졌다(그림 12-3). 그렇더라도 피비가 조금 걱정스러워 보인다는 것을 인정하고 현재 상태를 확인하는 것이 중요했다. 피비는 괜찮았고 다시 시도할 준비가 되었다. 치료가 어떻게 전개되고 있는지 흐뭇함을 느꼈다.

치료사는 피비가 조절력을 유지할 수 있도록 도와주면서 상당한 양의 움직임과 전정감각을 활동에 포함시켰다. 나는 의도적으로 고유수용성 감각, 깊은 압박, 분별력있는 감각을 적절하게 사용하여 피비가 어려워 하는 부분을 치료했다.

지금 치료의 반을 마쳤는데 치료사는 더 많은 것을 하고 싶었다. 피비가 해낼 수 있는 것에 대한 치료사의 기대치가 높아졌다. 치료 초반에 치료사와 피비가 만든 이야기를 각각의 새로운 활동에 계속 포함시켰다. 치료사는 지면에 매우 낮은 움직이는 표면을 추가했고(플랫폼 스윙), 처음에 피비에게 움직임의 종류와 속도를 완전히 제어할 수 있게 했다(그림 12-4). "위험"의 가능성도 추가했다. 피비가 중심을 잃고 '미끄러운 바위'(매트 위에 올려놓은 발포 계단)에서 발을 내디뎠을 때 놀랄 수가 있다. 무대도 마련하지 않고 피비를 놀래켰다면 치료사가 쌓아온 신뢰는 무너졌을 것이다. 대신, 치료사는 전조증상을 통해 피비가 예상할 수 있도록 도왔다.

치료사는 피비의 흥분 수준이 올라가기를 바랐다. 조금이나마 걱정하기를 바랬고 피비 스스로가 처리하길 바랬다. 피비가 균형을 잃고 바위에서 떨어졌을 때, 약속했던 "위험한 놀라움이 일어났지만 천천히 움직였다. 치료사가 온다는 걸 알 시간을 많이 주었고 일부러 몸을 작게 하고 위협적으로 피비 위로 떠오르지 않도록 했다. 베개 속에서 고군분투하는 동안 얼굴을 마주보게 했다. 치료사는 피비가 절대 압도당했다고 느끼지 않길 바랬고 피비가 항상 위에 있다는 느낌을 느끼길 바랬다. 같이 움직이면서, 치료사는 마치 스포츠 해설가가 된 것처럼 각각의 행동을 설명했다; 피비에게 줄을 잡게 했고 이것이 피비에게 느끼는 과부하를 방지했다. 치료사는 피비가 할 수 있는 감각적 경험을 넓힐 수 있을 때에만 조절 능력이 향상될 것이라는 것을 알았다. 치료사는 피비가 그것을 증가시키고 억제하고 회복할 수 있는 충분한 강도와 지속시간을 가지고 안전한 방법으로 경험을 쌓아야 했다. 만약 치료사가 이 부분을 잘 조절하지 못한다면, 피비가 적응하는 방식으로 상호작용할 수 있도록 돕는 치료사 능력과

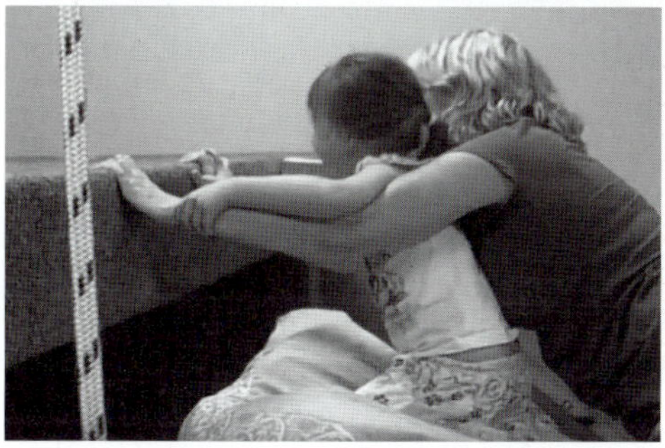

그림 12-3 피비가 꼭대기에서 베개 더미로 이동할 때, 피비는 천천히 그리고 매우 조심스럽게 이동을 했다. 치료사는 가까이 있으면서 피비의 느린 움직임과 더 느린 발성으로 일치시켜 피비 스스로 조절하도록 도왔다. *출처: Colleen Hacker.*

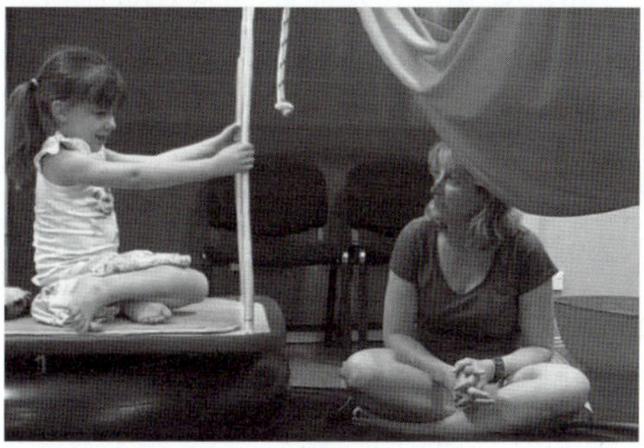

그림 12-4 피비에게 의사 결정권을 제공함으로써 더 도전적인 활동으로 이동할 수 있었다. 피비는 플랫폼 그네에 앉아 땅 가까이에 매달려 있고 속도, 방향, 그리고 움직임의 강도를 완전히 조절했다. *출처: Colleen Hacker.*

관계를 위태롭게 할 것이다.

치료사와 피비는 각자하는 것이 아니라 함께하고 있었다. 피비의 자신감은 계속 쌓였다. 치료사는 이제 피비가 조금 더 강렬함과 위험을 감수하는 상황을 연출하기를 원했다. 우리는 베개더미로 돌아가서 게임의 일부인 원하는 장난감을 되찾기 위해 다시 한번 정상까지 올라갔다. 피비가 베개를 힘겹게 들어올릴 때 치료사는 피비를 밀쳤다. 그럴 때 마다 피비는 같은 대답을 했다. 피비는 자신이 이길 수 있을 것 같았고 여러 번 "나는 그것을 하고 있다"고 말했다. 45분 전 같은 베개 위에 올라서기를 두려워했던 피비의 위업은 결코 작지 않았다. 피비는 이제 베개 더미 위에서 "이기기" 위해 뒹굴고 있었다. 물론 피비가 이겼고 진다는 생각을 강요하기에는 치료적 관계가 충분히 형성되지 않았다. 하지만, 나는 만만한 사람이 아니야! 피비는 이기기 위해 노력했고, 갈수록 힘을 얻었다.

치료가 끝나는 시간이 다가오자, 치료사는 피비의 더 큰 움직임을 만들고 싶었다. 피비는 플랫폼 그네에 쉽게 올라탔지만, 즉시 "쥐고 흔들기"를 시작했고, 허용된 움직임의 정도를 조절하려고 시도했다. 회전 대 선형, 한 손가락 대 두 손가락 누르기 등을 조율했다. 때때로, 치료사는 깜짝 놀랄만한 빠른 자극을 주었고 피비는 치료사의 갑작스러운 자극의 변화에 속상했다. 치료사는 피비의 속상한 얼굴을 확인했고 뒤이어 심호흡을 조절했다. 피비는 자극의 변화에 적응하지 못해 치료사에게 다가왔고 치료사는 거울을 확인한 후 호흡을 통해 피비가 깊게 숨을 쉬고 조절하도록 도와주었다. 피비는 치료사가 산발적으로 소개하는 충격적인 움직임을 좋아하지 않았지만, 첫 번째 동작 이후로는 더 이상 명백한 공포 반응이 없었다. 치료사는 피비를 약간 "지나치게" 데리고 다녔지만 피비가 회복하고 빠르게 회복할 수 있는 전략과 공간을 제공했다. 치료 마지막 시간에 치료사는 피비가 중요한 조치를 취한 것 처럼 느꼈고 피비가 그 정보를 가지고 있기를 바랬다. 피비가 그 정보를 표시해주고 그것을 다시 말하도록 돕고 싶었다. 그리고 나서 함께 치료의 순서와 피비의 모든 성과를 재구성했다. 치료사는 피비가 가끔 걱정한다는 사실을 빼놓지 않았고 각각의 고민에 대한 해결책을 포함했다. 치료사는 피비를 묘사하기 위해 "대단하다", "믿을 수 없다", "용감하다", "강하다"와 같은 형용사를 사용했다(그림 12-5). 치료가 끝날 때 피비의 미소는 바로 내가 치료하면서 기대했던것과 정확히 일치했다. 피비는 약 18개월 동안 치료를 계속했고 1학년이 되었을 때, 더 이상 처음 치료받았을 때 어려움을 경험하지 않았다. 피비의 언어 처리는 빨랐고 학업에서 뛰어났다. 피비는 위험을 감수하는 것에 대해 여전히 개인적인 판단을 하고 있음에도 불구하고 더 이상 놀이터에 주저하지 않고 놀았다.

요점

- 예술적인 치료사들은 아이들의 행동과 반응을 중재 시간 내내 끊임없이 평가해 아이들의 접근과 활동을 효과적으로 조절해 신뢰관계를 형성하고 아이들과 아이들 모두가 즐겁게 지낼 수 있도록 한다.
- 예술적인 치료사들은 능동적인 성찰과 사려 깊은 적용, 감각 경험의 재조정을 통해 아동의 각성, 동기 부여, 능동적인 놀이에 참여할 준비가 되어 있는 정도를 최적화하고 도전에 성공적으로 대처한다.

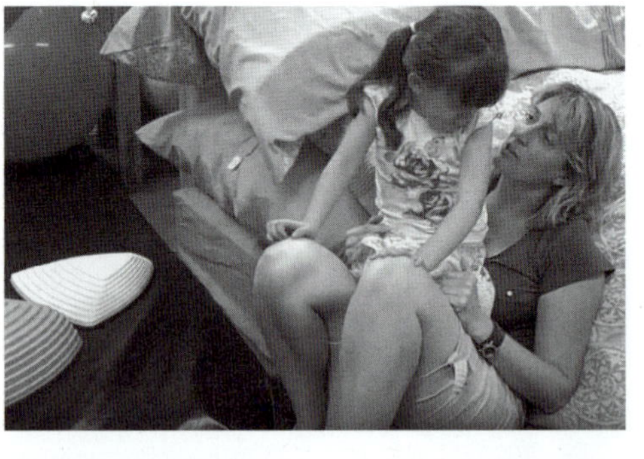

그림 12-5 치료가 끝나갈 때, 피비와 치료사는 성취한 것에 대해 다시 설명하기 위해 잠시 멈췄다. 피비가 가끔 걱정했다는 것을 인정하지만, 치료사는 문제를 해결한 피비의 능력을 축하했다.
출처: Colleen Hacker.

예술적인 치료사: 좋은 놀이친구
The artful therapist: A good playmate

무엇이 이 치료사를 좋은 놀이친구로 만들었을까? 능숙한 놀이 친구에게는 적어도 세 가지 특징이 있다:

1. 아이의 신호를 정확하게 읽고 뛰어난 기술로 반응한다.
2. 아이들이 놀이에서 그들에게 어떻게 행동해야 하는지에 대해 모호하지 않고 적절한 단서를 준다.
3. 아이들과 대등한 놀이를 한다. 주고받기에 몰두하지만, 극을 지배하지 않는다.

놀이 친구가 되는 것 외에도 치료사는 보살피는 역할을 맡는다. 치료시간에 내에서 치료사는 "이 연극과 당신이 소중히 여기는 것들이 중요하다"고 말하는 페르소나를 맡는다. 치료사는 명확하지만 확실한 규칙을 정하고 신체적으로나 정서적으로나 아이가 안전하다는 것을 보장한다(Skard & Bundy, 2008).

치료시간 동안, 피비의 치료사는 이 모든 역할을 맡았고 망설임 없이 그것들을 바꿨다. 놀이 친구로서, 밤마다 피비의 신호를 읽었고, 필요에 따라 행동과 성격을 바꾸면서 과장된 신호를 보냈다. 치료사는 연극에 열렬하게 뛰어들었다. 보호자로서 길잡이, 해설자, 공감하는 지지자, 그리고 치어리더가 되었다. 이 모든 역할에서 피비가 느끼거나 불편해 할 것을 알고 설득력이 있었다. 놀이 친구이자 보호자로서의 역할 외에도, 피비의 치료사는 또한 감각통합 이론에 깊은 관심을 기울였고, 치료 결과에 영향을 미치는 감각의 명확하지 않은 측면을 고려했다. 치료사는 치료를 시작하기 전부터 본인이 평가에서 배운 점, 문제를 틀에 맞춘 방법에 대해 반영했다. Schön(1983)의 제안한 대로, 치료사는 "내가 설성한 문제를 해결할 수 있을까?"라고 물었다. 그리고 계속 나아가면서, 행동에 반영했다. "문제를 해결하려고 할 때 내가 얻는 것을 좋아하는가?" 피비가 특히 완전히 통제되지 않았을 때 불안감을 느낀다는 것을 알고 치료사는 반복적으로 물었다. 그리고, 치료가 끝마쳤을 때, 피비의 치료사가 스스로에게 물었을 것이라고 상상하는 것은 어렵지 않다. "내가 이것을 나의 근본적인 가치와 감각통합 이론과 일치하게 만들었는가? 내가 계속 고민을 했었나?"(p.133)

아마도 장비나 활동보다 더 중요한 것은 치료사와 아이 사이의 상호작용이 만들어내는 감각의 강도일 것이다. 아이에게 있어 감각은 감정 상태와 엮여 치료사가 보는 행동을 양보한다. 따라서 상호작용에 내재된 감각에 대한 사려깊은 접근은 예술적 치료를 위해 필요한 부분이다. 이 경우 상호작용에 내재된 감각을 나타내는 능력인 자신의 치료적 사용은 변화를 촉진하는 환경을 만든다. 치료사는 아이의 반응을 "지도"하기 위해 감각적인 사건에 주의 깊게 반응하여, 아이가 매개된 반응을 "미러링"하도록 돕는다. 우리는 이것을 "corgulation(공동규제?)"이라고 생각한다. 치료사의 통제된 상태를 반영하면서, 아이는 감각을 긍정적인 감정과 연관짓게 된다. 치료사가 감각을 확인하고, 아이와 감정적으로 협력하며, 치료의 흐름을 유지할 수 있는 많은 방법이 있다. 이어지는 섹션에서, 우리는 감각통합 이론에 내재된 강화 감각을 넘어, 피비의 치료사가 치료 상호작용에 내재된 감각에 대해 내린 (그리고 독자들이 내리는) 결정에 대해 독자들이 참고하는 데 도움이 되기를 바란다.

시각 Vision

아이의 관점을 가정하고 치료사가 만든 시각적 입력을 고려해야 한다. 이것은 치료사 존재의 모든 측면에 의해 창조되는 시각적 "느낌"에 관한 것이다.

치료사는 미묘한 표징을 통해 아무 말 없이 아이와 의사소통을 할 수 있다. 치료사는 아이가 비언어적 정보를 천천히 처리할 수 있을 만큼 충분히 오랫동안 표현을 유지한다. 치료사는 또한 아이의 표정을 반영할 수 있다. 아이가 너무 많은 대면 접촉을 했다고 느끼는 경우, 치료사는 아이의 시각적인 부분에서 미묘하게 안팎으로 움직일 수 있다. 이 모든 전략은 공동 규제되고 상호 참여적이며 협업적인 치료 경험을 지원하게 된다. 행동을 성찰하면서, 치료사는 "내 몸의 언어가 매력적으로 보였는가, 강요적으로 보였는가?"라고 물어볼 수 있다. 내가 느긋해 보였고 아이디어에 개방적으로 보였는가? 내 표정이 적당히 따뜻하고 매력적이었는가, 아니면 멀고 무관심하게 느껴졌는가? 나와 아이 사이의 크기 차이가 어떻게 치료적 파트너십과 아이의 통제를 억제하거나 촉진하였는가? 내 행동이 크고 어렴풋하게 보였는가? 아니면 크기 차이를 최소화해서 전력 차등을 최소화했을까?" 피비의 치료사는 크기를 줄이기로 의식적으로 결정했다. 즉, 무릎을 꿇고 "놀라는" 피비를 향해 걸어간다. 치료사는 피비가 자신의 두려움이 "듣는 소리"라는 것을 알 수 있도록 과장된 표정을 지었고, 협력할 수 있도록 도와주었다.

청각 Auditory

청각 환경은 복잡하고 치료 시 목소리 톤에 현저한 영향을 미친다. 치료사의 목소리는 청각 환경의 중요한 측면이다. 볼륨, 억양, 운율(즉, 말의 가락과 리듬)이 모두 기여한다. 치료사는 다양한 볼륨으로 아이를 동반자로 끌어들일 수 있다. 볼륨의 변화는 강력할 수 있다. 때로는 피비와 같이 외치는 것보다 협력하기 위해 속삭임이 더 효과적이다. 말투와 운율은 또한 치료사가 어떤 역할을 하고 있는지 이해하는데 도움을 준다. 적절한 양의 새로움과 차이를 주는 것은 과제에 대한 관심을 용이하게 한다. 치료사의 언어는 순수한 청각적 입력은 아니지만 정의로운 도전에 기여하고 조절을 지원한다. 말은 힘이 있고, 아이들은 쉽게 이것을 감정과 연관시킨다. 치료사의 말은 판단을 내리기보다는 숙달된 방법으로 아이를 이끌어야 한다. 때때로 단순히 단어 하나를 바꾸는 것은 전체 메시지를 바꿀 수 있다. "이것을 할 수 있는 다른 방법을 생각할 수 있는가?"는 "이것을 할 수 있는 더 나은 방법을 생각할 수 있는가?"보다 훨씬 덜 판단적이다. 언어의 양 또한 중요하다; 적은 것이 더 많을 수 있다. 때로는 간단한 "흠"이나 치켜세운 눈썹이 깊이 있는 설명 그 이상을 전달한다. 언어의 속도와 리듬 또한 중요하다. 느린 리듬의 발성이나 언어화는 활동 내에서 진정, 타이밍, 순서를 촉진하고 리듬의 변화는 경각심을 촉진하고 활동에 놀라운 요소를 추가할 수 있다. 피비의 치료사가 피비가 감정을 조절하는 것을 돕기 위해 어떻게 언어의 모든 측면을 사용했는지 생각해봐야 한다.

촉각 Tactile

촉각은 지지, 강화, 조절 또는 징벌적으로 느껴질 수 있다. 치료사들은 피비의 치료사가 사다리에서 했던 것처럼, 피비를 무릎에 "가둬놓거나" 어깨를 가볍게 두드리면서 보호하고 있다는 감정을 전달할 수 있다. 아이는 필연적으로 촉각을 투여하는 사람의 의도가 반영된 것으로 해석한다. 따라서 치료사는 자극과 행복에 대한 접촉의 영향에 대해 지속적으로 고민해야 한다. 촉각은 항상 받는사람의 감각 프로파일과 일치해야 한다. 조절에 어려움을 겪는 아이는 치료사나 장비로부터 받은 부수적인 접촉도 위험하다고 해석할 수 있으며, 놀이에 참여하기보다는 과잉 경계 상태가 된다.

고유수용성 감각 Proprioception

아이들은 종종 고유수용성 감각을 일으키려고 하는 것처럼 보인다. 그러나, 본질적으로 동기부여가 되기는 하지만, 감각추구가 항상 향상된 조직을 만들어 내는 것은 아니다. 게다가, 고유수용성 감각은 진정 또는 각성시킬 수 있다. 따라서, 능숙한 치료사는 치료 동안 제공된 고유수용성 감각의 양과 질을 모두 모니터링하고 참여와 기능을 지원하는 경우에만 끝없는 "힘든 일" 기회가 필요하다. 피비의 치료사는 자신의 팔과 다리를 이용해 무릎 위에 올려 놓았다. 치료사의 몸에 의해 만들어진 트랩에서 자신을 구해낸 피비는 치료사의 팔과 다리를 밀면서 독점적인 반응을 보였다. 자신의 몸을 사용했기 때문에, 치료사는 피비의 저항을 느낄 수 있었고 적절한 양의 고유수용성 감각과 올바른 도전을 보장하기 위해 필요에 따라 자신의 몸을 조정할 수 있었다.

전정감각 Vestibular

단순히 자세나 운동계획을 촉진하기 위한 최적의 종류의 움직임을 제공하는 스윙을 선택하는 것보다 전정감각을 제공하기 위해 고려해야 할 것이 많다. 전정감각 입력의 힘은 치료사가 움직임에 도전하면서 아이가 '정당한' 각성 상태를 유지하도록 돕는 것이 특히 중요하다는 것을 의미한다. 치료사는 아이와 함께 공간을 이동하면서 용기 역할을 할 수 있다(예: 치료사는 베개 더미에서 피비와 함께 굴러 내려간다). 치료사는 또한 피비의 치료사가 플랫폼 그네에서 그랬던 것처럼 전정감각 입력의 속도, 방향, 리듬을 조절하는 데 도움을 주는 에이전트일 수 있다.

치료사 자신의 움직임은 의도된 메시지를 주고 원하는 방식으로 아이의 각성 수준에 영향을 주기 위해 등급이 매겨져야 한다. 리듬감과 타이밍은 예측 가능성에 기여하고 아이가 예상할 수 있도록 돕는다. 비록 놀람이 몇몇 아이들에게 매우 동기부여가 될 수 있지만, 치료사들은 피비의 치료사가 그랬던 것처럼 예측 가능성의 정도를 평가하고 아이가 감당할 수 있는 놀람의 양을 잘 생각해야 한다. 성공적인 치료는 가능성을 확대하기 위해 아이의 한계에 대항하는 것이다; 하지만, 각각의 아이들은 한계와 최적의 내성 범위를 가지고 있고 치료사는 이것들을 지속적으로 반영해야 한다.

요점

- 예술적인 치료사들은 아이들이 정서적으로나 육체적으로 안전하다고 느낄 수 있도록 '자신의 치료적 사용'을 적용하는 방법을 터득할 수 있다.
- 아이들이 놀이에서 어떻게 행동해야 하는지에 대해 모호하지 않고 적절한 단서를 제공함으로써 아이들의 신호를 정확하게 읽고 능숙하게 반응하며, 동등한 놀이 파트너로 참여한다.
- 숙련된 치료사는 시각, 전정, 촉각, 고유수용 및 청각 감각 입력을 어떻게 아동의 감각 요구에 맞추고, 놀이 기술을 향상시키며, 치료를 통해 아동의 치료 목표를 해결할 수 있는지를 고려한다.

감각통합 치료의 기초로서의 놀이
Play as the Basis of Sensory Integrative Therapy

치료는 아동과 성인 놀이 친구 사이의 특별한 놀이 종류로 구성되어 있으며, 아동에게 촉각, 전정, 고유수용성 감각을 향상시킬 수 있는 기회를 제공해야 한다. 하지만 치료사는 어떻게 치료가 놀이스럽다는 것을 확신할 수 있을까? 놀이가 뭐야? 이 챕터에서는 놀이를 정의하고 각각의 요소를 살펴보고자 한다. 놀이를 정의함에 있어서, 우리는 교육자인 Neumann(1971)과 인류학자 Bateson(1972)을 인용한다. 마지막으로, 우리는 Parham과 동료들(2011)이 감각통합에 필수적인 것으로 설명한 프로세스 요소의 완전히 절반이 실제로 놀이의 요소라는 것을 제안하면서 감각통합 치료를 확실히 포함시켰다.

놀이의 정의 Defining Play

Neumann(1971)은 놀이의 세 가지 기준을 기술했다: 상대적 내적 조절, 내적 동기 부여, 현실을 일시 중단하는 자유. 세 가지를 모두 포함하는 처리 과정이 놀이-비놀이 연속체의 최종 결과물이 될 것이라고 생각했다. 그림 12-6에서, 우리는 그림 프레임

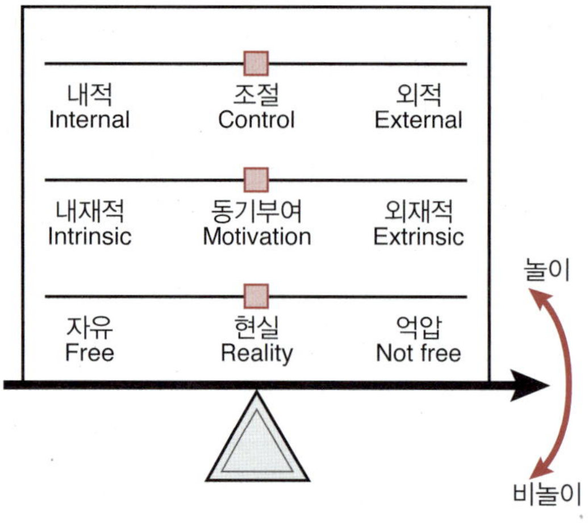

그림 12-6 놀이의 요소.

안에 포함된 놀이의 세 가지 요소에 대한 Neumann의 개념화를 설명한다. 프레임의 개념은 그림 액자가 벽에서 그림을 분리하는 방식과 비슷하게 실생활과 구별되는 신호를 묘사한 Bateson(1972)으로부터 왔다. 따라서 우리는 놀이의 정의를 다음과 같이 제안한다.

> **놀이**(play)는 객관적 현실의 많은 불필요한 제약에서 벗어나 상대적으로 본질적으로 동기 부여되고, 내부적으로 조절되는 것이며, 명확한 신호에 의해 구분되어 놀이(play)를 일상생활의 나머지와 분리한다(즉, 놀이로서 명확한 틀).

감각통합 치료를 구성하는 놀이는 치료를 받는 아이와 놀이친구가 되는 성인 치료사 사이에서 발생한다. 치료가 효과적이려면 둘 다 효과가 있어야 한다; 즉, 상대적으로 본질적인 동기부여와 내적 조절을 느껴야 하고 현실의 일부 측면을 자유롭게 중단할 수 있어야 한다. 그러나 놀이 외에도 치료사는 "이것은 놀이이고 놀이가 중요하다"고 말하는 존재를 가정한다; 치료를 구성하는 문제들의 틀을 짜고 다시 짜고 해결책이 이론과 경험과 일치하는 정도를 판단함으로써, 치료사는 행동으로 반영한다.

놀이요소 1: 상대적인 내재적 동기

Play Element 1: Relative Intrinsic Motivation

본질적으로 동기 부여가 된 활동들은 그 활동에 참여하는 즐거움을 위해 행해진다. 치료 중인 아동은 감각통합 장애를 줄이기 위한 활동에 참여하지 않는다. 왜냐하면 누군가가 아동에게 그것을 하도록 요구했기 때문이다(Ryan & Deci, 2000a, 2000b). 그럼에도 불구하고, 피비가 베개더미를 오르는 것처럼, 성취하는 것은 때때로 중요하다. **내적 동기**는 놀이의 필수적인 요소로 거의 보편적으로 인정받고 있다(예: 루빈, 파인, & 반덴버그, 1983; 서튼-스미스, 1997). 하지만 그렇다고 해서 아동이나 치료사가 상담에서 외적 동기부여가 없다는 뜻은 아니다. 예를 들어, 아이들은 종종 목표물에 맞았을 때 성취되는 부분을 즐긴다. 그러나 요점이 아닌 활동에 참여하는 재미가 가장 중요하다. 포인트가 없어도 아이는 과녁을 맞추는 것을 즐기곤 한다. 치료사들은 아이와 마주하는 불일치를 최소화함으로써 동기 부여를 받지만, 치료에 참여하는 동안 본질적인 동기 부여 또한 매우 중요하다. 치료사도 재미있을 것이다; 치료사가 놀고 있지 않으면, 아이는 놀지 않을 것이다.

활동은 본질적으로 다른 이유로 동기를 부여한다. 수많은 저자들(예: Ayres, 1972; Deci & Ryan, 2000; Neumann, 1971; White, 1959)은 동기와 내적 동기 또는 숙달 사이의 연관성을 강조했다. 관계성 또는 사회적 상호작용은 순수한 감각(Caillois, 1979)과 마찬가지로 또 다른 공통적인 동기부여 요인(예: Csikszentmihayli, 1975a; Deci & Ryan, 2000)이다. 내적 동기의 원천은 사람마다 다르다(Csikszentmihayli, 1975a). 아동과 치료사 모두의 동기를 포함하는 활동을 협력하여 창조하고자 한다. 피비는 치료사와 함께 만든 이야기, 모든 활동에서 가지고 다니던 거대한 뱀 인형, 그리고 치료사와 공유한 성취감과 관련성에서 영감을 받았다. 치료사 역시 본질적으로 활동을 특징짓는 연극 연기와 활동을 특정짓는 어둔함에 참여하도록 동기를 부여받았다. 치료사와 아이가 본질적으로 동기부여를 받을 때, 그들은 활동에 완전히 참여할 수 있다. Csikszentmihayli(1975a, 1975b, 1979, 1990)는 이 관계를 "흐름"이라고 불렀다. '흐름' 경험을 한 수천 명의 사람들을 연구하면서, Csikszentmihayli는 그 활동의 일부인 명확하고 모호하지 않은 피드백을 포함하여 흐름을 가능하게 하는 활동의 특성을 발견했다. 감각통합 치료에 사용되는 활동에는 명확하고 즉각적이며 모호하지 않은 피드백이 내재되어 있다. 아이들은 목표물에 맞았는지, 원하는 곳으로 뛰어올랐는지 즉시 알 수 있다. 치료사가 성공에 대해 언급할 필요는 거의 없다. 피비는 자신이 언제 "배게 더미"의 꼭대기나 바닥으로 올라갔는지, 그리고 언제 "미끄러운 바위"에서 균형을 유지하는데 성공했는지(또는 실패했는지) 분명히 알고 있었다.

중요한 장애나 도전에 직면하더라도 끈기는 아이가 본질적으로 동기 부여를 받는 또 다른 징후이다. 피비가 한 시간 동안 완전히 몰입하기 위해 몇 가지 활동만 필요했던 것처럼 아이들은 '정의로운 도전'을 제시하는 활동을 반복한다. 치료사들은 때때로 치료시간에 여러 가지 활동을 수행해야 한다고 느끼지만, 아이가 완전히 참여하는 활동을 방해하는 것은 흐름을 방해하는 것이다. 그리고, 새로운 기술을 배우는 것은 수천 번의 반복을 요구할 수 있다. 치료시간 동안 얼마나 많은 활동을 수행해야 하는지 또는 각 활동이 얼마나 지속되어야 하는지에 대한 "규칙"은 없지만, 원활한 전환이 가능한 소수의 활동은 예술적인 치료의 표시가 될 수 있다. 어떤 활동들은 열정, 활력, 그리고 내적인 동기 부여의 징후일 수 있는 기쁨을 끌어당긴다. 하지만 때때로 아이는 너무 집중해서 웃거나, 미소 짓거나, 또는 흔히 "재미"와 관련된 다른 징후들을 나타낼 수 없다. 아이들이 완전히 참여하는 활동을 추적함으로써 많은 것을 배울 수 있다. 이러한 활동을 주의 깊게 분석하면 특정 아동의 내적 동기 부여의 원천에 대한 중요한 정보를 얻을 수 있다.

내적 욕구 발견

Ayres(1972)는 감각통합 치료의 궁극적인 목표는 자신의 행동을 의미 있고 만족스럽게 지시하는 아이라고 썼다. 감각통합 치료는 재미있고 동기 부여의 공통적인 원천을 이용하는 것처럼 보이기 때문에, 아이들은 일반적으로 쉽게 참여하게 된다. 그러나, 때때로, 피비가 그랬던 것처럼, 아이들은 숙련된 움직임이나 향상된 감각을 수반하는 활동에서 갑자기 멈춘다. 그리고 특히 피비의 치료사가 그랬던 것처럼 아이의 내적 욕구를 찾기 위해 노력한다. 우리의 경험으로 볼 때, "동기부여 부족"은 보통 두 가지 중 하나를 의미한다:

- 활동이 너무 어렵거나 아이가 너무 어렵다고 생각한다.
- 아이의 각성 수준이 최적이 아니다.

활동이 너무 어렵거나 아이가 그렇다고 믿으면 치료사는 요구를 수정하거나 아이에게 추가적인 지원을 한다. 피비는 몇몇 활동들이 너무 힘들다고 생각했고, 치료사는 장난스러운 방법으로 조율하고 치료에 참여하도록 격려했다. 치료사는 피비가 사다리를 오르는 것을 뒤에서 부축하고 플랫폼 그네에서 손가락 한 번 누르기와 두 번 누르기 중 하나를 선택하라고 제안했다. 치료사는 뱀 인형이 나오는 줄거리를 계속 이어나갔다. 피비나 어떤 아이가 어떤 일을 시도하도록 격려하는 것은 "권력 투쟁"에 들어가는 것이 아니다. 피비가 계속하도록 격려한 목적은 치료사가 피비를 통제하기 위한 것이 아니라 피비가 새로운 기술을 발견하는 것을 돕기 위한 것이었고 실제로 얼마나 능력이 있는지를 알기 위한 것이었다. 만약 아이들이 어떤 활동에 완전히 참여하는데 어려움을 느낀다면, 이것은 그들의 흥분 수준이 최적이 아니기 때문일지도 모른다. 각성 수준이 너무 높은 일부 아동은 보호 공간 및 진정 활동(예: 깊은 입력 또는 정구 운동 활동)을 추구한다. 피비의 치료사는 피비가 불안하고 두려웠으며, 흥분 수준이 너무 높았다고 말했다. 따라서, 치료사는 피비를 진정시키는 자극들과 함께 여러 활동에 참여시켰다. 그러나 치료사는 단순히 피비를 진정시키려고 하지 않았다. 치료사가 말했듯이, "피비를 약간 '끝까지' 데려갔지만, 피비가 회복할 수 있는 전략과 공간을 제공했고, 빠르게 회복할 수 있었다." 다른 아이들은 최적의 흥분 수준을 얻기 위해 강렬한 감각이 필요한 것 같다. 강렬한 전정적이고 독점적인 느낌을 주는 활동에 참여하면, 그들은 "각성되어 있다"고 생각한다. 또 다른 아이인 에밀리는 특히 옷과 관련하여 촉각적인 방어성의 징후를 보였다. 에밀리의 중재를 가능한 한 효율적으로 만들기 위해, 치료사는 촉각 감각을 많이 제공하는 활동들을 만들었다. 에밀리는 구덩이를 파고, 커다란 스토키네트(실로 조밀하게 짠 것을 가리킴) 터널을 기어들어갔고, 손과 발로 면도 크림을 바르고 놀았다. 하지만 뭔가 제대로 된 것 같진 않았다; 에밀리가 완전히 참여했다는 증거는 존재하지 않았다. 치료사가 다른 조치를 취하기로 결정했을 때, 상황은 극적으로 변했다. 에밀리는 글라이더 위에 서기로 했고 치료사는 "흔들거리는 자극"을 일으켜 에밀리를 힘들게 했다. 주기적으로 고래(즉, 치료용 공)가 그네 아래를 헤엄치면서 예상치 못한 방식으로 움직였다. 에밀리는 치료사가 지도하고 미묘한 방법으로 활동을 바꾸면서 더욱 활기를 띠게 되었다. 비록 에밀리의 촉각적 방어력은 각성 수준이 너무 높다는 것을 암시했고, 치료사는 곧 에밀의 겉모습을 속일 수 있다는 것을 알게 되었다. 치료사들은 치료가 가설에 기초하고 있다는 것을 끊임없이 인식해야 한다; 우리는 끊임없이 가설이 틀리고 접근법을 바꿔야 한다는 증거를 찾아야 한다.

놀이요소 2: 상대적 내적 조절

Play Element 2: Relative Internal Control

Neumann(1971)은 상대적인 내적 조절이 놀이의 가장 중요한 요소라고 믿었다. 내적으로 조절된다고 느끼는 아이들은 노는 방법을 결정함으로써 그들의 동기부여에 따라 행동할 수 있다. 아이들은 사물이나 자신을 다른 무언가로 변형시키거나 일반적인 규칙들을 조절함으로써 자유롭게 현실의 제약들을 중단시킬 수 있다. 확실한건, 상대적인 내부 조절은 놀이의 중요한 측면이다.

1988년 Jane Koomar and Elise Holloway는 Jean Ayres가 4세 아동인 레이와 함께 치료에 참여하는 모습을 비디오로 제작했다. 감각통합 제2판의 서문에서 발췌한 이 세션의 설명은 다음과 같다. 이론과 실천(Bundy & Lane, 2002)은 치료전문가 Jean Ayres의 훌륭한 예시로, 그의 스타일은 내성적이고 뒤로 물러나 아이에게 통제력을 주었다. 치료는 레이가 플랫폼 스윙의 꼭대기 타이어 튜브 안에 앉아 그것을 움직이게 하기 위해 핸들을 당기면서 시작되었다. 몇 분 안에 레이는 "나를 안아다오"를 의미하는 제스처를 사용하여 Jean에게 팔을 내밀었다. 그러나 Jean은 레이를 태우지 않았다. 대신, Jean은 레이에게 다리를 놓을 곳을 알려주었고 활발한 움직임을 촉진했다. 사실상, Jean은 비언어적으로 말했다. "너가 직접 해야되. 난 도우러 온 거야"

Jean과 레이는 한 활동에서 다른 활동으로 이동했다. 그때마다, 레이는 Jean에게 "도와주세요" 라고 얘기했으며, 그때마다 Jean은 부드럽고, 단호하고, 비언어적으로 레이가 주도권을 잡아야 한다고 주장했다. 레이는 2 포인트 정도 천장에서 매달린 "말 스윙"에 올랐으나 자세 매커니즘이 충분히 발달되지 않았기에 너무 큰 도전이었고 레이는 아래 매트에 자신을 던지려고 하였다. Jean은 말을 더 안정적으로 만들기 위해 부드럽게 손을 다시 말 위에 올려놓았다.

"한 번 잘 해봐,"라고 Jean은 말하는 것처럼 보였다. 잠시 후, Jean은 레이의 움직임을 다시 편하게 함으로써 내리는 것을 도왔다. 20분 안에 레이는 적어도 6개의 장비 조각을 타고 내렸고 몇 분 이상 어떤 장비에도 관여할 수 없는 것처럼 보였다. Jean은 레이의 지켜보고 있었다. 항상 그를 위해 하기보다는 도움을 주었다. 어느 순간, 레이는 진동하는 플랫폼에 서 있었고 Jean은 부드럽고 평평한 붓을 사용하여 그에게 빗질을 해주겠다고 제안했지만 레이는 "아니오"라고 말했다. 그리고 레이가 말한 방식은 그가 주도권을 장악하고 있다는 것을 암시했다. 비록 한 때 그 치료가 결코 진행되지 않을 것 같았지만(경험이 풍부한 의사인 나는 이상하게 위안이 되었다), 더 이상 그렇지 않았다. 주목할 만한 변화가 일어나고 있었다. 레이는 내 눈앞에서 지연된 모습이 아닌 좋아지는 모습을 보이고 있었다.

레이의 성장은 은근히 시작되었지만 가속화되었다. 레이는 Jean을 돕는 치료사인 테레사에게 소포를 전달하기 위해 임시 도로를 따라 가짜 트럭을 운전하는 게임에 참여했다. 처음에 느린행동과 제한된 말로 레이는 배달원이 되었다. 그리고 레이가 점점 더 적극적이 되면서 경기는 15분 또는 그 이상 계속되었다. 어느 순간, 테레사가 레이에게 단지 두 꾸러미를 넣을 공간이 있다고 말했을 때, 레이는 목청껏 "안 돼, 안 돼, 안 돼!"라고 비명을 질렀다. 수업을 시작한 수동적인 아이가 건장한 트럭 운전사로 바뀌고 있었다.

자유와 형식과의 균형

아이가 조절력을 느낀다고 해서 치료의 구조가 없는 것은 아니기 때문에 Ayres(1972)는 이렇게 썼다.

> 자유로운 놀이는 그 자체로 당연한 것이지만 본질적인 것이 아니다. 더욱이 감각통합에서는 그렇다. 하지만 너무 경직된 구조는 아동의 잠재적인 가능성을 억제시킬 수 있다.… 치료적인 목적이라고 하더라도, 아동에게 압력을 주고 주입식 활동은 아동이 자발적으로 하는 활동보다 더 많은 좌절감을 줄 수 있다(p.259).

감각통합 치료는 특별한 놀이이다. 놀기 위해서는 아이가 조절감을 느껴야 한다. 하지만, 아이가 조절을 느낀다고 해서 치료가 혼란스러운 것은 아니다. 비록 아이들이 흥미를 느끼고 시작하도록 표현하는 것을 장려하지만, 치료사는 아이의 성공을 돕고 중재가 점점 더 복잡한 적응 행동을 촉진하도록 활동과 도전을 변화시킨다. 피비가 정확히 무엇을 어떻게 해야 할지 스스로 결정하게 되었다면, 피비는 치료사에게 이야기를 읽어달라고 부탁했을지도 모른다. 대신, 피비와 치료사는 공동 창작한 이야기를 실행했다. 위험한 산에 올랐다가 다시 내려오는 내용이었다. 배를 타고 바다에서 물체를 구조하고 물에 빠지지 않고 "미끄러운 바위"를 건너는 것을 포함했다. 그 이야기에서 피비는 배우가 될 것을 요구했다. 치료사는 조연배우로서 피비의 신체적, 언어적 조언과 발판에 도움이 되는 약간의 변화를 통해 피비를 지도했다(Ayres, 1972; Dunkerley, Tickle-Degnen, & Coster, 1997; Tickle-Degnen & Coster, 1995). 예술은 자유와 구조(정해져 있는 틀) 사이의 균형에 있다.

놀이요소 3: 현실의 억압으로부터 상대적인 자유 Play Element 3: Freedom from Some Constraints of Reality

놀이에서 아이들은 원하는 어떤 것으로든 자유롭게 변신할 수 있다(Neumann, 1971). 상징이나 상상 놀이의 환경에서의 그 변화는 현실의 불필요한 제한으로부터의 자유를 가장 분명하게 보여주는 것이다. "놀이의 역설"중 하나(Bateson, 1972)는 예를 들어, 볼스터 그네가 말로 아이 자신이 승마자로 변화하는 아이의 모습으로 표현된다.자신과 그네를 아이가 아닌 것(말과 승마자)으로 만들면서, 치료 활동은 아이에게 "진정한" 의미를 지닌다. 치료사가 그네를 흔드는 동안 가능한 한 오래 그네를 타려고 애쓰는 아이 자신으로만 이루어진 활동이었다면 이렇게 늘어난 의미는 존재하지 않았을 것이다. 불필요한 현실의 제한으로부터의 상대적 자유는 겉치레 이상의 것을 수반한다. 감각통합 장애가 있는 아이들에게 객관적 현실은 흔히 많은 제한을 제시하는데, 그 중 가장 중요한 것은 움직임에 대한 두려움이

나 만질 것에 대한 두려움일 수 있다. 중력은 또한 근육의 긴장도나 자세가 저항하기에 적절하지 않거나 넘어지거나 직립 자세에서 벗어나는 것을 두려워하는 아이들에게 과도한 제한을 가한다. 복잡한 장난감은 운동 계획 능력이 떨어지는 아이의 참여를 저하시킬 수 있다. 치료사는 제한이 최소화되도록 중재를 조정하려고 한다. 아이가 '실제 삶'에서 성공하는 것을 막는 제한이나 결과가 없는 안전한 환경을 조성하는 데 있어 현실은 일시적으로 중단되고 놀이 · 치료적 이득이 모두 촉진된다(Vanden-berg & Kielhofner, 1982).

피비의 치료사와 비슷하게, 아동작업치료사들은 감각통합 기능장애의 부정적인 결과를 최소화하기 위해 가상 놀이 프레임에 참여하고 물리적 환경을 조정하는 데 비교적 편안하고 능숙하다. 그러나 현실을 멈추는 다른 측면은 더 어려울 수 있다. 예를 들어, 장난스러운 나쁜장난은 때때로 어른들을 불편하게 만드는 한 측면이고 통상적인 규칙을 어기는 것으로 포함된다. 스퀴트건으로 어른을 찌르거나 베개로 어른을 때리거나 테이블에서 뛰어내리는 행위는 대부분의 상황에서 허용되지 않는다. 물론, 아이들이 악의적으로 이것들을 하고 있다면, 치료를 받을 수 없을 것이다. 그러나 우리는 짓궂은 것, 악의성, 장난기를 구분해야 한다. 장난스러운 장난은 기술을 필요로 하며 눈을 반짝이며 행해진다. 아마도 아이들이 그들을 "장난스럽다"고 인식하기 때문에, 짓궂은 행동은 매우 동기부여가 될 수 있다. 장난의 또 다른 장점은 어떤 때는 괜찮지만 어떤 때는 괜찮지 않다는 것을 배울 수 있는 기회를 제공한다는 것이다. 행동과 상황을 일치시킬 수 있는 신호를 읽는 것은 많은 아이들에게 가치 있는 목표가 될 수 있다.

놀이요소 4: 구성 framing

Play Element 4: Framing

프레이밍은 놀이자들에게 게임에서 서로를 대하는 방법을 알려주는 신호를 주고 읽는 것이다. 때로는 구두로 "놀자.…"라는 신호도 있다. 하지만, 더 자주, 참가자들은 비언어적인 표현을 사용한다(예를 들어, 놀이 싸움에서 당신의 놀이친구를 다치게 하지 않기 위해 부드럽게 때리는 것). 참가자가 놀이친구의 신호에 능숙하게 반응하면 모든 참가자가 즐거워할 가능성이 커진다. 신호를 읽고 놀이친구의 놀이를 지원하는 능력을 개발하려면 특정한 중재가 필요할 수 있다. Wilkes-Gillan와 동료들은(Cantrill, Wilkes-Gillan, Bundy, Cordier, & Wilson, 2015; Wilkes-Gillan, Bundy, Cordier, & Lincoln, 2014a, 2014b; Wilkes-Gillan, Bundy, Cordier, Lincoln, & Hancock, 2014, 2015) 아이들이 놀이 친구들의 신호에 반응하고 놀이를 지원함으로써 놀이를 향상시키도록 설계된 주의력 결핍 과잉 행동 장애(ADHD)를 가진 아이들에게 혁신적인 중재를 설명했다. Wilkes-Gillan 등은 세 가지 주요 전략들을 사용했다.

1. 클리닉에서 아이들과 놀면서 보조놀이 모델링
2. 정기적으로 놀이 친구와 함께 노는 아이들의 비디오 테이프를 검토하고 분석
3. 지구인 역을 배우는 외계인의 비디오테이프가 포함된 홈 프로그램

단서를 읽어주는 것은 클리닉의 지원 환경 밖에서 참가자로 성공하는 데 필수적이며, 감각통합 장애가 있는 아이들은 종종 단서 읽기에 어려움을 겪는 것으로 보인다. 놀이 신호를 읽는 것은 감각통합치료와 관련된 구조는 아니지만, 치료사들은 모든 치료의 일부인 놀이 속에 그것을 구축하는 것을 고려할 수 있다.

특히 치료의 초기 단계에서 피비의 치료사는 피비의 단서에 가깝게 적응했다. 치료사는 피비로부터 최상의 결과를 얻기 위해 정확히 어디까지 밀고 나가야 할지 결정하는 경계심 많은 관찰자였다. 그러나 피비는 치료사로부터 미묘한 놀이 신호를 읽을 수 있을 것 같지 않았다. 따라서, 치료사는 피비의

신호를 과장함으로써 더 쉽게 놀이를 만들었다. 피비가 사다리를 오르는 데 오랜 시간이 걸렸을 때, 치료사는 코를 골기 시작했다. 피비가 플랫폼 스윙이 너무 많이 움직인다고 불평하자 치료사는 천진난만한 표정을 지었고 피비의 불평을 믿지 않는 목소리로 "이거 한 손가락 밀었어"라며 피비가 치료 과정을 거쳤기 때문에 치료사에게 큐를 덜 과장하도록 요구했을 것이다라고 말했다.

요점

- 놀이는 어린 시절과 SI 중재의 본질이다.
- 놀이는 본질적으로 동기부여가 되고, 아이의 내적 욕구에 의존하며, 아이가 조절력을 갖게 한다.
- 중재의 맥락에서의 놀이는 규칙과 현실의 제한으로부터의 자유에 대한 신중한 균형을 포함하며, 치료사가 약간의 미묘한 구조와 틀을 가지고 있다.
- 아이들과 장난을 치고, 아이들이 함께 노는 것을 통해 우리 일을 매우 즐겁고 만족스럽고 효과적으로 만드는 것이다.

놀이와 치료에 대한 충실도
Play and Fidelity to Treatment

Parham과 동료들이 Fidelity Measure(2011)에서 감각통합치료를 정의하는 것으로 나열한 과정 기준 중 절반은 치료법을 놀이로서, 치료사는 숙련된 놀이 동료이자 놀이 촉진자로서 매우 관련이 있다. 놀랄 것도 없이, Parham과 동료들의 2011년 주요 전략들은 아이가 내적 조절을 느낄 수 있도록 돕는 방법을 설명한다. 예를 들어, "아이들이 최대한 적극적으로 조절할 수 있도록 하면서 적응 반응에 대한 구조와 지원을 제공하는 것"(p.14)이 '활동 선택의 협력'의 핵심 쟁점이다. Ayres(1972년)와 다른 사람들(Lane, Smith Roley, & Champagne, 2013년; Stackhouse, 2014년)은 적응반응이라고 불렀고 그것은 더 좋고 쉽고 즉각적인 것이다. 동기부여와 도전 사이의 관계는 명확하다.

just-right challenge을 제시하기 위한 맞춤 활동은 또한 아이가 조절력을 느끼도록 돕는 것을 말한다. 수많은 이론가들(Ayres, 1972년; Csikszentmihayli, 1975a, 1975년, 1990년, 1993년, 1996년, 1997년; Poulsen, Rodger, & Ziviani, 2006년)은 우리가 능력의 한계에 다다랐을 때 우리 모두가 가장 많이 관여하게 된다고 지적했다. 아마도 정의로운 도전에 수반되는 강렬한 참여를 반영하듯 Dunkerley와 동료들은 1997년에 "놀이"보다는 "일하는" 것으로 보이는 것을 관찰했다. 그들은 또한 아이들이 "약간의 불안감"(p.804)을 보이는 것을 관찰했는데, Neiss(1988년)는 아이들이 절정에 달하기 위해서는 일정 수준의 불안감이 필요할 수 있다고 설명했다. just-right challenge을 형성하는 것은 어려울 수 있다. Ayres는 아이들이 숙달된 경험을 할 수 있는 이러한 최적의 성장 순간들이 종종 재미의 순간과 실패의 순간에 내재되어 있다고 지적했다. 과도한 도전은 아이들이 심각한 결과 없이 실패를 경험할 수 있게 해준다. Parham과 동료들의 Fidelity Measure의 또 다른 프로세스 기준인 성공을 보장하는 것이 아이가 목표를 절대 달성하지 못한다는 것을 의미하지는 않는다. 사실, 모든 시도가 성공한다면 우리 모두는 꽤 지루해질 것이다.

신체적, 정서적으로 안전하다고 느끼는 것은 내적 조절의 매우 기본적인 측면이며, Parham과 동료들(2011)은 이를 "치료적 동맹"을 위한 중요한 전략이라고 주장했다. 치료에서 아이들은 '실제 삶'과는 달리 즐겁게 표면에서 뛰어내리고 공중에서 스윙을 할 수 있으며, 항상 안전함을 느낄 수 있다. 그것들은 지지망 해먹에 단단히 끼워져 있고, 그 아래 표면은 두꺼운 폼 패딩으로 덮여 있다. 그러나 성공을 보장하는 것과 비슷하게 안전하다고 느끼는 것은 아이가 절대 넘어지지 않는다는 것을 의미하지는 않는다. 예술적인 치료사는 자기주도성을 촉진하고 아이가 능력이 있다는 메시지를 줄 만큼 충분히 멀리 떨어져 있다. 예술은 얼마나, 언제 얼마나 지원을 받는지 아는 데 있다.

요약과 결론 Summary and Conclusions

가장 효과적인 중재는 예술과 과학의 파트너십을 반영하는 것이다. 모든 좋은 파트너 관계와 마찬가지로, 그 관계는 유동적이다. 한 사람이 한때 우세할 수도 있지만, 장기적으로 보면 두 사람 모두 동등한 기여를 한다. 과학은 분명히 지식과 이론과 관련이 있는 반면, 예술은 직관적이고 천상의 것으로 보인다. 과학은 우리가 SI 이론의 적절한 구조에 치료를 배치할 수 있게 해준다. 예술은 유동적이며 아이의 매 순간순간 욕구를 충족시키기 위해 필요한 적응 활동을 가능하게 한다(Creighton, Dijkers, Bennett, & Brown, 1995; Peloquin, 1989, 1998). Peloquin(1989년)은 예술은 작업치료의 영혼이라고 말했다. 예술은 치료를 변화시킨다. "예술이 없다면 작업치료는 무익한 공백에서 과학적 지식의 적용이 될 것이다."(Mosey, 1981, Peloquin에서 인용, 1989, p.220). 예술가 Alex Grey는 "예술가의 사명은 말로 전락하거나 합리적으로 이해되지 않을 수 있지만, 보이지 않는 자성의 존재는 예술가의 작품을 완전히 주입시킬 것이다"라고 썼다.

Peloquin은 "모래와 파도가 함께 해안을 만든다. "하나가 사라졌어도 해변은 없었을 것이다." (p.619) "효과적인 실천은 예술성과 과학을 함께 사용하는 것이다."(p.613)라고 결론지었다.

어디에서 자료를 더 찾을 수 있는가? Where Can I Find More?

Ayres, A. J. (1972). The art of therapy. In A. J. Ayres, *Sensory integration and learning disorders* (pp. 256–266). Los Angeles, CA: Western Psychological Services.
In her original book on SI, Ayres clearly articulates that therapy is both art and science. This chapter describes the art that is needed to support organization of the brain.

Skard, G., & Bundy, A. C. (2008). Test of playfulness. In L. D. Parham & L. S. Fazio (Eds.), *Play in occupational therapy for children* (2nd ed., pp. 71–94). St. Louis: Mosby.
This chapter contains more information on observing and promoting play and playfulness.

참고문헌

Ayres, A. J. (1972). *Sensory integration and learning disorders.* Los Angeles, CA: Western Psychological Services.

Bateson, G. (1972). Toward a theory of play and fantasy. In G. Bateson (Ed.), *Steps to an ecology of the mind* (pp. 177–193). New York, NY: Bantam.

Bundy, A. C., & Lane, S. (2002). *Sensory integration: Theory and practice* (2nd ed.). Philadelphia, PA: F. A. Davis.

Caillois, R. (1979). *Man, play, and games.* New York, NY: Schocken.

Cantrill, A., Wilkes-Gillan, S., Bundy, A., Cordier, J., & Wilson, N. (2015). An eighteen-month follow-up of a pilot parent-delivered play-based intervention to improve the social play skills of children with attention deficit hyperactivity disorder and their playmates. *Australian Occupational Therapy Journal, 62*(3), 197–207. doi:10.1111/1440-1630.12203

Creighton, C., Dijkers, M., Bennett, N., & Brown, K. (1995). Reasoning and the art of therapy for spinal cord injury. *American Journal of Occupational Therapy, 49,* 311–317.

Csikszentmihayli, M. (1975a). *Beyond boredom and anxiety.* San Francisco, CA: Jossey-Bass.

Csikszentmihayli, M. (1975b). Play and intrinsic rewards. *Humanistic Psychology, 15,* 41–63.

Csikszentmihayli, M. (1979). The concept of flow. In B. Sutton-Smith (Ed.), *Play and learning* (pp. 257–274). New York, NY: Gardner.

Csikszentmihayli, M. (1990). *Flow: The psychology of optimal experience.* New York, NY: Harper-Collins.

Csikszentmihayli, M. (1993). *The evolving self: A psychology for the third millennium.* New York, NY: Harper-Collins.

Csikszentmihayli, M. (1996). *Creativity: Flow and the psychology of discovery and invention.* New York, NY: Harper-Collins.

Csikszentmihayli, M. (1997). *Finding flow: The psychology of engagement with everyday life.* London, UK: Basic Books.

Deci, E. L., & Ryan, R. M. (2000). The 'What' and 'Why' of goal pursuits: Human needs and the self-determination of behavior. *Psychological Inquiry, 11,* 227–268.

Dunkerley, E., Tickle-Degnen, L., & Coster, W. (1997). Therapist-child interaction in the middle minutes of sensory integration treatment. *American Journal of Occupational Therapy, 51,* 799–805.

Grey, A. (1998). *The mission of art.* Boston, MA: Shambhala.

Lane, S., Smith Roley, S., & Champagne, T. (2013). Sensory integration and processing: Theory and application to performance. In B. Schell & G. Gillen (Eds.), *Willard & Spackman's occupational therapy* (12th ed., pp. 816–868). Philadelphia, PA: Lippincott, Williams & Wilkins.

Mosey, A. C. (1981). *Occupational therapy: Configuration of a profession.* New York, NY: Raven.

Neiss, R. (1988). Reconceptualizing arousal: Psychobiological stress in motor performance. *Psychological Bulletin, 103,* 345–366.

Neumann, E. A. (1971). *The elements of play.* New York, NY: MSS Information.

Parham, L. D., Roley, S. S., May-Benson, T. A., Koomar, J., Brett-Green, B., Burke, J. P., . . . Schaaf, R. C. (2011). Development of a Fidelity Measure for research on the effectiveness of the Ayres Sensory Integration® intervention. *American Journal of Occupational Therapy, 65,* 133–142.

Peloquin, S. M. (1989). Sustaining the art of practice in occupational therapy. *American Journal of Occupational Therapy, 43,* 219–226.

Peloquin, S. M. (1998). The therapeutic relationship. In M. E. Neistadt & E. B. Crepeau (Eds.), *Willard & Spackman's occupational therapy* (9th ed., pp. 105–119). Philadelphia, PA: Lippincott, Williams & Wilkins.

Peloquin, S. M. (2005). Embracing our ethos, reclaiming our heart. *American Journal of Occupational Therapy, 59,* 611–625.

Poulsen, A. A., Rodger, S., & Ziviani, J. M. (2006). Understanding children's motivation from a self-determination theoretical perspective: Implications for practice. *Australian Occupational Therapy Journal, 53*(2), 78–86.

Rubin, K., Fein, G. G., & Vandenberg, B. (1983). Play. In P. H. Mussen (Ed.), *Handbook of child psychology: Socialization, personality and social development* (4th ed., Vol. 4, pp. 693–774). New York, NY: Wiley.

Ryan, R. M., & Deci, E. L. (2000a). Intrinsic and extrinsic motivation: Classic definitions and new directions. *Contemporary Educational Psychology, 25,* 54–67.

Ryan, R. M., & Deci, E. L. (2000b). Self-determination theory and the facilitation of intrinsic motivation, social development, and well-being. *American Psychologist, 55,* 68–78.

Sawyer, R. K. (1997). *Pretend play as improvisation: Conversation in the preschool classroom.* Mahwah, NJ: Lawrence Erlbaum Associates.

Schön, D. (1983). *The reflective practitioner: How professionals think in action.* New York, NY: Basic Books Inc.

Skard, G., & Bundy, A. C. (2008). Test of playfulness. In L. D. Parham & L. S. Fazio (Eds.), *Play in occupational therapy for children* (2nd ed., pp. 71–94). St. Louis, MO: Mosby.

Stackhouse, T. M. (2014). The adaptive response to the just-right challenge: Essential components of sensory integration intervention. *Sensory Integration Special Interest Section Quarterly, 37*(2), 1–4.

Sutton-Smith, B. (1997). *The ambiguity of play.* Cambridge, MA: Harvard University.

Tickle-Degnen, L., & Coster, W. (1995). Therapeutic interaction and the management of challenge during the beginning minutes of sensory integration treatment. *Occupational Therapy Journal of Research, 15,* 122–141.

Vandenberg, B., & Kielhofner, G. (1982). Play in evolution, culture and individual adaptation: Implications for therapy. *American Journal of Occupational Therapy, 36,* 20–28.

White, R. W. (1959). Motivation reconsidered: The concept of competence. *Psychological Review, 66,* 297–323.

Wilkes-Gillan, S., Bundy, A., Cordier, R., & Lincoln, M. (2014a). Eighteen-month follow-up of a play-based intervention to improve the social play skills of children with ADHD. *Australian Occupational Therapy Journal, 61,* 299–307. doi:10.1111/1440-1630.12124

Wilkes-Gillan, S., Bundy, A., Cordier, R., & Lincoln, M. (2014b). Evaluating a pilot parent-delivered play-based intervention for children with ADHD. *American Journal of Occupational Therapy, 68,* 700–709. doi:10.5014/ajot.2014.012450

Wilkes-Gillan, S., Bundy, A., Cordier, R., Lincoln, M., & Hancock, N. (2014). Child outcomes of a pilot parent-delivered intervention for improving the social play skills of children with ADHD and their playmates. *Developmental Neurorehabilitation, 19,* 238–245 doi/full/10.3109/17518423.2014.948639

Wilkes-Gillan, S., Bundy, A., Cordier, R., Lincoln, M., & Hancock, N. (2015). Parents' perspectives on the appropriateness of a parent-delivered intervention for improving the social play skills of children with ADHD. *British Journal of Occupational Therapy, 78*(10), 644–652. doi:10.1177/0308022615573453

CHAPTER

13

중재의 과학: 이론을 통한 직접적 중재의 창조성[1)]

The Science of Intervention: Creating Direct Intervention from Theory

아이의 성취감은... 중력에 대항하여 자신을 세움으로써, 그리고 방금 전에 획득한 행동이 가능성이 없는 것이 아니라는 것을 발견함으로써, 또는 신체가 만족감을 가져다준다는 것을 알게 됨으로써 발휘된다. ... 아이는 더 이상 환경의 힘에 의해 떠 밀려다니는 유기체가 아니다; 세상에서 효과적으로 움직일 수 있는 더욱 완전한 존재이다.

—A. Jean Ayres(1972, p.262)

중재: 영향력을 가지고 중간에 개입되는 것

—Webster's New World Dictionary Upon

학 습 목 표

이 장을 학습하고 난 이후, 독자는 다음 내용을 할 수 있을 것이다:

- ✔ 창조적인 중재활동들을 감각통합 이론에 적용한다.
- ✔ 특정 감각통합 장애 아동들의 수행력 향상을 위한 중재 활동을 만든다.
- ✔ 치료 활동의 설계로 세션의 길이와 물리적 환경을 포함하여 실습에 대한 실질적인 고려사항을 통합한다.

목적과 범위 Purpose and Scope

이 장에서 우리는 감각 통합(SI) 이론, 즉 중재의 과학을 직접적으로 반영하는 치료 활동의 창조성을 설명한다. 또한, 감각통합 장애와 관련된 특정 어려움을 개선하기 위해 적절한 도전과 함께 강화된 감각을 연결하도록 설계된 다양한 치료 활동을 제시한다. 한 가지 목적만을 갖는 치료적 활동은 거의 없다. 한 활동이 가질 수 있는 모든 가능성을 다루고 중재의 특정한 시점에서 아이에게 가장 적절한 것을 결정하는 것은 어려운 일이다. 치료사는 한 세션 동안 활동을 자주 변경하기 때문에, 활동을 적절하게 변경하기 위해서는 이루고자 하는 것이 무엇인지 항상 명확한 생각을 가져야만 한다. 감각통합 이론의

1) 현수 장치(Suspended equipment)는 감각통합 치료의 특징이다. 이 장을 통해 우리는 현수 장치의 여러 부분을 언급한다. 이 장에는 현수 장비의 사진이 자유롭게 흩어져 있다. 또한, 부록에서는 장비 공급업체의 목록도 제공한다.

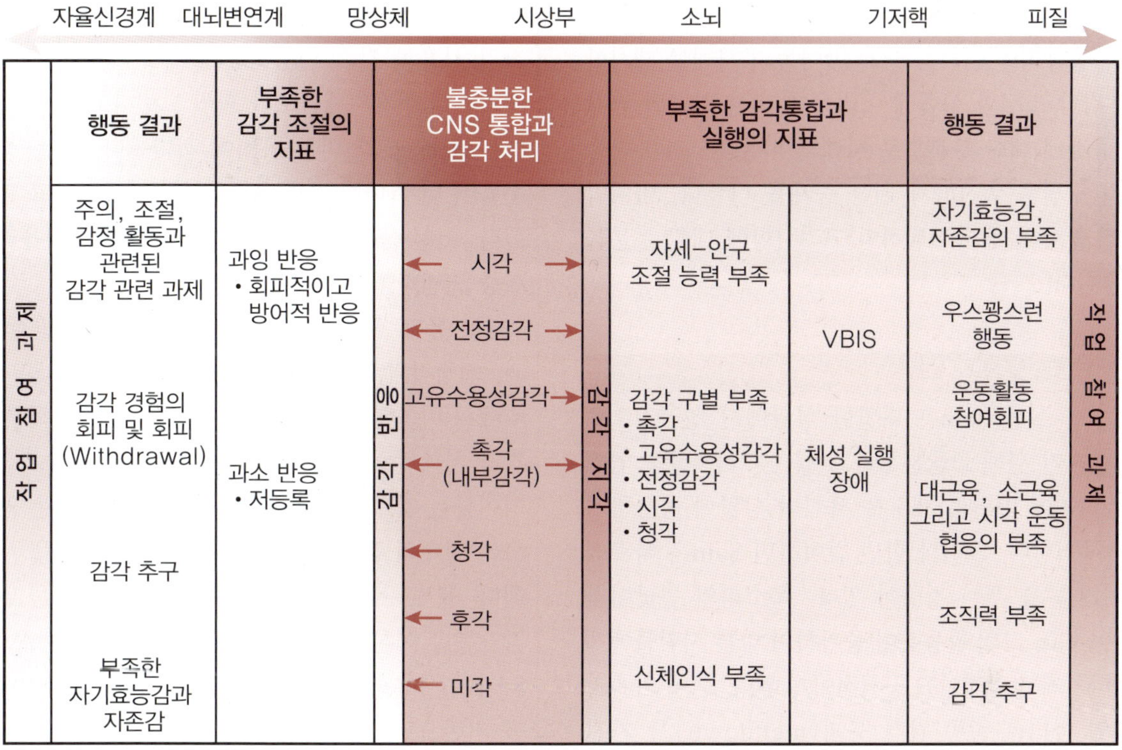

그림 13-1 감각통합 이론의 도식적 표현.

과학에 충실하기 위해 우리는 이론을 묘사하는 모델에 크게 의존한다. 이 모델을 1장(감각통합: A. Jean Ayres 이론 재고)에서 제시하고 여기에 다시 추가한다(그림 13-1). 이 장 전체에 걸쳐, 이 모델을 향상된 감각과 원하는 치료 결과 사이의 연관성을 지속적으로 상기시키기 위해 언급할 것이다.

감각통합 이론의 과학은 가장 **적절한 도전**(Jsut-right challenge)과 아동의 특정 요구에 대한 예상된 **적응 반응**(adaptive responses)을 조정하는데 도움이 된다. 이것들은 감각통합 치료의 핵심 요소이다(Ayres, 1972; Lane, Smith Roley & Champagne, 2013; Stackhouse, 2014). 즉, 치료에서 아동은 엄격한 평가를 통해 결정된 방식으로 가능한 가장 높은 수준에서 과제와 환경적 요구에 적응적으로 반응할 수 있다(Smith Roley, Mailloux, Miller-Kuhaneck, & Glennon, 2007). 가장 적절한 도전을 반영하는 활동은 아동의 관심과 일치하고 집중된 노력을 사용하여 숙달할 수 있기 때문에 동기를 부여하고 참여를 유도한다(Smithcase, 2010). 게다가, 문제 해결력과 운동 전략을 지속적으로 조정하는 능력은 적응 반응의 중요한 구성 요소이다.

Parham과 동료들은(2007) 감각통합 치료의 10가지 과정 요소를 정의했다. 이러한 요소는 크게 두 가지 범주로 나눌 수 있는데, 주로 과학을 지지하는 것과 주로 예술을 반영하는 것으로 나눌 수 있다. 12장에서는 예술과 관련된 진행 요소들을 다루었다. 이 장에서는 중재의 과학을 가장 밀접하게 반영하는 것들을 다룬다. 따라서 이 장에서의 초점은 (a) 자기 조절과 감각 인식을 지원과 (b) 자세 안구 조절, 양측 통합, 새로운 운동 과제의 개념화 및 계획, 그리고 행동 조직화에 도전하는 치료 기회를 만들고 수정하는 것이다. 여기서 우리의 목표는 감각통합 장애의 특정 측면을 개선하기 위한 의미 있는 활동에 대한 아이디어를 제공함으로써 감각통합 이론을 적용하는 독자의 능력에 기여하는 것이다.

먼저 감각통합 기능장애를 경험하는 많은 사람들에게 공통적인 어려움을 가진 아동의 사례를 제시한다. 감각 조절과 실행에 어려움에 대한 향상된 감각 및 중재에 대한 부분으로 사례를 따른다. 그런 다음 감각 구별을 촉진하기 위한 중재를 다룬다. 마지막으로 중재에 대한 실질적인 고려사항에 대한 부분을 제공한다.

사례 연구 ■ SAM

일곱 살인 Sam은 다양한 상황에서 성공적으로 참여하기 위해 고군분투하고 있다. 그는 종종 엄마의 다리에 매달려 새로운 사회적 상황에 동참하기를 주저한다. 그러나 한번 참여하면 Sam은 빠르게 "어려움"을 푸는 경향이 있다. 목소리의 높낮이가 높아지고, 그의 활동량이 증가하며 다른 사람들에게 지나치게 강압적이고 공격적이게 된다. 놀이 약속과 생일 파티는 종종 감각 붕괴(meltdown)를 가진 Sam 때문에 최대 20분까지만 지속되고 끝난다.

학교에서는, Sam은 넘어지고, 과도하게 몸을 기대며 때때로 의자에서 넘어진다. 그는 운동 기술을 포함한 활동에서 또래들을 따라잡는 것을 힘들어한다. 글씨 쓰기는 특별한 도전이다. Sam은 최적의 사용을 위한 연필의 방향을 잡는데 어려움을 겪는다. 그는 연필을 꽉 쥐고 너무 많은 압력으로 글을 써 자주 종이를 찢는다.

대부분의 관찰자들이 보기에 Sam은 서툴러 보인다. 그는 공을 차고 던지고 잡는 데에 어려움이 있으며, 특히 움직이는 물체나 사람과 함께 있는 공간에서 안전하고 효과적으로 탐색하는 데 어려움이 있다. 그는 보조 바퀴 없이 자전거를 탈 수 없으며 여전히 한 번에 한 발씩 계단을 내려간다. 체육 시간 동안, Sam은 종종 바닥에 드러눕거나 다른 아이들과 부딪히는 모습을 보인다. 쉬는 시간에는, 그는 뒤로 물러나 다른 아이들은 지켜보거나 다른 아이들이 그를 쫓도록 자극하는 경향이 있다. 추격은 Sam이 넘어져 스스로를 다치게 하거나 다른 아이를 밀치는 것으로 끝나는 경우가 많다.

Sam의 어머니는 Sam이 옷 입기, 양치질하기, 식기 사용과 같은 일상적인 일에서 독립성을 발달시키는데 형제자매들보다 훨씬 느렸다고 보고한다. 그는 입는 옷과 먹는 음식에 까다롭다. 그는 종종 옷들이 너무 따끔거리고 양치질이 아프다라고 불평한다. 어떤 음식을 보면 그 맛이나 질감을 떠올리며 짜증을 낸다.

감각통합 실행검사(SIPT) 점수와 임상관찰 결과, 전정감각, 고유수용성 감각 및 촉각의 낮은 처리에서 비롯된 체성 실행 장애(SD)라고 밝혀졌다. 감각 처리 측정(SPM) 결과에선 그의 낮은 조절에 기여하는 것으로 보이지만 완전히 설명되지는 않는 모든 형태의 감각에 대한 경미한 과민 반응을 시사했다. 표 13-1에 제시된 모델과 14장(사용을 위한 감각통합 이론: 복잡성 이해하기)에 나오는 Ayres Sensory Integration© Fidelity Measure(ASIFM)를 기반으로, Sam이 적절한 수준에서 자세-안구 조절과 운동 계획(즉, 가장 적절한 도전)에 도전하는 활동들의 맥락 안에서 향상된 촉각, 전정감각 및 고유수용성 감각을 취할 수 있는 기회를 제공하는 활동을 공동으로 만들 것이다. 우리는 강화된 감각에 직면하여 적절한 각성 수준에 이르고 유지하는 그의 능력을 관찰할 것이지만, 더욱 적절하게 그의 자세와 운동 계획에 대한 도전을 제공할 것이다. 다음과 관련한 부분에서 이러한 활동에 대해 설명한다.

강화된 감각을 위한 기회 제공
Providing Opportunities for Enhanced Sensation

감각통합 치료는 의미 있는 활동(즉, 놀이)에서 적극적인 참여를 통해 얻은 강화된 감각을 특징으로 한다. 특정 감각들은 의도한 목표에 따라 선택된다(그림 13-1 참고). 감각통합 치료의 본질은 아동의 필요와 상태에 조심스럽게 일치했을 때, 적극적인 움직임에서 파생된 강화된 감각이 (a) 참여하기 위한 각성의 조절을 돕고 (b) 운동 계획을 증가시키기 위해 신체 도식과 자세 조절을 향상시킨다. 간단히 말해서, 감각통합 치료는 세심하게 만든 놀이적 활동(playful activities)에 대한 강화된 감각과 적극적인 참여로 구성된다. 감각통합 이론에서, 강화된 감각은 일반적으로 고유수용성 감각, 전정감각, 그리고 촉각으로 나타낸다. 또한 각 시스템에서 수신하고 해석하는 특정 입력에 대한 자세한 정보는 4장(감각 시스템의 구조 및 기능)을 참고하라. 여기서는 간단한 요약만 제공한다.

고유수용성 감각은 근육과 관절에 있는 수용기에 의해 감지된다. 근방추는 움직임에 대해 저항함으로서 활성화되는 반면, 관절 수용기는 관절 움직임에 반응하여 활성화된다. 고유 감각은 신체 도식과 공간에서의 움직임에 대한 지식에 기여한다. 고유수용성감각 처리의 저하는 움직임의 타이밍과 작업에 필요한 힘의 양을 판단하기 어렵다. 또한, 관절의 각도와 신체 부위의 상대적인 위치를 결정하는데 어려움을 겪는다. Sam은 연필을 꽉 쥐고 글을 쓸 때 너무 많은 압력을 가한다. 그의 서투름은 타이밍이 좋지 않은 움직임이나 그가 공간에서 어디에 있는지에 대해 제대로 알지 못하는 것일 수도 있다.

전정계는 자세 유지와 안정된 시야를 식별하는 역할을 한다. 이석기관(직선 운동 및 중력 수용기)과 반고리관(각 운동 수용기) 이 두 가지 범주가 전정계를 구성한다. 책상에 푹 쓰러져 앉은 Sam에게서 관찰된 것처럼 *이석기관*이 받는 감각 처리가 제대로 처리되지 않으면 몸쪽의 폄근 긴장도가 감소한다. 머리의 정확한 공간 지남력(Spatial orientation)을 결정하는데 어려움을 줄 수도 있다. 기울어져 있을까 아니면 똑바로 서있을까? 이석 정보의 부족한 처리는 중력 불안과 일부 보상적인 안구 운동의 원인이 된다. 반대로 *반고리관*이 받는 감각 처리의 저하는 효과적인 평형 반응 및 회전 후 안진(PRN)에 필요한 직고 빠른 움직임을 이끌어내기 어렵고 또한 움직임에 대한 회피적인 반응을 유발할 수 있다. 평형 반응이 좋지 않으면 Sam이 두 발 자전거를 타는데 어려움을 겪을 수 있다.

피부는 촉각의 수용 기관이다. 촉각 구별의 저하는 접촉(touch)의 정확한 위치와 특성을 아는데 어려움이 있는 것으로 정의된다. 신체의 경계에 대한 이해를 방해하기 때문에 신체도식에 큰 영향을 줄 수 있다. 또한 촉각 구별의 저하는 구강, 미세 운동, 그리고 어느 정도의 전반적인 대근육 기술과 운동 계획의 발달에 영향을 줄 수도 있다. 예를 들어, Sam은 일상생활 활동(ADL)에서 독립성을 발달시키는데 어려움을 겪었고 잡기, 던지기, 발로 차기에 어려움이 있었으며, 이 모든 것은 고유수용성 감각 및 전정감각의 구별뿐만 아니라 촉각 구별의 저하와 관련이 있을 수 있다. 글쓰기 위해 손가락으로 연필을 잡는데 어려움을 겪는 것은 소운동 과제에 대한 부적절한 촉각 구별을 반영하는 것 같다. 촉각 구별에 어려움을 겪는 아동이 작은 물건을 만질 때, 마치 장갑을 끼고 만지는 것 같아 보인다. 이 아동은 얼굴에 음식이 남아 있거나 옷이 비뚤어지고 흐트러져 지저분하거나 엉성하게 보일 수 있다. 활동하는 동안 시각적 과잉 각성(Visual hypervigilance)은 촉각 입력의 특이성이 부족함을 나타날 수 있다; 접촉에 대한 부족한 정보 때문에 아동은 활동을 위해 시각기관에 의존해야만 한다. 촉각 처리의 저하는 촉각 방어 또는 정상적인 촉각에 대한 과장된 반응으로 나타날 수도 있다. Sam의 옷에 대한 불만과 음식에 대한 반응은 그의 촉각 방어를 반영한다.

강화된 감각에 대한 아동의 반응은 내 · 외부 요인에 따라 크게 달라진다. 따라서 치료사의 주의 깊은 관찰이 필수적이다. 효과적인 치료 활동의 창조는 아동이 경험하는 특정한 감각통합의 어려움과 원하는 결과를 포함한 몇 가지 요인에 따라 달라진다(Smith Roley, 2006). 5장과 6장은 조절장애와 실행과 관련된 감각 처리 문제의 특성에 대한 심층 정보를 제공하고, 7장은 구별과 인식에 대한 정보로 구성된다.

감각의 강도에 영향을 미치는 질
Qualities Affecting the Intensity of Sensation

어떤 감각 기관에 초점을 맞춰야 하는지(촉각, 전정감각, 고유수용성 감각) 고려하는 것 외에도 치료사는 감각의 **강도**도 고려해야 한다. 강도, 빈도, 지속 시간 및 리듬과 같은 감각의 여러 특성이 강도에 영향을 미친다.

힘(strength)은 감각이 전달되는 힘(force)이다. 예를 들어, 접촉은 부드러울 수도 있고 단단할 수 있다. **리듬성**(rhythmicity)은 감각의 반복적인 규칙성이다. 예를 들어, 아이가 그네를 앞뒤로 부드럽게 밀면 리드미컬한 입력이고 또는 치료사가 "폭풍에 날려가는 것처럼" 거칠게 밀면 불규칙적인 입력이다. 촉각 및 고유수용성 감각의 입력은 리드미컬하거나 불규칙적인 리듬일 수 있다. **지속** 시간(duration)은 감각이 존재하는 시간의 길이이고, 빈도(frequency)는 감각이 얼마나 자주 일어나는지, **속도**(speed)는 자극의 발생 속도를 나타낸다. 예를 들어, 접촉은 누군가의 팔을 쓰다듬을 때처럼 느리거나 간지럽힐 때처럼 빠를 수 있다. 마찬가지로 신체의 근육과 관절의 움직임도 다양한 속도로 발생할 수 있다.

아동의 현재 각성 수준과 함께 감각의 특성이 효과를 결정한다. 느리고 리드미컬하며 부드러운 감각은 덜 강렬하게 인식되는 경향이 있다. 변화와 각성의 측면에서 생각하면 진정 효과가 있는 반면, 빠르게 변화하는 리듬은 더 강렬하고 경계하는 것으로 인식될 수 있다. 인식된 강도와 효과에 대한 지속 시간의 관계는 다른 특성에 따라 다르다. 예를 들어, 긴 시간 동안 가해지는 심부 압박(deep pressure)은 진정될 가능성이 있는 반면, 동일한 시간 동안 가해지는 가벼운 터치는 매우 강렬하게 인식되어 각성 수준을 높일 수 있다.

강화된 감각은 각성과 조절 그 이상의 영향을 미친다. 그것은 또한 신체 도식과 운동 기능에 영향을 미친다. 촉각, 전정감각과 고유수용성 감각은 기능장애의 모델인 그림 13-1에서 볼 수 있는 것처럼 서로 다른 운동 기능("부족한 감각통합 및 실행의 지표")과 연관되어 있어 감각 처리의 저하와 관련된 어려움을 묘사한다. 그러나 감각의 *적절한* 처리는 나열된 영역의 강점에 원인이 된다. 예를 들어, 잘 기능하는 시각, 전정감각과 고유수용성 감각 기관은 좋은 자세-안구 조절의 원인이 된다는 뜻이다.

다시 말해, *의미있는 활동의 맥락에서 반복되고 강화된 감각은 모든 감각통합 치료의 핵심 부분이다.* 그러나 활동 선택과 감각 유형에 대한 추론은 원하는 결과와 개인의 특정 요구에 따라 상당히 달라질 것이다.

감각 추구에 대한 참고 사항

감각 구별이 감소됐거나 각성 수준을 변경하려는 일부 아동들은 향상된 감각을 추구하는 것처럼 보인다(Schoen, Miller, Brett-Green, & Nielsen, 2009). 이 아동들은 회전하거나 휘두르는 것을 좋아하고 의도적으로 사람이나 사물에 충돌하거나, 걸을 때 손으로 벽을 만지며 따라 걷고 모든 것을 입안에 넣을 수 있다. 그러나 추구는 반드시 강화된 감각이 치료적이라는 신호는 아니다. 감각을 추구하는 모든 아동이 감각 처리 능력이 떨어지는 것은 아니며, 감각 처리 능력이 약한 모든 아동이 필요한 감각을 추구하는 것도 아니다. 감각에 대한 아동의 반응이 바람직하지 않은 경우에는 가능한 빨리 필요한 변화를 만들기 위해 주의 깊은 관찰이 필수적이다.[2)]

감각 조절장애에 대한 중재
Intervention for Sensory Modulation Dysfunction

감각 조절장애는 감각 경험의 크기에 지속적으로 불균형적인 반응을 초래한다. 이 섹션에서는 향상된 감각을 활용하여 조절하는 가이드라인을 제공한다.

2) 아동이 강한 감각을 받은 후 "과부하(overload)" 보이는 경우, 고유수용성 감각과 깊은 촉각 압박 활동은 아동이 더 최적의 각성을 회복하는데 도움이 될 수 있다.

그림 13-1에 표시된 모델의 왼쪽("부족한 감각 조절의 지표")에 초점을 맞출 것이다. 각각의 아동과 세션은 독특하기 때문에 치료사는 활동과 환경에 내재된 감각의 유형, 특성과 효과를 지속적으로 인식하고, 예상되는 반응을 아동의 실제 반응과 비교해야만 한다. 우리는 과민 반응, 과소 반응, 역설적이거나 변동하는 반응의 세 가지 특정 범주의 감각 조절장애에 대한 중재에 대해 논의한다. 또한 각성 수준을 변경하기 위한 중재에 대해서도 간략하게 설명한다.

감각 과민 반응에 대한 치료 가이드라인

Treatment Guidelines for Sensory Over-Responsivity

제1장과 6장에서 감각 과민 반응의 두 가지 범주인 방어와 회피 반응을 설명했다. 방어는 촉각, 청각 등 모든 감각계에서 일어날 수 있다. 그러나 전정감각에 대한 방어는 특정한 이름이 있다. 중력 불안(gravitational insecurity)은 움직임에 대한 다른 회피 반응과 구별될 수 있다.

감각 방어

방어는 대부분의 사람들이 불편함을 느끼지 않는 감각에 대한 투쟁 도피 반응(fight-or-flight reaction)으로 나타난다. 모든 감각 기관에서 방어를 개선하기 위한 중재는 전정감각, 고유수용성 감각 또는 촉각 감각을 향상시키는 능동적인 움직임을 포함한다. 감각통합 이론은 이러한 기본 감각에 대한 향상된 입력이 모든 감각의 조절을 중재한다고 가정한다. Ayres(1972)는 또한 특정 감각이 중심 효과(central effect)를 갖기 때문에 신체의 일부 영역에 감각 입력을 제공하는 것으로 충분해야 한다고 제안했다. 전신에 감각 입력을 제공할 필요는 없다. 입과 얼굴은 예외일 수 있다. 특히 얼굴과 입 주변을 방어하는 아동은 허용되는 경우에 해당 영역의 입력에 대한 경험이 필요할 수 있다. 호루라기, 카주, 빨대 또는 씹는 장난감은 입과 얼굴의 민감한 부위에 정보를 제공하는 좋은 방법이 될 수 있다.

일반적으로 아동은 깊은 압박 접촉, 고유수용성 감각과 느린 직선 전정감각 입력이 가장 견디기 쉽다는 것을 알게 된다. 따라서 아동들이 특히 방어적일 경우 우리는 이것들 중 하나부터 시작해야 한다.

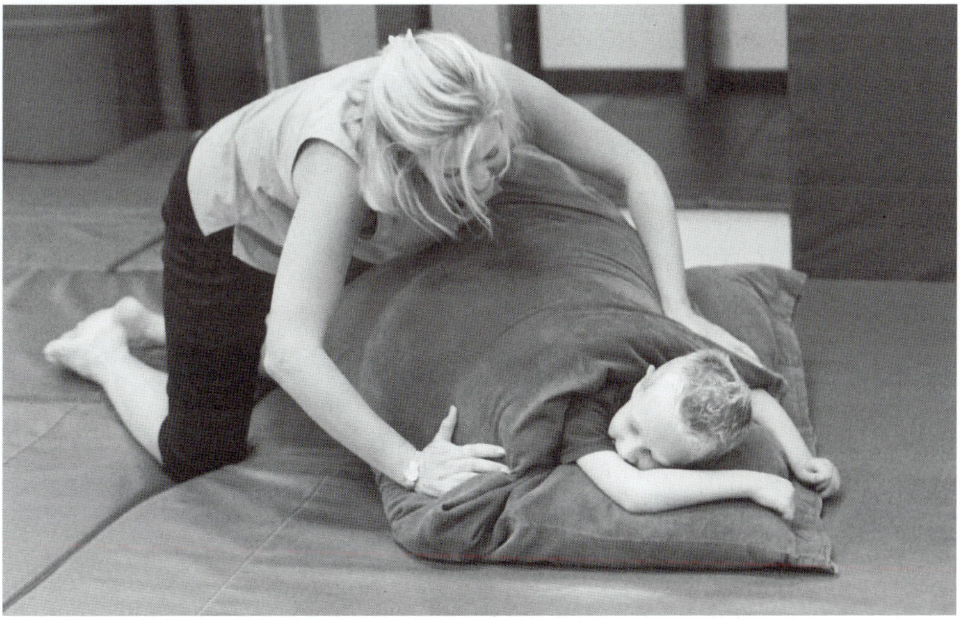

그림 13-2 심부 압박은 종종 몸통과 팔다리에 가해진다. *출처: Shay McAtee 제공.*

향상된 촉각 감각이 활동의 일부분일 때, 아동은 대게 얼굴보다 팔과 다리에 대한 감각 입력을 더 쉽게 참을 수 있다. 그러나 아동의 등, 팔과 다리에 테라피 볼을 "증기 롤러(steam roller)"로 사용하는 것과 같이 몸통과 팔다리에 깊은 압박을 가하는 경우가 많다(그림 13-2 참고). 조절을 촉진할 수 있는 향상된 감각은 항상 아동의 적극적인 참여와 함께 의미 있는 활동으로 짜여져 있으며, 수동적으로 관리되지 않는다.

아동들이 감각을 더 잘 조절할 수 있게 되면서, 그들은 상대적으로 강하거나 예측할 수 없는 감각을 나타내는 활동에 참여할 수 있다. 예를 들어, 감각을 잘 조절할 수 있는 아동은 대부분의 상황에서 부정적인 반응 없이 가볍고 예상치 못한 촉감이나 시각적인 혼란을 경험할 수 있어야 한다. 원하는 감각 입력 강도를 만들어내는 모든 활동을 사용할 수 있다. 표 13-1은 다양한 강도의 촉각, 전정 또는 고유수용성 감각 입력을 제공하는 여러 활동으로 구성된다.

조절을 촉진하기 위한 치료는 탈감각화(desensitization)를 목표로 하는 접근 방식과 혼동되어서는 안 된다. 탈 감각화는 사람이 그 자극에 익숙해질 때까지 반복되는 자극을 포함한다. 대조적으로 감각통합 치료는 전정, 고유수용성 및 촉각 감각의 조합을 사용하여 전반에 걸쳐 *조절을 촉진*하는데 중점을 둔다.

표 13-1 향상된 감각의 강도 범위를 제공하는 활동의 예시

- 플라스틱 공 또는 볼풀이 들어 있는 큰 용기에서 움직이기
- 질감이 있는 베개 아래에서 기어 다니거나 파고들기
- 면도 크림, 거품 비누, 핑거 페인트로 그림 그리기
- 콩, 쌀 또는 마카로니로 가득 찬 촉각 상자에 숨겨진 물건 찾기
- 마사지기나 진동 장난감을 가지고 노는 것
- 카주 또는 호루라기 불기
- 활동에 참여하는 동안 두 지점에 매달린 그네에서 천천히 또는 빠르게 스윙
- 활동에 참여하는 동안 한 지점에서 매달린 그네에서 천천히 또는 빠르게 스윙
- 트램펄린에서 위아래로 점프하기
- 번지 밧줄(신축성 있는 고무끈)에 매달린 그네에서 튀어오르기(bouncing)
- 고정시킨 물체 또는 움직이는 그네에서 충돌 매트나 볼풀에 떨어지는 경우

중력 불안

Ayres(1979)는 중력 불안을 특히 감각통합 기능장애의 파괴적인 형태로 설명했다. 증상에는 특히 뒤쪽 공간으로 이동(예: 뒤로 기울기, 바로 누운 자세로 이동) 또는 거꾸로 되는 것에 대한 두려움 또는 불안이 포함된다. 공중 제비 회전, 물체 밟기, 울퉁불퉁한 땅 걷기, 에스컬레이터 승하차와 같은 일상적인 활동은 중력 불안을 유발할 수 있다. 이러한 각 활동은 중력 수용기와 중력 입력 간의 관계를

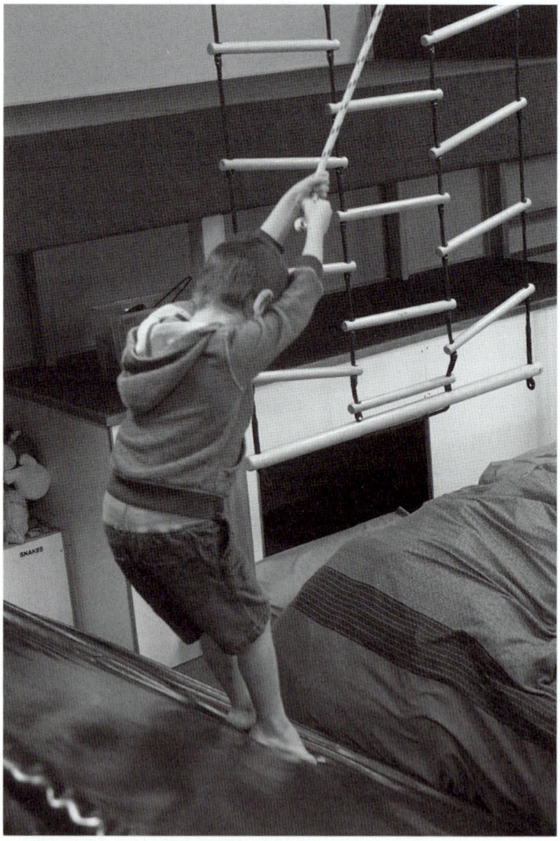

그림 13-3 경사로를 걸어 내려가기.
출처: Shay McAtee 제공.

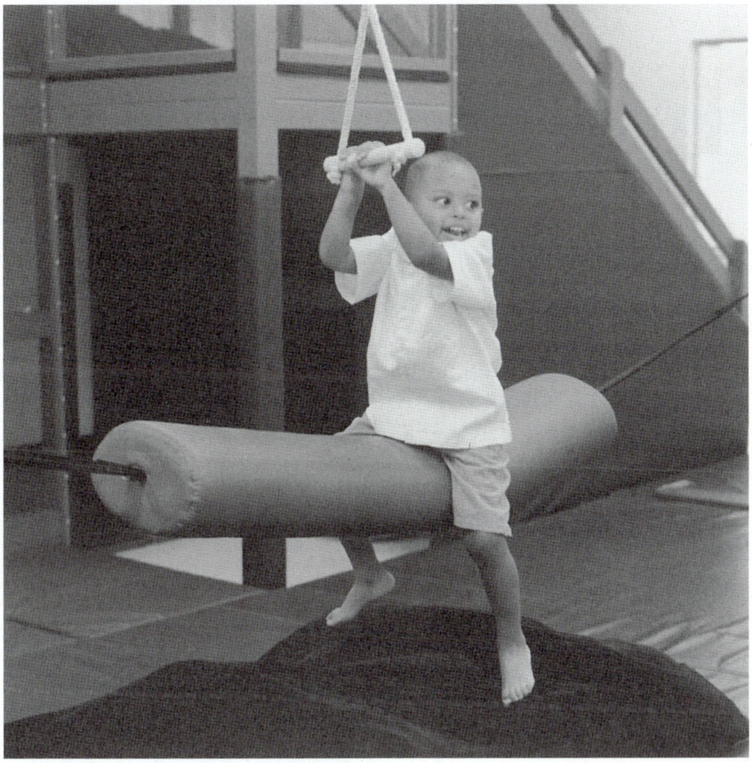

그림 13-4 고래를 타고 오르락 내리락하는 모습. *출처: Shay McAtee 제공.*

변경한다. 중력 불안을 가진 아동은 전정과 고유수용성 감각과 아마도 시각적인 입력이 적절하게 처리되지 않고 통합되지 않기 때문에 이러한 불일치를 경고로 인식한다.

중력 불안에 대한 중재는 단순한 시각적 요구와 함께 통제된 고유수용성 및 선형 운동(전정감각)을 허용하는 활동을 포함한다. 치료사는 두려운 반응을 일으키지 않도록 활동을 신중하게 변경하고 등급화하여 가장 적절한 도전을 제공하고 머리와 몸의 움직임을 증가시켜 편안함을 촉진한다.

통제(control)는 중력 불안을 경험하는 아동에게 특히나 중요하다. 일부 어린 아동들은 장비에서 느리고 직선적 움직임조차 견딜 수 없다. 그들에게 매트리스를 가로질러 걷거나 경사로를 오르고 내리는 것(그림 13-3)이 가장 적절한 도전을 제공할 수 있다. 작은 직선, 수직적 움직임(예: 점프, 튀어오르기)은 일반적으로 수직에서 머리 움직임을 최소화하기 때문에 가장 먼저 허용된다. 어떤 아동은 치료사와 함께 테라피 볼에 앉아 있거나 고래(The whale; 볼스터 스윙의 한 종류)와 같은 장비를 사용하는 것을 즐긴다(그림 13-4).

아동이 그네 위에서 활동할 수 있을 때, 머리를 똑바로 세우고 앉는 것은 두려움을 덜 유발한다. 또한, 아동의 발이 바닥에 붙거나 바닥 가까이 두면 "땅을 접촉하는 활동(grounding)"을 촉진하는 촉각과 고유수용성 감각 정보를 얻을 수 있다. 아동이 앉아 있는 동안 움직이는 것이 편안해지면, 치료사는 발이 바닥에 닿은 상태에서 엎드린 자세로 시행되는 활동을 통합할 수 있다(예: 이너 튜브(inner tube)나 개구리 그네(frog swing) 위에서 엎드려 누운 자세로 그네타기, 그림 13-5 참고) 치료사는 또한 그네를 매트 가까이에 놓고 아동이 움직임의 속도와 방향을 조절할 수 있도록 할 수 있다; 간단한 시각적 표적은 움직임의 통합을 도울 수 있는 "고정점(fixing

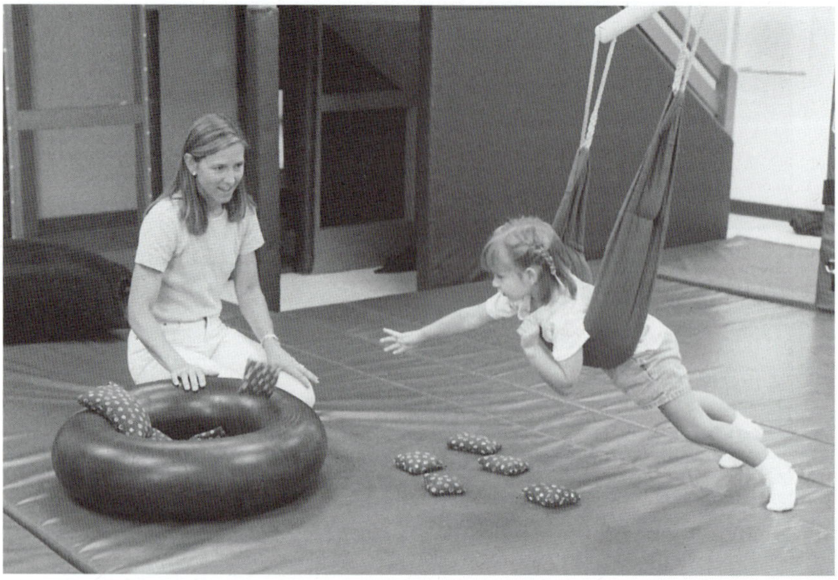

그림 13-5 개구리 그네에서 엎드려 타기. *출처: Shay McAtee 제공*

point)"을 제공한다. 또 다른 팁은 치료사의 뻗은 손을 잡아당겨 아동이 그네를 타게 하는 것인데, 이 손은 안정감을 주는 촉각 입력뿐만 아니라 고유수용성 감각과 시각적으로 고정할 수 있는 지점을 제공한다(그림 13-6의 치료사를 참고). 훌라후프, 손잡이 또는 고무줄과 같이 덜 안정적인 제어 지점을 사용하여 아동이 그네를 추진하도록 한다.

중력 불안이 있는 아동은 어디서 어떤 일이 일어날지 예측할 수 없기 때문에 특히 뒤쪽으로 움직이는 것이 어려운 일이 될 수 있다. 그네 주기의 반은 뒤쪽으로 움직인다. 중력 불안이 있는 아동이 겪는 두려움을 최소화하기 위해 아동이 동의하는 거리에 있는 그네 뒤에 폼 블록이나 크고 부드러운 베개를 쌓는다. 이는 움직임에 대한 명확한 끝점을 제공한다. 표 13-2는 도전의 정도에 따라 등급이 매겨질 수 있는 중력 불안을 해결하기 위한 활동으로 구성되어 있다.

중력 불안을 겪는 아동들은 많은 지지와 격려가 필요하다. 전적으로 치료사를 믿어야만 하며, 치료사는 이러한 신뢰를 얻어야 한다. 제12장은 중력 불안을 가진 아동과의 중재 세션에 대한 심층적인 설명

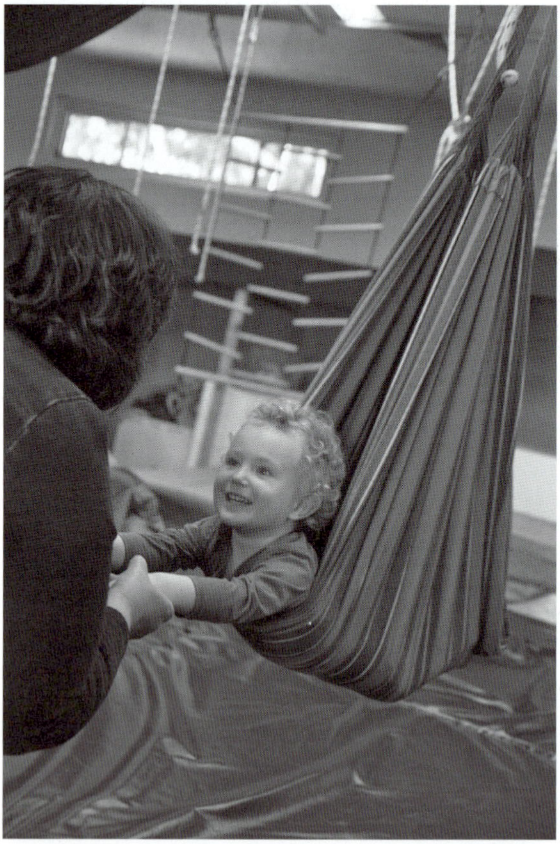

그림 13-6 치료사의 손을 잡아당겨 그네를 타는 것은 촉각 및 고유수용성 감각 입력을 제공하고 시각적으로 고정할 수 있는 지점을 제공.
출처: Sensory Gym 제공.

이 포함되어 있다. 일부 치료사들은 치료적 듣기(Therapeutic Listening™) 또는 이와 유사한 프로그램이 중력 불안을 개선하는 데 도움이 될 수 있다고 보고했다(제18장 참고).

표 13-2 중력 불안 치료를 위한 예시 활동

- 매트리스로 덮인 표면 쪽으로 빈 백이나 동물 인형을 운반하기
- 경사로 위로 약간 무거운 물건을 운반하기
- 그네의 움직임을 최소화하기 위해 아래에 베개가 있는 지면에 가까운 플랫폼 그네를 두고 그 위를 기어 다니거나 걸어가기
- 적당한 크기의 테라피 볼에 앉은 상태에서 위아래로 튀어오르기(발은 땅에 닿음)
- 고래 그네에서 튀어오르기(치료사가 아이 뒤에 있음) (그림 13-4)
- 작은 크기의 트램펄린에서 튀어오르기
- 번지 줄에 매달린 개구리 그네에 앉아 위아래로 튀어오르기(그림 13-7)
- 번지 줄에 매달린 타이어 이너 튜브가 있는 사각 플랫폼 그네에 앉은 상태에서 위아래로 튕기거나 줄을 잡아당기기(그림 13-8)
- 스쿠터 보드에 엎드려서 바닥 가로질러 타기
- 스쿠터 보드에 엎드린 자세로 경사로를 따라 내려가기
- 개구리 그네에 엎드린 상태로 큰 목표물을 향해 콩주머니나 공을 던지기
- 두 지점에 매달린 플랫폼 글라이더에 엎드린 상태 또는 앉은 상태에서 앞뒤로 그네타기
- 두 지점에 매달린 볼스터 그네에 앉은 상태에서 앞뒤로 그네타기
- 바닥에 발을 평평하게 대고 앉아 충돌 매트나 베개 더미로 떨어지는 "연습"
- 볼스터 스윙에 엎드린 상태에서 좌우로 그네타기
- 치료사가 부드럽게 흔드는 받침대에 몸을 감싼 상태로 엎드리기; 부드러운 충돌 매트 또는 베개에서 떨어지기까지 진행
- 점차 더 큰 움직임과 함께 개구리 그네에서 튀어오르기
- 집라인이나 삼각바를 타고 크고 부드러운 베개 또는 충돌 매트에 착지

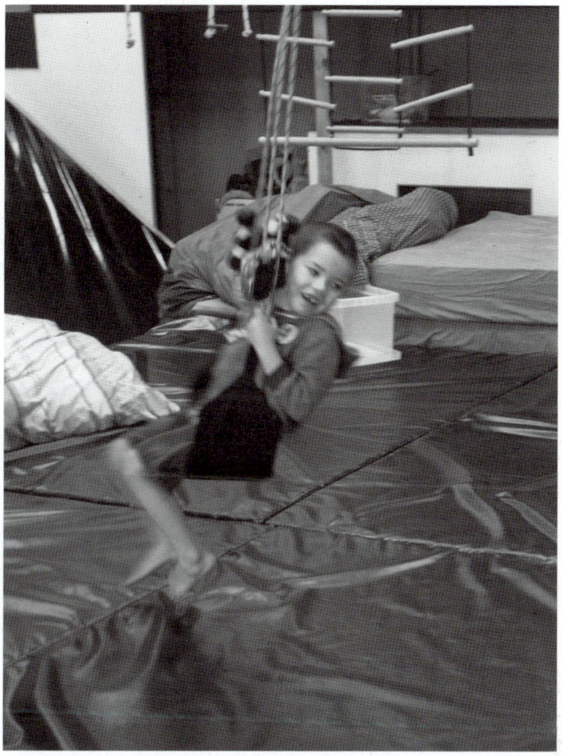

그림 13-7 개구리 그네에 앉은 상태에서 튀어오르기. *출처: Sensory Gym 제공.*

움직임에 대한 회피적 반응

회피적인 반응은 자동차에서 단거리를 타는 것과 같이 대부분의 사람들이 불편하게 느끼지 않는 움직임에 대한 자율신경계 반응(메스꺼움, 현기증, 땀, 창백함)으로 나타난다. 특히 각 운동(angular movement)을 피하거나 차를 탄 후 안절부절 못하는 행동이 증가하는 것도 회피 반응을 시사하는 것일 수 있다. 회피 반응은 반고리관이 받는 감각의 잘못된 중앙 처리와 관련이 있다고 가정한다(Fisher & Bundy, 1989; May-Benson & Koomar, 2007). 제6장에는 움직임의 회피적 반응에 대한 자세한 정보가 포함되어 있다.

중재의 일반적인 목표는 아동이 아프거나 어지러움을 느끼지 않고 일반적인 움직임을 경험(예: 신발을 묶기 위해 몸을 숙이기, 차나 그네 타기)을 견딜 수 있도록 돕는 것이다. 목표는 아동이 회전이나 다른 빠른 움직임을 견딜 수 있도록 돕는 것이 아니다.

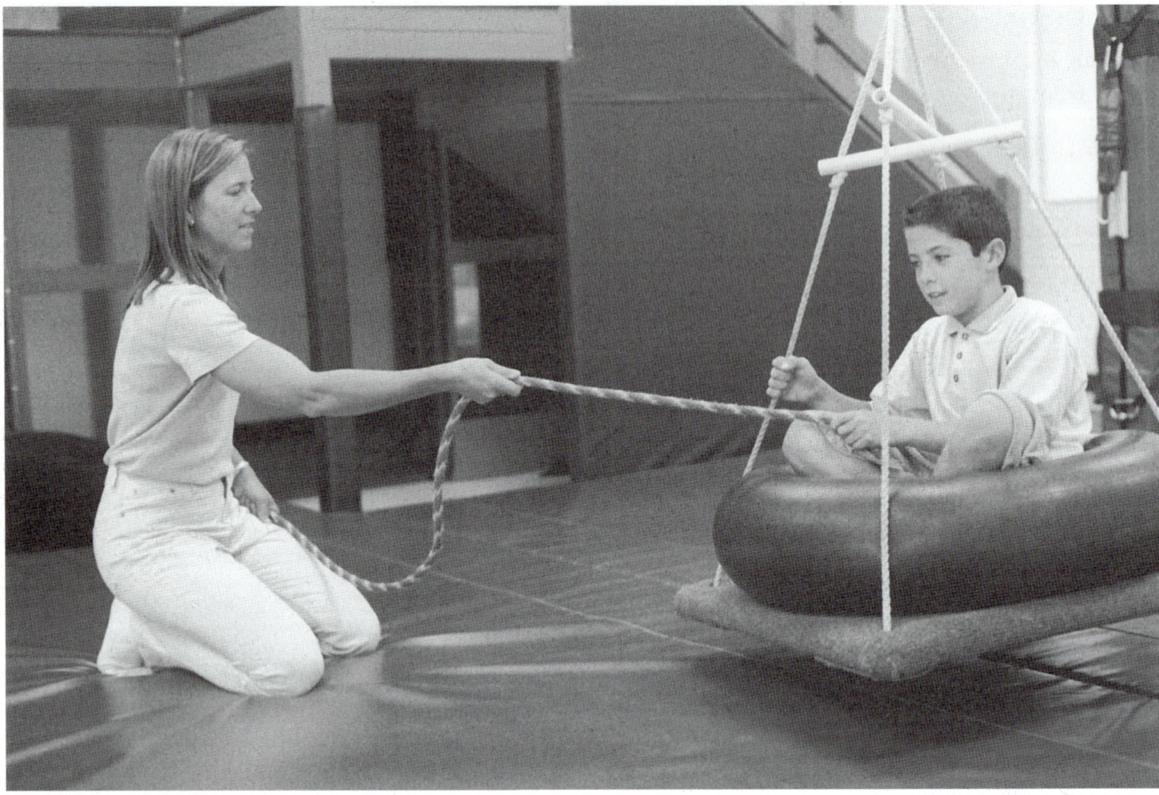

그림 13-8 안정성을 위해 이너 튜브가 위에 있는 사각 플랫폼 스윙. *출처: Shay McAtee 제공.*

능동적인 저항(고유수용성 감각)과 결합된 선형 움직임을 제공하는 활동이 부정적인 반응을 최소화하는데 도움이 될 수 있지만, 회피 반응은 감각통합 치료의 진행을 방해할 정도로 심각할 수 있다. 따라서 회피 반응은 전정 재활(vestibular rehabilitation)을 통해 가장 효과적으로 대처할 수 있다(Boyer et al., 2008; Cohen, 2000; Herdman, 1994).

전정 재활은 탈감각화 프로그램을 처방하고 주의깊게 권고한다; 심도있는 논의는 이 본문의 범위를 벗어난다. Kawar와 동료들(2005)은 또한 우주비행사 훈련 프로그램(Astronaut Training Program)이라는 이름의 전정 문제를 해결하기 위한 치료 프로그램을 개발했다. 제18장에는 우주비행사 훈련 프로그램에 대한 몇 가지 정보가 포함되어 있다.

감각 과소 반응에 대한 치료 가이드라인
Treatment Guidelines for Sensory Under-Responsivity

과소 반응을 보이는 개인은 감각 자극에 천천히 반응하고 반응을 이끌어내기 위해 더 큰 강도나 감각 지속 시간이 필요하다(Hanft, Miller, & Lane, 2000; Reynolds & Lane, 2008). 과소 반응을 보이는 아동은 일상적인 감각 사건에 대한 반응이 적거나, 침묵하거나 지연될 수 있다(Lane, Miller, & Hanft, 2000; Schoen, Miller, & Sullivan, 2014). 감각 과소 반응은 감각 구별 장애와 구별하기 어려울 수 있다. 이러한 두 가지 우려에 대한 중재가 중복되기 때문에 항상 이 둘을 구별할 수 있어야 하는 것은 아니다. 두 가지 모두 소운동과 대근육 활동에 문제를 일으킬 수 있다.

중재를 통해 우리는 아동의 감각 역치에 도달하고

최적의 각성을 장려하기 위해 감각을 강화할 수 있는 기회를 자주 제공한다. 이것은 감각계의 일부 또는 전체를 대상으로 할 수 있고 또 그렇게 해야 한다. 또한 강화된 감각 입력은 역동적인 움직임, 강한 맛과 냄새가 나는 음식, 지저분한 놀이, 빠르고 변화하는 리듬의 음악, 활동적인 놀이터, 공공 수영장, 음악과 운동 수업과 같은 밝고 다양한 감각 환경을 위한 기회가 있는 일상활동의 일부여야 한다. 표 13-1에 나열된 활동에서 강도를 높이기 위해 등급을 매기는 것은 반응이 부족한 아동과 함께 작업할 때 도움이 될 수 있다.

역설적이고 변동적인 반응

감각적 사건에 대해 덜 반응하는 것처럼 보이는 일부 개인은 실제로 지나치게 반응할 수 있지만 너무 많은 가전제품이 연결되어 퓨즈가 끊어지는 경우와 같이 입력을 차단하여 자신을 보호할 수 있다. 겉보기에 과소 반응에서 지나치게 과민 반응으로 반응한다. 이러한 변화가 혼란스러울 수 있지만 임상적으로 이것이 개선의 신호일 수 있다는 것을 발견했다. 아직 경험한 감각에 비례하지는 않지만, 아동의 반응은 중추신경계(CNS)의 상태를 진정으로 반영한다. 그러나 치료사는 아동의 변화하는 요구를 충족시키기 위해 접근 방식을 일치시키고 일정 기간 동안 아동의 반응이 과민 반응과 과소 반응 사이에서 변동할 수 있음을 인식하면서 주의 깊게 진행해야 한다. Fragile X 증후군 아동(Miller 등, 1999)과 일부 자폐 아동의 반응성 수준도 감각계 내부와 감각계 사이에서 변동하기 때문에 중재 활동 참여를 촉진하는 치료 환경을 만드는 것이 어려운 과제이다.

이전 섹션의 감각의 강도에 영향을 미치는 특성에서는 진정 또는 경고와 관련된 감각의 특성을 설명했다. 활동의 맥락에서 향상된 감각을 제공할 때, 우리는 비교적 즉각적인 효과를 기대한다. 진정되는 감각은 각성을 낮추고, 경고하는 감각은 각성 수준을 높여야 한다. 그러나 감각통합 이론은 중재로 인해 시간이 지남에 따라 CNS가 들어오는 감각을 더 잘 조절할 수 있게 될 것이며, 과민 또는 과소 반응하는 경우가 줄어들 것이라고 시사한다. 따라서 적응력 있고 기능적인 각성 수준을 높이고 심한 변동을 줄여야 한다.

각성 조절 Modulating Arousal

일반적으로 아동이 감각에 과민 반응을 보이면, 높은 흥분을 느끼는 경향이 있고 이는 다시 활동에 주의를 기울이고 참여하는 것을 어렵게 만든다. Sam은 쉽게 "급상승(ramps up)"하는 아이이다(즉, 과각성 상태). 마찬가지로 과소 각성은 감각에 대한 과소 반응을 동반하는 것으로 보인다. 감각에 대한 반응이 변동하는 아동은 또한 과소 각성 및 과각성 사이에서 변동할 수 있다. 각성 수준을 변경하는 한 가지 방법은 의미 있는 활동의 맥락에서 아동에게 감각을 향상시키는 기회를 주는 것이다. 향상된 감각의 특정한 특성은 목표가 각성을 증가시키는지 감소시키는지에 따라 달라진다.

CNS의 처리 변화를 위한 직접적인 개입을 제공하고 아동이 최적의 각성에 도달할 수 있도록 돕는 것 외에도, 환경을 모니터링하고 변화시키는 것도 중요하다. 낮거나 자연스러운 조명, 차분한 색상, 최소한의 잡음, 부드러운 배경 소리나 정적이 있는 낮은 감각 입력 환경은 집중력과 차분한 느낌을 촉진할 수 있다. 제12장에서 우리는 환경을 진정시키는 데 기여하는 치료사의 치료적 자기 사용(therapeutic use of self)을 다룬다.

Richter와 Oetter(1990)는 작업 및 환경 상호작용의 모델인 매트릭스 모델을 설명했다. 그들은 아동들이 과도한 각성을 경험할 때 특히 유용할 수 있는 두 가지 유형의 환경, 즉 자궁 공간과 어머니 공간을 만들기 위한 지침을 제공했다. **자궁 공간**(womb space)은 작고 보호되며 일반적으로 세상과 분리되어 있어 안정감과 안전감을 느끼게 한다. 자궁에 있는 아이는 다른 사람의 신체적 접촉이나 큰 베개나 담요의 깊은 압력을 받고 거의 요구를 받

표 13-3 자궁 공간 환경 (Womb Space Environments)

- 대형 빈백 의자
- 팝업 텐트
- 대형 판지 상자
- 담요와 옷핀으로 만든 요새
- 베개 더미
- 스판덱스 해먹
- 스판덱스 커들 스윙

지 않는다. 높은 수준의 각성을 가진 아동은 조절을 장려하기 위해 자궁 공간으로 이동하기 위한 어른의 도움이 필요할 수 있다. 표 13-3은 자궁 공간 환경을 만들기 위한 아이디어를 제시한다. **어머니 공간**(mother space)은 조금 더 까다롭지만, 그럼에도 불구하고 안전하고 양육적인 환경을 제공한다. 어머니 공간에서 아동은 어른과 가까운 거리(일반적으로 8~10인치 떨어진)에 머무르면서 단순한 "위험"을 자유롭게 감수할 수 있다. 어른은 종종 아동의 눈높이에 앉아 짧고 리드미컬한 언어 소통과 함께 간헐적인 신체 접촉이나 눈을 마주친다.

요점

- 가장 적절한 도전으로 향상된 감각을 제공하는 것은 감각 과민 및 과소 반응에 대한 중재를 설계하는 핵심이다.
- 직접적인 개입을 제공하고 환경을 변화하는 것은 아동의 각성 수준을 조절하는 데 도움이 될 수 있으며, 아동의 관심과 참여도를 높일 수 있다.

실행 장애에 대한 중재
Intervention for Practic Disorders

Ayres(1972, 1979, 1985)와 다른 사람들(May-Benson, 2014; Miller, Anzalone, Lane, Cermak, & Olsten, 2007; Smith Roley et al., 2015)은 운동 계획의 어려움이 감각통합 기반의 운동 장애의 주요 문제라고 제안했다. 즉, 실행 장애가 있는 아동은 운동 실행의 주요 문제 때문이라기보다는 계획이 제대로 이루어지지 않기 때문에 어색해 보인다. 효과적이고 효율적인 행동을 계획하는 것은 촉각, 전정 및 고유수용계에서 파생된 공간에서의 신체 위치에 대한 정보와 내부 신체 체계에 의존한다고 믿었다. 근본적인 처리 어려움은 우리가 치료 활동에 쌓는 향상된 감각의 유형에 영향을 미친다. 그림 13-1에 표시된 모델의 오른쪽에 "부족한 감각통합과 실행 지표"라고 표시된 부분을 참조하라.

감각통합 이론에서 우리는 두 가지 주요 유형의 운동장애, 즉 **전정 양측 통합 및 순서 장애**(vestibular bilateral integration and sequencing deficits; VBIS)와 체성 실행 장애(Somatodyspraxia: SD)에 대해 이야기한다. VBIS는 전정 및 고유수용성 감각의 부적절한 처리로 인해 발생하며, 자세-안구 조절 불량, 양측 통합 및 예상 움직임의 순서로 나타난다. SD는 종종 전정-고유수용성감각 구별의 어려움과 함께 촉각의 부족한 처리를 기반으로 한다. 일반적으로 처리 문제가 적기 때문에 VBIS를 가진 아동은 SD를 가진 아동보다 어려움이 적다고 생각된다.

이 섹션에서는 운동 계획을 증가시키기 위한 중재에 초점을 둔다. 대부분의 계획된 동작 순서 또는 예상된 움직임은 신체의 양쪽 측면을 포함하며 대부분의 운동장애 아동은 양측 행동을 조정하는데 어려움을 겪는다. 따라서 우리는 양측 통합에 대한 부분을 포함한다. 또한 행동장애, 특히 SD가 있는 일부 아동은 무엇을 해야 하는지에 대한 아이디어를 생성하고 기술을 일반화하는 데 어려움을 겪는다. 따라서 우리는 관념화와 일반화에 대한 부분도 포함한다. 마지막으로 일부 아동은 변화와 실행 모두에 어려움을 겪기 때문에 다중 처리 문제에 대한 균형 조절에 대한 중재 부분을 포함한다.

계획 촉진 Promoting Planning

운동계획은 새로운 운동 과제에 특히 중요하다. 행동을 계획하는 능력은 발달 순서를 따르는 것이 당연하다. 아주 어리거나 아주 미숙한 아동들은 정교한 계획 능력이 부족하다. 그들은 행동을 계획하기 위해 피드포워드(feedforward)를 하지 않고 행동에서 얻은 피드백(전정, 고유수용성, 촉각, 시각)을 사용하여 운동 기술을 수행한다. 예를 들어, 공을 손에 잡기 위해 적절하게 설정(피드포워드)하기보다 가슴에서 공을 느끼거나 볼 때의 피드백을 사용하여 공을 가슴에 가두어 잡을 수 있다. 어리거나 매우 미숙한 아동은 공이 자신들을 향해 움직일 때 그것을 잡기 위해 손이 있어야 하는 위치를 예상하는 데 어려움을 겪는다. 발달 과정에서 그들은 점점 더 어려운 운동 활동을 계획하고 실행하는 법을 배운다. 나이가 많거나 숙련된 아동은 공이 몸에 닿기 전에 손이 어디에 있어야 공을 잡고 그 위치로 손을 옮길지 위치를 쉽게 예상한다. 기술이 향상되면서 공을 잡는 것은 피드포워드에 의존하는 작업이 되었다. 상대적으로 숙련된 아동의 경우, 공을 잡으려는 계획은 비교를 위해 기존의 중앙 모델로 전달되는 특별한 종류의 피드백을 생성한다. 이러한 비교는 움직임이 일어나기 전에 얼마나 정확한지 아동에게 알려준다(그림 13-9). 아동은 피드포워드에 의존적 행동이 일어나기 전에 성공할지 여부는 아동이 알 수 있지만 일단 계획이 시작되면 아동은 움직임을 변경할 수 없다. 반대로 가슴에 공을 가두는 것과

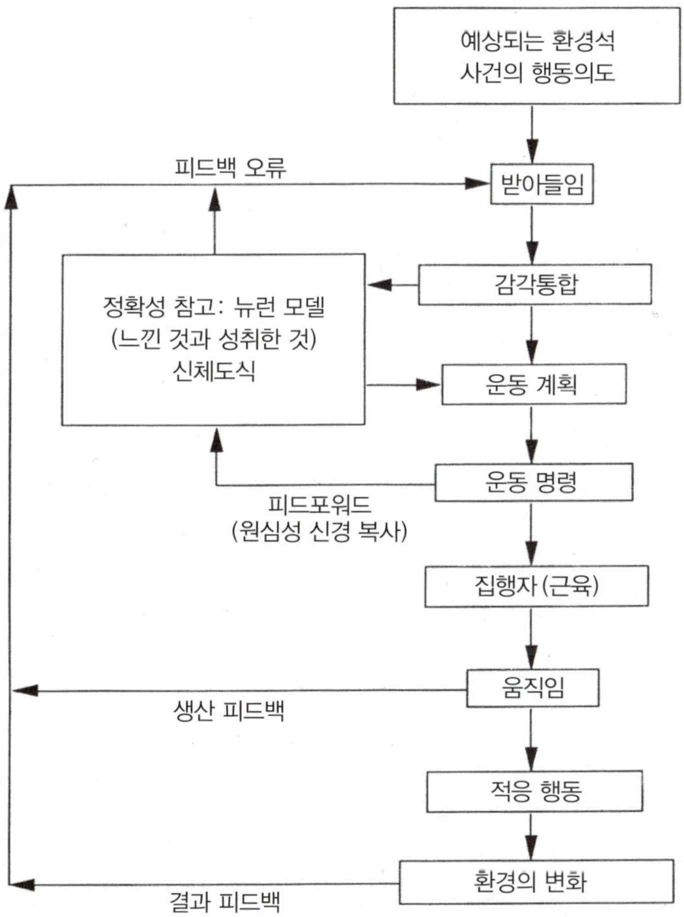

그림 13-9 감각통합적 관점에서 본 운동 계획의 도식적 표현.

같은 피드백 의존적 움직임은 동작(즉, 몸에 맞는 공)에서 오는 피드백에 대한 응답으로 변경(또는 시작)될 수 있다(Seidler, Noll, & Thiers, 2004).

피드포워드 의존 작업(Feedforward-dependent tasks)은 동작을 완료하기 위해 정확한 시간과 정확한 위치의 팔, 다리 또는 전신을 투영할 수 있도록 하는 일련의 동작을 포함하므로 종종 계획된 **동작 순서**(projected action sequences)라고 한다. 피드포워드 의존 작업에는 공간적, 시간적 요구 사항(즉, *어디로* 이동해야 하고 *언제* 도착해야 하는지)이 있는 반면 피드백 의존 작업의 요구 사항은 주로 일차적 공간(즉, *어디로* 이동해야 하는지)을 말한다. 분명히, 피드포워드 의존 작업은 피드백 의존 작업보다 발달적으로 더 어렵다.

VBIS를 가진 아동은 피드포워드 의존 행동에 어려움을 겪는 반면, SD를 가진 아동은 피드포워드 및 피드백 의존 행동 모두에 어려움을 겪는 경향이 있다고 믿는다. (a) 비효율적이고 비효과적인 움직임으로 인해 질이 떨어지는 감각 피드백과 (b) 피드백을 처리하는 능력이 부족하여 실행 장애가 있는 아동이 정확성의 중심 모델을 확립하는 데 어려움을 겪을 수 있다. 따라서 그들은 자신의 행동이 환경에 미치는 영향(즉, 외부 피드백)을 보거나 들을 때까지 자신의 움직임이 얼마나 정확한지 알지 못할 수 있다. 다음 섹션에서는 단순한 피드백 의존 작업에서 복잡한 피드포워드 의존 작업으로까지 스펙트럼을 촉진하기 위한 중재를 다룬다.

피드백 의존 동작에서 피드포워드 의존 동작

중재는 가능한 가장 복잡한 적응 반응을 촉진하는 것을 목표로 한다. 매우 단순하게 생각하면, 아동의 움직임과 아동이 행동하는 대상(예: 목표물)을 조사

증거

정확하게 잡고 쥐는 힘을 조절할 수 있는 능력은 쓰기, 옷 입기, 먹기 등 많은 ADL에 있어 중요한 기술이다. 초기 잡기(grasp)는 주로 피드포워드 제어 메커니즘에 의해 유도되는 것으로 생각되는 반면, 동작을 유지하고 일정한 수준의 운동 출력(잡기)을 유지하는 능력은 감각 피드백 메커니즘에 더 많이 의존하는 것으로 생각된다. *신경생리학 저널(Journal of Neurophysiology)*에 발표된 2015년 연구에서 Wang과 연구진들은 자폐스펙트럼 장애(ASD) 아동들이 정밀한 잡기를 하는 동안 사용하는 운동 제어 전략을 객관적으로 측정하고 차별화하기 시작했다. 실험하는 동안 자폐가 있는 아동과 없는 아동은 미세한 잡기를 여러 번 실험하는 동안 컴퓨터 화면에서 시각적 피드백을 보면서 서로 반대되는 두 개의 부하 세포를 눌렀다. 연구 결과에 따르면, 대조군의 아동은 과제 요구(목표력)에 따라 초기 전략을 조정할 수 있다는 것을 나타내었다. ASD를 가진 아동은 한 가지 전략만 사용하는 경향이 있었고 초기 힘 출력은 대조군보다 전반적으로 덜 정확했다. 또한 일정한 힘의 수준을 유지할 때 ASD를 가진 아동은 증가된 출력 변동을 보였다. 저자들은 이것이 시각적 피드백 정보를 정확한 운동 명령으로 변환하지 못했기 때문이라고 제안했다. ASD를 가진 아동은 또한 힘 출력을 빠르게 종료하는 데 더 어려움을 겪었다. 전반적으로, 이러한 발견은 피드포워드 및 피드백 운동 제어 메커니즘이 모두 손상되었다는 것을 시사하며, 이 집단에서 볼 수 있는 감각 기반 운동 장애에 기여할 수 있음을 시사한다. 본 연구는 ASD가 있는 아동에게만 해당되지만, 피드포워드 및 피드백 제어 메커니즘은 실행 장애 및 발달 협응 장애와 같은 다른 상태를 가진 아동에서 손상되는 것으로 생각된다. 이러한 모집단과 함께 일하는 임상의가 초기 평가 동안 피드포워드 및 피드백 메커니즘을 모두 평가하고 치료 세션 전반에 걸쳐 아동의 적응 반응을 이끌어내기 위해 적절한 수준에서 치료 과제를 제공하는 것이 중요하다.

Wang, Z., Magnon, G. C., White, S. P., Greene, R. K., Vaillancourt, D. E., & Mosconi, M. W. (2015). Individuals with autism spectrum disorder show abnormalities during initial and subsequent phases of precision gripping. Journal of Neurophysiology, 113, 1989–2001.

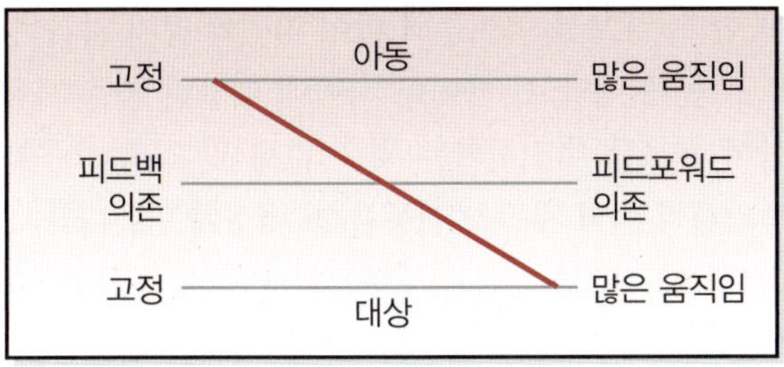

참고: 아동과 대상의 상대적인 움직임을 나타내는 선이 피드백 의존, 피드포워드 의존으로 표시된 선과 교차하는 지점은 필요한 제어 정도를 나타낸다.

그림 13-10 아동과 대상의 상대적인 움직임에 따른 피드백 또는 피드포워드 제어의 개념적 표현. *출처: Keogh & Sugden, 1985.*

하여 활동이 피드백 또는 피드포워드 의존 정도를 추정할 수 있다. 아동과 대상이 모두 정적인 작업이 가장 쉽고 종종 SD를 가진 아동을 위한 중재의 시작점이 되는 경우가 많다. 아동과 대상이 모두 움직이는 작업이 가장 어렵다. 그림 13-10은 요구되는 피드백 또는 피드포워드 의존 제어의 정도와 아동의 움직임과 대상 사이의 관계를 개략적으로 나타낸 것이다. 단순한 수정은 성공적인 작업에 필요한 작업의 정밀도를 변경하기 때문에 활동을 비교적 어렵게 만든다. 우리는 계획을 장려하기 위한 끝없는 일련의 활동을 만들 수 있고, 목표의 크기, 속도, 거리 또는 아동 움직임의 속도와 범위를 변화시킴으로써 아동이 달성할 수 있는 가장 어려운 적응 반응(가장 적절한 도전)을 만들어 낼 수 있다. 그림 13-11은 아동 및 대상에 대한 다양한 수준의 공간적 및 시간적 요구를 포함하는 활동을 보여준다.

아동이 그네나 스쿠터 보드와 같은 움직이는 장비 위에 있을 때, 활동의 시공간적 요구는 장비의 움직임의 양, 속도 및 리듬에 비례한다. 장비의 느리고 리드미컬한 움직임을 포함하는 활동은 특히 아동이 행동하는 대상이 안정적인 경우, 적당한 시공간 요구를 갖는다(그림 13-11의 오른쪽 상단 사분면 참고). 가장 좋아하는 활동은 집배원이나 산타의 도우미 역할을 하고 다른 집으로 소포를 배달하는 것이

목표 ↓ / 아동 →	고정 (아동)	움직임 (아동)	
고정	□ 훌라후프, 풀장 또는 볼풀공 안에서 점프하기 □ 큰 고정된 타킷에 콩주머니 던지기 □ 고정된 공 치기 □ 네트 앞에 서서 농구공 던지기 □ 멈춘 공 앞에서 서서 차기	□ 스쿠터 보드 위에서 움직이거나 그물 그네에서 스윙하는 동안 고정된 큰 공을 밀거나 차기 □ 그네를 타면서 매트나 빈백에 있는 동물 인형 잡기 □ 장애물 코스 또는 블록 터널을 통해 스쿠터 보드 타기 □ 작은 훌라후프를 통해 hippity hop™ (깡총뛰기)로 튀어오르기 □ 삼각바를 타고 베개로 채워진 타이어 내부 튜브 안으로 뛰어들기	공간적 요구에 대한 피드백 의존
움직임	□ 서 있는 자세에서 굴러오는 공 차기 □ 제자리에 서서 날라오는 공 잡기 □ 정지된 자세로 서 있다가 날라오는 공치기 □ 서서 앞뒤로 흔들리는 매달린 공(또는 밧줄 공)을 치기 □ 서 있는 상태에서 물총으로 움직이는 표적을 쏘기(표적이 클수록 쉽다) □ 움직이는 표적에 콩주머니 던지기 □ 트램폴린 위에서 위아래로 점프	□ 트램펄린 위에서 점프하면서 "Slap me five, high and low" □ 그물망 그네를 엎드려 타면서 움직이는 목표물에 빈백 던지기달리거나 콩 주머니 던지기 □ 물총으로 움직이는 표적 쏘기 □ T자형 그네를 타면서 흔들리는 타겟 치기 □ 피구를 하거나 monkey in the Middle 놀이를 하거나 flag football을 한다 □ 그네를 타면서 던진 공 잡기(엎드린 자세나 앉아 있는 자세)	시공간적 요구에 대한 피드포워드 의존

그림 13-11 아동과 물체의 상대적인 움직임을 보여주는 활동. *출처: Keogh & Sugden, 1985.*

다. 대상의 크기 또한 시공간적 수요에 기여한다. 큰 베개로 만든 "집"은 쉬운 표적이 되는 반면, "굴뚝"을 묘사한 작은 상자는 포장 개봉 시점을 더 정확히 맞춰야 하기 때문에 시공간 요구가 더 크게 필요하다. 속도를 높이거나 계속해서 방향을 바꾸거나 그네의 리듬을 줄이는 것도 도전을 증가시키는 것이다.

아동과 대상이 모두 움직이는 활동은 가장 큰 시공간적 요구를 나타낸다(그림 13-11의 오른쪽 하단 사분면 참고). "범퍼카"는 해당 범주에서 매우 동기부여가 되는 활동이다. 두 개의 대형 트랙터 내부 튜브가 약 6피트(2미터) 떨어진 천장에서 수직으로 매달려 있다. 아동과 치료사(또는 두 명의 아동)가 각각 튜브에 걸터앉아 최대한 멀리 떼어낸 다음 서로 그네를 흔들고 부딪친다. 상대를 튜브 밖으로 밀어내는 것이 목표이다. 성인을 튜브에서 떨어뜨릴 만큼 충분히 세게 하려면 아동의 움직임에 시간을 정하고, 순서를 지정하고, 정확하게 지시해야 한다. 튜브를 아이들의 발이 지면에 닿지 않을 정도로 높게 매달고, 타이어 사이에 매달린 줄을 사용하여 튜브를 추진시키는 것은 자세 및 양측 요구를 증가시켜 범퍼 자동차 활동을 더 어렵게 만든다 (그림 13-12).

범퍼카의 도전적이고 재미있는 적응은 아동을 튜브 사이로 뛰게 하는 것을 포함한다. 두 명의 성인이 튜브의 움직임을 쉽게 등급을 줄 수 있다. 느리고 리드미컬한 스윙은 튜브 사이를 달리는 아동의 시공간 수요를 줄이는 반면, 튜브를 예측할 수 없는 방식으로 움직이는 것은 난이도가 높아진다.

상당한 시공간적 수요가 있는 또 다른 활동에는 두 명의 아동이 이중 그네를 타고 서로 주위를 도는 것이다. 둘은 동시에 같은 속도로 움직이기 시작해야 한다. 그들은 몇 걸음을 달리다가 신호에 따라 동시에 발을 들어 올려 궤도를 도는 것이다(그림 13-13).

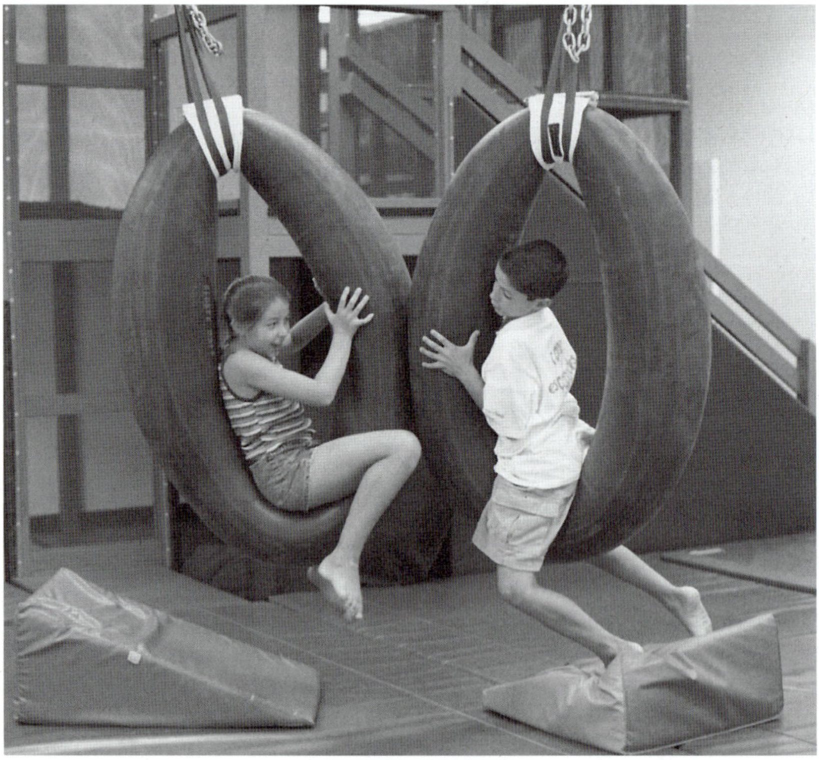

그림 13-12 범퍼카. *출처: Shay McAtee 제공.*

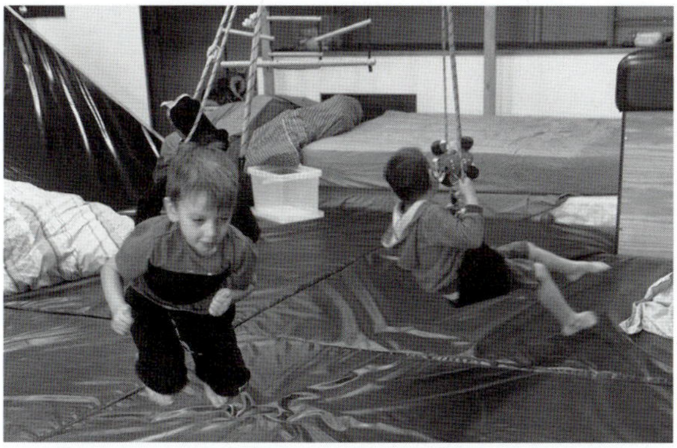

그림 13-13 이중 스윙. *출처: Sensory Gym 제공.*

순서화 동작에 대한 참고 사항

순서화(sequencing)라는 용어는 물체에 효과적으로 작용하기 위해 필요한 일련의 동작 순서를 지칭하는데 사용되었다(예를 들어, 던진 공을 잡기 위해 손을 올바른 위치로 가져오기 위한 연속 동작 또는 그네를 타기 위한 무릎의 폄과 굽힘 순서 지정). 그러나 치료사는 일반적으로 장애물 코스와 같은 활동과 할 때 순서화라는 용어를 사용한다. 사실, 장애물 코스는 여러 활동을 포함하므로 순서의 순서를 나타낸다. 장애물 코스의 난이도는 각 활동의 상대적 피드포워드 수요와 아동이 활동 사이에 전환해야 하는 속도에 따라 결정된다. 적당히 어려운 장애물 코스는 다음과 같은 것을 포함한다:

- 높여진 표면에서 삼각바 타기
- 움직이는 매달린 이너 튜브를 통과하여 매트로 이동하기
- 콩주머니를 줍기 위해 상체 굽히기
- 빙글빙글 돌아가는 튜브를 통과해 콩주머니를 던지고 돌아오기
- 플라스틱 원뿔 미로(maze)를 통과해 높여진 표면으로 뛰어올라가기
- 삼각바 붙잡기
- 반복하기

장애물 코스는 아동이 디자인 및 설치에 참여할 경우, 재미있고 아이디어 생성과 공간 기획을 장려하는 데 사용할 수 있다. 그러나 본질적으로 아동이 한 가지 활동을 반복하고 숙달할 수 있는 기회를 줄인다.

양측 통합 촉진 Promoting Bilateral Integration

신체의 양쪽을 능숙하게 함께 사용할 수 있는 능력의 개발(즉, **양측 통합**; Williams, 1983)은 아주 이른 나이에 시작된다. 대부분의 기술은 아동이 7세가 되기 전에 자리를 잡는다(Gerber, Wilks, & Erdie-Lalena, 2010; Magalhaes, Koomar, & Cermak, 1989). 신체 중심선은 두 신체 사이를 구분하며 중심선을 교차하는 것은 양측 협응의 중요한 측면이다. 중심선 구조인 입의 움직임도 또한 양측 통합을 반영한다.

우리는 항상 아동의 기술을 조금만 늘려주려고 노력하면서 아동이 만날 수 있는 가장 높은 수준의 도전에서 양측 통합을 촉진하기 위해 의미 있는 활동을 만든다. 양측 협응이 필요한 많은 기술에는 계획된 동작 순서(예: 두 손으로 공 잡기)도 포함된다. 물체의 배치, 목표물에 따른 아동의 위치, 장비의 이동량은 모두 양측 요구에 영향을 미친다. 표 13-4는 발달 진행을 나타내는 네 가지 범주의 양측 통합으로 구성되어 있다: 대칭적 양측, 상호 양측, 주요 행위자 또는 안정 장치, 그리고 팔과 다리의 교대 반대 작용이다. 감각통합 치료의 원칙을 진정으로 반영하기 위해 치료사와 아동은 중재 맥락에서 의미 있고 적절하게 도전적인 활동을 설계하기 위해 협력해야 한다.

표 13-4 난이도별 양측 통합 촉진을 위한 행동 및 활동의 사례

양측 대칭: (잡고 적극적으로 전후방으로 이동)
• *신체 가까이에 있는 안정적인 물체:* 엎드리거나 볼스터 그네나 플랫폼 그네에 앉아 있는 아동이 양손으로 그네 줄을 잡고 적극적으로 팔을 구부리거나 펴서 그네를 앞뒤로 밀어낸다(그림 13-14). 치료사는 "당겨-밀어(pull-push)" 또는 "헤이-호(heave-ho)"와 같은 언어적 신호로 리드미컬한 움직임을 촉진할 수 있다. 이 행동은 아동이 판지 상자나 블록 더미에 부딪혀 넘어지게 하는 것과 같은 활동에 쉽게 포함될 수 있다. 상자를 스윙에서 더 멀리 배치하면 난이도가 높아진다. 또한, 이야기는 활동을 더 의미 있게 만들 수 있다. • *신체에서 짧은 거리에 있는 안정적인 물체:* 그네(해먹), 스쿠터 보드 또는 플랫폼 그네에 엎드리거나 앉아 있는 아동이 치료사의 손을 잡거나 앞에 서 있는 치료사가 잡고 있는 삼각바 또는 훌라후프를 잡는다. 아동은 이것을 움켜쥐고(그림 13-15), 팔을 구부려 위로 당긴 다음 손을 풀어 뒤로 휘두른다. 이 동작은 특정한 수를 세어 아동이 자신의 힘을 보여주도록 하는 것과 같은 활동에 포함될 수 있다. 또 다른 변형은 아동이 주유하기 위해 차를 세우고 치료사가 "탱크를 채우는" 동안 아동이 매달려 있는 것이다. 아동이 매달려 있는 시간을 늘리면 자세 안정성에 대한 요구도 증가한다. 플랫폼 그네에 놓인 타이어 안에 아동을 앉히면 자세 요구가 줄어든다. • *신체에서 짧은 거리에 있는 불안정한 물체:* 아동은 그네(해먹), 스쿠터 보드 또는 플랫폼 그네에 엎드려 있거나 앉는다. 아동은 약 2미터(6피트) 떨어진 벽이나 천장에 매달린 두 개의 밧줄을 잡고 리드미컬하게 밧줄을 당겨 그네를 민다. 이러한 양측 도전은 이전에 설명한 활동인 "범퍼 타이어"로 구성될 수 있다(그림 13-12 참고). 매달린 타이어 튜브에 앉는 것은 단단한 표면(플랫폼)이나 몸을 감싸는 표면(해먹)에 앉는 것보다 더 큰 자세 요구를 나타낸다.
양측 교대: (잡고 적극적으로 좌우로 이동)
• *신체 가까이에 있는 안정된 물체:* 글라이더나 볼스터 그네를 타고 옆으로 앉아 있는 아동이 그네 줄을 잡고 팔을 구부리고 펴면서 그네를 좌우로 움직인다. 이 동작은 아동이 그네의 양쪽에 배치된 "밥 백"(그네에 맞으면 다시 튀어오르는 무게가 있는 오뚜기 장난감)에 그네를 넣는 활동으로 구성될 수 있다. 그네의 양쪽에서 다른 거리에 밥 백을 배치하여 양측 도전을 변경할 수 있다. 그네 위에 서 있으면 자세 요구가 커진다. 또한, 이야기는 게임에 의미를 더할 수 있다. • *신체에서 짧은 거리에 있는 안정된 물체:* 그물 그네(해먹)에 엎드려 있는 아동이 손을 맞잡은 동작을 사용하여 치료사가 잡고 있는 밧줄의 꼭대기까지 올라간다. 이 동작은 "내 마법의 밧줄을 훔쳐라"라는 활동으로 불린다. 아동이 밧줄의 꼭대기에 있을 때, 아동은 치료사로부터 밧줄을 "훔쳐" 그 밧줄의 느슨한 끝을 잡고 다시 "훔친다".
주요 행위자/안정 장치: (한 팔로 장비를 잡고 다른 팔로 움직임)
• 아동이 해먹이나 다른 장비에서 T자형 굴곡 디스크(그림 13-16)에 앉아 한 팔을 고정하고 다른 팔을 사용하여 활동한다. 예를 들어, 아동은 물총으로 목표물을 쏠 수 있다. 표적의 위치에 따라 상당한 중심선 교차와 몸통 회전이 필요할 수 있다. 더 큰 자세를 취하기 위해 그네 아래에 콩주머니를 흩어 놓아서 아동이 하나 이상의 목표물을 집어 던질 수 있도록 한다. 목표물이 움직이면 시공간에 대한 요구가 증가한다.
팔과 다리의 교대 반대 동작(예: 팔 구부리기 및 다리 펴기)
• 삼각바 또는 집라인(날여우라고도 함)을 타는 것은 삼각바로부터 천장에 매달린 내부 튜브를 통과하기 위해 그네를 타거나(그림 13-17) 또는 매달려 있는 공을 차는 것과 같이 팔과 다리의 반대 동작을 요구하는 활동으로 이루어질 수 있다. 이러한 도전적인 양측 작업에는 동적 자세 지원과 계획된 동작 순서를 계획하고 실행할 수 있는 능력도 필요하다.

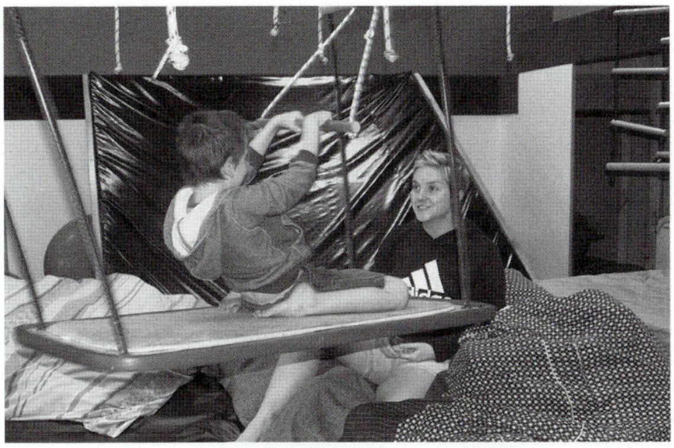

그림 13-14 아동은 그네를 잡고 스윙을 시작하기 위해 두 팔을 적극적으로 구부린다.
출처: Sensory Gym 제공.

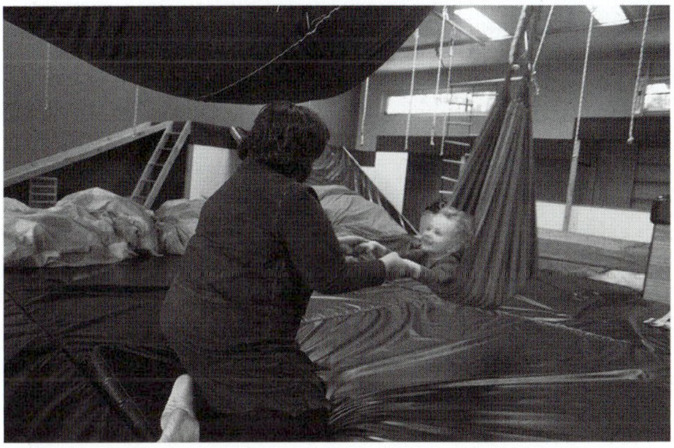

그림 13-15 아동은 치료사의 손을 잡고 팔을 구부려 당긴 다음 손을 풀어 뒤로 스윙한다.
출처: Sensory Gym 제공.

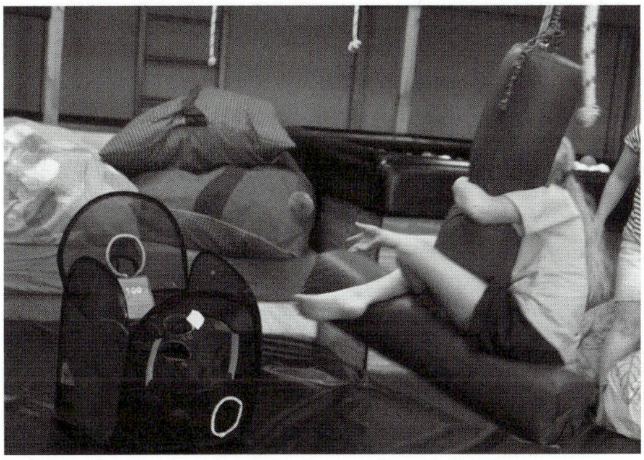

그림 13-16 T자형 굴곡 디스크 그네에 앉은 아동은 한 팔을 고정하고 다른 팔을 사용하여 활동한다.
출처: Sensory Gym 제공

관념화 촉진 Promoting Ideation

아동들은 능동적인 탐색과 사물 및 환경과의 상호작용을 통해 관념을 발달시킨다. May-Benson(2001)은 아동이 네 가지 영역에서 관념을 발달시킬 것을 제안했다:

- 대상: 대상이 수행할 수 있는 작업과 이것으로 수행할 수 있는 작업
- 행동: 아동이 할 수 있는 행동
- 적절한 조치-대상 상호작용: 어떤 조치가 어떤 대상에 적합한지
- 연속적인 동작: 목표 달성을 위한 순차적 단계

일부 SD 아동과 많은 자폐 아동은 목표를 개념화하고 목표를 달성하는 방법에 대한 계획을 발달시키는데 어려움을 겪는다(즉, 관념화, May-Benson, 2014). 사물을 가지고 무엇을 할 수 있는지 알지 못하기 때문에 관념이 좋지 않은 아동은 사물이나 상황에 포함된 *가능성*을 인식하지 못하는 것 같다. 결과적으로 그들은 종종 자발적인(self-directed) 또는 자기 주도적인(self-initiated) 행동에 어려움을 겪는다(Ayres, 1985). 그들은 목적 없이 돌아다니거나 물건을 모으지만 사용하지 않을 수 있다. 종종 그들은 모든 물건을 매우 단순한 방식(예: 던지기)으로 사용하거나 공 위에 서려고 하는 것과 같이 물체와 부적절한 행동을 보인다(May-Benson, 2014). 그들은 물건이 아닌 것(예: 상자가 전화기)인 척 하기보다는 실제 물건과 매우 유사한 장난감(예: 장난감 전화기)을 요구할 수 있다. 아이디어가 부족하기 때문에 그들의 놀이 주제는 이야기나 쇼에서 변하지 않는 방식으로 제한되거나 "각본화"될 수 있다. 이들은 특히 혼자 노는 데 어려움을 겪는 경우가 많지만, 놀이 아이디어를 이해하지 못하거나 지나치게 순응하는 경우 다른 사람들과 노는 것이 문제가 될 수 있다.

치료에서 항상 상호작용을 유도할 수 있는 환경이나 활동을 설정하려고 노력한다. 관념화가 문제인

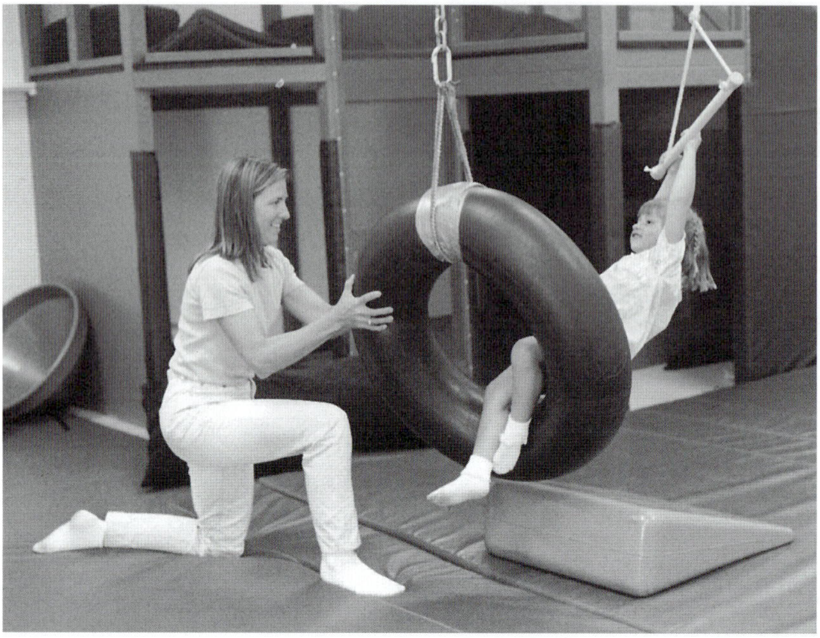

그림 13-17 삼각바를 타고 내부 튜브 안으로 통과하여 점프하기. *출처: Shay McAtee 제공.*

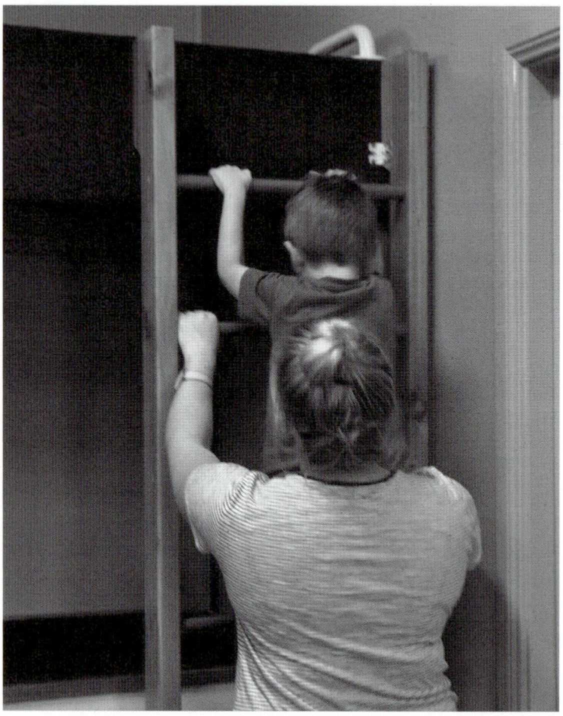

그림 13-18 사다리의 꼭대기에 익숙한 장난감을 놓아 등산을 장려하기. *출처: Shay McAtee 제공.*

아동과 함께 작업할 때는 익숙한 물건을 선택하고 구체적인 활동을 선택한다. 특정한 행동을 분명히 유도하지만 아동이 무엇을 해야 하는지에 대한 "아이디어"를 만들어 낼 수 있는 활동으로 시작한다. 예를 들어, 친숙한 장난감을 경사로(그림 13-18)나 사다리의 꼭대기에 두어 등반을 장려하거나 볼풀장에 인형 동물을 숨겨서 아이에게 "잠수"할 생각을 준다.

몇몇 아동들은 자신이 하고 싶은 것에 대한 생각과 이것을 하는 방법에 대한 계획을 적극적으로 연결시키듯 움직임을 시작하기 전에 잠시 멈칫한다. 최소한의 지침이나 피드백만 제공하여 처리할 시간을 허용한다. 일부 아동은 시작하기 위해 신체적인 신호와 지도가 필요하다. 인지적 접근을 사용하면 아동들이 사물의 가능성을 볼 수 있도록 도울 수 있다. 일부 아동의 경우 또래 또는 비디오 모델링이 유용할 수 있다. "...로 무엇을 할 수 있을까?"와 같은 주요 질문은 아동이 아이디어를 생각하게 하는 데 도움이 될 수 있다. 아동들은 자신이 계획하고 있는 일을 설명하기 전에 자신이 수행했던 것에 대해 파악할 수 있을 것이다.

계획을 말로 설명하면 전부는 아니지만 일부 아동이 행동을 조직화하고 계획을 실행하는 데 도움이 될 수 있다. 7세의 P.J.는 4개의 장비가 매달려 있는 복잡한 장애물 코스를 만들었다. 그는 코스를 이동하기 위해 일련의 움직임을 말로 표현하기도 했다. 그러나 계획을 보여달라는 요청을 받았을 때, 그는 각각의 장비로 걸어가서 그것들은 밀기만 하고 다음으로 넘어갔다. P.J.와 같은 아동은 적어도 처음에는 계획을 말로 표현하는 것보다 모델링, 다른 아동이 과제를 수행하는 사진 또는 신체적 단서를 통해 더 많은 이점을 얻을 수 있다.

간단한 운동 계획과 상상 놀이 주제를 결합하면 아동이 어떤 일이 일어나야 하는지 또는 어떻게 일어날 수 있는지에 대한 아이디어를 촉진할 수 있다. 그럼에도 불구하고 정교함의 수준은 신중하게 목표로 삼아야 한다. Ayres(1985)가 지적한 바와 같이, "아이가 실패의 느낌을 가지고 과제를 떠난다면, 그 아이는 아마도 그 과제로 돌아가고 싶어하지 않을 것이다"(pp.67-68). "기차" 또는 "말"(글라이더)을 타고 "패키지"(크고 무거운 빈 백 또는 용기)를 가져오거나 배달하는 것은 아동이 쉽게 꾸밀 수 있는 활동이다(예: 집에 누가 살고 있나요? 패키지에 무엇이 들어 있어요?). 상상 놀이는 종종 아동의 참여 동기를 포착하는 데 도움이 된다. 그러나 관념과 상상 놀이에 큰 어려움을 겪는 아동들은 소방관인 "척"내기 위해 실제 사다리와 고무 튜브와 같은 구체적인 소품이 필요할 수 있다. 놀이를 통한 치료적 상호작용에 대한 사례 연구를 검토하고 아동의 행동에서 아이디어를 얻는다.

아동이 물건을 사용하기 위한 아이디어를 구상할 수 있는 능력을 얻게 되면, 그들은 조심스럽게 정돈된 친숙한 환경에서 보다 더 자연스럽게 행동하거나 새로운 환경에서 익숙한 행동을 할 수 있다. 시간이 지남에 따라 덜 친숙한 환경에서 새로운 사물에 대해 자발적으로 행동할 수 있다. 그러나 관념에 상당한 결함이 있는 일부 아동은 결코 높은 수준의 자발성에 도달하지 못할 수 있으며, 가정과 학교에서 특정한 기술을 일반화하는 데 많은 도움이 필요할 것이다.

사례 연구 ■ ALEX

6세 Alex가 치료 세션에 들어갔을 때, 그는 장비로 무엇을 할 수 있는지 관념화할 수 없는 것 같았고 대신 방을 뛰어다니기 시작했다. 치료사는 그의 달리기가 목적이 있는 척했다. Alex가 곰돌이 푸와 푸의 친구들에게 관심이 많았기 때문에 치료사는 점프를 모델로 하면서 티거와 비슷하게 말하기 시작했다("오, 달리고, 튕기고, 점프하는 게임!"). 치료사는 계속해서 티거 역을 했고 Alex가 푸인 척하기 시작했다. "오, 푸, 이거 정말 재밌어! 너 달리기 정말 잘한다! 너는 또 뭘 할 수 있겠어?" Alex가 우연히 볼스터 그네 중 하나와 부딪쳤을 때, 치료사는 과장된 방식으로 말했다. "오, 푸, 너는 정말 잘 부딪혀!" Alex가 큰 베개 아래로 파고 들어갔을 때, 치료사는 "너는 지금 토끼야? 너는 토끼처럼 굴을 파고 있어."라고 말했다.

새로운 운동 과제의 시작, 수행 및 일반화 Initiating, Carrying Out, and Generalizing New Motor Tasks

운동장애가 있는 아동은 새로운 운동 기술을 시작하고 배우는 데 어려움을 겪는다. 따라서 중재는 단순히 아동이 숙달한 과제를 연습하는 것보다 새로운 과제에 참여하도록 독려한다. "준비… 시작… 출발" 또는 "1, 2, 3, 출발"과 같은 언어 연상 기호는 일부 아동이 행동을 시작하는 데 도움이 된다. 어떤 사람들은 자발적으로 자신에게 신호를 보내지만 다른 어떤 사람들은 유도로부터 이득을 얻는다.

일부 아동의 경우 익숙한 장비를 사용하는 방식을 변경하면 다른 자세(예: 엎드린 자세, 옆으로 앉는 자세)로 그네를 타거나 두 지점이 아닌 한 지점에서 그네를 매달아 놓는 것 같은 참신함을 얻을 수 있다. 치료사는 동일한 작업을 수행하기 위해 다양한 수단을 제공하도록 환경을 설정할 수 있다. 예를 들어, 아동은 계단을 오르거나 베개를 넘거나 경사로를 올라 플랫폼 꼭대기에 접근할 수 있다. 공을 잡거나 발로 차기와 같은 계획된 동작 순서를 포함하는 작업은 오랜 시간 동안 새롭게 남는다. 공이 정확히 같은 위치에 두 번 연속 도달하는 경우는 거의 없다. 따라서 던지고 발로 차는 작업은 지속적으로 새로운 운동 반응을 필요로 한다.

실행 장애(dyspraxia)가 있는 아동에 대한 행동들이 항상 계획대로 되는 것은 아니다. 당연히, 이 아동들은 쉽게 좌절할 수 있다. 온화하거나 유머러스한 접근 방식이 효과적일 수 있다. 예를 들어, "지금까지 본 것 중 가장 바보 같은 점프였어요! 발 대신 등을 대고 착지했어요. 다음에는 그 발이 도움이 될까요?" 노래나 구호는 행동의 타이밍이나 리듬을 유지하는 데 도움이 될 수 있으며 각성 수준을 낮추는 추가적인 장점이 있을 수 있다. 아동의 움직임이 발생할 때 라벨을 부착하는 것(예: "밀고 당기기", "점프–점프–점프")은 타이밍과 리듬 그리고 신체 행동의 피질 동화(cortical assimilation) 모두에 도움이 될 수 있다.[3]

새로 학습한 작업의 **일반화**를 지지하려면 유사한 작업이 필요한 새 활동을 만든다. 예를 들어, 한 세션 동안 매트 더미에서 베개 위로 뛰어내렸고 세션 후반이나 다른 세션에서 나중에 내부 튜브로 뛰어들 수 있다. 이후 세션 동안, 아동은 정글짐의 가장자리에서 내부 튜브로 점프하거나 천천히 움직이는 그네에서 베개로 뛰어내릴 수 있다. 아동이 새로운 과제를 성공적으로 수행하면 현재 활동의 요구 사항과 이미 숙달된 활동의 요구 사항 사이의 유사점을 지적한다. 그러나 센터에서 행동을 일반화하는 것만으로는 아동이 명시적 도움 없이 다른 환경(예: 공원 또는 놀이터)에 기술을 일반화하는 데 충분하지 않을 수 있다. 중요한 것은 아동이 의식적인 노력 없이 자동적으로 수행할 수 있을 때까지 활동을 숙달한 것이 아니라는 것이다. 그러므로 연습이 중요하다.

표 13–5에는 특정 아동의 운동 계획을 촉진하기 위한 중재 계획을 발달시킬 때 치료사가 스스로에게 던질 수 있는 질문이 포함되어 있다.

3) 독자들에게 하는 주의의 말. 언어를 사용하는 것이 항상 실천을 지원하는 것은 아니며 실제로 그것을 방해할 수 있다. 언어는 간결하며, 어려움이 있는 아동에게는 도움보다 더 큰 상처를 줄 수 있다. Ayres는 세션에서 언어를 거의 사용하지 않았다. 단어를 사용하기로 선택했다면 아동의 반응을 관찰하고 확인한다. 도움이 되었는지 확인하고 언어가 얼마나 많은지 파악해야 한다. 때로는 동작을 통한 움직임을 발판으로 만드는 것이 더 나을 수 있다. 예를 들어, 단순히 발을 놓아야 할 위치를 가리키거나 손이 사다리에 닿도록 안내하는 것이 언어적 명령보다 더 효과적일 수 있다.

요 점

- 효과적이고 효율적인 행동을 계획하려면 공간에서의 신체 위치에 대한 정보를 제공하는 촉각, 전정 및 고유수용성 감각의 적절한 처리가 필요하다.
- 실행 장애 아동을 위한 치료 활동을 설계할 때 치료사는 아동, 물체, 대상, 치료사 및 다른 장비의 배치 및 안정성뿐만 아니라 과제의 피드포워드 및 피드백 요구를 고려해야 한다.
- 관념화와 운동 계획에 문제가 있는 아동의 경우, 상호작용을 유도하고 새로운 움직임 경험을 촉진할 수 있는 치료 환경을 설정해야 한다.

증가된 감각 구별을 위한 중재
Intervention for Increased Sensory Discrimination

감각 구별은 감각의 공간적, 시간적 특성을 해석하는 능력이다. 감각통합 이론에서 감각 구별이 떨어지는 것은 특히 촉각, 고유수용성 감각 또는 전정 감각을 지각하는 데 어려움을 겪는 것을 의미하지만, 일부 감각통합 기능장애 아동도 시각 및 청각적 변별력이 떨어지는 경우가 있다. 매일, 심지어 몇 시간에서 몇 시간까지 중재 없이 증상이 요동치는 열악한 감각 구별과는 달리 감각 구별에 문제는 상대적으로 안정적으로 유지된다. 감각 구별에 따른 어려움은 독립적으로 발생할 수 있지만, 감각통합

표 13-5 계획 능력 개발을 위한 지원

- 아이가 아이디어를 가장 잘 만들어내는 방법은 무엇인가?
  - 구체적인 활동 설정
  - 또래 모방
  - 구체적인 제안
  - 그림 카드
  - 유도 질문
  - 독립적으로
- 아동이 새로운 활동을 가장 잘 배우는 방법은 무엇인가?
  - 시각적으로 시연
  - 언어적 신호
  - 운동감각 모델링을 통해
  - 치료사의 움직임 발판을 통해
  - …에 의해 독립적으로
- 실행 가능한 계획을 시행하기 위해 아동이 필요로 하는 지원은 무엇인가?
  - 치료사가 주도하는 계획
  - 치료사가 지시하는 단계
  - 목록, 지도 또는 그림 카드와 같은 치료사가 생성한 지원
  - 목록 또는 숫자 코딩과 같은 아동 생성 지원
  - 언어적 안내
- 아동이 행동을 준비하는 데 도움이 되는 것은 무엇인가?
  - 언어적 신호("준비, 시작, 출발")
  - 촉각 신호(근육을 두드리며 "몸에서 이 부분을 웅크려야 한다.…")
  - 시각적 모델
  - 향상된 감각 입력
  - 과제의 반복
- 최상의 품질의 운동을 장려하는 지원은 무엇인가?
  - 향상된 감각 입력
  - 또래 모방
  - 구체적인 언어적 단서
  - 특정 시각적 단서
  - 특정 촉각-운동 감각, 손을 넘겨주는 신호
  - 리드미컬한 음악, 비트 또는 언어적 신호
- 활동의 적응을 촉진하기 위해 어떤 도움이 필요한가?
  - 계획이 효과가 없다는 것을 인식하기 위한 도움
  - 계획이 작동하지 않을 때 도움을 받을 수 있는 능력
  - 계획을 보다 성공적으로 만들기 위한 문제 해결 지원
  - 아이디어, 계획 또는 운동 반응을 조정하는 데 도움
  - 오류 허용을 높이기 위한 유머
  - 그것을 떨쳐버리고 새로운 것을 시도하는 능력

기능장애가 있는 아동의 경우 실행 장애와 함께 가장 흔히 확인된다. 이 섹션에서는 감소된 전정, 고유수용성 및 촉각 차별에 대한 중재를 설명한다.

전정-고유수용성 감각 구별: 자세-안구 조절 Vestibular-Proprioceptive Discrimination: Postural-Ocular Control

전정 및 고유수용성 기관은 공간 내에서의 신체 위치와 움직임을 이해하고 자세를 유지하며 안정적인 시야를 유지하는 역할을 한다. 전정감각과 고유수용성 감각의 빈약한 구별은 여러 가지 방식으로 나타나지만 가장 일반적으로 자세 조절의 어려움으로 나타난다: 과제나 변화하는 환경의 요구를 충족시키기 위해 신체를 안정화하거나 조정한다(Miller et al., 2007; Smith Roley et al. , 2015). 자세 조절은 환경 변화에 대응 하는데 필요한 긴장성 안정성과 동적 안정성이다.

긴장성 자세 조절 발달

긴장성 자세 조절은 굽힘근과 폄근 사이의 상호작용에 따라 달라진다. 그것은 유아기에 발달하기 시작하여 처음에는 목 폄근에서 시작하여 몸통 폄근으로 진행된다. 굽힘은 폄과 균형을 이루며 약간 늦게 발달하지만 비슷한 패턴이다. 감각통합 기반 자세-안구 문제를 가진 아동은 매우 일반적으로 긴장성 자세 조절(즉, 근위 안정성)이 불안정하다. 효과적이고 효율적인 움직임은 안정적인 자세 기반에 의존하기 때문에 긴장성 자세 조절의 발달은 중재의 좋은 출발점이 된다.

긴장성 자세 조절을 개선하기 위한 중재에는 강화된 전정 및 고유수용성 감각과 자세에 대한 도전이 포함된다. 향상된 감각의 특성을 원하는 자세 반응과 일치시킨다. 활동에는 선형 전정감각 입력과 움직임에 대한 저항이 포함된다. 선형 운동은 전방 또는 후방에서 발생할 수 있다: (앞뒤로 흔들기), 수평(좌우로 흔들기) 또는 수직(바운싱). 능동적인

폄이나 굽힘에 대한 저항은 고유수용성 감각을 활성화한다.

엎드린 자세와 누운 자세는 초기 발달 자세일 뿐만 아니라 중력이 각각 폄과 굽힘에 가장 큰 저항을 제공하는 자세이다. 따라서 긴장성 자세 조절을 발달시키기 위한 상당한 양의 중재가 이 두 위치에서 발생한다.

긴장성 폄 촉진

엎드린 자세는 단순히 엎드린 상태에서 머리를 아래로 향하게 하는 것 이상을 포함한다. 폄근 긴장도가 발달함에 따라 엎드려 누워 있는 아동은 머리와 상체를 상대적으로 수직인 자세로 유지할 수 있게 된다. 엎드린 자세와 관련된 발달 순서를 따르는 활동을 만드는 것은 폄을 변경시키는 방법을 제공한다.

엎드려서 움직이는 글라이더 그네를 타는 동안 팔뚝에 기대고 앞쪽에 솟아오른 매트에서 솜뭉치를 불어 날려보는 것은 어린 아동들이나 폄 자세가 매우 나쁜 아이들에게 좋은 출발점이다. 이 활동은 선형 전정감각 입력을 제공하고 비교적 쉬운 자세 반응을 요구한다. 팔꿈치를 짚은 자세로 움직이는 동안 체중 이동을 포함하는 활동(예: 한 팔에서 체중을 빼서 손을 뻗고 면도 크림을 거울에 바르는 것)은 안정성에 대한 요구를 증가시키지만 또한 전정 입력을 제공한다.

개구리 그네(그림 13-19)에서 엎드린 상태에서 중력에 맞서 머리를 드는 것은 매우 강한 전정감각 입력(위아래 움직임)과 고유수용성 감각 입력(중력에 저항)을 제공한다. 처음에 아동은 머리를 펴기 위한 안정적인 기반을 제공하기 위해 개구리 그네를 가슴 위쪽에 위치시켜야 할 수도 있다. 폄이 강화되면 그네는 배를 가로질러 움직여 폄근에 대한 도전을 증가시킬 수 있다. 그물 또는 스판덱스 해먹도 사용할 수 있으며 신체에 비슷하게 위치시켜 폄을 촉진할 수 있다. 그물이나 해먹 그네가 몸 전체를 지지한다면 자세 폄근에 대한 도전이 거의 없을 것이라는 것을 유의해야 한다.

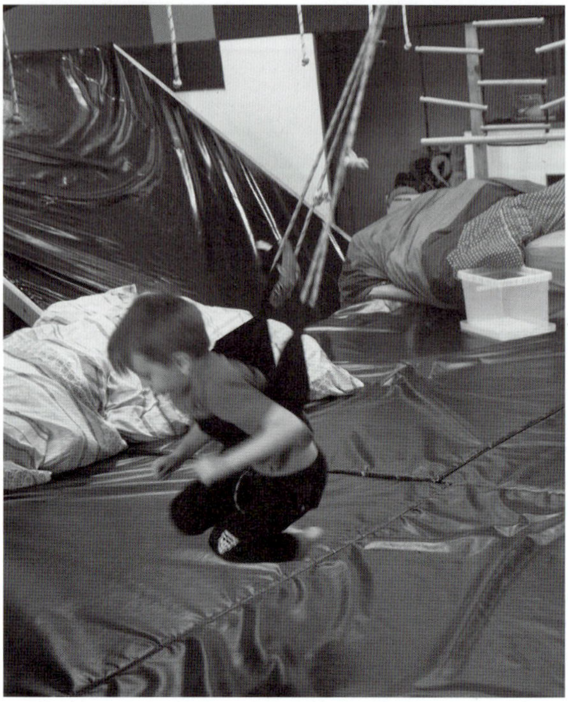

그림 13-19 개구리 그네를 타고 엎드린 상태에서 튀어오르기. *출처: Sensory Gym 제공.*

상체와 하체를 완전히 펴야 하는 활동(복와신 신전, prone extension)은 긴장성 자세 폄근과 체간 안정성에 상당한 도전을 제공한다. 이중 그네, 해먹 또는 스쿠터 보드를 타고 경사로를 내려가는 것과 관련된 활동에 참여하는 것이 전정감각 입력에 대한 좋은 예시이다(그림 13-20 및 13-21). 처진 몸통 없이 몸통을 정렬 상태로 유지하는 것은 어렵다.

신장성 수축(eccentric muscle contraction)과 단축성 수축(concentric muscle contraction)이 모두 필요하기 때문에 완전한 폄을 요구하는 활동을 하는 것은 폄을 유지하는 것보다 훨씬 더 어렵다. 그러한 활동의 예로는 "그물 그네"이다. 아동과 치료사(또는 다른 아동)가 5~6피트(2미터) 떨어진 곳에서 매달린 그물 그네에 엎드려 눕는다. 각자 다른 사람의 등 위로 콩 주머니를 던진다.

머리와 몸통의 폄 상태를 유지하면서 팔을 뻗어 체중을 이동하는 활동(작은 치료용 볼이나 베럴 위에 물체를 올려놓는 활동)은 종종 안정적인 표면에

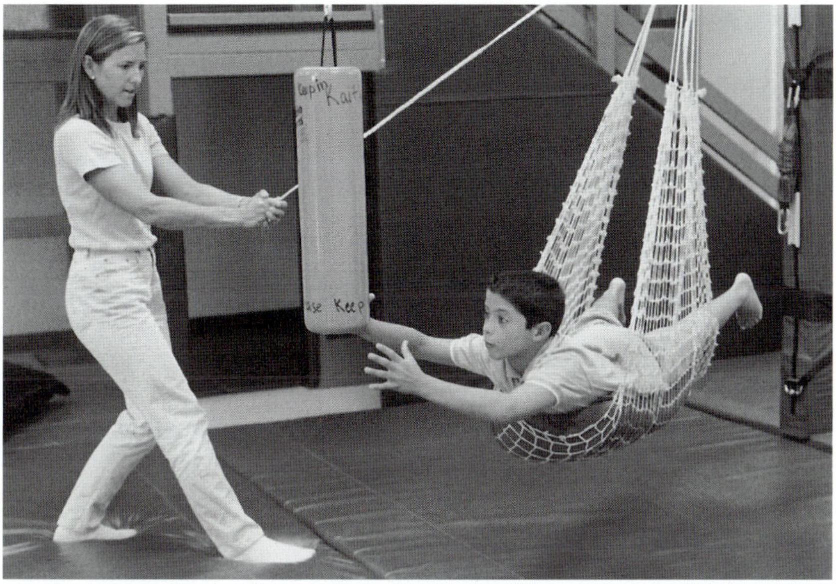

그림 13-20 그네를 타면서 펀칭 백을 치는 것은 몇 번의 움직임의 주의깊은 순서가 필요하다. *출처: Shay McAtee 제공.*

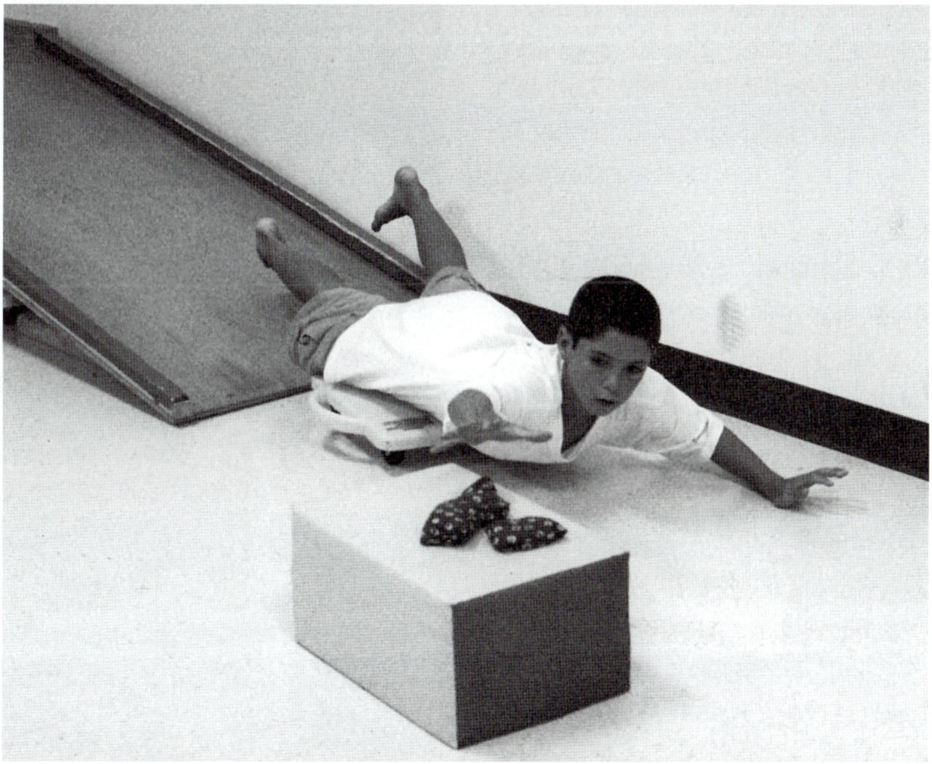

그림 13-21 "여왕의 성에서 보석을 훔치기" 활동을 하기 위해 엎드린 자세로 스쿠터 보드를 타고 경사로를 내려가기. *출처: Shay McAtee 제공.*

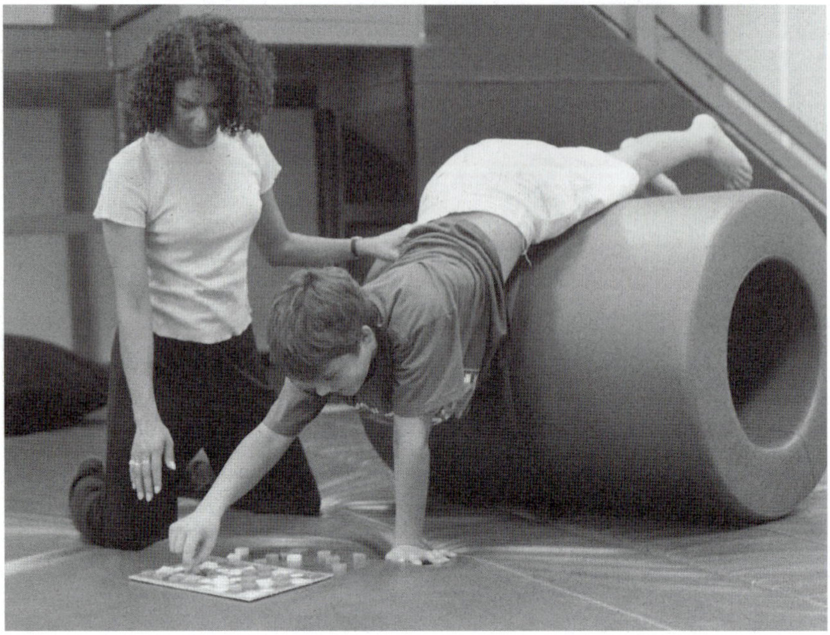

그림 13-22 자석 표면에 물체를 놓기 위해 배럴에 엎드린 상태에서 앞으로 "걷기". *출처: Shay McAtee 제공.*

서 수행되어야 한다(그림 13-22). 그러나 아동은 움직이는 표면에서 파생된 전정감각 입력 없이 폄을 유지하는 데 어려움을 겪을 수 있다.

긴장성 굽힘 촉진

긴장성 굽힘을 촉진할 때, 누운 상태(supine)에서 활동을 만들고, 목의 굽힘을 촉진하기 위해 전정감각 입력을 제공하고, 굽힘을 요구하는 활동을 주의 깊게 평가한다. 아동이나 목과 복부 근육의 긴장도가 매우 낮은 사람들의 경우, 머리와 상체의 굽힘만 필요한 활동으로 중재를 시작한다. 예를 들어, 아동은 웨지(wedge)에 위에 바로 누운 상태에서 치료사가 잡고 있는 비누방울을 불기 위해 목을 약간 굽히고 턱을 당기거나 해먹 밖으로 머리와 목을 나오게 두고 해먹에 누워있는 자세로 중재를 한다(그림 13-23). 치료사는 아동의 가슴 상부 위에 손을 얹고 꼬리 방향(caudal direction)으로 부드러운 압력을 가함으로써 목과 가슴 상부의 굽힘을 촉진할 수 있다. 바람을 불어넣고 내뿜는 것은 일반적으로 목의 굴곡을 촉진하지만, 일부 아동은 머리를 풍선 봉

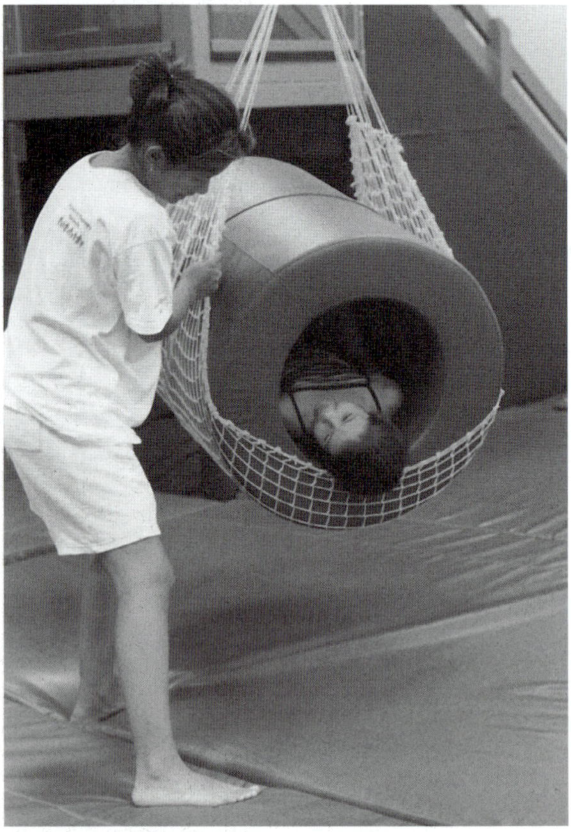

그림 13-23 반고리관에 고유한 입력을 제공하기 위해 머리를 기울인 상태로 바로 누워 있는다. *출처: Shay McAtee 제공.*

쪽으로 들어 올릴 때 목을 과도하게 신전(턱으로 리드)한다. 항상 그렇듯이 주의 깊은 관찰이 필요하다. 게다가 이와 같은 활동은 아동이 안정된 자세로 갖춰져 목의 굽힘을 촉진하는 데 도움이 될 수 있는 전정감각 입력을 제공하지 않는다.

하지와 몸통 하부의 굽힘이 필요한 활동[바로 누운 자세(supine)로 차기]도 몸통 상부와 목의 굽힘을 촉진할 수 있다(그림 13-24). 먼저, 아동의 머리와 몸통 상단을 웨지 완전히 지지한다. 치료사는 크고 가벼운 공을 아동 쪽으로 내려서 굴리거나, 던지고, 아동은 준비 과정에서 무릎과 엉덩관절을 구부려 공을 뒤로 찬다. 그러나 아동은 대개 공을 보기 위해 머리를 들어 올린다. 굽힘이 좋아짐에 따라 아동은 웨지 없이 뒤로 젖히고 팔꿈치를 받칠 수 있어 목과 복부 굽힘에 대한 요구가 증가한다. 다시 말하지만, 정적이고 안정적인 자세로 작업할 때 목의 굽힘을 촉진할 수 있는 전정감각 입력이 통합되지 않는다.

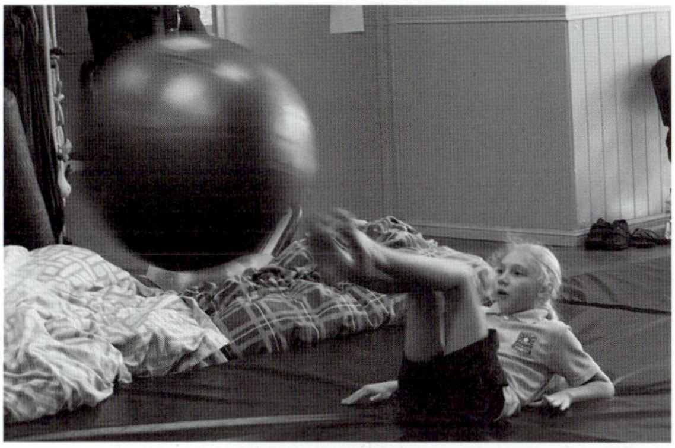

그림 13-24 바로 누운 자세(supine)에서 큰 공을 차면 다리와 몸통의 굽힘이 촉진된다.
출처: Sensory Gym 제공.

몸 전체의 굽힘은 표면을 "껴안는" 동안 그네에서 움직임을 포함하는 활동을 만들어 촉진할 수 있다. 그네 위에 엎드린 상태에서 부드럽게 움직이는 볼스터 그네를 껴안거나 굴곡 원판 그네(flexion disc swing) 또는 T-그네(그림 13-25)의 중앙 기둥을 껴안는 것은 굽힘이 매우 약한 아동이 도전하기에 충분할 수 있다. 굽힘이 개선됨에 따라 그네의 움직임의 강도(속도와 범위)가 증가하여 굽힘에 대한 저항성이 커지고 고유수용성 감각 입력이 증가한다. 볼스터 스윙이나 스쿠터 보드에서 바로 누워 굽힌 자세로 바닥에서 약 2피트 위에 있는 양쪽 벽에 매

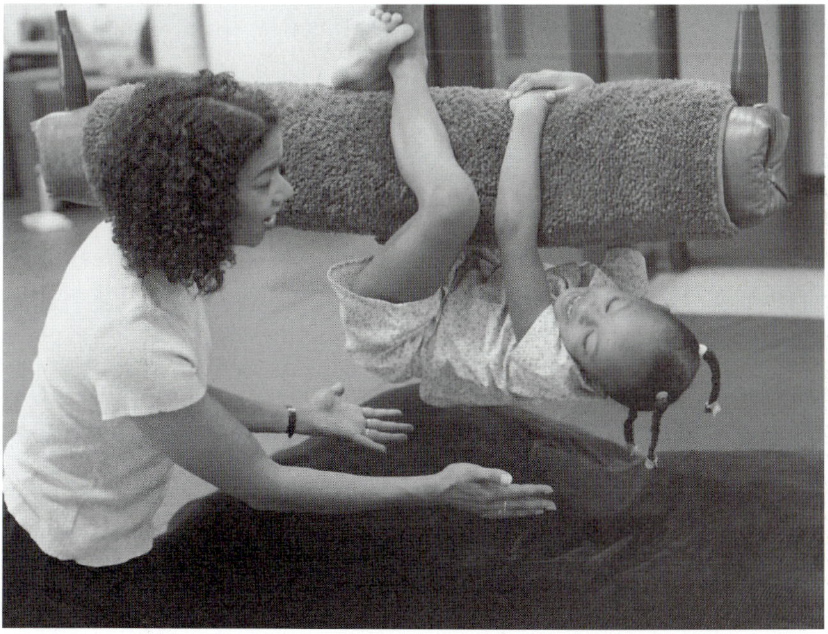

그림 13-25 베개에 떨어질 준비를 하는 동안 볼스터 그네를 껴안고 있다. *출처: Shay McAtee 제공.*

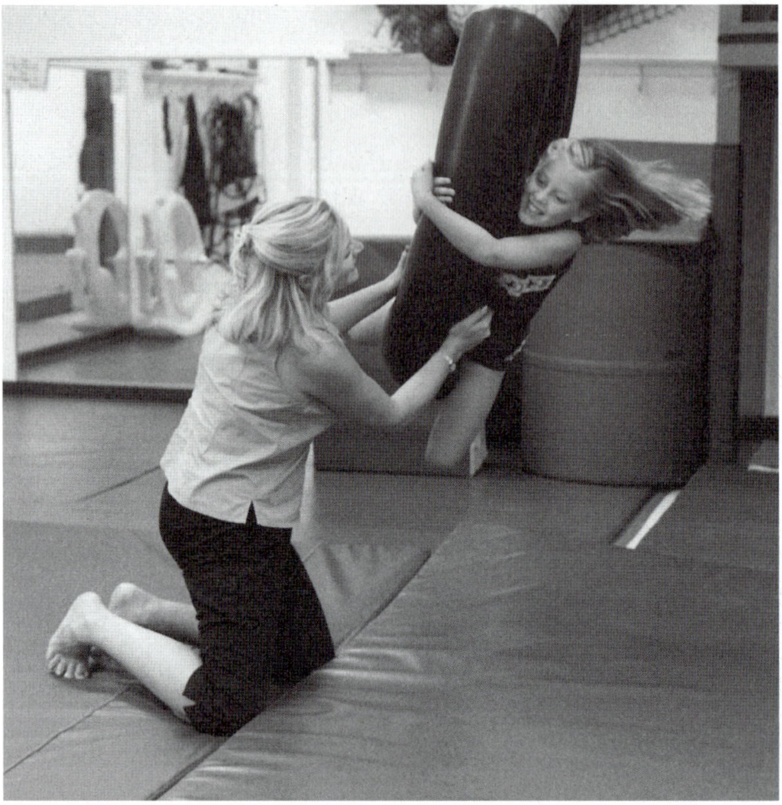

그림 13-26 내부 튜브 스윙 세게 타기. *출처: Shay McAtee 제공.*

달린 로프를 당기는 것 또한 지속적인 굽힘과 관련하여 매우 어려운 도전이 될 수 있다.

수직 자극 기구(즉, 여러 가지 길이의 번지 밧줄)에 매달린 그네는 굽힘을 촉진하는데 특히 유용하다. 번지 밧줄은 치료사가 그네를 세게 튕길 수 있게 해 아동이 떨어지지 않도록 단단히 붙잡아야 하는 상황을 만든다(그림 13-26). 번지 줄에 의해 제공되는 고유수용성 감각 입력은 움직임에서 얻은 전정감각 입력과 결합되어 굽힘을 촉진하는 데 도움이 된다. 굴곡 원판 그네(그림 13-27)는 상대적으로 안정적인 지지 기저면을 제공하는 반면, T-그네는 작은 지지 기저면을 제공하기 때문에 보다 더 큰 굽힘 조절을 필요로 한다. 목표물을 향해 콩주머니를 던지는 동안 달 그네(moon swing) 위에서 유지하기(그림 13-28)와 같은 활동은 굽힘과 양측 통합 모두에 더 큰 도전을 제공한다.

굽힘이 증진되면, 기구 또는 다른 외부 요인으로부터 추가 움직임이 통합될 수 있다. "고래 타기"를 할 때 아동은 볼스터 그네 위에 엎드려 있으면 치료사가 그네를 앞뒤로 말고, 때로는 굽힘에 대한 저항력을 더하기 위해 흔들기도 한다. 치료사와 아동은 '맑은 하늘'인지 '거친 바다'인지에 따라 그네의 움직임이 달라지는 이야기를 들려줄 수 있다. 이 활동은 매우 재미있을 수도 있지만 어렵고 지나치게 자극적일 수도 있다. 따라서 치료사와 아동은 아동에게 통제할 수 있는 방법을 찾을 필요가 있다. 한 가지 방법은 고래를 "이상해(kooky)" 또는 "그만"이라는 암호로 만들어 개발하는 것이다.

치료사가 빠르게 흔드는 움직이는 타이어 내부 튜브를 껴안는 것과 관련된 "날뛰는 야생마(bucking bronco)" 게임은 굽힘에 대한 더 큰 도전이다(그림 13-29). "고래 타기"와 "날뛰는 야생마"에서 치료

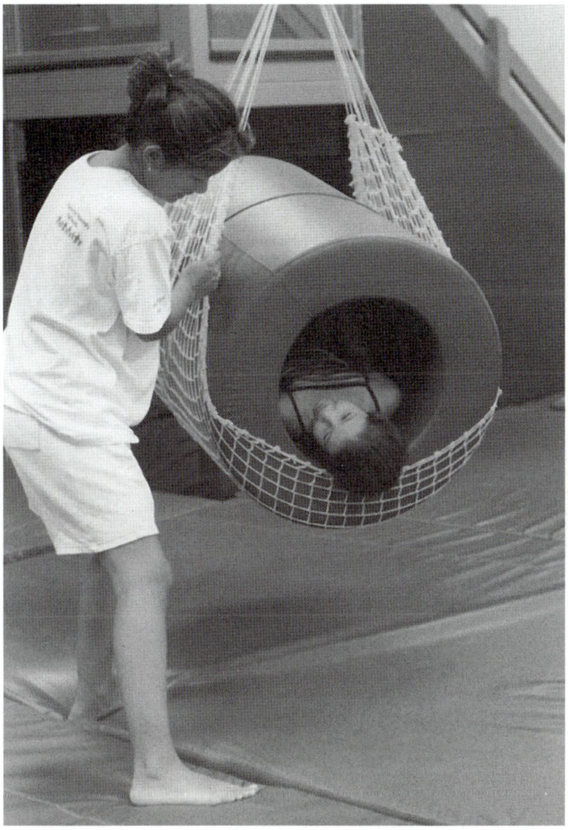

그림 13-27 원반형 그네. *출처: Shay McAtee 제공.*

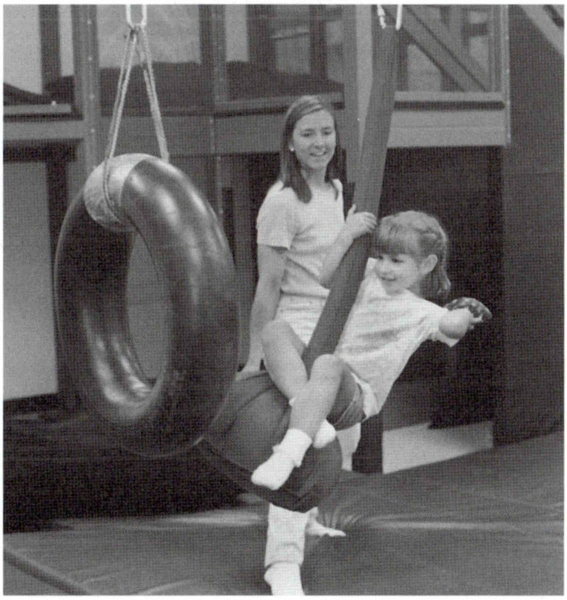

그림 13-28 달 그네. *출처: Shay McAtee 제공.*

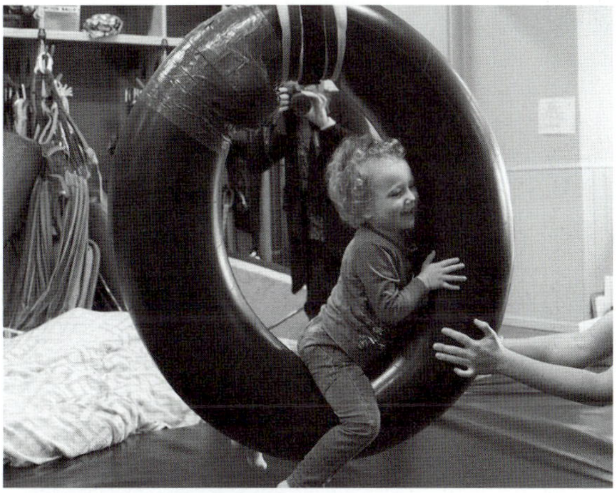

그림 13-29 치료사가 밀거나 흔드는 타이어 내부 튜브를 껴안는 것은 굽힘에 도전하는 것이다. *출처: Sensory Gym 제공.*

사가 흔들면 아동은 때때로 그네에서 떨어지기도 한다. 따라서 그네의 움직임을 둘러싸는 충분한 충전재(예: 밀도가 높은 매트, 충돌 매트, 베개)를 갖추는 것이 중요하다. Ayres(1977)는 아동들이 적절한 굽힘을 발달시키면 볼스터 그네를 잡고 있던 것을 놓고 아래의 충돌 패드에 떨어지는 것과 같은 추락을 즐기는 활동이 많다고 지적했다.

동적인 자세 조절의 촉진

엎드린 자세와 바로 누운 자세는 폄과 굽힘을 발달시키는 데 탁월한 자세이지만 아동은 다른 자세로 이동하거나 자세를 전환할 때도 동적인 자세 조절이 필요하다. 동적인 자세 조절은 구르기(그림 13-30), 차기 또는 공 잡기와 같은 활동에 필요하다. 이러한 활동에는 몸통 회전과 예상된 동작이 포함된다. 동적 자세 조절은 굽힘과 폄 사이의 상호작용이 필요하다. 예측된 동작은 또한 운동 계획을 촉진한다. 종종 몸통 회전을 동반하는 신체 중심선을 넘어야 한다는 것은 양측 통합을 촉진한다. 앞서 설명한 "날뛰는 야생마(bucking bronco)"와 굴곡 원판 그네 타기와 같은 불안정한 "환경"이 포함된 활동들은 아동이 기구 위에 머물기 위해 노력할 때 동적 자세 조절에 도전하는 것들이다.

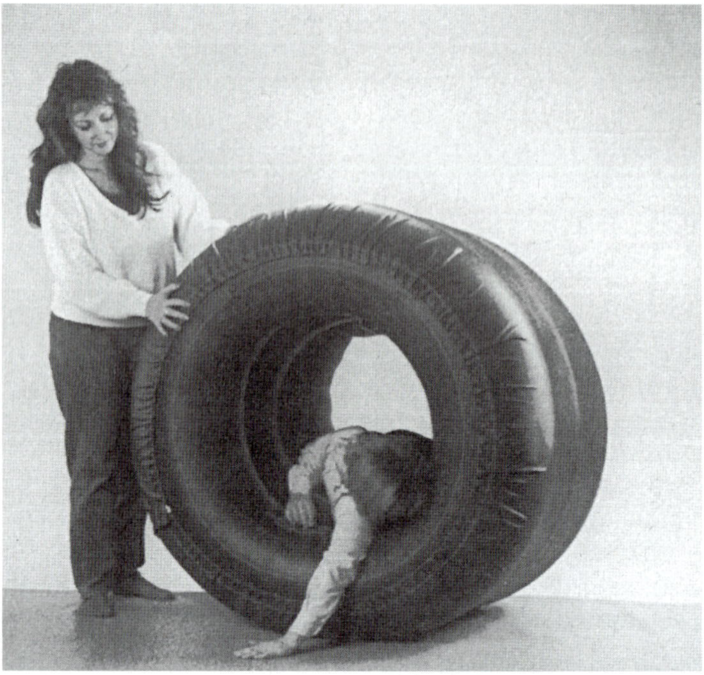

그림 13-30 회전을 촉진하기 위해 부풀게 할 수 있는 둥근 통 안에서 구르기.
출처: Southpaw Enterprises 제공.

정위와 평형 반응의 촉진

동적 자세 조절의 중요한 목적은 균형을 잃거나 신체 위치의 변화를 허용할 수 있는 환경 사건을 상쇄하는 것이다(예; 앉는 자세에서 손과 무릎으로 전환). 평형 반응은 지지 기저면 위에 체중을 유지하도록 돕는 빠르게 일어나는 사지 반응이다. 평형 반응은 머리와 몸통이 정렬된 상태를 유지하는 정위 반응과 함께 발생한다. 정위와 평형 반응을 촉진하는 활동(그림 13-31)에는 빠른 각(궤도 또는 회전 포함)운동이 포함된다.[4] 가속 · 감속 시 평형을 담당하는 반고리관의 모세포가 자극을 받기 때문에 잦은 시작과 정지, 방향 및 속도 변화 등이 포함된다.

그네를 하나의 지점에 매달면 각 운동이 촉진된다. 시중에서 구할 수 있는 많은 그네[;개구리 그네, 플랫폼 그네, 그물 그네, 이중 그네, 굴곡 디스크, T-그네(챕터 부록 참고)]는 한 지점에서 매달리도록 설계되었다. 볼스터 그네와 같이 두 지점에 매달도록 설계된 다른 그네도 한 지점에 매달 수 있다. 예를 들어, 로프가 짧거나 그네가 좌우로 움직이는 경우와 같이 그네가 원을 그리며 이동할 때 두 점에 의해 매달린 그네도 각 움직임을 생성할 수 있다.

평형을 촉진하기 위해, 흔들릴 때 넘어지지 않도록 하는 것과 같은 작고 신속한 조정이 필요한 다양한 자세(예: 엎드린 자세, 앉기, 네발 기기, 무릎 꿇기, 서기)의 활동을 만든다. 움직이는 모든 기구나 신체에서 멀리 떨어진 곳에 도달하는 활동이 포함될 수 있다. 더 좁은 지지 기저면, 지지 표면의 더 큰 움직임 또는 장거리 도달을 포함하는 활동은 몸통 근육의 더 큰 안정화(즉, 긴장성 자세 조절)를 필요로 한다. 우리의 목표는 역동적이고 긴장성인 자세 조절에 도전하면서도 자동적이고 유동적인 반응을 통해 달성할 수 있는 활동을 만드는 것이다.

그네 아래에 있는 매트에 콩주머니나 공(그림 13-27 참고)을 줍기 위해 머리 움직임을 변경하거나, 머리 위나 옆으로 물체를 전달하거나, 그네를 타

4) 각형 전정 감각 입력은 매우 강력하기 때문에 항상 주의해서 사용해야 한다.

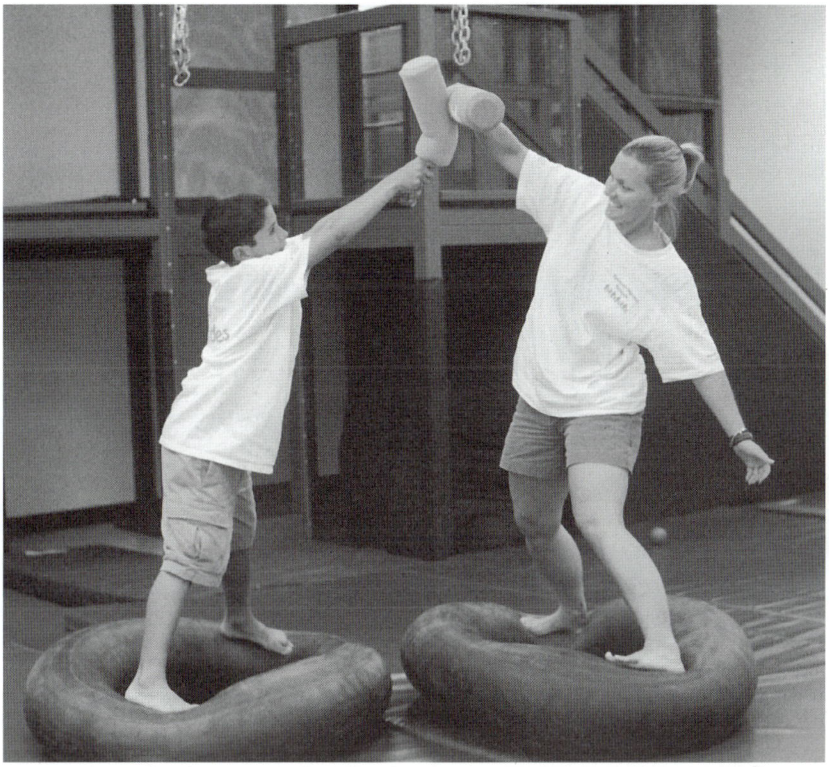

그림 13-31 폼 배트(foam bats)로 싸우는 동안 큰 내부 튜브 위에서 균형 잡기. *출처: Shay McAtee 제공.*

면서 매달린 물체를 타격하는 활동은 본질적으로 각 운동과 함께 하며, 올바른 자세를 촉진한다. 한 위치에서 다른 위치로 이동하거나 한 기구에서 다른 기구로 이동하는 것과 관련된 모든 활동은 정위 반응을 촉진하고 균형이 위협받을 때 평형을 촉진한다.

안구 조절의 촉진

감각통합 기능장애가 있는 아동은 반사적인 안구 움직임(예: PRN)과 눈을 머리로부터 독립적으로 움직여 표적을 따라가거나 환경을 스캔하는 데 어려움을 겪는 경우가 많다. 안정적인 시야를 유지하는 데 도움이 되는 자동 반사 운동은 전정 및 고유수용성 감각 시스템에 의존하는 반면, **안구 추적**(ocular tracking)은 시각 시스템에 달려있다(Purves et al., 2012).

동적 자세 조절과 계획된 동작 순서를 통합하는 활동은 또한 안구 조절을 촉진한다. 거의 모든 몸 전체의 움직임과 그네에서의 움직임은 안정적인 시야를 제공하는 반사적인 안구 움직임을 자극한다. 예를 들어, 움직이는 목표물(예: "외계인 우주선"으로 위장한 플라스틱 병)을 향해 콩주머니를 정확하게 던지려면 시각적으로 조절되는 안구 움직임(예: 부드러운 추적 및 빠른 위치 파악)과 머리에서 눈을 별도로 눈을 움직여야 한다. 아동과 대상이 모두 움직이는 활동(그림 13-32)은 반사적인 안구 운동과 안구 추적을 모두 촉진하지만 안구 운동 조절의 더 어려운 수준에 있다. 어린 아이들이나 안구 운동 조절이 매우 약한 아동의 경우, 목표물을 향해 던지기 전에 손을 뻗어 물체를 잡는 것을 포함하는 활동으로 시작한다(그림 13-33). 처음에는 이 수준에서 시작할 때 정중선에 물건을 놓고, 시야를 측면, 위, 아래로 천천히 확장 후 최종적으로 아동 뒤쪽으로 시야를 확장한다. 안구 운동 조절 능력이 좋지 않은 일부 아동은 안구 운동 훈련을 전문으로 하는 발달

검안사가 설계하거나 또는 그와 연계하여 체계적인 접근 방식을 사용할 수 있다. 제18장의 Mary Kawar의 프로그램은 또한 안구 운동 조절을 다루고 있다.

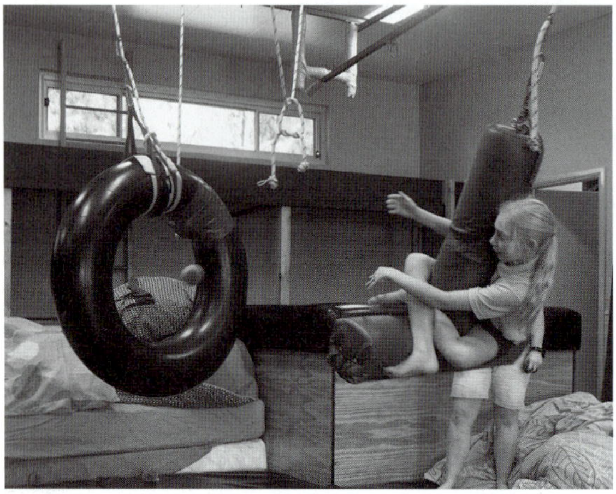

그림 13-32 아동과 대상이 모두 움직이는 활동은 타이밍뿐만 아니라 안구 조절에 도전한다.
출처: Sensory Gym 제공.

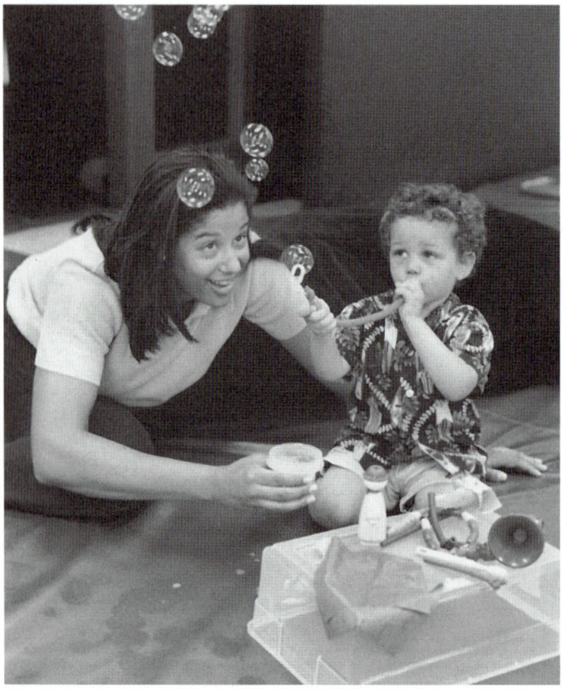

그림 13-33 긴 빨대로 비눗방울 불기.
출처: Shay McAtee 제공.

고유수용성-전정감각 구별의 다른 측면을 표적화 Targeting Other Aspects of Proprioceptive Vestibular Discrimination

전정감각과 고유수용 감각을 구별하는 데 어려움을 겪는 아동은 공간에서 머리나 몸의 방향을 구분하는 데 어려움을 겪을 수 있다. 극단적으로 보면 자신의 오른쪽이 위인지 위아래인지 직관적으로 모를 수 있다. 그러나 정확한 수직을 인식하는 데 어려움을 겪는 경우가 더 많다. 중재 시, 선형 움직임을 제공하는 활동(이석 입력)을 강조한다. 이전에 설명한 중력 불안을 겪는 아동을 위한 많은 활동이 유용할 수 있다. 그러나 아동들 또한 조절장애를 가지고 있지 않는 한, 우리는 일반적으로 더 많은 움직임과 더 큰 일탈을 통합할 수 있다. 활동에는 일반적으로 다양한 머리 위치(예: 엎드린 자세, 누운 자세, 앉은 자세)를 용이하게 하기 위해 매달린 기구가 포함된다. 선형 운동이 필요하기 때문에 그네는 일반적으로 두 지점에서 매달린다. 일상생활에서 일어나는 일이 적기 때문에 수직 움직임과 거꾸로 되는 기회를 통합하려고 노력해야 한다. 번지 줄에 매달린 그네를 타고 점프하는 것은 고유수용성 감각과 수직 움직임을 모두 향상시키는 방법이다.

고유수용성 감각 구별에 어려움을 겪는 아동은 종종 적절한 근육의 힘을 판단하는 데 어려움을 겪는다. 그들은 연필로 너무 세게 누르거나 술래잡기 게임에서 너무 세게 밀거나, (Sam이 하는 것처럼). 도달할 때 필요한 힘을 잘못 판단하여 물체를 넘어뜨리고, 복도나 계단을 내려갈 때 "코끼리 소리"를 낼 수 있다. 향상된 고유수용성 감각은 구별을 조장하는 데 필수적이다. 능동적인 움직임에 대한 저항을 제공하는 활동(무거운 작업)을 강조한다. 입력은 입, 목, 몸통, 팔, 다리의 근육을 통해 제공될 수 있다. 중력에 대한 몸의 무게는 그네, 스쿠터 보드 또는 트램펄린과 관련된 많은 활동이 신체 움직임에 저항을 제공하도록 한다. 저항(예: 트램펄린 밀기, 당기기, 점프하기)과 체중 지지 자세(예: 4족 보행)

로 인한 고중량 작업은 고유수용성 감각을 향상시킨다. 다른 예로는 신축성 있는 해먹이나 볼풀장을 통과하여 스쿠터 보드를 움직이기 위해 로프를 당겨 그네를 움직이는 것 등이 있다. SI 이론에 기반을 둔 모든 중재와 마찬가지로 의미 있는 작업에 적극적으로 참여하는 것이 중요하다. 표 13-6에는 고유수용성 감각 입력을 증가시키기 위한 다양한 제안이 있다. 이 모든 제안은 Sam에게 적합할 것이다.

구별을 촉진하기 위해서는 고유수용성 감각이 향상되어야 하지만, 다양한 거리에 있는 목표물에 솜뭉치나 탁구공을 날리거나 튕기거나, 비누 거품으로 만든 공을 뭉개지 않고 잡기 놀이를 하거나, 공이나 콩주머니 던지기 등 판단력과 조절력이 필요한 활동 또한 중요하다. 다양한 거리에 놓인 후프 또는 상대적으로 작은 표적을 만들 수 있다.

표 13-6 고유수용성 감각 활동

밀고 당기고 나르기
• 무거운 물건, 식료품 카트 등 밀기 • 큰 콩주머니에 묶인 밧줄 당기기 • 큰 베개 밑으로 파고들기 • 스판덱스 터널을 통해 테라피 볼 밀기 • 책, 상자, 무거운 물건 운반 • 줄다리기, 밀치기
구강 운동 활동
• 빨대를 통해 저항성 물질 빨기 • 장난감이나 물건 씹기 • 껌을 씹거나 쫄깃하고 아삭아삭한 음식
운동 활동
• 점프, 바운스 • 정글짐이나 사다리에서 몸을 끌어올리기(당길 때 팔 구부리기) • 적극적으로 몸을 잡고(팔을 구부린 상태로) 삼각바 또는 짚라인 타기 • 그네를 타면서 밧줄을 당기거나 발로 수직면을 밀기 • 신축성 있는 밧줄이나 타이어 내부 튜브를 당겨 그네나 스쿠터 보드를 움직이게 하기

촉각 감각에 대한 구별 증가 촉진

촉각 구별이 잘 되지 않는 아동들은 일반적으로 일차적인 문제라기보다는 실행(Ayres, 1972; May-Benson, 2014)이나 미세 운동 기술의 어려움 때문에 치료사의 주목을 받게 된다. 그럼에도 불구하고 증가된 촉각 감각 구별은 신체 체계와 운동 계획의 기초가 된다고 생각되기 때문에 중재의 중요한 목표이다.[5)]

촉각 구별의 증가를 촉진하기 위해서는 아동에게 촉각의 시간적 및 공간적 특성을 구별하도록 요청하는 활동(예: 촉각 특성에 따라 대상 일치)뿐만 아니라 향상된 촉각 및 고유수용성 감각을 포함한다. 다양한 모양, 크기, 질감을 활용하면 향상된 촉각 입력을 제공할 수 있으며 일치 및 라벨링 기회도 통합할 수 있다. Sam에게는 말린 마카로니, 콩, 옥수수, 렌즈콩, 쌀이 섞인 혼합물 속에 숨겨진 물건(그림 13-34)을 찾는 것은 촉각적 구별에 상당한 도전을 제시

표 13-7 촉각적 구별을 장려하기 위한 활동

향상된 촉각 입력 제공
• 플라스틱 볼이나 볼풀장에서 이동 • 질감이 있는 베개 아래를 기어 다니거나 땅을 파기 • 면도 크림, 거품 비누, 핑거 페인트로 그림 그리기 • 콩, 쌀 또는 마카로니가 들어 있는 통에서 손과 팔을 움직이기(일반적으로 물건 찾기) • 마사지기나 진동 장난감을 가지고 노는 것 • 진동 칫솔 사용 • 카쥬 또는 호루라기 불기 • 빨대를 불면서 거품 산 만들기
촉각적 구별 촉진
• 터치만으로 컨테이너에 숨겨진 물건 식별(입체인식) • 뒷면에 그려진 글자나 모양 식별 • 옷 아래에 있는 물건 설명 또는 식별(예: 셔츠 아래 빈백)

5) 촉각 구별이 잘 되지 않는 많은 아동들은 전정 및 고유수용성 감각 처리에도 결함이 있다(5장 참고). 따라서 부족한 촉각 구별에 대한 중재는 일반적으로 다른 감각 시스템과 함께 수행되며 실행의 최종 산물과 관련있다(앞 글의 축을 촉진하기 위한 중재 섹션을 참고).

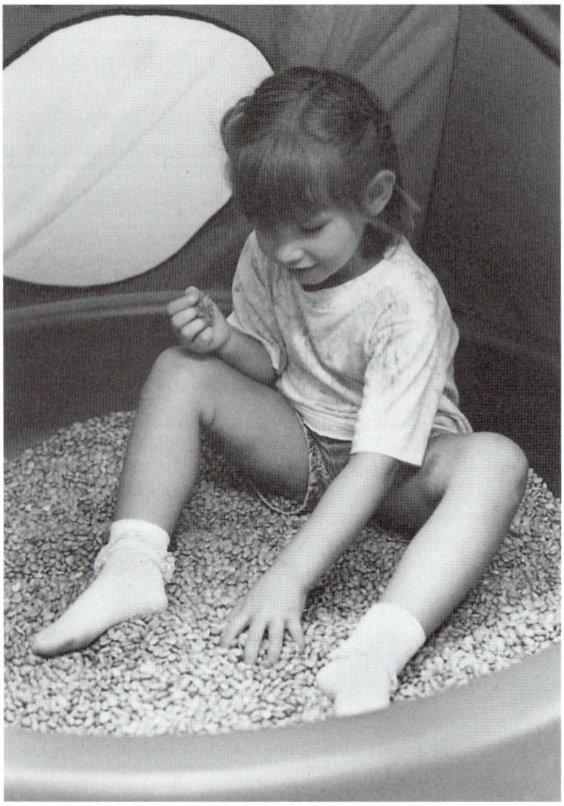

그림 13-34 말린 콩으로 채워진 상자에서 파묻힌 물건을 파기. *출처: Shay McAtee 제공.*

했다. 표 13-7은 향상된 촉각 입력(주로 깊은 압력)을 제공하고 촉각 구별을 장려하는 다양한 작업을 제공한다.

촉각 구별 능력이 떨어지는 아동들은 신체 구조가 저하된 경우가 많기 때문에 숨바꼭질과 같은 게임이 어려울 수 있다. 아동들은 실제로 부분적으로만 숨겨져 있는데도 자신이 완전히 숨겨져 있다고 믿을 수 있다. 숨바꼭질은 아동이 인지 전략을 활용하여 부족한 차별을 보완할 수 있도록 도움이 될 수 있다.

요 점

- 전정 및 고유수용성 감각의 구별이 부족하면 긴장성 또는 동적 자세 조절 불량, 안구 조절 불량, 공간에서 머리 또는 신체 방향을 구별하는 데 문제가 나타날 수 있다.
- 자세 조절을 개선하기 위한 중재에는 향상된 전정 및 고유수용감각, 자세와 평형에 대한 도전, 그리고 다양한 위치에 들어오고 나가는 전환이 포함될 수 있다.
- 증가된 촉각 구별을 촉진하기 위해서는 촉각 감각이 강화되고, 종종 깊은 압박 접촉 및 고유수용성 감각 수용을 포함한다.

다양한 유형의 감각 통합 장애에 대한 균형적인 중재

Balancing Intervention for Multiple Types of Sensory Integrative Dysfunction

어떤 아동들은 조절과 실행 모두에 어려움을 겪는다. 예를 들어, 아동은 촉각 방어, 중력 불안 및 SD를 가질 수 있다. 모든 문제는 종종 동일한 세션 내에서 중재로 해결되어야 한다. 아동이 기능적 수준의 각성을 확립하고 유지할 수 있을 때까지는 자세-안구 조절, 양측 통합 또는 운동 계획에 큰 변화를 일으키기 어렵다. 촉각 과잉 반응을 보이는 아동은 개선된 구별을 지원할 수 있는 촉각 매체와 상호작용하지 못할 수 있다. 중력 불안이 있는 아동은 움직이는 것을 너무 두려워하여 전정감각 입력을 강화하는 활동에 참여하는 것이 불가능할 수 있다. 또한, 중력 불안은 공간에서 머리 위치와 자세에 대한 잘못된 구별 및 지연된 보정과 같은 안구적 어려움을 가릴 수 있다. 따라서 조절은 세션 내부와 세션 전반에 걸쳐 최우선 순위이다. 진정시키는 활동과 향상된 감각을 제공하는 활동을 함께 사용하면 실행 및 조절에 어려움을 겪는 일부 아동이 지나치게 활동적으로 되어 행동이 악화되는 것을 방지할 수 있다.

중재에 대한 실직적인 고려사항

Practical Considerations for Intervention

감각통합 이론은 복잡하고 지속적으로 발전하고 있다. 이론에 대한 올바른 이해와 이를 실제 적용할

지혜 실천

이 장에서는 특정 감각통합 장애가 있는 아동의 수행 능력을 향상시키기 위해 사용할 수 있는 다양한 활동을 제시한다. 그러나 이러한 활동을 적절한 시간에, 적절한 방법으로 아동과 함께 수행하기 위해서는 훈련되고 숙련된 치료사가 필요하다. SI 치료는 아동의 흥미와 각성 수준뿐만 아니라 과제의 도전(즉, 너무 어렵거나 너무 쉬움)을 지속적으로 모니터링한 다음 환경 내 특성을 변화시켜야 한다. 따라서 치료사는 정해진 시간 계획을 가지고 세션에 들어갈 수 없다. 오히려, 아동의 목표와 욕구의 맥락 내에서 아동의 구체적인 요구를 지속적으로 가늠할 필요가 있다. 이것은 새로운 치료사 또는 SI 이론 및 중재에 대한 적절한 훈련이나 멘토링을 받지 못한 치료사들에게 어려울 수 있다. 비디오 녹화 치료 세션(아동 및 보호자의 허가 포함)은 새로운 임상의가 자신의 치료 강점과 약점에 대해 배울 수 있는 유용한 전략이 될 수 있다. 치료하는 동안 자신을 관찰한 후, 치료사들은 종종 다음과 같은 말을 한다. "좀 더 재미있게 했어야 했어." 또는 "그 활동이 너무 쉬웠다. 목표물을 움직일 수 있었을 때 그가 중앙선을 넘어야 했을 것이다." 이상적으로 치료사는 비디오를 함께 검토할 멘토를 갖는 것이 좋다. 그러나 멘토가 없더라도 자신의 치료 세션을 비판하는 연습은 SI 접근 방식을 사용하는 방법을 배우는 치료사에게 유용한 학습 도구가 될 수 있다.

수 있는 능력은 안전하고 효과적인 최신의 중재를 제공하는 데 필수적이다. Parham과 동료들이 개발한 충실도(Fidelity Measure)(2007, 2011)은 Ayres의 감각통합(ASI; Ayres Sensory Integration©) 치료에 대한 연구를 평가하기 위한 구조적 요소를 나열되어 있다. 이러한 동일한 요소는 실제로 ASI를 시행하는 치료사에게 지침을 제공한다. 우리는 이러한 요소와 몇 가지 추가적인 실용적인 요소에 대해 논의한다. Fidelity Measure이 포함된 14장도 참조하기 바란다.

부모 참여 Parent Involvement

많은 부모들이 직접적인 중재 세션에 적극적으로 참여한다. 이러한 참여는 아동과 부모 사이의 특별한 유대로 이어질 수 있으며 부모와 치료사 모두가 아동과 효과적으로 상호작용하기 위한 새로운 전략을 개발하는 데 도움이 될 수 있다. Miller와 동료들은 "마법의 순간", 즉 아동이 치료에서 처음으로 새로운 것을 성취하는 시간을 말한다. 그러한 순간에 부모가 적극적으로 참여하는 것이 "마법을 공유하는 방법"이다. 부록의 STAR Process: 개요를 참고하기 바란다. 그럼에도 불구하고, 부모가 치료에서 자녀의 행동을 수정하려고 세션을 방해하지 않는 것이 중요하다.

치료사 교육 Therapist Training

Fidelity Measure에서 Parham과 동료들(2007, 2011)은 SI 인증과 같은 전문화된 전문 교육과 전문가의 멘토링을 명시했다. 이 교육 기반은 ASI를 시행하는 데 필요한 임상적 추론의 기초를 제공한다. 전문가가 제시하는 지속적인 교육에 참석하고 최신 연구를 읽는 것은 SI와 관련된 최신 사고와 연구를 파악하는 훌륭한 방법이다. SI 장애를 치료하는 전문가의 멘토링은 매우 중요할 수 있다.

치료사 대 클라이언트의 비율 Therapist-to-Client Ratio

ASI를 시행하려면 아동의 변화하는 요구 사항을 충족하고 성공적인 참여를 보장하기 위해 지속적인 주의와 적응이 필요하다. 각 아동들마다 다르기 때문에 한 명의 치료사가 한 번에 한 명 이상의 아동에게 ASI를 제공하는 것은 불가능하지는 않지만 매우 어려운 일이다. 그러나 두 명 이상의 치료사가 넓은 공간을 나누어, 각각 한 명의 아동과 작업하는 것은 유익할 수 있다. 아이들 간의 상호작용은 모든 가치 있는 사회적 기술인 문제 해결, 계획 수립 그리고 협상에 기여할 수 있다.

세션의 길이 Length of Sessions

세션 길이는 아동의 연령과 프로필, 환경, 상환의 실용주의를 포함한 다양한 요인에 의해 결정될 수 있다. 조절 문제가 각성의 기능적 수준을 달성하고 유지하는 데 방해가 되는 아동의 경우, 최적 또는 거의 최적 상태에 가까운 상태를 확립할 수 있는 충분한 시간을 허용해야 한다. 아동이 점점 더 복잡한 적응 반응을 할 수 있게 됨에 따라 활동을 충분히 개발하고 적응할 수 있는 충분히 긴 세션을 갖는 것이 도움이 된다. 더 나아가, 작업 치료의 목표는 아동이 일상생활의 어려움을 개발하고 더 잘 관리하는 것이기 때문에 특정한 기술(예: 신발 묶기, 새로운 음식 시도하기, 자전거 타기)을 익히는 데도 시간이 필요할 수 있다. 우리의 경험상 이상적인 세션 길이는 45분에서 60분 사이이다.

물리적 환경 Physical Environment

Fidelity Measure에서 Parham과 동료들(2007)은 감각통합 개입의 물리적이고 능동적 놀이 특성을 지원하는 방식으로 구성된 큰 공간의 중요성을 명확하게 설명했다. 최소 12피트(4m) 평방 크기의 공간이 필요하지만 그네를 크게 이동할 때 안전을 보장하고 장비를 배치할 때 유연성을 제공할 수 있는 14×20피트(5×7m)의 공간이 이상적이다. 정서적, 신체적 안전을 보장하려면 바닥을 매트로 덮어야 한다. 추가로 부드러운 쿠션이나 베개가 유용하다. 최소 한 개의 작고 조용한 공간이 있어야 한다.

현수 시스템

치료 공간에는 최소 2.5~3피트(1미터)의 거리를 두고 일렬로 세 개 이상의 매달기 지점이 있어야 한다. 이를 통해 장비를 결합할 수 있다(예: 매달려 있는 두 개의 내부 튜브, 범퍼 타이어를 통과하기 위해 삼각바에서 그네타기, 매달린 목표물을 향해 던지면서 그네 타기). 하나 이상의 매달기 지점에 있는 회전 장치와 강력한 번지 줄은 장비의 최대 이동 범위를 허용한다.

현수 장치를 올바르게 설치하는 것은 안전을 위해 필수적이다. 현수 장치는 최소 1,000파운드(약 454kg)의 작동 하중을 유지해야 한다. 비록 많은 아동들의 체중이 100파운드(45.4kg) 미만이지만, 매달린 장비에서 튕기거나 궤도를 돌 때 현수 장치에 가해지는 전단력(the shearing force)은 엄청나다. 또한 성인이나 다른 아동이 기구 활동에 참여하는 경우가 많아 이 시스템에 대한 수요가 증가한다.

Southpaw Enterprises(https://www.southpaw.com/safety-tips/)는 천장에 현수 장치를 설치하기 위한 가이드를 게시한다. 현수 장치를 설치할 때 설계 경험이 있는 구조 엔지니어 또는 시공업체에 문의해야 한다. 그렇다 하더라도 이렇게 큰 작업 부하를 지지하는 시스템의 필요성을 설명해야 할 것이다. 컨설턴트는 자주 실외 그네 세트와 유사한 구조면 충분하다고 잘못된 생각을 한다.

매달기 지점은 연마된 강철 고리볼트(eyebolt)(고리볼트에 완전히 닫힌 원으로 표시됨) 또는 지지대를 *통해* 설치된 유사한 하드웨어는 너트(nut)와 와셔(washer)를 사용하여 안전하게 *잠겨야* 한다. *장비를 천정에 직접 나사로 고정하는 경우, 조임과 동시에 팽창하는 래그 볼트(lag bolts)이거나 단단하게 조여지는 것으로 설명된 볼트를 사용하더라도, 천장 구조물 일부와 잠금 장치까지 통과하지 않고는 절대로 장비를 천장에 직접 매달지 말아야 한다.* 끝까지 통과하고(즉, 관통 볼트) 반대쪽에서 잠긴 볼트만이 현수 장비에서 발생하는 강한 전단력을 안전하게 지탱할 수 있다. 또한 회전 장치는 매달린 천장 현수 지점의 회전력(torque)을 최소화하기 위해 회전하거나 회전하는 모든 장비와 함께 사용해야 한다.

천장 시스템을 설치할 수 없는 곳에서는 시판되는

독립형 현수 장치는 사용할 수 있다. 작업 하중이 1,000파운드인 크고 무거우며 휴대할 수 없는 시스템이 더 선호된다(Koomar, 1990). 많은 가볍고, 휴대할 수 있는 시스템들은 작업 부하가 1,000파운드 미만이다. 이러한 시스템은 그것들 위에서 수행할 수 있는 활동의 형태까지 제한하게 된다.

장비와 보관

ASI의 기본 요소인 향상된 감각은 다양한 그네, 튀는 장비(예: 테라피 볼, 미니 트램폴린), 당기기 위한 로프, 무게가 있는 물체, 스판덱스 직물 및 촉각 매체, 진동 장난감, 시각적 표적, 및 놀이 참여를 지원하는 소품 등에 좌우된다(Parham et al., 2011). 장비는 걸려 넘어지거나 떨어져 부상을 입을 가능성을 최소화하고 공간이 너무 어수선하여 아동이 주의를 빼앗기지 않도록 보관해야 한다.

요약과 결론 Summary and Conclusions

SI 이론에 기반한 직접적인 중재는 변화에 영향을 미칠 수 있지만 효과적인 중재를 시행하는 것은 어렵다. 이 장은 엄격한 지속적인 평가를 통해 확립된 향상된 감각이 원하는 적응적 상호작용의 특성과 일치하는 의미 있는 활동에 대해 설명한다. 세션 동안 치료사는 전체 흐름을 방해하지 않고 지속적으로 아동의 반응을 관찰하고 활동을 변경한다.

가장 효과적인 치료법은 과학과 예술의 결합이다. 이 둘을 섞으면 치료사는 신뢰를 얻고 점점 더 복잡한 적응 반응을 촉진할 수 있다. 감각통합 치료의 특징은 아동을 대상으로 한다는 것이다. 아동 지향성은 치료 기술과 밀접하게 일치된 복잡한 개념이다(12장 참고). 최소한 아동 주도성은 공동 창작 활동과 성공을 보장하는 것을 포함한다. 그러나 성공했다고 해서 아동들이 목표를 놓치거나 매트 위에서 떨어지지 않는다는 의미는 아니다. 총체적으로, 모든 시도에서 100% 성공하는 것은 지루할 것이며 향상된 SI 또는 더 나은 기술을 향상시키지 못할 것이다. 아동들의 능력을 최대한 발휘하도록 요구하는 올바른 도전은 감각통합 치료의 중요한 특징이다.

직접적인 SI 치료는 항상 부모와 다른 보호자에게 코칭과 동시에 제공되어야 하며, 가능한 경우 치료 세션에 보호자가 직접 참여해야 한다. 치료사는 보호자와 소통하여 감각통합 기능장애의 일상생활에 미치는 영향을 이해하고, 부정적인 영향을 최소화하는 전략을 수립할 수 있도록 도와준다. 치료의 목표와 우선순위에 대한 보호자의 투입도 SI 중재를 만드는 데에도 포함되어야 한다. 치료사는 또한 중재의 효과가 긍정적인지 확인하고, 필요에 따라 조정하고, 새로 습득한 기술의 일반화를 촉진하기 위해 보호자들과 정기적으로 체크해야 한다. 모범 사례는 모든 치료가 목표 지향적이고 일상생활 요구 사항을 충족한다는 것을 나타낸다. 아동, 보호자 및 치료사는 함께 목표를 향해 나아가는 과정을 모니터링하여 아동이 일상생활에 대한 일반화된 기술과 능력을 가지고 있으며 이를 수행하는 데 있어 유능함을 느끼도록 한다. 이러한 평가 결과를 바탕으로 팀은 중재를 중단해야 하는 시기를 권고하고 있다(17장 참고).

어디에서 자료를 더 찾을 수 있는가? Where Can I Find More?

Ayres, A. J. (2005). *Sensory integration and the child: 25th anniversary edition*. Torrance, CA: Western Psychological Services.

Jean Ayres는 감각통합에 대한 기본 이론과 감각통합 요법이 신경학적 기능의 근본적인 차이를 개선하기 위해 어떻게 사용될 수 있는지를 개략적으로 설명한다.

Mailloux, Z., & Schaaf, R. C. (2015). *Clinician's guide for implementing Ayres Sensory Integration: Promoting participation for chil-*

dren with autism. Bethesda, MD: AOTA Press.

이 연구 기반 자료는 자폐아동을 위한 ASI 시행의 단계별 가이드를 제공한다. 특징에는 목표를 설정하고, 중재를 수행하고, 치료 결과를 평가하는 방법이 포함된다.

참고문헌

Ayres, A. J. (1972). *Sensory integration and learning disorders.* Los Angeles, CA: Western Psychological Services.

Ayres, A. J. (1977, March). Developmental dyspraxia. Symposium conducted in Dayton, Ohio.

Ayres, A. J. (1979). *Sensory integration and the child.* Los Angeles, CA: Western Psychological Services.

Ayres, A. J. (1985). *Developmental dyspraxia and adult-onset apraxia.* Torrance, CA: Sensory Integration International.

Boyer, F. C., Percebois-Macadréa, L., Regrain, E., Lévêquec, M., Taïar, R., Seidermannc, L., . . . Chaysc, A. (2008). Vestibular rehabilitation therapy. *Clinical Neurophysiology, 38*(6), 479–487. doi:10.1016/j.neucli.2008.09.011

Case-Smith, J. (2010). An overview of occupational therapy for children. In J. Case-Smith & J. C. O'Brien (Eds.), *Occupational therapy for children* (6th ed., pp. 1–21). Maryland Heights, MO: Mosby.

Cohen, H. S. (2000). Vertigo and balance disorders: Vestibular rehabilitation. *OT Practice, 5,* 14–18.

Fisher, A. G., & Bundy, A. C. (1989). Vestibular stimulation in the treatment of postural and related disorders. In O. D. Payton, R. P. DiFabio, S. V. Paris, E. J. Protas, & A. G. Van Sant (Eds.), *Manual of physical therapy techniques* (pp. 239–258). New York, NY: Churchill Livingstone.

Gerber, R. J., Wilks, T., & Erdie-Lalena, C. (2010). Developmental milestones: Motor development. *Pediatrics in Review, 31,* 267–277.

Hanft, B., Miller, L., & Lane, S. (2000, September). Towards a consensus in terminology in sensory integration theory and practice: Part 3: Observable behaviors: Sensory integration dysfunction. *Sensory Integration Special Interest Section Quarterly, 23,* 1–4.

Herdman, S. (1994). *Vestibular rehabilitation.* Philadelphia, PA: F.A. Davis Co.

Kawar, M., Frick, S., & Frick, R. (2005). *Astronaut training: A sound activated vestibular-visual protocol for moving looking and listening.* Madison, WI: Vital Links.

Keogh, J., & Sugden, D. (1985). *Movement skill development.* New York, NY: Macmillan.

Koomar, J. (1990). Providing sensory integration therapy as an itinerant therapist. *Environment: Implications for occupational therapy practice.* Rockville, MD: American Occupational Therapy Association.

Lane, S., Miller, L., & Hanft, B. (2000). Towards a consensus in terminology in sensory integration theory and practice: Part 2: Sensory integration patterns of function and dysfunction. *Sensory Integration Special Interest Section Quarterly, 23,* 1–3.

Lane, S. J., Smith Roley, S., & Champagne, T. (2013). Sensory integration and processing: Theory and applications to occupational performance. In B. Schell, G. Gillen, & M. Scafa (Eds.), *Willard & Spackman's occupational therapy* (12th ed., pp. 816–868). Philadelphia, PA: Lippincott, Williams, & Wilkins.

Magalhaes, L. C., Koomar, J. A., & Cermak, S. A. (1989). Bilateral motor coordination in 5- to 9-year-old children: A pilot study. *American Journal of Occupational Therapy, 43,* 437–443.

May-Benson, T. (2001). A theoretical model for ideation. In S. Smith Roley, E. I. Blanche, & R. C. Schaaf (Eds.), *Understanding the nature of sensory integration with diverse populations* (pp. 163–181). Austin, TX: Pro-Ed.

May-Benson, T. (2014.). Praxis disorders. In C. Murray-Slutsky & B. S. Paris (Eds.), *Autism interventions: Exploring the spectrum of autism* (pp. 215–243). Austin, TX: Hammill Institute on Disabilities.

May-Benson, T., & Koomar, J. (2007). Identifying gravitational insecurity in children: A pilot study. *American Journal of Occupational Therapy, 61,* 142–147.

Miller, L. J., Anzalone, M., Lane, S., Cermak, S., & Olsten, E. (2007). From the guest editor: Concept evolution in sensory integration: A proposed nosology for diagnosis. *American Journal of Occupational Therapy, 61,* 135–140.

Miller, L. J., McIntosh, D. N., McGrath, J., Shyu, V., Lampe, M., Taylor, A. K., . . . Hagerman, R. J. (1999). Electrodermal responses to sensory stimuli in individual with fragile X syndrome: A preliminary report. *American Journal of Medical Genetics, 83,* 268–279.

Parham, L. D., Cohn, E. S., Spitzer, S., Koomar, J. A., Miller, L. J., Burke, J. P., . . . Summers, C. A. (2007). Fidelity in sensory integration research. *American Journal of Occupational Therapy, 61,* 216–227.

Parham, L. D., Smith Roley, S., May-Benson, T., Koomar, J., Brett-Green, B., Burke, J., . . . Schaaf, R. C. (2011). Development of a Fidelity Measure for research on the effectiveness of the Ayres Sensory Integration® intervention. *American Journal of Occupational Therapy, 65,* 133–142. doi:10.5014/ajot.2011.000745

Purves, D., Augustine, G. J., Fitzpatrick, D., Hall, W. C., LaMantia, A.-S., & White, L. E. (2012). *Neuroscience* (5th ed.). Sunderland, CT: Sinauer Associates, Inc.

Reynolds, S., & Lane, S. J. (2008). Diagnostic validity of sensory over-responsivity: A review of the literature and case reports. *Journal of Autism and Developmental Disorders, 38*(3), 516–529.

Richter, E., & Oetter, P. (1990). Environmental matrices for sensory integrative treatment. *Environment—Implications for occupational therapy practice, a sensory integrative perspective.* Rockville, MD: American Occupational Therapy Association.

Schoen, S., Miller, L. J., Brett-Green, B., & Nielsen, D. (2009). Physiological and behavioral differences in sensory processing: A comparison of children with autism spectrum disorder and sensory modulation disorder. *Frontiers in Integrative Neuroscience, 3,* 1–11. doi:10.3389/neuro.07.029.2009

Schoen, S., Miller, L. J., & Sullivan, J. C. (2014). Measurement in sensory modulation: The sensory processing scale assessment. *American Journal of Occupational Therapy, 68,* 522–530.

Seidler, R. D., Noll, D. C., & Thiers, G. (2004). Feedforward and feedback processes in motor control. *NeuroImage, 22,* 1775–1783.

Smith Roley, S. (2006). Planning intervention: Bridging the gap between assessment and intervention. In R. Schaaf & S. Smith Roley (Eds.), *Sensory integration: Applying clinical reasoning to practice with diverse populations* (pp. 37–62). Austin, TX: Pro-Ed.

Smith Roley, S., Mailloux, Z., Miller-Kuhaneck, H., & Glennon, T. (2007). Understanding Ayres Sensory Integration®. *OT Practice, 12,* CE-1-CE-8.

Smith Roley, S., Mailloux, Z., Parham, L. D., Schaaf, R. C., Lane, C. J., & Cermak, S. (2015). Sensory integration and praxis patterns in children with autism. *American Journal of Occupational Therapy, 69,* 1–8.

Stackhouse, T. M. (2014). The adaptive response to the just right challenge: Essential components of sensory integration intervention. *Sensory Integration Special Interest Section Quarterly, 37,* 1–4.

Wang, Z., Magnon, G. C., White, S. P., Greene, R. K., Vaillancourt, D. E., & Mosconi, M. W. (2015). Individuals with autism spectrum disorder show abnormalities during initial and subsequent phases of precision gripping. *Journal of Neurophysiology, 113,* 1989–2001.

Williams, H. G. (1983). *Perceptual and motor development.* Englewood Cliffs, NJ: Prentice Hall.

부록 13-A

장비 형태의 벤더 목록
(List of Vendors and Equipment)

업체	바닥 기구들	매달린 기구들
Southpaw Enterprises	Crash mats Air mattress Ball pit and balls Barrel Fold and go trampoline Bounce disc Spiral floor disc Foam blocks Body sox Scooter board ramp Scooter board Massagers Weighed vests, toys	Linear platform glider Bolster swing Square platform Tire inner tube (tube swing) Rubber dual swing Flexion disc Flexion t-swing Moon swing Net swing Tadpole (frog) swing Cuddle swing Acrobat swing (spandex hammock) Purple people eater swing Trapezes Vertical stimulation device (bungee cords)
Flaghouse	Floor mats Wedges Foam platforms and ramps Ball pit balls Air cushion Balance disc Belly bumpers Medicine balls Rings and handles	Circle platform swing Log (bolster) swing
Fun and Function	Crash mats Ball pits and balls Whisper tilt and spin Cozy canoe Foam balance beam Hopper balls Tunnels	Textured platform swing Air-lite raft platform swing Air-lite seal bolster swing Skateboard swing Airwalker Hammock chair Net chair

업체	바닥 기구들	매달린 기구들
Achievement Products	Floor mats Balance beams Ball pit balls Weighted vests, toys Therapy putty	Flexidisc Net swing Airwalker Vestibulator platform swing Roll (bolster) swing
Therapro	Scooter board Body sox Therapy balls Medicine balls Theraband and tubing Oral motor activities Therapy putty	
Tiffin Athletic Mats	Ramps Octagon	

Achievement Products	(800) 373-4699	www.achievement-products.com
Flaghouse	(800) 793-7900	www.flaghouse.com
Fun and Function	(800) 231-6329	www.funandfunction.com
Southpaw Enterprises	(800) 228-1698	www.southpawenterprises.com
Therapro	(800) 257-5376	www.theraproducts.com
Tiffin Athletic Mats	(800) 843-3467	www.tiffinmats.com

CHAPTER 14

감각통합 이론 증류의 활용: 복잡성 이해

Distilling Sensory Integration Theory for Use: Making Sense of the Complexity

만약 사회적 현실이 … 복잡성과 불확실성의 새로운 영역을 [만든다]는 것이 사실이라면 … 실무자들은 … 때때로 복잡성을 이해하고 불확실성을 관리 가능한 위험으로 줄이는 방법을 찾는 것도 사실이다.

—Schön, 1983, p.18

학 습 목 표

이 장을 학습하고 난 이후, 독자는 다음 내용을 할 수 있을 것이다:

- ✔ 직접 중재의 제공 및 평가를 위해 복잡성을 줄이는 Ayres Sensory Integration©(ASI) 이론을 증류하는 세 가지 리소스를 설명한다: 본 장의 전체에서 사용된 감각통합(SI) 이론의 도식적 표현, ASI Fidelity Measure(ASIFM) 및 감각(Sensation), 작업(Task), 환경(Environment), 예측(Predictability), 자기-감시(Self-monitoring) 그리고 상호작용(Interaction)(STEP-SI) 모델
- ✔ ASI에서 도출한 문제 해결 리소스를 설명하고, 열악한 규제 및 변화와 관련된 일상적 문제를 개선하기 위해 가족들이 실행 가능한 전략을 개발할 수 있도록 지원한다: 주의(Attention), 감각(Sensation), 감정 조절(Emotion regulation), 문화(Culture), 관계(Relationships), 환경(Environment) 그리고 작업(Tasks)(A SECRET)

목적과 범위 Purpose and Scope

작업 치료 실습 이론은 복잡하다. 실습은 이론의 적용을 요구하기 때문에 치료사의 중요한 일상 목표는 복잡성을 관리하는 것이다(Schön, 1983). 감각통합(SI)은 가장 복잡한 작업 치료 이론 중 하나이다. 따라서 Ayres의 감각통합(ASI; Ayres Sensory Integration©)을 실제로 사용하고 그 효과에 관한 연구를 읽는 치료사가 이론과 그 원리를 보다 쉽게 접근할 수 있도록 하는 "지름길"을 찾는 것은 놀라운 일이 아니다. 이러한 지름길은 레시피를 제공하지 않는다. 오히려 그들은 계획과 연구에 중요한 추론과 문제 해결을 촉진한다.

SI 이론은 특정 아동 그룹의 행동을 이해하는 방법

을 제공하고 아동이 매일 직면하는 문제를 개선하는 데 도움이 되는 중재를 계획한다. 치료사는 또한 SI 이론을 코칭에 적용하여 가족과 교사가 아동의 행동을 재구성하고 과제와 환경을 조정하여 아동이 성공하고 부모와 교사가 그것을 느끼며, 자신의 역할에 더 효과적일 수 있도록 돕는다.

여러 이론가, 연구자 및 실무자는 치료사 또는 가족이 일상적인 실습에서 SI 이론의 복잡성을 관리하는 데 도움이 되는 자원을 개발했다. 이러한 자원은 다음과 같은 형태를 띤다:

- 구성체 간의 가설 관계를 설명하는 개념적 체계(즉, 이 장 전체에 사용되는 ASI의 도식적 표현)
- 직접 개입을 계획하고 SI 이론과의 일치성을 위해 ASI의 효과를 검토하는 연구를 평가하는 도구(즉, ASI Fidelity Measure[ASIFM])
- SI 이론(즉, Sensation, Task, Environment, Predictability, Self Monitoring 및 Interaction [STEP-SI] 모델)에 기반한 임상적 의사결정을 위한 토론 가이드
- 잘못된 조절 및 감각 조절(예: Attention, Sensation, Emotion regulation, Culture, Relationships, Environment, and Tasks [A SECRET])과 관련된 일반적인 일상적 문제를 개선하기 위해 개발된 임상 추론 과정을 설명하는 실습 모델

다음 섹션에서 이 네 가지 자원에 대해 간략하게 설명하고 각각의 목적을 반복해서 설명한다.

직접적인 중재를 안내하는 자원
Resources to Guide Direct Intervention

포함된 자원 중 세 가지는 직접적인 중재를 하거나 연구의 효율성을 평가할 목적으로 ASI를 단순화한다. 이것은 본문 전반에 걸쳐 사용된 SI 이론, ASIFM 및 STEP-SI 모델의 도식적 표현이다.

감각통합 이론의 도식적 표현
Schematic Representation of Sensory Integration Theory

이 책을 통해 우리는 전정, 고유수용성, 촉각 감각과 특정 유형의 감각통합 기능장애 사이의 가설 관계를 설명하는 SI 이론의 도식적 표현을 활용했다(그림 14-1 참고). 제13장에서 우리는 이 도식을 치료의 가장 논리적인 근접 목표와 향상된 감각 유형에 맞는 치료 활동을 만들기 위한 기초로 사용했다. 우리는 이 모델을 중심에서 시작하여("감각의 부적절한 CNS 통합 및 처리"라고 표시된 열에서), 감각 조절과 관련된 결과를 왼쪽에서 읽고 실행과 관련된 결과를 오른쪽에서 읽음으로써 연습에 적용한다.

요점

- 이 책 전체에서 사용하는 SI 이론의 도식적 표현은 강화된 감각의 유형과 치료의 논리적 근접 목표를 일치시키는 치료 활동을 만드는 모델이다. 이 모델은 SI 치료의 과학을 묘사하는 것이다.

Ayres Sensory Integration® Fidelity Measure(ASIFM)

■ L. Diane Parham, PhD, OTR/L, FAOTA

치료 과학이 ASI의 중요한 측면이지만 치료 기술도 똑같이 중요하다(12장 참고). 사실 예술이 없는 중재는 ASI가 아니다. 그림 14-1에 표시된 도식화된 표현은 예술을 담아내지 못하므로 치료사나 연구자가 ASI의 *모든* 원칙에 충실할 수 없다.

Parham과 동료들(2007, 2011)은 ASI의 원칙에 대한 충실성을 *충실도(fidelity)*라고 했다. 충실도의 개념은 ASI의 효과성을 시험하는 연구에 가장 많이 적용되지만, 충실도는 실무와도 매우 관련이 깊다. 이는 충실도가 실제 실무에 제공되는 중재가 실제로 제공자가 주장하는 것인지 여부를 다루기 때문이다.

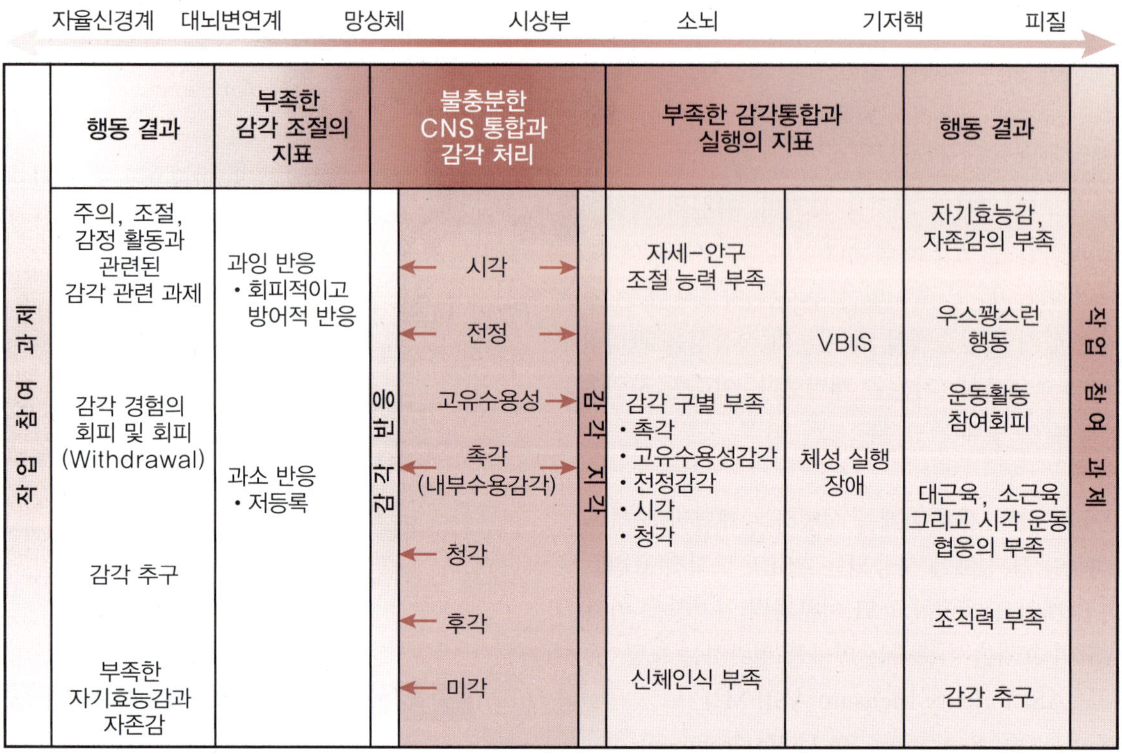

그림 14-1 감각통합 이론의 도식적 표현.

지혜 실천

다음은 ASI 중재의 충실도가 저하되는 상황의 몇 가지 예이다.

- 작업치료사는 중재로 솔질(brushing) 프로토콜을 적용하고, Ayres를 인용하여 이를 SI 치료라고 부른다.
- 작업치료사는 학교 수업 시간에 아이가 일정한 간격으로 입을 수 있는 무게 조끼(weighted vest)를 제공하고 이를 SI 치료라고 한다.
- 작업치료사는 교사나 학부모가 하루 종일 시행할 전략의 감각 식이(sensory diet)를 처방하고 이를 Ayres에 기반한 SI 중재라고 부른다.

나열된 각 시나리오에서 중재를 제공하는 치료사가 ASI로 잘못 표현했기 때문에 충실도가 저하되었다. 이러한 각 사례는 특정 경우에 중재를 하는 데 도움이 되는 방법일 수 있지만, 이러한 중재 절차 중 어느 것도 ASI 이론의 전부 또는 대부분을 구성하지 않기 때문에 ASI 중재라고 할 수 없다. 비록 최선의 의도로 전달될 수는 있지만, ASI 중재에 대한 잘못된 표현은 SI를 이해하고자 하는 치료사들 사이에 혼란을 일으키고, 어쩌면 더 당혹스럽게도 다른 전문가들과 대중들 사이에서 ASI 이론 및 실무에 대한 오해로 이어지기 때문에 문제가 된다.

Parham과 동료들은 과학과 예술, 그리고 다른 중요한 기초(구조)에 접근할 수 있도록 해야 하는 필요성을 느끼고 ASIFM을 만들었다. 그들은 우선 연구의 맥락에서 ASIFM을 만들고 적용했다. SI 중재의 효과를 평가한다고 주장하는 발표된 61건의 동료 검토 연구를 체계적으로 검토했을 때, Parham과 동료들은 치료 절차에 대한 설명이 연구마다 극적으로 다르다는 것을 발견했다(Parham et al., 2007). 연구의 모든 저자들이 그들의 중재가 SI라고 주장했지만, 아무도 Ayres 이론의 원칙에 대한 중재의 충실도를 다루지 않았다.

결과 연구에 대한 전문가(Kazdin, 1994; Moncher & Prinz, 1991; Wolery, 2011)에 따르면, 중재가 실제로 모든 참가자에게 높은 수준의 충실도를 제공하고 있음을 입증하기 위해 치료 효과성에 대한 모든 연구를 통해 중재 충실도를 보고하고 모니터링해야 한다. 이를 위해 연구자는 (a) 중재를 제공할 자격이 있는 자, (b) 중재에 필수적인 원칙과 절차를 신중하게 정의해야 한다. 또한 연구의 중재 단계에서 신뢰할 수 있고 유효한 방법으로 중재의 충실도를 측정하는 도구를 사용해야 한다.

앞서 언급한 61개의 효과성 연구 중 ASI에 대한 충실도를 체계적으로 평가하기 위해 Parham과 동료들은 먼저 ASI 중재의 핵심 요소를 먼저 파악해야 했다. 그들은 두 가지 요소를 다루었다.

1. 표 14-1에 표시된 *과정 요소(Process elements)*, 이는 치료 세션 동안 아동과 상호작용하면서 치료 전략 사용한 것을 반영한다. 프로세스 요소는 치료의 예술과 과학을 모두 반영한다. 그들은 각 세션의 내용과 주제를 안내하기 때문에 이 장과 매우 관련이 있다. 과정 요소는 이론에 접근할 수 있게 하고 실제 및 실제 치료사의 추론을 뒷받침한다.
2. 표 14-2에 나와 있는 *구성 요소(Structural elements)*, 이 논의와 관련이 적기 때문에 여기서는 두 번째로 표시하지만, 구성 요소는 ASIFM에서 먼저 나타난다. 이것들은 모든 중재의 맥락을 뒷받침한다. 이것들은 반드시 존재해야 하지만 공간의 특성 및 치료사의 자격과 관련이 있기 때문에 상당히 고정적이다. 일단 자리를 잡으면, 일반적으로 그 자리에 유지된다.

ASIFM은 연구와 실무에 대한 ASI 중재의 충실도를 문서화하거나 검증하는 데 사용되어 왔다. 이것은 ASI 중재의 필수적인 요소를 명확히 하고 본 장의 시작 부분에 제시된 타협된 충실도의 예와 같은 다른 중재 접근법과 어떻게 다른지 구별될 수 있는지를 명확히 하는데 유용한 교육 도구이다. 또한 이 조치는 Schaaf와 동료들의(2014) 무작위 임상시험에 사용된 메뉴얼화된 치료에 기초하여 ASI 중재를 제공하기 위한 *직업치료사 교육을 위한 가이드북인 'Ayres Sensory Integration 시행에 대한 임상지침서®'*(Schaaf & Mailloux, 2015)를 개발하는 데에도 사용되었다.

ASIFM은 2건의 무작위 임상 시험(Pfeiffer, Koenig, Kinnealey, Sheppard, & Henderson, 2011; Schaaf et al., 2013)과 자폐스펙트럼 장애 아동에 대한 코호트 연구(Iwanaga et al., 2013)에서 제공된 중재를 안내하고 검증했다. ASIFM의 향후 적용은 이 중재에 가장 잘 반응할 가능성이 있는 아동 그룹을 식별하고 다양한 용량에서 이 중재로부터 예상할 수 있는 결과를 결정하는 데 유용할 수 있다.

증거

ASIFM에 대한 연구에 따르면, 총 충실도 과정 점수는 높은 신뢰도(ICC=.99, Cronbach 's alpha=.99)를 가지며 대체적인 중재와 ASI의 유효한 판별자임이 밝혀졌다(Parham et al., 2011). 구성 충실도 항목에는 다음에 대한 증거가 있다.

- ASI의 국제 전문가 등급에 따라 결정된 콘텐츠 유효성(Parham et al., 2011)
- ASI에 대한 전문 지식을 갖춘 여러 국제 치료사 그룹의 순위 분석으로 알 수 있는 ASI 중재를 제공하지 않는 환경과 ASI 중재를 제공하는 평가자 간 신뢰성 및 타당도(Parham et al., 2011; May-Benson et al., 2014).

표 14-1 ASIFM의 과정 요소

1. 치료사는 아동의 신체적 안전을 보장한다.
   치료사는 신체적 위험을 예상하고 보호 및 치료 장비의 조작 또는 치료사의 물리적 근접성 및 행동을 통해 아동이 안전하고 신체적, 정서적으로 안전하다고 느끼도록 하려고 시도한다.
2. 치료사는 아동에게 감각적 기회를 제공한다.
   치료사는 다음 세 가지 유형의 감각 기회 중 최소 두 가지를 아동에게 제공한다: 촉각, 전정 및 고유수용성 감각; 치료사의 의도는 감각 입력을 사용하여 공간에서의 자기 조절, 감각 인식 또는 움직임의 발달을 지원하는 것이다. 치료사는 인식을 개선하고, 자세 조절 또는 실행에 도전하거나, 지속적인 참여를 위한 적절한 각성 상태를 얻기 위해 다양한 강도, 질, 속도 및 지속 시간으로 다양한 감각 기회를 제공할 수 있다.
3. 치료사는 조절된 상태에 도달하고 유지하기 위한 감각 조절을 지원한다.
   치료사는 아동이 활동에 참여할 수 있는 정서적 상태와 활동 수준뿐만 아니라 적절한 수준의 각성과 각성을 달성하고 유지하도록 돕기 위해 활동 도전과 지지뿐만 아니라 감각 상태를 수정한다.
4. 치료사는 자세, 안구, 구강 또는 양측 운동 조절에 도전한다.
   정적 및 동적 자세 조절과 소운동, 대운동 및 구강 운동 기술에서 양측 통합, 근력, 기민성, 속도를 구축하는 감각 운동 활동에 도전 과제가 포함되어 있다.
5. 치료사는 행동의 실행과 조직화에 도전한다.
   도전과제는 아동의 관념(새로운 움직임 활동을 개념화하고 계획하는 능력), 운동 계획(새로운 활동에 효과적으로 참여하기 위해 새로운 움직임의 순서를 계획하는 능력), 또는 근위부 또는 원위부 시간과 공간의 블록(예: 오늘 세션 또는 다음 주에 할 활동 계획)에서의 행동 조직을 다룰 수 있다.
6. 치료사는 활동 선택에서 아동과 협력한다.
   치료사는 아동과 활동 선택을 협상하여 아동이 장비, 재료 또는 활동의 특정 측면을 선택할 수 있도록 한다. 활동 선택과 순서는 치료사가 단독으로 결정하지 않는다. 대신 치료사는 아동의 능동적인 통제력을 극대화하면서 구조화와 지원을 제공한다.
7. 치료사는 가장 적절한 도전을 제시하기 위해 활동을 조정한다.
   치료사는 아동이 달성하기에 너무 어렵거나 쉽지 않은 도전을 제시하거나 촉진한다. 여기에는 활동을 더 쉽게(더 달성 가능함) 또는 더 어렵게(더 많은 노력이 필요함) 변경할 수 있도록 하는 작업이 포함할 수 있다. 도전은 어느 정도의 노력이 필요하며 운동 조절, 양측 협응, 감각 조절, 자기 조절, 차별과 인식 및 행동의 실행과 조직화를 다룰 수 있다.
8. 치료사는 성공적인 활동을 보장한다.
   성공을 보장한다는 것은 치료사가 아동의 활동의 일부 또는 전부를 수행하는 데 있어 성공하는 경험을 지원한다는 것을 의미한다. 예를 들어, 이것은 활동 순서의 어느 시점에서나 과제를 변경하거나, 활동을 수행하는 다른 방법에 대해 아동에게 지도하거나, 아동에게 다른 전략을 찾도록 유도함으로써 수행될 수 있다.
9. 치료사는 아동의 놀이에 대한 내적 동기를 지원한다.
   이것은 중재 활동에 완전히 참여하는 방법으로 놀이를 지원하는 환경을 만들어 수행한다. 치료사는 아동이 행동이나 사물을 탐색하거나 실험할 수 있도록 하거나 운동, 물체, 흉내내기 또는 사회적 역할극과 같은 전략을 통해 아동의 내재적인 동기 부여와 활동 즐거움에 기초한다.
10. 치료사는 아동과 치료적 동맹을 맺는다.
    치료사는 아동과 상호 즐거운 동반자 관계 속에서 함께 일하고 있다는 것을 전달하는 관계를 촉진하고 확립한다. 전반적으로, 아동에 대한 신뢰, 정서적 안전, 유대감, 감사의 분위기가 있다.

표 14-2 ASIFM의 구성 요소

치료사 자격(Therapist Qualifications)
1. **감각통합에 대한 대학원 교육**: 대학원 수준의 대학 과정을 통해 감각통합 또는 감각통합실행검사(SIPT; Sensory Integration and Praxis Tests, Ayres, 1989)에서 인증을 받았으며, 최소 50시간의 감각통합 이론 및 실습 교육을 이수한다. 2. **슈퍼비전**: ASI 중재를 이용한 작업 치료 제공한 경험이 최소 5년 이상인 고급 치료사한테 1년간 월 1시간에 해당하는 멘토링 이력이 있다.
안전한 환경(Safe Environment)
1. 중재 중에 모든 중재 장비 아래의 바닥을 채우는 매트, 쿠션 및 베개를 사용한다. 2. 장비는 아동의 신체 사이즈에 맞게 조정한다. 3. 치료사는 장비를 간단히 모니터링하여 안전한 사용을 보장한다. 4. 사용하지 않는 장비는 아동이 넘어지거나 걸려 넘어지지 않도록 방 옆에 보관, 고정 또는 배치한다. 5. 장비 및 안전에 대한 모니터링 및 문서화가 자주 일어나야 한다(예: 닳은 로프 및 번지 줄 교체, 매달린 장비에 대한 느슨한 볼트를 고정).
평가 보고서 내용(Assessment Report Content)
1. 해당하는 경우 의료, 교육 및 치료 병력 2. 발달 이력 3. 아동과 가족이 했고, 하고 있고, 하고 싶은 활동을 문서화하는 작업 프로필 또는 인터뷰 4. 의뢰 이유 5. 아동이 현재 추구하고 즐기는 활동 6. 구조화된 평가 결과(즉, 표준화 및 규범 참조 측정) 7. 구조화되지 않은 평가의 결과(즉, 임상 관찰, 부모 보고서) 8. 감각 민감도, 감각 추구 및 자기 조절을 포함한 감각 조절 9. 촉각, 전정, 고유수용성 감각 시스템의 감각 구별 또는 지각 10. 안구, 구강 및 양측 운동 조절을 포함한 자세-안구 조절(정적 및 동적) 11. 시각, 지각 또는 소운동 능력 12. 운동 협응 또는 대운동 기술 13. 실행: 하나 이상의 활동이나 상호작용을 모방, 구성, 계획 및 순서 지정 14. SI가 성과와 참여에 미치는 영향 15. 자료 관리, 일정, 전환 및 사회적 기대치와 같은 조직 기술 16. 언급된 문제에 대한 감각통합과 실행의 관계 해석 17. 중요한 보호자와 협력하여 개발한 목표(해당되는 경우) 18. 평가 결과에 따라 우려 사항을 제시하는 데 중점을 둔 목표(해당되는 경우) 19. 성과 향상을 위한 기술 및 능력 향상에 중점을 둔 목표(해당되는 경우)
ASI 중재를 위한 물리적 공간(Physical Space for ASI Intervention)
1. 격렬한 신체 활동이 가능하도록 충분한 공간 2. 중재 환경의 물리적, 공간적 구성의 빠른 변화를 허용하는 장비 및 재료의 유연한 배치 3. 매달린 장비를 위한 고리가 3개 이상, 고리 사이의 최소 거리가 2½에서 3피트(달린 장비에서 전체 궤도를 허용하기에 충분한 공간); 방 크기에 따라 추가 고리 권장 4. 360° 회전이 가능하도록 천장 지지대에 부착된 하나 이상의 회전 장치 5. 조용한 공간(텐트, 인접한 방, 부분적으로 밀폐된 공간) 6. 매달린 장비를 걸기 위한 번지 줄 세트

표 14-2 ASIFM의 구성 요소-계속

사용 가능한 장비(Available Equipment)
(참고: 시설 요구사항이 상이하므로 유사한 장비로 대체 가능하다.) 귀사 시설은 다음 장비들이 각각 하나 이상씩 갖추고 있습니까?
1. 튕기는 장비(예: 트램펄린) 2. 테라피 볼 3. 당기기 위한 고무줄 또는 로프 4. 플랫폼 스윙 - 사각형 5. 글라이더 스윙 - 직사각형 플랫폼 6. 개구리 그네(엎드린 자세 또는 앉은 자세용 슬링 그네) 7. 스쿠터 또는 경사로 8. 굴곡 디스크 스윙 9. 볼스터 스윙 10. 타이어 스윙 11. 다양한 크기의 공이나 빈백과 같은 무게가 있는 물체 12. 내부 튜브 13. 스판덱스 원단 14. 딱딱한 표면에 착지하거나 부딪힐 때 아동의 충격을 완화하기 위해 빠르게 움직일 수 있는 충돌 베개 또는 패드 15. 볼풀장 또는 볼 가방(아이가 놀 수 있는 볼이 들어 있는 큰 가방) 16. 다양한 촉각 재료 및 진동 완구(예: 질감 직물, 브러시, 시각형 카펫, 콩, 쌀 등) 17. 시각적 대상(예: 풍선, 벨크로 다트, 매달린 물체) 18. 경사로(Inclines, ramps) 19. 등반 장비(예: 나무, 플라스틱, 계단, 사다리 또는 타이어 튜브 쌓기) 20. 롤링용 배럴 21. 놀이 참여를 지원하는 소품(예: 옷 입히기, 공과 박쥐, 동물 봉제 인형, 인형, 스포츠 장비, 자전거) 22. 일상생활 기술을 연습하기 위한 재료(예: 연필, 펜 및 기타 학용품, 의복, 몸단장 및 기타 가정 관련 물건)
학부모 및 교사와의 커뮤니케이션(Communication with Parents and Teachers)
1. 치료사는 정기적으로 중재 과정에 관해 아동의 부모 또는 교사와 지속적인 교류를 한다. 2. 치료사는 아동의 가치 있고 필요한 활동 수행에 대한 감각통합 및 실행에 미치는 영향에 대해 부모 또는 교사와 정기적으로 논의한다. 3. 치료사는 가정, 학교 또는 지역 사회에서 아동의 참여에 대한 감각통합 및 실행의 영향에 대해 부모 또는 교사와 정기적으로 논의한다.

요점

- ASIFM은 ASI에 대한 접근을 제공하여 직접적인 중재를 유도하고 효과성 연구의 충실도를 평가한다.
- ASIFM은 중재의 예술과 과학 모두를 다루는 과정의 요소들과 문맥의 특성을 다루는 구조적 요소들을 포함한다. 두 요소는 충실도(fidelity)에 똑같이 중요하다.
- ASIFM으로 수집된 데이터는 타당도와 신뢰도에 대한 예비 증거를 보여주었다. 이에 ASIFM은 작업치료의 연구를 지도하기 위해 사용되기 시작했다.

The STEP-SI

■ Lucy J. Miller, PhD, OTR/L, FAOTA

STEP-SI(Miller, Wilbarger, Stackhouse, & Trunnell, 2002)는 SI 이론에 직접적인 중재를 할 수 있도록 접근할 수 있도록 하는 또 다른 자원이다. ASIFM과 유사하게 STEP-SI는 예술과 과학을 모두 다루고 있다. STEP-SI의 간행물(Miller et al., 2002; Stackhouse, Trunnell, & Wilbarger, 1997)에서 저자는 이를 감각 조절장애가 있는 아동에 대한 중재를 위한 임상 추론 모델로 언급한다. 그러나 물론 자기 조절을 촉진하는 것은 모든 아동에게 중요한 원칙이다. 추가 세부 사항은 Miller와 동료들(2002)을 참고하기 바란다.

STEP-SI 모델은 원래 감각통합 치료의 효과를 평가하는 무작위 대조 시험을 위해 개발되었으며, 치료 매뉴얼과 치료 규모에 대한 충실도로 표현된다. STEP-SI를 만들 때 전문 작업치료사는 비디오테이프 치료 세션에서 치료 과정의 필수적인 요소로 간주되는 것을 추출했다. STEP-SI라는 약어는 치료의 활성 구성요소(Sensation, Task, Environment, Predictability, Self-Monitoring 및 Interaction)를 기억하라는 즉각적인 역할을 한다(Miller et al., 2002). 치료사는 각 STEP-SI 범위를 조작하여 아동의 발달 능력을 지원하거나 도전함으로써 확인된 문제 영역에서의 능력이나 기술을 개발하는 역할을 한다. 아동의 적응적 반응의 적절성은 중재의 수정을 안내하는 모니터가 된다.

STEP-SI 중재 모델의 성분 또는 치수는 다음과 같은 **요소로 구성**된다:

S 감각(Sensation): 감각 양식: 촉각, 전정감각, 고유수용성 감각, 청각, 시각, 미각, 후각, 구강 입력 및 호흡. 감각의 질: 기간, 강도, 빈도, 복잡성, 규칙성

T 과제(Task): 체계성, 복잡성, 기술의 요구, 지속적인 주의력의 요구, 작업의 수준, 재미, 동기 부여 그리고 목적성(표준화된 과제 분석에 근거)

E 환경(Environment): 조직적, 복잡성, 편안하고 안전한 인식, 그리고 작업의 탐색 가능성, 자기-도전과 확대

P 예측(Predictability): 새로움, 예상, 구조, 일상, 변화, 조화. 아동 또는 임상가에 의한 수준을 조절하고 사건과 일상을 조절

S 자기-감시(Self-Monitoring): 외부적인 자극에 의존하는 것으로부터 아동을 바꾸고, 자신을 지지하고, 행동을 수정하고, 도전을 조절하는 능력을 내적으로 조직화

I 상호작용(Interactions): 상호관계 양식, 지지가 되는 반응을 포함, 양육 방법, 과한 목표, 권위적인 태도; 위치 조절(임상가의 지도 대 아동의 자발); 그리고 참여의 욕구 또는 기대(즉, 능동적인 협력에 대한 수동적 인식)

STEP-SI의 일반적 원칙

General Principles of STEP-SI

STEP-SI 틀은 중재를 안내하고 치료사가 세션의 흐름을 유지하는 효과적인 결정을 내리는 데 도움이 되는 일련의 시행 부분(목표)과 질문으로 구성된다. 이 방법은 의사가 아동의 자기 조절 능력에 영향을 미치는 중재를 설계하도록 지원한다. 표준화된 평가 데이터와 결합된 이 정보는 각 STEP-SI 범위에서 적응 수준을 설정하는 데 도움이 된다.

세션의 맥락에서 치료사는 시행 부분(목표)과 질문을 사용하여 각 STEP-SI 범위와 아동이 어떻게 반응하는지 생각한다. 어느 것이 일정하게 유지되고 어느 것이 미묘하게 변하는가? 일단 아동에게 어떤 어려움이 있는지 테스트하고 아동을 지원함으로써 실무자는 여러 도전과 지원의 균형을 맞출 수 있다. 각 치료 세션 내에서 치료사의 목표는 아동이 "적절한" 도전 속도로 앞으로 나아가도록 하고 아동이 주도하는 활동과 아동이 회피하는 활동 사이의 균형을

이루는 것이다. 치료사는 아동이 적응할 수 있는 최대한의 지원을 해야 하지만 그 이상은 지원해서는 안 된다. 적응능력의 한계를 향한 노력은 아동들이 적응능력을 확장할 수 있다.

STEP-SI 모델의 일반적 원칙은 향후 세션을 계획하는 데에도 사용된다. 실무자는 각 세션 후에 활동, 작업 및 환경의 적절성에 대해 반영한다. 수집된 정보는 가족과 공유되며 가정과 지역사회에서 아동을 위한 제안을 하는 데 사용된다.

중재 부분(목표)

각 세션, 이후에 치료사는 다음을 추구한다:

1. *아동의 각성 상태와 적응 능력을 이해.* 치료사는 아동의 각성 상태와 적절한 행동 조직화를 얻을 수 있는 능력을 결정한 다음, 아동이 최적의 범위 내에서 각성 수준을 유지하도록 돕는다. 치료사는 하루 또는 일주일 동안 도전에 대한 아동의 반응을 알아차리고 조직화된 반응과 비조직화된 반응의 조건을 비교한다.
2. *각 STEP-SI 범위를 어떻게 검사하느냐가 아동의 각성 상태에 영향을 주고 적절한 행동 조직화를 유지하거나 획득하는 능력에 영향을 준다.* 치료사는 각 STEP-SI 범위의 어떤 측면이 아동이 최상의 적응 반응을 보일 수 있는지, 어떤 측면이 아동의 도전에 적응하는지 결정한다.
3. *아동의 도전 또는 지원을 위해 각각의 STEP-SI 영역의 사용에 우선순위를 결정.* 치료사는 적절한 수준의 적응과 작업 수행을 최대화하기 위해 모델의 각 영역을 한 번에 하나씩 조작한다.
4. *적응반응에 대한 지속적인 평가를 기반으로 각 STEP-SI 범위를 모니터링하고 재조정.* 최적의 적응 수행이 달성되면, 치료사는 상황의 일부 측면을 변경하여 또 다른 "적절한 도전"을 시도한다. Ayres(1972)가 제안한 적응의 변화를 만드는 것이 중요하다는 면에서, 아동의 각각의 새로운 "도전 상태" 내에서 조직을 유지하도록 발판을 놓는 동안 지속적으로 "심화되는 중"이다.

여기에 나열된 안내 질문은 치료사가 중재를 시행하고 가족들이 자녀를 가장 효과적으로 이해하고 상호 작용할 수 있도록 도와준다.

1. 아동을 보조하거나 도전을 제공하는 *감각*은 어떤 것이 있는가? 만약 있다면, 아동이 추구하는 감각은 무엇인가? 피하는 감각은? 모르는 것 같아 보이는가? 추구, 회피 또는 알지못하는 행동이 어떻게 아동의 행동 조직화와 기능적 수행을 향상시키거나 감소시키는가?
2. 어떤 종류의 *과제*와 질이 아동에게 도전하거나 보조하는데 도움을 주는가? 과제, 과제의 구조 또는 과제 복잡성이 아동의 행동 조직화 또는 기능적 수행을 향상시키거나 보조하는가?
3. 어떤 *환경*의 질과 종류가 아동에게 도전하거나 보조하는 데 도움을 주는가? 환경의 질이나 환경 자극, 강화, 구조물, 조직화 및 편안하고 안전한 인식이 아동의 행동 조직화 또는 기능적 수행을 향상시키거나 보조하는가?
4. 아동에게 도전하거나 보조하는 데 *예측*할 수 있는 것은 어떤 것인가? 아동이 통제하는 행동을 포함한 예측하는 질이 아동의 행동 조직화와 기능적 수행을 강화시키거나 지지하는가?
5. 아동의 *자기-감시* 능력은 어려운 상황에서 아동을 보조할 수 있는가? 아동은 어떤 전략과 활동이 자신의 내부 상태나 활동을 완료하거나 적절한 적응반응을 가지기 위한 능력에 도움이 되는지 인식할 수 있는가?
6. *상호작용*은 어떻게 아동에게 도전을 제공하거나 보조하는가? 어떤 상호작용의 특성(예: 능동적 비계)이 아동의 행동 조직화나 기능적 수행을 강화시키거나 보조하는가?

표 14-3은 STEP-SI 영역을 사용하여 다가오는 중재 세션에서 도전적인 활동을 하는 특정 아동을 보조하기 위한 옵션들을 포함하고 있다. 중재 세션

표 14-3 도전 활동 보조를 위한 STEP-SI 영역의 사용 예시

과제	환경	예측	자기-감시	상호작용
볼스터 그네 또는 운동 도전을 할 때 구조화된 활동의 사용(예, 전투 연습을 위해 그네타기를 하는 동안 표적을 향해 화살 쏘기)	배경의 소음과 조명을 낮게 한다. 구조적이며 정돈되게 한다. 몇 가지 흥미진진한 활동 옵션만 제공한다. (예, 위대한 전사(warrior)가 집중할 수 있도록 전쟁터를 정돈)	세션의 시작과 끝에 신발을 벗었다가 다시 신는 일상적인 과제를 설정한다. 세션 이전에 친숙한 활동으로 시작한다. 선택을 통해 아동에게 조절력을 부여한다. (예, 전사는 따라야 하는 의식이 있다.)	쉴 수 있는 공간을 제공한다. 아동이 지쳤을 때와 조용히 머무를 수 있을 때 언어적인 피드백을 준다. (예, 전투에 "너무 지쳤을 때" 안식처를 사용한다.)	요구를 줄이고 조용하고 안정적인 목소리를 사용한다. (예, 너는 전투의 지도자이며 상대편이 너의 말을 듣지 않기를 바라겠지)

표 14-4 직접적인 중재 세션 후에 치료사를 위한 성찰적 질문

- 아동의 반응은 어떤가? 적응 반응은 무엇이었나? 아동이나 치료사가 적절한 도전을 찾았나? 세션 중 아동이 주도적으로 지시한 세션은 없었나? 아이에게 목적적이며 내적으로 동기 부여되는 것은? 무엇이 보조와 적절한 과제를 제공하는 데 효과가 있었나?
- 다음 중재 세션을 위한 필요한 질문은 무엇인가?

을 시작하기 전에 치료사는 세션에서 사용할 모든 감각 장비와 STEP-SI 도구를 가까이에 가지고 있다. 표 14-4에는 치료사가 직접적인 중재 세션 후에 던질 수 있는 성찰적 질문이 포함되어 있다.

STEP-SI 중재를 위한 구체적인 목표 및 우선순위 설정

작업치료의 주요 초점은 아동과 가족이 작업적 역할과 기능적 수행을 향상할 수 있도록 돕는 것이다. 치료사는 특정 감각 또는 운동 기능장애를 개선함으로써 아동을 도울 수 있지만, 항상 작업환경에서는 아니며, 가족의 우선순위에 초점을 맞춘다(Cohn, 2001a, 2001b). 이 장의 범위를 벗어나지만 Bialer와 Miller(2011)는 STEP-SI 모델에 의한 중재가 작업수행, 성과 구성 요소, 자기-조절, 사회적 참여 및 자존감을 해결하기 위한 목표에 있다고 강조했다.

요 점

- STEP-SI는 치료사가 각 아동에게 가장 효과적이고 효율적인 방식으로 직접적인 중재 세션을 수행할 수 있도록 지원하는 임상 추론 가이드이다.
- STEP-SI는 치료사들이 아동의 조절과 수행에 영향을 미치는 6가지를 사항을 고려하도록 지시한다: 감각, 과제, 환경, 예측, 자기-감시 및 상호 작용.
- 치료사는 STEP-SI를 사용하여 "순간(in-the-moment)"을 추론하고 결론에 따라 세션을 성찰할 수 있다.

가족의 번영을 돕는 모델
Models to Help Families Thrive

치료사만이 이론에 쉽게 접근할 수 있는 도구를 찾는 것이 아니다. 가족은 또한 문제가 있는 일상활동과 일과의 맥락에서 자녀와 효과적으로 상호작용하기 위해 SI 이론에서 도출할 수 있는 간단한 방법을 모색한다. 창의적이고 유연한 문제해결 접근 방식은 정해진 기법보다 훨씬 더 유용할 수 있다. 후자는 ASI를 적용할 때 피하려고 하는 레시피와 비슷하다고 느끼기 시작한다.

A SECRET

■ Lucy J. Miller, PhD, OTR/L, FAOTA

너무 많은 부모들은 작업치료사가 감각 처리(즉, 감각통합) 장애를 가진 아동의 일상적인 문제를 해결하기 위한 "비밀"을 갖고 있는 것 같다고 표현했으며, Bialer와 Miller(2011)는 부모와 아이들을 위한 문제 해결 접근 방식을 정의하기 위해 약어 A SECRET를 사용했다. A SECRET은 가정, 학교 또는 지역사회에서 가족과 아동에게 문제가 발생할 때마다 문제를 해결하기 위해 7가지 요소 중 하나를 조작할 수 있다는 개념에 기반을 두고 있다. 이 약어는 일상생활에서 문제 해결의 기초를 쉽게 기억하고 사용할 수 있는 방법을 제공한다. 약어의 7가지 요소는 다음과 같다:

A 주의(Attention)
S 감각(Sensation)
E 감정 조절(Emotion regulation)
C 문화(Culture)
R 관계(Relationships)
E 환경(Environment)
T 과제(Tasks)

처음 세 가지 요소인 주의, 감각, 감정 조절은 아동에게 영향을 미치는 내적 특성이다(즉, 내부적 차원). 마지막 네 가지 요소인 문화, 관계, 환경, 과제는 외부에서 아동에게 영향을 미치는 상황별 요소이다(즉, 외부적 차원).

문제가 있는 상황에서 A SECRET을 아는 부모나 아동은 먼저 아동의 문제 영역을 정의할 수 있다(예: 저녁을 먹으며 앉아 있지 않음, 또래와 성공적으로 놀 수 없음). 그런 다음 치료사와 부모는 A SECRET의 요소를 함께 탐색하여 치료 이외의 어려운 상황이 발생하기 전이나 도중에 아동이 되찾도록 도울 수 있는 계획을 세울 수 있다:

A: 이 문제에서 나의 아동(또는 나)의 *주의*를 끌 수 있는 방법이 있는가?

S: 지금 나의 아동(또는 나)을 놀라게 하는 어떤 *감각*이 있는가? 그렇다면 무엇이며 수정할 수 있는가? 다른 감각을 사용하여 놀라게 하는 감각을 무시할 수 있는가?

E: 나의 아동(또는 내가)은 어떤 *감정*을 경험하고 있으며, 아동이 이런 식으로 느낄 때(또는 내가 느낄 때) 아동(또는 나 자신)의 감정 조절을 보조하기 위해 알고 있는 기술은 무엇인가?

C: 앞으로 이와 같은 상황을 피하기 위해 *문화*(맥락)의 어떤 부분을 변경할 수 있는가? 예를 들어, 식료품점에서 화가 난 경우에 아동 없이 이 활동을 할 수 있는가? 아동(또는 나를 위해)을 더 편하고 즐거운 활동이나 맥락을 변경하기 위해 어떤 조치를 취할 수 있는가?(예, 매장에서 고른 항목에 맞는 쿠폰을 일치시키는 등 과제와 활동을 결합할 수 있는가?)

R: 지금 나와 다른 사람과의 *관계*에서 아동(또는 나)이 이런 식으로 행동하게 만드는 원인이 있는가? 내가 무엇을 할 수 있는가? 또는 상황을 줄이기 위해 관계의 힘을 어떻게 사용할 수 있는가?

E: 아동(또는 나)을 자극하는 *환경*은 무엇인가? 어떻게 수정할 수 있는가? 아니면 아동(또는 나 자신)을 돕기 위해 사용할 수 있는 환경이 있는가?

T: 직면한 *과제*에 대해 아동(또는 나)을 애먹이는 것은 무엇인가? 나의 아동(또는 나)에게 문제가 되지 않도록 어떻게 과제를 수정할 수 있는가? 안정시키는 효과를 주기 위해 사용할 수 있는 작업이 있는가? 예를 들어, 아동이 예배 중에 규칙을 유지하지 못한다는 것이 문제이다. 어떤 과제가 아동을 계속 참여시킬 수 있는지 알 수 있는가?(예: 숫자에 맞는 색 칠하기 또는 점선 잇기 활동)

A SECRET에서 정의한 문제해결 접근 방식을 사용하여 가족과 아동은 아침에 일어나고, 먹고, 학교에 가고 일하고, 집에 와서, 숙제를 하고, 하루를 마무리하는 등 실행 가능한 전략을 일상생활에 통합할 수 있다. 예를 들어, 슈퍼마켓에서 당황할 위험에 처한 어린이는 "쇼핑 목록에 있는 각 항목을 찾았을 때 해당 항목에 표시를 해줄래?"와 같은 과제를 더 쉽게 처리할 수 있도록 도와주는 작업이 있을 수 있다. 또는 같은 부모가 그 순간에 아동과의 관계를 바꿀 수도 있다. 아동이 어리다면 아동을 안고 가게로 데려가거나 대화형 게임을 소개한다. "이 줄에서 누가 가장 먼저 노란 상자를 찾을 수 있는지 보자" 또는 부모는 강하고 안정감을 주는 포옹으로 감각 입력을 주거나 아동이 쇼핑하는 동안 빨대로 빨 수 있는 걸쭉한 음료를 제공할 수 있다. A SECRET 시행에 대한 자세한 내용은 Bialer와 Miller(2011)에서 확인할 수 있다.

평가와 중재에 유용할 수 있는 SI 이론은 광범위한 작업치료 분야에서 하나의 실제 이론일 뿐이다. 작업치료가 최적의 효과를 나타내기 위해서는 대부분의 아동과 가족이 하나 이상의 실제 이론에서 도출된 중재가 필요하다. 따라서 치료사는 SI 이론을 사용하여 특정 아동과 가족에게 중재하는 것이 그들의 보다 광범위한 전문적 역할에 어떻게 들어맞는지 확인해야 한다.

또한 작업치료는 많은 가족과 아동이 받는 서비스 중 하나일 뿐이다. 치료사는 또한 아동과 가족이 필요로 하는 보건 또는 교육 서비스 내에서 작업치료의 위치에 대해 명확해야 한다. 많은 치료사들이 작업치료와 SI를 포함하는 포괄적인 프로그램을 만들어냈지만, 그 이상의 프로그램들을 만들어냈다. STAR 치료 모델이 그 중 하나이다. 부록 A에 STAR 모델에 대한 구제적인 정보가 포함되어 있다.

요점

- A SECRET은 SI 이론을 일상활동과 일과에서 사용할 수 있도록 가족과 아동들에게 확장하는 추론 도구의 예이다.
- A SECRET은 내적 영향(예: 주의, 감각, 감정 조절)과 상황적 영향(예: 문화, 관계, 환경, 과제)을 모두 설명한다.
- A SECRET에는 부모나 아동이 상황에 맞는 문제 상황을 해결하는 전략을 개발하는 데 도움이 되는 질문을 안내하는 것이 포함된다.

요약 및 결론 Summary and Conclusions

SI는 틀림없이 가장 복잡한 작업치료 실습 이론이다. 이 장에서 우리가 제시한 네 가지 요소는 SI 이론에 쉽게 접근할 수 있도록 하여 문제 상황에서 치료사의 임상적 추론과 부모의 문제해결을 안내할 수 있다.

어디에서 자료를 더 찾을 수 있는가?
Where Can I Find More?

Bialer, D. S., & Miller, L. J. (2011). No longer A SECRET: *Unique common sense strategies for children with sensory or motor challenges*. Phoenix, AZ: Future Horizons/Sensory World.

간단한 언어로 써진 이 책은 가족이 일상의 맥락에서 지속 가능성을 높이기 위해 사용할 수 있는 몇 가지 전략에 대한 접근을 제공한다.

Miller, L. J., Wilbarger, J., Stackhouse, T., & Trunnell, S. (2002). Use of clinical reasoning in occupational therapy: The STEP-SI model of intervention of sensory modulation dysfunction. In A. C. Bundy & S. J. Lane, *Sensory integration: Theory and practice* (2nd ed., pp. 435-452). Philadelphia, PA: F. A. Davis.

전체 STEP-SI 모델은 본 장의 두 번째 판에

부록으로 게시되어 있다. 저자는 평가, 중재, 가정 및 지역사회 프로그램 개발을 위한 모델 사용에 대해 설명한다. STEP-SI의 사용을 설명하기 위한 심층적인 사례 연구를 제공한다.

Parham, L. D., Roley, S. S., May-Benson, T., Koomar, J., Brett-Green, B., Burke, J. P., ... Schaaf, R. C. (2011). Development of a Fidelity Measure for research on Ayres Sensory Integration. *American Journal of Occupational Therapy*, 65, 133-142. doi:10.5014/ajot.2011.000745

Parham과 동료들은 ASIFM을 개발하는 과정을 설명한다.

참고문헌

Ayres, A. J. (1989). *Sensory Integration and Praxis Tests (SIPT)*. Los Angeles, CA: Western Psychological Services.

Ayres, A. J. (1972). *Sensory integration and learning disabilities*. Los Angeles, CA: Western Psychological Services.

Bialer, D. S., & Miller, L. J. (2011). *No longer A SECRET: Unique common sense strategies for children with sensory or motor challenges*. Phoenix, AZ: Future Horizons/Sensory World.

Cohn, E. S. (2001a). From waiting to relating: Parents' experiences in the waiting room of an occupational therapy clinic. *American Journal of Occupational Therapy, 55*(2), 167–174.

Cohn, E. S. (2001b). Parent perspectives of occupational therapy using a sensory integration approach. *American Journal of Occupational Therapy, 55*(3), 285–294. doi:10.5014/ajot.55.3.285

Iwanaga, R., Honda, S., Nakane, H., Tanaka, K., Toeda, H., & Tanaka, G. (2013). Pilot study: Efficacy of sensory integration therapy for Japanese children with high-functioning autism spectrum disorder. *Occupational Therapy International, 21,* 4–11. doi:10.1002/oti.1357

Kazdin, A. E. (1994). A model for developing effective treatments: Progression and interplay of theory, research, and practice. *Journal of Clinical Child Psychology, 26,* 114–129.

May-Benson, T., Roley, S. S., Mailloux, Z., Parham, L. D., Koomar, J., Schaaf, R. C., . . . Cohn, E. (2014). Interrater reliability and discriminative validity of the structural elements of the Ayres Sensory Integration® Fidelity Measure.© *American Journal of Occupational Therapy, 68,* 506–513. doi:10.5014/ajot.2014.010652

Miller, L. J., Wilbarger, J., Stackhouse, T., & Trunnell, S. (2002). Use of clinical reasoning in occupational therapy: The STEP-SI Model of Intervention of Sensory Modulation Dysfunction. In A. C. Bundy & S. J. Lane, *Sensory integration: Theory and practice* (2nd ed., pp. 435–452). Philadelphia, PA: F. A. Davis.

Moncher, F. J., & Prinz, R. J. (1991). Treatment fidelity in outcome studies. *Clinical Psychology Review, 11,* 247–266.

Parham, L. D., Cohn, E. S., Spitzer, S., Koomar, J., Miller, L., Burke, J. P., . . . Summers, C. A. (2007). Fidelity in sensory integration intervention research. *American Journal of Occupational Therapy, 61,* 216–227.

Parham, L. D., Roley, S. S., May-Benson, T., Koomar, J., Brett-Green, B., Burke, J. P., . . . Schaaf, R. C. (2011). Development of a Fidelity Measure for Research on Ayres Sensory Integration. *American Journal of Occupational Therapy, 65,* 133–142. doi:10.5014/ajot.2011.000745

Pfeiffer, B. A., Koenig, K., Kinnealey, M., Sheppard, M., & Henderson, L. (2011). Effectiveness of sensory integration interventions in children with autism spectrum disorders: A pilot study. *American Journal of Occupational Therapy, 65*(1), 76–85.

Schaaf, R. C., Benevides, T., Mailloux, Z., Faller, P., Hunt, J., van Hooydonk, E., . . . Kelly, D. (2014). An intervention for sensory difficulties in children with autism: A randomized trial. *Journal of Autism and Developmental Disorders, 44,* 1493–1506. doi:10.1007/s10803-013-1983-8

Schaaf, R. C., & Mailloux, Z. (2015). *Clinician's guide for implementing Ayres Sensory Integration®: Promoting participation for children with autism*. Bethesda, MD: AOTA Press.

Schön, D. A. (1983). *The reflective practitioner: How professionals think in action*. New York, NY: Basic Books.

Stackhouse, T. M., Trunnell, S. L., & Wilbarger, J. L. (1997). *Treating sensory modulation disorders: The STEP-SI: A tool for effective clinical reasoning*. Denver, CO: The Children's Hospital.

Wolery, M. (2011). Intervention research: The importance of fidelity measurement. *Topics in Early Childhood Special Education, 31,* 155–157.

PART

V

이론과 응용 보완 및 확장

Complementing and Extending Theory and Application

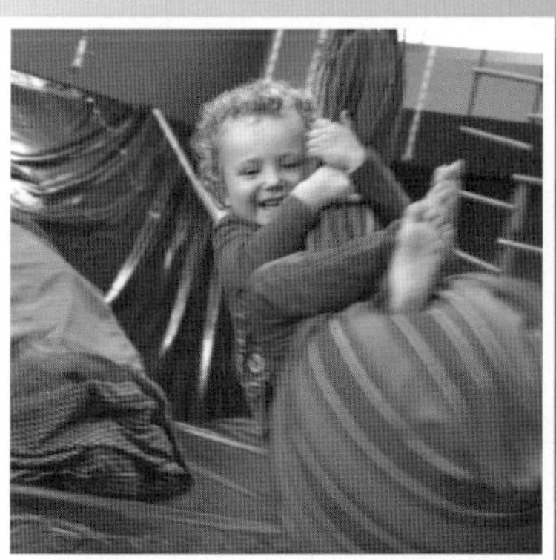

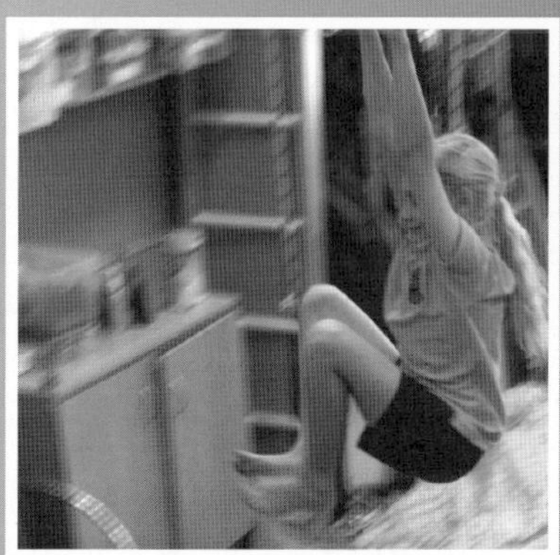

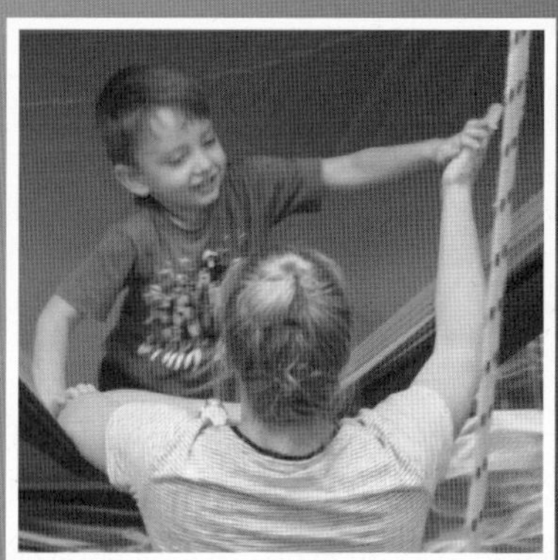

CHAPTER 15

감각통합 연구의 발전: 임상 기반 연구

Advances in Sensory Integration Research: Clinically Based Research

연구는 형식화된 호기심이다. 목적을 가지고 파고들고 접근한다.
– Zora Neale Hurston

학 습 목 표

이 장을 학습하고 난 이후, 독자는 다음 내용을 할 수 있을 것이다:

- ✔ 감각통합 장애의 평가를 위해 임상 연구에 사용된 보고서 기반 및 성능기반 측정의 특징을 식별하고 비교한다.
- ✔ 감각통합적 치료에 따라 변화할 것으로 기대할 수 있는 임상 결과를 식별한다.
- ✔ 감각통합 장애에 대한 현재 중재연구 현황을 분석하고, 중재연구에서 엄격함을 높이기 위한 도구를 파악한다.
- ✔ 감각통합 장애의 발달에 영향을 미치는 유전적, 태아기 및 주산기 요인과 이러한 문제가 기능 및 참여에 어떻게 영향을 미칠 수 있는지 조사한다.

서론 Introduction

Ayres에 의해 기술된 감각통합(SI) 이론은, 임상 장애자 그룹과 개별장애 치료 접근법(Ayres, 1972a)을 말한다. 임상에서 장애의 식별을 지원하고, 치료 효과와 그 효과를 조사하기 위한 상당한 연구가 수행되었다. Ayres는 초기에 신경과학 연구(1960–1988)에 의존하여, 감각통합 장애의 특성에 대한 통찰을 얻고, 신경학적 과정과 특정한 행동 간의 관계를 설명하고, 중재접근 방식을 개발했다(Ayres, 1972a). SI 이론은 학습의 문제뿐만 아니라 행동, 정서적, 운동 및 사회적 어려움을 초래하는 근본적인 메커니즘에 대한 우리의 이해를 높이는 것을 목표로 한다. SI 이론은 또한 임상 실습을 안내하고 중재가 시행되는 방식에 대한 근거를 제공하는 근본적인 신경과학 원리를 강조한다.

작업치료사들은 수십 년 동안 SI 기준 프레임을 사용해 왔지만, 이 접근 방식의 효과성에 대해서는 직업 내, 외부 모두에서 여전히 논란이 있다. 이전의 초기 연구에 따르면 근거의 논리는 있으나 결정적이진 않았다(Case-Smith, Weaver, & Fristad, 2015; May-Benson & Koomar, 2010). 2012년 AAP(American Academy of Pediatrics) 성명에 대한 응답으로 Miller 등은 "우리는 AAP 위원회가 장애를 표시할 때 주의가 필요하다는 결론에 동의한다. 증상을 치료하는 것은 장애 이름이 속하는 진단 범주보다 훨씬 더 중요하다"(Miller, 2012, para. 2). 체계적 고찰에서 Schoen(2019)은 ASI (Ayres의 감각통합)가 자폐증을 가진 아동에게 효과적이라고 결론지었다. 실제로 감각 처리 장애(SPD)를 고유한 진단으로 확립하는 데 필요한 과학적 데이터를 생성하였다. 종종 아동과 성인의 다른 임상 조건과 함께 치료의 효과에 대한 증거가 동반된다. SI 이론과 관련하여 1장(감각통합: A. Jean Ayres의 이론 재검토)에서 언급했듯이 연구의 용어는 일관성이 부족하다.

Ayres는 "감각통합 장애"를 사용했지만 Miller 등은 동일한 현상을 설명하기 위해 "감각 처리 장애"(SPD)라는 문구를 사용하기로 결정했다. 또한, 1장에서 확인된 장애의 집단과 특정 범주인 감각 조절장애(SMD)간의 구분도 모호해졌다. 이 장에서는 *감각통합성 장애*를 광범위한 용어로 사용한다. 여기에서 감각통합 문제의 전체 특징을 살펴본 연구를 다룰 것이다. SMD는 중추신경계(CNS)의 조절 기능에 대한 연구를 논의할 때 사용될 것이다. SMD에서 분류된 감각 과잉 반응(SOR)에 초점을 맞춘 연구를 다룰 것이다. 이것은 종종 논문에서 다루어지는 용어와 다르다.

목적과 범위 Purpose and Scope

15장의 초점은 SI 진단과 SI 장애의 정의, 신경과학과 행동 사이의 연결, 감각통합 치료를 뒷받침하는 근거를 밝히는 것이다. 감각 조절장애에 초점을 맞춘 감각 처리, 조절 및 통합에 대한 최근 응용 연구의 발전을 요약한다. 우리는 발달적 실행 장애 및 자폐스펙트럼 장애와의 연관성과 같은 관련 진단에 대한 연구를 포함하여 장애에 대한 방대한 연구를 제5장(실행 및 실행 장애)에서 다루었으며 여기서는 반복하지 않을 것이다. 그러나, 적절한 경우, 우리는 운동 기능 저하와 기능장애의 측면을 다룬다. 다음 장에서는 감각 처리 및 감각통합(SI)과 관련된 근본적인 과학 연구를 다룬다.

장애 진단 및 정의; 평가 관련 연구 Identifying and Defining the Disorders; Research Related to Assessment

장애의 수용 및 정의를 위한 중요한 전제 조건은 그 특성을 설명하는 표준 도구이다. 감각통합 장애는 *진단 및 통계 매뉴얼 또는 국제 장애 분류*에 의해 허용되지 않기 때문에 아직 "실제" 진단 또는 독립형 상태로 간주되지 않는다. 작업치료 문헌에는 많은 표준화된 조치가 포함되어 있으며, 대부분 정보를 제공하는 사람의 보고서(부모, 교사, 간병인)에 의존한다. 이는 "대리인"으로 정보를 제공하며 신중하게 해석되어야 한다. 감각통합 장애의 평가 및 진단에서 이러한 대리인에 의한 보고 조치를 보완하기 위해 감각 조절 및 감각통합(SI)의 표준화된 *평가 측정*에 대한 필요성 인식이 증가하고 있다.

평가 척도: 표준화된 보고서 측정 Rating Scales: Standardized Report Measures

가장 널리 사용되는 보고서 평가는 Dunn(1999, 2006, 2014) 및 Brown and Dunn(2002)이 개발한 Sensory Profile(SP)로 통칭하여 알려진 평가도구이다. 최근 개정된 Child SP™2, School Companion SP™2 및 Short SP™2는 3~10세 아동에게 적용된다(Dunn, 2014). 또한, 이 개정판에는 각각 7~35개월 아동과 출생~6개월 아동을 위한 Toddler SP™2 및 Infant SP™2가 포함된다. 청소년 및 성

표 15-1 감각 프로파일 2 도구의 신뢰성

	내적 일관성	테스트/재테스트 신뢰성	평가자 간 신뢰성
영아	0.75	0.86	
유아	0.57-0.8	0.83-0.92	
아동	0.60-0.90	0.87-0.97	0.49-0.89
학교	0.81-0.92	0.66-0.93	0.53-0.90
아동/작은	0.79-0.93	0.93-0.97	
청소년/성인	0.64-0.78		

참고: Pearson에서 수정. (2005). 청소년/성인 감각 프로파일 기술 요약. http://www .pearsonclinical.com/therapy/products/100000434/adolescentadult-sensory-profi le.html#tab-resources에서 2015년 7월 31일 다운로드; 및 피어슨(2014). 감각 프로파일 2 기술 요약. http://www.pearsonclinical.com/therapy/products/100000822/sensory-profi le-2.html#tab-resources에서 2014년 7월 31일 다운로드.

인 SP는 11세 이상의 아동에게 적용된다(Brown & Dunn, 2002). SP는 감각 처리 문제와 관련된 특정 장애가 있거나, 감각 조절에 어려움이 있는 개인의 감각 처리 패턴을 검사한다. 응답은 본인 또는 대리인이 작성한 보고서를 기반으로 한다. 측정한 결과에 따른 개인적 특성은 개인의 일상생활에서 손상된 감각 처리가 기능적 수행에 미치는 영향을 강조한다. 원래 척도는 전국적으로 표준화되었다(샘플 범위는 500~1,200); 개정된 도구는 n = 68(Infant)에서 n = 697(Child SP2, Short SP2 및 School Companion SP2) 범위의 샘플로 표준화되었다. SP™2 및 청소년 및 성인 SP의 신뢰성에 대한 정보는 표 15-1에서 찾을 수 있다. 저자는 차별 및 수렴 타당성을 조사했으며, 각 도구의 매뉴얼에서 사용할 수 있다(Brown & Dunn, 2002; Dunn, 2014).

감각 처리 측정(SPM: Parham, Ecker, Kuhaneck, Henry, & Glennon [2010])은 *영유아 진단 매뉴얼: 정신 건강발달, 억제된 감각 처리 및 언어장애 및 학습 과제*(ICDL-DMIC Work Groups, 2005) 및 DC: 0-3(Zero to Three, 2005)의 진단 하위 유형을 모델로 한다. SP와 달리 SPM에는 5~12세 아동 및 2~5세 유아용 버전(SPM Preschool)이 있다. SPM은 SOR(감각 과민 반응), 감각 부족 반응(SUR), 감각 추구뿐만 아니라 특히 가정(간병인) 및 학교(교사) 척도 모두에서 신체 자세, 운동 실행 및 구별에 대한 도전적인 문제를 검사한다. SPM은 1~6학년 1,051명, SPM-P는 2~5세 893명을 대상으로 표준화하였다. 두 가지 모두 우수한 신뢰도(척도 내부 일관성 범위 0.75~0.95, 2주 검사-재검사, 상관관계 범위 0.94~0.98)과 타당도(타당도 증거에는 요인분석 연구, 상관관계 결과 및 임상결과 연구 등이 포함)가 있다. 긍정 오류율(FPR)은 60점("일부 문제"의 하한)을 사용하여 15%이고 70점("확실한 역기능"의 하한)을 사용하여 2%이다. 표 15-2는 SP2와 SPM에서 제공하는 기능을 비교한 것이다.

성인의 SMD 진단을 향상시키기 위해, 20-60세 성인의 SMD를 평가하기 위한 포괄적인 척도로 새로운 질문지인 감각 반응성 질문지(SRQ; Bar-Shalita, Vatine, & Parush, 2008)를 개발했다. 이 자기보고식 설문지에는 모든 감각 양식을 나타내는 58개 항목이 포함되어 있다. 이 도구는 개인이 이전에 연구된 SPD의 두 가지 구성 요소인 "감각자극에 대한 정서적 반응의 강도"와 "정서적 반응의 발생 빈도"에 반응하는 5점 리커트 척도를 사용한다. 질문은 높은 검사-재검사의 신뢰성(r = 0.71~0.74), 중간 정도의 기준 타당성(r = 0.34~0.61) 및 의미 있는 구성 타당성을 가졌다.

표 15-2 감각 프로파일(SP)과 감각 처리 평가(SPM)의 비교

	양식	출판 년도	연령	점수
SP2: 청소년/ 성인 SP	• 영아 SP2 • 유아 SP2 • 아동 SP2 • 학교 SP2 보고서 • 짧은 SP2(SSP2) • 청소년 및 성인 SP(AASP)	2014 2002	영아 SP2: 출생-6m 유아 SP2: 7-35m 아동 SP2, 학교 SP2 보고서, SSP2: 3-10세 AASP: 11세 이상	감각 항목 • 청각 • 시각 • 촉감 • 움직임 • 몸의 위치 • 구강 행동 항목 • 행동 • 사회적 감정 • 집중 감각 사분면 • 등록 • 추구 • 민감 • 회피 학교 SP2 보고서, 학교 요인 • 지원 • 의식 • 용인 • 가용성
감각 처리 평가	SPM 집, 유치원, 교실, 학교 환경	2010 2007	2~5세 5-12세	가정과 학교(8점) • 사회 참여 • 시각 • 청력 • 촉감 • 신체 인식(고유수용성) • 균형과 움직임(전정 기능) • 계획 및 아이디어(실천) • 전체 감각 시스템

SI 및 감각 처리 장애를 가진 개인을 위해 특별히 설계된 척도 외에도 다른 임상 집단에서 감각 조절 기능장애를 평가하기 위해 고안된 비표준화된 부모 및 자기보고 측정이 증가하고 있다. 목표는 향상된 선별 진단을 촉진하고, 향후 보고조치의 개발을 알리는 것이다. 가장 주목할 만한 것은 세 가지인데, 감각 경험 설문지(Baranek, David, Poe, Stone, & Watson, 2006); 감각 민감도 설문지(Minshew & Hobson, 2008; Talay-Ongan & Wood, 2000); 및 사회 및 의사소통 장애에 대한 진단 인터뷰(DISCO; Leekam, Libby, Wing, Gould, & Taylor, 2002) 간병인 또는 부모 보고서 측정이다. 감각 경험 설문지는 영유아(5개월~6세)의 일상적인 감각 경험에 대한 행동 반응을 반영하도록 설계된 간병인

을 위한 간단한 설문지이다. 주요 목적은 SOR의 증상을 SUR과 구별하는 것이다. 설문지는 내적 신뢰도 일관성($\alpha = 0.8$)이 강하며 자폐 아동, 발달지체 아동, 통제가 필요한 아동을 구분한다. 감각 민감성 질문지는 SOR 관련 13개 항목으로 구성된 자기보고식 척도이다. 촉각 민감도와 열, 추위 및 통증에 대한 민감성에 대해 자폐 아동과 대조군 사이에 상당한 차이가 보고되었다. 또한, 자폐증 샘플 내에서 중요한 개인차가 있었고, 일부 개인은 상당한 감각 민감도를 보이고, 다른 일부는 일반적인 범위 내에서 점수를 채점했다. DISCO는 자폐스펙트럼 장애의 장애와 핵심 특징을 인식하고 식별하기 위해 고안된 반 구조화된 부모 인터뷰이다(Wing, Leekam, Libby, Gould, & Larcombe, 2002). 여기에는 감각 프로필 항목과 유사한 25개의 감각 항목이 포함된다(Kientz & Dunn, 1997). 감각자극에 대한 아동의 반응은 "문제가 큰 이상반응", "사소한 문제 반응" 또는 "문제 없음"으로 평가된다(Leekam, Libby, Wing, & Gould, 2007).

표준화된 성능 측정
Standardized Performance Measures

감각통합 및 실행 검사(SIPT, Ayres, 1989) 척도는 Ayres(1972a) 구성을 기반으로 SPD를 평가하기 위해 작업치료사에 의해 널리 사용되었다. 1,997명의 아동을 대상으로 전국적으로 표준화된 SIPT에는 17개의 하위 테스트가 포함되어 있으며, 각각은 개별적으로 보고된 신뢰성과 유효성을 가지고 있다. SIPT에 대한 자세한 내용은 8장(감각통합 및 실행검사를 사용한 감각통합 기능평가)에서 찾을 수 있다. 내용, 구성 및 차별적 타당성은 SIPT(Carrasco, 1991; Lai, Fisher, Magalhaes, & Bundy, 1996; Royeen, Koomar, Cromack, & Fortune, 1991; Royeen & Mu, 2003; Walker & Burris, 1991) 및 Ayres(1969, 1972b, 1977, 1989) 및 기타(Mailloux et al., 2011; Mulligan, 1998)에 의해 수행된 많은 요인 분석을 포함한다. 11장(평가 자료 해석 및 설명)의 표 11-3은 요인 분석의 결과를 요약한 것이다. 그중 가장 큰 것은 10,000개 이상의 SIPT 프로토콜을 사용하여 기존 요인 모델을 확인하고 기존 데이터에 대해 더 나은 적합도를 생성할 수 있는 모델을 탐색하는 수단으로 구조 방정식 모델링을 사용했다(Mulligan, 1998). 이 연구는 감각통합 장애가 다차원적임을 입증했다. Mulligan은 SIPT는 그녀가 실제 기능장애라고 부르는 하나의 고차원 모델과 4가지 요인 중 첫 번째 요인(시각과 지각 저해, 양측 통합 및 순서화 저해, 실행 장애 및 체성 감각 저해)을 정의한다는 것을 발견했다. SIPT가 SMD의 직접적인 측정을 제공하지는 않지만, 특정 하위 검사(그림 15-1)에서 아동의 성과에 대한 임상 관찰은 감각 과민 반응, 감각 저반응 또는 감각 추구 반응의 존재에 관한 중요한 정보를 제공한다.

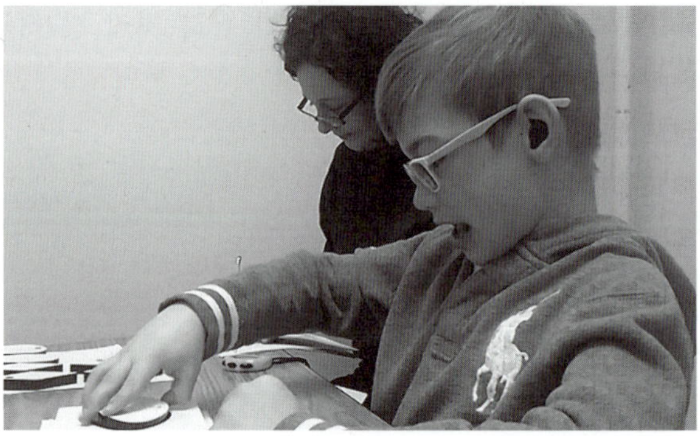

그림 15-1 SIPT는 4세에서 8세, 11개월 사이의 아동을 위한 감각 판별 및 실천 능력의 수행 기반 측정을 제공한다.

Mailloux 등(2011)은 SIPT의 정보, 촉각 방어를 반영하기 위해 SPM에서 선택한 항목, 요인 등 분석을 통해서 주의행동 등급을 조절했다. 그들은 또한 4가지 해결책이 데이터에 가장 적합하다는 것을 발견했다.

- 시각 실행 장애 및 체성 실행 장애는 이전 연구 작업 확인 및 실행 장애 입증

- 전정 및 고유수용 양측 통합 및 순서화(전정 및 고유수용 BIS), 전정 과소 반응과 다른 전정반응 및 양측 기능 측정 간의 가설 관계를 입증
- Ayres와 Mulligan이 발견한 감각적 요인과 촉각 및 시각적 차별
- 촉각 방어 및 주의력 문제 간의 관계를 입증

추가 성과 측정 및 부모 또는 자기보고
Additional Measures of Performance and Parent or Self-Report

작업치료 문헌 검토는 SMD에 특정한 문제 측정을 개발하려는 초기 시도를 보여준다. 하나는 촉각 자극에 대한 임상에서의 반응 관찰을 분류한 관찰 척도의 개발을 포함하고(Bauer, 1977), 다른 하나는 심각한 인지장애가 있는 아동을 대상으로 한 척도(Kinnealey, 1973), 그리고 발달장애 아동의 촉각 과민 반응 측정을 위해 개발된 척도이다(Baranek, 1998).

다른 임상 집단에서 감각통합 장애를 정확하게 평가하는데, 기능 문제 측정의 중요성에 대한 인식이 증가하고 있다. 가장 주목할 만한 것은 자폐증과 발달지연이 있는 아동을 위한 감각 처리 평가를 개발해온 Baranek 등(2007)의 연구이다. 본 놀이기반 평가는 ASD 아동을 대상으로 6개월에서 6세까지의 청각, 시각, 촉각 영역에서 자극이 사회적, 비사회적 인지를 기준으로 과민반응성, 저반응성의 감각 처리 패턴을 특징짓기 위해 고안되었다. 이러한 척도는 임상의가 쉽게 사용할 수 없으며, 제한된 표준 데이터가 보고되었다.

Miller 등은 이전에 감각 처리 척도(Sensory Processing Scale, SPS3D; Schoen, Miller, & Green, 2008; Schoen, Miller, & Sullivan, 2014)로 알려진 감각 처리 3차원 척도의 개발을 통해 SMD를 평가하는 표준화된 방법을 연구하였다. 2004년 이후 개발된 SP3D 척도는 모든 감각 영역(그림 15-2 시각, 청각, 촉각, 후각, 미각, 고유감각,

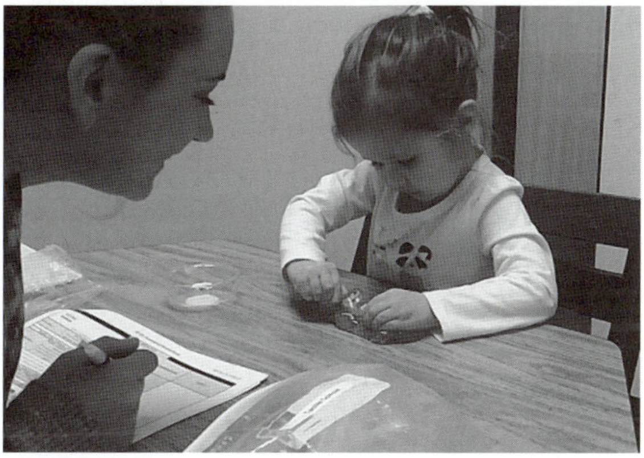

그림 15-2 SP3D 척도는 현재 개발 중이며, 감각 조절의 보고 및 성과 기반 측정을 모두 포함할 것이다.

전정)에서 감각 처리를 측정한다. 척도에는 부모 또는 자기보고 측정(Shoen, Miller, & Sullivan, 2016)과 훈련된 심사관이 특정 표준 항목을 관리하는 기능 평가가 모두 포함된다. 측정 도구의 연구 분석은 (1) 도구 개발 (2) 연구 도구의 신뢰성과 타당성 (3) 두 번째 표본을 사용하여 연구 도구의 결과를 교차 검증을 하는 3단계로 설정하였다. SP3D의 SOR 부분을 분석한 영역별 결과 지수($\alpha = 0.60 \sim 0.89$) 및 전체영역 지수($\alpha = 0.92$)에 대한 신뢰도의 내부 일관성이 중간 수준에서 높은 것으로 나타났다. SOR 검사(부모 보고서, 보호자 보고)에 대한 신뢰도 추정치는 영역별 $\alpha = 0.65 \sim 0.88$, 전체 영역별 지수의 경우 0.97이다. 전체 검사 및 영역별 점수는 모두 의미 있고 통계적으로 의미 있는 수준(영역별 의미는 $p<.05 \sim p<.001$) 범위에서 그룹(과잉 반응과 전형적인 발달)을 구분했다(Schoen et al., 2008). 요인 분석을 통하여 평가의 하위 검사와 해당 영역별 하위 검사 간의 유의한 관계에 의해 구성 타당도에 대한 예비 증거가 발견되었다. 기능 측정과 간병인(보호자) 보고서 측정이 모두 필요하다는 증거는 0.40에 가까운 중간 상관관계로 강조되어 응답자와 직접 관찰 척도에 의해 다른 정보가 제공되었음을 시사한다.

최근 SP3D는 감각 저반응과 감각적 추구를 포함

하도록 확장되었다(Schoen et al., 2014, 2016). 부모 또는 자체보고 측정 및 기능 평가는 모두 현장 검사를 거쳤다. 항목 감소에 따라 감각 영역 수준의 신뢰성 및 유효성과 전체 검사가 확립되었다. 요인 분석을 통해 감각 조절의 하위유형에 대한 이론적 구조를 확인하였다. 마찬가지로, 새로운 평가도구는 감각 조절을 신뢰할 수 있고 유효한 척도인 것으로 보인다(신뢰도, α>0.90; 그룹의 효과 크기>1.00)(Schoen et al., 2014). 평가도구의 예비 측정결과로 결점이 없으며, 임상적 유용성은 SMD를 평가하기 위한 "표준" 개발에 중요한 기여를 한다. 이 평가도구는 감각 조절 문제의 초기 진단에 도움이 될 가능성이 있다. Mailloux 등(Mailloux, Parham, Roley, Ruzzano, & Schaaf, 2018)은 3~12세 아동을 위한 새로운 기능기반의 평가를 전 세계적으로 표준화하고 있다. Ayres의 감각통합 평가(EASI)는 감각 지각, 감각 반응 및 운동 능력을 측정한다. 예비 조사에서 높은 구조 타당성과 내부 신뢰성에 대한 증거를 산출했다.

요 점

- SMD는 Sensory Profile 및 SPM과 같은 간병인(보호자) 보고 도구를 사용하여 일반적으로 평가할 수 있다.
- SIPT와 같은 기능 기반 평가는 임상 및 연구에 사용되어 왔으며, 더 많은 기능 기반 측정이 현재 개발 중이다.
- 지난 몇 년 동안 수행된 요인 분석은 서로 크게 지지하며, 가설화된 기능장애 패턴의 존재를 확인시켜 준다.

중재 관련 연구
Research Related to Intervention

미국 작업치료 협회의 100주년 비전과 일치하기 위해서는 우리가 사용하는 중재는 과학중심의 증거기반이어야 한다. 2011년 연구 의제(AOTA, AOTF, 2011)에 명시된 바와 같이 중재는 정의, 설명 및 검증이 되어야 한다. 이것은 특히 감각통합과 관련된 연구에서 우려되는 영역이었다. 연구자들이 Ayres와 후속 연구자들이 정의한 SI의 기술과 원리를 고수하지 않는 감각 기반 중재에 대해 보고하는 오해의 오랜 역사가 있다. 따라서 SI의 효과에 관한 문헌을 평가하는 것은 그것이 무거운 조끼를 사용하는 것과 동일하지 않다는 것을 아는 것을 의미하며(Cox, Gast, Luscre, & Ayres, 2009; Fertel-Daly, Bedell, & Hinojosa, 2001; Hodgetts, Magill-Evans, & Misiaszek, 2011a, 2011b; Kane, Luiselli, Dearorn, & Young, 2004; Leew, Stein, & Gibbard, 2010; Reichow, Barton, Sewell, Good, & Wolery, 2010), 브러쉬 프로토콜 적용(Davis , Durand, & Chan, 2011), 스윙, 점프, 공 튀기기, 담요에 싸기(Devlin, Healy, Leader, & Hughes, 2009; Van Rie & Hefl in, 2009), 공 의자처럼 앉기(Bagatell, Mirigli ani, Patterson, Reyes, & Test, 2010; Schilling & Schwartz, 2004) 또는 감각 식이 등을 의미한다(Fazlioglu & Baran, 2008).

결과 연구의 표준은 표적 개입을 대체 치료, 능동적 치료 또는 수동적 치료 또는 치료 없음 조건(예: 대기자 명단)과 비교하는 **무작위 대조 실험**이다(Bury & Mead, 1998). 엄격한 무작위 시험에 대한 기준이 잘 확립되어 있으며,(Boruch, 1997; Friedman, Furberg, & DeMets, 2015) 네 가지 기본 기준을 포함해야 한다. (1) 연구 손상과 관련하여 객관적으로 정의된 샘플(Bulpitt, 1983); (2) 특정 치료 전달에 대한 준수를 모니터링 하는 방법(Ottenbacher, 1991)을 사용하여 다른 사람이 절차를 복제하기 위해 얻을 수 있는 설명서(Boruch, 1997)에 치료가 자세히 설명되어있는 **"수동 개입"**; (3) 의미 있고 적절하며 가정된 변화에 민감한 결과(Fuerer, 1997) (4) 엄격한 방법론(예: [a] 실험 및 대조군 치료 그룹에 무작위 할당, [b] 맹검 결과 평가자, [c] 효과의 중요성을 평가할 수 있는 적절한 권한 [Jadad, 1998]).

감각 기반 접근법을 이용한 작업치료의 선행연구 Previous Studies of Occupational Therapy with a Sensory-Based Approach

2007년 이전에는 SI 접근 방식의 효과에 대한 합의가 거의 없었다. 잘 통제된 연구 결과의 부족에 대한 상대적으로 보편적인 합의에도 불구하고 감각통합 접근법을 사용한 작업치료의 효과에 관한 해당 분야에서 출판된 논문의 결과를 해석하는 것에 대해 상당한 논란이 있었다. 관련 간행물에는 2개의 메타 분석(Ottenbacher, 1982b; Vargas & Camilli, 1999)과 4개의 관련된 연구(Arendt, MacLean, & Baumeister, 1988; Hoehn & Baumeister, 1994; Polatajko, Kaplan, & Wilson, 1992; Schaffer, 1984)가 포함되었다. 한 메타 분석 연구는 중재 접근법이 긍정적인 영향을 미쳤다고 주장했지만 이 저널은 30년이 넘었다(Ottenbacher, 1982a). 4개의 관련된 연구는 타당한 결론을 내릴 만큼 엄격하지 않다고 결론지었다. 동시에 그들은 작업치료가 효과적이지 않다고 결론지었다. 다른 메타분석에서는 SI가 이전 연구에서는 중재하지 않은 것보다 더 효과적이지만, 이후 연구에서 긍정적인 치료 효과가 없었다. SI는 대체 치료만큼 효과적인 것으로 밝혀졌지만(Vargas & Camilli, 1999), SI 관련 논문에서 중요한 방법론적 결함이 본 논문에서 확인되었다. (1) 연구는 매우 작은 표본 크기(중간 표본 크기 = 13개 연구)를 가지고 있었다. (2) 표본은 진단 그룹에 대해 이질적이었다. (3) 그러한 일반적인 치료 설명은 복제가 불가능하다고 제공되었고, (4) 연구는 그러한 열악한 환경을 가지고 있어서, 그 효과가 감지될 가능성이 낮을 것이다(오류). 이 논문은 치료 결과를 평가한 이전에 발표된 연구 중 어느 것도 실행된 검증에 대한 4가지 엄격한 기준을 모두 충족하지 못했음을 발견했다(종종 하나의 기준도 충족하지 못함)(Miller, 2003). 따라서 2003년 현재 제시될 수 있는 유일한 정확한 결론은 이 치료의 효과를 지지하거나 부정하는 엄격한 증거가 없다는 것이다.

이러한 검토가 수행된 이후 12개의 추가 연구가 있었으며, 그 중 8개는 다음에 설명하는 체계적인 검토에 포함되었다.

2010년에 SI의 효과에 대한 증거에 대한 **체계적인 검토**가 *American Journal of Occupational Therapy*(May-Benson & Koomar, 2010)의 특별호에 게재되었다. 이 논문에는 1972년부터 2007년까지 수행된 27건의 연구가 포함되어 있다. 또한, (1) 저자가 SI 접근법에 근거한 중재가 보고된 경우, (2) 감각 처리 및 통합에 결함이 있는 것으로 확인된 참가자, (3) 대조군은 임상 문제를 가진 아동을 반영한 경우와 같은 특정 자격을 가진 대상자를 선택하는 구체적인 포함 기준을 사용했다.

본 연구는 문헌연구에 중요한 기여를 하고 있는 연구로서, 구체적인 결과 영역을 검토하고 **증거수준**을 바탕으로 연구를 분석함으로써 그 의의를 찾을 수 있다. 낮은 수준의 증거에는 전문가 의견 및 사례 보고서 등이 포함된다. 최고 수준의 증거는 무작위 대조 시험 및 메타 분석에 반영된다. 증거 수준은 종종 그림 15-3a와 같은 피라미드 또는 그림 15-3b와 같은 표를 사용하여 묘사된다.

보고된 것은 수준 I 무작위 대조 시험 13건, 수준

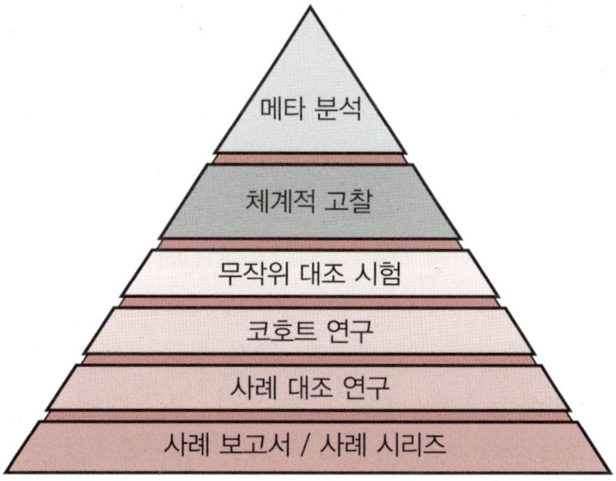

그림 15-3a 피라미드가 증거 수준을 나타내는 데 사용되는 경우 수준(Level) 1이 가장 높다.

수준	난이도	체계	무작위화	조절
높음	Level 1	무작위 대조 시험(RCT)	예	예
		균질한 결과를 가진 RCT의 메타 분석	아니오	
	Level 2	전향적 비교 연구(치료)	아니오	예
		레벨 2 연구 또는 레벨 1의 메타 분석 일관성 없는 결과를 가진 연구	아니오	
	Level 3	후향적 코호트 연구	아니오	예
		사례 대조 연구	아니오	예
		레벨 3 연구의 메타 분석	아니오	
	Level 4	케이스 시리즈	아니오	아니오
	Level 5	사례 보고	아니오	아니오
		전문가의 의견	아니오	아니오
낮음		개인적인 관찰	아니오	아니오

그림 15-3b 표를 사용하여 증거 수준을 제시하는 것의 이점은 level 수준이 포함되어 있다는 것이다.

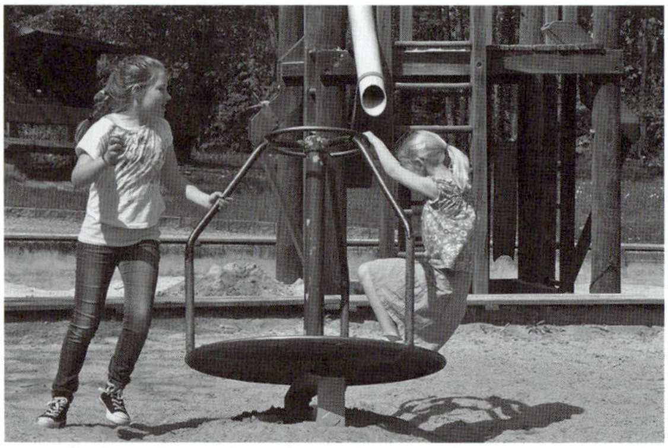

그림 15-4 감각통합 중재는 운동 계획 능력을 개선하고 아동의 대운동 및 미세 운동 참여를 증가시키는 데 도움이 되는 것으로 나타났다.

II 연구 5건, 수준 III 연구 3건, 수준 VI 연구 6건이다. 결과는 다음과 같다. 운동기능 영역에서 미세한 운동 및 대 운동 기술(그림 15-4), 운동계획 능력, 대 운동 및 미세 운동 참여에 대한 14개 연구 중 10개에서 개선이 확인되었다. 감각 처리 측면에서 13개 연구 중 7개는 감각 구별 개선, 감각 방어 감소, 생리적 감각 반응성 변화 등 긍정적인 결과를 보고했다. 행동 결과는 주의력, 자존감, 사회적 상호작용의 변화 및 폭력적 행동 감소를 보고한 6개의 연구에서 확인되었다. 학업 및 심리 교육 결과는 12개의 연구에서 사용되었으며, 6개는 읽기, 수학 및 시각 성능과 같은 기술에서 긍정적인 향상을 보여주었다. 전반적인 결과는 이러한 이득이 적어도 대안적 치료로 얻은 이득만큼 긍정적이라는 것을 시사했다. 개별 목표를 사용하여 작업 기능 결과의 변화를 조사한 연구는 3건뿐이다. 향후 연구에 가장 유망한 것은, 이 모든 연구는 부모가 확인한 목표에서 상당한 이득을 보였다.

Miller 등의 치료 연구는 이전 검토(Miller, Coll, & Schoen, 2007; Miller, Schoen, James, & Schaaf, 2007)에 포함되었으며, 동질 표본, 수동 처리, 치료 변화와 민감한 결과 측정 및 엄격한 방법론을 사용하여 이전의 연구 한계를 수정하려고 시도했다. 실험 결과(통제군 없이) 치료 전과 후의 유의한 변화를 보여 주었으며, 무작위 치료 시행을 위해 필요한 자료를 제공하였다. 그 후 Miller 등(Miller, Coll, et al., 2007)은 감각통합 장애를 가진 아동들에게 작업치료의 효과에 대한 무작위 통제 실험을 실시했다. 그들은 작업치료, 활동 프로그램(놀이 프로그램)이라고 하는 능동적 치료, 수동적 치료(예: 대기자 명단 조건)의 세 가지 치료 그룹의 효과를 평가했다. 24명의 아동이 세 가지 치료 조건 중 하나에 무작위로 배정되었다. 행동, 감각기능, 적응 기능, 생리반응 등의 사전 · 사후 측정을 실시하였다. 치료 기간은 50분씩 주 2회 10주간 실시하였다. 치료 프로토콜에 대한 충실도 또는 치료가 의도한 대로 수행된 정도를 본 연구를 위해 작성된 충실도 측정을 사용하여 분석하고, 이후 후속 연구를 위해 확장하였다(Parham, Ecker, et al., 2007). 충실도 측정은 감각통합 개입의 핵심인 프로그램 구성 및 과정 요소를 확인한다. 연구 결과, 작업치료를 받은 집단은 다른 두 집단과 비교하여 **목표달성척도**(GAS)($p < 0.001$), 주의력 척도(Attenttainment Scale) 및 Leiter International Performance Scale-Revised의 인지적/사회적 복합성(Cognitive/Social Composite)에서 개별화된 목표에 유의미한 향상을 보였다($p = 0.02$). 복합점수를 내면화한 아동행동 체크리스트(CBCL)와 단축감각 프로파일(SSP) 총점 모두에서 작업치료 집단의 가설방향에서 변화점수가 더 컸지만, 유의하지는 않았다. SSP(Short Sensory Profile) 총 테스트 점수와 CBCL(Child Behavior Checklist) 내재화 종합 점수 총점에 대한 가설된 작업치료 그룹의 방향에서 변화 점수가 더 높았지만 유의미하지는 않았다. 생리학적으로, 작업치료 그룹의 작은 하위 샘플은 다른 두 그룹에 비해 전극경피 반응성(EDR)의 진폭이 더 크게 감소한 것으로 나타났지만, 작은 샘플 크기로 인해 그다지 중요하지는 않다.

이러한 파일럿 연구가 발표된 이후, 두 개의 무작위 통제 시험이 추가로 발표되었는데, 하나는 Pfeiffer 등(2011)이, 다른 하나는 Schaaf 등(2014)이 진행했다. 두 연구 모두 ASD를 가진 아동들을 위한 SI 개입의 효과에 대한 문제를 다루었다.

Pfeiffer 등의 파일럿 치료 연구(2011)는 무작위 대조 시험 연구를 한 Miller의 모델을 확장하고, 자폐스펙트럼 장애 아동에 대한 적절한 결과 측정을 확인하고자 했다. 6세에서 12세 사이의 37명의 아동들이 참여했고, 5명은 여성이었다. 중재는 6주간의 기간 동안 18회 45분으로 구성되었다. 20명의 아동이 감각통합 중재를 받았으며, 17명은 소 근육 운동 개입을 받았다. 치료에 대한 충실도는 충실도 도구를 사용하여 비디오로 녹화된 세션을 채점하여 검사하였다. 결과는 자폐증 사회성이 현저하게 향상되었고, 개인화된 목표에 대한 상당한 진전을 보여주었다. SPM(Parham, Ecker, et al., 2007)을 이용하여 측정한 감각 처리능력을 평가하고, Quick Neurological Screening Test-3(Mutti, Martin, Sterling, & Spalding, 2011)을 통해 측정한 신경학적 통합에서는 유의한 차이가 없었다. 이러한 결과는 Watling과 Dietz(2007) Smith 등(2005)이 발표한 이전의 결과들을 뒷받침했다. 특히 ASD를 가진 4명의 아동을 대상으로 한 단일주체 다중 기준 설계에서 Watling and Dietz(2007)는 치료 직후는 아니지만 지연 기간 후에 고정 관념적인 움직임 패턴이 감소하는 것을 발견했다. 마찬가지로 Smith 등(2005)은 자기 자극 및 자해 행동으로 중증 장애가 있는 7명의 청소년을 대상으로 2그룹 비 무작위 대조 실험을 수행했다. 그들은 중재 후 1시간 동안 자극이 11% 감소하는 것을 발견했다.

Schaaf 등(2014)은 ASD가 있는 4~8세 아동 32명을 대상으로 SI 중재에 대한 무작위 대조 시험을 수행했다. 대상자는 SI군이나 대조군에 무작위로 배정되었다. 치료는 1시간, 일주일에 3회 10주 동안 제공되었다. 본 연구는 기존의 SI 무작위 통제 실험을 바탕으로 정형화된 치료 프로그램과 검증된 치료 충실도 측정을 활용하였다(Parham, Ecker, et al., 2007; Parham et al., 2011). 또한 사전 · 사후 평가자는 각 아동의 치료 상태에 대해 정보를 차단하였다. 본 연구의 주요 결과는 다음과 같다. SI 집단의 아동들은 개인화된 목표달성에 있어 더 큰 향상을 보였으며, 자기관리와 사회활동 중 간병인(보호자)의 도움이 훨씬 덜 필요했으며, 일상생활을 방해하는 감각 관련 행동의 감소를 보였다.

이러한 긍정적인 예비 연구 결과는 SI 치료 접근

지혜 실천

당신이 클리닉, 지역사회 환경, 또는 학교에서 감각통합 장애를 가진 아동들과 함께 일하고 있든지 간에, 목표를 세우고 진행 상황을 측정하는 것은 어려울 수 있다. 특히, 매우 구체적인 욕구와 개별적인 목표를 가진 아동들의 발전을 측정하려고 한다면 더욱 그렇다. GAS는 개별화된 목표를 설정하는 수단으로 지난 10년 동안 의미 있는 비교를 허용하는 것과 동일한 방식으로 확장하여 인기를 얻었다. GAS를 사용할 때, 클라이언트와 함께 특정 목표를 설정하고, 최소 결과에서 가장 높은 결과에 이르는 범위를 설정한다. 척도의 점수에는 객관적인 설명이 주어지며, 수치 값(예: 최소 결과의 경우 -2, 중간 결과의 경우 0, 가장 높은 결과에 대해서는 +2)이 할당된다. 따라서 이 척도는 평균값이 0이고 표준 편차가 1이다. GAS는 높은 수준의 연구에서 목표 설정에 사용되었지만(Miller, Coll, et al., 2007; Pfeiffer, Koenig, Kinnealey, Sheppard, & Henderson, 2011; Schaaf et al., 2014) 프로그램 평가 및 학생들의 개별화된 교육 계획의 진행을 모니터링하기 위한 학교와 같은 환경에서 유용할 수 있다. GAS는 저렴한 비용과 다양한 치료 목표에 걸친 진행 상황을 추적하는 데 유용한 장점이 있다. GAS 목표를 수립하는 데 있어 중요한 도전 과제 중 하나는 결과를 해석하는 것이다. 아동이 "0"에서 "1"로 이동하는 도전은 "1"에서 "2"로 이동하는 도전과 동일해야 한다. 결과는 신중하게 고려해야 한다. GAS 사용에 대한 교육이 가능하며, 결과 척도를 가장 잘 설정하는 방법을 배우는 데 도움이 될 것이다. 다음은 감각통합 장애가 있는 아동에게 GAS를 사용하는 방법의 예이다.

목표: 아침에 학교 준비를 가기 위한 기초 준비에서 순서 및 계획 능력을 향상시킨다.

현재 기능 수준: 12세 때, Meghan은 현재 어머니의 20~30개의 언어적 지시가 필요하다. 아침 루틴의 순서는 옷을 입기, 탈취제를 뿌리기, 양치질하기, 아침 식사를 하기, 점심과 소지품을 학교로 가져가는 것을 포함한다. 언어적 지원을 받더라도 메건은 거의 항상 무언가를 잊고 집을 떠날 것이다.

목표 달성 척도:

- +2(가장 높은 결과): 0~4개의 언어적 지시로 아침이 준비된다.
- +1(예상된 결과보다 큼): 5~9개의 언어적 지시로 아침이 준비된다.
- 0(예상 결과): 10~14개의 언어적 지시로 아침이 준비된다.
- -1(예상된 결과보다 낮음): 15~19개의 언어적 지시로 아침이 준비된다.
- -2(가장 낮은 결과): 20개 이상의 언어적 지시로 아침이 준비된다.

법을 이용한 작업치료의 효과에 대한 더 큰 무작위 통제 시험의 완료가 필요함을 시사하며, 따라서 결과가 우연에 기인하지 않고 외부 및 내부 무효의 원천이 완전히 통제되었다는 합리적인 확신으로 보다 명확한 결론을 제공할 수 있다.

미래지향 Future Directions

앞서 설명한 연구에 따르면 향후 연구에서 고려해야 할 몇 가지 요소가 있다. 연구는 참가자의 **동질성**을 개선하고 통계적 능력을 향상시키기 위해 표본 크기를 늘려야 한다. 제공된 빈도, 지속 시간 및 중재 시간과 관련된 연구에 대한 일관성뿐만 아니라 지속 시간과 강도에 대한 추가적인 탐구가 필요하다. 연구들은 고객과 가족이 가치 있게 여기는 변화와 의미 있고 관련성이 있으며 작업적 성과나 참여에 기초한 결과 측정에 초점을 맞출 필요가 있다. 특히 기존 간병인 설문지를 보완하기 위해서는 직접 관찰의 방안이 필요하다. 중재에 대한 충실성을 입증하기 위한 조치와 함께 중재에 대한 설명을 제공하는 중재 매뉴얼 개발을 위한 지속적인 노력이 필요하다. 더 자주 행해지더라도, 우리는 이러한 도구들을 사용하는 데 있어서 일관성을 가질 필요가 있다. 대부분의 기존 연구들은 중재 직후 변화를 측정했다. 그러나 알려지지 않은 것은 치료의 효과가 얼마나 오래 지속되는가 하는 것이다.

증거

2007년 논문 "감각통합 연구의 충실도"에서 Parham, Cohn 등은 전문가 검토와 명목상의 그룹과정을 통하여 핵심 SI 중재 요소를 확인했다. 연구결과는 구조적인 요소(환경적 특성, 치료사의 전문적 훈련 등 관찰 가능하고 쉽게 정량화된 특성)와 과정적 요소(치료사와 같은 중재의 동적 특성, 종종 측정하기 어려운 특성)로 구성되었다. 문헌에서 확인된 SI 개입의 구조적 요소에는 일반적으로 작업치료사였던 중재자의 전문 교육과 스쿠터 보드, 매달린 장비 및 촉각 재료와 같은 장비의 존재가 포함되었다. 또한, SI 중재의 핵심 과정 요소를 확인하였고, 다음의 조항을 포함하였다.

- 감각적 기회
- 올바른 도전
- 활동 선택에 대한 아동과의 협력
- 아동의 자기 조직화 지원
- 최적의 각성 유지 지원
- 놀이의 맥락 조성
- 아동의 성공 극대화
- 신체적 안전 보장
- 참여를 유도할 수 있는 공간 배치
- 치료사 육성

저자는 리뷰에서 대부분의 연구가 연구 설계의 충실도를 다루지 않았으며, 이후 Ayres Sensory Integration® (ASI) 이론과 관련된 기본 중재 원칙에 대한 준수를 측정하기 위한 충실도 도구의 필요성을 확인했다. 2011년에 Parham 등은 "Ayers 감각통합® 중재의 효과에 대한 연구를 위한 충실도 측정 개발"이라는 제목의 후속 논문을 발표했다. 본 논문에서는 ASI의 구조적 측면과 공정성 측면을 측정하기 위한 충실도 측정도구와 도구의 신뢰성과 타당성을 평가하였다. ASI에 대한 전문 지식을 갖춘 훈련된 평가자가 채점했을 때 신뢰할 수 있는 것으로 간주되었다. 이 논문은 SI 중재라고 주장하는 중재에 포함되어야 하는 내용에 대한 개요를 제공하고 임상 연구의 엄격성을 향상시키는 데 사용할 수 있는 도구(충실도 도구)를 제공한다.

요점

- 연구에 따르면 감각통합 접근 방식을 사용하는 중재는 운동 계획, 참여, 운동 기술, 자기 관리, 행동, 학업 및 심리 교육 결과를 향상시킨다.
- 감각통합 개입의 효과에 대한 연구가 진행 중이며, 더 큰 힘, 일관성 및 기능적 결과에 초점을 맞추는 연구도 진행 중이다. 현재 증거 기반 및 효과적인 개입으로서 감각통합 개입을 지원하는 증거가 있다.

장애 관련 연구
Research Related to the Disorders

감각통합 장애의 검사는 가장 광범위하게 조절장애에 초점을 맞추고 있으며, 이 범주 내에서 감각 과민 반응의 구별과 이해에 중점을 두고 있다. 비록 제한적이지만 감각통합 장애에 대한 전체에 대한 데이터가 있으며, 실행 및 자세 조절장애에 초점을 맞춘 다른 조사 기관이 있다. 각 영역별 연구 내용을 요약하였다.

감각 조절과 감각통합의 손상과 관련된 연구 Research Related to Impairments in Sensory Modulation and Sensory Integration

출생 전과 출생 전 요인은 일반적인 감각통합 문제와 관련이 있다. 주로 백인 양부모 가정의 대규모 회귀 표본에서 May-Benson, Koomar 및 Teasdale (2009)은 감각통합 장애를 가진 아동 어머니의 산전 스트레스와 태아 건강 관련 문제의 발생률이 비교적 높은 것으로 나타났으며, ASD는 감각통합 장애를 동반한 것으로 나타났다. 분만 합병증도 이 샘플의 37%~42%에 대해보고 되었으며, ASD와 SPD를 동반한 그룹(43.5%)에서 보조 분만(예: 제왕 절개,

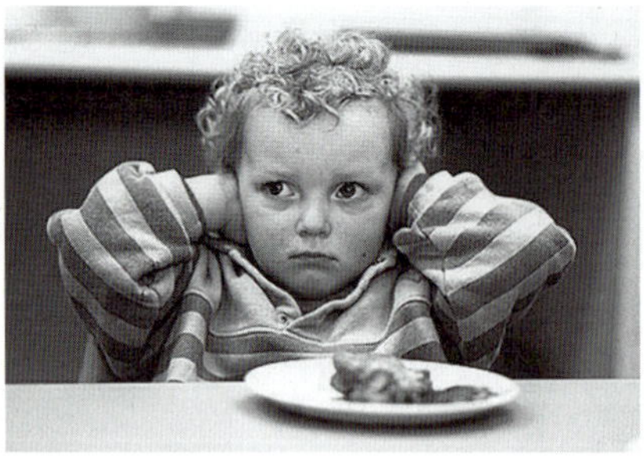

그림 15–5 연구에 따르면, 아동의 감각 과잉 반응은 가족이 원하는 일과에 참여하는 능력을 제한하여 고립감을 유발할 수 있음을 시사한다.

유도 분만)의 더 높은 비율이라고 보고되었다. 감각통합 장애 및 자폐증의 잠재적 위험 요인으로 제시된 출생 시 체중 및 임신 연령과 같은 요인은 평균에 비해 유의하게 높지 않았다.

아동과 성인 모두에서, 점점 더 많은 문헌들이 감각통합 장애와 일상의 수행 능력에 대한 관계를 지지한다. 감각 처리는 감정 조절(그림 15–5)과 같은 고차원적 기능(Cheng & Boggett–Carsjens, 2005)에 기여하는 기초 능력으로 인용된다. 다른 연구들은 감각통합 장애를 가진 아동들의 사회적, 정서적, 행동적 장애를 문서화한다(Cohn, Miller, & Tickle–Degnen, 2000; Kinnealey, 1998; Roberts, King–Thomas, & Boccia, 2007). 특히, 참여 감소, 사회화의 부진, 자기 조절력 저하, 자신감과 자아존중감 저하, 기능적 능력 감소(Cohn et al., 2000), 성공, 즐거움, 기능적 활동 수행 빈도(Bar–Shalita et al., 2008) 등은 다음과 같은 장애를 부각시켰다. 수행은 자기 관리, 가정 및 학업 활동, 놀이, 여가 활동 및 일상 습관 및 일상을 포함한 모든 일상 기능 영역에서 영향을 받을 수 있다(Bar–Shalita et al., 2008; White, Mulligan, Merrill, & Wright, 2007). 또한, 감각통합 장애는 가족 관계에 영향을 미치고, 자기 관리 활동(몸단장, 옷 입기, 식사)을 완료하는 능력에 영향을 미치며, 미세하거나 심한 운동 활동에 참여하거나 의사소통하는 능력에 영향을 미친다(Kinnealey, 1998).

마지막으로, Carter, Ben–Sasson, Briggs Gowan(2011)은 7세에서 11세 사이의 아동에서 가족생활 장애 척도(FLIS; Briggs–Gowan, Horwitz, & Carter, 1997)를 사용하여 SOR이 가족생활에 미치는 영향을 조사하였다. SOR를 가진 아동들의 어머니들은 외현화 증상이나 내재화 증상을 가진 아동들의 어머니들보다 더 많은 양의 가족 장애를 보고했다.

SI의 장애가 성인기에 미치는 영향은 Kinnealey와 Fuiek(1999)의 연구에서 강조된다. SMD를 가진 성인은 일상생활에서 대처하고 회복하기 위해 과도한 시간과 에너지를 필요로 한다. 그들은 스스로를 고립시키는 경향이 있는데, 이는 대부분의 성인이 즐기는 모든 일상활동의 범위에 완전히 참여하고, 참여하는 능력에 영향을 미친다(Kinnealey, Oliver, & Wilbarger, 1995; Pfeiffer & Kinnealey, 2003). 또한 신체적, 사회적 고립, 열악한 사회적 기술, 사회적 역할에 대한 참여 감소, 지역 사회 활동에 대한 참여 감소(Kinnealey & Fuiek, 1999; Kinnealey, Koenig, & Smith, 2011; Pfeiffer, Kinnealey, Reed, & Herzberg, 2005)가 관련되어 있다. 불안과 우울증의 증가에 대한 보고는 감각통합 장애를 가진 성인들에게서 주목되어 왔다(Kinnealey & Fuiek, 1999). 또한 감각통합 장애를 가진 성인은 신체적 고통, 일반적인 건강 활력, 사회적 기능 영역에서 사회적 지지를 덜 지각하고 건강 관련 삶의 질 점수가 낮다(Kinnealey et al., 2011). 따라서 감각 조절의 장애는 건강관련 문제의 위험 요인으로 나타났다.

유병률, 위험요인 및 임상증상에 관한 연구 Research Related to Prevalence, Risk Factors, and Clinical Presentation

감각통합 장애의 독특성 또는 특이성에 관한 연구는 주로 *정신 장애의 진단 및 통계 매뉴얼*인 5판(DSM–5)에서 이러한 장애에 대한 인식을 얻기 위해 수행된 연구에서 나온 것이다. Lucy Jane Miller 박사가 주도한 이 작품은 유효성이 가장 높았기 때문에 SOR에 초점을 맞췄다(예: 증상은 쉽게 관찰할 수 있고 지속적으로 치료를 위한 의뢰를 받는다). 그러나 SMD와 관련된 연구는 보다 광범위하게 축적되고 있다.

감각 조절장애는 수년 동안 진단 그룹에서 설명되어 왔지만 다른 임상 조건이 없는 SMD의 존재는 이 장애를 이해하는 중요한 기반을 제공한다. 그리고, 사례연구 발표를 통해 밝혀진 특성과 유병률 추정치와 종단연구는 추가적인 증거를 제공한다.

Reynolds and Lane(2008)은 SOR를 가진 세 자녀에 대한 상세한 다중 사례 연구를 제시하여 SOR의 독립적인 존재를 문서화했다. 신중한 검사를 통해 샘플이 평균 지능을 가지고 있고, 다른 동반 진단이 없음을 확인하여 다른 정신 건강 및 스트레스 관련 장애와 함께 자폐증 및 ADHD와 같은 일반적인 동반 질환을 제외했다. 샘플의 감각 처리 프로파일은 자극을 적극적으로 피하는 것뿐만 아니라 불쾌하다고 인식되는 자극에 대한 방어적 또는 민감한 반응을 포함했다. 부모들은 그들의 아동들이 특정 환경에서 압도당하고 일부 감각자극에 강한 감정적 반응을 보여 파괴적이거나 공격적인 행동을 초래한다고 지적했다.

두 개의 주요 연구 팀이 다른 진단 범주에 비해 SMD의 특성에 대한 광범위한 지원을 제공한다. 최근 연구에서 Goldsmith 등은(Van Hulle, Schmidt, & Goldsmith, 2012)는 SOR(촉각 또는 청각)과 DSM-5(American Psychiatric Association, 2013)에 보고된 일반적인 진단 모두에 대해 765명의 취학 연령 아동을 선별했다. SOR 양성반응을 보인 아동들의 약 58%가 다른 DSM 진단을 받을 자격이 없었다. SOR의 근원으로 신체 건강 문제를 배제한 분석을 실시하였다. 마찬가지로 Carter 등(2011)은 SOR 증상이 높은 어린이 신원 확인의 75%가 다른 DSM 진단을 받을 자격이 없다는 것을 발견했다. 또한 SOR가 증가한 아동들의 부모들은 그들의 사회생활에 더 큰 제한을 보고했다(예: "나는 아이를 친구나 가족을 방문하는 경우를 거의 보지 않는다", "우리는 아이를 친척과 함께 남겨두는 경우가 거의 없다") 그리고 개인적인 삶(예: "나는 보통 하루 종일 지친다", "우리는 일상의 일정을 거의 바꾸지 않는다"), 사회 인구학적 위험과는 무관하다.

SMD 유병률 조사는 한 학군(n = 703)의 유치원생들을 대상으로 한 작은 인구를 기반한 연구로 시작되었다(Ahn, Miller, Milberger, & McIntosh, 2004). 결과는 SSP(McIntosh, Miller, Shyu, & Dunn, 1999)를 사용하여 부모의 보고를 기반으로 SMD 기준을 충족시킨 표본의 5.3%의 보수적 유병률을 정의했다. SOR에 대한 인구 기반 연구에서 1,394명의 유아 쌍둥이의 데이터는 2.8%~6.5%의 SOR 비율을 나타냈다(Goldsmith, Van Hulle, Arneson, Schreiber, & Gernbacher, 2006). 또한 SOR와 기질과 불안의 두려움 관련 측면 사이에는 물체 공포, 사회적 두려움, 슬픔, 분노 등 강한 연관성이 있었다. 또한 SOR를 가진 아이들은 내재화 문제, 조절장애, 부적응 문제에 더 큰 위험에 처해 있다는 것을 발견했다.

더 높은 유병률은 초등학교 연령 아동의 대규모 표본에서 확인되었다(그레이터 뉴 헤이븐 지역의 종단적 전향적출생 코호트의 일부로 이어짐 [n = 925]). 조사관(Ben-Sasson, Carter, & Briggs 2009)은 현재 감각 처리 척도(Sensory Processing Scale, SP Scale, SP Scale)의 일부인 감각과민성 척도(Sensory Over Responsivity Scale, Schoen 등, 2008)를 사용하였으며, 척도 작성자가 제공한 검증된 컷오프 점수로 7세에서 11세 사이의 어린이의 16.5%가 촉각과 청각과민성 척도를 높였다고 보고하였다. 반응성 SOR 행동의 증가와 관련하여 편부모를 두고 빈곤하게 사는 것과 같은 위험 요인이 있었다. SOR를 가진 아동의 부모는 학령기 아동의 사회적 정서 문제와 사회적 능력에 대한 우려가 더 많다고 보고했다. SOR를 가진 아동은 또한 임상적으로 중요한 내면화 문제를 가질 가능성이 4배 더 높았고 임상적으로 관련 있는 외부화 문제를 가질 가능성이 3배 더 높았다.

본 연구는 유아의 반항적 반항 장애, 불안, 우울의 발달에 관한 3년간의 종단적 연구를 통해 모집한 유아의 인종적, 민족적으로 다양한 표본(n = 696)을 대상으로 SMD 유병률과 동반정신질환의 발생을 조사하였다. 사용된 기준에 따라 전체 유병률은 3.4%~15.6%로 다양했다. 민족적 또는 인종적 차이는 나타나지 않았다. 그러나 남성에서는 더 많은 증상이 보고되었다. SMD를 정의하기 위해 사용되는 감각 척도 또는 기준에 따라 SMD로 확인된 어린이의 37%~67% 사이가 정신 질환의 기준을 충족하지 못했다. 이 자료는 SMD가 정신 질환과는 무관하지만 다른 아동 정신 병리학의 중요한 위험 요소임을 시사한다.

또한, 유아기부터 초등학교 초기까지의 4가지 시점(Ben-Sasson, Carter, & Briggs-Gowan, 2010)에서 SOR로 확인된 유아의 발달궤적을 살펴보았다. 자료 수집은 유아-토들러 사회정서평가(ITSEA)(Briggs Gowan, Carter, Bosson-Heenan, Guyer, & Horwitz, 2006)와 SP척도(Schoen et al., 2008)를 사용하였다. 결과는 11개월~24개월 사이의 SOR 수치가 높은 아동 또는 11개월~51개월 사이의 SOR 증상이 현저하게 증가한 아동은 7세에서 10세 사이의 SOR 증상이 더 큰 경향이 있음을 보여 주었다. 본 연구는 일반 아동은 SOR 증상이 비교적 안정적이라는 것을 시사한다.

SOR의 증상은 또한 더 다양한 그룹에서 보고되었다. 예를 들어, 이전에 인용된 Gouze 등(2009)은 연구에 인종적으로 다양한 인구를 포함시켰다. Reynolds and Lane(2008)은 주로 소수 민족과 저소득층으로 구성된 Head Start 인구에서 SMD 증상이 증가했다고 보고했다.

이 데이터는 SMD가 다른 진단이 없는 어린이 또는 여러 정신 건강 장애와 함께 확인될 수 있음을 총체적으로 나타낸다. 그것은 인종 및 민족 그룹에서 발견되며 유병률은 상당히 다양하다. 부모 보고서뿐만 아니라 직접 관찰 도구를 사용하여 최적의 확인을 정의하기 위해서는 더 많은 정보가 필요하다. 또한 아동들을 SMD 발병의 위험에 빠뜨리는 초기 지표들이 있는 것으로 보인다. 비록 우리가 아직 SMD 하위 유형의 원인을 알지 못하지만, 영장류 모델을 이용한 연구는 SOR이 적어도 부분적으로 납 노출, 태아 알코올 노출, 태아 스트레스와 같은 요인에 기인할 수 있다는 몇 가지 증거를 제공한다(Moree et al., 2008; Schneider et al., 2008), 저소득층과 도시 지역사회에서 더 흔할 수 있는 요인들이다(Gee & Payne-Sturges 2004). 소득이 낮은 가정의 어린이들의 SMD 비율이 더 높은 또 다른 설명은 빈곤과 관련된 생활 조건과 가족 환경일 수 있다. 가난한 가정이 더 붐비고, 시끄럽고, 덜 구조화되고 예측 가능한 가정에 살고 있다는 일부 지표(Brody & Flor, 1997; Evans, Gonnella, Marcynyszyn, Gentile, & Salpekar, 2005)와 함께 이러한 맥락적 요인이 이미 유전적으로 이 장애에 취약한 어린이의 SMD 발현에 기여할 수 있다.

조사는 SOR의 잠재적인 유전적 근거를 조사하기 시작했다. WI-Madison 대학의 Harlow Laboratory에서 인간이 아닌 영장류를 대상으로 수행된 연구는 잠재적인 병인 인자와 유전적 변이와의 상호작용, 환경 인자를 통제하고 조작하는 것을 조사했다(Schneider et al., 2009). 1950년대부터 현재까지 10~12세대에 걸쳐 위스콘신 주 매디슨에 있는 할로우 영장류 연구소에서 태어난 원숭이 1만 마리 이상이 유전자 프로그램에 들어갔다. 조사자들은 제시된 표현형(예: 감각 반응의 크기[저반응성 정도 또는 과반응성])과 유전적 관련성 사이의 관계가 통계적으로 유의미하여 SOR의 병인학이 유전적 영향을 미칠 수 있다는 예비적, 그러나 꽤 설득력 있는 증거를 제공했다고 결론지었다.

이 연구와 병행하여 Goldsmith 등은 1,394쌍의 쌍둥이(평균 27개월)의 인구 기반 샘플을 사용하여 촉각 및 청각 과잉 반응에 대한 유전적 영향을 조사

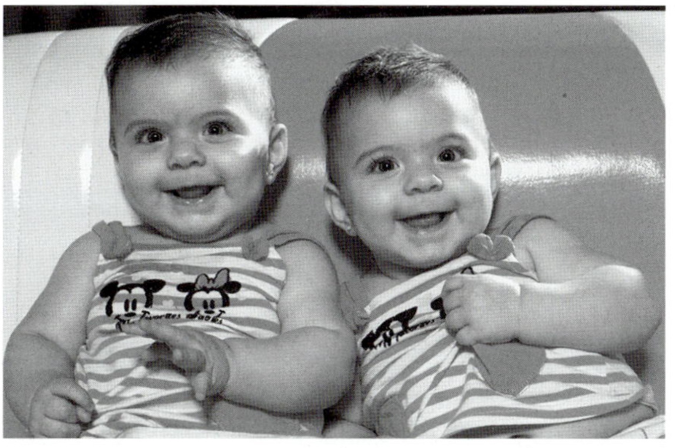

그림 15-6 쌍둥이 연구는 얼마나 많은 유전자가 감각 통합 장애를 유발하여 발달에 영향을 미치는지 평가하기 위한 메커니즘을 제공한다.

했다(Goldsmith et al., 2006, 그림 15-6). 유전적 영향이 있는 경우, 고전적인 유전적 가정은 유전자의 100%를 공유하는 일란성(MZ) 쌍둥이가 평균적으로 분리 유전자의 50%만을 공유하는 이란성(DZ) 쌍둥이보다 더 유사해야 함을 암시한다. 청각 SOR에 대한 일치율은 MZ = 0.72 및 DZ = 0.53이었고, 촉각 SOR에 대한 일치율은 MZ = 0.82 및 DZ = 0.27이었으며, 이는 SOR이 청각 과잉 반응보다 다소 더 큰 유전성을 보여주는 촉각 과잉 반응과 함께 중간 정도의 유전적 영향을 미친다는 것을 시사했다. 쌍둥이 연구는 유전자가 감각통합 장애의 발달에 얼마나 많은 영향을 미치는지 평가하는 메커니즘을 제공한다.

미래지향 Future Directions

다양한 인종 및 사회경제 집단에 걸친 SMD의 확산에 대한 향후 연구가 보장되며, 어떤 요인이 특정 감각 행동의 발달 또는 악화에 기여하는지에 대한 우리의 전반적인 지식을 증가시키는 데 초점을 맞춰야 한다(예: 과소 반응, 과민 반응). 가족 내 감각 증상 사이의 연관성을 이해하는 것은 감각 조절 또는 통합 장애가 있는 아동의 형제, 자매의 초기 위험 요인을 식별하는 것뿐만 아니라 이러한 지식에 기여할 것이다. 행동 유전학과 분자 유전학에 대한 향후 연구는 SMD에 취약한 개인과 복합적으로 발생하는 자폐증 같은 조건을 분류 및 식별하는데 중요한 역할을 할 가능성이 있다.

요점

- SI의 장애는 다른 건강 관련 문제의 위험 요인이 될 수 있으며 개인과 가족의 기능 및 참여에 영향을 줄 수 있다.
- 연구에 따르면 SMD, 특히 SOR는 다른 정신 질환과는 독립적으로 존재하지만 다른 아동 정신 병리학의 위험 요소이기도 하다.
- SOR는 유전적 근거가 강하지만 환경적 요인(예: 산전 알코올 사용 또는 납 노출, 가족 빈곤)이나 아이의 출생과 관련된 문제(예: 분만 합병증)에 의해 영향을 받을 수 있다.

요약과 결론 Summary and Conclusions

우리는 SI 장애에 대한 더 나은 이해를 향해 진전하고 있다. 요인 분석을 사용한 연구는 기존 및 새로운 평가도구를 사용하여 감각통합 장애 패턴 식별의 일관성을 지원한다. 또한 최근 높은 수준의 효과 연구는 아동 및 가족생활의 많은 영역에서 긍정적인 결과를 보여주었으며, SOR에 대한 이해가 확대되었다. 우리는 이것이 다른 아동기 장애의 유무에 관계없이 확인되고, 유전적 연결이 있는 것으로 보이며, 그 발현과 관련된 맥락적 위험 요소가 있을 수도 있다는 것을 알고 있다. 아직 해야 할 일이 많고 우리의 지속적인 연구는 높은 수준의 연구 이어야 한다. 우리는 앞으로 나아가고 점점 더 복잡해지는 질문에 답할 때 더 엄격한 연구(예: 증가된 통계적 힘, 중재 충실도, 도구의 일관된 사용, 아동과 가족에게 의미 있는 결과 확인)가 필요하다.

어디에서 자료를 더 찾을 수 있는가?
Where Can I Find More?

Law, M., & MacDermid, J. (Eds.). (2014). *Evidence-based rehabilitation: A guide to practice.* Thorofare, NJ: Slack Inc.

Miller, L. J., & Roetenberg, J. (2014). *Sensational kids: Hope and help for children with sensory processing disorder (SPD).* New York, NY: Perigee Books.

Schaaf, R. C., & Mailloux, Z. (2015). *Clinician's guide for implementing Ayres Sensory Integration®: Promoting participation for children with autism.* Bethesda, MD: American Occupational Therapy Association, Inc.

참고문헌

Ahn, R. R., Miller, L. J., Milberger, S., & McIntosh, D. N. (2004). Prevalence of parents' perceptions of sensory processing disorders among kindergarten children. *American Journal of Occupational Therapy, 58,* 287–302.

American Academy of Pediatrics, Section on Complementary and Integrative Medicine and Council on Children with Disabilities. (2012). Sensory integration therapies for children with developmental and behavioral disorders. *Pediatrics, 129,* 1186–1190. doi:10.1542/peds.2012-0876

American Psychiatric Association. (2013). *Diagnostic and statistical manual of mental disorders.* Washington, DC: American Psychiatric Association.

American Occupational Therapy Association & American Occupational Therapy Foundation. (2011). Occupational therapy research agenda. *American Journal of Occupational Therapy, 65*(Suppl.), S4–S7. doi:10.5014/ajot.2011.65S4

Arendt, R. E., MacLean, W. E., & Baumeister, A. (1988). Critique of sensory integration theory and its application in mental retardation. *American Journal of Mental Deficiency, 92,* 401–429.

Ayres, A. J. (1969). Deficits in sensory integration in educationally handicapped children. *Journal of Learning Disabilities, 2*(3), 44–52.

Ayres, A. J. (1972a). *Sensory integration and learning disorders.* Los Angeles, CA: Western Psychological Services.

Ayres, A. J. (1972b). Types of sensory integrative dysfunction among disabled learners. *American Journal of Occupational Therapy, 26*(1), 13–18.

Ayres, A. J. (1977). Cluster analyses of measures of sensory integration. *American Journal of Occupational Therapy, 31*(6), 362–366.

Ayres, A. J. (1989). *Sensory Integration and Praxis Tests.* Los Angeles, CA: Western Psychological Services.

Bagatell, N., Mirigliani, G., Patterson, C., Reyes, Y., & Test, L. (2010). Effectiveness of therapy ball chairs on classroom participation in children with autism spectrum disorders. *American Journal of Occupational Therapy, 64,* 895–903. doi:10.5014/ajot.2010.09149

Baranek, G. T. (1998). *Tactile Defensiveness and Discrimination Test: Revised.* Unpublished Manuscript, University of North Carolina at Chapel Hill.

Baranek, G. T., Boyd, B. A., Poe, M. D., David, F. J., & Watson, L. R. (2007). Hyperresponsive sensory patterns in young children with autism, developmental delay, and typical development. *American Journal of Mental Retardation, 112,* 233–245.

Baranek, G. T., David, F. J., Poe, M. D., Stone, W. L., & Watson, L. R. (2006). Sensory Experiences Questionnaire: Discriminating sensory features in young children with autism, developmental delays, and typical development. *Journal of Child Psychology and Psychiatry, 47,* 591–601.

Bar-Shalita, T., Vatine, J., & Parush, S. (2008). Sensory modulation disorder: A risk factor for participation in daily life activities. *Developmental Medicine and Child Neurology, 50,* 932–937.

Bauer, B. A. (1977). Tactile sensitivity: Development of a behavioral responses checklist. *American Journal of Occupational Therapy, 31,* 357–361.

Ben-Sasson, A., Carter, A. S., & Briggs, M. J. (2009). Sensory over-responsivity in elementary school: Prevalence and social-emotional correlates. *Journal of Abnormal Child Psychology, 37,* 705–716. doi:10.1007/s10802-008-9295-8

Ben-Sasson, A., Carter, A. S., & Briggs-Gowan, M. J. (2010). The development of sensory over-responsivity from infancy to elementary school. *Journal of Abnormal Child Psychology, 38*(8), 1193–202. doi:10.1007/s10802-010-9435-9

Boruch, R. F. (1997). *Randomized experiments for planning and evaluation: A practical guide.* Thousand Oaks, CA: SAGE Publications.

Briggs-Gowan, M. J., Carter, A. S., Bosson-Heenan, J., Guyer, A. E., & Horwitz, S. M. (2006). Are infant-toddler social-emotional and behavioral problems transient? *Journal of the American Academy of Child and Adolescent Psychiatry, 45,* 849–858.

Briggs-Gowan, M. J., Horwitz, S. M., & Carter, A. S. (1997). *The Family Life Impairment Scale.* New Haven, CT: Yale University.

Brody, G. H., & Flor, D. L. (1997). Maternal psychological functioning, family processes, and child adjustment in rural, single-parent, African American families. *Developmental Psychology, 33*(6), 1000–1111.

Brown, C. E., & Dunn, W. (2002). *Adolescent/adult sensory profile: User's manual.* San Antonio, TX: Therapy Skill Builders.

Bulpitt, C. J. (1983). *Randomized controlled clinical trials*. Hingham, MA: Kluwer Boston.

Bury, T. J., & Mead, J. M. (Eds.). 1998. *Evidence-based health-care. A practical guide for therapists*. Oxford: Butterworth Heinemann.

Carrasco, R. C. (1991). A comparison of scores achieved by gifted and by talented public school children on the Sensory Integration and Praxis Test battery. *Dissertation Abstracts International, 52*, 561–562.

Carter, A. S., Ben-Sasson, A., & Briggs-Gowan, M. J. (2011). Sensory over-responsivity, psychopathology, and family impairment in school-aged children. *Journal of the American Academy of Child and Adolescent Psychiatry, 50*(12), 1210–1219. doi:10.1016/j.jaac.2011.09.010

Case-Smith, J., Weaver, L. L., & Fristad, M. A. (2015). A systematic review of sensory processing interventions for children with autism spectrum disorders. *Autism, 19*(2), 133–148. doi:10.1177/1362361313517762 aut.sagepub.com

Cheng, M., & Boggett-Carsjens, J. (2005). Consider sensory processing disorders in the explosive child: Case report and review. *The Canadian Child and Adolescent Psychiatry Review, 14*, 44–48.

Cohn, E., Miller, L. J., & Tickle-Degnen, L. (2000). Parental hopes for therapy outcomes: Children with sensory modulation disorders. *American Journal of Occupational Therapy, 54*, 36–43.

Cox, A. L., Gast, D. L., Luscre, D., & Ayres, K. M. (2009). The effects of weighted vests on appropriate in-seat behaviors of elementary-age students with autism and severe to profound intellectual disabilities. *Focus on Autism and Other Developmental Disabilities, 24*(1), 17–27.

Davis, T. N., Durand, S., & Chan, J. M. (2011). The effects of a brushing procedure on stereotypical behavior. *Research in Autism Spectrum Disorders, 5*(3), 1053–1058.

Devlin, S., Healy, O., Leader, G., & Hughes, B. M. (2009). Comparison of behavioral intervention and sensory-integration therapy in the treatment of challenging behavior. *Journal of Autism and Developmental Disorders, 41*(10), 1303–1320. doi:10.1007/s10803-010-1149-x

Dunn, W. (1999). *The Sensory Profile*. San Antonio, TX: Psychological Corporation.

Dunn, W. (2006). *School companion sensory profile manual*. San Antonio, TX: Psychological Corporation.

Dunn, W. (2014). *Sensory Profile™ 2*. San Antonio, TX: The Psychological Corporation.

Evans, G. W., Gonnella, C., Marcynyszyn, L. A., Gentile, L., & Salpekar, N. (2005). The role of chaos in poverty and children's socioemotional adjustment. *Psychological Science, 16*(7), 560–565.

Fazlioglu, Y., & Baran, G. (2008). A sensory integration therapy program on sensory problems for children with autism. *Perceptual and Motor Skills, 106*(2), 355–370.

Fertel-Daly, D., Bedell, G., & Hinojosa, J. (2001). Effects of a weighted vest on attention to task and self-stimulatory behaviors in preschoolers with pervasive developmental disorders. *American Journal of Occupational Therapy, 55*, 629–640. doi:10.5014/ajot.55.6.629

Friedman, L. M., Furberg, C. D., & DeMets, D. L. (2015). *Fundamentals of clinical trials* (5th ed.). Basil, Switzerland: Springer International Publishing.

Fuhrer, M. J. (1997). *Assessing medical rehabilitation practices: The promise of outcomes research*. Baltimore, MD: Paul H. Brookes Publishing Co.

Gee, G. C., & Payne-Sturges, D. C. (2004). Environmental health disparities: A framework integrating psychosocial and environmental concepts. *Environmental Health Perspectives, 112*(17), 1645–1653.

Goldsmith, H. H., Van Hulle, C. A., Arneson, C. L., Schreiber, J. E., & Gernsbacher, M. A. (2006). A population-based twin study of parentally reported tactile and auditory defensiveness in young children. *Journal of Abnormal Child Psychology, 34*, 393–407.

Gouze, K. R., Hopkins, J., Lebailly, S. A., & Lavigne, J. V. (2009). Re-examining the epidemiology of sensory regulation dysfunction and comorbid psychopathology. *Journal of Abnormal Child Psychology, 37*(8), 1077–1087.

Hodgetts, S., Magill-Evans, J., & Misiaszek, J. (2011a). Effects of weighted vests on classroom behavior for children with autism and cognitive impairments. *Research in Autism Spectrum Disorders, 5*, 495–505. doi:10.1016/j.rasd.2010.06.015

Hodgetts, S., Magill-Evans, J., & Misiaszek, J. (2011b). Weighted vests, stereotyped behaviors and arousal in children with autism. *Journal of Autism and Developmental Disorders, 41*, 805–814. doi:10.1007/s10803-010-1104-x

Hoehn, T. P., & Baumeister, A. A. (1994). A critique of the application of sensory integration therapy to children with learning disabilities. *Journal of Learning Disabilities, 27*, 338–350.

ICDL-DMIC Work Groups. (2005). *Diagnostic Manual for Infancy and Early Childhood: Mental Health, Developmental, Regulatory-Sensory Processing and Language Disorders and Learning Challenges (ICDL-DMIC)*. Bethesda, MD: Interdisciplinary Council on Developmental and Learning Disorders (ICDL).

Jadad, A. R. (1998). *Randomized controlled trials*. Malden, MA: Blackwell Publishing.

Kane, A., Luiselli, J., Dearorn, S., & Young, N. (2004). Wearing a weighted vest as intervention for children with autism and pervasive developmental disorder. *The Scientific Review of Mental Health Practice, 3*(2), 19–24.

Kientz, M. A., & Dunn, W. (1997). A comparison of the performance of children with and without autism on the sensory profile. *American Journal of Occupational Therapy, 51*, 530–537.

Kinnealey, M. (1973). Aversive and nonaversive responses to sensory stimulation in mentally retarded children. *American Journal of Occupational Therapy, 27,* 464–471.

Kinnealey, M. (1998). Princess or tyrant: A case report of a child with sensory defensiveness. *Occupational Therapy International, 5,* 293–303.

Kinnealey, M., & Fuiek, M. (1999). The relationship between sensory defensiveness, anxiety, depression and perception of pain in adults. *Occupational Therapy International, 6,* 195–206.

Kinnealey, M., Koenig, K. P., & Smith, S. (2011). Relationships between sensory modulation and social supports and health related quality of life. *American Journal of Occupational Therapy, 65,* 320–327. doi:10.5014/ajot.2011.001370

Kinnealey, M., Oliver, B., & Wilbarger, P. (1995). A phenomenological study of sensory defensiveness in adults. *American Journal of Occupational Therapy, 49,* 444–451.

Lai, J. S., Fisher, A. G., Magalhaes, L. C., & Bundy, A. C. (1996). Construct validity of the Sensory Integration and Praxis Tests. *OTJR: Occupation, Participation and Health, 16,* 75–97.

Leekam, S. R., Libby, S. J., Wing, L., & Gould, J. (2007). Describing the sensory abnormalities of children and adults with autism. *Journal of Autism and Developmental Disorders, 37,* 894–910.

Leekam, R. S., Libby, S. J., Wing, L., Gould, J., & Taylor, C. (2002). The Diagnostic Interview for Social and Communication Disorders: Algorithms for ICD-10 childhood autism and Wing and Gould autistic spectrum disorder. *Journal of Child Psychology and Psychiatry, 43,* 327–342.

Leew, S. V., Stein, N. G., & Gibbard, W. B. (2010). Weighted vests' effect on social attention for toddlers with autism spectrum disorders. *Canadian Journal of Occupational Therapy, 77,* 113–124. doi: 10.2182/cjot.2010.77.2.7

Mailloux, Z., Mulligan, S., Smith Roley, S., Blanche, E., Cermak, S., Coleman, G., . . . Lane, C. J. (2011). Verification and clarification of patterns of sensory integrative dysfunction. *American Journal of Occupational Therapy, 65*(2), 143–151.

Mailloux, Z., Parham, L. D., Roley, S. S., Ruzzano, L., & Schaaf, R. C. (2018). Introduction to the Evaluation in Ayres Sensory Integration® (EASI). *American Journal of Occupational Therapy, 72*(1), 7201195030p1–7201195030p7.

May-Benson, T., Koomar, J. A., & Teasdale, A. (2009). Incidence of pre-, peri-, and post-natal birth and developmental problems of children with sensory processing disorder and children with autism spectrum. *Frontiers in Integrative Neuroscience, 3*, 31. doi:10.3389/neuro.07.031.2009.

May-Benson, T. A., & Koomar, J. A. (2010). Systematic review of the research evidence examining the effectiveness of interventions using a sensory integrative approach for children. *American Journal of Occupational Therapy, 64,* 403–414. doi:10.5014/ajot.2010.09071

McIntosh, D. N., Miller, L. J., Shyu, V., & Dunn, W. (1999). Overview of the Short Sensory Profile (SSP). In W. Dunn (Ed.), *The Sensory Profile: Examiner's manual* (pp. 59–73). San Antonio, TX: The Psychological Corporation.

Miller, L. J. (2003). Empirical evidence related to therapies for sensory processing impairments. *Communiqué, 31,* 34–37.

Miller, L. J. (2012). Letter to the editor re: sensory integration therapies for children with developmental and behavioral disorders. Downloaded 4-22-2019 from https://pediatrics.aappublications.org/content/129/6/1186.

Miller, L. J., Coll, J. R., & Schoen, S. A. (2007). A randomized controlled pilot study of the effectiveness of occupational therapy for children with sensory modulation disorder. *American Journal of Occupational Therapy, 61,* 228–238.

Miller, L. J., Schoen, S. A., James, K., & Schaaf, R. C. (2007). Lessons learned: A pilot study on occupational therapy effectiveness for children with sensory modulation disorder. *American Journal of Occupational Therapy, 61,* 161–169.

Minshew, N. J., & Hobson, J. A. (2008). Sensory sensitivities and performance on sensory perceptual tasks in high-functioning individuals with autism. *Journal of Autism and Developmental Disorders, 38,* 1485–1498.

Moore, C. F., Gajewski, L. L., Laughlin, N. K., Luck, M. L., Larson, J. A., & Schneider, M. J. (2008). Developmental lead exposure induces tactile defensiveness in rhesus monkeys (Macaca mulatta). *Environmental Health Perspectives, 116,* 1322–1326.

Mulligan, S. (1998). Patterns of sensory integration dysfunction: A confirmatory factor analysis. *American Journal of Occupational Therapy, 52*(10), 819–828.

Mutti, M., Martin, N. A., Sterling, H. M., & Spalding, N. V. (2011). *Quick Neurological Screening Test-3*. Los Angeles, CA: Western Psychological Services.

Ottenbacher, K. (1982a). Patterns of postrotary nystagmus in three learning-disabled children. *American Journal of Occupational Therapy, 36,* 657–663.

Ottenbacher, K. (1982b). Sensory integration therapy: Affect or effect. *American Journal of Occupational Therapy, 36,* 571–578.

Ottenbacher, K. (1991). Research in sensory integration: Empirical perceptions and progress. In A. G. Fisher, E. A. Murray, & A. C. Bundy (Eds.), *Sensory integration: Theory and practice* (pp. 385–399). Philadelphia, PA: F.A. Davis Company.

Parham, L. D., Cohn, E. S., Spitzer, S., Koomar, J. A., Miller, L. J., Burke, J. P., . . . Summers, C. A. (2007). Fidelity in sensory integration intervention research. *American Journal of Occupational Therapy, 61,* 216–227.

Parham, L. D., Ecker, C., Miller Kuhaneck, H., Henry, D. A., & Glennon, T. J. (2007). *Sensory Processing Measure (SPM): Manual.* Los Angeles,

CA: Western Psychological Services.
Parham, L. D., Ecker, C., Kuhaneck, H. M., Henry, D. A., & Glennon, T. J. (2010). *Sensory Processing Measure (SPM): Manual*. Los Angeles, CA: Western Psychological Services.
Parham, L. D., Smith Roley, S., May-Benson, T. A., Koomar, J., Brett-Green, B., Burke, J. P., . . . Schaaf, R. C. (2011). Development of a Fidelity Measure for research on the effectiveness of the Ayres Sensory Integration® intervention. *American Journal of Occupational Therapy, 65*(2), 133–142. doi:10.5014/ajot.2011.000745
Pearson. (2005). Adolescent/Adult Sensory Profile technical summary. Downloaded 7-31-2015 from http://www.pearsonclinical.com/therapy/products/100000434/adolescentadult-sensory-profile.html#tab-resources
Pearson. (2014). Sensory Profile 2 technical summary. Downloaded 7-31-2014 from http://www.pearsonclinical.com/therapy/products/100000822/sensory-profile-2.html#tab-resources
Pfeiffer, B., & Kinnealey, M. (2003). Treatment of sensory defensiveness in adults. *Occupational Therapy International, 10,* 175–184.
Pfeiffer, B., Kinnealey, M., Reed, C., & Herzberg, G. (2005). Sensory modulation and affective disorders in children and adolescents with Asperger's disorder. *American Journal of Occupational Therapy, 59,* 335–345.
Pfeiffer, B. A., Koenig, K., Kinnealey, M., Sheppard, M., & Henderson, L. (2011). Effectiveness of sensory integration interventions in children with autism spectrum disorders: A pilot study. *American Journal of Occupational Therapy, 65*(1), 76–85. doi:10.5014/ajot.2011.09205
Polatajko, H. J., Kaplan, B. J., & Wilson, B. N. (1992). Sensory integration treatment for children with learning disabilities: Its status 20 years later. *Occupational Therapy Journal of Research, 12,* 323–341.
Reichow, B., Barton, E. E., Sewell, J. S., Good, L., & Wolery, M. (2010). Effects of weighted vests on the engagement of children with developmental delays and autism. *Focus on Autism and Other Developmental Disabilities, 25,* 3–11. doi:10.1177/1088357609353751
Reynolds, S., & Lane, S. J. (2008). Diagnostic validity of sensory over-responsivity: A review of the literature and case reports. *Journal of Autism and Developmental Disorders, 38,* 516–529.
Roberts, J. E., King-Thomas, L., & Boccia, M. L. (2007). Behavioral indexes of the efficacy of sensory integration therapy. *American Journal of Occupational Therapy, 61,* 555–562.
Roid, G. H., & Miller, L. J. (1997). *Leiter International Performance Scale-Revised*. Wood Dale, IL: Stoelting.
Royeen, C. B., Koomar, J., Cromack, T., & Fortune, J. C. (1991). Evidence for content and discriminant validity of the Sensory Integration and Praxis Tests Competency Exam. *Occupational Therapy Journal of Research, 11,* 357–366.
Royeen, C. R., & Mu, K. (2003). Stability of tactile defensiveness across cultures: European and American children's responses to the Touch Inventory for Elementary school aged children. *Occupational Therapy International, 10,* 165–174.
Schaaf, R. C., Benevides, T., Mailloux, Z., Faller, P., Hunt, J., van Hooydonk, E., . . . Kelly, D. (2014). An intervention for sensory difficulties in children with autism: A randomized trial. *Journal of Autism and Developmental Disorders, 44*(2014), 1493–1506. doi:10.1007/s10803-013-1983-8
Schaffer, R. (1984). Sensory integration therapy with learning disabled children: A critical review. *Canadian Journal of Occupational Therapy, 51,* 73–77.
Schilling, D. L., & Schwartz, I. S. (2004). Alternative seating for young children with autism spectrum disorder: Effects on classroom behavior. *Journal of Autism and Developmental Disorders, 34,* 423–434. doi:10.1023/B:JADD.0000037418.48587.f4
Schneider, M. J., Moore, C. F., Gajewski, L. L., Larson, J. L., Roberts, A. D., Converse, A. K., & DeJesus, O. T. (2008). Sensory processing disorder in a primate model: Evidence from a longitudinal study of prenatal alcohol and prenatal stress effects. *Child Development, 79,* 100–113.
Schneider, M. J., Moore, C. F., Larson, J. L., Barr, C. S., DeJesus, O. T., & Roberts, A. D. (2009). Timing of moderate level prenatal alcohol exposure influences gene expression of sensory processing behavior in rhesus monkeys. *Frontiers in Integrative Neuroscience, 3,* 30. doi:10.3389/neuro.07.030.2009
Schoen, S. A., Miller, L. J., & Green, K. E. (2008). Pilot study of the sensory over-responsivity scales: Assessment and inventory. *American Journal of Occupational Therapy, 62,* 393–406.
Schoen, S. A., Miller, L. J., & Sullivan, J. C. (2014). Measurement in sensory modulation: The Sensory Processing Scale Assessment. *American Journal of Occupational Therapy, 68,* 522–530. doi:10.5014/ajot.2014.012377
Schoen, S. A., Miller, L. J., & Sullivan, J. C. (2016). The development and psychometric properties of the Sensory Processing Scale Inventory: A report measure of sensory modulation. *Journal of Intellectual and Developmental Disability, 41,* 1–10.
Schoen, S. A., Lane, S. J., Mailloux, Z., May-Benson, T., Parham, L. D., Roley, S. S., & Schaaf, R. C. (2019). A systematic review of Ayres sensory integration intervention for children with autism. *Autism Research, 12,* 6–19. doi:10.1002/aur.2046
Smith, S. A., Press, B., Koenig, K. P., & Kinnealey, M. (2005). Effects of sensory integration intervention on self-stimulating and self-injurious behaviors. *American Journal of Occupational Therapy, 59,* 418–425.
Talay-Ongan, A., & Wood, K. (2000). Unusual sensory sensitivities in autism: A possible crossroads. *International Journal of Disability, Development and Education, 47,* 201–212.
Van Hulle, C. A., Schmidt, N. L., & Goldsmith,

H. H. (2012). Is sensory over-responsivity distinguishable from childhood behavior problems? A phenotypic and genetic analysis. *Journal of Child Psychology and Psychiatry, and Allied Disciplines, 53*(1), 64–72. doi:10.1111/j.1469-7610.2011.02432.x

Van Rie, G. L., & Heflin, L. J. (2009). The effect of sensory activities on correct responding for children with autism spectrum disorders. *Research in Autism Spectrum Disorders, 3*(3), 783–796.

Vargas, S., & Camilli, G. (1999). A meta-analysis of research on sensory integration treatment. *American Journal of Occupational Therapy, 53,* 189–198.

Walker, K. F., & Burris, B. (1991). Correlation of the Sensory Integration and Praxis Tests with the Metropolitan Achievement Test scores in normal children. *Occupational Therapy Journal of Research, 11,* 307–310.

Watling, R. L., & Dietz, J. (2007). Immediate effect of Ayres's Sensory Integration-based occupational therapy intervention on children with autism spectrum disorders. *American Journal of Occupational Therapy, 61*(5), 574–583.

White, B. P., Mulligan, S., Merrill, S., & Wright, J. (2007). An examination of the relationships between motor and process skills and scores on the sensory profile. *American Journal of Occupational Therapy, 61,* 154–160.

Wing, L., Leekam, L., Libby, S., Gould, J., & Larcombe, M. (2002). The Diagnostic Interview for Social and Communication Disorders: Background, inter-rater reliability and clinical use. *Journal of Child Psychology and Psychiatry, 43,* 307–325.

Zero to Three. (2005). *Diagnostic classification of mental health and developmental disorders of infancy and early childhood: Revised edition* (DC:0-3R). Washington, DC: Zero to Three Press.

CHAPTER 16

감각통합 연구의 발전: 기초 과학 연구

Advances in Sensory Integration Research: Basic Science Research

우리는 왜 기초과학 연구를 하는가? 우리 자신에 대해 배우기 위해.
– Walter Gilbert

학습목표

이 장을 학습하고 난 이후, 독자는 다음 내용을 할 수 있을 것이다:

- ✔ 감각통합과 관련된 신경학적 과정을 측정하기 위해 현재 사용되는 다양한 측정 기법을 인식하고 설명한다.
- ✔ 감각통합 장애와 관련된 뇌 영역 및 시스템을 설명한다.
- ✔ 동물 연구가 감각통합 장애 및 감각통합 개입에 대한 이해에 어떻게 기여할 수 있는지 설명한다.
- ✔ 동반된 정신 질환이 있거나 없는 감각통합 장애가 있는 아동의 신경학적 및 생리학적 패턴을 비교하고 대조한다.

서론 Introduction

Ayres의 감각통합 이론은 신경 과학 문헌에 크게 기반을 두고 있으며 뇌와 행동 사이의 긴밀한 연결을 가정한다. 그러나 뇌 기능과 행동 결과를 연결하기 위해서는 감각통합 연구의 연속성이 필요하다(그림 16-1). 연속체의 한쪽 끝에는 실험실 또는 임상 환경에서 인간 피험자를 위한 중재의 효능 또는 효과를 조사하는 연구가 있다. 이러한 유형의 연구는 15장(감각통합 연구의 발전: 임상 기반 연구)에 설명되어 있으며, 결과 측정의 개발 및 특정 중재의 설계에 중점을 둔 번역 연구도 마찬가지이다. 연속체의 다른 쪽 끝에는 장애의 기본 메커니즘을 정의하고 중재의 잠재적 대상을 식별하려는 기초 과학 연구(임상 전 연구라고도 한다)가 있다(그림 16-1). 이 장에서는 이러한 유형의 기초 과학 연구에 초점을 맞출 것이다.

감각통합 이론과 중재의 핵심은 뇌가 평생 동안 변화할 수 있다는 믿음이다. 뇌 조직과 연결성의 변화를 신경가소성이라고 한다. 임상의로서 우리는 수행이나 행동의 변화를 볼 때 **신경가소성**이 발생한다고 가정한다. 임상 연구원으로서 우리는 행동 또는 성과 변화를 초래할 수 있는 다른 요인을 통제하기 위해 노력하여 중재 접근 방식이 행동 및 성과 변

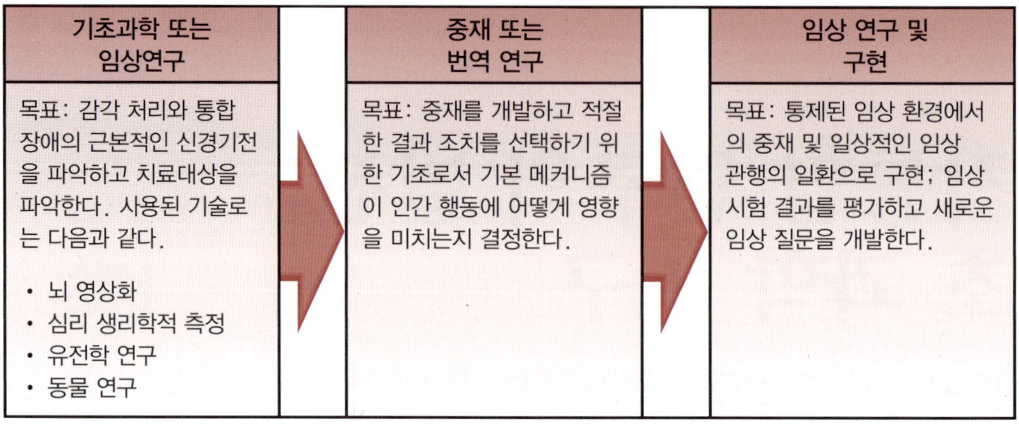

그림 16-1 감각통합 연구의 연속체.

화와 연결되어 있음을 시사한다. 그러나 기초과학 연구를 통해 개별 뉴런(예: 수상돌기 밀도 또는 수상돌기의 분지 향상)의 수준, CNS 영역(예: 자율신경계) 또는 뇌의 경로를 형성하는 뉴런 그룹에서 발생하는 구조적 변화를 조사할 수 있게 해준다.

Lane and Schaaf(2010)의 다양한 분야에 걸친 감각 운동 기반 가소성 문헌의 체계적인 검토는 Ayres 이론의 기본 교리를 뒷받침하는 증거를 제공한다. 특히, 이 리뷰는 감각 입력, 뇌 기능 및 행동 간의 중요한 연결을 보여준다. 그들은 이 문헌의 대부분이 신경계의 구조와 기능에 대한 풍부한 환경의 영향을 탐구한 동물 연구에 초점을 맞추고 있음을 발견했다. 이러한 연구 중에서 가장 중요한 발견은 (1) 특히 후두 피질에서 증가된 수상돌기의 분지가 풍부한 환경 내에서의 적극적인 참여에 대한 응답으로 분명히 했다는 것이다(Diamond, Rosenzweig, Bennett, Lindner, & Lyon, 1972; Kempermann & Gage, 1999, Mollgarard, Diamond, Bennett, Rosenzweig, & Lindner, 1971.; (2) 신경 구조의 변화는 구조와 행동 변화 사이의 연결을 제공하는 개선된 미로 탐색 성능과 관련이 있다(West & Greenough, 1972). (3) 운동 수행의 개선과 적극적인 참여 사이의 연결은 본질적으로 체성감각 피드백을 통합한다(Lacourse, Turner, Randolph-Orr, Schandler, & Cohen, 2004; Rosenzweig et al., 1969; Rosenzweig & Bennett, 1972).

이 문헌의 본문에서 보고된 운동과 신경학적 변화는 매우 빠르게 일어날 수 있으며(Pantev et al., 2003), 오래 지속될 수 있다(Stoeckel, Pollok, Schnitzler, Witte, & Seitz, 2004). 감각 시스템의 영향(Bavelier et al., 2001; Zhang, Bao, & Merzenich, 2001)에서 중요한 시기와 다감각 경험의 이점을 시사하는 증거(Stin, Stanford, & Rowland, 2014)를 고려하는 것이 중요할 것이다.

이 기초의 발전과 병행하여 현재 다감각 처리 및 통합 연구에 종사하는 신경과학의 한 분야가 있다. 기본적인 다감각 처리와 감각통합에 관한 연구의 발전은 아동 장애에 대한 이해를 향상시켰고, 치료적 접근 방식의 정보를 제공했다.

Ayres는 여러 감각 시스템의 잠재의식, 다중 상호 작용이 일상적인 감각 경험을 이해하는 방법에 중요하다고 제안했다. 그녀는 "감각통합은 모든 개별 감각의 입력을 분류하고 정렬하여, 결국 전체 뇌 기능으로 통합한다"라고 말했다(Ayres, 1979, p.28). 이 전제는 다감각 입력의 전송을 통해 경험의 속도, 효율성 및 의미가 향상됨을 시사하는 다감각통합에 대한 최근 신경과학 연구에서 잘 뒷받침된다(Stein et al., 2014). 최근 증거에 따르면, 다중 감각통합(MSI)은 경험과 환경과의 상호 작용을 통해 획득된다. 만 3~5개월의 아동에게 기록된(Lewkowicz &

Röder, 2012) 이 과정은 생후 8년 이내에 가장 큰 성숙을 경험하는 것으로 생각된다(Ernst, 2008). 감각통합의 발전을 이해하는 데 중요한 것은 장애의 기초 신경 생리학과 관련된 기초 및 응용과학의 기여와 중재에 사용된 다감각 전략의 가치를 인식하는 것이다.

목적과 범위 Purpose and Scope

이 장에서는 MSI와 감각 조절을 중심으로 감각통합과 관련된 기초 연구에 초점을 맞춘다. 우리는 감각 조절의 기초가 되는 생리학적 기전에 대한 더 나은 이해를 얻기 위해 고안된 연구를 검토하고, 감각통합 및 처리 결손에 대한 동물 모델에 대한 일부 연구를 검토하고, 감각 장애와 복합질환 진단을 받은 아동에 대해 수행 중인 작업을 고려할 것이다. 이 작업은 감각통합 및 처리 결함과 관련된 신경 과정에 대한 이해를 확장하고 행동을 이해하기 위한 토대를 마련한다. 기본 과학 연구 결과와 감각통합 및 처리 결함에 대한 이해 사이의 특정 연결이 전체적으로 제안된다.

다음과 같은 기존의 기초연구를 요약하면 많은 약어가 사용된다. 본문에서 각각의 약어를 정의하고 표 16-1에 정리하였다.

신경학적 기전과 관련된 연구 Research Related to Underlying Neurological Mechanisms

감각 조절장애(SMD)의 기초가 되는 생리학적 메커니즘에 대한 연구는 다양한 형태를 취했다. 각 접근 방식은 Ayres의 독창적인 이론을 기반으로 한다. **자율신경계**(ANS)가 처음 표적이 된 이유는 각성 기전이 종종 SMD가 있는 아동에게서 방해를 받기 때문이다. 환경에서 중복되거나 불필요한 자극을 자동으로 필터링하는 뇌의 기전은 감각 관문 패러다임 동안 고밀도 전기생리학 기록을 사용하여 목표로 삼았다. SMD는 "감각통합"의 붕괴라는 가설 때문에 MSI를 연구하는 신경 과학 기술도 조사되었다. 다음은 각 연구 라인을 요약한 것이다.

표 16-1 약어표

용어	약어
Sensory modulation disorder	SMD
Autonomic nervous system	ANS
Sensory over-responsivity	SOR
Electrodermal response	EDR
Sensory Challenge Protocol	SCP
Evoked response potential	ERP
Electroencephalogram	EEG
Functional magnetic resonance imaging	fMRI
Positron emission tomography	PET
Magnetoencephalography	MEG
Diffusion tensor imaging	DTI
Attention defi cit-hyperactivity disorder	ADHD
Multisensory integration	MSI
Autism spectrum disorder	ASD
Hypothalamic-pituitary-adrenal	HPA
Sensory Processing Scale for Monkeys	SPS-M
Borderline personality disorder	BPD
Somatosensory evoked potential	SEP
Electrodermal activity	EDA
Attention defi cit-hyperactivity disorder with sensory over-responsivity	ADHDs
Attention defi cit-hyperactivity disorder with typical sensory functioning	ADHDt

자율신경계에 관한 연구
Studies of the Autonomic Nervous System

감각 과민 반응(SOR)이 있는 아동은 불리한 감각 경험에 대한 반응으로 싸움 또는 도피 행동을 나타내고 지각된 감각 문제로부터 회복을 조절하는 데 어려움을 겪는다(Miller, Anzalone, Lane, Cermak, & Osten, 2007). ANS는 교감신경계와 부교감신경계를 통해 활동을 조절하며, 이들은 환경의 지속적인 변화에 대응하여 내부 과정을 적응시키는 능력을 담당한다. 교감신경은 우리의 투쟁-도피 반응을 통제하는 신속하고 동원되는 시스템으로 가장 자주 언급된다. 교감 신경 활동의 변화는 종종 **전기 피부 반응**(EDR) 매개변수를 사용하여 측정된다. 부교감 신경계는 항상성과 자기 조절을 유지하거나 회복하는 데 도움이 되는 느리고 감쇠하는 시스템이다. 부교감신경 활동의 변화는 **심박수 변동성, 호흡동 부정맥**(RSA) 또는 **미주신경 긴장도**에 반영된다. 두 가지가 함께 작동하여 감각, 운동, 내장 및 신경 내분비 기능과 관련된 내부 기능을 제어한다(4장, 감각 시스템의 구조 및 기능, 그림 4-4 참조).

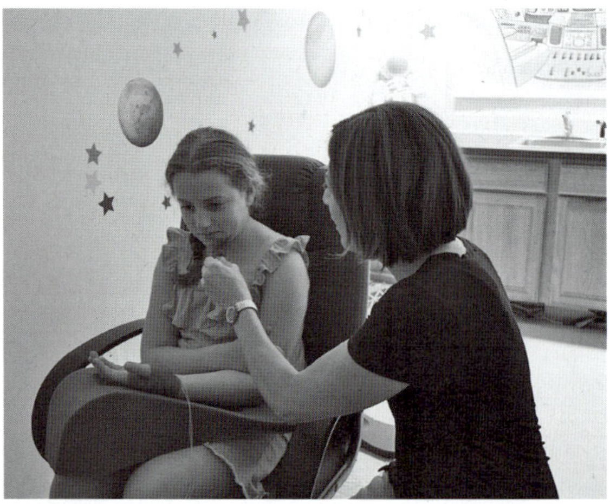

그림 16-2 감각에 대한 도전 프로토콜은 우주선처럼 꾸며진 방에서 시행되었다. 아동들은 6개의 각 감각 영역에서 8번 반복하는 감각 자극을 받았다. 그리고 시간이 지남에 따라 자극에 대한 교감, 부교감 또는 스트레스 반응에 대한 데이터가 수집되었다.

1995년부터 Miller와 동료들은 SMD가 있는 아동의 감각 자극에 대한 반응으로 ANS 조절을 조사하는 연구 프로그램을 가지고 있다. 이 프로그램을 시작한 이후로 Wallace Research Foundation과 Miller가 획득한 연방 보조금을 통해 부분적으로 지원을 받은 후 전국의 다른 여러 연구소에서 생리학적 데이터 수집에 참여하게 되었다(Lane 등, Schaaf 등, Parham 등).

여러 연구의 결과에 따르면 SOR이 있는 아동은 EDR이 상승하고(Mangeot et al., 2001; Schoen, Miller, Brett Green, &Nielsen, 2009) **감각 도전 프로토콜**(Sensory Challenge Protocol)로 알려진 패러다임을 사용하여 반복되는 감각 자극에 대한 더 느린 습관화를 보였다. SCP) (McIntosh, Miller, Shyu, & Dunn, 1999). 그림 16-2는 SCP 동안 감각 자극의 수동 적용을 보여준다. 전극은 여러 시도 동안 자극에 대한 생리적 반응을 측정하기 위해 아동에게 부착된다. 이 연구는 SOR이 있는 아동이 정상 발달 아동과 비교하고 자폐성 장애 아동과 비교하여 교감신경 과잉 행동을 보인다고 제안했다(Schoen et al., 2009). 또한 Short Sensory Profile에 의해 측정된 부모 보고서를 기반으로 한 아동의 생리적 반응과 기능적 행동 점수 사이에는 상당한 연관성이 있었다(Mangeot et al., 2001; McIntosh et al., 1999; Miller, McIntosh, Shyu, & Hagerman, 1999). 유사하게, SOR이 있는 성인은 헤드폰을 통해 큰 소리를 냈을 때 대조군에 비해 초기의 피부표면에 상당히 높은 전도 반응을 보였다(Brown, Tollefson, Dunn, Cromwell, & Filion, 2001). 종합적으로, 이러한 연구는 생리학적 측정이 SOR이 있거나 없는 개인을 구별할 수 있음을 보여준다.

개인의 반응성 조절은 자율신경계의 교감 신경계와 부교감 신경계 모두의 활동 균형을 포함하기 때문에 Schaaf 등(2003)은 부교감 신경계의 지표로 미주신경 긴장도를 사용하여 SCP 전반에 걸친 부교감 신경계 반응을 조사했다. SMD가 있는 아동은 정상 발달 아동에 비해 미주신경 긴장도가 현저히 낮았으며 이는 부교감신경 기능이 덜 효과적임을 시사한다. 후속 조사에서 SCP의 각 영역 내 미주신경 긴장도를 조사한 결과 일반적으로 발달하는 대조군보다 SMD가 있는 아동에서 기준 미주신경 긴장도가 낮은 경향(p = 0.083)을 발견했다(Schaaf et al., 2010). 그러나 이 연구에서 SMD를 가진 아동은 자극에 대처하기 위해 감소된 미주신경 긴장도가 아니라 증가된 반응으로 반응했다. 기준선에서의 미주신경 긴장도가 더 낮았고 Short Sensory Profile 점수에 기초한 SMD의 중증도와 관련이 있는 것으로 나타났다. 또한 중증 SMD를 가진 아동은 Vineland 적응 행동 척도의 의사소통, 일상생활 및 적응 행동 종합 점수에서 일반 아동에 비해 유의하게 낮은 점수를 보였다(Schaaf et al., 2010).

이러한 연구결과를 종합해 볼 때, SMD를 가진 아동들은 비정형적인 부교감 조절을 보이며, 이는 환경 자극을 자기 조절하고 대처하는 능력에 영향을 미칠 수 있음을 시사한다. 또한, 이 아동들은 일반적인 아동들과는 다른 생리적 행동 관계를 가질 수 있다. SMD를 가진 아동들은 과민성 부교감 시스템은 일상생활 활동 동안 정상적인 생리적 조절에 필요한 지원을 제공할 수 없을 수도 있다. 부교감 활동의 적절한 조절은 일상환경에서 다양한 변화하는 입력에 대처하는 데 필요한 행동 유연성과 적응의 기초를 제공하므로 일상생활의 정상적인 일상과 활동에 성공적으로 참여할 수 있는 능력을 제공한다.

신경영상화 Neuroimaging

신경영상 기술은 생리적 처리와 행동적 발현 사이의 관계에 대한 지식을 확장하는 데 도움이 될 수 있는 신경 활동의 정량적 척도로 사용될 수 있도록 진화해 왔다. 뇌 영상의 기능적 평가에 많은 양상을 사용할 수 있는데, 여기에는 **Evoked response potential**(ERP), **Elecalensphalogram**(EEG), **functional magnetic resonance imaging**(fMRI), **positron emission tomography**(PET), **magnetoensphalography**(MEG) 및 **diffusion tensor imaging**(DTI; alternative method of magnetic resonance imaging)이 포함된다.

감각 게이팅 연구 및 ERP 연구

환경에서 불필요한 자극을 걸러낼 수 없는 무능력(감각 관문이라고도 함)은 Ayres가 설명한 SOR의 하나의 특성이다(Ayres, 1972; Davies &Gavin, 2007). 따라서, 감각 관문 패러다임은 정신 분열증, 주의력 결핍 과잉 행동 장애(ADHD) 및 외상성 뇌 손상을 포함한 많은 장애에서 감각 처리의 신경생리학을 조사하는 데 사용되어왔다.

감각 관문 패러다임은 일반적으로 자극의 상대적인 "중요성" 또는 잠재적 중요성의 함수로 특정 ERP 구성요소의 진폭을 측정하는 것을 포함한다. 중요성이 감소함에 따라 ERP 진폭은 감소하여 상대적으로 중요하지 않은 자극의 감소된 신경 처리를 반영한다. ERP 데이터는 뇌의 전기적 활동을 측정하기 위해 표면 전극을 사람의 두피, 때로는 얼굴에 배치하는 EEG 기술을 사용하여 수집된다(그림 16-3).

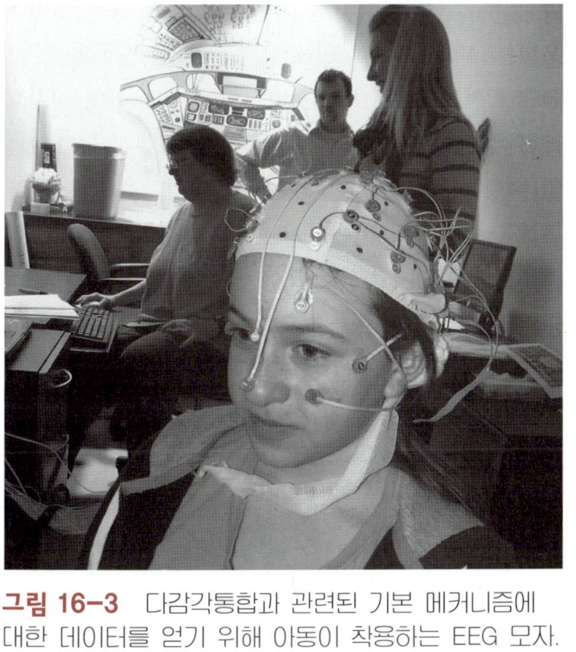

그림 16-3 다감각통합과 관련된 기본 메커니즘에 대한 데이터를 얻기 위해 아동이 착용하는 EEG 모자.

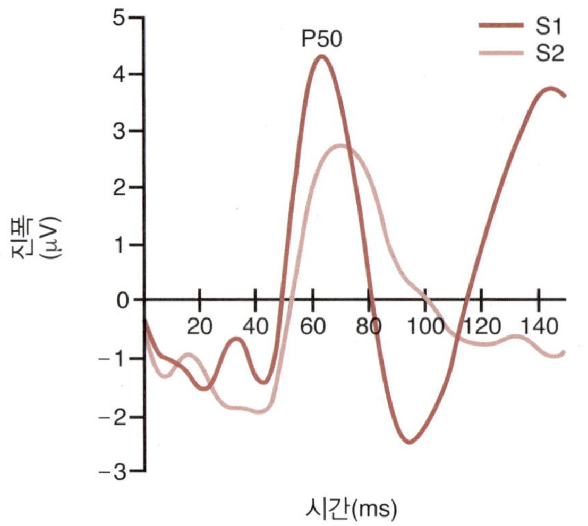

그림 16-4 감각 관문은 P50 EEG 피크를 사용하여 측정된다. P50은 자극 후 가장 긍정적인 피크이다. 빨간색 선인 S1은 자극에 대한 초기 반응을 나타낸다. 분홍색 선인 S2는 두 번째 자극에 대한 감소된 반응을 보여주고 입력의 중복성과 중요성의 부족에 대한 CNS 반응의 필터링 또는 관문을 반영한다.

감각관문 연구에서 효율성은 두번 연속으로 자극을 제시함으로써 반응이 조작된다. 첫 번째 자극은("조건화") 상대적으로 새롭게 느끼고, 두 번째 자극은("테스트") 첫 번째 자극보다 더 중요하다. 두뇌가 두 번째 자극을 "게이트 아웃"하는 효율성은 일반적으로 두 번째 자극에 의해 유발된 ERP 진폭과 첫 번째 자극에 의해 유발된 ERP 진폭을 비교하여 정량화된다(그림 16-4).

감각 민감도를 가졌다고 보고한 성인을 조사한 결과(Adult Sensory Profile; Brown & Dunn, 2002), Kisley 등은 SOR이 높을수록 덜 효율적인 감각 관문과 상관관계가 있음을 발견했다(Kisley, Noecker, & Guinther, 2004). 이 발견은 높은 SOR을 가진 개인이 중요도가 낮은 자극을 과도하게 처리한다는 가설을 뒷받침한다.

SMD(주로 SOR 하위 유형)를 가진 것으로 확인된 5세~12세 사이의 아동들에 대한 유사한 연구에서 Davies와 Gavin(2007)은 정상적으로 발달하는 아동에서 발견된 것보다 감각 관문이 현저히 감소하는 것을 보여주었고, 이는 SMD를 가진 아동들이 반복적인 청각 입력을 걸러내는 능력이 감소했음을 보여준다. 감각 관문과 나이 사이의 중요한 관계는 SMD가 있는 아동이 아니라 정상적으로 발달하고 있는 아동에게만 발견되었다. 이것은 또한 감각 관문의 결손이 단순히 시간을 거치거나 SMD가 있는 아동의 성숙만으로 인한 것이 아니라는 것을 암시한다. 또한 SMD를 가진 아동과 정상적으로 발달하는 아동을 86%의 정확도로 정확하게 분류한 연구 패러다임을 SOR 하위 유형을 판별하는데 있어서 예측도가 민감하였다. 종합적으로, 이러한 발견들은 SMD를 가진 아동들에게는 뚜렷하지 않지만, 정상 발달 아동에게 성숙한 감각 관문 과정이 있다는 것을 암시한다.

이러한 발견을 확장하면서 Davies와 동료들은 ERP를 사용하여 다른 강도와 청각 자극의 빈도에 대한 감각 등록을 조사했다. 이러한 패러다임을 이용하여 SMD를 가진 아동을 90.5%의 정확도로 정확하게 분류하였다(Davies, Chang, & Gavin, 2009). 이러한 연구 결과와 일치하여, 조사자들은 동일한 감각 등록 패러다임을 사용한 후속 연구에서 79%의 정확도로 SMD를 가진 아동들을 정확하게 분류했다(Gavin et al., 2011). 두 연구 모두 청각 자극의 비정형 신경 처리, 특히 처리에 관련된 인지 활동 증가의 ERP 반사의 후기 성분에서 SMD를 가진 아동들이 주파수와 강도가 다른 청각 자극에 대한 민감도를 선택적으로 조절하지 못한다는 것을 보여주었다.

다감각통합 연구

MSI의 장애는 감각 처리 및 통합 문제를 가진 아동들의 근본적인 장애로 Ayres에 의해 처음 가설화되었다(Ayres, 1972). 또한 SMD의 SOR 하위 유형으로 확인된 아동들의 임상적 관찰은 그들이 여러 가지 양식의 감각이 존재하는 상황(예: 바쁜 쇼핑몰이나 학교 식당)에서 지나치게 압도되어 있다는 것을 보여준다. EEG는 MSI와 관련된 근본적인 메커니즘을 연구하기 위해 사용되었다.

SOR를 가진 정상 발달 아동 또래들보다 청각과 체성감각 자극에 대한 전반적인 ERP가 개별적으로 약한 것으로 나타났다(Brett-Green, Miller, Schoen, & Nielsen, 2010). 특히, 정상 발달 아동(Brett-Green, Miller, Gavin, & Davies, 2008)과 성인(Foxe et al., 2000; Murray et al., 2005; Touge et al., 2008)에서 발생하는 초기 청각과 체성감각통합은 SOR(Brett-Green et al., 2010)을 가진 아동에서 다른 것으로 나타났다. 정상 발달 아동에서는 감각 정보 처리 초기와 하위 피질 영역에서 청각 체성감각통합이 발생한다. 그러나 SOR를 가진 아동의 처리 패턴은 높은 수준의 전두엽 MSI를 반영하여 자극에 주의를 돌리고 왜 이 아동들이 모든 환경 자극에 참여하는지를 설명할 수 있다.

이러한 연구는 청각 및 체성감각 자극에 대한 행동의 과민 반응과 SOR이 있는 아동의 특징인 다감각 입력을 통합할 수 없는 것처럼 보이는 무능력이 신경 기반을 가질 수 있다는 가설에 대한 예비 지원을 제공한다. 비정형 MSI는 가정, 학교 및 지역 사회 환경에서 성공적인 상호 작용을 방해하는 일상생활 동안 SOR을 가진 아동이 경험하는 문제에 기여할 수 있다. 이러한 결과를 확장하려면 추가 MSI 연구가 필요하다.

기능적 연결성은 뇌 영역 간의 통계적 연관성을 나타내는 데 일반적으로 사용되는 용어이다(Friston, 2011). **fMRI**를 통해 MEG에서와 같이 혈류의 변화, PET를 이용한 대사 흡수, 신경 활동과 관련된 전자기장의 변화를 관찰하여 반영하며, 기능적 연결성은 정지 시 또는 활성화 중에 평가할 수 있다. 감각통합 장애가 있는 사람과 같이 임상적 어려움이 있는 개인의 경우 1차 또는 2차 처리 피질(근거리) 또는 관련 피질 간의 정보 전달(장거리)에서 신경생리학적 장애가 발생할 수 있다.

캘리포니아 대학교 샌프란시스코의 연구원과 동료들은 현재 MEG와 DTI를 사용하여 정상 발달 아동, 감각 조절장애 아동, 자폐스펙트럼 장애 아동의 감각 처리를 조사하고 있다(Chang et al., 2014; Owen et al., 2013; Chang et al., 2016). 이 기술은 특히 감각 사건에 대응하여 어떤 뇌 영역이 함께 작용할 수 있는지, 그리고 기능적으로 어떻게 연결되어 있는지 결정하는 데 유용하다.

Owen 등(2013)은 DTI를 사용하여 백질의 역할을 탐색하여 SMD의 기본 신경 메커니즘을 조사하고 MSI가 발생하는 경로와 일차 감각로(두정 및 후두)에서 감소된 백질 미세 구조를 발견했다. 이러한 발견은 DTI의 이상이 전두엽 및 측두 영역에서 확인

증거

DTI는 백질 연결의 무결성을 평가하는 방법으로 뇌에서 물의 미세한 움직임을 측정하는 일종의 MRI이다. Chang과 동료들의 이 연구에서 DTI 섬유 트랙은 자폐스펙트럼 장애(ASD)(n=15), 감각 처리 장애(SPD)(n=16), 그리고 정상 발달 아동(n=23)을 대상으로 진행하였다. SPD 및 ASD가 있는 남아의 경우 감각 지각 및 다감각통합과 관련된 두정-후두부에서 연결성 감소가 발견되었다. 대조군에 비해 연결성이 감소된 것으로 확인된 특정 정수리-후두부 백질 영역에는 뇌량(corpus callosum)의 팽대(SPD만)뿐만 아니라 뒤쪽 시각 흐름 및 후방 대뇌부챗살(ASD 및 SPD 모두)이 포함되었다. ASD 그룹만으로도 사회-정서적 처리와 관련된 것으로 생각되는 측두엽에서 연결성이 감소하는 것으로 나타났다. 특정 연결 결손은 방추형과 편도체, 방추형과 해마 사이, 하종 종막 내에서 관찰되었다. 상관 분석은 손상된 백질 연결과 청각 처리, 작업 기억, 사회적 기술 및 부주의 사이의 중요한 연관성을 확인했다. 전반적으로 결과는 감각 처리 장애에 대한 근본적인 신경학적 기초를 식별하고 ASD와 SPD를 차등적으로 진단할 수 있는 특정 회로를 식별하는 데 도움이 된다.

Chang, Y., Owen, J. P., Desai, S. S., Hill, S. S., Arnett, A. B., Harris, J., … Mukherjee, P. (2014). 자폐증 및 감각 처리 장애: 감각 경로에서는 백질 장애를 공유하지만 사회-정서적 경로에서는 서로 다른 연결성을 나타낸다. PLOS One, 9 (7), e103038.

된 ASD 및 ADHD 아동과 SMD를 가진 아동을 구별한다(Tamm, Barnea-Goraly, & Reiss, 2012; Travers et al., 2012). 또한, 연구자들은 감각 프로파일(Dunn, 1999)에 반영된 바와 같이 감소된 백질 미세 구조 무결성과 비정형 감각 행동(Owen et al., 2013) 사이의 연관성을 발견했으며, 이는 다른 임상 진단과 구별되는 SMD에 대한 특징을 제안한다. 이 동일한 조사자 그룹의 후속 연구(Chang et al., 2014)는 SMD가 있는 아동에서 발견되는 백질 미세 구조를 ASD가 있는 아동과 비교했다. 그룹 간의 유사점은 청각, 촉각, 시각 지각 및 통합에 영향을 미치는 두정- 후두로의 변경에서 발견되었다. 흥미롭게도, SMD가 있는 아동의 경우 트랙변경이 다소 더 뚜렷했으며, 아마도 이 그룹의 부적절한 조절의 주요 특징을 반영했을 것이다. 그럼에도 불구하고, 부적절한 감각 조절은 단일 양식 입력을 처리하는 뇌 영역과 두 그룹의 아동 모두에서 MSI를 담당하는 영역 사이의 비정형 전도와 관련이 있다. SMD를 가진 아동들은 또한 정보의 불량한 구간 전달의 징후를 보였고, ASD 아동에서는 나타나지 않아 분명한 차이를 보였다. ASD가 있는 아동은 정서적 처리를 촉진하는 영역에서 연결성이 감소한 반면 SMD가 있는 아동은 그렇지 않았다.

지혜 실천

감각통합 및 처리 장애가 있는 아동을 치료하는 대부분의 작업 치료 임상의는 DTI, fMRI 및 EEG와 같은 이 장에서 논의된 기술을 사용하지 않을 것이지만 연구는 여전히 관련이 있다. 임상의들은 종종 "우리 아이가 왜 이러지?", 또는 "왜 우리 아이는 다른 아이들처럼 쉽게 일을 할 수 없나요?" 라는 질문을 받는다. 이 장에서 논의된 연구는 감각통합 및 처리 장애가 있는 아동의 뇌가 다르게 연결되어 있음을 시사한다. 일부 아동에서는 반응이 덜 억제되는 반면, 다른 아동에서는 뇌의 일부가 최적의 성능을 위해 필요하다. 그러나 임상의가 가족에게 줄 수 있는 좋은 소식은 뇌가 변화할 수 있다는 것을 알고 있다는 것이다. 치료적 개입을 통해 뇌의 연결이 강화될 수 있고 뇌의 다른 부분이 서로 동기화되어 더 많이 작동하기 시작할 수 있다. 감각통합 및 처리 분야의 연구가 계속 발전함에 따라 이 장에서 감별 진단 및 기술 연구에 사용된 것과 동일한 기술을 사용하여 치료에 대한 확실한 증거 기반을 치료사에게 제공하여 중재의 효과를 측정할 가능성이 높다. 즉, 치료사들에게 감각통합 장애 아동 치료를 위한 확실한 증거 기반을 제공한다.

요점

- SMD가 있는 아동은 SMD가 없는 아동에 비해 비정형적인 교감신경 반응성과 부교감신경 조절이 있다.
- SOR이 있는 개인은 감각 관문이 손상되어 나이가 들어도 사라지지 않는 것으로 보인다.
- SMD는 감각 처리 및 통합과 관련된 뇌 영역 간의 비정형적 연결성 및 전도성과 관련이 있다.

동물 연구: 우리에서 진료소까지

Animal Research: From Cages to Clinics

감각통합 장애와 감각통합치료에 대한 연구에서 고려해야 할 여러 수준의 분석이 있으며 동물 대상의 사용 여부는 확립된 연구 질문에서 결정적으로 나온다. 연구 질문이 유기체(예: 인간)의 행동과 관련된 경우 논리적 선택은 해당 유기체를 연구하는 것이다. 그러나 연구 질문이 비정형 감각 처리의 기초가 되는 세포 또는 분자 메커니즘과 관련이 있거나 감각통합 치료가 발달 중인 뇌의 신경 형태에 미치는 영향과 관련된 경우 이러한 유형의 분석은 인간이 아닌 종에서 가장 잘 연구될 수 있다. 예를 들어, 정상적인 청력 능력에도 불구하고, 환경에서 소리에 적절하게 반응하는 능력의 결손은 ASD를 가진 아동의 50%에서 75%에서 나타난다(Hitoglou, Ververi, Antoniadis, & Zafeiriou, 2010; Kientz & Dunn, 1997). 청각 자극에 대한 이러한 과소 반응은 인지 및 학업 수행과 사회적 기능에 영향을 미치는 것으로 나타났다(Ashburner, Ziviani, & Rodger, 2008; Liss et al., 2006). 설치류 모델을 사용하여 Reynolds 등(2012)은 인간과 같은 3개월의 동일한 기간 동안 **기형 유발성** 손상에 의해 청각 과소반응이 유발될 수 있으며, 이는 피질하 청각 시스템의 신경 연결 및 형태학적 변화를 변화시킬 수 있음을 보여주었다. 따라서 신경 가소성을 향상시키는 표적화된 약리학 및 감각 운동 중재는 설치류 모델에서 검사하여 청각 반응 결손을 개선하고 신경 형태의 결손을 치료하는 효과를 조사할 수 있다. 이 동물 연구에서 얻은 효과적인 전략과 지식은 ASD가 있는 아동의 청각 처리 결함을 줄이기 위한 효과적인 전략으로 이어질 가능성이 있는 연구의 연속체에 기여할 수 있다. 이러한 방식으로 동물 연구는 인간 연구만으로는 얻을 수 없는 감각 처리(이론, 치료 및 장애)에 대한 독특한 통찰력을 제공할 수 있다.

공중 보건에 대한 동물 연구의 중요성은 아무리 강조해도 지나치지 않는다. 지난 세기의 거의 모든 의학적 혁신은 동물을 사용하였다. 설치류(즉, 쥐와 생쥐)와 같이 기본 과학 연구에 일반적으로 사용되는 동물은 일반적으로 생각하는 것만큼 인간과 다르지 않다. 공통의 진화적 기원 때문에 종들 사이에 유사한 신경학적 구조와 생리학적 과정이 존재한다. 이것은 연구자에게 비인간 모델을 사용하여 감각 처리 장애와 치료 결과 간의 인과 관계를 연구할 수 있는 기회를 제공한다.

수명 연구 Life Span Studies

동물을 연구에 사용하는 주요 근거는 빠른 수명이다. 많은 동물 종에서 볼 수 있는 발달의 가속화 패턴은 연구자들이 인간의 초기 생활 경험의 장기적인 효과를 연구하거나, 다세대를 통한 형질의 보존을 연구하거나, 인간에게 특히 하기 어려운 질병이나 치료의 효과를 시간을 통해 볼 수 있는 기회를 제공한다. 이러한 유형의 연구가 감각통합 이론과 실천에 어떻게 기여했는지에 대한 한 가지 예는 Michael Meaney 등의 연구다(검토를 위해, Meaney, 2010 참조).

1960년대 초, 연구원들은 성인으로서, 생후 첫 주 동안 짧은 처리 기간(즉, 검사관들에 의해 어떤 식으로든 픽업되고 조작되는 것)에 노출된 동물들이 다루기 힘든 동물들과 함께 스트레스에 대한 반응이 감소한다는 것을 발견했다. Meaney의 연구는 이러한 현상을 설명하고 모성 치료의 변화가 수명 동안 스트레스 반응의 발달을 어떻게 조절하는지 연구하는데 초점을 맞추고 있다(Meaney, 2010). 한 가지 중요한 발견은 이전의 연구에서 볼 수 있는 효과는 핸들링 자체에 의해 야기된 것이 아니라, 새끼가 가정용 우리로 돌아왔을 때, 어미 쥐는 높은 비율로 핥기 및 손질 속도, 즉 강한 촉각 입력을 시작할 것이라는 것이었다. 흥미롭게도, 쥐의 스트레스 요인에 대한 반응 능력에 오랜 변화를 일으키는 것으로 보이는 것은 초기에 이러한 촉각 입력이었다.

Meaney의 그룹은 모성 치료의 자연적 변화를 조사하기 위해 한 걸음 더 나아가 비슷한 결과를 발견했다. 더 많이 핥은 새끼들은 훨씬 덜 핥은 새끼들보다 덜 두렵고 스트레스 호르몬을 적게 생산하는 것으로 성장했다. 그 결과는 어머니의 핥기가 인공 촉각 자극으로 대체되었을 때에도 동일했다(Caldji et al., 1998; Hellstrom, Dhir, Diorio, & Meaney, 2012; Menard, Champagne, & Meaney, 2004; Weaver et al., 2004). 행동 및 호르몬 변화 외에도 고단한 쥐와 덜 고단한 쥐의 구조적 신경학적 차이도 발견되었다. 촉각 입력의 높은 수준을 받은 쥐는 뇌에 더 많은 코르티솔 수용체를 가지고 있었다(Liu et al., 1997). 더 많은 수의 수용체는 **시상하부-뇌하수체-부신**(HPA) 축계의 부정적인 피드백 루프를 사용하여 스트레스 반응을 끄거나 톤을 낮추는 뇌의 향상된 용량과 관련이 있다. 따라서, 일련의 시스템적이고 체계적으로 설계된 동물 연구를 통해, Meaney's 그룹은 감각적 특징(인생 초기의 촉각 자극)을 관찰된 행동 결과(공포 반응의 수정), 측정 가능한 호르몬 결과(코르티솔의 감소), 그리고 마지막으로 신경생물학적 특징(코르티솔 수용체의 수)과 연결시킬 수 있었다.

이러한 연구에서 사용된 실험 설계 및 수명 접근법은 Meaney 등은 초기 유아기에 제공된 긍정적인 촉각 자극이 수명 내내 신경학적 스트레스 반응을 수정하는 방식으로 중추신경계(CNS)를 조직할 수 있는 잠재력을 가지고 있다는 전제를 뒷받침할 수 있게 했다. 이러한 원칙은 유아 마사지(Smith, 2012) 및 치료 브러싱(Kimball et al., 2007)과 같은 프로토콜을 포함하여 감각 기반 치료에서 촉각 자극의 사용과 직접 관련이 있다.

치료의 영향 Impact of Treatment

동물 모델도 치료의 측면을 탐구하는 데 사용되었다. 특히, 감각-운동 중재가 자폐증 관련 행동에 미치는 영향에 대한 연구는 **환경 강화** 패러다임을 사용하여 연구되었다.

환경 강화는 향상된 감각, 운동, 인지 및 잠재적으로 사회적 기회를 제공하는 동물의 가정용 케이지 또는 2차 탐색 영역의 변화를 포함한다. 이러한 개선 사항은 일반적으로 침구와 음식과 물에 대한 접근이 있는 케이지 또는 펜을 수반하는 표준 주택 조건에 비례한다(Nithianantharajah & Hannan, 2006). 그림 16-5는 설치류의 풍부한 주택 조건의 예를 보여준다. 풍부한 환경은 종종 탐험과 다양한 물체의 도입을 허용하는 넓은 공간(가정 케이지와 관련)이다. 모양, 크기, 무게, 냄새 및 질감이 다양한 이러한 물체에는 튜브, 균형 플랫폼, 등반 장치, 공 또는 주행 바퀴가 포함될 수 있으며, 일반적으로 환경에서 새로운 것과 복잡성의 개념을 유지하기 위해 예정된 방식 또는 조작 및 변경된다(Reynolds, Lane, & Richards, 2010). 이러한 환경 강화의 특징은 감각통합 치료의 핵심 원칙(표 16-2)과 일치하며, 특히 여러 가지 감각 기회나 자극을 제공하고, 도전을 증가시키고, 활동을 탐구하고 선택할 수 있는 자유를 제공하고, 장비를 제공하고, 참여를 용이하게 하기 위한 공간을 마련하는 것의 중요성(Parham et al., 2007, 2011)과 일치한다. 환경 강화 및 감각통합 개입 모두에서, 치료 후 언급된 변화는 종종 *경험의존적*인 것으로 설명되며, 이는 그들이 환경에서 이용 가능한 피험자와 행동유도 사이의 적극적인 상호작용에서 비롯된다는 것을 나타낸다.

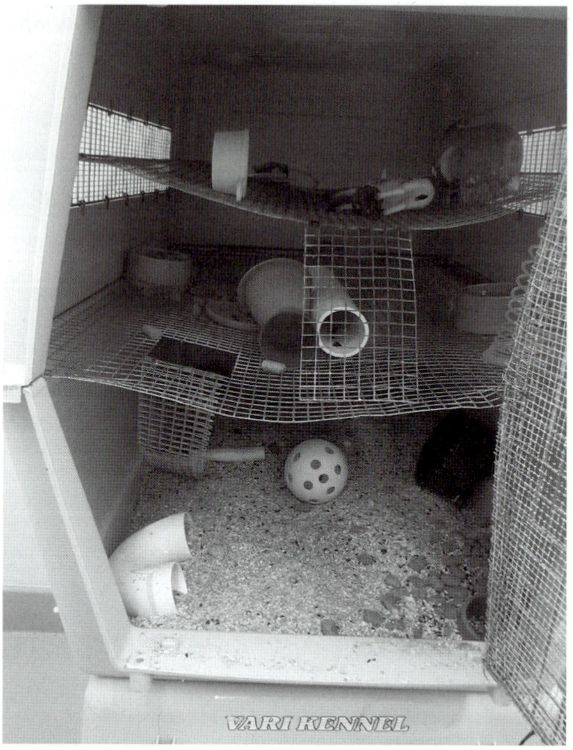

그림 16-5 풍부한 주택 조건은 표준 주택 조건과 비교하여 동물에게 감각, 운동, 인지 및 잠재적으로 사회적 기회를 제공한다. 이러한 향상은 치료사가 종종 감각 통합 치료의 맥락에서 제공하려고 하는 새로운 기회의 유형과 유사하다.

자폐증과 같은 특성을 나타내기 위해 번식한 쥐의 균주는 환경 농축을 포함한 다양한 개입의 효과를 연구하는 데 사용되었다. BTBR T + tf/J 또는 “BTBR” 쥐는 손상된 사회적 행동, 비정형적인 반복 행동(즉, 경직된 과격화), 학습 장애를 보여주는 그러한 변종 중 하나이다. MacPherson과 동료들(2008)은 기억 훈련 과제 전에 8일 동안 동물의 우

표 16-2 SI와 환경강화 모델의 필수 기능 비교

필수기능	풍부한 환경	SI 개입
감각적 경험	탐색할 대형 우리; 오르고, 균형을 잡고, 냄새를 맡고, 만지고, 밀기를 위한 장비	스윙을 위한 정지 지점이 있는 큰 치료 공간. 경사로, 터널, 공, 쿠션, 등반 및 점프 장치
구조적 특징	적절한 공간과 다감각 장비는 "치료" 조건에서 존재하고 사용 가능해야 한다.	적절한 공간과 다감각 장비가 필요하다. 또한 치료사가 참석해야 하며 적절한 훈련과 자격을 갖추어야 한다.
신기함	실험기는 예정된 기준으로 우리에 제시된 재료를 변경한다.	다양한 재료를 사용할 수 있다. 치료사의 역할은 아동 및 세션별로 적절하다고 여겨지고, 보다 도전적이거나 상상력이 풍부한 놀이 활동을 촉진하고 자료를 변경하는 것이다.
도전	환경의 복잡성은 보다 복잡한 운동 패턴과 통합적인 경험을 할 수 있는 기회를 제공한다.	환경 자체는 감각 운동에 대한 도전을 감당할 수 있어야 하지만 "정확한 도전"을 촉진하는 것은 치료사의 역할이다.
적극적 참여	풍부한 환경의 혜택을 받기 위해서는 동물들이 환경의 물질과 적극적으로 참여해야 한다.	아동은 활동 선택에 관한 치료사와 협력하며 감각 및 운동 활동을 계획하고 실행하는 데 적극적으로 참여한다.
놀이와 즐거움	감각과 운동 경험은 일반적으로 즐겁고 참여를 장려한다(감각 자극은 유해하거나 혐오스럽지 않다).	치료사는 놀이의 맥락을 만들고 아동 자신의 사회적, 운동적, 상상력 또는 대상 놀이를 촉진한다.
사회적	때때로 여러 동물들이 사회적 상호작용을 용이하게 하기 위해 동시에 농축된 환경에 소개된다.	일차적인 사회적 관계는 치료사와 아동 사이의 관계이다. 아동 간의 사회적 상호 작용이 발생할 수 있지만, 이것은 SI 치료의 핵심 요소로 확인되지 않는다.
안전	사회적 상호작용이 일어날 때, 일반적으로 동물들은 같은 크기이고, "폭행" 동물들은 우리에 도입되지 않는다.	치료사는 장비 배치와 아동과의 근접성을 유지함으로써 신체적인 안전을 보장한다. 최적의 흥분 수준을 유지하는 형태의 정서적 안전

참고: 본 Journal of Neurodevelopmental Disorders(Reynolds, Lane, & Richards, 2010)에 게재됨; 원 발행자 BioMed Central(영국 런던).

리에 제시된 지속적인 환경 강화의 효과를 조사했다. 이 연구의 결과는 짧은 기간의 강화라도 이러한 BTBR 쥐에서 물체 인식 기억을 향상시킬 수 있음을 보여주었다. Yang 등(2011)은 사회적 강화 패러다임을 사용하여 사회적으로 수용된 BTBR 쥐가 사회적 접근 행동에서 상당한 개선을 보인다는 것을 보여준다. 보다 최근에, Reynolds 등(2013)은 BTBR 쥐의 반복 행동 감소에 대한 환경 강화(새로운 감각 운동 기회가 있는 고전적 패러다임)의 효과를 조사했다. 몸치장의 시간과 순서를 모두 조사하여 행동을 포착했다. 30일의 주택 강화 후, BTBR 쥐는 표준 하우징의 BTBR 쥐에 비해 몸치장에 소요되는 시간이 크게 감소한 것으로 나타났다. 그러나 몸치장 순서의 경직성에는 변화가 없었다. 이 저자들은 환경 강화가 반복적인 행동에 참여하는 데 소요되는 시간을 줄이는 데 도움이 될 수 있지만 행동이 나타날 때 행동의 전반적인 품질을 변경하지 않을 수 있다고 결론지었다.

이러한 연구는 자폐증과 같은 근친 교배 균주를 사용하여 새로운 감각, 운동, 사회적 도전을 가진 기회 풍부한 환경에서의 참여가 학습과 기억에 긍정적인 영향을 미칠 뿐만 아니라 사회적 결손과 반복적인 행동과 같은 핵심 자폐증 관련 행동을 변화시킬 수 있음을 시사한다. 이러한 환경의 복합적인 특징과 감각통합치료를 바탕으로 자폐아동에게도 감각통합치료가 긍정적인 결과를 가져올 수 있을 것으로 추론할 수 있다. 이 가능성을 조사하는 엄격한 번역 연구를 설계하는 것이 과제다.

취약한 X 증후군의 증상에는 과잉 활동, 불안, 과민성, 공간 처리 결핍 및 변화된 감각 운동 관문이 포함되어 있기 때문에 농축 환경의 효과는 취약한 X 증후군의 동물 모델에서도 연구되었다. Restivo와 colleagues(2005년)는 풍부한 환경에서의 참여가 취약한 X 쥐에서 불안을 크게 감소시키고 습관화(기억 기능)를 회복시켰다는 것을 보여주었다. 흥미롭게도, 농축은 또한 연약한 X 쥐와 관련된 형태학적 결손을 역전시켰고, 강화는 수상돌기, 길이, 밀도, 성숙도를 증가시켰다(Restivo et al., 2005). 자폐증과 같은 쥐에 대한 이전의 논의와 마찬가지로, 취약한 X 증후군의 동물 모델을 이용한 이 연구는 새로운 감각과 운동 도전을 가진 기회 풍요로운 환경에서의 참여가 학습과 기억의 부족과 불안을 포함한 감각 처리 결핍을 가진 아동들에게 종종 나타나는 행동에 영향을 미칠 수 있다는 것을 암시한다. 또한, 이 연구는 감각 운동 개입이 경험 의존 신경 가소성의 메커니즘을 통해 신경 시스템 및 구조에 직접적인 영향을 미친다는 전제를 뒷받침한다.

환경적 영향과 후생유전학적 메커니즘

Environmental Infl uences and Epigenetic Mechanisms

감각 처리 과제와 관련된 행동을 보는 많은 장애들이 유전성이 높은 것으로 알려져 있지만(예: ADHD, ASD) 유전자 서열(또는 게놈의 이상)에 대한 연구는 발달 장애를 가진 아동들의 복잡하고 이질적인 표현형(Rangasamy, D'Mello, & Narayan, 2013)을 완전히 이해하기에는 불충분할 것이다. **후생유전학**은 기본 DNA 서열의 변화 이외의 메커니즘에 의해 야기된 행동이나 외관의 변화를 연구하는 것이다; "epi-"라는 용어는 그리스어에서 유래되었는데, 이는 "상" 또는 "위"를 의미하기 때문에 *후생유전학*은 유전자 변형이나 주변에서 일어나는 과정을 가리킨다. 이는 영양, 약물 노출, (Meaney 작업의 경우) 촉각 자극과 같은 다른 환경적 영향이 유전자 서열을 바꾸지 않고 유전자 발현에 모두 영향을 미칠 수 있다는 것을 의미한다(Meaney, 2010).

40년 전 Ayres(1979)는 게놈에 대한 환경적 영향의 중요성을 확인하고 "특정 아동의 유전적 요인은 뇌의 한 부분을 평소보다 더 취약하게 만들 수 있다. 이 매우 취약한 상태에서 환경 독소는 감각통합 발달을 방해할 수 있다"(p. 54). Schneider 등의 연구는 Ayres의 가설을 검증하기 위해 동물 연구가 어떻게 사용될 수 있는지를 보여주며, 출생 전 및 출생 후 초기 환경 요인이 감각 조절 문제의 발달에 어떻게 영향을 미치는지에 대한 우리의 이해에 기여한다(Moore et al., 2008; Schneider et al., 2007, 2008, 2009; Schneider, Moore, & Adkins, 2011). 이 연구자들은 비인간 영장류 모델인 붉은털원숭이(Macaca mulatta)를 사용하여 태아 알코올과 태아 스트레스 노출이 촉각 방어력(촉각 과민성 또는 과민반응이라고도 함)의 발달에 미치는 인과적 영향을 조사했다. Schneider 및 col Leagues(2011)가 언급한 것과 같이, 설치류와는 달리 원숭이를 사용하는 것은 더 긴 임신, 느린 태아 성장, 단일 출산과 같은 인간과 공유된 임신 특성의 이점을 제공한다. 비인간 영장류 연구는 실험 설치류 연구와 임상 인간 연구 사이의 차이를 가교한다는 점에서 중요하다. 20년의 장래성 연구 프로그램의 일환으로, 85마리의 붉은털원숭이를 4가지 조건 중 하나에서 추출했다: (1) 산모를 매일 집에서 격리하고 165일의 임신 기간 중 75일 동안 소음 스트레스에 노출시키는 산전 스트레스 노출; (2) 임신한 여성들이 임신 기간 내내 또는 특정 임신 기간 동안 매일 0.6g/kg의 알코올을 자발적으로 소비하는 산전 알코올 노출; (3) 태아 스트레스와 알코올 노출 (4) 대조군; 자손은 출생부터 노년까지 추적되었다.

모든 실험군, 대조군은 감각 처리 기능에 대해 신생아 기간과 초기 성인기에 두 번 평가되었다. 신생아로서 촉각 및 전정 항목이 포함된 배터리에서 검사되었다(그림 16-6a 및 16-6b)(자세한 내용은 Schneider et al., 2017 참조). 실험군, 대조군이 5~7세가 된 초기 아동기에 이 조사자들이 개발하고 아동의 감각 처리 능력을 테스트하는 데 사용되는 방법을 모델로 한 평가 절차인 SPS-M(Sensory Processing Scale for Monkeys)을 사용하여 검사했다(Baranek & Berkson, 1994; Miller et al., 1999). SPS-M을 사용하는 동안 조사관은 3가지 다른 촉각 자극(깃털, 솜뭉치, 뻣뻣한 공예 브러시)에 각각 6번씩 실험군, 대조군을 노출시켰다. 동물 행동은 각 자극에 대한 응답으로 "금단 없음"에서 "극도의 금단"을 의미하는 0에서 3까지의 범위로 코딩되었다(Schneider et al., 2008). SPS-M 동안 기록된 행동 지표에 추가하여 PET 신경영상을 사용하여 반복적인 촉각 자극에 대한 반응 패턴이 **선조체의 도파민** 기능과 관련이 있는지 여부를 조사했다.

결과는 젊은 대조군 동물이 6번의 실험에서 점차적으로 금단 반응의 진폭이 감소하는 것으로 입증되었듯이 촉각 자극에 대한 습관화 패턴을 기대하는 것으로 나타났다. 반대로, 실험군인 태아기 스트레스 집단의 원숭이들은 6번의 실험 동안 금단 반응의 진폭이 증가하는 민감화 패턴을 보여주었다. 또한, 실험군의 산전 알코올 노출은 습관화 또는 민감화의 명확한 패턴 없이 실험 전반에 걸쳐 전체적인 금단 반응의 더 높은 크기를 초래했다(Schneider et al., 2007).

또한 촉각 과민 반응이 있는 원숭이와 없는 원숭이 사이에 유전적 변이가 발견되었다. 구체적으로, 촉각 과민 반응을 가진 동물들은 뇌에서 신경전달물질 세로토닌의 수송을 조절하는 것으로 알려진 유전자의 짧은 변이체, 즉 대립유전자를 가지고 있었다. 이 유전자는 스트레스 반응성 및 기타 신경 생물학적 기능과 밀접한 관련이 있으며 인간 세로토닌 전달체의 길이하고 변이체 길이가 유사하다. 짧은 대립 유전자는 유전자 검사에서 긴 대립 유전자보다 효율이 떨어지는 것으로 알려져 있으며, 문맥에 대한 생물학적 민감도가 높아지고 부정적인 사건에 대한 취약성이 더 높은 것과 관련이 있다(Elis & Boyce, 2011). 세로토닌은 신경 회로 형성에 관여하는 여러 발달 기능을 조절하며, 발달의 중요한 기간 동안 발달 가소성을 조절하는 데 중요한 역할을 한다. 세로토닌 뉴런은 수면, 통증, 감각 기능, 내분비 기능, 정서적, 인지적, 운동 기능의 통합과 관련된 광범위한 뇌 영역으로 확산된다(Lesch et al.,

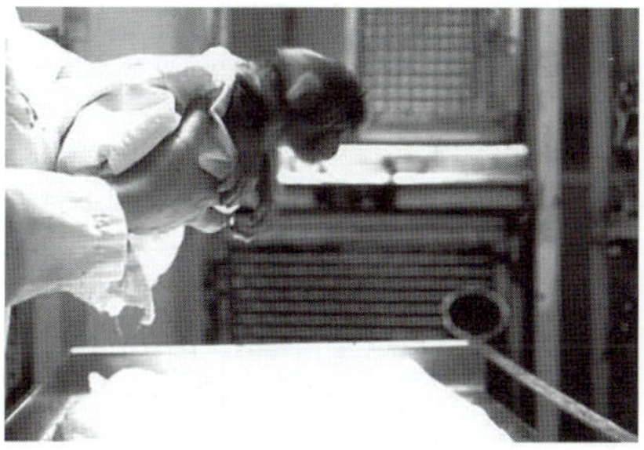
A

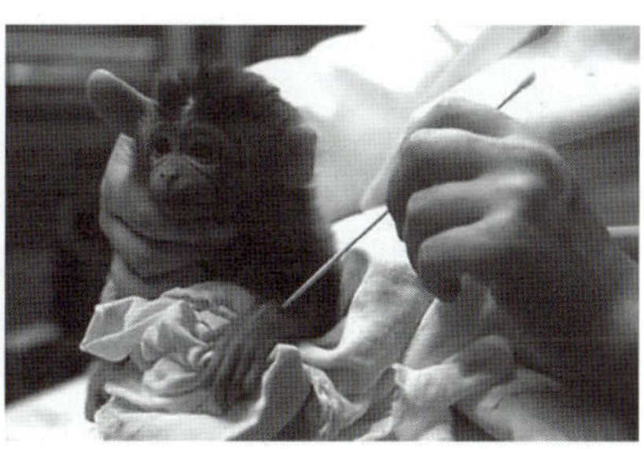
B

그림 16-6 감각처리 기능을 위한 신생아 원숭이의 평가사진 A에서는 전정 기능의 한 측면이 평가되어, 엎드린 채 매달려 있는 동안 신체 확장을 유지하는 능력을 보고 있다. 사진 B에서 신생아는 촉각계를 시험하기 위해 손에 부드럽게 쓰다듬어지고 있다.

1997).

이 연구의 또 다른 발견은 SPS-M에 대한 촉각 과민성과 감소된 습관화가 선조체 도파민(DA) 기능의 변화와 관련이 있다는 것이다. 포유동물의 DA 수용체는 5가지(D1, D2, D3, D4, D5로 지정)가 있으며, D1 및 D2 수용체는 주의력, 작업 기억, 실행 기능을 비롯한 중요한 운동 및 보상 기능을 가지고 있다(Arnsten, 2013). 선조체 도파민 D2 수용체 가용성에 대한 PET 측정은 반복적인 촉각 자극에 대한 습관화와 음의 상관관계가 있고 촉각 반응성의 크기와 양의 상관관계가 있는 것으로 밝혀졌다(Schneider et al., 2008). 더욱이, 선조체 도파민 수송체 결합은 습관화와 음의 상관관계가 있었고 촉각 반응성과 양의 상관관계가 있었다(Converse et al., 2013). 이것은 도파민성 신경 조절 회로의 변경된 기능이 촉각 과잉 반응의 표현형 표현의 기초가 될 수 있음을 시사하는 것으로 해석된다.

Schneider의 연구에서 최종 발견은 촉각 과잉 반응이 신생아기부터 성인기까지 중간 정도의 연속성을 보였다는 것이다(Schneider et al., 2017). 연속성을 나타내는 심리적 기능은 나중에 부적응을 유발할 가능성이 더 크기 때문에 발달 연속성은 중요하다. 연속성은 또한 나중의 문제를 예방하기 위한 조기 개입의 중요성을 높인다.

종합하면, 이러한 결과는 환경적 영향이 감각 조절장애와 관련된 표현형 행동을 유도하기 위해 유전적 발현과 상호 작용할 수 있다는 Ayres의 가설을 뒷받침하는 인과적 증거를 제공한다. 또한, 세로토닌 및 도파민 시스템의 변경은 감각 입력 처리에 영향을 미치는 요인일 수 있으며, 이는 중재의 대상이 되거나 향후 연구에서 결과 측정으로 사용될 수 있다.

동물연구에서 도출된 그림

Drawing from Animal Research

동물 연구에서 감각 처리 및 감각통합 치료 효과에 대한 정보를 추출하는 것은 주의해서 수행해야 한다. 인간의 관행을 알리기 위해 동물 모델을 사용하는 것은 동물(특히 쥐와 생쥐)의 신경계가 인간보다 훨씬 덜 복잡하다는 사실에 의해 제한된다. 또한 유전자는 종에 따라 다르게 발현될 수 있으므로 정교한 유전자 조작 동물 모델이라도 인간 개체군과 관련된 장애나 행동을 일으키지 않을 수 있다. 또한, 동물의 행동을 측정하기 위해 행동 분석이 개발되었지만 이는 인간 행동의 근사치일 수 있다. 동물이 불안을 느끼는지 스트레스를 받는지 확실히 알 수 있는 방법은 없다. 이러한 제한 사항을 고려해야 하며 동물 연구가 제공하는 이점 및 기회와 균형을 이루어야 한다. 감각통합 연구자와 실무자들은 오랫동안 뇌와 행동 사이에 이론적 연결을 만들어 왔다. 이러한 행동의 근간이 되는 메커니즘을 완전히 이해하려면 연구자와 임상의가 모든 과학 수준에서 의사소통하고 기여하는 중개적이고 체계적인 접근 방식이 필수적일 것이다.

요점

- 설치류를 대상으로 한 연구는 스트레스에 대한 건강한 신경학적 반응을 발달시키는 수단으로서 어린 시절의 촉각 자극의 중요성을 지지한다.
- 풍부한 감각 및 운동 환경에서의 상호 작용은 동물 모델의 자폐증 관련 행동을 줄이고 뇌에 지속적인 변화를 일으킬 수 있다.
- 태아기 또는 초기 생애의 부작용(예: 약물, 알코올 또는 스트레스 노출)은 SMD의 위험을 증가시킬 수 있다.

다른 조건에 따른 인구의 SMD에 관한 연구 Studies of SMD in Populations Comorbid for Other Conditions

SMD의 높은 발병률은 임상 샘플에서 보고되며, 특히 발달 장애, ADHD 및 ASD가 있는 아동에서 보고된다. 이 그룹의 유병률 추정치는 30%에서

90% 사이이다. 발달 장애로 진단된 개인에서 동반질환 SMD의 비율은 특정 발달 진단에 따라 30%에서 85%로 추정된다(Baranek, 2002; Leekam, Nieto, Libby, Wing, & Gould, 2007). 예를 들어, ASD가 있는 아동의 경우 비율은 69%에서 90% 사이인 것으로 추정된다(Baker, Lane, Anglely, & Young, 2008; Baranek, David, Poe, Stone, & Watson, 2006; Ben-Sasson et al., 2007; Leekam et al., 2007; Liss et al., 2006; Rogers, Hepburn, & Wehner, 2003; Tomchek & Dunn, 2007). 자폐증이나 아스퍼거 증후군이 있는 아동에서 일반적인 대조군과 비교하여 유의미한 SOR을 발견한 일부 연구에서는 청각, 미각 또는 후각, 촉각 영역의 증상을 강조했다(Adamson, O'Hare, & Graham, 2006; Ashburner et al., 2008; Baker et al., 2008). et al., 2008; Kern et al., 2006; Rogers et al., 2003; Talay-Ongan & Wood, 2000). 다른 사람들은 특히 청각 영역에서 감각 과소 반응(SUR)의 발생률이 더 높다는 것을 발견했다(Ben- Sasson et al., 2007; Rogers & Ozonoff, 2005). Baranek, Boyd, Poe, David, & Watson, 2007; Osterling, Dawson, & Munson, 2002; Werner, Dawson, Osterling, & Dinno, 2000). 이러한 증가하는 문헌 때문에 *정신 장애 진단 및 통계 매뉴얼* 제5판(*DSM-5;* American Psychiatric Association, 2013)의 최신판에는 ASD 진단 기준으로 특히 과민성 또는 저반응성을 가진 사람들의 진단 기준으로서 감각 기능장애를 포함한다. 감각 처리 기능장애의 유병률 연구는 ADHD 아동에서 수행되지 않았지만, 문헌은 이 임상 그룹에서 감각 처리 문제의 빈번한 특성화를 설명한다(Ghanizadeh, 2011). 연구에 기반으로 한 감각 증상의 조사는 ADHD 아동의 54%에서 69%가 동반질환의 감각 조절 문제, 특히 SOR 하위 유형을 가지고 있음을 나타낸다(Lane, Reynolds, & Thacker, 2010; Parush, Sohmer, Steinberg, & Kaiz, 2007; Reynolds, Lane, & Gennings, 2009). 감각 처리 장애로 확인된 추가 진단 그룹에는 강박 장애, 취약 X 증후군 및 정서 장애가 포함된다(Baranek, 2002; Brown & Dunn, 2002; Liss et al., 2006; Mangeot et al., 2001; Miller et al., 2001). al., 1999; Parush et al., 2007; Rich, Vinton, Grillon, Bhangoo, & Leibenluft, 2005; Rogers & Ozonoff, 2005).

SMD는 또한 **동반질환**이 있는 성인 집단에서 특정지어진다. Rosenthal, Ahn 및 Geiger(2011)는 경계성 인격 장애(BPD)가 있는 성인 그룹의 감각 조절을 조사했다. 67명의 성인이 이 연구에 참여했다. 이 성인 중 30명은 BPD에 대한 완전한 진단 기준을 충족했고 37명은 건강한 대조군이었다. 모든 참가자는 성인기 동안 5가지 감각 영역(즉, 청각, 시각, 촉각, 미각 및 후각)에 걸쳐 감각 증상을 평가하는 구조화되지 않은 인터뷰를 완료했다. 결과는 모든 감각 영역에서 평균을 냈을 때 BPD를 가진 개인이 일반적인 대조군보다 더 높은 수준의 반응성을 보고함을 나타낸다. 또한 BPD를 가진 개인은 특히 청각 영역에서 각각의 특정 감각 영역에 대해 더 높은 반응성을 보고한다. 이러한 발견은 BPD의 정서적 반응성이 특정 종류의 감각 자극에 대한 반응성 증가와 관련될 수 있음을 시사한다. 성인에 대한 다른 연구에서는 양극성 장애와 정신분열증이 있는 성인도 SMD의 특성을 보인다고 제안한다(Brown, Cromwell, Filion, Dunn, & Tollefson, 2002; Perry, Minassian, Feifel, & Braff, 2001).

증거의 출처: 생리적 행동
Sources of Evidence: Physiological and Behavioral

다른 임상 그룹 내 아동의 감각 처리 및 통합에서 행동 및 생리학적 차이를 보여주는 증거의 여러 출처가 있다. SMD가 있는 아동에게 초점을 맞춘 연구와 유사하게, 이 연구는 전기 생리학적 매개변수와 코르티솔 스트레스 반응을 조사했다. 또한 불안과의 연관성이 조사되었다.

전기생리학

ADHD를 가진 아동들의 생리적 차이의 한 가지 증거는 **체성감각 유발 전위**(SEP)의 전기생리학적 기록에서 나온 것으로, 이것은 체성감각 자극에 대한 신경 반응성의 척도이다. Parush와 동료(2007년)는 척수와 체성감각 피질에서의 활동과 관련된 SEP 기록에서 ADHD와 촉각 과민반응을 가진 소년들, 촉각 과민반응이 없는 ADHD를 가진 소년들, 그리고 전형적으로 발달하는 소년들 사이의 차이를 발견했다. 이러한 결과는 촉각 과민반응이 체감각 자극에 대한 비정상적인 중심 신경 반응과 관련이 있을 수 있음을 시사한다.

자율신경계

이전에 보고된 바와 같이 SCP 동안 측정된 교감신경계 활동은 SMD를 가진 아동을 일반적으로 발달하는 또래와 다른 것으로 특징지었다. 또한 SMD가 있는 아동과 취약 X 증후군, ADHD 및 자폐증과 같은 다른 확립된 진단 범주를 가진 아동 간의 차이점을 보여주는 문헌이 늘어나고 있다(Schoen et al., 2009). 특히 취약 X 증후군이 있는 개인에서 나타나는 과잉 각성, 과잉 행동, 공격성 및 불안의 행동 문제는 청각, 촉각, 시각 및 후각 자극에 대한 강한 반응과 관련이 있는 것으로 생각된다(Hagerman, 1996; Hagerman & Cronister, 1996). 감각 반응성은 취약 X 증후군에서 볼 수 있는 접근 또는 회피 행동의 기초가 되는 것으로 제안된다(Cohen, 1995; Cohen et al., 1991). Miller 등(1999)의 연구에서 취약 X 증후군을 가진 개인은 일반적으로 발달하는 대조군보다 청각, 촉각, 시각 및 후각 자극에 훨씬 더 강한 반응을 보였다. 취약 X 증후군이 있는 개인에서 한 감각 양식의 자극에 대한 EDR 패턴은 다른 네 가지 감각 시스템의 EDR 패턴을 예측했다(Miller et al., 1999). 전기적 피부 활성도(EDA)는 교감 신경계 활동을 나타내기 때문에 이러한 데이터는 감각에 대한 과도한 각성이 취약 X 증후군의 일부 증상의 기초가 될 수 있음을 시사한다(Miller et al., 1999).

ADHD 아동의 생리학도 SCP를 사용하여 연구되었다. ADHD를 가진 아동과 비교했을 때, SOR만을 가진 아동은 모든 자극에 대해 더 큰 크기의 반응을 보였으며 반복적인 감각 자극(McIntosh et al., 1999)에 습관화하지 않았는데, 이는 감각 자극의 초기 표현에 비정형적으로 큰 반응을 보였지만, 자극의 후속 표현에 따라 습관화되었다(Mangeot et al., 2001). Lane, Reynolds, 그리고 Thacker(2010)도 ADHD를 가진 아동의 하위 그룹에서 SOR를 확인했는데, ADHD와 SOR를 가진 아동이 ADHD를 가진 아동이나 SOR이 없는 아동보다 SCP에서 회복하는 데 더 어려움을 겪고 있다는 것을 발견했다.

Miller 등(2012년)은 ADHD+SMD(세계 임상 진단 기준)의 병적 진단을 받은 아동들을 한 그룹으로 구분하고 이 이중 진단 그룹을 ADHD 단독, SMD 단독 또는 전형적으로 발달하는 아동들과 비교함으로써 ADHD와 SMD 사이의 구체적인 차이를 보다 구체적으로 평가했다. SCP 동안 생리학적 차이가 확인되었다. SMD만 있는 아동은 ADHD만 있는 아동이나 일반적으로 발달 중인 아동에 비해 자극에 대해 훨씬 더 큰 반응을 보였다. 그러나 ADHD만 있는 아동의 반응은 일반적으로 발달하는 아동의 반응과 크게 다르지 않았다(Miller et al., 2001). 초기 연구에서, ADHD 표본에 큰 정도의 변동이 있었는데(Mangeot et al., 2001), 이는 일부 ADHD 아동이 SMD를 갖고 있기 때문에 그룹 구성원을 혼란스럽게 했기 때문일 수 있다. 최근 연구에서 SOR이 있는 아동은 감각 문제가 더 많았다(Short Sensory Profile). 더 많은 신체 불만 회피, 불안 또는 우울(아동 행동 체크리스트; CBCL; Achenbach, 1991) 가능성이 더 높았다. 그리고 적응하는 데 더 많은 어려움을 겪었지만(Leiter-R; Roid & Miller, 1997), 그들은 단지 ADHD의 전체적인 임상적 진단을 가진 아동보다 주의력 어려움이 적었다(Miller et al., 2012). 이러한 결과는 Reynolds, Lane, and Gennings(2009)의 결과와 유사하며, 다음 장에서 더 자세히 논의되는 ADHD와 SOR이 있는 아동에서 임상적으로 유의한 불안을 보여준다. 종합하면, 이러한 결과는 ADHD 내에 적어도 두 개의 별개의 하위 그룹이 있음을 시사한다. 즉, SOR의 감각 증상이 있는 그룹과 없는 그룹이다. 또한, SMD 또는 ADHD의 단일 진단을 받은 개인은 감각 자극에 대한 생리적 반응뿐만 아니라 일부 부모 보고서 측정의 차이로 정의되는 두 개의 개별 그룹을 형성한다.

ASD가 있는 아동의 감각 자극에 대한 생리적 및 행동적 반응을 결합한 여러 연구가 Miller 등에 의해 수행되었다(Miller, Reisman, McIntosh, & Simon, 2001; Schoen, Miller, Brett-Green, Reynolds, & Lane, 2008; Schoen et al., 2009). 이러한 연구는 ASD를 감각통합 장애와 구별하는 일련의 지식에 기여한다. 초기 파일럿 연구는 ASD를 가진 아동들이 일반적으로 발달하는 아동과 감각통합 장애를 가진 아동들에 비해 우울한 EDA의 크기로 감각에 대한 생리적 반응이 낮다는 것을 암시했다. 그러나 부모의 행동 평가는 상당한 SOR을 보여주었다(Miller et al., 2001). 또한, 이 표본은 상당한 감정적 과민반응과 주의집중력을 손상시켰다. ASD를 가진 아동들에 대한 후기 생리학적 연구에서, 두 가지 유형의 EDA가 발견되었다: 한 그룹은 높은 각성과 높은 EDA 반응성을 보여주었고, 다른 그룹은 낮은 각성과 낮은 EDA 반응성(Shoen et al., 2008)을 보여주었다.

후속 연구에서는 ASD를 가진 아동의 감각 처리의 생리적 및 행동적 측정을 SMD를 가진 아동의 샘플과 비교했다. 전반적으로, SMD를 가진 아동들은 ASD나 정상적으로 발달을 하는 대조군 아동들보다 감각 도전에 대한 생리적 반응성이 더 높고, ASD를 가진 아동들은 감각 자극의 초기 제시에 더 높은 반응률을 가지고 있다는 것을 보여준다(Shoen et al., 2009). 또한 SMD 그룹은 행동 증상에 대해 높은 평가를 받았지만, ASD군은 SMD 그룹보다 SUR과 맛 또는 냄새 민감도가 더 높았다. Lane과 동료들은 Short Sensory Profile(Baker et al., 2008; Lane et al., 2011)을 사용하여 비슷한 결과를 보고하였다. 이 조사단은 또한 SUR과 맛이나 냄새 민감성을 가진 ASD 아동들의 감각에 대한 이상행동 증상을 확인했다(Baker et al., 2008).

SMD와 코르티솔

다른 연구에서, 조사자들은 SCP를 사용하여 SOR를 동반한 ADHD를 가진 아동들의 ANS와 **신경내분비** 시스템의 관계를 조사했다. 이 연구는 ADHD 아동에서 SOR과 스트레스 반응, ANS 반응 및 불안 사이의 잠재적인 연관성을 설명하고자 했다.

Reynolds, Lane, Gennings(2009)는 기초선에서 감각 문제에 대한 반응으로 HPA 축의 활동에 대한 SOR의 영향을 조사했다. ADHD 그룹의 아동은 SOR(감각과민을 보이는 ADHD 아동을 ADHDs)과 non-SOR(정상적인 감각 기능을 가진 ADHD 아동 ADHDt), 정장적으로 발달하는 그룹으로 나뉘었고, 타액 **코르티솔**은 HPA 활성도를 측정하였다. 결과로, 감각적 문제 반응과 ADHDt와 ADHDs 그룹간의 차이를 발견하였으며, 그룹 비교에서 ADHDt 그룹이 코르티솔 수치가 현저히 낮았다. 이러한 예비 결과는 SOR의 존재가 특히 ADHD 연구에서 진단 인구의 하위 그룹을 만드는 데 사용되는 조절 변수로 간주될 수 있다는 전제를 뒷받침한다.

Lane과 Reynolds는 또한 신경내분비(타액 코르티솔 사용)와 전기배엽 표시가 그룹 간에 다른지 조사했으며 6~12세의 감각과민을 가진 ADHD(ADHDs), SOR없는 ADHD(ADHDt) 사이의 그룹 구성원을 예측할 수 있었다(Lane et al., 2010). 결과는 ADHDs와 ADHDt의 그룹화를 나타냈다. ADHDs 그룹의 아동들은 SCP 직후에는 코르티솔의 수치가 더 낮고, 25~30분에 코르티솔의 수치가 더 높아졌으며, EDR의 방향과 영역 반응의 크기가 더 많아졌다.

SOR와 불안

SOR은 일부 아동들의 불안과 관련이 있다. 앞서 언급했듯이 Lane, Reynolds 및 Thacker(2010)는 ADHD와 동반 SOR를 가진 아동들이 SOR가 없는 ADHD를 가진 아동들과 정상적으로 발달하는 통제력을 가진 아동들보다 훨씬 더 불안하다는 것을 발견했다. ADHDs군에서 불안 점수가 높고 임상적으로 유의한 불안의 발생률이 더 높았다. 따라서 ADHD와 SOR를 가진 아동들은 감각적 도전과 더 높은 수준의 일반적인 불안을 제시할 때 반응의 크기와 스트레스 반응성이 높아지는 특징을 가진 독특한 하위 그룹을 형성했다. ADHD와 동반 SOR를 가진 아동들을 치료하는 전문가들은 이 아동들이 불안할 수도 있다는 것을 알아야 하며, 그러한 전문가들은 예방이나 치료를 위한 몇 가지 선택사항(Reynolds, Lane, & Gennings, 2009)을 가족과 논의해야 한다. 이는 ASD를 가진 영아의 SOR과 불안의 관계를 보여주는 다른 문헌과 일치한다(Green, Ben-Sasson, Soto, & Carter, 2012). 실제로 SOR은 불안보다 일찍 나타나고, 이 아동들의 후기에 나타나는 불안을 예측하는 전형적인 특성인 것으로 밝혀졌다(Green et al., 2012).

요점

- SMD는 ASD 및 ADHD와 같은 진단을 받은 아동은 높은 동반진단을 받을 수 있다. BPD 및 양극성 장애와 같은 다른 정신 장애와 동시에 발생할 수도 있다.
- SOR과 높은 수준의 스트레스와 불안을 가진 ADHD 개인의 하위 그룹이 존재한다는 증거가 있다.
- 데이터에 따르면 SMD가 있는 아동은 ASD가 있는 아동 또는 정상적으로 발달 중인 아동에 비해 감각 문제에 대한 생리적 반응성이 훨씬 더 높다.

요약과 결론 Summary and Conclusions

감각통합 및 감각 처리와 관련된 풍부한 신경 과학 연구는 지난 20년 동안 수행되었다. 감각통합을 위한 기초과학의 기초를 고찰함에 있어서 동물연구와 기초인류연구를 병행하여 감각통합의 하에 있는 신경기전에 대한 이해를 확장하였다. 이러한 이해를 발전시키기 위해서는 여러 도구와 여러 접근 방식이 필요하다. 여기에서 우리는 특정 진단이 없는 개인, 감각통합 및 동반질환 진단, 감각통합 결손을 반영하는 동물 모델의 감각 처리 및 통합에 대한 정보를 제시했다. 연구는 계속 진행되고 있으며, 우리가 감각 조절의 일차 장애와 다른 정신 건강 진단과 동반되는 감각 조절의 장애를 구별할 수 있게 해준다. 또한, 다중 감각통합의 기본에 대한 정보가 점점 더 많아지고 있다. 이러한 작업 기관은 연구 및 의료 제공자가 향후 연구 및 중재 개입을 지원할 수 있도록 안내할 수 있는 기반을 제공한다. 확실히, 이 작업은 임상의에게 각 아동이 임상에서 보이는 강점과 요구사항에 대한 더 나은 이해를 제공한다. 감각통합 및 처리 장애의 메커니즘에 대한 더 나은 이해는 평가 및 중재개입 계획을 위한 플랫폼을 제공한다. 일반적으로 여기에 제시된 작업은 우리와 함께하는 아동들의 "실제 삶"에 맥락화 되지 않는다. 이러한 연구 결과를 맥락화하는 것은 향후 연구에서 중요할 것이다.

어디에서 자료를 더 찾을 수 있는가?
Where Can I Find More?

Bear, M. F., Connors, B. W., & Paradiso, M. A. (2015). *Neuroscience: Exploring the brain* (4th ed.). Philadelphia, PA: Wolters Kluwer.
Want to learn more about the brain and ways to measure brain functioning? This text contains an introduction to neuroanatomy, physiology, and measurement with up-to-date research from multiple areas of neuroscience.

Marcus, G., & Freeman, J. (Eds.). (2014). *The future of the brain: Essays by the world's leading neuroscientists.* Princeton, NJ: Princeton University Press.
This book of essays describes the technological advances that leading neuroscientists anticipate will enable us to map and eventually build working simulations of the human brain. The future of the brain sheds light on the breathtaking implications of brain science for medicine, rehabilitation, and psychological sciences.

참고문헌

Achenbach, T. M. (1991). *Manual for the child behavior checklist/4-18 and 1991 profile*. Burlington, VT: University of Vermont, Department of Psychiatry.

Adamson, A., O'Hare, A., & Graham, C. (2006). Impairments in sensory modulation in children with autism spectrum disorders. *British Journal of Occupational Therapy, 69,* 357–364.

American Psychiatric Association. (2013). *Diagnostic and statistical manual of mental disorders*. Washington, DC: American Psychiatric Association.

Arnsten, A. F. (2013). The neurobiology of thought: The groundbreaking discoveries of Patricia Goldman-Rakic 1937–2003. *Cerebral Cortex, 23,* 2269–2281.

Ashburner, J., Ziviani, J., & Rodger, S. (2008). Sensory processing and classroom emotional, behavioral, and educational outcomes in children with autism spectrum disorder. *American Journal of Occupational Therapy, 62,* 564–573.

Ayres, A. J. (1972). *Sensory integration and learning disorders*. Los Angeles, CA: Western Psychological Services.

Ayres, A. J. (1979). *Sensory integration and the child.* Los Angeles, CA: Western Psychological Services.

Baker, A. E., Lane, A., Angley, M. T., & Young, R. L. (2008). The relationship between sensory processing patterns and behavioural responsiveness in autistic disorder: A pilot study. *Journal of Autism and Developmental Disorders, 38,* 867–875.

Baranek, G. T. (2002). Efficacy of sensory and motor interventions for children with autism. *Journal of Autism and Developmental Disorders, 32,* 397–422.

Baranek, G. T., & Berkson, G. (1994). Tactile defensiveness in children with developmental disabilities: Responsiveness and habituation. *Journal of Autism and Developmental Disorders, 24,* 457–471.

Baranek, G. T., Boyd, B. A., Poe, M. D., David, F. J., & Watson, L. R. (2007). Hyperresponsive sensory patterns in young children with autism, developmental delay, and typical development. *American Journal of Mental Retardation, 112,* 233–245.

Baranek, G. T., David, F. J., Poe, M. D., Stone, W. L., & Watson, L. R. (2006). Sensory Experiences Questionnaire: Discriminating sensory features in young children with autism, developmental delays, and typical development. *Journal of Child Psychology and Psychiatry, and Allied Disciplines, 47*(6), 591–601. doi:10.1111/j.1469-7610.2005.01546.x

Bavelier, D., Brozinsky, C., Tomann, A., Mitchell, T., Neville, H., & Liu, G. (2001). Impact of early deafness and early exposure to sign language on the cerebral organization for motion processing. *Journal of Neuroscience, 21,* 8931–8942.

Ben-Sasson, A., Cermak, S. A., Orsmond, G. I., Tager-Flusberg, H., Carter, A. S., Kadlec, M. B., & Dunn, W. (2007). Extreme sensory modulation behaviors in toddlers with autism spectrum disorders. *American Journal of Occupational Therapy, 61,* 584–592.

Brett-Green, B. A., Miller, L. J., Gavin, W. J., & Davies, P. L. (2008). Multisensory integration in children: A preliminary ERP study. *Brain Research, 1242,* 283–290. doi:10.1016/j.brainres.2008.03.090

Brett-Green, B. A., Miller, L. J., Schoen, S. A., & Nielsen, D. M. (2010). An exploratory event-related potential study of multisensory integration in sensory over-responsive children. *Brain Research, 1321,* 67–77. doi:10.1016/j.brainres.2010.01.04

Brown, C., Cromwell, R. L., Filion, D., Dunn, W., & Tollefson, N. (2002). Sensory processing in schizophrenia: Missing and avoiding information. *Schizophrenia Research, 55*(1-2), 187–195.

Brown, C., & Dunn, W. (2002). *The Adult Sensory Profile*. San Antonio, TX: Psychological Corporation.

Brown, C., Tollefson, N., Dunn, W., Cromwell, R., & Filion, D. (2001). The Adult Sensory Profile: Measuring patterns of sensory processing. *American Journal of Occupational Therapy, 55,* 75–82.

Caldji, C., Tannenbaum, B., Sharma, S., Francis, D. D., Plotsky, P. M., & Meaney, M. J. (1998). Maternal care during infancy regulates the development of neural systems mediating the expression of behavioral fearfulness in adulthood in the rat. *Proceedings of the National Academy of Sciences, USA, 95,* 5335–5340.

Chang, Y.-S., Gratiot, M., Owen, J. P., Brandes-Aitken, A., Desai, S. S., Hill, S. S., . . . Mukherjee, P. (2016). White matter microstructure is associated with auditory and tactile processing in children with and without sensory processing disorder. *Frontiers in Neuroanatomy, 9,* article 169.

Chang, Y.-S., Owen, J. P., Desai, S. S., Hill, S. S., Arnett, A. B., Harris, J., . . . Mukherjee, P. (2014). Autism and sensory processing disorders: Shared white matter disruption in sensory pathways but divergent connectivity in social-emotional pathways. *PloS One, 9*(7), e103038. doi:10.1371/journal.pone.0103038

Cohen, I. L. (1995). Behavioral profiles of autistic and nonautistic fragile X males. *Developmental Brain Dysfunction, 8,* 252–269.

Cohen, I. L., Sudhalter, V., Pfadt, A., Jenkins, E. C., Brown, W. T., & Vietze, P. M. (1991). Why are autism and the fragile-X syndrome associated? Conceptual and methodological issues. *American Journal of Human Genetics, 48,* 195–202.

Converse, A. K., Moore, C. F., Moirano, J. M., Ahlers, E. O., Larson, J. A., Engle, J. W., . . . Schneider, M. L. (2013). Prenatal stress induces increased striatal dopamine transporter binding in adult nonhuman primates. *Biological Psychiatry, 74,* 502–510.

Davies, P. L., Chang, W.-P., & Gavin, W. J. (2009). Maturation of sensory gating performance in children with and without sensory processing disorders. *International Journal of Psychophysiology, 72*(2), 187–197. doi:10.1016/j.ijpsycho.2008.12.007

Davies, P. L., & Gavin, W. J. (2007). Validating the diagnosis of sensory processing disorders using EEG technology. *American Journal of Occupational Therapy, 61,* 176–189.

Diamond, M. C., Rosenzweig, M. R., Bennett, E. L., Lindner, B., & Lyon, L. (1972). Effects of environmental enrichment and impoverishment on rat cerebral cortex. *Journal of Neurobiology, 3,* 47–64. doi:10.1002/neu.480030105

Dunn, W. (1999). *The Sensory Profile: Users manual.* San Antonio, TX: The Psychological Corporation.

Ellis, B. J., & Boyce, W. T. (2011). Differential susceptibility to the environment: Toward an understanding of sensitivity to developmental experiences and context. *Development and Psychopathology, 23,* 1–5.

Ernst, M. O. (2008). Multisensory integration: A late bloomer. *Current Biology, 18*(12), R519–R521.

Foxe, J. J., Morocz, I. A., Murray, M. M., Higgins, B. A., Javitt, D. C., & Schroeder, C. E. (2000). Multisensory auditory-somatosensory interactions in early cortical processing revealed by high-density electrical mapping. *Cognitive Brain Research, 10,* 77–83.

Friston, K. (2011). Functional and effective connectivity: A review. *Brain Connectivity, 1*(1), 13–36. doi:10.1089/brain.2011.0008

Gavin, W. J., Dotseth, A., Roush, K. K., Smith, C. A., Spain, H. D., & Davies, P. L. (2011). Electroencephalography in children with and without sensory processing disorders during auditory perception. *American Journal of Occupational Therapy, 65*(4), 370–377. doi:10.5014/ajot.2011.002055

Ghanizadeh, A. (2011). Sensory processing problems in children with ADHD, a systematic review. *Psychiatry Investigation, 8,* 89–94.

Green, S. A., Ben-Sasson, A., Soto, T. W., & Carter, A. S. (2012). Anxiety and sensory over-responsivity in toddlers and autism spectrum disorders: Bidirectional effects across time. *Journal of Autism and Developmental Disorders, 42,* 1112–1119. doi:10.1007/s10803-011-1361-3

Hagerman, R. J. (1996). Physical and behavioral phenotype. In R. J. Hagerman & A. Cronister (Eds.), *Fragile X syndrome: Diagnosis, treatment, and research* (pp. 3–87). Baltimore, MD: The Johns Hopkins University Press.

Hagerman, R. J., & Cronister, A. (Eds.). (2002). *Fragile X syndrome: Diagnosis, treatment, and research.* Baltimore, MD: The Johns Hopkins University Press.

Hellstrom, I. C., Dhir, S. K., Diorio, J. C., & Meaney, M. J. (2012). Maternal licking regulates hippocampal glucocorticoid receptor transcription through a thyroid hormone-serotonin-NGFI-A signaling cascade. *Philosophical Transactions of the Royal Society, 367,* 2495–2510.

Hitoglou, M., Ververi, A., Antoniadis, A., & Zafeiriou, D. I. (2010). Childhood autism and auditory system abnormalities. *Pediatric Neurology, 42*(5), 309–314. doi:10.1016/j.pediatrneurol.2009.10.009

Kempermann, G., & Gage, F. H. (1999). Experience-dependent regulation of adult hippocampal neurogenesis: Effects of long-term stimulation and stimulus withdrawal. *Hippocampus, 9,* 321–332. doi:10.1002/(SICI)1098-1063(1999)9

Kern, J. K., Trivedi, M. H., Garver, C. B., Grannemann, B. D., Andres, A. A., . . . Schroeder, J. L. (2006). The pattern of sensory processing abnormalities in autism. *Autism, 10,* 480–494.

Kientz, M. A., & Dunn, W. (1997). A comparison of the performance of children with and without autism on the sensory profile. *American Journal of Occupational Therapy, 51,* 530–537.

Kimball, J. G., Lynch, K. M., Stewart, K. C., Williams, N. E., Thomas, M. A., & Atwood, K. D. (2007). Using salivary cortisol to measure the effects of a Wilbarger protocol-based procedure on sympathetic arousal: A pilot study. *American Journal of Occupational Therapy, 61,* 406–413.

Kisley, M. A., Noecker, T. L., & Guinther, P. M. (2004). Comparison of sensory gating to mismatch negativity and self-reported perceptual phenomena

in healthy adults. *Psychophysiology, 41,* 604–612.
Lacourse, M. G., Turner, J. A., Randolph-Orr, E., Schandler, S. L., & Cohen, M. J. (2004). Cerebral and cerebellar sensorimotor plasticity following motor imagery-based mental practice of a sequential movement. *Journal of Rehabilitation Research and Development, 41,* 505–524. doi:10.1682/JRRD.2004.04.0505
Lane, A. E., Dennis, S. J., & Geraghty, M. E. (2011). Brief report: Further evidence of sensory subtypes in autism. *Journal of Autism and Developmental Disorders, 41*(6), 826–831. doi.org/10.1007/s10803-010-1103-y
Lane, S. J., Reynolds, S., & Thacker, L. (2010). Sensory over-responsivity and ADHD: Differentiating using electrodermal responses, cortisol, and anxiety. *Frontiers in Integrative Neuroscience, 4*(8), 1–14. doi:10.3389/fnint.2010.00008
Lane, S. J., & Schaaf, R. C. (2010). Examining the neuroscience evidence for sensory driven neuroplasticity: Implications for sensory-based occupational therapy for children and adolescents. *American Journal of Occupational Therapy, 64,* 375–393. doi:10.5014/ajot.2010.09069
Leekam, S. R., Nieto, C., Libby, S. J., Wing, L., & Gould, J. (2007). Describing the sensory abnormalities of children and adults with autism. *Journal of Autism and Developmental Disorders, 37,* 894–910.
Lesch, K. P., Meyer, J., Glatz, K., Flugge, G., Hinney, A., Hebebrand, J., ... Heils, A. (1997). The 5-HT transporter gene-linked polymorphic region (5-HTTLPR) in evolutionary perspective: Alternative biallelic variation in rhesus monkeys. Rapid communication. *Journal of Neural Transmission, 104,* 1259–1266.
Lewkowicz, D. J., & Röder, B. (2012). Development of multisensory processing and the role of early experience. In B. E. Stein (Ed.), *The new handbook of multisensory processing* (pp. 607–626). Cambridge, MA: MIT Press.
Liss, M., Saulnier, C., Fein, D., & Kinsbourne, M. (2006). Sensory and attention abnormalities in autistic spectrum disorders. *Autism, 10,* 155–172.
Liu, D., Diorio, J., Tannenbaum, B., Caldji, C., Francis, D. D., Freedman, A.,. . . Meaney, M.J. (1997). Maternal care, hippocampal glucocorticoid receptors and HPA responses to stress. *Science, 277,* 1659–1662.
MacPherson, P., McGaffigan, R., Wahlsten, D., & Nguyen, P. V. (2008). Impaired fear memory, altered object memory and modified hippocampal synaptic plasticity in split-brain mice. *Brain Research, 1210,* 179–188.
Mangeot, S. D., Miller, L. J., McIntosh, D. N., McGrath-Clarke, J., Simon, J., Hagerman, R. J., & Goldson, E. (2001). Sensory modulation dysfunction in children with attention-deficit-hyperactivity disorder. *Developmental Medicine and Child Neurology, 43,* 399–406.
McIntosh, D. N., Miller, L. J., Shyu, V., & Dunn, W. (1999). Overview of the Short Sensory Profile (SSP). In W. Dunn (Ed.), *The Sensory Profile: Examiner's manual* (pp. 59–73). San Antonio, TX: The Psychological Corporation.
Meaney, M. J. (2010). Epigenetics and the biological definition of gene x environment interactions. *Child Development, 81,* 41–79.
Menard, J., Champagne, D., & Meaney, M. J. (2004). Maternal care alters behavioral and neural activity patterns in the defensive burying paradigm. *Neuroscience, 129,* 297–308.
Miller, L. J., Anzalone, M. E., Lane, S. J., Cermak, S. A., & Osten, E. T. (2007). Concept evolution in sensory integration: A proposed nosology for diagnosis. *American Journal of Occupational Therapy, 6,* 135–140.
Miller, L. J., McIntosh, D. N., Shyu, V., & Hagerman, R. J. (1999). Sensory-modulation disruption, electrodermal responses, and functional behaviors. *Developmental Medicine and Child Neurology, 41,* 608–615.
Miller, L. J., Nielsen, D. M., & Schoen, S. A. (2012). Attention deficit hyperactivity disorder and sensory modulation disorder: A comparison of behavior and physiology. *Research in Developmental Disabilities, 33,* 804–818. doi:10.1016/j.ridd.2011.12.005
Miller, L. J., Reisman, J. E., McIntosh, D. N., & Simon, J. (2001). An ecological model of sensory modulation: Performance of children with fragile x syndrome, autistic disorder, attention-deficit/hyperactivity disorder, and sensory modulation dysfunction. In S. S. Roley, E. I. Blanche, & R. C. Schaaf (Eds.), *Understanding the nature of sensory integration with diverse populations* (pp. 57–85). Tucson, AZ: Therapy Skill Builders.
Mollgarard, K., Diamond, M. C., Bennett, E. L., Rosenzweig, M. R., & Lindner, B. (1971). Quantitative synaptic changes with differential experience in rat brain. *Journal of Neuroscience, 2*(3), 113–128.
Moore, C. F., Gajewski, L. L., Laughlin, N. K., Luck, M. L., Larson, J. A., & Schneider, M. L. (2008). Developmental lead exposure induces tactile defensiveness in rhesus monkeys (Macaca mulatta). *Environmental Health Perspectives, 116,* 1322–1326.
Murray, M. M., Molholm, S., Michel, C. M., Heslenfeld, D. J., Ritter, W., Javitt, D. C., . . . Foxe, J. J. (2005). Grabbing your ear: Rapid auditory-somatosensory multisensory interactions in low-level sensory cortices are not constrained by spatial alignment. *Cerebral Cortex, 15,* 963–974.
Nithianantharajah, J., & Hannan, A. J. (2006). Enriched environments, experience dependent plasticity and disorders of the nervous system. *Nature Reviews Neuroscience, 7,* 697–709.
Osterling, J. A., Dawson, G., & Munson, J. A. (2002). Early recognition of 1-year-old infants with autism spectrum disorder versus mental

retardation. *Development and Psychology, 14,* 239–251.

Owen, J. P., Marco, E. J., Desai, S., Fourie, E., Harris, J., Hill, S. S., . . . Mukherjee, P. (2013). Abnormal white matter microstructure in children with sensory processing disorders. *NeuroImage Clinical, 2,* 844–853. doi:10.1016/j.nicl.2013.06.009

Pantev, C., Ross, B., Fujioka, T., Trainer, L. J., Schulte, M., & Shulz, M. (2003). Music and learning induced cortical plasticity. *Annals of the New York Academy of Science, 999,* 438–450.

Parham, L. D., Cohn, E. S., Spitzer, S., Koomar, J. A., Miller, L. J., Burke, J. P., & Summers, C. A. (2007). Fidelity in sensory integration intervention research. *American Journal of Occupational Therapy, 61,* 216–227.

Parham, L. D., Roley, S. S., May-Benson, T. A., Koomar, J., Brett-Green, B., Burke, J. P., . . . Schaaf, R. C. (2011). Development of a fidelity measure for research on the effectiveness of the Ayres Sensory Integration intervention. *American Journal of Occupational Therapy, 65,* 133–142.

Parush, S., Sohmer, H., Steinberg, A., & Kaitz, M. (2007). Somatosensory functions in boys with ADHD and tactile defensiveness. *Physiology and Behavior, 90,* 553–558.

Perry, W., Minassian, A., Feifel, D., & Braff, D. L. (2001). Sensorimotor gating deficits in bipolar disorder patients with acute psychotic mania. *Biological Psychiatry, 50,* 418–424.

Polich, J. (2007). Updating P300: An integrative theory of P3a and P3b. *Clinical Neurophysiology, 118,* 2128–2148.

Rangasamy, S., D'Mello, S. R., & Narayanan, V. (2013). Epigenetics, autism spectrum, and neurodevelopmental disorders. *Neurotherapeutics, 10,* 742–756. doi:10.1007/s13311-013-0227-0

Restivo, L., Ferrari, F., Passino, E., Sgobio, C., Bock, J., Oostra, B. A., . . . Ammassari-Teule, M. (2005). Enriched environment promotes behavioral and morphological recovery in a mouse model for the fragile X syndrome. *Proceedings of the National Academy of Sciences of the United States of America, 102,* 11557–11562.

Reynolds, S., Devine, D. P., & Millette, A. (2012). Sensory and motor characterization in the post-natal valproate rat model of autism. *Developmental Neuroscience, 34,* 258–267.

Reynolds, S., Lane, S. J., & Gennings, C. (online 2009). The moderating role of sensory over-responsivity in HPA activity: A pilot study with children diagnosed with ADHD. *Journal of Attention Disorders, 13,* 468–478.

Reynolds, S., Lane, S. J., & Richards, L. (2010). Using animal models of enriched environments to inform research on sensory integration intervention for the rehabilitation of neurodevelopmental disorders. *Journal of Neurodevelopmental Disorders, 2*(3), 120–132.

Reynolds, S., Urruela, M., & Devine, D. P. (2013). Effects of environmental enrichment on repetitive behaviors in the BTBR T+tf/J Mouse Model of Autism. *Autism Research, 6,* 337–43. doi:10.1002/aur.1298

Rich, B. A., Vinton, D., Grillon, C., Bhangoo, R. K., & Leibenluft, E. (2005). An investigation of prepulse inhibition in pediatric bipolar disorder. *Bipolar Disorder, 7,* 198–203.

Rogers, S. J., Hepburn, S., & Wehner, E. (2003). Parent reports of sensory symptoms in toddlers with autism and those with other developmental disorders. *Journal of Autism and Developmental Disorders, 33,* 631–642.

Rogers, S. J., & Ozonoff, S. (2005). Annotation: What do we know about sensory dysfunction in autism? A critical review of the empirical evidence. *Journal of Child Psychology and Psychiatry, 46,* 1255–1268.

Roid, G. H., & Miller, L. J. (1997). *Leiter International Performance Scale*. Torrance, CA: Western Psychological Services.

Rosenthal, M. Z., Ahn, R., & Geiger, P. J. (2011). Reactivity to sensations in borderline personality disorder: A preliminary study. *Journal of Personality Disorders, 25,* 715–721.

Rosenzweig, M. R., & Bennett, E. L. (1972). Cerebral changes in rats exposed individually to an enriched environment. *Journal of Comparative and Physiological Psychology, 80,* 304–313. doi:10.1037/h0032978

Rosenzweig, M. R., Bennett, E. L., Diamond, M. C., Wu, S.-Y., Slagle, R. W., & Saffran, E. (1969). Influences of environmental complexity and visual stimulation on development of occipital cortex in rat. *Brain Research, 14,* 427–445. doi:10.1016/0006-8993(69)90120-6

Schaaf, R. C., Benevides, T., Blanche, E. I., Brett-Green, B. A., Burke, J. P., Cohn, E. S., . . . Schoen, S. A. (2010). Parasympathetic functions in children with sensory processing disorder. *Frontiers in Integrative Neuroscience, 4*(March), 4. doi:10.3389/fnint.2010.00004

Schaaf, R. C., Miller, L. J., Sewell, D., & O'Keefe, S. (2003). Children with disturbances in sensory processing: A pilot study examining the role of the parasympathetic nervous system. *American Journal of Occupational Therapy, 57,* 442–449.

Schneider, M. L., Moore, C. F., & Adkins, M. M. (2011). The effects of prenatal alcohol exposure on behavior: Rodent and primate studies. *Neuropsychological Review, 21,* 186–203.

Schneider, M. L., Moore, C. F., Adkins, M., Barr, C. S., Larson, J. A., Resch, L. M., & Roberts, A. (2017). Sensory processing in rhesus monkeys: Developmental continuity, prenatal treatment, and genetic influences. *Child Development, 88*(1), 183–197.

Schneider, M. L., Moore, C. F., Gajewski, L. L., Larson, J. A., Roberts, A. D., Converse, A. K., & DeJesus, O. T. (2008). Sensory processing disorder in a primate model: Evidence from a longitudinal study of prenatal alcohol and prenatal stress effects. *Child Development, 79,* 100–113.

Schneider, M. L., Moore, C. F., Gajewski, L. L., Laughlin, N. K., Larson, J. A., Gay, C. L., . . . DeJesus, O. T. (2007). Sensory processing disorders in a nonhuman primate model: Evidence for occupational therapy practice. *American Journal of Occupational Therapy, 61,* 247–253.

Schneider, M. L., Moore, C. F., Larson, J. A., Barr, C. S., DeJesus, O. T., & Roberts, A. D. (2009). Timing of moderate level prenatal alcohol exposure influences gene expression of sensory processing behavior in rhesus monkeys. *Frontiers in Integrative Neuroscience, 3,* 1–9.

Schoen, S. A., Miller, L. J., Brett-Green, B. A., & Nielsen, D. M. (2009). Physiological and behavioral differences in sensory processing: A comparison of children with autism spectrum disorder and sensory modulation disorder. *Frontiers in Integrative Neuroscience, 3*(November), 1–11. doi:10.3389/neuro.07029.2009

Schoen, S. A., Miller, L. J., Brett-Green, B. A., Reynolds, S., & Lane, S. J. (2008). Arousal and reactivity in children with sensory processing disorder and autism spectrum disorder. *Psychophysiology, 45,* S102.

Smith, J. R. (2012). Comforting touch in the very preterm hospitalized infant: An integrative review. *Advances in Neonatal Care, 12,* 349–365.

Stein, B. E., Stanford, T. R., & Rowland, B. A. (2014). Development of multisensory integration from the perspective of the individual neuron. *Nature Reviews Neuroscience, 15,* 520–535.

Stoeckel, M. C., Pollok, B., Schnitzler, A., Witte, O. W., & Seitz, R. J. (2004). Use-dependent cortical plasticity in thalidomide-induced upper extremity dysplasia: Evidence from somaesthesia and neuroimaging. *Experimental Brain Research, 156,* 333–341. doi:10.1007/s00221-003-1794-9

Talay-Ongan, A., & Wood, K. (2000). Unusual sensory sensitivities in autism: A possible crossroads. *International Journal of Disability, Development and Education, 47,* 201–212.

Tamm, L., Barnea-Goraly, N., & Reiss, A. L. (2012). Diffusion tensor imaging reveals white matter abnormalities in attention-deficit/hyperactivity disorder. *Psychiatry Research, 202,* 150–154.

Tomchek, S. D., & Dunn, W. (2007). Sensory processing in children with and without autism: A comparative study using the Short Sensory Profile. *American Journal of Occupational Therapy, 61,* 190–200.

Touge, T., Gonzalez, D., Wu, J., Deguchi, K., Tsukaguchi, M., Shimamura, M., . . . Kuriyama, S. (2008). The interaction between somatosensory and auditory cognitive processing assessed with event-related potentials. *Journal of Clinical Neurophysiology, 25,* 90–97.

Travers, B. G., Adluru, N., Ennis, C., Tromp, do P. M., Destiche, D., Bigler, E. D., . . . Alexander, A. L. (2012). Diffusion tensor imaging in autism spectrum disorder: A review. *Autism Research, 5,* 289–313.

Weaver, I. C. G., Cervoni, N., D'Alessio, A. C., Champagne, F. A., Seckl, J. R., Szyf, M., . . . Meaney, M. J. (2004). Epigenetic programming through maternal behavior. *Nature Neuroscience, 7,* 847–854.

Werner, E., Dawson, G., Osterling, J. A., & Dinno, N. (2000). Brief report: Recognition of autism spectrum disorder before one year of age: A retrospective study based on home videotapes. *Journal of Autism and Developmental Disorders, 30,* 157–162.

West, R. W., & Greenough, W. T. (1972). Effect of environmental complexity on cortical synapses of rats: Preliminary results. *Behavioral Biology, 7,* 279–284. doi:10.1016/S0091-6773(72)80207-4

Yang, M., Perry, K., Weber, M. D., Katz, A. M., & Crawley, J. N. (2011). Social peers rescue autism-relevant sociability deficits in adolescent mice. *Autism Research, 4,* 17–27.

Zhang, L. I., Bao, S., & Merzenich, M. M. (2001). Persistent and specific influences of early acoustic environments on primary auditory cortex. *Nature Neuroscience, 4,* 1123–1130. doi:10.1038/nn745

CHAPTER 17

감각통합 코칭

Using Sensory Integration Theory in Coaching

코칭을 한다는 것은 원할 때 어디서든 전문가가 함께 있는 것과 같은 것이다.

– Evered & Selman, 1989, p.32

학 습 목 표

이 장을 학습하고 난 이후, 독자는 다음 내용을 할 수 있을 것이다:

- ✔ 코칭 적용을 위한 6가지 방법
(1) 관절 계획 (2) 실행(action) (3) 관찰
(4) 반영 (5) 피드백 제공과 사용 (6) 재구성
- ✔ 코칭을 정의하고 효과적인 코칭을 제공하는 데 필요한 과정 특성을 설명한다.
- ✔ 취학 전 자폐스펙트럼 장애(ASD) 아동의 보호자 코칭 전략을 세우고 관련된 연구 근거를 요약한다.

목적과 범위 Purpose and Scope

Ayres(1972)는 감각통합 장애를 가진 아이들에게 촉각, 전정 감각, 고유수용감각이 풍부한 활동을 "적절한 도전"을 통해 제공하는 것의 이점을 이론화하였다. Ayres는 이러한 활동들이 숙련된 치료사에 의해 아이에게 직접적으로 제공되었을 때, 중추신경계에 의한 처리 향상을 가져왔고, 결과적으로, 아이들이 일상적인 활동에서 더 효과적이고 효율적으로 행동할 수 있게 해주었다고 믿었다. 이 책은 Ayres의 이론에 기반한다.

Parham과 동료들(2007, 2011)이 감각통합치료의 효과를 평가하기 위해 개발한 Fidelity 측정은 Ayres Sensory Integration(ASI)®를 특정한 결과를 얻기 위해 아이와 치료사가 측정한 방법으로 치료하는 직접적인 중재 접근이라 정의했다. Parham과 동료들(2007, 2011)이 ASI를 직접 중재 접근을 정의하기 전에, 몇몇 이론가와 연구원들은 보호자에 초점을 맞춘 중재의 중요성을 언급했다. 일상활동에서 감각을 강화하고, 환경을 변화시키며, 아이들이 감각통합 장애를 가짐에도 불구하고 성공할 수 있도록 하는 추가 이론을 적용하는 것이다. Ayres는 부모들이 아이들을 새로운 방식으로 이해하도록 도와준 감각통합 이론을 기억한다(자세한 내용은 3장 참조).

감각통합 이론에서 비직접적 중재는 Patricia와

Julia Wilbarger(1991; 자세한 내용은 18장 참조)가 감각식이를 만들 때 최초로 기술하였다. 얼마 지나지 않아 Williams와 Shllenberger(1996 자세한 내용은 18장 참조) 어린이와 성인들이 일상 속에서 자기 조절을 증진 도움을 주는 '각성 프로그램'을 발표했다. 다른 이론가–치료사들 또한 SI 이론에 근거한 유사한 프로그램(예: 조절의 구역: http://www.zonesofregulation.com/index.html)을 활용했다.

1990년대부터 2000년대 초반에 작업치료사, 교육가와 그 밖의 사람의 작업을 중심으로 하는 이론가–연구자들은 학교와 가정에서 적절한 중재를 제공하는 *협력적인 컨설팅 프로세스*를 도입하였다 Schein(1999). 최근 몇 년 동안 상담이라는 용어로 이러한 중재가 잘 설명되지 않는다고 생각하여, 몇몇 작업치료사와 유아교육자들은 *코칭*이라는 용어를 사용하기 시작했다. 본 장에서는 *코치*와 *코칭*이라는 용어를 사용하지만, 일부 저자들은 *상담*이라는 용어를 사용하기도 한다. 프로세스에 관해 심층적이고 학술적인 부분이 필요하다면 Schein(1999)을 참고하기 바란다. 코칭이라는 용어는 운동에서 사용되지만 원래는 (1500년대부터)차량에서 사용되어 왔다. Evered와 Selman(1989)은 이 책의 첫머리에서 "코칭은 가치가 있는 것을 자신이 원하는 곳으로 전달하는 것을 의미한다(원서 p.32)."고 했다. 이 장에서 이동수단으로서의 코치의 개념을 받아들인다.

Toll(2005)은 코치가 다른 사람이 자신이 알고 있는 것과 할 수 있는 것을 인식하도록 돕고 자신이 하는 일의 지식과 효과를 높일 수 있도록 돕는다고 했다. 위의 저자들의 의견으로부터 Rush와 Shelden(2011)은 **코칭**은 부모와 교사가 각자의 역할에 더 효과적일 수 있도록 돕고 아이들의 일상적인 참여를 촉진하는 전략을 개발하고 다듬는 수단으로 정의했다. 부모와 교사가 가장 일반적인 코칭 파트너이지만, 치료사는 다른 동료와 청소년 또는 성인들의 최적의 참여를 방해하는 문제를 식별하고 개선할 수 있도록 코칭하기도 한다. 이 장에서는 간단하게 부모 또는 교사를 코칭 파트너라고 한다. 그럼에도 불구하고, 이 정보는 코칭을 받는 대부분의 다른 사람들에게 직접 전달되어야 한다.

이 장에서는 SI 장애가 있는 아동에게 작업치료사가 사용하는 필수적인 중재 접근을 양육자에게 코칭하는 방법을 소개한다. 이 장은 다섯 부분으로 나누어져 있다. (1) 코칭과 관련된 일반적인 속설 (2) 코칭 적용을 위한 정의 (3) 파트너십과 자원의 필요성 구축 (4) 코칭의 예 (5) 코칭에 일반적으로 사용되는 감각 기반 중재(SBI)에 대한 연구 증거. 마지막으로, 감각통합 장애가 있는 아동의 부모 및 교사 코칭에 사용할 수 있는 잠재적 전략에 대한 지식을 강화하고자 하는 이들에게 유용할 수 있는 부록을 제공한다.

코칭 관련 일반적인 속설
Myths Surrounding Coaching

코칭에 대해 자세히 설명하기 전에 이 접근 방식에 대한 몇 가지 근거없는 속설을 소개하고자 한다.

Hanft와 Place(1996)에서 몇가지 신화에 가까운 사례를 발표했다. 비록 20여 년 전에 쓰였지만, 이러한 사례는 오늘날에도 사실로 남아 있다.

속설 #1 코칭은 치료사가 치료를 시행하도록 교사 또는 부모를 교육하는 것(즉, 치료사의 직무 수행)을 포함한다.

코치들은 부모나 교사들에게 치료 절차를 시행하는 방법을 가르치지만, 이것은 코칭 중재의 작은 일부에 불과하다. 치료사가 정해진 방식으로 치료 절차를 수행하도록 가르치는 것이 치료사와 부모 또는 교사 간의 유일한 상호작용일 경우 이 중재는 코칭의 기준에 부합하지 않는다; 코칭의 근본적인 협력적 특성이 결여되어 있기 때문이다. 이러한 치료는 모니터링 또는 간접 서비스라고 한다.[1] 2가지 예로 아이가 특정한 방식으로 연습하며 부모나 선생님으로부터 주기적인 감독을 받는 Wilbarger 프로토콜(18장 참조) 또는 글쓰기 프로그램(예: 쓰기 시작:-Case-Smith, Holland, & Bishop, 2011; Case-Smith, Holland, Lane, & White, 2012). 물론 간접 서비스의 맥락에서 일반적으로 가르치는 다양한 절차들이 있다.

속설 #2 부모나 교사가 중재를 제공하기 때문에 치료사들은 아이들을 치료하는 시간을 줄이고 치료 건수를 획기적으로 늘릴 수 있다.

이러한 내용은 치료 수요가 높은 학교에 널리 퍼져있다. 실제로 코칭은 꽤 많은 시간이 걸릴 수 있다(Dunn, 1992; Hanft & Place, 1996). 효과적이기 위해, 치료사 코치는 코칭 파트너와 정기적으로 만나고, 비교적 짧은 시간 동안 집중적으로 만나기도 하고 때로는 더 오랜 기간 동안 산발적으로 만난다. 비록 코칭이 개별 아이에게 치료사로부터 더 적은 시간을 의미하지는 않지만, 장기적으로, 코칭은 다른 방식으로 치료사의 서비스를 더 확산시킬 수 있다. 교사들과 부모들은 아이들의 필요에 대해 새로운 방식으로 생각하게 되기 때문에, 그들은 그 원칙들을 새로운 상황과 다른 아이들에게 일반화시킬 수 있을 것이다. 따라서 코칭은 코칭 파트너의 역량 강화와 독립성을 촉진한다.

속설 #3 코칭은 직접적인 개입을 대신한다.

코칭은 매우 강력할 수 있다. 우리는 이것이 가족과 학교에서의 서비스 제공에 대한 일차적인 접근이 되어야 한다고 믿는다. 일상생활의 요구를 충족시키기 위해 치료가 필요한 모든 아동에게 가정과 교사를 위한 혜택 코칭이 있어야 한다는 얘기다. 협업 컨설팅 및 코칭에 대한 연구 성장 기관(예: Simpson, 2015)은 이러한 보기를 지원한다. 그러나 코칭의 목표는 직접 개입의 목표와 크게 다를 수 있으며, 코칭이 유사하더라도 전략은 크게 다를 수 있다. 따라서, 일부 아이들은 코칭 외에도 SI를 향상시키거나 특정 기술을 개발하기 위해 직접적인 개입이 필요할 것이다. 표 17-1은 클리닉 기반의 작업치료사가 사용하는 전략과 11장(평가 데이터 해석 및 설명)과 20장(감각통합 이론을 이용한 개입 계획 및 적용)에 등장하는 아이인 Kyle과 함께 작업하는 학교 기반의 작업치료사의 전략을 비교한다. 학교에 기반을 둔 작업치료사는 주로 Kyle의 선생님에게 코치의 역할을 하는 반면, 클리닉에 기반을 둔 작업치료사는 카일의 가족에게 직접적인 중재와 코칭을 제공한다. 두 치료사 모두 같은 목표를 공유하지만 목표를 실현하는 목표는 목표 달성을 위한 전략에 있어 다르다.

요점

코칭에 관한 일반적인 속설은 밝혀져야 한다. 다음은 코칭에 대한 정확한 설명이다.

- 코칭에는 치료사 역할을 하는 교사나 학부모가 포함되지 않는다.
- 코칭은 특정한 단계에서 직접적인 개입만큼 많은 시간이 필요하며, 따라서 담당 건수를 늘리는 방법은 아니다.
- 코칭은 직접적인 개입을 대체할 수 없다.

코칭 적용을 위한 정의

Defining Practices for Implementing Coaching

코칭은 자신의 역할에 대한 요구를 보다 효과적으로 충족시킬 수 있도록 하기 위해 적용된다. 따라서,

1 치료사는 일반적으로 직접적인 개입이나 코칭과 같은 또 다른 치료적 접근법과 함께 간접 서비스를 구현하지만 코칭만 적용되는 경우는 드물다.

표 17-1 임상의 작업치료사와 학교기반 작업치료사의 전략 비교

목표	목적	작업치료사의 개별 치료	학교 작업치료사
자신을 소중히 여기는 일에서 성공할 것이라는 믿음을 키움(즉, 바람직한 친구이자 놀이 친구)	적어도 일주일에 한번은 이웃의 또래와 놀기	Kyle 엄마는 Kyle이 그룹에 들어갈 수 있도록 전략을 세움 또래를 초대할 수 있는 활동을 확인 Kyle과 다른 아이들이 함께 놀 수 있는 방법을 개발	Kyle의 선생님은 카일이 그룹에 들어갈 수 있도록 도움 파트너와 함께 할 수 있는 활동에 대한 아이디어 개발
대운동기술 증진	펌핑으로 독립적으로 그네 타기	*양측통합과 사지를 계획적이고 순차적으로 움직일 수 있는 능력 향상* 놀이터 그네와 유사한 Kyle과 함께 치료실 스윙을 밀 수 있는 능력 연구	Kyle의 코치 선생님은 운동장에서 활동을 도와줌
소근육 증진(예: 글쓰기), 행동 증진	치료 시간 내에 4개의 과제 중 3개 완수	*자세, 안구 조절, 양측통합, 순서화, 시각운동 기술, 감각조절 증진* 집 그리기 프로그램에서 그리기 속도가 향상 됨	Kyle의 선생님은 활동 공간(예: 조용한 공간)에 대한 코치: 과제 수정
행동 증진	친구 때리지 않기	*들어오는 감각을 조절하는 능력을 향상시키고*, Kyle과 부모들이 이해할 수 있는 방식으로 촉각방어 및 조절 장애에 대해 설명하고 Kyle 사용할 수 있는 전략에 대해 설명. Kyle의 부모가 효과적인 전략을 개발할 수 있도록 도움	Kyle의 행동, 촉각 방어성 및 감각 조절의 관계를 교육적인 측면에서 설명하고, Kyle의 작업 공간과 관련하여 Kyle 코치의 선생님(예: 조용한 곳을 찾음), 싸움이 문제가 될 때(예: 줄을 서서) 다른 상황에 대한 대안을 찾기.

참고: 이텔릭체는 카일을 위한 목표 중심 목표 중 치료사의 전략을 반영하고 다른 전략들은 원위 목표에 초점을 맞춘다.
* 1차 역할: 직접 개입; 2차 역할: 가족 코칭.
** 주요 역할: 코치를 선생님에게 맡김.

코칭 파트너인 부모나 교사가 목표를 가지고 어떤 전략이 가장 적합한지에 대한 최종 결정을 한다. 치료사-코치의 주요 역할은 코칭 파트너가 상황을 이해하고(감각통합 장애의 효과 포함) 목표를 설정하고 목표 달성을 위한 전략의 효과 창출, 적용 및 평가를 돕는 것이다.

Rush와 Shelden(2011)에 따르면, 코칭은 정해진 순서 없이 실행되는 5가지의 과정(관절 계획, 실행(action), 관찰, 반영, 피드백)으로 구성된다. 감각통합 장애가 있는 아이의 부모나 선생님을 지도할 때, 치료사는 각각의 과정에 SI 이론의 틀에서 접근할 수 있다. 즉, SI 이론은 치료사-코치, 코칭 파트너가 아이의 행동을 이해하고, 전략을 개발하고, 그 전략의 효과를 예측하는 데 도움이 된다. 또한 치료사-코치는 또한 다양한 이론을 적용할 수 있다. 치료사-코치가 어떤 이론을 사용하던지, 코칭의 목표는 가정이나 학교에서 아이의 육아 또는 교육에 방해가 되는 문제를 개선하는 것이다. 여기서는 Rush와 Shelden의 5가지 코칭 과정에 대한 설명을 약간 수정했다.

- ***관절 계획***, 치료사-코치 및 코칭 파트너는 문제

를 명확히 하고 목표를 설정하고 목표를 해결하기 위한 움직임을 정의한다. 문제의 본질을 명확히 하는 과정을 배우는 것 자체가 부모와 교사들에게 큰 도움이 된다.

- ***실행(action)*** 코칭 파트너가 양육 또는 자녀 교육을 위한 새로운 전략을 구현하는 실제 이벤트이다.
- ***관찰*** 치료사가 피드백을 제공할 목적으로 코칭 파트너의 행동을 관찰하거나 코칭 파트너가 코치를 관찰하여 새로운 아이디어, 전략 또는 기술을 개발한다.
- ***반영*** 전략에 수정이 필요한지, 어떤 방식으로 수정이 필요한지를 결정하기 위한 새로운 전략을 적용하고 결과에 대해 분석한다.
- ***피드백*** 코칭 파트너의 상황을 반영하고 전략에 대한 이해를 넓히기 위해 성찰적인 방식으로 제공되는 피드백이다.

여기에 6번째 과정: ***리프레임***을 추가. 리프레임은 반영의 한 부분으로 일반적으로 코칭 과정 초기에 발생한다. 리프레임에는 다른 사람이 아이의 행동을 다른 방식으로 이해하거나 새로운 관점에서 행동을 바라볼 수 있도록 하는 것을 포함한다. 우리는 "리-프레임"하는 것보다 틀을 다시 짜는 것에 대해 이야기한다. 왜냐하면, 거의 예외 없이, 교사들과 부모들은 이미 아이의 행동에 대한 틀을 세웠기 때문이다. 프레임을 설정하는 것은 코칭 대상자가 아동의 행동을 미리 보거나 해석하지 않은 경우에만 한다. 감각통합 장애 아동의 경우 교사나 학부모가 설정한 틀이 적당하지 않은 경우가 많다. 틀이 잘못 설정된 이는 훈련이 잘 안되고, 미성숙하고, 파괴적이고, 부주의하고, 경직되어 있고, 과잉반응을 보이는 아이라는 누명을 쓴다. 교사들과 학부모들이 행동을 보는 틀에 따라 아이의 행동에 어떻게 반응할지를 결정된다(즉, 교육 또는 양육에 사용할 전략). 우리는 SI 이론을 활용하여 틀을 변경하고 코칭 파트너에게 학생에게 적용할 수 있는 다양한 전략의 기반을 제공한다. 결과적으로, 이러한 전략은 종종 아이들에게 어려운 상황이나 활동을 피하거나 더 쉽게 만들 수 있기 때문에 문제 행동을 극적으로 줄이는 결과를 낳는다.

토의한 내용을 반영하는 것은 코칭 과정의 핵심이다. Rush와 Shelden(2011)은 코칭이 토의한 내용이 반영되어 촉진을 할 수 있는 특성을 설명했다. 그 특성들 중 첫 번째는 *성인학습의 원리와 일관성이다.* Rush과 Shelden은 Cox(2006, p.195)을 인용했는데: 코칭 지원을 받게 될 사람은 학습자가 주로 자기 결정적 학습 목표를 달성할 수 있도록 돕는 역할을 하는 촉진자(코치)와의 학습 관계에서 성숙하고 동기부여가 되며 동등한 참여자로 인식된다.

코칭은 다음과 같아야 한다.

- 코칭 파트너의 역량, 수행, 반영 능력을 구축하는 것을 목표로 한다.
- 필요에 따라 지시 및 실습용으로 사용할 수 있다. 비록 코칭이 사람들에게 무엇을 하라고 하는 것은 아니지만, 치료사 코치는 부모와 교사들에게 도움이 될 수 있는 전략에 대한 지식과 아이디어를 가지고 있다. 치료사 코치는 파트너가 자기 반영에 참여한 후 다양한 옵션이나 리소스를 선별하고, 지식을 쌓기 위한 정보를 공유하고, 행동을 모델링하고, 피드백을 제공할 수 있도록 지원할 수 있다. 효과적인 코칭의 핵심은 언제, 어떻게, 왜 질문을 하고 정보나 피드백을 공유해야 하는지를 파악하는 것이다.
- 목표 지향적이고 솔루션 중심적이다. 계획 단계에서 코칭의 바람직한 결과가 명확하게 명시되어 있지만, 치료사-코치 및 코칭 파트너는 과정이 진행됨에 따라 목표를 구체화하는 경우가 많다. 아이의 성적 어려움에 대한 목표와 근본적인 이유가 명확해지면, 코칭팀은 목표를 달성하기 위해 개발한 전략을 바꿀 수도 있다. 코칭 파트너는 가능한 전략을 개발해야 한다. 치료사-코치는 주로 파트너

가 무엇이 효과가 있을지 알아내는 것을 돕는다. 하지만, 시간이 지나면서, 각각의 치료사–코치는 전략의 레퍼토리를 습득하고, 그것을 현명하게 공유할 수 있다. 부록 17–A는 학교 환경에 유용할 수 있는 전략 목록을 제시한다. 어떤 것들은 아이들이 보통 학교에서 하는 활동들을 포함하며 감각자극을 높인다. 몇몇 전략들은 감각통합 장애를 가진 아이들이 흔히 겪는 문제들을 위한 것이지만 반드시 강화된 감각을 포함하지는 않는다. 물론 많은 전략들은 가정 상황에 따라 조정될 수 있다.

- 반영. 리프레임을 통해 치료사–코치는 다양한 일상 업무와 환경이 아이에게 어떤 영향을 미치는지 코칭 파트너가 새롭고 더 깊이 이해할 수 있도록 SI(및 기타) 이론을 사용하는 것을 목표로 한다. 그렇게 함으로써, 목표는 더욱 정확해지고 새로운 전략들이 파악된다. 과정 내내 치료사–코치 및 코칭 파트너는 목표, 전략 및 결과를 검토한다. 무슨 일 하는 거야? 뭐가 아니야? 전략을 수정해야 하며, 그렇다면 어떤 방식으로 수정해야 해? 코칭 파트너가 전략을 보다 쉽게 또는 보다 효과적으로 구현하기 위해 필요한 사항이 있는가?
- 협동. 코칭은 파트너십이다. 치료사–코치 및 코칭 파트너 모두 아이와 상황에 대한 지식과 기술을 가지고 있다. 치료사 코치는 파트너가 아이와 상황에 대해 무엇을 믿고 있는지 그리고 이전에 무엇을 시도했는지를 배워야 한다. 부모와 교사들은 치료사–코치로부터 전문화된 지식을 접할 수 있는 기회를 가지고 있으며, 아마도 더 중요한 것은, 문제를 개선하기 위한 전략뿐만 아니라 일상적인 문제들을 성찰하는 과정을 배울 수 있다.

물론, 치료사–코치와 코칭 파트너 모두 상황에 대한 가정을 가지고 있다. 각각의 가정은 자신과 서로에게 분명히 하는 것이 중요하다. 게다가, 전략이 편치 않을 수 있는 많은 이유들이 있다. 아마도 그것은 코칭 파트너의 스타일이나 가치를 반영하지 못할 것이다. 아마도 파트너는 전략이 자신의 "자기 것"이 될 때까지 연습하기만 하면 된다. 일부 파트너는 전략을 구현하기 전에 모델링이 필요하다. 어떤 전략들은 실용적이지 않다. 전략이 잘못되었다고 느껴질 때, 코칭팀은 적절한 변화를 줄 수 있도록 불편이 어디서 시작됐는지 찾기 위해 노력한다. 파트너가 모델이 필요할 때의 문제 해결 방법은 단순히 연습이 필요할 때의 해결책과 매우 다르다. 치료사–코치는 전략이 처음 통하지 않기 때문에 포기하지 않도록 주의를 기울여야 한다. 하지만, 우리는 효과가 없는 전략은 수정해야 한다.

- 배경 기반. 코칭은 부모, 교사, 자녀들이 부모나 가르치는 일상적인 경험과 상황에 맞는 목표를 다룬다. 아동의 행동에 대한 기여자는 상황에 따라 달라지기 때문에 코칭에서 개발된 전략은 상황에 따라 달라져야 한다.

요점

- 코칭은 사려 깊은 피드백을 사용하는 협업적이고 대상자를 반영하며 실제적인 프로세스이다. 이는 상황에 따라 진행되며, 치료사-코치 및 코칭 파트너의 공동 계획, 관찰 및 조치를 포함한다.
- 코칭의 주요 목적은 일상적인 실제 문제를 해결하는 코칭 파트너의 역량을 강화하는 것이다.
- 코치와 코칭 파트너 간의 파트너십의 질은 성공의 열쇠이다. 파트너십은 서로의 전문 지식, 이전 경험 및 코칭 파트너의 우선순위에 대한 상호 존중을 바탕으로 구축되어야 한다.

파트너십과 리소스 요구
Building the Partnership and Need for Resources

파트너십 구축 Building the Partnership

코칭의 모든 측면이 보이는 것은 아니다. 일부 측면은 *보이지 않는 곳에서* 나타난다. 사실, 코칭은 치료사와 코칭 파트너가 함께 일하기 전에 시작된다. 준비를 할 때, 의식적이든 무의식적으로든, 개인은 코칭 중에 그리고 코칭 때문에 어떤 일이 일어날지에 대한 기대를 가지게 된다. Matingly와 Fleming(1994)은 이러한 기대는 여러 출처의 정보를 사용하여 만들어진 실제 또는 상상된 이야기의 형태를 취한다고 했다. 이러한 출처에는 코칭 팀 구성원이 이전에 함께 작업했기 때문에 가지고 있는 정보, 동료 또는 부모가 코칭 팀 구성원 중 한 명과 공유한 정보, 다른 치료사, 교사 또는 부모와 함께 작업하거나 관찰한 과거 경험, 또는 자신의 상상력 등이 포함될 수 있다.

기대를 형성하는 것은 준비의 일부이다. 그러나 이러한 기대는 "허구"이다. 우리가 이것을 이해하게 되면, 함께 일하기 시작할 때 실제 상황에 대응하여 새로운 정보를 찾고 우리의 기대치를 쌓을 준비가 된다. 이전에 치료사-코치 및 코칭 파트너가 함께 일한 적이 있는 경우, 두 사람이 만들어내는 이야기나 기대는 실제로 일어나는 일과 매우 유사할 수 있다. 하지만 두 사람이 호흡을 맞추지 못한 상황에서 둘 중 하나 또는 둘 다 관계 발전을 저해하는 이야기를 만들어 내거나 다른 기대를 하고 있을 수 있다.

치료사-코치와 코칭 파트너의 관계는 매우 중요하다. 문제를 명시적으로 해결하는 것이 아니기 때문에 코칭 관계를 형성하려는 생각이 '부드럽다'고 느껴질 수 있고, 다소 덜 중요하게 느껴질 수 있다. 따라서 코칭 팀(그리고 실제로 코칭에 대해 집필하는 작가)은 관계를 형성하는 것의 중요성을 최소화하고 앞으로 나아가야 할 "더 중요한 것"으로 나아갈 수 있다. 그러나 코칭팀이 동등한 파트너십을 형성하기 위해 충분한 고려를 하지 않을 경우 절차가 잘못될 수 있다. 예를 들어, 치료사 코치가 너무 빨리 해결책을 제시하면, 코치는 "모든 답을 알고 있다"는 인상을 줄 수 있고, 이는 코칭 파트너를 의존적으로 느끼거나 심지어 화나게 할 수도 있다.

분명히, 이러한 관계에서 발견된 문제는 파트너십의 발전과 효과 모두 방해할 것이다. 이것은 코칭 팀이 이전에 또는 한 팀 구성원이 다른 팀보다 경험이 상당히 적을 때 특히 그렇다. 물론 치료사 코치는 이러한 과정에서 초기에 해결책을 제시하기도 한다. 간단한 제안은 코칭 파트너의 프로세스에 대한 관심과 존경을 얻는 데 큰 도움이 될 수 있다. 그러나 전달자보다 전문가로 인식되는 것을 막아야 한다. 효과적인 치료사 코치는 파트너의 지식과 기술에 대한 존경, 파트너가 일하는 제약을 존중하려는 의지, 듣는 능력 및 지식과 기술을 의미있는 방식으로 공유하는 능력을 보여 주어야 한다.

때때로 부모나 선생님은 코칭 파트너십을 맺는 것을 주저할 수 있다. 몇 가지 이유가 있는데 부모나 교사는 치료사가 가정이나 교실의 중요한 활동에 '침입'하거나 방해한다고 생각하고 교사나 부모로서 파트너의 능력을 의심할 수 있다. 이전에 치료사 코치와 함께 일하지 않은 개인은 코칭이 추가적인 일이 될 것을 두려워할 수도 있다.

치료사들은 또한 코칭에 들어가는 것을 주저하기도 한다. 어떤 이들은 코치가 전문가여야 한다고 믿고, 자신이 전문가라고 느끼지 않는다. 다른 사람들은 "진짜 치료"가 아이를 "손으로 직접 하는 것"이라고 생각한다. 부모 및 교사들과 함께 일하는 것은 중요하지만 부차적이다. 또 다른 이들은 부모나 교사가 직접적인 중재만을 원하는 것처럼 보일 때 가족 또는 고객 중심의 보살핌을 제공하는 것이 자신들의 의무라는 것을 알고 혼란스러워한다.

우리는 이러한 두려움과 믿음의 많은 부분이 신화와 오해에서 비롯된다고 믿는다. 우리는 그 장 앞부분에서 몇 가지를 다루었다. 역사적으로, 작업치료들은 코치로 훈련되지 않았다. 이 분야에서 연구가 등장했지만, SI 요법을 시행하는 치료사 중 코치로서의 주된 역할을 구상하는 사람은 거의 없다. 이러한 치료사들은 코칭의 힘을 효과적으로 설명하거나 믿기가 어려울 수 있다.

필요한 자원 확보
Attaining Needed Resources

모든 서비스 제공에는 자원 확보가 필요하다. 코칭도 예외는 아니다. 적절한 자원이 없다면 코칭은 효과적일 수 없다. 따라서 필요한 자원에 대한 논의는 코칭에 있어 잠재적인 장애물을 설명하기도 한다. 다시 한번 코칭의 성공은 노력과 파트너십의 강도에 달려 있다. 코칭은 동등한 관계를 요구한다. 각 팀원은 상대방의 기술과 지식을 존중하고 그 존중을 공개적으로 입증해야 한다. 팀원들은 정기적으로 소통해야 하며, 치료사와 코치는 코칭 파트너의 말을 적극적으로 경청해야 한다.

성공은 또한 공유된 기술을 필요로 한다. 코칭팀은 그들 사이에 문제를 해결할 기술과 의지가 있다고 믿어야 한다. 둘 다 자신의 전문 영역의 정체성에 편안함을 느껴야 한다; 그들은 답을 모를 때 자유롭게 인정해야 한다. 각 개인은 위험을 감수할 용의가 있고 자녀의 성과 개선을 위한 기여에 대해 상대방에게 신뢰를 가지도록 해야 한다. 또한 컨설턴트는 다른 필요한 지원을 요청하고 받을 의사가 있어야 한다.

코칭은 시간이 필요하다. 다른 아이들이 무엇을 하고 있는지, 치료사가 다음 가족이나 학교에 대해 생각하지 않을 때 선생님이나 부모가 만날 시간을 잡는 것은 도전이 될 수 있다. 코칭 제공은 팀의 결정이며, 팀은 자원을 제공할 책임이 있다. 필요한 자원에 대한 고려는 의사결정 과정의 일부여야 한다. 예를 들어, 학교에서 수업 전이나 방과 후 또는 쉬는 시간에 중단 없는 시간을 계획할 수 없다면, 교장이나 다른 어른들이 코칭 중에 수업을 책임져야 할 수도 있다.

학교장에게 도움을 요청하는 것은 치료사-코치들이 학교에서 사용하는 전략이다. 이 장 뒷부분의 사례를 소개한다. 학교 교장에게 도움을 요청할때 치료사 코치는 목표와 왜 특정한 시간이 필요한지에 대해 설명했다. 교장선생님은 코치의 설명 후 치료시간 30분 동안 자유로워질 것이라는 것에 동의했다. 교장 선생님은 일단 아이의 문제를 이해하면 기꺼이 지원을 해주었다. 치료사가 학교장과 이야기하지 않았다면, 교장 선생님은 아마 문제가 있다는 것을 모르고 있었을 것이고, 치료사 코치는 포기했을지도 모른다. 비록 선생님의 지식과 승인을 얻어야 하지만, 선생님보다는 치료사가 필요한 도움을 확보하는 데 책임이 있다.

지혜 실천

30년 전 Bundy, Lawlor, Kielhofner, and Knecht(1989)는 미국의 대규모 특수교육 행정관 설문조사 결과를 보고했다. 공립학교에서 치료사들이 효과를 높이기 위해 할 수 있는 한 가지 일이 무엇이냐는 질문에, 이 관리자들은 흔히 "좀 더 단호하게 행동하라"고 대답했다. 이러한 요구는 오늘도 계속된다. 양질의 서비스를 제공하기 위해서는 주변 아이들의 지원이 필요하다. 우리의 욕구를 알리지 않으면, 그 욕구는 충족될 수 없다.

코칭 사례 Examples of Coaching

사례 연구 ■ REBECCA

레베카는 5살 때 촉각에 극도로 민감하고 가벼운 통증에 대한 반응이 매우 지연되는 경우가 많았다. 때때로 손가락을 꼬집는 것과 같은 사소한 사건이 있은 후 5분 이상 지나서야 레베카는 눈물을 흘리며 "이것은 나를 영원히 아프게 할 거야!"라고 비명을 질렀다. 처음에 레베카의 부모님은 레베카의 반응을 멜로드라마처럼 보았다. "만약, 레베카가 정말로 다쳤다면, 즉시 울지 않았을까요?"라고 물어봤다. 레베카의 부모는 레베카가 주목받기 위해 "연기"를 한다고 믿으며 아이의 울부짖음을 무시하고 레베카가 다치지 않았고 "바보처럼 행동하고 있다."고 말하려고 했다. 하지만, 이러한 부모의 반응 모두 레베카가 더 크게 비명을 지르는 결과를 낳았다.

부모 관찰과 평가 결과를 함께 사용하여, 치료사-코치는 레베카의 행동을 SI 이론의 관점에서 설명했다. "레베카의 감각통합 장애는 감각을 처리하는데 시간이 더 오래 걸리는 것으로 보인다. 레베카는 이 과정을 거치면 많은 자극이 고통스럽다고 해석한다." 이후 레베카의 부모는 아이의 문제가 되는 행동을 다른 방식으로 보게 되었다. 아이의 행동을 멜로드라마로 보기보다는, 그들은 레베카의 강렬하지만 지연된 반응이 감각 처리를 어렵게 한 결과라는 것을 이해했다. 프레임이 변경되었다.

리프레임은 레베카를 양육하기 위한 새로운 전략을 개발하기 위한 기초를 제공했다. 치료사 코치와 함께 일하면서, 레베카의 부모는 아이의 폭발에 대응하기 위한 새로운 전략을 사용하기 위해 감각통합 이론의 지식을 사용했다. 그들은 레베카가 느끼는 것이 고통이며 아이가 진정으로 고통이 "영원히 아플 것"이라고 믿는다는 것을 인정하기 시작했다. 아픈 곳을 보여달라고 부탁하고, 그 부위에 깊은 촉각 압력과 단단한 문지르기를 해줬다. 이러한 전략을 통해, 부모는 사소한 고통에 대한 아이의 반응이 강렬하고 지연되었지만, 레베카를 더 쉽게 위로할 수 있다는 것을 발견했다.

레베카의 부모님은 육아에서 자신의 역할에 있어서 즐거워했다. 레베카를 친구 집에 데려가는 걸 더 이상 두려워하지 않았다. 그들은 레베카의 "과민반응"에 대해 늘 사과하던 것을 그만두었다. 부모님들은 새로운 전략을 사용했고 마치 특별한 일처럼 반응하지 않고 평상시처럼 행동했다. 다른 성인들도 이 새로운 전략을 깨닫고 시행하기 시작했다. 이 경우, 레베카의 문제 해결의 피드백은 성인들로부터 나왔다. 새로운 전략이 효과가 있었고, 레베카를 포함한 모든 사람들이 레베카를 더 편안하게 대했다.

레베카의 사례처럼, 우리는 부모님과 함께 코칭하는 예를 들었다. 코칭은 학교에서 자주 일어난다. 예를 들어, 아이가 줄 서 있을 때 친구를 때리는 아이에 대해 교사가 아이의 촉각 방어력을 이해하고 뒤에서 우연히 밀었다는 것을 알게 되면 행동이 달라진다. 과거의 아이를 이해하던 프레임으로는 선생님은 아이를 지켜볼 수 있는 줄의 앞쪽에 서게 했지만 이는 아이를 밀치기 쉬운 곳에 서게 한 것이다. 새로운 틀을 적용하면, 선생님은 아이가 예상치 못한 터치, 주먹다짐, 그리고 아이가 통제할 수 없는 상황의 발생을 이해하고 줄 맨 뒤에 서라고 제안할 수 있다.

사례 연구 ▪ SHAW

7학년인 쇼는 조직화에 상당한 어려움이 있다. 이 사례는 코칭이 큰 아이나 10대에게 적용될 수 있는지를 보여준다. 아이의 작업치료사는 처음에 쇼에게 직접적인 치료서비스를 제공했다. 치료사는 Shaw의 조직적 어려움을 관리하는 데 도움이 되는 코칭 솔루션을 개발하고 적용했다. 치료사는 쇼의 사물함에 칸막이를 설치했고 집에 여벌의 책 세트를 비치했다. 이러한 전략은 적당히 성공적이었다. 하지만, 치료사가 직접적인 치료 서비스 제공자가 아닌 코치가 되자, 치료사가 쇼의 어려움을 해결해주는 전문가라기보다 쇼가 전문가가 되었다. 치료사 코치는 쇼가 자신의 목표를 세우도록 도왔다. 치료사는 쇼가 일정을 추적하는 것이 가장 중요하다고 말했을 때 놀랐다. 목표를 파악한 쇼는 목표를 달성하기 위한 전략을 개발했다. 쇼는 가방에 일정표를 달아놓았다. 일정표를 달아놓는 것은 쇼의 아이디어였기 때문에 쇼는 자신의 필요에 맞게 일정을 변경할 수 있다고 느꼈고 코치의 도움 없이 일정을 조정했다.

코칭의 개념은 간단할수도 복잡할 수도 있다. 성공 여부는 문제를 적절히 식별하느냐에 달려 있으며, 이는 보기보다 더 어려운 경우가 많다(Shein, 1999). 문제를 확인하는 것은 부모, 선생님 또는 아이가 경험하고 있는 것에 대해 우리가 할 수 있는 한 많은 세부사항을 이끌어내는 것을 수반한다. 우리는 공동으로 해결할 수 있는 문제를 찾아낼 때까지 질문을 하고 관찰한다. 자녀의 어려움이 자녀의 참여와 부모나 교사의 역할 수행 능력에 어떤 영향을 미치는지 최대한 알아본다. 우리는 또한 코칭 파트너들이 어떤 전략을 시도했는지, 그리고 그 전략이 얼마나 효과가 있었는지를 알기 위해 노력한다.

사례 연구 ■ DUNCAN

던컨은 8살의 2학년 학생으로 1, 2학년 합반 교실에 있다. 던컨에게 글쓰기를 가르치려고 1년 넘게 시도했지만 실패했던 선생님이 작업치료사에게 도움을 요청했다. 던컨이 펜이나 연필로 글을 따라 쓰는데 문제가 있었는지를 묻자, 선생님은 치료사에게 던컨이 쓴 글의 일부를 보여주었다. 글자 모양이 잘 형성되지 않았고 너무 힘없이 써서 거의 알아볼 수 없었다. 치료사는 선생님이 수많은 전략을 시도했고, "다감각적 접근법"을 사용하고 있다는 것을 알게 되었다. 선생님은 던컨이 모래, 쌀, 손가락 페인트, 분필, 마커 등 다양한 매체로 글자를 만드는 연습을 했다고 말했다.

치료사는 교실에서 아이를 보면서 던컨이 문자를 만드는 일관된 패턴을 가지고 있지 않다는 것을 알게 되었다 이것들은 글씨 쓰는 도구마다 다르게 보였다. 치료사는 같은 글자 형성을 반복해서 연습하기 보다는 던컨이 실제로 각 필기구에 다른 운동 패턴을 수행했다는 것을 알게 되었다. 아이는 손가락 페인트로 글자를 만들 때 손가락 동작을 사용했지만 칠판에 글을 쓰면서 팔 전체를 움직였다. 이 두 가지 모두 그가 연필로 글을 쓸 때 사용한 운동 패턴과는 달랐다. 대부분의 사람들이 팔과 손가락의 움직임을 사용하더라도 본질적으로 똑같아 보이는 글자를 만드는 패턴은 비슷하지만 던컨은 그렇지 않았다.

치료사는 감각통합 기반 난독증이 Duncan의 필기체 학습 능력에 영향을 미친다는 가설을 세웠다. 치료사는 교육팀에 자신이 선생님을 지도할 것을 제안했다. 비록 치료사가 던컨이 감각통합적 접근법을 사용한 직접적인 치료로부터 이익을 얻을 것이라고 믿었지만, 그녀는 글쓰기에 큰 영향을 미치는 것을 보기 위해 SI를 이용한 직접적인 개입이 몇 달 동안 필요할 수 있다는 것을 알았다. 게다가, 비록 치료사가 단순히 손글씨를 대상으로 하는 직접적인 개입 프로그램을 개발할 수 있었지만, 그녀는 단지 주기적으로 그 개입을 제공할 수 있었을 것이다. 선생님은 던컨에게 매일 필체로 가르쳤다. 게다가, 치료사는 적절한 글자 형태를 가르치는 것에 대해 선생님보다 훨씬 덜 알고 있었다.

치료사와 함께 일하는 것에 대한 선생님의 협조는 코칭 추천에서 중요한 요소였다. 이 선생님은 던컨에게 글을 가르치려고 많은 시간과 노력을 투자했다. 그러나 효과가 좋지는 않았다. 선생님은 던컨의 문제가 다른 전문가의 조언을 필요로 한다는 것을 알았고 도움을 원했다. 선생님이 수년간 글자 형성을 가르쳤지만, 선생님의 지식은 제한적이었다. 그러다 자신도 모르게 던컨의 약점을 이용한 글자 형성을 가르치게 되었다. 이 방법은 던컨이 각 글자에 대해 여러 다른 운동 반응을 공식화하는 결과를 낳았다. 새로운 운동 반응을 형성하는 것의 어려움이 아이의 가장 큰 문제점이었기 때문에, 던컨은 글을 쓰는 법을 배우지 못했다.

치료사가 던컨의 부모와 선생님들을 포함한 교육팀에 코칭 추천서를 제시했을 때, 이들은 동의했다. 실제로 던컨의 운동 계획상의 어려움과 코칭의 잠재적인 혜택에 대한 그녀의 발표는 체육 선생님도 코칭을 요청할 정도로 설득력이 있었다. 치료사 코치는 던컨에게 글을 가르치는 교실 선생님의 문제에 주의 깊게 귀를 기울였다. 그녀는 던컨의 교실에서 그를 관찰했다. 그녀는 던컨과 약간의 테스트를 했고 그녀가 보고 들은 것에 비추어 결과를 해석했다. 치료사는 던컨이 글씨를 쓸 때 겪는 어려움을 설명하는 새로운 틀을 제시했다. 선생님에게 던컨이 촉각과 몸의 움직임에서 좋지 않은 피드백을 받는 것 같다고 말했다. 그녀는 촉각, 전정, 고유수용 시스템의 신경해부학적인 부분에 대해서는 설명하지 않았다. 오히려 던컨과 같은 아이들에게는 신체에서 오는 감각을 해석하는 어려움과 새로운 운동 과제를 배우는 능력 사이에 가설적인 인과관계가 있다는 점을 분명히 했다. 치료사는 계속해서 선생님이 고안한 다감각 교수법이 의도치 않게 만들어졌다는 것을 보여주었다. 이런 식으로 틀이 바뀌면서 선생님은 던컨의 문제를 다르게 이해했다.

새로운 틀은 또한 새로운 전략을 제시했다. 간단한 리프레임은 선생님이 문제를 이해하는 데 필요한 것이었다.

선생님은 던컨이 잘 적응하지 못하고 그의 몸이 어떻게 움직이는지 모르는 것 같다는 것을 알고 있었다. 따라서, 그녀는 많은 감각을 제공하는 것이 그가 글을 더 잘 쓰는 법을 배우는데 도움이 될 것이라고 추론했다. 그러나 그녀는 각각의 새로운 매체를 가지고 던컨이 새로운 계획을 세웠다는 것을 인식하지 못했다. 그녀는 "제가 한 필기구를 골라야 할 것 같아요."라고 추론했다. 치료사-코치께서 동의했어요 그들은 함께 던컨이 펜이나 연필로 글을 쓰는 것에 집중할 필요가 있다고 결론지었다. 그들은 던컨이 글의 형태를 만들고 힘껏 누르는 어려움에 대해 논의했다. 치료사-코치는 던컨이 자신이 쓴 것처럼 그의 몸에서 적절한 피드백을 받지 못하고 있다고 믿고 연필을 제안했는데, 그 이유는 연필의 저항이 증가하면 많은 피드백을 제공할 수 있기 때문이다. 선생님이 동의하였고 코칭팀은 다음 주에 만나 결과를 논의할 계획이었다.

그 다음 주, 선생님은 연필을 잘 쓰지 못한다고 보고했다. 던컨은 여전히 글씨를 읽을 수 있을 정도로 세게 눌러 쓰지 않았고 연필을 사용하는 것을 좋아하지 않았다. 교사와 치료사 코치는 던컨이 먹지를 사용해서 글을 쓸 수 있도록 새로운 계획을 고안했는데, 먹지는 보통 여러 장의 사본을 동시에 제작하는 데 사용되는 사무용품이다. 선생님은 던컨에게 글을 쓸 수 있을 만큼 세게 누르고 있었는지 계속적으로 확인하라고 가르쳤다.

던컨은 먹지에 매우 잘 반응했다. 짧은 시간 안에 더 세게 누르는 법을 배웠고 아동의 글은 훨씬 더 읽기 쉬워졌다. 몇 주 후, 치료사 코치와 함께 일하던 선생님은 먹지가 더 이상 필요하지 않다고 결정했다. 선생님은 던컨이 먹지가 아닌 종이에 글을 쓸 때 사용한 압력의 양을 의식하게끔 노력함으로써 변화에 대비했다. 선생님은 던컨에게 매일 먹지의 양을 줄여갔다.

던컨이 몸에서 적절한 피드백을 받지 못하고 있다고 설명하자, 치료사 코치는 다른 종류의 필기구를 제안했다. 종이를 충분히 세게 누르지 않는 던컨의 문제가 지속되자, 선생님과 치료 코치는 계속해서 먹지를 사용해야 한다고 결정했다. 일반 용지를 사용하여 글 쓸 때 던컨은 "충분히 단단"한 정도를 판단할 수 없는 것처럼 보였다. 먹지를 사용하여, "충분히 단단함"은 종이 아래에 자국이 남을 정도로 라고 정의되었다. 이는 던컨에게 필요한 피드백이었다. 먹지는 아이가 충분히 열심히 쓰고 있는지를 보여주는 구체적인 증거를 제공했다. 결과적으로 선생님은 아이에게 말로 피드백을 줄 필요가 없었다. 비교적 짧은 기간 동안 던컨은 필요한 압력의 양을 내면화했고 더 이상 프롬프트가 필요하지 않았다. 이 상호 발전된 전략은 누구에게나 동의할 수 있었다. 이상적으로는 모든 전략이 상호 발전하고 모두가 동의할 수 있었다. 그러나 *코칭 파트너*들은 전략의 구현에 주로 책임이 있으므로 전략이 좋은지에 대한 결정은 파트너에게 달려 있다(Schein, 1999).

선생님 역할의 일부로서, 치료사와 코치는 대체 필기도구와 종이를 제공했다. 이 재료들은 사실 그 자체로 "적응 장비"가 아니었다. 그러나 치료사-코치의 중요한 역할 중 하나는 적응형 또는 대체 장치와 재료를 제공하는 것이다(Kielhofner, 2009). 이것은 중요한 코칭 도구이자 감각통합 장애가 있는 아이들의 요구에 더 잘 맞도록 환경을 수정하는 방법이다.

코칭의 또 다른 중요한 부분은 치료사와 코치가 던컨이 교실에서 겪었던 몇 가지 어려움을 파악하고 해결하기 위해 계속해서 정기적으로 만나는 것이다. 선생님이 던컨의 새로운 운동 프로그램을 만드는 어려움에 대해 더 잘 이해하게 되면서, 그녀는 그녀 자신의 대안적인 교육 전략을 고안하기 시작했다. 처음에 그녀는 치료사 코치와 자신의 계획을 논의하는 것을 좋아했다. 하지만, 그녀가 성공할수록, 그녀에게 필요한 조언은 줄어들었다. 코칭이 시작된지 몇 달 동안, 선생님은 이렇게 말했다. “이 모든 것이 한때는 저에게 너무 새로웠고, 이제는 매우 논리적으로 보인다. 앞으로는 다른 학생들의 문제를 다르게 볼 것이라는 것을 알고 있다”고 말했다.

치료사는 체육 선생님에게 비슷한 코칭을 했는데 이 역시 매우 성공적이었다. 던컨의 체육 수업은 체력 단련에 초점을 맞췄다. 학생들은 점핑잭, 팔굽혀펴기, 윗몸일으키기, 제자리 뛰기 등 기본적인 기술을 하며 대부분의 시간을 보냈다. 연습은 항상 똑같았지만 선생님은 순서를 바꾸셨다. 던컨이 집중력이 강하면 충분히 운동을 할 수 있지만 이것은 과도한 노력이 필요했기 때문에 종종 서서 지켜보는 것을 선택했다. 치료사가 체육 교사와 이야기를 나누었을 때, 그녀는 그를 괴롭히는 것이 “주변에서”라는 것을 알게 되었다.

체육 선생님을 코칭하면서, 치료사는 던컨의 참여를 증가시키기 위해 몇 가지 매우 간단한 적응 방법 추천했다. 치료사는 던컨이 외울 수 있는 정해진 루틴이 있다면 운동을 더 쉽게 할 수 있을 것이라고 설명했다. 더군다나 던컨의 가장 강력한 학습 통로가 청각이었기 때문에 체육교사가 변화 직전에 다음 연습을 계속 불러내면 도움이 될 것이라고 그녀는 제안했다. 체육 교사는 던컨이 지시를 들을 수 있도록 비교적 가까이 서 있기로 결정했다. 그는 또한 시각적인 모델을 제공하면서 학급과 함께 연습을 수행하기로 결정했다.

치료사 코치는 SI 이론에 대한 그녀의 지식을 사용하여 두 선생님 모두 던컨의 운동 계획 관련 어려움을 이해하도록 돕는다. 리프레임에서, 효과가 있는 새로운 전략을 개발하는 것을 도왔다. 선생님이 적절한 편지 형성에 대한 지식과 Duncan의 운동 계획 결합에 대한 치료사의 설명을 결합했을 때, 그 결과 전략들은 Duncan이 읽기 쉽게 글을 쓸 수 있게 해주었다. 처음에 던컨은 체육 수업에 참여하지 않았다. 그러나 몇 가지 간단한 수정으로 던컨은 학급에서 활동적인 구성원이 되었다.

문제를 정확히 파악하고 조정하는 것은 중요하다. 던컨의 체육 선생님이 작업치료사의 도움을 구한 데에는 여러 가지 이유가 있었을 것이다. 하지만 던컨의 선생님이 힘들어한 것은 던컨이 수업에 참여하지 못했다는 것이다. 체육교사가 던컨의 협응력 부족을 가장 신경썼더라면 문제 해결에 대한 접근방식은 완전히 달라졌을 것이다. 문제를 해결할 때 우리는 문제가 무엇인지 이미 알고 있다고 가정하지 않도록 주의를 해야 한다(Schein, 1999). 우리는 코칭 파트너가 문제의 전문가라는 사실을 염두에 두고 있다.

지혜 실천

강력한 코칭 파트너십을 구축하는데 들인 시간은 충분히 노력할 가치가 있다. 서로의 지식, 기술, 이전 경험에 대한 상호 존중은 이러한 관계를 구축하는 데 있어 필수적이다.

요점

- 감각통합 장애를 가진 아이들은 일상생활에서 많은 어려움에 직면한다. 아이들의 행동이 자신의 역할을 효과적으로 수행하는 것이 어렵다는 것을 알게 되는 부모와 교사들에게 혼란스러울 수 있다.
- 아동의 복합적인 어려움은 아동과 효과적으로 상호작용하기 위해 작업치료로 의뢰된다.
- SI 이론은 학교와 가정에서 수행하기 위한 중요한 도구이다.

- 코칭은 부모와 교사가 아이들의 행동을 재구성하고 보다 효과적인 교육 및 육아 전략을 개발할 수 있도록 한다.
- 아이들은 대부분의 시간을 부모 및 교사들과 함께 보내기 때문에, 우리는 코칭이 감각통합 장애가 있는 아이들을 위한 서비스 제공의 주요 유형이 되어야 한다고 주장한다.

어린 자폐 아동의 가족 코칭에서 흔히 사용되는 코칭 및 감각 기반 중재에 대한 연구 증거

지난 20년 이상 동안 작업치료에서 코칭과 협업 상담의 이점은 상당히 잘 확립되어 왔다. 코칭에 일반적으로 사용되는 SBI를 조사하는 근거는 명확한 방향을 제시하지 못한다. 몇 가지 문제가 이러한 중재에 혼란을 야기한다. 그 문제들 중 가장 중요한 것은 일관되지 않은 용어와 방법론적인 연구 한계이다.

이 장의 나머지 부분에서는 자폐스펙트럼 장애(ASD)가 있는 취학 전 아동에 대한 SBI 연구를 비평한다. 우리는 감각장애가 있기 때문에 ASD를 가진 어린이와 관련된 연구에 집중하기로 결정했다. ASD의 핵심 특징과 많은 작업 치료 개입은 SBI의 일반 범주에 속한다. 그러나 본 연구에서 검토한 많은 전략들은 ASD를 가지고 있지 않은 어린이와 노년층 어린이들에게도 일반적으로 사용된다.

이 부분에서는 자폐증 아동을 위한 파트너 코칭 전략으로 SBI를 제공한 16개 연구를 검토하고 비평한다(표 17-2).[2] 검토된 주요 전략에 따라 애쉬버너와 동료(2014)가 기술한 5개 범주(표 17-3) 표 17-2에서 우리는 SBI의 두 가지 주요 그룹, 즉 (1) 규범적 개입과 (2) 대응적 개입을 추가로 고려한다. 규범적인 중재가 지금까지 SBI 연구의 주를 이뤄왔다.

일반적으로 규범적 SBI는 치료사나 연구자가 결정한 방식으로 한 번에 감각을 수동적으로 적용하는 것이 특징이다. 이와는 대조적으로, 대응형 SBI는 아동들이 일상과 과제를 관리할 수 있도록 개별화된 방식으로 감각적 경험과 기회를 제공한다(Tomcheck & Case-Smith, 2009). 그림 17-1은 ASI와 두 가지 유형의 SBI(규범적 및 대응적) 간의 관계를 보여준다.

대응 전략이 코칭 중재 및 ASI와 더 잘 호환되지만 표 17-2에서 규범적으로 설명한 일부 기법도 대응적인 방법으로 사용할 수 있다. 따라서 우리는 규범적 개입을 활용한 연구를 이 절에 포함시켰다. 표 17-3에 따라, 우리는 각각의 다섯 가지 범주의 연구를 요약하고 비평한다.

상호정보 공유 및 지원(범주 1)
Mutual Information Sharing and Support (Category 1)

상호 정보 공유 및 지원은 여기에 설명된 연구에서 사용된 대응 전략과 함께 코칭의 필수적인 부분이다. 사실, 이 범주의 세 가지 연구는 일반적으로 코칭 효과에 대한 연구로 간주될 수 있다. 이들은 자폐아동의 감각장애 관리 코칭을 뒷받침하는 유망한 증거를 제시하고 서비스 제공과 향후 연구에 중요한 기여를 하고 있다. 우리는 여기 증거 상자에 연구의 세부사항을 강조한다.

2 표에 나열된 다섯 가지 범주 외에 애쉬버너와 동료들(2014)은 여섯 번째 범주, 즉 감각적 도전을 관리하기 위한 행동 전략을 설명했다. 우리는 이 여섯 번째 범주를 포함시키지 않았는데, 치료사들이 자폐증을 가진 아이들에게 흔히 행동적 접근법을 사용하지만, 우리가 찾은 연구는 SI 이론의 가정과 직접적으로 충돌하는 근본적인 가정을 가진 행동적 접근법인 둔감화를 적용했기 때문이다.

표 17-2 자폐증 미취학 아동들을 포함한 SBI 연구 요약

분류	주저자	n	디자인	전략	장소	반응/규준	주요 결과
상호정보공유 및 지원	Dunn, 2012	20	그룹	코칭	가정	반응	목표, 부모스트레스, 부모역량에 관한 유의미한 증가
상호정보공유 및 지원	Dunstan, 2008	1	질적	감각식이/월바거	가정	반응	가족 일상에 관한 긍정적 변화: 그러나 적용 부담이 나타남
상호정보공유 및 지원	Bulkeley, 2016	3	단일사례	코칭/감각	가정	반응	중재효과와 유지정도는 참가자마다 다름
각성조절을 위한 감각 입력	Bonggat, 2010	3	단일사례	감각식이	학교	규준	주의력조절과 비교하여 감각식이로 과제 수행하는 시간에는 차이가 없음
각성조절을 위한 감각 입력	Carter, 2005	1	단일사례	무거운 조끼	학교	규준	무거운 조끼로 자해 감소 없음
각성조절을 위한 감각 입력	Davis, 2011	1	단일사례	월바거/브러싱	가정	규준	브러싱은 상동행동과 유의한 차이가 없음
각성조절을 위한 감각 입력	Fer-tel-Daly, 2001	5	단일사례	무거운 조끼	학교	규준	문제 행동 감소, 긍정적 행동 증가
각성조절을 위한 감각 입력	Hodgetts, 2011a	10	단일사례	무거운 조끼	학교	규준	과제 수행시 행동 개선; 착석시 행동 변화없음; 참가자별 반응 다양
각성조절을 위한 감각 입력	Hodgetts, 2011b	6	단일사례	무거운 조끼	학교	규준	무거운 조끼로 상동행동 변화 없음
각성조절을 위한 감각 입력	Leew, 2010	4	단일사례	무거운 조끼	가정	규준	문제 행동 감소, 공동주의력 증가; 부모역량 증가
각성조절을 위한 감각 입력	Murdock, 2014	30	그룹	플랫폼 그네	클리닉	규준	과제 중 유의한 차이 없음; 그네 타고 난 후 착석 행동 상동행동
각성조절을 위한 감각 입력	Quigley, 2011	3	단일사례	무거운 조끼	클리닉	규준	무거운 조끼로 목표 행동 감소 없음
각성조절을 위한 감각 입력	Reichow, 2010	3	단일사례	무거운 조끼	학교	규준	무거운 조끼로 중재군과 대조군간 차이 없음
각성조절을 위한 감각 입력	Schilling, 2004	4	단일사례	짐볼 의자	학교	규준	짐볼 의자로 착석 행동 증가
각성조절을 위한 감각 입력	Sniezyk, 2015	3	단일사례	감각식이	학교	규준	중재와 행동변화간의 상관관계 없음
자기조절 전략	Thomp-son, 2013	3	단일사례	감각전략의 사회적 이야기	학교	규준	원하는 행동 증가; 자기조절 전략 변화

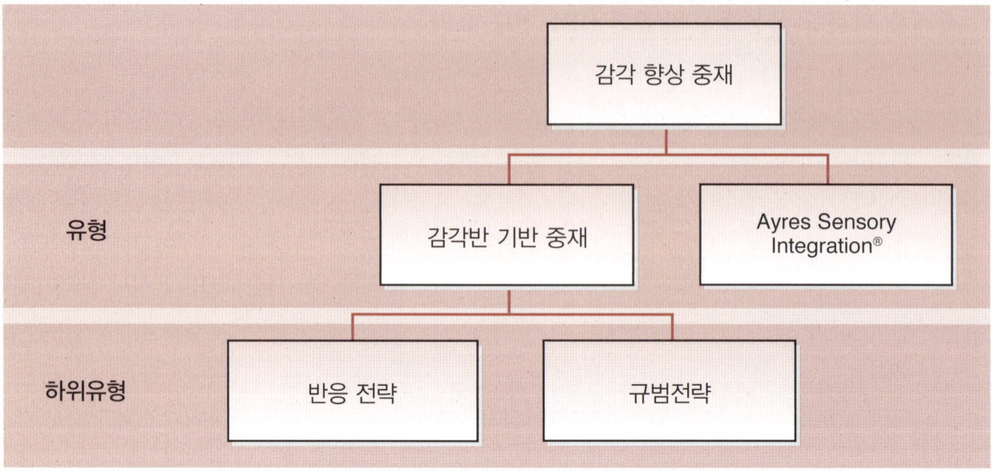

그림 17-1 ASI, SBIs의 하위 분류.

표 17-3 감각장애 개선 범주

주요 전략
1. 상호 정보 공유 및 지원
2. 과제 또는 환경 적응
3. 각성 조절을 위해 일상적인 활동에 감각 입력
4. 자기조절 전략
5. 유니버설 디자인

참고: 1-4범주 순차적 방법 적용: 5범주 잠재적으로 개인적 중재와 함께 모든 아이들에게 혜택을 주기 위해 적용

증거

Dunn과 동료들(2012)은 1시간짜리 10개의 코칭을 부모에게 제공했다. 부모와 연구진이 함께 가족 일상의 참여를 촉진하고 부모의 역량을 키우는 목표를 세웠다. 이들은 캐나다작업수행측정(COPM), 목표 달성 척도, 양육 스트레스 지수, 육아 능력 척도를 사용하여 결과를 측정했다. 치료사는 중재를 보장하기 위해 세션을 기록하고 코칭 일지를 사용하여 멘토링과 팀 토론에 참여했다. 중재로 목표, 부모의 역량에 대한 인식, 인식된 스트레스가 모두 개선되었다. 부모들은 중재를 제공한 치료사와 함께 모든 결과 측정을 완료하여 독립성을 약간 증가시켰다.

증거

Dunstan와 Griffiths(2008)는 자폐 소년에 대한 심층 사례 연구에서 코칭 중재 결과를 보고했다. 5주 동안, 감각 문제에 대한 교육과 가족을 위한 지원을 제공했고 감각식이와 윌바거 브러쉬 프로토콜을 처방했다. 관찰 세션과 가족들과의 인터뷰는 개입의 영향에 대해 긍정적인 견해를 나타냈다. 어머니는 지식과 행동의 재구성의 가치를 강조했다. 평가 결과는 마치 전구가 꺼지는 것 같다. ... 한번 지적해 보면 너무나 명백했다. ... 그가 느끼는 감정이나 그가 하고 있는 일을 왜 하고 있는지 이해한다면, 그것은 많은 경향이 있다. 이러한 이점에도 불구하고, 가족들은 너무 많은 정보와 너무 많은 수요에 압도되지 않기 위해 지속적인 지원이 필요하다는 점에 주목했다.

증거

Bulkeley와 동료들(2016)은 감각 기반, 가족 중심의 코칭의 효과를 연구했다. 어린 자폐 아동의 문제 있는 일상을 변화시키는 접근법 자폐의 이상 감각 처리, 전반적 발달 지연이 있는 어린 아이의 엄마 3명이 각각 단일 사례 실험 ABA 설계 연구에 참여했다. 엄마들은

집에서 제공되는 4가지 중재를 감각 장애와 연계된 문제 있는 일상을 선택했다. 아이들의 행동에 대한 엄마들의 인식 변화는 매일 시각적인 아날로그 척도로 측정되는 주요한 결과였다. Bulkeley와 동료들은 시각적으로 그리고 서술적으로 데이터를 분석했다. 참여자들마다 중재 효과의 정도와 유지관리가 달랐다.

환경 적응 과제(범주 2)

Adapting Tasks or the Environment (Category 2)

자폐아동을 위한 작업치료 실천모델과 지침은 업무와 환경에 대한 적응의 중요성을 강조한다. 이러한 적응은 코칭 중재의 특징이기도 하다. 자폐를 치료하는 많은 작업치료사들은 감각적 어려움을 관리하기 위해 적응을 사용해왔다. 그러나 Baranek (2002)이 지적했듯이, 이러한 효과는 경험적으로 사용하고 연구로 거의 조사되지 않았다. Dunstan와 Griffiths(2008)는 앞서 설명한 사례 연구에서 환경 조정을 간략히 언급했다. Dunn과 동료(2012년)는 적응의 예로, 아침 일과에서 음악을 포함한 작업 완료를 보조하는 타이머와 형제자매가 축구를 할 때 대체 활동을 정렬하는 타이머를 사용했다. Bulkeley와 동료(2016)는 식사 시간 루틴을 적응시키고 헤어 드라이어 소음을 최소화하는 방법을 제공했다.

각성 조절을 위한 일상활동의 감각 입력(범주 3)

Embedding Sensory Input into Everyday Activity to Modulate Arousal (Category 3)

치료사들은 일상활동에 감각 입력하는 방법으로 코칭 중재에서 각성 프로그램(Alert Program)(18장 "중재를 위한 보완 프로그램" 참조)과 같은 감각식이요법과 접근 방식을 흔히 사용한다. 코치는 어린이가 각성을 조절할 수 있도록 일상활동을 향상시키기 위한 감각을 입력할 것을 제안한다. 여기에 보고된 16개의 SBI 연구 대부분은 각성을 조절하기 위해 감각 입력(무게있는 조끼, 의자 수정, 감각식이, Wilbarger 프로토콜, 플랫폼 스윙)을 향상시키는 전략을 조사했다. 그러나 Dunn과 동료(2012), Dunstan과 Griffiths(2008), Bulkeley와 동료(2016)는 필요에 따라 일상활동에서 감각을 입력하라고 제안했고 다른 연구자들은 정해진 시간에 표준 방식으로 수행된 규정된 전략을 제공하는 것을 제안했다.

치료사들이 여기에 기술된 처방적 전략을 실제 사용하는 방식과 연구자들이 이를 연구에 활용하는 방식 사이의 불일치를 감안할 때, 그 효과에 대한 공감대가 거의 없는 것은 놀라운 일이 아니다. 엇갈린 연구 결과는 감각적 개입을 보다 효과적으로 목표로 할 필요가 있다는 것을 보여주지만, 비평가들 중 이를 비판하는 사람들도 있다. 우리는 다음에 이러한 각각의 정해진 전략에 대한 기존의 연구에 대해 논의하며, 분명히 추가적인 연구가 필요하다는 것을 인식한다.

무게있는 조끼

무게있는 조끼는 집중력 증대, 앉아 있는 동안의 행동, 직립 자세, 작업 시간 단축을 목적으로 아이를 진정시키고 조직화시키기 위해 깊은 압력을 준다. Olson과 Moulton(2004b)은 상동행동과 문제행동을 줄이기 위해 무게있는 조끼를 사용했다. 자폐증 아동들과 함께 일하는 대부분의 작업치료사들은 무게있는 조끼를 사용한다. 그러나 무게있는 조끼가 일반적으로 대응적 중재의 틀의 일부인 실무에서와 달리, 여기에 기술된 연구에서 무게있는 조끼는 개별적으로 제공된 중재이다. 사용 시간과 무게는 연구마다 현저히 다르다. 한 연구에서만 모든 참가자들에게 긍정적인 결과를 보고했고, 두 연구는 엇갈린 결과를 보고했고, 나머지 네 연구는 긍정적인 효과를 발견하지 못했다. 무게있는 조끼에 대한 연구는 다음과 같다.

증거

연구자들은 무게있는 조끼를 입는 데 4분, 5분, 10분, 20분, 30분, 2시간 등 다양한 시간을 제공한 연구 결과를 발표하였다. Fertel-Daly와 동료들은 각성이 급증했다가 진정하는 사례와 동물 연구에 근거하여 2시간 동안 깊은 압력을 줬을 때 진정효과를 확인하고 착용 시간을 제시했다. 연구진은 일반적으로 하루에 1회 조끼 착용을 처방하지만 총 중재 기간은 2년 정도이다. 무게는 어린이 체중의 5%에서 7.5%, 최대 10%까지 제시한다. 연구자들은 체중을 결정하는 주요 입증되지 않은 근거를 사용하거나 일반적인 관행을 보고했다.

의자 대체

치료용 짐볼에 앉는 것은 교실에서 적절하게 움직이고 감각을 제공할 수 있는 기회를 제공한다. 이렇게 움직임을 주는 것은 집중이 필요한 작업에 대해 침착함을 줄 수 있다. Schilling와 Schwartz(2004)는 3주 동안 치료용 짐볼에 5분에서 10분 동안 앉아있던 4명의 취학 전 남학생들의 참여도와 앉아서 하는 행동의 적응을 증진시켰다고 보고했다. 선생님 또는 치료사와 가족들은 치료용 짐볼의 효과를 지지했다. 그동안 미취학 아동을 대상으로 한 짐볼에 대한 연구는 하나뿐이고, 정해진 방식으로 사용됐지만, 의자를 대체하는 짐볼에 대한 긍정적인 추가 연구가 더욱 필요하다는 결과를 도출했다.

증거

Sniezyk와 Zane(2015)은 교실에서 학생의 참여를 방해하는 상동행동을 줄이기 위해 세 명의 아이들에게 개별적으로 감각 활동을 처방했다. 연구자들은 ABA 단일 사례 설계를 설명했지만, 한 참가자는 중재 시작 시 상동행동이 증가했기 때문에 AB 설계만 적용 완료했다. 중재 과정에서 두 아이의 문제행동이 줄었지만 중재가 끝난 이후에 향상된 결과 수준을 유지하지 못했다. 따라서 연구자들은 중재가 행동 변화와 관련이 없다고 결론지었다. 그러나 다른 해석으로는 중재가 장기적으로 긍정적인 영향을 미친다는 것이다.

감각식이

감각식이는 자연스러운 환경에서 기능을 촉진하기 위한 활동의 감각적 특징을 활용하는 메커니즘이다(18장 참조). Wilbarger와 Wilbarger는 감각 식이가 상황에 따라 다르게 반응하며 개별적으로 구성하여 제공한다고 설명했다. 그러므로 감각식이는 코칭 중재의 일부이다. 그럼에도 불구하고 취학적 ASD 아동으로 한 두 연구의 결과는 그 효과에 대한 엇갈린 증거를 제시하였다. 그러나 감각식이가 반드시 반대 결과를 내는 것은 아니다(근거 참조).

윌바거 접근

윌바거 접근(18장 참조)은 감각방어를 관리하기 위한 전문적인 가이드 프로그램이다. 상호정보를 공유하고 지원하며 일상 속에 포함된 감각식이요법, 깊은 압력(브러싱)과 관절압박을 일정 간격으로 제공한다. 증거 참조.

증거

Bonggat and Hall(2010년)은 감각식이(브러싱, 관절압박, 짐볼에 구르기, 해먹에 둘둘 감기)와 주의력-조절 치료법으로 비교했다. 이들은 세 아이 각각에 대해 각기 다른 활동을 처방하고 감각식이에 대한 정해진 절차를 따르지 않고 매일 같은 시간에 활동을 시행했다. 연구진은 작업 중 적응 행동은 모든 참가자들이 증가했고 중재 조건과 통제 조건의 차이는 없었다. 이들은 감각식이가 효과가 적다고 결론내렸지만 (연구 설계에 문제가 있을 경우) 조심스럽게 감각식이 활동과 일대일 주의력 조절 활동이 과제에 대한 관심을 개선하기 위한 실행 가능한 방법이라고 내렸다.

증거

Davis, Durand와 Chan(2011)은 자폐증이 있는 4세 소년의 상동행동을 줄이기 위해 브러싱과 관절압박을 이용한 단일 케이스 디자인 연구 결과를 보고했다. 아이의 엄마나 행동치료사가 6주 동안 하루에 7번씩 프로토콜을 제공했다. 상동행동을 줄이기 위해 Wilbarger 프로토콜이 일반적으로 적용되지는 않으며, 깊은 압력과 관절압축 기술은 다른 감각전략과 격리된 상태에서 사용하는 것이 권장되지 않지만, 이들 연구자들은 개입이 상동행동적 움직임에서 받는 것과 유사한 수준의 감각 자극을 제공할 것이라고 가설을 세웠다. 그러나 연구자들은 아무런 변화도 발견하지 못했고, 상동행동을 줄이기 위한 브러싱 및 관절압박에 대한 근거를 제공하지 못했다. 연구자들은 의도한 것과 다른 결과를 위해 브러싱을 제공하였기 때문에, 접근법이 비효과적이라는 결론은 신중하게 판단되어야 한다.

플랫폼 그네

플랫폼 그네는 큰 자세 요구 없이 움직임과 전정 자극을 제공한다. 그네가 움직이는 방법(즉, 느린 vs 빠른, 직선 vs 대각선)은 감각자극이 아이를 진정시키려는 것인지 각성을 올리려고 하는 것인지에 따라 결정된다. 자폐증 아동에게 플랫폼 그네의 효과에 대한 연구는 단 한 건에 불과하다(Murdock, Dantzler, Walker, & Wood, 2014). 이 연구에서는 플랫폼 그네를 집중 과제 직전 비교적 짧은 시간 동안 중재로 사용하였다. Murdock과 동료들(2014)은 참여와 적응 행동을 높이고 상동행동과 수업에서 빠지는 시간을 줄이기 위해 자폐증 미취학 아동 30명과 함께 플랫폼 그네를 제공했다. 아이들은 플랫폼 그네에서 무작위로 5분(중재군) 타고 대조군 그네를 타지 않고 영상 시청(컨트롤)을 5분씩 받았다. 연구진은 개입 그룹과 대조군 그룹 간에 유의한 차이를 발견하지 못했다. 따라서 그들은 플랫폼 그네를 권고하지 않았다.

자기조절 전략(범주 4)
Self-Regulatory Strategies (Category 4)

Ashburner와 동료(2014년)는 작업치료사의 반 이상이 사회적 이야기를 포함한 자기관리 전략을 사용해 자폐증 아동의 감각장애를 관리하고 있다고 보고했다. 18장에서는 치료사들이 자기 조절을 돕기 위해 코칭 중재를 사용하는 프로그램을 포함한다. 하지만, 자폐증을 가진 어린 아이들을 대상으로 한 자기 조절 전략에 대한 연구는 하나뿐이다. Thompson과 Johnston(2013)은 세 명의 미취학 아동에 대한 개별 목표를 파악하고 목표 활동 전에 각 아동에게 사회적 이야기를 읽어 주었다. 세 아이 모두 목표 행동이 늘었고, 두 아이는 자기조절 전략 사용이 늘었다. 취학 전 아이에 대한 활동 참여가 증가하고 필요한 지원이 감소한다는 점에 주목했다.

유니버설 디자인(범주 5)
Universal Design (Category 5)

ASD를 가진 개인에게 적합한 개인 환경을 증가시키기 위한 유니버설 디자인의 원칙이 새롭게 대두되고 있다. 온라인에서 자폐 친화적 환경에 대한 사항(예: https://www.theatlantic.com/ health/archive/2015/04/making-theater-autism-friendly/388348/), 학습을 위한 유니버설 디자인(예: http://www.udlcenter.org/aboutudl)에 대한 웹사이트를 참고한다. 유니버설 디자인 원리의 효과에 대한 연구는 발견되지 않았지만, 이러한 연구는 필요하다.

요점

- 각성과 행동변화를 조절하기 위해 일상활동에 감각 입력을 포함한 연구는 여러 결과를 도출했으며 일부 연구는 방법론적 한계를 가지고 있었다.
- 따라서 일부 전략에는 가능성이 있지만, 이 근거로

전략의 유효성과 효과성을 명확히 결론짓는 것을 허용하지 않는다.

- 상호 정보 공유 및 지원에 대한 연구는 이 장의 앞부분에 열거된 코칭에 포함된 특성을 가장 밀접하게 반영한다. 이 연구들은 가장 긍정적인 결과들을 얻었다.
- 치료사-코치 및 코칭 파트너(예: 가족 및 교사) 간의 협업을 통해 개별적이고 대응적인 개입을 보장할 수 있다.

요약 및 결론 Summary and Conclusions

코칭에서는 파트너(예: 부모, 교사)에게 아이의 행동을 이해시키는 방법으로 SI 이론을 사용한다. 치료사 코치는 새로운 틀을 바탕으로 코칭 파트너가 행동을 다르게 이해하고 이를 해결하기 위한 새로운 전략을 개발할 수 있도록 지원한다. 코칭에서 기대되는 단기적 성과는 코칭 파트너로서 자신의 역할을 더 잘 이해하고 효과적으로 수행할 수 있으며, 아동의 필요성, 해야 할 과제, 환경의 지원 사이에서 보다 잘 맞아떨어지기 때문에 더욱 완전하게 참여할 수 있도록 한다. 즉, 코칭은 감각통합 장애가 있는 아이들이 한계에도 불구하고 성공할 수 있도록 해준다. 코칭의 장기적인 결과는 코칭 파트너가 문제를 식별하고 조정하고 개선 전략을 개발하는 과정을 학습하고 이를 다양한 상황에 적용할 수 있다는 것이다.

코칭은 감각통합 장애가 있는 아동에게 작업치료를 전달하는 강력한 수단이다. 코칭의 전반적인 목표는 코칭 파트너(예: 부모, 교사)가 자신의 역할에 보다 효과적으로 임할 수 있도록 돕는 것이다. 코칭에는 공동 계획, 과장, 행동, 성찰, 피드백 및 리프레임이 포함된다. 아이들의 일상생활 참여도를 높이고 부모 · 교사의 역할에 대한 효능감을 높이기 위한 개입으로 코칭이 필요하다는 연구가 많다. 하지만 더 많은 연구가 필요하다.

코칭은 정의된 협동 프로세스이다. 그러나 우리는 치료사들이 가족과 협력할 때 그들이 함께 개발하는 개입이 항상 가족의 관점에서 관리 가능한 것으로 밝혀지지는 않는다는 점에 주목한다. 가족들이 단순히 특정 개입이나 연구에 참여하는 것에 동의할 때, 그 발전에 협력할 것이 아니라, 강요의 위험은 더욱 커진다. 일부 개입의 강도는 지속 가능하지 않을 수도 있는 가족들에게 상당한 부담을 준다. 데이비스와 동료들(2011)은 참가자가 잠재적으로 294번의 개입을 받을 수 있는 Wilbarger 브러싱 프로토콜을 연구하였다(제안대로 관리되는 경우). 이런 개입이 가족들의 바쁜 스케줄 속에서 자리를 잡을 수 있을까? 특정 결과를 얻기 위해 필요한 개입의 양은 명확하지 않고 연구가 필요하다.

자폐아동들의 감각적 어려움을 관리하기 위해 파트너 코칭에게 일반적으로 제공되는 전략의 효과와 관련하여 증거가 많은 것은 일상활동에 감각적 입력을 내장하는 것과 상호 정보 공유 및 지원이라는 두 가지 범주로 구분된다. 전반적으로 연구는 제한적이고, 결과는 엇갈리며, 앞서 언급한 바와 같이, 연구는 방법론적 우려로 가득 차 있다. 또한 대부분의 연구에서 충실도 측정이 부족하다는 것은 개입 전달에 대한 불확실성을 의미하며 결론에 대한 의문을 제기한다.

마지막으로, 여기서 검토한 연구의 일부 저자(Lew 등, 2010; Quigley 등, 2011; Sniezyk & Zane, 2015)는 그들의 개입을 “SI 치료”라고 언급했다. 그러나 어떠한 경우에도 Parham과 동료의 ASI에 대한 충실도 측정(2007)에 명시된 기준을 준수하지 않았다. 앞에서 언급한 바와 같이, Parham과 동료의 충실도 측정은 직접 개입에 적용되므로 코칭 개입의 특성을 반영하지 않는다.

어디에서 자료를 더 찾을 수 있는가?
Where Can I Find More

Friedman, M., & Woods, J. (2012). Caregiver coaching strategies for early intervention providers: Moving toward operational definitions. *Infants & Young Children, 25*(1), 62–82. doi:10.1111/j.1365-2753.2006.00674.x

Hanft, B. E., Rush, D. D., & Shelden, M. L. (2004). *Coaching families and colleagues in early childhood.* Baltimore, MD: Paul H. Brookes Publishing Company.

Kessler, D., & Graham, F. (2015). The use of coaching in occupational therapy: An integrative review. *Australian Occupational Therapy Journal, 62,* 160–176. doi:10.1111/1440-1630.12175

McConachie, H., & Diggle, T. (2007). Parent implemented early intervention for young children with autism spectrum disorder: A systematic review. *Journal of Evaluation in Clinical Practice, 13*(1), 120–129. doi:10.1111/j.1365-2753.2006.00674.x

Schein, E. H. (1999). *Process consultation revisited: Building a helping relationship.* Menlo Park, CA: Addison-Wesley.

참고문헌

Ashburner, J., Rodger, S., Ziviani, J., & Hinder, E. (2014). Optimizing participation of children with autism spectrum disorder experiencing sensory challenges: A clinical reasoning framework. *Canadian Journal of Occupational Therapy, 81*(1), 29–38. doi:10.1177/0008417413520440

Ashby, J. (2011). Commentary on "Helping children with autism spectrum disorders and their families: Are we losing our occupation-centered focus?" *Australian Occupational Therapy Journal, 58*(5), 390–391. doi:10.1111/j.1440-1630.2011.00961.x

Ayres, A. J. (1972). *Sensory integration and learning disorders*. Los Angeles, CA: Western Psychological Services.

Baranek, G. T. (2002). Efficacy of sensory and motor interventions for children with autism. *Journal of Autism and Developmental Disorders, 32*(5), 397–422. doi:10.1023/A:1020541906063

Berg, M. E., & Karlsen, J. T. (2007). Mental models in project management coaching. *Engineering Management Journal, 19*(3), 3–13.

Bonggat, P. W., & Hall, L. J. (2010). Evaluation of the effects of sensory integration-based intervention by a preschool special education teacher. *Education & Training in Autism & Developmental Disabilities, 45*(2), 294–302. Retrieved from http://ezproxy.library.usyd.edu.au/login?url=http://search.ebscohost.com/login.aspx?direct=true&db=eue&AN=508169319&site=ehost-live

Bulkeley, K., Bundy, A., Roberts, J., & Einfeld, S. (2016). Family-centered management of sensory challenges of children with autism: A single-case experimental design. *American Journal of Occupational Therapy, 70,* 7005220040. doi:10.5014/ajot.2016.017822

Bundy, A. C. (1995). Assessment and intervention in school-based practice: Answering questions and minimizing discrepancies. *Physical and Occupational Therapy in Pediatrics, 15,* 69–88.

Bundy, A. C. (2002). Using sensory integration theory in schools: Sensory integration and consultation. In A. C. Bundy, S. J. Lane, & E. A. Murray (Eds.), *Sensory integration: Theory and practice* (2nd ed.), pp. 310–332. Philadelphia, PA: F. A. Davis.

Bundy, A. C., Lawlor, M. C., Kielhofner, G., & Knecht, H. (1989, April). Educational and therapeutic perceptions of school system practice. Paper presented at the Annual Conference of the American Occupational Therapy Association, Baltimore, MD.

Carter, S. (2005). An empirical analysis of the effects of a possible sinus infection and weighted vest on functional analysis outcomes of self-injury exhibited by a child with autism. *Journal of Early and Intensive Behavior Intervention, 2*(4), 252–258. Retrieved from http://researchautism.net/publications?filters[subtitle]=Journal%20of%20Early%20and%20Intensive%20Behavior%20Intervention

Case-Smith, J. (1997). Variables related to successful school-based practice. *Occupational Therapy Journal of Research, 17,* 133–153.

Case-Smith, J., Holland, T., & Bishop, B. (2011). Effectiveness of an integration handwriting program for first grade students: A pilot study. *American Journal of Occupational Therapy, 65,* 670–678.

Case-Smith, J., Holland, T., Lane, A., & White, S. (2012). Effect of a co-teaching handwriting program for first graders: One group pretest-posttest design. *American Journal of Occupational Therapy, 66,* 396–405.

Case-Smith, J., Weaver, L., & Fristad, M. A. (2015). A systematic review of sensory processing interventions for children with autism spectrum disorders. *Autism, 19,* 133–148. doi:10.1177/1362361313517762

Cox, E. (2006). An adult learning approach to coaching. In D. R. Stober & A. M. Grant (Eds.), *Evidence-based coaching handbook: Putting best practices to work for your clients* (pp. 193–217). Hoboken, NJ: Wiley & Sons.

Davies, P. L., & Gavin, W. J. (1994). Comparison of individual and group/consultation treatment methods for preschool children with developmental delays. *American Journal of Occupational Therapy, 48,* 155–161.

Davis, T. N., Durand, S., & Chan, J. M. (2011). The effects of a brushing procedure on stereotypical behavior. *Research in Autism Spectrum Disorders, 5*(3), 1053–1058. doi:10.1016/j.rasd.2010.11.011

DeBoer, A. L. (1995). *Working together: The art of consulting*. Longmont, CO: Sopris.

Dreiling, D. S., & Bundy, A. C. (2003). A comparison of consultative model and direct-indirect intervention with preschoolers. *American Journal of Occupational Therapy, 57,* 566–569.

Dunn, W. (1990). A comparison of service provision models in school-based occupational therapy services: A pilot study. *Occupational Therapy Journal of Research, 10,* 300–320.

Dunn, W. (1992). Occupational therapy collaborative consultation in schools. In E. G. Jaffe & C. F. Epstein (Eds.), *Occupational therapy consultation: Theory, principles, and practice* (pp. 210–236). St. Louis, MO: Mosby.

Dunn, W., Cox, J., Foster, L., Mische-Lawson, L., & Tanquary, J. (2012). Impact of a contextual intervention on child participation and parent competence among children with autism spectrum disorders: A pretest-posttest repeated-measures design. *American Journal of Occupational Therapy, 66*(5), 520–528. doi:10.5014/ajot.2012.004119

Dunstan, E., & Griffiths, S. (2008). Sensory strategies: Practical support to empower families. *New Zealand Journal of Occupational Therapy, 55*(1), 5–13.

Evered, R. D., & Selman, J. C. (1989). Coaching and the art of management. *Organizational Dynamics, 12*(5), 16–30.

Fertel-Daly, D., Bedell, G., & Hinojosa, J. (2001). Effects of a weighted vest on attention to task and self-stimulatory behaviors in preschoolers with pervasive developmental disorders. *American Journal of Occupational Therapy, 55*(6), 629–640. doi:10.5014/ajot.55.6.629

Graham, F., Rodger, S., & Ziviani, J. (2009). Coaching parents to enable children's participation: An approach for working with parents and their children. *Australian Occupational Therapy Journal, 56,* 16–23.

Graham, F., Rodger, S., & Ziviani, J. (2010). Enabling occupational performance of children through coaching parents: Three case reports. *Physical & Occupational Therapy in Pediatrics, 30*(1), 4–15. doi:10.3109/01942630903337536

Graham, F., Rodger, S., & Ziviani, J. (2013). Effectiveness of occupational performance coaching in improving children's and mothers' performance and mothers' self-competence. *American Journal of Occupational Therapy, 67*(1), 10–18. doi:10.5014/ajot.2013.004648

Graham, F., Rodger, S., & Ziviani, J. (2014). Mothers' experiences of engaging in occupational performance coaching. *British Journal of Occupational Therapy, 77,* 189–197. doi:10.4276/030802214X13968769797791

Hanft, B. E., & Pilkington, K.O. (2000). Therapy in natural environments: The means or end goal for early intervention? *Infants and Young Children, 12*(4), 1–13.

Hanft, B. E., & Place, P. A. (1996). *The consulting therapist: A guide for OTs and PTs in schools.* San Antonio, TX: Therapy Skill Builders.

Hanft, B. E., Rush, D. D., & Shelden, M. L. (2004). *Coaching families and colleagues in early childhood.* Baltimore, MD: Paul H. Brookes.

Hodgetts, S., Magill-Evans, J., & Misiaszek, J. (2011a). Effects of weighted vests on classroom behavior for children with autism and cognitive impairments. *Research in Autism Spectrum Disorders, 5*(1), 495–505. doi:10.1016/j.rasd.2010.06.015

Hodgetts, S., Magill-Evans, J., & Misiaszek, J. E. (2011b). Weighted vests, stereotyped behaviors and arousal in children with autism. *Journal of Autism & Developmental Disorders, 41*(6), 805–814. doi:10.1007/s10803-010-1104-x

Jaffe, E. G., & Epstein, C. F. (1992). *Occupational therapy consultation: Theory, principles, and practice.* St. Louis, MO: Mosby.

Joosten, A. V., Bundy, A. C., & Einfeld, S. L. (2012). Context influences the motivation for stereotypic and repetitive behaviour in children diagnosed with intellectual disability with and without autism. *Journal of Applied Research in Intellectual Disabilities, 25,* 262–270.

Kadar, M., McDonald, R., & Lentin, P. (2012). Evidence-based practice in occupational therapy services for children with autism spectrum disorders in Victoria, Australia. *Australian Occupational Therapy Journal, 59*(4), 284–293. doi:10.1111/j.1440-1630.2012.01015.x

Kielhofner, G. (2009). *Conceptual foundations of OT practice* (4th ed.). Philadelphia, PA: F. A. Davis.

Kientz, M., & Dunn, W. (2012). Evaluating the effectiveness of contextual intervention for adolescents with autism spectrum disorders. *Journal of Occupational Therapy, Schools, & Early Intervention, 5*(3-4), 196–208. doi:10.1080/19411243.2012.737271

Leew, S. V., Stein, N. G., & Gibbard, W. B. (2010). Weighted vests' effect on social attention for toddlers with autism spectrum disorders. *Canadian Journal of Occupational Therapy, 77*(2), 113–124. doi:10.2182/cjot.2010.77.2.7

Mattingly, C. F., & Fleming, M. H. (1994). *Clinical reasoning: Forms of inquiry in a therapeutic practice.* Philadelphia, PA: F. A. Davis.

Murdock, L. C., Dantzler, J. A., Walker, A. N., & Wood, L. B. (2014). The effect of a platform swing on the independent work behaviors of children with autism spectrum disorders. *Focus on Autism and Other Developmental Disabilities, 29*(1), 50–61. doi:10.1177/1088357613509838

Niehues, A. N., Bundy, A. C., Mattingly, C. F., & Lawlor, M. C. (1991). Making a difference: Occupational therapy in public schools. *Occupational Therapy Journal of Research, 11,* 195–209.

Olson, L. J., & Moulton, H. J. (2004a). Occupational therapists' reported experiences using weighted vests with children with specific developmental disorders. *Occupational Therapy International, 11*(1), 52–66. doi:10.1002/oti.197

Olson, L. J., & Moulton, H. J. (2004b). Use of weighted vests in pediatric occupational therapy practice. *Physical and Occupational Therapy in Pediatrics, 24*(3), 45–60. doi:10.1300/J006v24n03_04

Parham, L. D., Cohn, E. S., Spitzer, S., Koomar, J. A., Miller, L. J., Burke, J. P., . . . Summers, C. A. (2007). Fidelity in sensory integration intervention research. *American Journal of Occupational Therapy, 61*(2), 216–227. doi:10.5014/ajot.61.2.216

Parham, L. D., Roley, S. S., May-Benson, T. A., Koomar, J., Brett-Green, B., Burke, J. P., . . . Schaaf, R. C. (2011). Development of a fidelity measure for research on the effectiveness of the Ayres Sensory Integration intervention. *American Journal of Occupational Therapy, 65*(2), 133–142. doi:10.5014/ajot.2011.000745

Quigley, S. P., Peterson, L., Frieder, J. E., & Peterson, S. (2011). Effects of a weighted vest on problem behaviors during functional analyses in children with pervasive developmental disorders. *Research in Autism Spectrum Disorders, 5*(1), 529–538. doi:10.1016/j.rasd.2010.06.019

Reichow, B., Barton, E. E., Sewell, J. N., Good, L., & Wolery, M. (2010). Effects of weighted vests on the engagement of children with developmental delays and autism. *Focus on Autism and Other Developmental Disabilities, 25*(1), 3–11. doi:10.1177/1088357609353751

Rodger, S., Ashburner, J., Cartmill, L., & Bourke-Taylor, H. (2010). Helping children with autism spectrum disorders and their families: Are we losing our occupation-centred focus? *Australian Occupational Therapy Journal, 57*(4), 276–280. doi:10.1111/j.1440-1630.2010.00877.x

Rodger, S., Ashburner, J., & Hinder, E. (2012). Sensory interventions for children: Where does our profession stand? *Australian Occupational Therapy Journal, 59*(5), 337–338. doi:10.1111/j.1440-1630.2012.01032.x

Rush, D. D., & Shelden, M. L. (2011). *The early childhood coaching handbook*. Baltimore, MD: Paul H. Brookes.

Schein, E. H. (1999). *Process consultation revisited: Building a helping relationship*. Menlo Park, CA: Addison-Wesley.

Schilling, D. L., & Schwartz, I. S. (2004). Alternative seating for young children with autism spectrum disorder: Effects on classroom behaviour. *Journal of Autism and Developmental Disorders, 34*(4), 423–432. doi:10.1023/B:JADD.0000037418.48587.f4

Schön, D. (1983). *The reflective practitioner: How professionals think in action*. New York: Basic Books.

Schön, D. (1987). *Educating the reflective practitioner*. San Francisco, CA: Jossey-Bass.

Scott, S. (1997). Comparison of service delivery models influencing teachers' use of assistive technology for students with severe disabilities. *Occupational Therapy in Health Care, 11,* 61–74.

Simpson, D. (2015). Coaching as a family-centred, occupational therapy intervention for autism: A literature review. *Journal of Occupational Therapy, Schools, & Early Intervention, 8*(2), 109–125. doi:10.1080/19411243.2015.1040941

Sniezyk, C. J., & Zane, T. L. (2015). Investigating the effects of sensory integration therapy in decreasing stereotypy. *Focus on Autism and Other Developmental Disabilities, 30*(1), 13–22. doi:10.1177/1088357614525663

Thompson, R. M., & Johnston, S. (2013). Use of social stories to improve self-regulation in children with autism spectrum disorders. *Physical and Occupational Therapy in Pediatrics, 33*(3), 271–284. doi:10.3109/01942638.2013.768322

Toll, C. A. (2005). *The literacy coach's survival guide*. Newark, DE: International Reading Association.

Tomchek, S. D., & Case-Smith, J. (2009). *Occupational therapy practice guidelines for children and adolescents with autism*. Bethesda, MD: AOTA Press.

Tomlin, G. S., & Swinth, Y. (2015). Contribution of qualitative research to evidence in practice for people with autism spectrum disorder. *American Journal of Occupational Therapy, 69*(5), 1–4. doi:10.5014/ajot.2015.017988

Watling, R., & Hauer, S. (2015). Effectiveness of Ayres Sensory Integration® and sensory-based interventions for people with autism spectrum disorder: A systematic review. *American Journal of Occupational Therapy, 69,* 6905180030. doi:10.5014/ajot.2015.018051

Wilbarger, J., & Wilbarger, P. (2002a). Clinical application of the sensory diet. In A. Bundy, S. Lane, & E. Murray (Eds.), *Sensory integration theory and practice* (2nd ed.). Philadelphia, PA: F. A. Davis Company.

Wilbarger, J., & Wilbarger, P. (2002b). The Wilbarger approach to treating sensory defensiveness. In A. Bundy, S. Lane, & E. Murray (Eds.), *Sensory integration theory and practice* (pp. 335–338). Philadelphia, PA: F. A. Davis Company.

Wilbarger, P., & Wilbarger, J. (1991). *Sensory defensiveness in children aged 2–12: An intervention guide for parents and other caretakers*. Denver, CO: Avanti Educational Programs.

Williams, M. S., & Shellenberger, S. (1996). *How does your engine run? A leader's guide to the Alert Program for self-regulation*. Albuquerque, NM: TherapyWorks, INC.

Woronko, D., & Killoran, I. (2011). Creating inclusive environments for children with autism. In T. Williams (Ed.), *Autism spectrum disorders–From genes to environment:* InTechOpen. Retrieved from http://www.intechopen.com/books/autism-spectrum-disorders-from-genes-to-environment/creating-inclusive-environments-for-children-with-autism. London, UK. doi:10.5772/21136

부록 17-A

파트 I: 일반적인 학교 문제 해결을 위한 전략과 활동

다음에는 감각 통합 기능장애 아동이 일반적으로 경험하는 문제를 해결하기 위해 학교에서 코칭 개입의 맥락에서 제공될 수 있는 몇 가지 활동과 전략이 포함되어 있다. 이러한 활동은 결코 완전한 방법을 나타내는 것은 아니다. 각각의 경우, 문제는 SI 이론과의 관계가 있다고 함께 거론된다. 물론, SI 기능장애를 가진 아이들이 겪는 모든 어려움이 감각 통합 기능장애로 인한 것은 아니다.

우리는 I부의 문제들을 범주로 묶었다. 범주는 나열된 순서대로 다음과 같다.

- 쓰기
- 예술과 구성
- 숙제
- 차별성
- 사회적 행동
- 사물함과 책상
- 자세
- 기타

문제		감각 통합 이론과의 가능한 관계	가능한 전략
쓰기	아이는 연필을 "꽉 움켜 진 쥐기"로 쥐고 있다.	힘의 부적절한 조절을 초래하는 낮은 고유수용성	• 연필이나 펜을 뻣뻣한 점토로 싸서 아이에게 피드백을 준다. 아이가 그것을 사용한 후에 찰흙이 삐뚤어졌다면, 아이의 악력이 너무 강하다는 것이다.
		손과 팔의 강력한 사용을 장려하는 나쁜 자세	• 글쓰기 표면을 기울여 아이가 좀 더 꼿꼿한 자세를 유지할 수 있도록 돕는 동시에 아이가 적절한 힘을 사용하기 쉽게 한다.
	아이는 펜에 너무 적은 압력을 사용하기 때문에 쓴 글을 거의 읽을 수 없다.	고유수용성 처리가 부족하여 힘의 조절이 부족	• 아이가 마법의 석판 위에 종이를 놓고 글씨가 석판 위에 나타날 정도로 세게 누르도록 하라. • 아이가 매우 부드러운 연필이나 펠트 팁 마커를 사용하도록 한다.
	아이는 보드에서 종이로 정확하게 따라 복사할 수 없다.	복사할 때 수직 평면에서 수평 평면으로 전환하는 데 어려움이 있는 안구 운동 조절 부족	• 아이가 책이나 종이를 보드에서 종이로 복사하는 대신 같은 평면에 있는 다른 종이로 복사하도록 한다. • 아이가 기울어진 표면에 글을 쓰게 하여 한 표면에서 다른 표면으로의 각도 변화를 줄인다.
	아이는 산술지에 열을 늘어놓을 수 없기 때문에 항상 답을 틀린다.	이 문제는 부족한 안구 운동 조절을 포함하여 많은 원인이 있을 수 있음	• 공간당 하나의 숫자만 허용되는 격자 또는 그래프용지를 아이에게 제공한다.

계속

문제		감각 통합 이론과의 가능한 관계	가능한 전략
쓰기	아이는 글자나 모양을 만드는 데 어려움을 겪는다.	부족한 시각 운동 협응	• 투명한 특수 아크릴 수지를 받침대에 놓는다; 특수 아크릴 수지 뒤에 앉아있는 누군가가 다른 쪽을 추적하기 위해 글자를 뒤로 그릴 수 있다; 아이가 추적을 마치면 반대편에 있는 선을 지우고 아이의 과제만 남겨둔다. Magnadoodle은 비슷한 방식으로 사용될 수 있다. 아이가 윤곽선을 따라간 후에, 어른의 표식을 지운다.
	글자의 크기는 현저하게 다르다.	부족한 시각 운동 협응	• 종이에 선을 그어 사용한다(종종 부분적으로 시력이 있는 아이에게 사용된다.).
예술과 구성	아이는 풀이 피부에서 마르는 느낌을 견딜 수 없기 때문에 풀 사용을 거부한다.	촉각 방어	• 아이에게 풀 대신 딱풀, 병에 든 풀, 스테이플러 또는 스카치테이프를 사용하게 한다. • 아이가 손가락 대신 막대기를 사용하여 풀을 펼친다. • 아이가 손가락을 즉시 닦을 수 있도록 책상 위에 물티슈 용기를 놓는다. • 과제가 정답을 종이에 붙이는 것이라면, 아이가 지식을 증명하는 또 다른 방법(예: 정답을 쓰는 것)을 사용할 수 있도록 하라.
	아이가 일반 가위로 자를 수 없다.	부족한 양쪽 협응	• 긴 끈 가위를 작은 보드에 고정한 다음 아이의 책상 위에 고정한다. 한 손으로 아래로 밀고 다른 한 손으로 종이를 돌리고 움직여 자를 수 있다. 이것은 양측의 요구를 현저하게 감소시킨다.
숙제	아이는 숙제에 필요한 책이나 정보를 집에 가져가는 것을 잊는다.	부족한 조직화	• 과제가 주어지면 아이가 필요한 물품을 가방에 넣는다. 또는 필요한 책의 단어나 그림으로 자석이나 다른 조작물을 만든다. 과제가 주어지면 아이에게 관련 아이콘을 같은 장소에 배치하도록 한다. 하루가 끝날 때, 자석은 아이에게 집에 가져갈 책을 상기시킨다. • 학생에게 집에 두 번째 책 세트를 보관하도록 한다. • 교사 또는 지명된 학생은 칠판에 필요한 책과 자료가 포함된 진행 중인 과제 목록을 만든다.
차별성	아동은 자극을 걸러낼 수 없기 때문에 교실에 있는 모든 아동에게 주어진 지시를 따른다.	감각 방어에 이차적인 산만함(물론, 산만함의 다른 많은 원인이 있다.)	• 아이를 교실에서 가장 산만하지 않은 곳, 아마도 뒤쪽 구석에 앉히도록 한다. • 아이에게 구두뿐만 아니라 서면 지시를 제공한다. 지시 사항을 스스로 확인할 책임이 있다. • 다락방이나 조용한 공간(예를 들어, 카펫이 깔린 냉장고 상자)과 같은 교실에 아이들이 조용한 장소가 필요하다고 느낄 때 갈 수 있는 공간을 제공한다. • 헤드셋을 착용하면 들어오는 청각 자극의 양을 줄이는 데 도움이 되는 어린이도 있다. 또한 일부 어린이들은 헤드셋의 무게가 진정시키는데 도움이 된다.

문제		감각 통합 이론과의 가능한 관계	가능한 전략
차별성	아이가 돌아다니면서 반 친구들을 방해할 때 그 또는 그녀는 지나치게 자극을 받거나 피곤해진다.	부족한 감각 조절에 따른 이차적인 산만함 (물론, 산만함의 다른 많은 원인이 있다. 다음 행의 다른 설명을 참조한다.)	• 자극의 양을 줄인다. • 아이가 교실에서 가장 산만하지 않은 곳, 보통 뒤쪽 구석에 앉게 한다. • 아이가 자신의 작업 공간을 정리할 수 있도록 돕는다. 물건을 찾는 데 많은 에너지를 소비할 필요가 없다. • 밝은 조명과 잡동사니를 줄이고 아이의 책상이나 아이가 재편성 할 수 있는 조용한 공간을 제공한다.
	아이가 돌아다니면서 반 친구들을 방해할 때 그 또는 그녀는 지나치게 자극을 받거나 피곤해진다.	운동 계획에 문제가 있는 일부 어린이는 학교의 운동 요구에 쉽게 피로해짐. 그들은 또한 피곤할 때 목적 없이 방황할 수 있음.	• 아이가 낮에 일어나서 움직일 수 있는 많은 기회를 만들어준다. • 아이가 교실 주변에서 "잡일"을 돕게 한다. 이러한 것들이 움직임에 대한 저항을 통해 고유수용성 감각을 증가시킨다면 더 좋다(예: 지우개를 두드리기, 칠판 닦기, 책을 사무실로 옮기기). • 아이에게 책상에서 사용할 점토 또는 "피젯 토이"를 제공한다. 이것은 아이에게 할 일을 줄 것이지만 다른 사람들을 방해하지 않도록 도울 것이다.
사회적 행동	아이는 자신의 책상에 너무 가까이 오는 다른 아이들을 밀친다.	감각 방어에 이차적인 싸움 또는 회피 반응	• 아이의 책상을 활동량이 가장 적은 교실의 영역(보통 뒤쪽 구석)에 놓고, 모든 아이들이 혼자 있어야 할 때 길 수 있는 조용한 공간(예: 냉장고 상자, 나락방)을 교실에 제공한다. • 적절한 시기에 아이와 문제를 논의한다. 아이가 다른 아이들과 다르게 반응하여 만지고 떠드는 것을 이해하도록 돕고, 아이의 아이디어와 해결책을 묻고, 다른 아이들의 행동에 대한 대안적인 설명을 해준다(예를 들어, "다른 아이들은 종종 당신의 친구이고 당신과 편안함을 느끼기 때문에 당신에게 매우 가까이 다가온다"). • 아이가 때리고 싶을 때 사용할 수 있는 대체 행동을 위한 전략을 개발하도록 돕는다(예: 벨트 고리나 책상에 부착된 번지 코드를 당기기). • 다른 사람들의 개인 공간을 존중하는 것의 중요성과 다른 사람과 가까이 있을 때의 편안함에 대한 개인차에 대해 전체 학급에 가르친다.
	아이는 놀 때와 서클 시간에 다른 아이들과 너무 가까워진다.	때로는 신체의 경계에 대한 지식과 관련이 있는 것으로 보이는 이 문제는 감각통합 기능장애가 있는 아이에게서는 일반적으로 나타나지 않음. 그러나 이것은	• 이 문제는 내적 경계감의 부족과 관련이 있는 것 같으므로 아이가 다른 사람의 개인 공간에서 벗어나도록 돕는 외부 지침을 제공한다. • 서클 시간 동안, 아이가 자신이 책임지게 될 박제 동물을 선택하도록 한다. 동물은 서클 시간 활동 내내 단단히 안고 있어야 한다.

계속

문제		감각 통합 이론과의 가능한 관계	가능한 전략
사회적 행동		복잡한 문제이며 SI 이론의 어떤 측면과도 명확하게 관련되어 있지 않음.	• 모든 사람들이 서로 팔 거리를 유지해야 한다고 설명하면서 서클 시간을 시작한다. 정확한 거리가 설정된 후에는 아이들이 앉거나 앉을 수 있도록 사각형 카펫이나 훌라후프를 제공한다. 벨크로의 후크 쪽도 고정되어 있지만 쉽게 제거할 수 있는 사각형을 형성하는 데 사용될 수 있다. • 놀이 시간 동안, 스팀 롤러와 같은 다른 급우들과 접촉하는 것을 촉진하는 게임에 아이를 참여시킨다. 이 게임은 가까이에 있기 위한 것이지만 대부분의 다른 게임은 그렇지 않다는 것을 지적한다.
사물함과 책상	아이 책상이 너무 어수선해서 아무것도 찾을 수가 없다.	무질서는 일반적으로 난독증과 관련이 있다.	• 아이의 책상에 기름종이를 놓는다. 폴더, 펜, 책 등을 넣어야 하는 곳을 대략적으로 표시하고 레이블을 붙인다. • 다양한 물건을 보관할 수 있도록 책상 바닥에 작은 상자를 부착한다. • 아이에게 각 주제에 대해 색깔 있는 폴더를 제공한다. 다음 과목을 시작하기 전에 준비물을 치워두기 위해 과목이 완료된 후 시간을 갖도록 요구한다. • 아이가 서두르고 나서 책상에 물건을 집어넣으면 타이머를 설정하거나 구두 알림을 제공하여 활동이 끝날 때를 예상하고 물건을 올바르게 정리할 수 있도록 한다.
자세	아이가 의자에 구부정하게 앉거나 의자에서 떨어진다.	전정고유수용성 정보의 부족한 처리로 인한 이차적인 자세 조절 감소; 이 문제는 종종 책상에서 작업을 하는 동안 정중선을 넘을 수 있는 능력이 좋지 않음. 아이는 의자 가장자리에 더 가깝게 움직이며 특히 수직에 대한 감각이 좋지 않은 경우 떨어질 위험이 있음.	• 어떤 활동을 하는 동안 아이나 학급이 바닥에 눕거나 앉게 한다. 웨지, 베개, 빈백 의자는 이것을 더 매력적으로 만들 수 있다. 탁자 표면을 비스듬히 하면 아이가 바른 자세를 유지하는 것이 쉬워지고 낙상 사고를 줄일 수 있다. • 일부 치료사들은 아이들이 t-stool에 앉게 하는 데 성공했다. 그들은 아이들이 자세에 더 세심한 주의를 기울여야 하며 더 똑바로 서 있어야 한다고 믿는다. • 아이의 발이 바닥에 닿았는지 확인한다. 그렇지 않으면 아이쪽으로 기울어진 발판이 도움이 될 수 있다. • 의자의 시트(예: 미끄럼 방지 매트, 욕조 데칼)에 미끄럼 방지 표면을 적용한다.

	문제	감각 통합 이론과의 가능한 관계	가능한 전략
기타	학생들은 제 시간에 과제를 완료할 수 없기 때문에 쉬는 시간을 놓친다. 아이는 정말로 "힘을 빼기" 위해 휴식이 필요하다.	아이가 제 시간에 일을 끝내지 못할 수 있는 많은 이유가 있음. SI 이론과 관련된 두 가지는 감각 방어(집중하기 어렵게 함)와 저조한 운동 계획(많은 양의 작업을 수행하기 어렵게 함)에 이차적인 산만함임. 어느 경우든, 주기적으로 활동할 수 있는 기회는 아이가 더 많은 일을 하는데 도움이 될 수 있음.	• 낮 동안 활동적인 일을 할 수 있는 최대한 많은 기회를 제공한다. 예를 들어, 수학을 하는 동안 책상에 앉아 있는 대신 아이가 칠판에서 수학 문제를 풀도록 한다. • 작업량에 문제가 있는 경우 교사가 수업 내 과제 단축을 고려하는지 확인한다. 예를 들어, 아이가 두 자리 숫자를 더하는 개념을 숙달했다는 것을 증명하기 위해 얼마나 많은 문제를 올바르게 풀어야 하는가? • 과제를 두 부분으로 나누고 아이가 더 작은 부분에서 작업할 수 있도록 한다.
	아동이 가끔 스트레스를 받을 때 옷의 카라나 머리카락을 씹는다; 그 또는 그녀는 옷을 망치고 많은 시간 동안 나쁜 냄새를 맡는다.	스트레스는 언어장애 및 조절장애가 있는 아동처럼 감각 통합 기능 장애가 있는 아동들에게 특이한 것이 아님.	• 모든 학급에 스트레스-감소 전략을 가르친다(예를 들어, 소 동물을 기르거나, 개인적인 스테레오에서 빗소리를 듣거나, 다시 모일 수 있는 안전한 공간을 찾는 것). • 머리나 옷을 재배치하도록 한다(예를 들어, 길고 울퉁불퉁한 막대기, 연필 끝에 있는 물체, 무설탕 껌).; 몇몇 아동들은 구강 감각을 원한다; 차라리 (심지어는) 씹거나, 불거나 휘파람 부는 것을 좋아할 수도 있다(소음 유발자가 제거되면). 또는 세라 밴드로 얼굴을 가로질러 최대한 늘리고 "라즈베리" 소리를 만든다.
	학생은 학교 안 교실에서 다른 목적지로 가는 길을 잃었다.	실제 공간에 대한 부족한 감각은 감각 통합 장애를 가진 아동들에게 흔함. 신경과학 문헌에서는 부족한 전정 처리가 해마의 전정 투영의 방식으로 인해 부족한 공간 지시감과 관련이 있다고 함.	• 아동이 그 또는 그녀에게 친구를 데려가게 한다. • 공통 목적지(예: 사무실, 욕실, 식당)로 가는 벽을 따라 컬러 라인을 만든다.

부록 17-A

파트 II: 감각통합 장애의 근본적인 측면을 해결하기 위해 선택된 활동

참고: 다음 텍스트에 나열된 활동은 아동이 특정 학교 과제를 수행하지 못하게 하는 근본적인 문제의 측면을 다루기 위한 것이라는 점에서 1부의 활동과 다르다. 이것은 활동의 전체 목록이 결코 아니다. 활동이 특정 학교 문제와 명확하게 관련되어 있을수록 교사는 해당 활동을 하루 일과에 통합할 가능성이 더 높다는 점을 유의해야 한다.

향상된 고유감각을 제공하는 활동 Activities that Provide Enhanced Proprioception

- 펜의 압력이 변하면 진동이 변하는 진동 펜을 사용한다.
- 흑연이나 크레용으로 3차원 물체(예: 나뭇잎)를 "문지른다".
- 퍼티, 반죽, 찰흙 또는 고무줄과 같이 아동이 손과 손가락을 당기고 일하도록 격려하는 물체를 사용한다.
- 의자 쌓기, 사무실에 책 나르기, 바닥에 있는 모든 블록을 큰 상자에 모으는 것과 같이 아동이 무거운 짐을 밀거나 당기거나 나르도록 격려하는 활동을 사용한다.
- 아동을 작은 탁자 밑에 눕히고 탁자 밑면에 글씨를 쓰도록 한다. 어떤 아동들은 테이블 바닥에 발을 받치는 것을 즐긴다. 물론, 이것은 누군가가 탁자가 공중으로 올라가는 것을 막기 위해 테이블 위에 앉아 있어야 한다는 것을 의미할 것이다.
- 아동이 들을 때 만지작거릴 수 있도록 밀가루나 젤로 가득 찬 풍선을 제공한다.

Hearthsong of California(1-800-325-2502)는 쥐어 짜기 위해 동물 모양의 스트레스 볼을 만든다.

향상된 촉각을 제공하는 활동(특히 깊은 압력) Activities that Provide Enhanced Tactile Sensation(Especially Deep Pressure)

- 통에 콩이나 쌀을 채우고 콩이나 쌀 속에 익숙한 물건을 숨긴다. 아동이 터치로 물건을 찾도록 한다.
- 질감이 있는 물질(예: 카펫 정사각형 또는 수술용 브러시와 같은 물체)을 책상 표면 위 또는 아래에 고정하다. 활동에 참여하기 전에 아동이 손으로 힘차게 문지르도록 격려한다.
- 담요로 아동을 단단히 감싸고 이야기 시간 동안 교사의 무릎을 흔들거나 앉는 것과 같은 기술은 특정 상황에서 깊은 압박감을 줄 수 있다.

향상된 전정 감각을 제공하는 활동 Activities that Provide Enhanced Vestibular Sensation

- 움직임 활동, 특히 그네나 점프가 포함된 활동 및 많은 놀이터 활동을 사용한다.
- 새로운 활동을 시작하기 전이나 활동 중에 어린이가 흔들의자에서 흔들도록 격려한다.
- 일부 어린이는 튀거나 움직일 수 있는 체조 공 또는 기타 표면에 앉아 잘 움직인다. 골판지 상자

나 작은 정사각형 나무 틀에 공을 고정한다.

힘의 조절이 필요한 활동
Activities that Require Modulation of Force

- 배고픈 하마 게임을 사용한다. 이것은 하마를 정확한 지점에 쏘기 위해 정확한 양의 압력이 필요하다.
- Operation 게임을 하거나 핀셋으로 작은 물건을 집어야 한다. 이를 위해서는 능숙한 이해와 힘의 조절이 필요하다. 계란, 물풍선, 쉐이빙 크림 볼 던지기 등을 한다. 특히 잡기 위해서는 물체가 부러지지 않도록 힘의 조절이 필요하다.

촉각 방어 시에 대한 제안
Suggestions for Tactile Defensiveness

- 아동이 비교적 침착할 때 가볍고, 예상치 못한 또는 유해한 접촉을 제공하는 활동을 한다.
- 아동이 촉각 활동에 참여할 수 있는 조용한 장소를 제공한다.
- 아동이 조용한 장소가 필요할 때 갈 수 있는 방 구석에 다락방 공간이나 냉장고 상자를 만든다.
- 아동에게 약간의 조용한 시간을 주어 활동을 준비하게 한다.
- 아동이 책상 위에 앉을 수 있는 상자를 제공하여 머리를 넣을 수 있도록 한다. 상자는 내부와 외부가 어두운 색으로 칠해져 있고 열린 쪽에는 커튼이 있다. Glow-in-the-dark 별은 상자의 내벽에 부착할 수 있다. 아동은 손전등을 사용하여 별을 비추고 별이 더 이상 빛나지 않을 때까지 상자 안에 머물 수 있다.
- 깊은 압력 입력을 제공하는 모든 활동은 아동의 촉각적 방어성을 "악화"시킬 수 있는 활동에 효과적이다.

CHAPTER 18

중재를 위한 상호보완적 프로그램

Complementary Programs for Intervention

상호보완적인 것이 있으면 그것은 어떻게든 완성되거나 다른 것의 자질을 향상시킨다.

– https://www.vocabulary.com/dictionary/complementary

학습목표

이 장을 학습하고 난 이후, 독자는 다음 내용을 할 수 있을 것이다:

- ✔ 배경에 대한 폭 넓은 이해와 현재 감각통합(SI) 중재를 보완하기 위해 사용되는 여러 감각기반 치료 접근법의 기초를 이해한다.
- ✔ 감각통합과 상호보완적인 접근법 사이에 제시된 연관성을 이해한다.
- ✔ 이러한 접근법을 활용할 때 예상되는 치료 효과를 설명한다.
- ✔ 목표한 아동 및 성인의 특성에 기반하여 이러한 접근법을 활용하고 평가할 수 있다.

서론 Introduction

SI 이론은 작업치료사들이 이론을 보완하는 중재 프로그램과 응용 프로그램을 개발하거나 채택하도록 주도했다. 이러한 프로그램과 응용 프로그램은 종종 이론에서 직접 언급된 중재와 함께 사용된다. 우리는 이 장을 위해 전문적 개발과 혁신적인 보완 프로그램 생성 및 구현에 기여한 것으로 잘 알려진 여러 작업치료사를 초청했다. 가장 일반적으로 강화된 감각인 SI 이론의 측면에서 이러한 모든 프로그램과 응용 프로그램에 내재되어 있다. 그러나 각각은 "순수한" 감각통합 중재와는 몇 가지 중요한 면에서 다르다. 이러한 전문가들에게 목소리와 장소를 제공하는 것은 독자들에게 감각통합 기능장애가 있는 아동 및 성인에게 일반적으로 사용되는 보완 프로그램과 응용프로그램에 대해 배우고 평가할 수 있는 기회를 제공한다. 독자들은 비록 이것들이 일반적으로 사용되지만, 모두 그 효과, 적절성 및 타당성을 조사하기 위한 경험적 연구가 필요하다는 것을 알아야 한다.

Ayres의 가르침과 글을 바탕으로 우리는 SI 원칙에 기반한 중재를 다음과 같이 정의한다.

> (1) 향상된 촉각, 전정 및 고유감각을 받아들이는 기회를 적극적으로 제공해야 한다. (2) 자세 발달, 연습, 감각 조절 및 자기 조절을 촉진하는 의미있는 활동 (일반적으로 놀이)에 참여해야

한다.

중재가 SI로 간주되려면 두 구성 요소가 모두 있어야 한다. 특정 감각과 결과에 대한 상대적 중요성은 모든 아동은 종합 평가를 통해 결정된다.

감각통합의 3가지 영역

Three Areas of Sensory Integration

우리는 이전 섹션에서 SI의 정의를 사용하여 각 프로그램이 SI 원칙에 기반한 중재와 겹치거나 보완되는 정도의 관점에서 각 프로그램을 평가하기 위해 설정했다. 각 섹션 앞의 표에서 우리는 세 가지 영역에서 프로그램을 분석했다.

1. 강조된 감각 — 프로그램에 포함된 감각은 단일 모드인가 아니면 다중 모드인가? 프로그램이 감각의 통합을 강조하는가? 아이가 감각을 능동적으로 또는 수동적으로 받아들이는가?
2. 접근 방식 — 프로그램 실행이 다양한가?(아동의 요구에 부응할 수 있는가?) 또는 규정(표준화)할 수 있는가?
3. 환경 — 중재는 일반적으로 어떤 환경에서 시행되는가?(예: 전통적인 [클리닉] vs 전통적이지 않은 [가정, 학교, 커뮤니티])?

감각

적응반응의 요구에 따라 *적극적으로* 감각을 통합할 기회를 제공하는 것은 SI 이론의 기본 원칙이다. "통합은 적응 반응을 조직하고 방출함으로써 달성되며, 그 반응이 이전에 달성된 것보다 더 복잡한 조직을 나타낼 때 치료가 달성된다."(Ayres, 1972, p.36). 그럼에도 이 장에서 설명하는 일부 프로그램과 응용 프로그램은 이 원칙을 준수하지만 다른 프로그램은 적극적으로 감각을 받아들이기보다는 받는 데 중점을 둔다. 이것은 겉보기에 충분한 자극을 보장하고 자극의 특성(예: 강도 및 지속 시간)을 제어하기 위해 수동적인 감각 적용을 통해 수행된다.

그녀의 가르침과 글에서 Ayres(1972, 1979)는 *완성* 세 가지 유형의 감각: 전정, 촉각 및 고유감각을 강조했다. 이러한 기초 감각은 생애 초기에 발생하며 나중에 발생하는 원위적 시각 및 청각 감각의 기준점으로 사용된다. 아마도 Ayres는 그녀가 더 오래 살았다면 원위 감각을 더 완전하게 확인했을 것이다. 확실히, 그녀는 감각의 중요성을 배제하거나 경시하지 않았다(1장, 감각통합: A. Jean Ayres의 이론 재검토). 여기에 설명된 많은 프로그램은 전정, 촉각 및 고유감각 이 외의 감각을 강조한다. 일부는 통합을 강조하고 다른 일부는 특정 감각에 중점을 둔다.

접근법

Ayres는 많은 저자가 놀이를 설명하는 것과 거의 같은 방식으로 치료를 설명한다. "행위자(Player)"(즉, The Art of Therapy(12장)에 설명된 대로 서비스를 받는 사람)에 의해 지속적으로 진화하고 결정된다. 그럼에도 불구하고 중재를 "체계적"으로 만들기 위한 시도에서 이 장에 설명된 일부 중재는 감각의 유형, 적용 및 적정량을 처방하는 것과 관련이 있다. 그들은 Ayres가 묘사한 자발성이 부족한 것처럼 보인다. 다른 것들은 그 당시 아동의 필요에 더 다양하고 반응한다. 분명히 각 접근 방식에는 장단점이 있다.

환경

Ayres는 병원 환경에서 시행되는 치료 위주로 기술했다. 아마도 이것은 단순히 그녀가 병원에서 중재를 진행하면서 연습하고 글을 썼던 시기를 반영한 것일 수 있다. 또는 병원이 감각을 받아들이고 도전에 대처할 수 있는 수많은 기회가 안정적으로 제시된 공간을 대표한 것일 수도 있다. 시대가 바뀌었고 클리닉이 치료를 위한 중요한 장소로 남아 있지만 가족 중심의 중재에 대한 중요성이 대두되었고, 점점 더 많은 중재가 가정, 학교 및 기타 지역사회에서 일상활동에 포함되어 이루어지고 있다(17장 참조). 이 장의 저자는 클리닉에서 수영장에 이르기까지 전체 환경에서 발생하는 중재를 제시한다.

목적과 범위 Purpose and Scope

독자들은 이 장에서 다양한 프로그램과 응용 프로그램에 대해 배운다. 감각 우선 순위, 접근 방식 및 설정을 요약한 표와 함께 각 섹션을 소개한다. 이 세 가지 관점에서 프로그램을 검토할 때 우리는 효과성, 적절성 또는 타당성에 관한 결론을 제시하지 않고 정보만 제공하려고 한다. 독자는 이들 중 어느 것을 결정해야 한다. 접근 방식은 그들의 관행과 중재를 제공하는 아동 및 가족에 적합해야 한다.

여기에서 논의된 프로그램 중 모든 것이 SI 이론의 원칙에 기반한 중재에 대한 모든 요구 사항을 충족하는 것은 아니지만, 이전에 설명한대로 감각통합 기능장애가 있는 개인에게 현명하게 적용하면 효과를 볼 수 있다. 우리는 이 장을 범위 내에서 관리할 수 있도록 유지하기 위해 많은 보완적 중재법 중 8개를 포함했다. 이 장에서 검토할 프로그램 및 응용 프로그램은 다음과 같다.

- 섹션 1: 감각 방어를 치료하는 Wilbarger(윌버그) 접근법(Julia Wilbarger & Patricia Wilbarger 작성)
- 섹션 2: 자기제재를 위한 경계 프로그램(MarySue Williams, Sherry Shellenberger 및 Molly McEwen 작성)
- 섹션 3: 수 치료(Gudrun Gjesing 작성)
- 섹션 4: 대화형 메트로놈(Beth Osten 작성)
- 섹션 5: 우주 비행사 훈련 프로그램(Mary Kawar 작성)
- 섹션 6: 무한의 걷기 프로그램(Mary Kawar 작성)
- 섹션 7: 치료적 청취®(Sheila Frick 작성)
- 섹션 8: 감각통합치료의 빨기 / 삼키기 / 숨쉬기 동기성 전략

상호보완적인 프로그램과 저자는 다음과 같다:

- 프로그램의 배경
- 프로그램이 작동한다고 생각되는 이유와 관련 증거(존재하는 것과 필요한 것 모두)
- 프로그램 구성 요소에 대한 설명 및 수행 방법
- 프로그램과 SI 이론 및 작업의 관계
- 연구 및 임상 경험을 기반으로 예상되고 가장 일반적으로 달성되는 혜택
- 접근 방식이 적절한 집단
- 권장 또는 필수 교육
- 접근 방식으로 혜택을 받은 개인의 사례 또는 사진

각 저자는 논의된 개별 프로그램과 관련된 참고자료를 제공했다. 참조는 장 끝에 섹션별로 정리되어 있다. 어떤 경우에는 저자가 제공한 근거 또는 용어를 이 책의 다른 곳에서 다룰 수 있다. 이 장의 정확한 설명을 제공하기 위해 가능한 한 저자의 용어를 사용했다.

독자들은 각 프로그램에 대한 증거를 주의 깊게 고려하고 개별 아동에게 가장 유용한 것이 무엇인지를 평가해야 한다. SI *이론*은 지식이 풍부한 임상가와 연구자 간의 토론 때문에 확장될 것이다. 확실히, Ayres는 그녀의 이론이 성장하기를 원했을 것이다.

섹션 1: 감각 방어를 치료하는 Wilbarger(윌버그) 접근법

Section 1: The Wilbarger Approach to Treating Sensory Defensiveness

프로그램	감각	접근법	환경
	• 통합 시스템 vs 다중 시스템 vs 단일 시스템 • 적용: 능동적 vs 수동적	• 반응적 vs 처방적	• 전통적 vs 비전통적 (또는 둘 다)
Wilbarger 접근법(세 가지 구성 요소)			
1. 교육	NA	NA	NA
2. 감각식이	• 통합적 • 능동적	• 처방적	• 비전통적
3. 감각입력	• 다중적 • 수동적	• 처방적	• 전통적, 비전통적

배경 Background

감각 방어는 모든 감각 양식에서 유해하지 않은 감각에 대한 부정적, 혐오적 또는 회피적 반응을 포함하는 증상의 집합체이다(Wilbarger & Wilbarger, 1991). 감각 방어는 작업 수행의 모든 영역과 전체 삶에 걸쳐 기능과 적응을 제한할 수 있다. Wilbarger와 Wilbarger(1991)는 감각 방어가 개인의 삶에 지장을 주므로 중재의 주요 관심사가 되어야 한다고 주장했다. 특히, 감각 방어는 반응성 증가(Reynolds & Lane, 2008)뿐만 아니라 부정적인 영향을 생성하는(Ayres, 1972) 측면에서도 감각에 대한 반응 조절에 장애물이 된다. 따라서 단순히 감각에 대한 과민 반응으로 생각할 수 없다(6장, 감각 조절 기능 및 장애 참조).

감각 방어를 치료하는 Wilbarger 접근 방식은 감각 방어 증상을 줄이기 위한 포괄적이고 집중적이며 개별화된 프로그램이다(Wilbarger & Wilbarger, 1991). 이 접근법은 단기간 동안 자주 반복되는 규정된 감각 경험을 포함한다.

이론적 해석 Rationale

감각 방어의 많은 증상은 들어오는 자극을 양성 또는 음성으로 평가하는 중추신경계(CNS) 과정의 분열을 의미한다(LeDoux, 1996, 2014; Pribram, 1991; Rolls, 2014). 이 과정은 다음과 같이 언급되거나 설명되었다; Pribram(1991)의 *보호자 시스템*, LeDoux(1996)의 *낮은 수준의* 처리, Rolls(2014)의 *평가 시스템*. 일반적으로 이 평가 시스템은 자극의 정서적 특성에 대한 신속하고 자동적이며 무의식적인 평가를 담당한다. 평가 과정은 또한 감정, 기억, 자율적 각성 및 스트레스 적응과 관련된 CNS 구조에 영향을 미치고 영향을 받는다. 이 평가 시스템의 한 가지 기능은 개인에게 환경의 잠재적 위험을 경고하고 자율신경계의 변화를 포함한 적절한 행동 및 생리적 방어 반응을 시작하는 것이다.

감각 방어는 방어 반응을 초래하는 감각 자극에 대한 평가를 방해하는 것으로 여겨진다. 사실, 특정 종류의 감각에 대한 감각 방어를 가진 개인의 행동 및 생리적 반응은 공포 또는 스트레스 자극에 의해 생성되는 반응과 거의 동일하다(Reynolds & Lane, 2008). 감각 방어 반응을 생성할 가능성이 가장 높은 자극은 자연적으로 일반적인 방어 반응을 유발하는 자극과 공통적인 특징이 있다(LeDoux, 2014). 예를 들어, 가벼운 촉각 입력과 고주파 소음은 피부를 기어 다니는 거미, 유아 또는 동물의 고통스러운 울음 소리와 같은 감각적 특징을 공유한다. 감각 방어력이 있는 사람은 이러한 유형의 감각 입력 시 경고 기능을 사용하는 감각에 더 민감하게 반응할 수 있다. 따라서 감각 방어 반응은 각성, 정서적 어조 및 스트레스의 변화로 이어질 수 있으며 광범위한 기능장애를 일으킬 수 있다.

Wilbarger의 중재 접근법에 대한 이론적 근거는 특정 유형의 감각 경험이 감각 방어 반응을 줄이는 데 효과적이라고 생각된다는 가정에 기반을 두고 있다(Ayres, 1972, 1979; Wilbarger & Wilbarger, 1991). 여기에는 깊은 압력, 고유감각(근육 저항, 관절 견인 및 압박) 및 전정 입력이 포함된다(Ayres, 1972, 1979). 이러한 유형의 감각은 결과적으로 생리적 반응과 함께 환경 감각 입력에 대한 적응 및 조절에 영향을 미치는 것으로 사료된다(Field, 2010; Ornstien & Sobel, 1987; Pribram, 1991). 아마도 궁극적인 효과는 이러한 입력이 CNS에 미치는 전반적인 통합 효과에 의해 결정될 것이다.

체성감각 입력은 웰빙을 개선하고 스트레스와 통증을 줄이는 강력한 요소이다(Field, 2011; Hertenstein & Weiss, 2011). 감각 입력의 반복적인 적용은 마사지 및 기타 강렬한 체성감각 기반 중재(예: 경피적 전기 신경 자극 [TENS] 및 침술)가 만성 통증을 감소시키는 것과 거의 동일한 방식으로 항상성과 행동 조절을 촉진하는 것으로 여겨진다(Deer & Leong, 2012). 이러한 장기적 적응은 생화학, 세포, 행동 수준에서 일어날 가능성이 높다(Field, 2010; Pert, 1997).

프로그램 설명 Program Description

감각 방어는 치료하기 어려운 상태이다. 감각적 방어력을 가진 개인은 종종 참신함과 변화에 저항하며 좁은 범위의 감각적 경험만을 받아들인다. 감각 기반 중재의 도입은 신중하게 고려되고 계획되어야 한다. 감각 방어를 치료하는 Wilbarger의 접근 방식에는 특정하고 개별화된 중재 프로그램이 포함된다. 이 접근 방식은 세 가지 필수 구성 요소를 통합한다:

1. 감각 방어 증상의 존재와 영향에 대한 인식을 높이기 위한 아동 및 보호자 교육
2. 감각 기반 활동을 일상에 통합하는 감각식이요법
3. 신중한 모니터링과 함께 매우 구체적이고 개별화된 중재를 포함하는 전문적으로 안내하는 중재 프로그램

전문적으로 안내하는 중재는 감각압력 프로그램을 포함하거나 포함하지 않을 수 있으며, 때때로 Wilbarger 프로토콜이라고 불린다(이 절차를 "빗질하기"라고도 하지만 이 용어는 기술의 의도를 정확하게 전달하지 않으며 오해의 소지가 있다.). 이 섹션의 범위가 이 프로그램을 완전히 설명하지는 않지만, 우리는 다음과 같은 주요 기능을 강조한다.

교육 Education

감각 방어가 일상생활에 미치는 영향을 이해하도

록 아동와 보호자 또는 가족을 교육하는 것은 그 자체가 바로 치료이다. 교육은 이전에는 이해할 수 없었던 반응과 감정에 대한 설명과 인식을 제공할 수 있다. 인식을 통해 아동와 보호자는 감각 방어 행동을 재해석하고 일상생활을 방해하는 방식을 인식할 수 있다. 지식과 인식은 모두 평가 과정에서 확인할 수 있다. 평가 과정은 (1) 일상생활의 감각에 대한 일차적인 방어 반응, (2) 감각 방어에 이차적인 행동이나 장애, (3) 대처 전략(Kinnealey, Oliver, & Wilbarger, 1995)을 포함하며, 감각 방어와 관련된 행동을 상대적으로 포괄적이고 우선 순위가 지정된 목록으로 생성해야 한다. "문제 목록"은 중재 계획, 모니터링 및 결과 평가의 기초이다. 기본 평가 도구는 구조화된 임상 인터뷰이다. Sensory profile-2 (Dunn, 2014) 또는 Sensory Processing Measure (Parham, Ecker, Miller-Kuhaneck, Henry, & Glennon, 2007)과 같은 표준화된 자가보고 또는 부모보고 설문지를 사용하는 것은 감각 방어와 관련된 일부 행동을 설명하지만 삶의 혼란에 대한 완전한 근거를 제공하기 어렵다.

감각식이 Sensory diet

중재의 두 번째 측면은 감각식이 요법이다. **감각식이**의 통제된 감각 입력은 기능적 능력에 영향을 미칠 수 있다는 개념에 기반한 실용적이고 신중하게 계획된 개별화된 가정 프로그램을 개발하기 위한 전략이다. 감각식이 요법 계획은 일상 활동의 맥락에서 감각의 치료적 사용을 포함하며(Wilbarger, 1993) 두 가지 다른 방식으로 감각 방어를 해결하는 데 사용된다. (1) 방어 행동을 줄이기 위한 감각의 질과 관련된 활동은 일상 속에서 확인되고 실행된다. (2) 적응 반응은 최적의 기능을 촉진하고 혼란을 줄이기 위해 환경에 따라 만들어진다.

규칙적으로 제공되는 감각 기반 활동은 감각 식이의 초석이다. 활동은 깊은 압력, 고유감각 및 움직임과 같은 감각 입력을 강조하기 위해 선택된다 (Ayres, 1972, 1979; Wilbarger & Wilbarger, 1991). 특히 각성 상태를 조절하고 유지하기 위해 다른 전략(예: 구강 및 호흡기)도 사용할 수 있다 (Oetter, Richter, & Frick, 1995, Section 8; Williams & Shellenberger, 1994). 이 프로그램에서는 적응 반응을 만드는 특정 활동과 그것이 행동에 영향을 미칠 것으로 예상되는 시간을 고려하는 것이 중요하다. 활동은 간단할 수 있으며 특정 유형의 감각 입력을 제공하거나 놀이, 여가 또는 업무 활동에 참여하며 적용할 수 있다.

감각 식이는 또한 최적의 기능을 촉진하고 혼란을 줄이기 위해 환경에 대한 적응을 포함한다. 예를 들면, 일상생활(예: 옷 입기, 목욕 및 전환)에 자주 적응하여 종종 동반되는 고통과 불편함을 줄이는 것이다. 이러한 제안에는 준비적인 감각 활동 또는 단순히 이러한 활동이 수행되는 일상을 변경하는 것이 포함될 수 있다. 또한 보호자는 환경에서 감각의 원인(예: 소리, 냄새 및 시각적 주의 산만)을 줄이고 일관된 일상과 예측 가능성을 개발하는 방법에 대해 교육을 받는다. 이러한 제안은 각 개인의 고유한 과제에 맞게 사용자를 정의해야 한다.

전문적 중재 Professionally Guided Intervention

전문적 중재에는 평가, 목표 및 목표 설정, 아동 및 보호자와 협력하여 중재 계획을 수립하는 것이 포함된다. 전문적으로 안내하는 중재 프로그램에는 심압 및 고유감각(감각압력 프로그램)의 치료적 사용이 포함될 수 있지만 종종 다른 고급 전략에 대한 권장 사항이 포함된다. 전략에는 전통적인 감각통합 접근법을 사용하는 직접적인 개별 중재나 소리 기반 치료(예: 치료적 청취, Frick & Young, 2009 [See Section 7]) 및 신체 운동(예: 부교감신경 치료[Upledger & Vredevoogd, 1983])과 같은 기타 보완적 접근법이 포함되지만 이에 국한되지 않는다. 과부하 또는 종료, 구강 방어, 자세 문제 또는 빨기-삼키기-호흡 동시성 장애(섹션 8 참조)와 같은 특정 합병증 또는 기타 조건을 해결하기 위해서는 다양한 중재 전략을 사용할 수 있다. 감각 방어와 관련된 사회적 및 정서적 문제를 해결하려면 심리학자와 같은 다른 전문가에게 의뢰할 수도 있다.

감각압력 프로그램은 특정 조밀한 브러시의 사용을 포함하며 올바르게 사용하면 마찰, 간지럼 또는 상처 없이 고르게 깊은 압력을 전달할 수 있다. 저자는 이 프로그램에 단 하나의 브러시를 권장한다: 이러한 목적을 위해 고안된 Clipper Mills(San Bruno, CA)의 브러시. 감각압력 브러시는 SI 재료 및 장비의 여러 공급 업체를 통해 사용할 수 있다.

깊은 압력은 아이의 손, 팔, 등, 다리, 발에 전해진다. 촉각 입력은 위, 사타구니, 엉덩이, 머리 또는 얼굴. 깊은 압력은 항상 몸통, 팔, 다리의 여러 관절을 압박한다(그림 18-1 참조). 깊은 압력과 고유감각의 제공은 믿을 수 없을 정도로 간단해 보인다. 그러나 절차는 서면으로 적절하게 전달하기 어렵다. 이 기술에 대한 교육을 진행할 필요한 압력의 양은 적절하게 표현하기 어렵다. 따라서 Wilbarger가 설명하는 깊은 압력 및 고유수용 절차를 실행하기 위해서는 관련 교육을 받은 사람에게 전문 교육이나 직접 감독을 받아야 한다.

이 절차는 자주 반복해야 한다. 이상적으로는 깊은 압력과 관절 압박이 90분에서 2시간마다 시행해야 한다. 그러나 빈도와 시기는 아동의 일상과 요구에 따라 달라진다. 임상 경험에 따르면, 적절한 압력이 없거나 덜 자주 적용하면 효율성이 떨어질 뿐만 아니라 해로울 수 있다. 따라서 중재 계획의 기간과 상황별 수정 정도는 아동의 진행 상황에 따라 다르다. 더욱이 이 프로그램은 효과에 대해 자주(때로는 매일) 평가되어야 한다. 계획을 수정하거나 지속할지에 대한 여부는 변화하는 아동의 요구에 따라 달라지며 일반화하기 어렵다. 중재 중 중재 기간과 중재 시간의 양은 아동의 목표가 달성될 때까지 지속된다.

감각 방어력을 가진 개인은 감각 기반 중재를 적용할 때 더 독특한 행동을 보인다. 감각 방어로 인해 이러한 개인은 일반적으로 감각 경험을 피하고 특히 새로운 활동을 피한다. 아동이 새로운 감각 경험(예: Wilbarger 프로토콜)에 참여하도록 유도하려

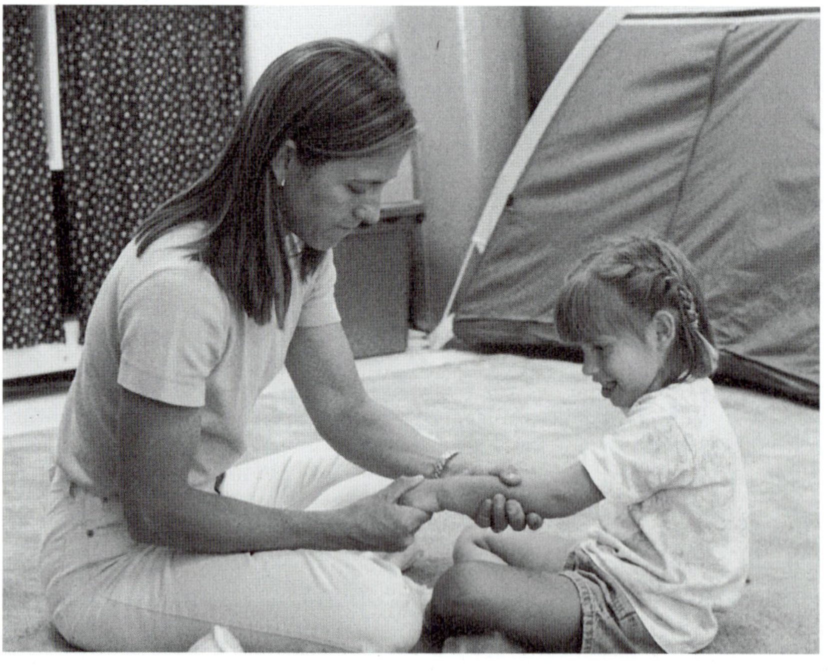

그림 18-1 브러시, 질감이 있는 장갑 및 관절 압축. *Shay McAtee의 사진 제공, 허가.*

면 기술과 명확한 추론이 필요하다. 감각적 방어력을 가진 아동에게 적극적으로 접근하고 가능한 예상되는 불안을 최소화해야 한다. 여기에는 단어나 그림을 사용하여 무엇을 기대해야 하는지 설명하거나 인형이나 다른 사람에게 기술을 모델링하는 것이 포함될 수 있다. 절차를 올바르고 적절하게 사용하려면 주의를 기울여야 한다.

감각통합 및 작업의 관계
Relationship to Sensory Integration and Occupation

감각 방어력을 가진 개인과의 중재에 대한 Wilbarger 접근 방식의 세 부분은 모두 SI 이론과 작업치료의 원리를 다양한 수준으로 끌어낸다. 앞서 설명한 것처럼 *교육*은 SI 이론을 사용하여 감각 방어와 관련된 행동과 관련된 문제를 재구성하는 방법이다. 일상생활에 포함된 자체적인 선택 또는 선호하는 감각 활동에 적극적으로 참여하는 감각식이는 SI 이론 원칙의 하위 집합을 나타낸다(Parham, Cohn, et al., 2007). 모든 *전문적 중재*는 SI 이론과의 관계에 대해 개별적으로 평가되어야 한다. 앞서 설명한 감각압력 프로그램은 향상된 감각을 포함하지만 능동적인 반응을 요구하지 않는다. 따라서 SI의 모든 원칙은 아니지만 일부 원칙과 겹친다. Wilbarger 접근법의 모든 측면은 명백한 적응 반응의 질과 효과를 향상시키기 위해 아동의 내부 적응을 달성하도록 돕는 데 있다. 궁극적인 목표는 향상된 작업 및 역할 수행에 기여하는 것이다.

기대 효과 Expected Benefits

임상 보고서에 따르면 Wilbarger 접근 방식은 일부 사람들의 감각 방어 반응을 줄이는 데 성공했다. 접근 방식의 이점에 대한 대부분의 증거는 전문적인 의견이나 임상 보고서를 통해 제시됐다. 현재까지 발표된 실증 연구는 제한적이며 주로 단일 사례 또는 소규모 샘플 다중 사례 연구 설계로 구성된다(Weeks, Boshoff, & Stewart, 2012). 또한 일부 연구는 학회 발표나 석사 또는 박사 논문에서 보고되었다(cf, Chapparo & Mora, 2011; Sudore, 2001). 대부분의 연구는 긍정적인 결과를 보고하였으며, 저자가 수행한 Wilbarger 접근 방식으로 훈련된 치료사를 대상으로 한 설문 조사에 따르면 약 2/3의 아동가 기능의 "일부" 향상하여 "매우 좋은" 것으로 평가됐다(Sudore, 2001).

연구 또는 실습에서 Wilbarger 접근 방식을 사용할 때 다양한 기능적 목표가 설정될 수 있지만 접근 방식의 주된 목표는 감각 방어력을 줄이는 것이다. 발표된 연구에서 보고된 긍정적인 결과에는 감각 방어 감소, 스트레스 또는 불안 감소, 스트레스 호르몬인 코티솔의 감소, 고정 관념적 행동 감소, 사회적 참여 개선 및 모유 수유 개선이 포함된다(Bhopti & Brown, 2013; Davis, Durand, & Chan, 2011; Kimball et al., 2007; Weiss-Salinas & Williams, 2001).

몇 가지 예외를 제외하고 현재 발표된 연구는 방법론적으로 약하고, 작은 샘플로 구성되고, 통제 그룹이 없으며, 모든 구성 요소, 빈도 및 적용 기간을 포함하는 측면에서 중재 프로토콜을 제대로 준수하지 않았다. 모든 중재와 마찬가지로, 아동에게 Wilbarger 접근 방식을 사용할지 여부를 결정하는 실무자는 의사 결정 과정의 일부로 증거를 고려해야 한다. 그러나 장단기 이익을 극대화하기 위해 접근 방식을 수행해야 하는 방법이 있다. 예를 들어, 감각 방어를 감소시키기 위한 중재는 항상 개인의 삶의 모든 측면을 고려하는 포괄적인 중재 계획의 맥락에서 이루어져야 한다. 또한, 중재는 아동의 연령, 장애 수준, 상황 및 이용 가능한 사회적 지원에 적절해야 한다.

그러나 다른 모든 프로그램이나 중재와 유사한 Wilbarger 접근 방식이 모든 사람에게 효과적인 것은 아니다. 다른 장애 또는 의학적 합병증과 함께 발생하는 감각 방어력이 있는 아동 및 성인을 포함하여 접근 방식이 가장 효과적인 집단을 결정하기 위해서는 추가적인 연구가 필요하다. 또한 감각 방어를 줄이기 위한 중재는 Wilbarger 접근 방식에 국한되지 않는다. 작업치료사는 SI 이론의 원칙을 사용하여 수십 년 동안 감각 방어를 치료해왔다(Ayres, 1972, 1979). 일반적으로 효과에 대한 기대는 개인의 임상 사진의 복잡성, 혼란스러운 문제, 프로그램의 적절성 및 프로그램에 대한 충실한 준수에 따라 달라진다.

대상 인구 Target Populations

Wilbarger 접근법은 특히 많은 임상 조건에서 나타나는 것처럼 보이는 감각 방어를 다루기 위해 개발됐다. Wilbarger 접근법에 대한 현재 연구의 인구에는 감각 처리 장애가 있는 아동과 성인뿐만 아니라 자폐증, 발달장애, 정신 장애가 있는 성인 및 청소년 등의 개인도 포함된다(Bhopti & Brown, 2013; Davis, Durand, & Chan, 2011; Moore & Henry, 2002; Pfeiffer & Kinnealey, 2003; Stratton & Gailfus, 1998; Withersty, Stout, Mogge , Nesland, & Allen, 2005). 대부분의 경우, 감각 방어를 동반하지 않는 행동 또는 건강문제가 있는 개인에게는 적합하지 않다. 감각압력 프로그램은 생후 2개월 미만의 영아(미숙아로 보정된 경우) 또는 자율, 생리적 또는 중추 신경계가 불안정한 개인에게 사용해서는 안된다. 모든 경우에 병력, 심리 상태 및 적절한 개별 예방 조치를 고려해야 한다.

권장 또는 필수 교육 Training Recommended or Required

감각 방어를 위한 중재 및 관리에는 지속적인 교육, 멘토링, 감각 처리 및 감각통합 이론에 대한 특정 훈련을 통해 얻은 전문 지식이 필요하다. 여기에 설명된 감각압력 프로그램은 직접적인 교육없이 사용해서는 안된다. 저자는 이 접근법을 사용하여 감각 방어를 위한 중재에 대한 지속적인 교육 과정을 제공한다. 이러한 과정은 일반적으로 작업치료 뉴스 레터와 잡지를 통해 확인할 수 있다. 치료사는 SI 이론 과정을 이수하는 것이 좋다.

사례 연구 ■ DANIELLE

다니엘의 어머니는 사촌이 감각 처리 장애로 진단된 후 9살 된 다니엘이 감각 처리에 문제가 있을 수 있다고 의심하기 시작했다. 다니엘과 그녀의 어머니와의 인터뷰에서 촉각, 청각, 시각 및 후각 감각에 대한 방어적 의미를 암시하는 행동이 드러났다. 다니엘의 어머니는 다니엘의 문제 행동 대부분을 보통 또는 심각하게 매일 발생하는 것으로 평가했다. 다니엘은 다른 누군가가 자조활동을 돕는 것을 원하지 않았다. 그래서 그녀는 그녀의 보호자가 머리를 빗겨줄 때마다 울었다. 다니엘은 또한 샴푸나 세탁 비누같은 일상용품의 냄새가 두통을 일으킨다며 자주 불평했다. 그녀는 부드러운 면옷만 선택했고 신축성있는 허리 밴드는 좋아하지 않았다. 그녀는 매우 까다로워서 음식의 일부를 거부하거나 음식의 냄새에 대해 불평했다. 다니엘은 부모에게 애정이 있었지만 다른 사람이 그녀를 포옹하거나 키스하는 것을 원하지 않았다. 그녀의 남동생은 그가 다니엘을 붙잡으려 할 때마다 그녀가 화를 내면서 비명을 질러 힘들다고 보고했다. 다니엘은 노는 것을 좋아했고 특히 그네타기와 수영을 좋아했지만 밖에서 놀 때 밝은 햇빛에 대해 불평했다. 이것은 또한 그녀에게 두통을 주었으므로 밝은 날에는 외출하지 않았다. 그녀는 잠들기를 어려워했고, 부모님 방바닥에 있는 침낭에서만 잠을 잤다. 두통에 관한 의학적인 원인은 없었으며 작업치료사는 두통과 같은 증상들이 감각 방어와 관련된 부수적인 증상이라고 판단했다.

다니엘과 그녀의 가족에게 감각 방어에 대해 교육한 후 다니엘은 하루에 8번, 약 2시간에 한 번씩 진행되는 감각압력 프로그램과 감각식이로 구성된 중재 프로그램에 참여했다. 프로그램이 여름에 시작 되었기 때문에 모든 활동은 부모님에 의해 이루어졌다. 감각압력 프로그램은 가족의 일정에 맞게 계획되었고, 일반적으로 기상, 아침 식사 후, 오전 중반, 점심 전, 오후 중반, 늦은 오후, 저녁 식사 후, 취침 전에 진행됐다. 감각식이의 주요 구성 요소는 가족과 그내타기와 레슬링으로 구성됐다. 그네타기 세트는 다니엘이 엎드린 자세로 스윙하고 로프를 당겨 스스로 움직일 수 있도록 개조됐다. 그네타기 세트에는 고리잡기 세트도 있었다. 그녀는 고리에 매달려 어머니와 함께 비치볼을 찼다. 레슬링은 부모님과 함께하는 안전한 거친 신체놀이(rough and tumble play)로 구성됐다. 이 경우, 깊은 촉각 압력과 고유감각을 극대화하기 위해 손을 사용하지 않고 서로를 밀고 구르는 것이 강조됐다. 시작하기 전에 모두가 "시작"이라고 말해야 했고, 누군가 "중지"라고 하면 모두가 멈춰야 했다. 이러한 활동은 하루에 4번씩, 10분 이상 수행됐다. 다른 활동으로는 빨대를 사용하여 마시는 것과 차 안에서 삐걱거리는 공을 조작하는 것이 있었다.

가족들은 감각압력의 적용과 감각 방어 반응의 발생을 매일 기록하고, 일상적인 행동에 대한 메모를 제공했다. 처음 몇 주 동안 감각압력은 일관되지 않게 하루에 2~3회씩 제공됐다. 다니엘은 감각식이 활동을 좋아했으며 이러한 활동은 자주, 지속적으로 수행됐다. 그럼에도 불구하고 진전은 거의 없었다. 셋째 주에는 감각압력의 빈도가 하루에 6번 이상 증가했으며 즉시 진전이 나타났다. 첫 번째 변화는 두통, 촉각 증상 감소와 같은 병적인 증상의 심각성과 빈도가 감소한 것이었다. 그 다음으로 넷째 주에 그녀는 새로운 음식을 시도하고 어머니가 그녀의 머리카락을 빗는 것을 도왔다. 다음 몇 주 동안은 그녀 후각에 대한 민감성을 감소시키기 위해 지속적으로 중재를 제공했다. 여섯째 주가 끝날 무렵 다니엘의 어머니는 다니엘의 병적 증상 대부분이 경미하거나 문제가 되지 않는다고 평가했으며 일주일에 한 번 미만으로 발생했다고 보고했다. 특히, 다니엘의 어머니는 다니엘이 처음으로 친구의 집에서 잘 수 있다는 것이 가장 큰 성과라고 언급했다.

섹션 2: 자기제재를 위한 경계 프로그램
Section 2: The Alert Program® for Self-Regulation

프로그램	감각	접근법	환경
	• 통합 시스템 vs 단일 시스템 • 적용: 능동적 vs 수동적	• 반응적 vs 처방적	• 전통적 vs 비전통적 (또는 둘 다)
경계 프로그램	• 다중적 • 활동적	• 처방적, 아동에 따라 차이 있음	• 비전통적

배경 Background

수십 년 동안 경계 프로그램은 아동과 성인의 **자기제재** 문제를 해결하기 위해 조직적인 틀과 과정을 제공했다. 이 접근법은 CNS 각성 문제에 관한 Ayres(1972, 1979)의 SI 이론에 근거한다. 경계 프로그램의 기초가 되는 이론인 **각성**은 "신경계의 상태로 간주될 수 있으며, 경계가 어떻게 느끼는지 설명할 수 있다." 그리고 자기 조절은 "과제나 상황에 맞게 자신의 각성 상태를 달성, 유지 및 변경할 수 있는 능력"이다(Williams & Shellenberger, 1996, pp.1-5). 경계 프로그램은 자기 조절의 중요성에 대한 인식을 촉진하고, 최적의 기능을 지원하기 위해 각성 상태를 관리하는 감각 운동 전략의 사용을 장려했다. 전 세계 40개국 이상에서 활용되고 있다.

경계 프로그램의 핵심은 11세 아이인 그녀의 "강사" 중 한 사람이 Williams(공저자)에게 가르쳤다. 어린 소녀는 경각심이 낮은 상태로 치료 클리닉에 들어갔고 무기력하고 무관심하며 활동이나 상호작용에 저항하는 것처럼 보였다. 감각통합 기술을 사용한 짧은 기간의 활동적 놀이 후 그녀는 기민하고, 소통적이고, 자신감이 있으며, 활기차게 되었다(즉, 주어진 작업에 대한 최적의 경계 상태에 있었다).

아이는 자기 조절에 대한 내적 경험을 설명하는 단어를 찾기 위해 고군분투했고, 따라서 가정이나 학교에서 치료 경험을 일반화 할 수 없었다. Williams는 아동에게 "당신의 몸이 자동차 엔진처럼 때로는 높고, 때로는 낮게 작동하며, 때로는 제대로 작동했다."라고 설명하면서 엔진 비유를 도입했다. 그녀의 경계 상태를 관찰하고 엔진 비유를 사용하여 식별했다. "음, 지금 엔진이 낮은 것 같다. 약간 처진 것 같고, 연주하는 데 어려움이 있다는 점에서 알 수 있다." Williams가 높은 상태의 경계를 목격했을 때 그녀는 중립적인 목소리로 소녀에게 설명했다. "지금 엔진이 꽤 높게 작동하는 것 같다. 말하고 빠르게 움직이기 때문이다"

Williams는 아동의 엔진 수준에 대해 자주 언급했을 뿐 아니라 자신의 성인 "엔진"에 대해 이야기했다. 예를 들어, 그녀는 이른 아침 치료 세션을 시작할 때 무기력한 자세를 보여주면서 "아, 오늘 아침에는 엔진이 확실히 낮다. 나는 일어나서 움직여야 한다는 것을 안다. 같이 치료실에 놀러 가자." 아동에게 모델링을 하면서 "엔진 속도"를 식별하는 방법을 강화했고, 경계 수준을 변경하는 5가지 방법(입, 움직이기, 만지고 보기, 듣기)을 가르치기 시작했다.

Williams의 언어적 성찰과 관찰을 통해 아이는 자신의 독특한 신경계에 대해 배우고 효과적인 "엔진 전략"의 레퍼토리를 개발했다. 그들은 함께 감각 루틴과 문제 해결 방법을 개발하고 하루 동안 더 많은 "엔진 전략"을 만들어냈다. 이것은 그녀가 학교에서 지식을 습득하고, 숙제를 완료하고, 친구를 사귀고, 가정에서 통합된 일원이 될 수 있도록 자기 통제를 도왔다. 뒤이은 사례처럼, 이러한 간단한 용어를 사용하는 것은 자기 조절의 기초인 SI 개념을 아동과 성인에게 성공적으로 설명할 수 있도록 도왔다. Williams와 Shellenberger는 "당신의 엔진은 어떻게 작동합니까?" 프로그램이 탄생하고 이후에 "경계 프로그램"으로 개명되었을 때까지 그들의 접근 방식을 정제했다.

이론적 해석 Rational

상황에 적합한 방식으로 작업에 참여하고, 집중하고, 수행하려면 특정 작업에 대한 최적의 각성 상태에 있어야 한다(Mercer & Snell, 1977). 자기 조절에 어려움이 발생하면 개인은 자신의 경계 수준을 변경하는 데 어려움을 겪고, 이는 차례로 자신이 선택한 작업에 유능하게 참여하는 능력을 저하시킨다(Williams & Shellenberger, 1996). Ayres(1979)는 신경계를 조직화하고 조절하기 위해 다양한 감각 입력이 필요하여 의미있는 작업적 역할에 대한 참여를 지원한다고 주장했다. 경계 프로그램은 개인의 인식, 레퍼토리 및 이러한 감각 입력의 사용을 확장하여 자기 조절 능력을 향상시켰다.

특히 교육과 심리학 분야의 연구는 높은 메타인지 기능을 위한 기반을 마련하는 데 있어 여러 수준의 자기 조절이 부정적이라는 것을 인식하기 시작했다(Baumeister & Vohs, 2011). 지난 10년 동안 교육 분야는 학교에서의 성공이 학생의 자기 통제 능력에 크게 좌우된다는 것을 인식하였다(McClelland, Acock, Picci-nin, Rhea, & Stallings, 2013). 점점 더 많은 문헌에서 다양한 유형의 자기 조절과 그에 대한 생물학적 기초를 조사했다. 뇌가 성숙함에 따라, 여러 수준의 조절 사이에 존재하는 신경생물학적 및 기능적 상호 관계와 함께 더 복잡한 수준의 감각 운동 및 자기 조절이 나타난다(Shanker, 2012). Shanker(2012)가 **생물학적 자기제재**라고 부르는 것은 경계 프로그램의 가장 기본적이고 기초적인 토대이며 초점이다.

신경생물학 문헌은 감각 스스로의 참여가 기본 신경학적 기질의 발달을 향상시키고, 더 높은 인지 기능을 개발하는 능력을 지원한다는 개념을 뒷받침한다(Kandel, Schwartz, Jessell, Siegelbaum, & Hud-speth, 2012). 감각 운동 및 자기 조절은 신경계의 낮은 수준에서 발생하며, 정서적 및 사회적 수준에 대한 조절을 포함하고, 더 높은 인지 기능의 출현을 지원했다. 차례로, 더 높은 인지 기능은 더 정교하게 하기 위해 더 낮은 감각 운동 기능을 통합하는 새로운 학습을 지원한다. 경계 프로그램은 자기 조절을 목표로, 대뇌피질을 통해 더 높은 인지 기능을 활용하여 개인이 낮은 수준의 기능 문제를 인식하도록 돕는다(즉, "하향식 접근"). 그들은 감각 운동 조절(즉, "상향식 접근")을 변경하기 위한 다양한 전략에서 선택하고 실행하는 방법을 배운다. 차례로, 개선된 감각 운동 조절은 정서적, 사회적, 행동적 조절을 개선하는 데 기여한다. 감각 운동 전략을 사용한 맛보기, 만지기, 보기, 듣기 등을 통해 경계 프로그램을 "상향식" 및 "하향식"으로 지원하고, 감각-운동-인지 발달 상호작용 및 통합을 모두 발달시켰다.

프로그램 설명 Program Description

경계 프로그램은 수정 및 자기 조절과 관련된 복잡한 감각 처리 정보를 통해 일반인이 접근할 수 있도록 하는 이론의 틀이다. 자기 조절에 어려움을 겪는 사람들은 활동 및 일상의 변화에 대처하며 삶의 도전에 적응하는 것을 어려워한다. 경계 프로그램은 이러한 개인이 자율 규제에서 독립하는 법을 배우고, 자율 규제에서 독립할 수 없는 개인을 지원하는 방법을 배울 수 있도록 개발됐다. 이는 Patricia Wilbarger(1984)가 만든 용어인 감각 식이의 개발을 지원하는 저예산의 실용적인 접근 방식이다.

경계 프로그램에 내재된 간단한 어휘 및 단계별 과정을 통해 자기 조절 능력에 대해 배우고 향상시킬 수 있다. 자기 조절에 대한 지식과 감각 운동 전략의 레퍼토리는 자존감, 자신감 및 자기 모니터링 기술을 구축하는 것 외에도 다양한 환경에서 배우고, 다른 사람과 상호작용하고, 일하거나 노는 능력을 향상시킨다.

경계 프로그램을 사용하고자 하는 개인은 확립된 중재 프로그램을 보완하고 강화했다. 포괄적인 평가를 통해 자기 규제 어려움의 근본적인 원인을 파악하는 것이 좋다. 자기 조절장애가 있는 대부분의 개인은 경계 프로그램을 사용하는 것 외에도 감각통합을 강조하는 작업치료가 필요하다.

*과정*과 *구조적* 요소는 경계 프로그램을 구현 성공에 중요하다. 그만큼 프로그램의 구현을 위해서는 학습에 대한 "내부" 접근 방식, 협력적 "탐지 작업", 비판적 추론 및 창의적인 문제 해결, 자신의 수준의 경보 및 전략 모델링, 전문 용어, 무료 어휘 및 발달 단계를 통한 지원 코칭 등 여러 요소 또는 전략이 필요하다. 또한, 구조적 요소에는 자격을 갖춘 리더십, 지원 팀 협업의 증거, 학습의 핵심 단계 준수, 적절한 공간 및 장비가 포함된다.

누구나 경계 프로그램의 리더가 될 수 있다(부모, 교사, 가족 구성원, 정신 건강 제공자, 지역 사회 지원 담당자 등); 그러나 전문적으로 구현을 안내하려면 작업치료사(또는 기타 관련 전문가, SI 및 경보 프로그램 이론에 대한 지식이 풍부하고 숙련된 전문가)가 리더 또는 컨설턴트 역할을 수행해야 한다. 아동의 학습 과정을 지원하는 성인은 학습 과정에 적극적으로 참여했다. 이러한 개인은 "지원팀"의 역할을 했다. 팀 구성은 개인의 연령과 직업적 상황에 따라 다르다. 작업치료사는 팀원들에게 프로그램의 핵심 개념을 이해하는데 도움이 되는 정보와 경험을 제공했다.

모든 팀원은 작업치료사와 협력하여 "탐정"이 되어야 했다. 탐정 작업은 경계 상태를 관찰(그림 18-2 참조)하고, 잠재적인 감각 전략을 식별한 다음, "작동하고 있습니까?"라고 질문하고, 관찰하면서, 감각 전략을 적용하는 작업을 포함했다. 팀원들은 감각 운동의 관점에서 문제 행동을 해석하는 방법을 배우고 긍정적인 피드백과 코칭을 사용하여 "성공을 위한 신경계를 설정"하는 방법을 아동과 성인에게 가르친다.

경계 프로그램에서 "자아"에 대한 이해는 타인에 대한 이해로 이어지며 궁극적으로 더 큰 문제 해결, 즉 내부적 접근으로 이어진다는 생각에 기초한 학습을 위한 개발 과정을 포함했다. 팀원들에게 "자기"에 대한 더 많은 인식을 제공하는 방법 중 하나는 감각 운동 선호 체크리스트를 작성하도록 요청하는 것이다(Williams & Shellenberger, 1992). 자가 학습 과정은 이러한 경계프로그램을 통한 자기조절로 인해 배우는 세 가지 핵심 단계와 일치했다.

1. 자신의 "엔진 속도" 또는 경계 수준을 식별한다.
2. 경계 수준을 변경하는 방법을 실험한다.
3. 자신의 경계 수준을 조절한다.: 다양한 상황과 맥락에서 독립적인 자기 조절

변함없이 성인은 사회적으로 수용 가능한 전략과 "특이성"으로 분류될 수 있는 전략을 사용한다는 사실을 알게 된다. 그러나 아동의 동일한 자기 조절 전략은 종종 "부적절" 또는 "문제가 있음"으로 잘못 분류된다. 뒤틀린 접근 속에서 팀원들은 궁극적으로 성인과 아동을 더 잘 지원하기 위해 자신의 신경계의 요구, 감각 운동 선호도 및 자기 조절 전략 패턴에 대해 학습한다.

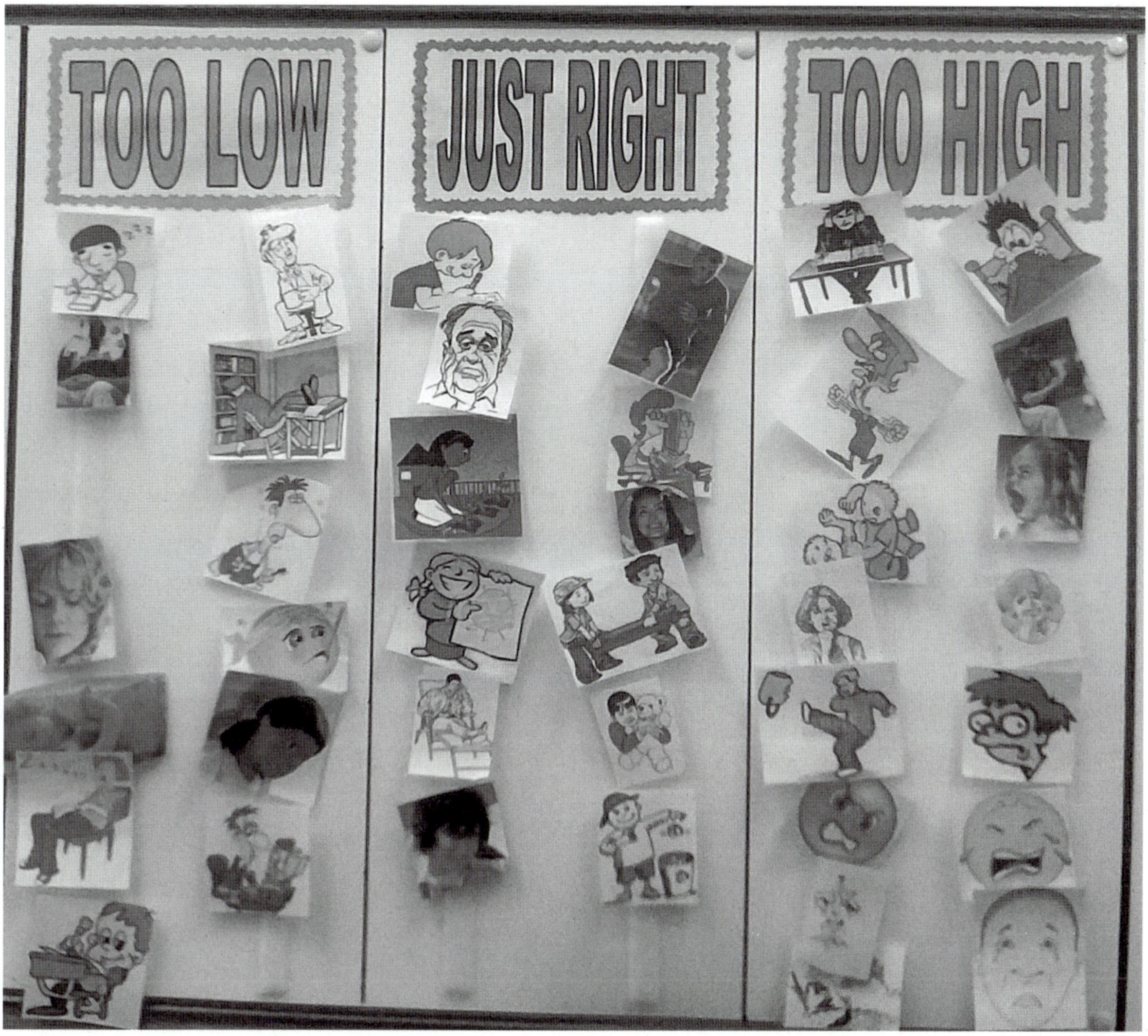

그림 18-2 경계 프로그램은 아동과 성인이 자신이 얼마나 경각심을 가지고 있는지 모니터링하도록 도와준다(다음과 유사한 차트에서 위 또는 속도계).

감각통합과 작업의 관계
Relationship to Sensory Integration and Occupation

작업치료사는 성공적인 작업 참여에 기여하는 여러 요소를 오랫동안 인식했다. 개인, 환경 및 선택한 작업 간의 역동적인 상호작용은 복잡한 이해관계를 형성했다. 자기 조절 능력은 개인의 수행 능력, 패턴, 활동 요구 사항 및 상황 및 환경적 요인에 영향을 주고받는다(American Occupational Therapy Association [AOTA], 2014). 경계 프로그램은 작업적 맥락에 반응하여 각성을 변화시키는 데 어떻게 효율적이고 효과적이 되는지를 이해함으로써 개인의 내재적 감각 기능에 영향을 미치고, 그에 따라 기술을 확립하거나 향상시킨다. 이 강화된 이해와 기술을 지원하기 위해 이 프로그램은 환경이나 활동 요구 사항을 수정하는 방법을 찾는 것을 촉진했다. 그 결과 건강 증진과 삶의 참여가 달성됐다.

SI 이론은 실무자가 행동과 감각 정보 처리 능력 사이의 관계를 이해하는 데 도움이 된다. 경계 프로그램은 SI 이론에서 직접 도출됐다. 이것은 자기 규제를 구체적으로 다루는 이론의 독특한 적응 방식이다. 자기 규제 및 주의력 결함이 있는 개인을 지원하기 위해 경계 프로그램은 각성 상태와 관련된 SI 이론의 기본 원리를 적용했다. 중재 전략은 일상적인 작업과 일상에 내재되어 있다. 아동 또는 성인은 감각 운동 선호도를 식별하고, 자기 조절 기술 개발을 촉진하며, 직업 수행 및 삶의 참여를 향상시키는 요인을 결정하도록 전문적으로 안내받는다.

기대 효과 Expected Benefits

경계 프로그램은 자기 조절에서 독립하는 법을 배우는 사람에게 유익했다. 또한 아직 독립적인 자기 조절을 달성하지 않았거나 달성하지 못한 개인(예: 영유아 또는 어린 아동, 비언어적 자폐증, 발달장애 또 인지장애가 있는 사람, 정신 질환이 있는 사람, 외상경험이 있는 사람 또는 치매 노인)은 지속적이고 개별화된 지원을 통해 혜택을 받을 수 있다.

이 프로그램은 (1) 주의력, 학습 및 행동과 관련된 각성 상태를 인식하는 방법을 가르치도록 설계됐다. 또한, (2) 다양한 작업과 환경에서 사용되는 자율 규제 전략을 인식하고 확장하도록 돕는다. 이를 통해 자신의 자기 규제 요구와 전략에 대한 인식이 증가하면 일반적으로 집중력이 향상되고 일상생활에 보다 성공적으로 참여할 수 있다. 결과적으로 일상생활 속 관계와 성과에 있어 보다 효율적이고 효과적이라고 느끼며 보다, 만족스러운 웰빙 감각으로 이어질 수 있다.

경계 프로그램의 목표는 아동과 성인에게 "올바르게 작동하는 엔진"을 얻는 방법을 가르치는 것이 아니라 변화하는 상황적 요구를 충족하기 위한 경계 수준을 변화시키며 하루 종일 엔진을 유지하는 방법을 배우는 것이다. 예를 들어, 부모와 보호자는 아동의 신경계가 혼란스럽고 불안한 상태에서 보다 조직적이고 집중된 상태로 변화하도록 돕는 방법을 배움으로써 영유아(발달상 독립적으로 스스로를 조절할 수 없는 영유아)를 지원할 수 있다. 미취학 아동은 수면에 대해 높은 상태에서 낮은 상태로 전환하기 위해 자기 조절하는 방법을 알기 위해 부모의 도움이 필요할 수 있다. 취학 연령의 학생은 출석 및 집중을 위한 최적의 경계 상태에 도달하기 위해 숙제 시간 전에 해야 할 일을 배울 수 있다. 대학생은 자신의 지식을 입증하기 위해 시험을 치르는 동안 공부하고 최적의 상태를 유지하기 위해 자기 조절 방법을 알아야 한다. 비언어적인 자폐증이 있는 성인은 지식이 풍부한 지원 팀의 지도가 필요할 수 있다. 성인은 점심 식사 후 직장에서 생산성을 발휘해야 할 때 무엇을 할 수 있는지 배운다. 치매 노인은 불안과 동요를 감소시키는 자기 조절 전략을 사용하여 의미 있는 활동에 참여하도록 능숙하게 지시받을 수 있다. 이 프로그램은 아동과 성인(일반적으로 또는 비정형적으로, 구두 또는 비언어적으로 발달하는) 모두에게 성공적이었으며, 모든 개인이 자기 조절에 대한 더 큰 인식에서 혜택을 받을 수 있음을 시사한다.

자기 조절관련 연구 및 문헌과 경계 프로그램은 성장하고 있으며, 프로그램 사용의 이점과 관련된 증거를 제공했다. Barnes와 동료들은(2008) 경계 프로그램이 정서적 장애가 있는 아동이 과제를 변경하고, 스스로를 조직하고, 감각적 문제에 대처하고, 교실 과제에 집중하도록 돕는 데 효과적이라는 것을 확인하였고, Bertrand(2009), Wells과 동료들(2012), Nash와 동료들(2015)은 태아 알코올 스펙트럼 장애(FASD)가 있는 개인의 정서적 및 실행 기능이 현저하게 개선되었음을 발견했다. 현재 호주와 캐나다에서 FASD를 가진 개인에게 자기 조절 문제를 중점으로 경계 프로그램을 사용하는 대규모의 지속적인 정부 지원 연구가 있다. Mac Cobb과 동료들은(Mac Cobb, Fitzgerald, & Lanigan-O'Keefe, 2014; Mac Cobb, Fitzgerald, Lanigan-O'Keefe, Irwin, & Mellerick, 2014) 경계 프로그램이 아일랜드의 사회적 빈곤 학생들의 자기 관리 기술을 향상하고, 학업 성취도가 낮은 학생들의 자기 효율성을 높인다는 것을 발견했다. 그 결과 전반적인 학교 접근 방식이 고려됐다.

게시되지 않은 대학원 연구는 검토할 중요한 데이터를 제공했다. Chiodo(2010)는 자립 언어 학습장애 교실에서 프로그램을 적용할 때, 작업에 대한 주의가 증가하고 활동 중 방향 전환의 필요성이 감소함을 발견했다. 경계 프로그램은 중증 및 지속적인 정신 질환이 있는 성인의 의사소통 및 상호작용 기술을 향상시키는 데 기여한다는 것을 확인했다(Clark, Pritchett, & Vandiver, 2011).

전문 잡지에 게재된 덜 연구에서도 중요한 증거를 제공했다. 사례 연구 형식을 통해 Feldman(2012)은 경계 프로그램이 불안장애가 있는 사춘기 이전의 청소년의 자기 조절과 관련된 중요한 지식과 기술을 습득하도록 돕는 다는 것을 확인했다. Schoonover(2002)는 학교 기반 프로그램을 통해 아동의 사회적 기술이 개선되었음을 확인했다. 근거 기반 실재를 지원하고 프로그램과 관련된 문헌에 대한 광범위한 검토를 지원하는 추가 인용은 AlertProgram.com의 "lert Program® Literature and Research"이라는 제목의 문서에서 찾을 수 있다.

대상 인구 Target Populations

모든 연령대의 개인은 세계에서 성공적인 작업 참여를 위해 자기 규제 능력이 필요하다. 경계 프로그램은 원래 8–12세의 학습 장애 아동을 위해 개발되었으나, 전 연령대에 걸쳐 개인이 사용할 수 있도록 성공적으로 활용됐다. 이 프로그램은 종종 개인(1:1)과 함께 사용되지만 전체 학군, 교정 시설 또는 정신 건강 시설과 같은 그룹 및 시스템 전체에서 사용할 수도 있다.

저자는 자폐증, 주의력 결핍 장애, FASD, 발달장애, 의학적 취약성, 신체 장애, 사회적 기술 문제 및 정신 건강 문제를 포함한 다양한 인구와 유아부터 노인까지 모든 연령대를 위한 개념으로 경보 프로그램의 적응을 구현했다. 이를 위해 학교 상담(모든 수준과 전 세계의 공립 및 현장), 가정(홈 스쿨 및 가족 상담), 치료 클리닉, 대학 강의실, 전문 간호 시설, 만성 통증 클리닉, 수중 치료 프로그램 및 캠프 환경에서의 상담을 통해 경계 프로그램을 제공했고, 유치원, 아동집, 초등학교, 중학교, 고등학교, 대학교 직원 및 행정관, 위탁 양육 제공자; 입양 가족; 경보 프로그램을 성공적으로 조정하기 위한 캠프 카운슬러를 도왔다. 이를 통해 경계 프로그램에 대한 아동과 성인의 요구를 충족시켰다.

권장 또는 필수 교육
Training Recommended or Required

공식 교육은 필요하지 않지만 경계 프로그램을 진행하는 사람은 누구나 아동 또는 성인과 함께 실시간 또는 온라인으로 제공되는 2일 프로그램을 완료해야 한다. 이것은 시스템 전체 또는 대규모 개인 그룹에서 프로그램을 구현하는 연구원 및 기타 사람들에게 특히 중요했다.

경계 프로그램의 진행을 안내하기 위해 간행물과 자료가 개발됐다. 경계 프로그램의 이론적 기초(SI 개념에 기반) 및 개념적 이론의 틀은 4권의 책과 온라인 과정에 기록됐다. 1990년대 초부터 자기 조절 활동, 노래, 게임, 워크숍 및 원격 학습 기회를 포함하여 다양한 출판물과 무료 리소스가 개발됐다.

사례 연구 ■ 공립 학교 시스템의 경계 프로그램

다음 사례는 30개 이상의 초등학교를 포함하는 공립 교육구에서 경계 프로그램의 시스템 전체 구현에 대한 간략한 설명과 선택된 결과를 제공했다. 작업치료사는 팀원을 지원할 때 더 강력하고 성공적인 결과를 얻을 수 있음을 보여줬다. 대규모 집단에서의 진행은 학령기 학생들이 자기 조절 및 후속 학습 기술을 개발하기 위해서는 학교 전체의 영향이 필요하다는 근거를 제공했다.

지난 10년 동안 이 학군에서는 학습에 대한 사회적, 정서적 준비가 제대로 발달하지 않은 아동이 일반 유치원에 등록하는 경우가 증가하고 있었다. 따라서 교사들은 발달단계에서 배울 준비가 되지 않은 학생들을 돕기 위한 도구를 요청했다. 작업치료 의뢰는 치료사가 문제를 보다 신중하게 조사하고 광범위한 수행 기술 문제에 대한 해결책을 고려하도록 촉구했다. 이러한 경향을 분석해 보면 많은 아동들이 사회 정서 발달과 궁극적으로 학업 성공을 위한 핵심 역량인 자기 조절 능력이 부족하다는 것을 확인할 수 있었다. 경계 프로그램은 이러한 대규모 문제를 해결하기 위한 실행가능하고 실용적인 이론의 틀로 식별되었고, 행정 의사 결정자들이 시스템 전반에 걸쳐 사용을 지원하기 위한 전략으로 계획됐다.

첫째, 작업치료사는 관리자가 경계 프로그램을 사용하여 교실에서 교사와 협력하는 치료사를 관찰할 수 있는 기회를 제공했다. 자신의 개인적인 자기 규제 요구와 전략에 대해 배우고, 접근 방식의 기본 이론에 대한 이해를 높이고, 잠재적인 단기 및 장기 결과에 대한 명확한 이해를 얻었다. 궁극적으로 행정 지도자들은 감각 운동 자기 규제를 핵심 역량으로 식별하고 모든 K-2 아동을 위한 역량으로서의 자기 규제 개발에 초점을 맞춘 교육구 전체 프로그램을 지원하는 데 필요한 자원을 제공했다(추후 나이 많은 학생들로 확장되었다).

작업치료사는 경계 프로그램 실행을 위한 종합 계획을 설계하고, 상담자 역할을 하는 치료사 들은 그 시행을 안내했으며, 교사는 경계 프로그램의 핵심 개념과 원리에 대해 교육받았다. 프로그램을 실행하기 위한 여러 자원, 활동 및 전략은 교사가 개념을 일상적인 교육 루틴에 통합하도록 지원하기 위해 마련됐다. 교사들은 "지도자"가 되었고, 치료사는 고도로 관여한 컨설턴트였다. 일반 교육 수업의 모든 학생이 참여했으며, 상담 모델로 특별한 요구 사항이 충족되지 않은 학생은 필요에 따라 직접 작업치료 서비스를 받았다.

교육구 전체 프로그램의 효율성과 효과를 평가하는 데 도움이 되는 전략인 "성공적 추적(McEwen, 2009)"을 사용하여 프로그램의 세 가지 측면에서 효과를 확인했다. (1) 학생 학습, (2) 전문적인 연습과 학습, 그리고 (3) 학교 문화와 분위기. 여기에서 완전한 논의를 하기에는 결과가 너무 광범위했다. 그러나 교사의 인식, 신뢰 및 적용과 관련된 선택 결과는 다음에 설명된다.

연례 교사 설문 조사에서 참여 교사의 74%가 경계 프로그램의 인식 및 사용과 관련된 질문에 응답했다. 경계 프로그램을 받은 교사의 97%가 교실에서 감각 운동 자기 조절 전략을 사용했다고 보고했다. 2일 교육에서 이들 교사 중 82%는 접근 방식이 매우 가치있고 교육 관행과 호환된다고 보고했다. 이들 교사의 대다수(78%)는 전체 학급에 접근 방식을 적용했다고 응답했다. 대부분(93%)의 교사는 다른 관점에서 학생의 행동을 관찰하고 이해한다고 답했으며, 84%는 학습을 지원하기 위해 교실의 구조와 루틴을 변경하는 방법에 대한 지식을 얻었다. 절반 이상(57%)이 교실에서 학생들의 주의력이 향상되었다고 관찰했다.

이러한 광범위한 데이터는 시스템 전체에 구현될 때, 경계 프로그램의 가치와 이점을 반영했다. 개별 아동은 자기 통제 기술을 습득했을 뿐만 아니라 교사는 학생들과 함께 자기 통제 기술을 개발하고 지원하기 위한 노력에서 교실 구현을 위한 효과적인 도구와 필요한 지원을 발견했다.

섹션 3: 수 치료

Section 3: Aquatic Therapy

프로그램	감각	접근법	환경
	• 통합 시스템 vs 다중 시스템 vs 단일 시스템 • 적용: 능동적 vs 수동적	• 반응적 vs 처방적	• 전통적 vs 비전통적 (또는 둘 다)
수치료	• 통합적 • 능동적	• 반응적	• 비전통적

배경 Background

역사를 통틀어 물은 생명과 건강과 관련이 있다. 사람들은 시간이 지남에 따라 치유의 샘이 있는 곳에 모였다. 고대에 로마인, 그리스인, 잉카인은 몸을 깨끗이 하고 영혼과 정신을 정화하기 위해 목욕탕을 지었다. 오늘 우리는 욕조, 온수 욕조 및 스파에서 휴식을 취했다(SPA는 *sane per aqua*, "물을 통한 건강"을 의미했다.).

수 치료는 새로운 환경이 자극을 위한 많은 새로운 가능성을 제공하도록 환경을 근본적으로 변화시키는 수단으로 생각할 수 있다. 물 속에서는 아이들이 육지에서처럼 중력이 지배적이지 않은 끊임없이 변화하는 환경에 잠기는 상황을 만든다. 물은 부력, 압력, 난류 및 전류와 같은 물리 법칙에 따라 신체에 작용했다. 물에서 아이들과 함께 일하는 치료사는 유체 역학을 포함하여 이러한 법칙의 이론과 실제 적용을 모두 배워야 했다. 그들은 또한 물에서 사용되는 활동, 장난감 및 장비를 분석하는 방법, 수중 활동을 치료로 바꿔 아이들을 다루는 방법, 적절한 기술 습득하는 방법 등을 배워야 했다.

이론적 해석 Rationale

우리 모두는 물 속에서 삶을 시작했다. 태어나기 전에 우리는 어머니의 자궁에서 "aqua vitae"(물의 생명)였다. 그곳에서 배아는 자연스럽게 움직이며 감각 시스템은 자신의 움직임과 어머니의 움직임에 의해 자극된다. 물의 부력 때문에 배아는 단단한 기초 없이도 3차원으로 자유롭게 움직일 수 있다. 물 속에서의 움직임의 자유는 항상 존재했다. 아무도 물에 대한 두려움을 갖고 태어나지 않지만, 불행히도 어떤 사람들은 종종 불안감을 유발하는 경험이나 잘못된 교육의 결과로 인해 물을 두려워할 수 있다. 수영 및 기타 수상 활동이 재밌기 위해서는 물에서 움직이는 것을 다시 학습해야 했다.

물은 *촉각 시스템*에 따라 아동이 움직이고, 다른 신체 부위가 간헐적으로 표면을 부수면서 입력되는 감각이 끊임없이 변화한다. 끊임없이 변화하는 자극 때문에 촉각 수용체는 습관화할 수 없다. 정수압은 몸 전체에 깊은 압력을 가하며, 물에 누운 상태로 누울 때 등 전체에 받는 촉각을 통해 개인이 접지된 느낌을 받는다. 그들은 물에 잠길 때 촉각적인 방어를 거의 경험하지 않는다. 아동은 탈의실에서 촉각 입력을 받고 샤워실의 흐르는 물에서 샤워를 하고,

전신을 비누로 씻고, 수건으로 말리고, 바디 로션을 바른다.

이처럼 *전정 시스템* 마찬가지로 수중 치료 세션 전반에 걸쳐 향상된 입력을 받는다. 물은 수직면과 수평면 등 모든 면에서 지상에서 가능한 것보다 훨씬 더 다양한 위치와 이동을 제공했다. 이 끊임없이 변화하는 환경에서 다이빙, 수영 및 유동 활동에 참여하는 것은 활동의 지속적인 시작과 중지, 방향 및 위치 변경을 일으킨다. 균형은 흐름과 물의 난기류에 의해 끊임없이 도전을 받고 있으며, 몸은 모양이 대칭이 아닌 즉시 물 속에서 회전한다. 따라서 아이들은 균형 조절에 많은 관심을 기울여야 했다. 그들은 머리 위치를 사용하여 몸 전체를 제어하거나, 원하는 움직임을 시작하거나, 원하지 않는 움직임을 방지하는 방법을 배운다. 이러한 모든 자세 조정은 전정 입력을 발생시킨다. 대부분의 몸이 물에 잠겨 있기 때문에 아이들은 몸을 잘 볼 수 없다. 따라서 그들은 시각을 통한 전정 정보의 잘못된 처리를 보상할 수 없다.

탈의실과 샤워는 또한 머리 위치의 변화와 균형에 대한 어려움 때문에 상당한 전정 입력을 생성한다. 예를 들어, 머리를 감고, 눈을 감고, 머리를 뒤로 기울이고, 발을 씻기 위해 머리를 앞으로 구부리고, 양말과 신발을 벗기거나 신기 위해 아래로 구부리거나, 바지를 입을 때, 한쪽 다리에 균형을 맞추고 시야를 가리는 풀오버 의류를 입을 때 등이 있다. 이때마다 아동은 젖은 바닥 등 자신의 몸의 균형을 지지하는 지지대의 변화를 탐색한다.

수 치료는 또한 단단한 지지면이 없으면 물 속에서 자유롭게 움직일 수 있으며, 물에서 느껴지는 저항 때문에 움직임의 감각인 고유감각을 강하게 경험한다. 그러나 부력으로 인해 땅에서 같은 위치에 서 있을 때보다 어깨 깊이 물에 똑바로 서있을 때 다리와 몸통에서 덜 고유한 입력을 받다. 결과적으로 관절에 대한 압력과 근육에 대한 저항의 감소는 물에 고정되어 있을 때 신체 위치에 더 많은 주의를 기울일 필요가 있음을 의미했다. 아이가 움직이지 않을 때 고유감각이 감소할 수 있지만, 물은 거의 항상 움직이고 위치를 유지하기 위해 아이들은 물의 힘에 대응해야 하며, 이는 다시 고유감각의 입력을 생성했다.

촉각, 전정 및 고유감각 시스템 외에도 *다른 감각 시스템* 또한 육지와 비교하여 물에서 다른 입력을 받는다. 일부는 불쾌하여 아이들이 머리를 물 밑이나 수면 가까이에 두는 것을 원하지 않을 수 있다. 귀와 눈의 물은 불편함을 유발하고, 불안정하며, 청각과 시각에 영향을 미친다. 또한, 입과 코의 물은 불쾌한 맛과 냄새를 맡을 수 있다. 그럼에도 불구하고 아이들은 일반적으로 물 속에 있는 재미가 불편함을 보완한다는 것을 배운다.

프로그램 설명 Program Description

섹션의 저자는 8주에서 12세 사이의 아동을 대상으로 30년 이상 지역 공공 수영장에서 매주 그룹 수치료를 진행했다(참고: 이 저자는 주로 아동과 함께 치료를 진행하지만, 설명은 성인에게도 적용가능하다.). 아직 물에서 자유로울 수 없는 영유아는 보호자가 동행하며, 보호자는 아동이 잘 아는 사람이고, 매번 동일한 부모, 조부모, 다른 친척 또는 간병인이 될 수 있다.

물속에 들어가기 전에 보호자는 물속에 있는 아동의 적절한 지원을 포함하여 수중 활동의 이론과 실습에 대한 훈련을 받아야 했다. 보호자는 아동에게 신체적, 심리적 지원을 제공해야 하므로, 다른 작업 중에 다른 위치에서 균형 반응을 촉진하기 위해 손을 사용했다. 따라서, 물속에서 사람을 다루는 적절한 기술을 아는 것이 필수적이다. 이것은 육지에서 같은 사람을 적절하게 처리하는 것과는 상당히 다를 수 있다.

아이의 균형 반응을 방해하지 않기 위해 보호자는 몸의 균형 중심(허리 수준)을 지원했다. 거품과 불연성 부양 보조도구는 정적이고 균형 반응에 대한 아동의 학습을 방해할 수 있기 때문에 가능한 사용을 지양한다. 반대로 손은 민감하고 역동적이며, 물 속에서 아이의 위치와 과제, 아이의 실제 능력과 필요에 따라 올바른 지원과 도전에 적응할 수 있으므로 사용을 지향한다.

그룹 규모는 6~8명이 적정하고, 그룹은 나이, 육지에서의 도전보다는 개인의 *수중 능력*에 따라 편성하며, 가장 적절한 수온과 수심도 그룹을 형성할 때 중요한 고려 사항이다. 수온은 약 84°F(또는 28°C)이지만 아직 체온을 적절하게 조절하는 법을 배우지 않은 어린 아기에게는 어느 정도 더 따뜻해야 했다. 만약 수온이 피부 온도(약 33°C)보다 높으면 물이 몸을 데우기 때문에 활동이 감소했고, 수온이 피부 온도보다 낮으면 몸을 따뜻하게 유지하기 위해 활동적이고 움직이는 것을 촉진했다.

수심 3~12피트(1~4m)까지 다양하다. 허리 바로 아래의 물에 똑바로 서있을 때에는 중력이 지배적인 힘으로 작용하기 때문에 균형 반응은 육지에서의 반응과 유사했다. 몸이 어깨 높이까지 잠기면 부력이 지배되고 균형 반응은 머리와 어깨에 의해 조절된다. 아동과 보호자 모두를 지칭하는 "어깨를 물밖으로 내밀지 마시오"라는 문구는 가능한 한 물의 특수한 속성을 사용하려는 시도이다.

지상에서의 중재와 마찬가지로 강사(치료사)는 종종 장난기 있는 상호작용을 통해 아동에게 동기를 부여한다(그림 18-3). 우리는 물속에서 쉽게 볼 수 있는 물건을 사용하여 작업에 대한 이해를 촉진하고 때로는 재미를 위해 사용했다. 우리는 귀리와 가라앉는 물체(예: 작거나 큰 공, 풍선, 옷 못, 작은 고리, 훌라후프, 물총, 우산, 양동이)를 모두 사용했다. 아동과 함께 우리는 유명한 액션 노래와 운율을 많이 사용했다. 그만큼 치료사와 보호자는 종종 내부(즉, 신체에 대한 지식) 및 외부(즉, 행동 결과에 대한 지식) 모두에서 유용한 피드백을 제공하는 활동을 제공했다.

게임은 그룹이 필요하고 그룹은 게임이 필요하다!

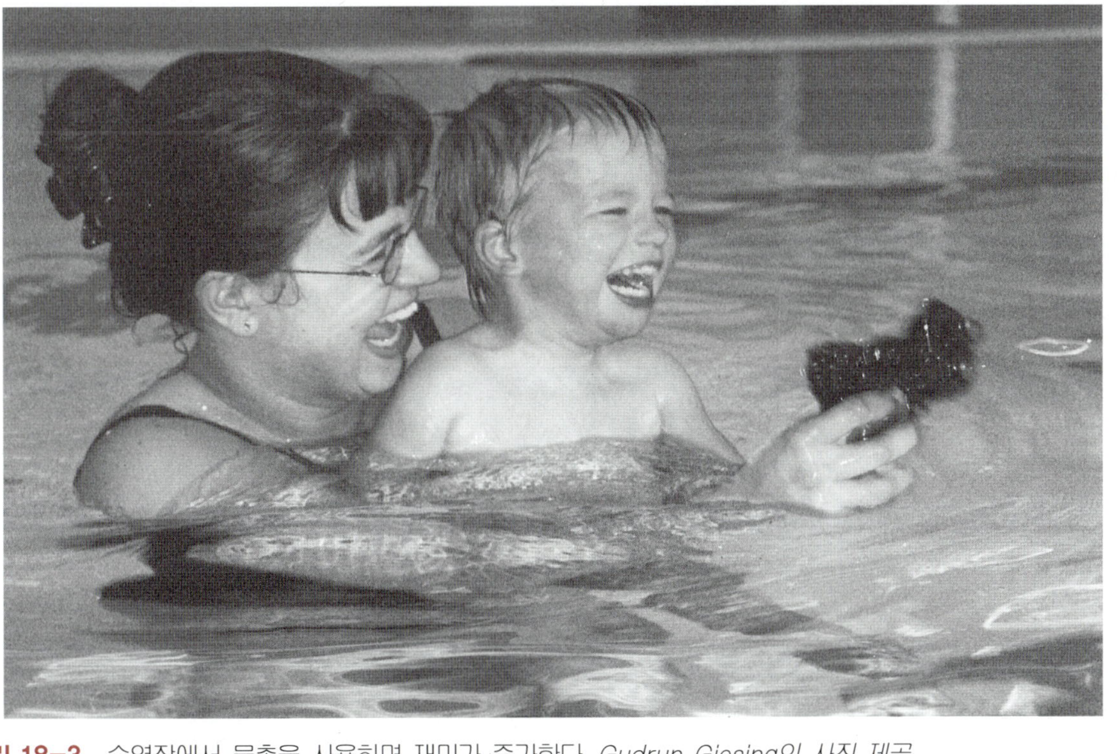

그림 18-3 수영장에서 물총을 사용하면 재미가 증가한다. *Gudrun Gjesing의 사진 제공.*

치료사는 모든 아동을 염두에 두고 그룹 게임과 학습 상황을 설계했다. 예를 들어, 아동을 위한 노래, 운율 및 사물과 관련된 움직임 패턴을 예상하거나, 운동을 계획하는 것 외에도 아동의 관심을 끌고 사회적 상호작용을 촉진했다. 이를 통해 유사한 움직임 패턴이 의도적인 "수중 기술"에 통합되었다(예: 코와 입이 물 밖으로 나올 때만 자동 흡입, 신체 안정성, 회전 제어, 이동성, 일부의 경우 수영법).

일부 활동에는 특정 개인에게 특정한 목표가 있다. 강사는 풀 마커를 사용하여 풀 가장자리에 "스테이션"을 만들 수 있다. 각 스테이션에는 아동이 이미지를 사용하여 문제를 해결하는 방법을 결정할 수 있도록 글로된 단서, 사진 또는 그림이 있는 물건과 지침이 포함되어 있다. 강사는 아동에게 개별화된 제안을 제공하여 활동을 더 간단하게 만들고 성공을 보장하거나, 더 도전적이고 참여를 증가시킨다. 하나의 중요한 목표는 모든 아동이 새로운 목표에 열리도록 하는 것이다. 스테이션의 한 가지 예는 수영장 가장자리에 무게 있는 끈으로 묶은 옷 핀과 질감이 있는 접시닦이 걸레를 배치하는 것이다. 이때, 과제의 목표는 아동이 가능한 한 수영장 바닥까지 내려가 옷핀이 있는 끈에 접시닦이 걸레를 부착하는 것이다. 한 아동은 물에 잠기지 않고 접시닦이 걸레를 줄에 부착할 수 있는 반면 다른 아동은 완전히 물에 잠기는 작업을 수행하도록 작업을 수정할 수 있다. 작업 목표는 동일한 재료를 사용하여 수정할 수도 있다. 예를 들어, 목표는 아동이 수영장 바닥에 있는 옷핀을 발가락으로 집거나 다른 아동에게 옷핀을 건네주고 끈에 연결하는 것이다.

각 수상 세션에는 강사가 맞춤화한 활동과 자체 선택, 자체 시작 및 자체 조직 활동에 참여할 시간이 모두 포함되어야 한다. 후자는 아동에게 더 의미가 있을 수 있는 동시에 적응 반응을 촉진했다.

감각통합과 작업의 관계 Relationship to Sensory Integration and Occupation

수 치료는 강화된 촉각, 전정 및 고유감각을 적극적으로 받아들일 수 있는 기회를 제공하며 적응적 반응을 촉진했다. 이는 기존의 감각통합 치료와는 매우 다르며 현저하게 다른 환경에서 제공되지만, 수 치료가 SI를 촉진하며 SI와 기본 원칙을 같이 한다는 것을 확인할 수 있다. 이렇게 세심하게 설계된 수 치료 프로그램은 물과 육지에서 실천, 감각 조절 및 성공적인 작업 참여를 촉진했다.

작업과 관련하여 수 치료 프로그램은 아이들이 수영 클럽의 회원이 되고, 가족이나 친구와 함께 공공 수영장에 가거나, 수영장에서 휴가를 보내게 할 수 있다. 이러한 여가 활동은 온 가족이 즐길 수 있으며 장애를 강조하기보다 자녀의 능력을 활용할 수 있다. 또한 수 치료 프로그램은 계획하기(예: 수영장에 필요한 물건을 포장), 옷을 벗기고 옷을 입히기, 샤워하기, 머리감기, 화장실 사용하기, 대중 교통 이용하기처럼 수영장 이외의 장소에서도 진행됐다. 이때, 보호자는 아동이 스스로 할 수 있는 일을 돕지 말고, 아이들이 연습하는 일을 돕고, 아직 할 수 없는 일만 하도록 교육받는다. 아동은 필요한 맥락에서 이러한 기술을 수행할 필요성을 쉽게 이해한다.

기대 효과 Expected Benefits

물은 강력하고 동기를 부여하는 치료 매체가 될 수 있다. 물에서는 개선된 호흡 및 호흡 조절, 움직임의 안정성 및 조절, 리듬, 조정 및 적합성을 포함하여 몇 가지 물리적 이점을 실현할 수 있고, 그룹으로 진행될 경우 기술 향상(예: 다른 사람에게 주의를 기울이고 기다리며 지원하는 것)을 포함하여 모방을 통한 학습; 자기 평가; 자아 존중감; 타인과 가깝고 의지할 때 편안함; 그리고 새로운 우정을 개발하는 등 심리 사회적 및 학습 이점도 설명할 수 있다.

이러한 모든 잠재적인 이익을 함께 고려할 때 삶의 질을 향상시킬 가능성은 있다. 수년간의 실무 경험을 가진 많은 숙련된 치료사가 그들이 반복적으로 본 혜택을 설명했다. 그들은 수 치료가 일상적인 기능에 미치는 지속적인 영향을 강력하게 믿었다. 다만, 자폐아를 위한 수중치료의 이점을 뒷받침하는 연구가 있지만(Vonder Hulls, Walker, & Powell, 2006; Yilmaz, Yanardag, Birkan, & Bumin, 2004), 뇌성 마비 및 기타 신경 운동 상태(Dellaratta, 2002; Getz), Hutzler, & Vermeer, 2006; Maynard, 2004; Sterba, Safar–Riessen, & DeForest, 2004), 청소년 류마티스 관절염(Epps et al., 2005) 및 감각통합 기능장애가 있는 기타 조건의 아동은 아직 사용할 수 없다.

대상 인구 Target Populations

모든 연령대의 사람들과 모든 유형의 어려움이 있는 사람들은 물을 이용한 중재를 통해 혜택을 받을 수 있다. 치료사가 아동 또는 보호자와 함께 설정하는 목표와 치료사가 프로그램을 설계하고 구현하는 방식은 각 아동의 특정 요구에 따라 다르다. 이 섹션은 감각통합 기능장애가 있는 개인을 위한 수 치료에 관한 것이다. 이를 통해 최적의 각성, 경각심, 자기조절, 수정능력, 실행능력 및 중력적 불안정을 유지하는 문제를 해결하는 데 사용할 수 있다.

일차 또는 이차 진단으로서 감각통합 기능장애가 있는 일부 아동은 신경 운동장애(예: 뇌성 마비), 정서적 장애(예: 성적 학대, 방치, 또는 기타 트라우마), 행동 장애, 학습 장애, 언어 장애, 시각 및 청각 장애와 같은 수 치료에 반응하는 다른 문제점을 갖고 있을 수 있다. 수 치료는 또한 애착, 장난기, 탄력성, 자신감, 신체 인식, 회복, 머리 제어 및 움직임 패턴 제어 를 촉진하기 위해 아기와 부모 또는 보호자와 함께 참여할 수 있는 자연스러운 맥락을 제공했다.

권장 또는 필수 교육
Training Recommended or Required

수 치료를 제공하는 방법을 배우는 것은 경험적 학습을 포함해야 한다. 강사는 유체 역학, 수중 안전 교육 및 미술(즉, 치료에 동기를 부여하고 이를 아동의 요구에 맞추는 것; 12장, The Art of Therapy 참조) 및 Halliwick의 개념에 관한(Halliwick Association of Swimming Therapy National Education Committee, 2010) 연구를 통해 수역학 교육과 물 기술 교육의 기술적 전문 지식을 배울 수 있다. 강사는 능력 변화에 따라 적절하게 목표와 계획을 조정하기 위해 물에서 아동의 능력에 대한 지속적인 질적 평가를 수행하도록 교육을 받아야 한다. 또한 활동과 장난감(즉, 활동을 더 간단하거나 더 어렵게 만드는 방법)을 지속적으로 평가하여 각 아동의 요구를 충족시켜야 한다. 이러한 원칙은 활동을 매력적으로 만들고 아동에게 지시할 때 조작이나 요구에 의존할 필요를 없애는 데 도움이 된다. 수 치료 강사가 항상 치료사는 아니다. 이 경우 치료사는 프로그램에 대한 컨설턴트 역할을 하여 평가를 돕고 목표를 조정하며 장난감과 활동을 분석하는 데 도움을 주어야 한다. [참고: 미국에서는 수영 강사
물 안전 지침에서 인증을 받아야 한다. 이 인증서는 미국 적십자사에서 구할 수 있다.]

사례 연구 ■ "알람 시계"

"자, 이제 우리는 알람 시계를 할 것이다!" 강사가 말했다. 모든 아동과 보호자는 무슨 일이 일어날지 즉시 정확히 알고 준비를 시작한다. 아동은 강사를 향한 직립 자세로 원을 형성한다. 그들의 보호자은 각 아동의 필요에 따라 뒤에서 그들을 지원하므로 모두가 지원과 도전이 필요할 때 *바로* 도움을 받을 수 있다. 강사는 다음과 같이 말했다. "이제 여러분은 모두 눈을 감고 잠이 든다!" 아이들은 머리를 뒤로 젖혀 물 속으로 구부리고 다리를 위로 향하

게 하여 바로 누운 자세로 움직인다(그림 18-4). 이때 아동은 물의 움직임과 보호자의 손에서 시력과 촉각 자극을 사용하지 않고, 머리 위치를 변경하여 전정 자극을 받는다. 이 활동의 목표는 사회 활동에 참여하고, 적절한 수준의 주의력을 유지하고, 안정된 위치에서 다른 위치로 준비하고 이동하는 것을 포함한다.

그런 다음 강사는 원을 돌면서 각 아동의 이름을 말할 때 발을 만진다. "이제 당신이 모두 잠들어있는 것을 볼 수 있다!" 아이들은 촉각, 고유감각 및 전정 감각을 받아들인다. 활동의 이 새로운 목표는 끊임없이 변화하는 환경에서 자세를 유지하고 눈을 감고 누운 상태로 누울 때 침착하고 이완되는 것을 포함한다.

"Ding-a-ling-a-ling!" 강사는 목과 엉덩이를 펴고 팔을 앞으로 뻗어 모든 아동이 가능한 한 빨리

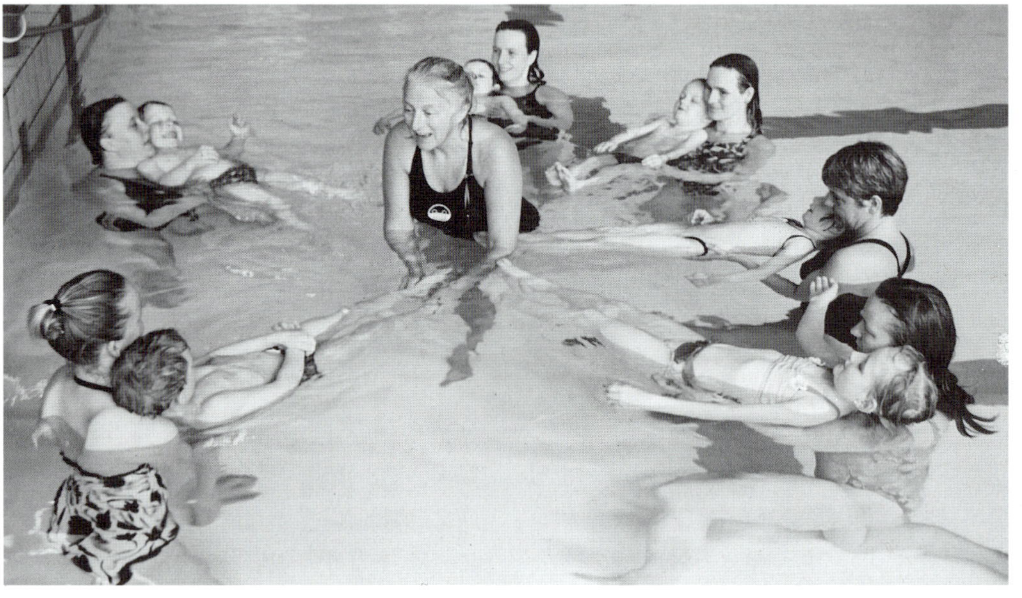

그림 18-4 "이제 여러분 모두 잠이 듭니다." *Gudrun Gjesing의 사진 제공.*

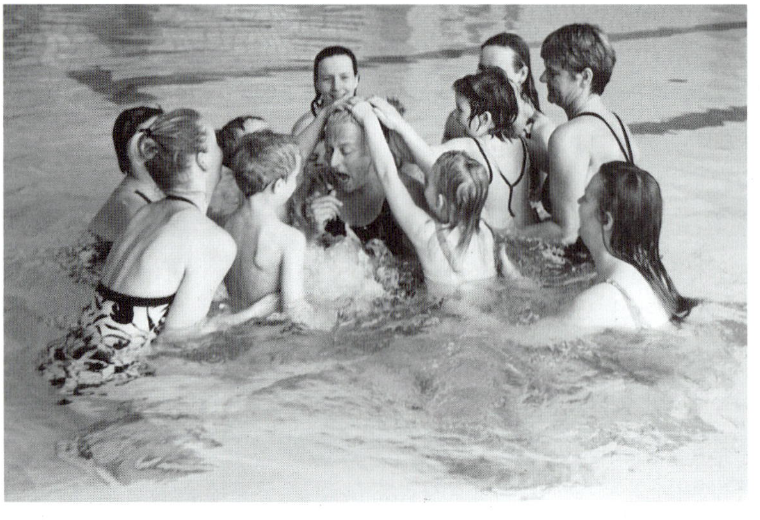

그림 18-5 모든 아이들이 "알람 버튼"에 한 손을 얹는다. *Gudrun Gjesing의 사진 제공.*

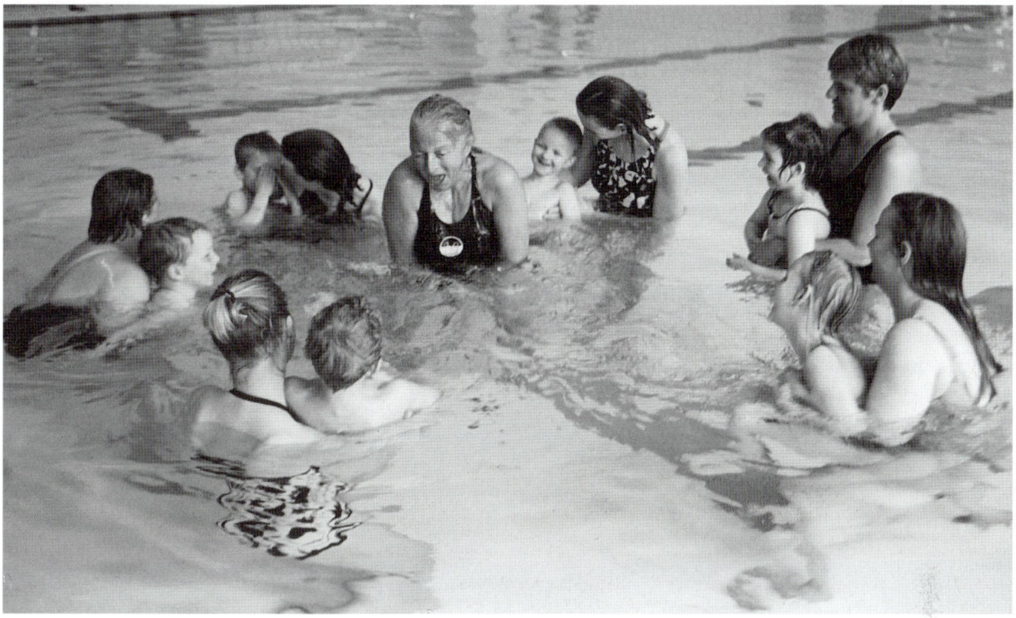

그림 18–6 "다시 해보자!" *Gudrun Gjesing의 사진 제공.*

바로 누운 자세에서 수직 위치로 움직일 때까지 소리를 지른다. 수직 위치로 이동하면 입이 물속으로 들어갈 수 있으며 입을 닫거나 거품을 불어야 한다. 아동은 촉각, 고유감각, 전정 감각을 받아들여야 한다. 이 활동의 목표에는 머리 위치를 빠르게 변경하고, 몸이 물에 잠길 때 시력을 사용하지 않으며, 신체 위치를 변경하고, 입을 닫거나 거품을 만드는 것이 포함된다.

강사는 모든 아동이 강사의 머리에 있는 "알람 버튼"에 한 손을 댈 때까지 계속해서 소리를 지른다 (그림 18–5). 이를 통해 아이들은 촉각, 고유감각, 전정 감각을 받아들이며, 활동의 목표는 스트레칭하는 동안 머리를 앞으로 구부리는 능력과 저항을 발휘하고 함께 일하면서 팔과 몸통을 안정되게 유지하는 능력을 포함한다. 강사는 이후 가능한 한 오랫동안 물에 잠겨 있다가 다시 나타나고, 모든 아동은 "다시 해보자!"라고 외친다(그림 18–6).

이처럼 학습은 정말 수영처럼 진행된다.

섹션 4: 대화형 메트로놈

Section 4: Interactive Metronome ®

프로그램	감각	접근법	환경
	• 통합 시스템 vs 다중 시스템 vs 단일 시스템 • 적용: 능동적 vs 수동적	• 반응적 vs 처방적	• 전통적 vs 비전통적
대화형 메트로놈	• 단일 시스템 • 수동적	• 처방적	• 비전통적

배경 Background

대화형 메트로놈(IM)은 감각통합 중재에 유용한 근거 기반 컴퓨터 기술이다. 이 프로그램은 여러가지 기능적 기술과 놀이 과제를 수행하는 데 필요하고, 감각통합 장애 중 특히 실행장애가 있는 아동에게 일반적으로 문제가 되는 타이밍과 리듬을 개선하기 위해 고안됐다. 음악가의 타이밍 개선을 돕기 위해 수세기 동안 사용되어 온 오리지널 메트로놈의 리드미컬함이 IM 프로그램에 영감을 주었다. 개발자인 James Cassily는 녹음 업계에서 사운드 엔지니어로 수년 동안 일했으며 1992년에 처음 뮤지션이 사용할 IM을 고안했다. 이 최신 IM 기술은 스위치를 활성화하는 데 사용되는 움직임 패턴의 타이밍에 연결된 청각 피드백 구성 요소를 추가하여 기존의 메트로놈을 개선했다.

IM 개발 초기에 한 의사는 IM이 심각한 움직임 문제를 가진 아동에게 유용할 수 있다고 제안했다. 임상 시험이 진행됨에 따라 관찰 결과 움직임의 시기뿐만 아니라 더 광범위한 기능에 대한 영향도 개선됐다. 이 프로그램은 1997년 IM의 연구 책임자가 된 Stanley Greenspan박사의 관심을 끌었다. 1999년에 이 프로그램은 훈련된 의료 전문가들에게 제공되었으며, 2001년에는 학업 환경과 운동 훈련 장소를 포함한 주류 환경에서 사용할 수 있는 버전이 출시됐다.

중요한 것은 표준 IM 프로그램과 같은 구조화된 운동 활동이 Ayres가 설명하는 것처럼 통합된 감각통합 치료가 아니라는 것이다. 오히려 IM은 SI 치료 계획에 유용한 보조도구가 될 수 있다.

이론적 해석 Rationale

리듬 또는 타이밍은 인간 유기체에 내재되어 있으며, 많은 인간 기능의 기초이다. 신경 리듬은 정교한 뇌 스캔과 EEG 모니터링 기술로 측정할 수 있는 뇌파에 반영되어 복잡한 신경망이 동기화되며, 조정된 지각 및 행동 반응(Bear, Conners, & Paradiso, 2015)을 생성하는 방법을 알려준다.

인간의 뇌에서 동기식 리듬 활동은 두 가지 유형의 신경 과정에 의해 조정되는 것으로 보인다. 첫 번째는 페이스 메이커 프로세스로, 소규모 셀 그룹이 다른 기능의 타임 키퍼 역할을 했다. 시상 내에서 내부 세포 활동이 발생하는데, 단일 세포는 외부 영향 없이 리드미컬하게 불이 나고 다른 시상 세포와 동기화된다. 흥분성 시상 세포와 억제성 시상 세포 사이의 연결은 조정된 리듬 활동을 생성한 다음 피질로 보내져 더 큰 피질 세포 그룹의 심장 박동기 역할을 한다(Bear et al., 2015).

리드미컬한 활동의 두 번째 원천은 피질 회로 또는 뇌 네트워크의 집단적 행동에 의해 생성되며, 이는 피질의 더 큰 영역으로 국한되거나 확산될 수 있는 동기식 활동 패턴으로 조정된다. 이 동기화된 리듬 활동은 복잡한 기능 활동과 실행 기능 측면에서 정보 처리의 속도와 효율성을 높이는 데 기여할 수 있다(Bear et al., 2015). 다양한 종류의 신경 타이밍을 설명하는 몇 가지의 이론이 있지만, 신경 메커니즘을 구분하는 것은 어려운 것으로 입증되었다(Lewis & Walsh, 2005). 복잡한 신경망으로 상호 연결된 뇌의 많은 영역이 관련되어 있는 것으로 보인다. 소뇌, 기저핵, 전 대뇌 피질, 뒤쪽 전두엽 피질, 오른쪽 정수리 영역, 운동 피질 및 전두선-선조체 루프는 모두 타이밍에 영향을 미치는 것으로 확인되었다(Buhusi & Meck, 2005; Lewis & Miall, 2006).

McGrew(2013)는 IM 훈련 후 광범위한 기능 영역에서 나타나는 긍정적인 효과를 설명하기 위해 현재의 신경 과학 연구를 기반으로 한 3계층 모델을 제안했다. 그는 IM 훈련이 밀리 초 간격으로 발생하는 정확한 타이밍 메커니즘에 영향을 미치고, 도메인별 효과(예: 훈련되는 움직임의 개선)뿐 아니라 도메인 일반 효과도 있다고 제안했다. 영역-일반 효과는 교육의 특정 초점이 아닌 영역에서 언급된 광범위한 기능 향상을 나타낸다.

이 리드미컬한 뇌 활동의 결과는 수면-각성주기와 호흡에서 춤 공연 및 운동 능력에 이르기까지 개인 내에서 발생하는 다양한 인간 행동을 통해 관찰할 수 있다. 타이밍과 리듬은 조정, 운동 계획 및 운동 실행의 핵심 요소이다. 운동장애가 있는 개인은 운동 시작 타이밍(작업을 성공적으로 수행하기에는 너무 빠르거나 너무 늦게 발생할 수 있음) 또는 운동 속도(너무 빠르거나 너무 느림)를 포함하여 여러 타이밍 관련 문제가 나타날 수 있다. 또한, 움직임의 종료 시간을 정할 수 없고 예상 시간이 좋지 않은 것도 성공에 영향을 미칠 수 있다(Cermak & Larkin, 2002; Shumway-Cook & Woollacott, 2007).

이러한 운동장애에 의해 추가로 영향을 받을 수 있는 리듬적인 활동은 대인 관계와 관련이 있다. 특히, 운동 타이밍과 리듬은 수유 및 보호자와의 상호작용적 동기화의 맥락에서 유아기 초기에 기능적으로 나타나며, 임신 30~34주 정도에 출생 전에 조직된 타이밍 메커니즘의 성숙에도 영향을 준다(Doussard-Roosevelt, McClenny, & Porges, 2001; Feldman, 2006; Mirmiran & Lunshof, 1996). 미숙아 연구에서 Feldman(2006, 2007)은 생리적 진동기를 조직하는 것이 유아가 리드미컬한 부모-유아 상호작용에 참여할 수 있는 능력의 기초임을 확인했다. 부모-유아 상호작용은 주의력과 조절을 위한 후기 발달 능력을 예측하는 측정 가능하고 발달적으로 결정된 시간적 패턴을 가지고 있다. 이는 수정 능력, 상호작용적 호혜성, 초기의 전 언어 및 구두 의사소통(Beebe et al., 2010; Papoušek, 2008; Porges, 2009; Schore, 1996, 1997; Stern, 1984; Tronick, 2007), 상징적 놀이와 같은 복잡하고 높은 수준의 기능(Feldman & Greenbaum, 1997), 2, 4, 6세의 자기 규제(Feldman, Greenbaum, & Yirmiya, 1999); 그리고 청소년의 공감 능력(Feldman, 2005)이 초기 부모-아기 상호작용의 시기와 리듬과 관련 있음을 알 수 있었다.

인간의 기능에 대한 시기와 리듬의 만연한 영향 때문에 효과적인 중재 방법론의 개발이 바람직하다는 것은 이해할 수 있다. IM은 처음부터 타이밍 오류에 기반한 기능적 결함이 있는 아동을 위한 중재로 시작했다. 임상 보고서에 따르면 광범위한 긍정적인 효과가 있지만, IM 효과에 대한 통제되고 동료 검토를 거친 연구는 드물게 남아 있다. 또한 연령과 신체 및 발달 상태의 성격이 다양한 인구에 대한 연구가 수행됐다. 발표된 연구는 이 장의 기대 효과 섹션에서 검토된다.

프로그램 설명 Program Description

IM은 Mac 또는 PC에서 다양한 방식으로 사용할 수 있는 컴퓨터 기반 소프트웨어 프로그램이다. 데스크톱 또는 랩톱 컴퓨터에서도 서로 다른 버전의 IM 소프트웨어를 사용할 수 있다. 이러한 컴퓨터는 별도로 구입했다. IM 프로그램에는 헤드폰과 트리거도 함께 제공된다. 두 개의 접촉 트리거 또는 스위치가 표준이다. 두 가지 크기로 제공되고, 각각의 트리거는 벨크로로 장갑에 연결되는 핸드 트리거와 바닥에 놓을 수 있고 아동의 발에 의해 작동되는 얇은 패드인 풋 트리거(약 6×12인치)가 있다. 핸드 및 풋 트리거는 모두 무선 모델에서 사용할 수 있다. 게다가 이러한 표준 외에도 트리거를 사용하면 "In Motion" 뒤꿈치 타격 활성화 센서를 통해 보행을 평가하고 훈련할 수 있다. 그 외에도 다른 상용 스위치를 사용하거나 한 번에 두 개의 스위치를 사용하여 아동의 요구에 맞게 프로그램을 조정할 수 있다. 또한, 헤드폰을 견딜 수 없는 개인을 위해 헤드폰 대신 스피커를 사용할 수 있으며, 스피커를 사용할 경우 청각 입력은 덜 명확하게 들린다.

IM 소프트웨어는 헤드폰을 통해 일정한 비트를 생성하고, 사용자는 메트로놈 비트에 대한 응답으로 손이나 발의 연속적인 리듬 움직임을 생성한다. 트리거는 비트와 움직임의 접점을 확인하고, 소프트웨어는 비트와 관련된 타이밍을 분석했다. 헤드폰을 통해 한쪽 또는 양쪽으로 전달되는 안내음은 움직임이 청각 자극에 적절한지, 늦은 것인지 또는 목표에 도달했는지를 알려준다. 응답 시간은 밀리 초 단위로 측정되며 정확도, 가변성 및 연속 목표 비트 수에 대한 점수가 제공된다. 일관성에 대한 난이도를 높이기 위해 게임 내 임계 값을 설정할 수 있다. 컴퓨터 화면에 시각적 피드백이 제공되어 사용자가 움직임을 메트로놈 비트에 동기화하기 위한 리듬과 타이밍을 조정할 수 있다.

표준 프로토콜은 상지와 하지를 포함하는 13가지의 다른 움직임 패턴으로 구성되어 있으며, 양측, 동측, 반대측 또는 상호적으로 수행된다. 표준 움직임은 IM 매뉴얼(Interactive Metronome®, 2007)을 따르며, 움직임 패턴 중 일부는 정중선에서 손 모으기, 한손씩 몸에 대고 박수치기, 각 발 사이로 발가락 번갈아 두드리기, 발과 손을 번갈아 두드리는 기 등이다. 이러한 표준 IM 훈련 프로그램은 미리 정해진 목표와 각 운동의 기간을 포함하여 세션에 대한 특정 지침이 있으며, 각 12~15개의 세션으로 구성된다. 이 프로토콜은 움직임 패턴의 타이밍과 정확성을 훈련하고, 사용자가 메트로놈 비트와 움직임의 조정에 집중하고 주의를 집중하도록 훈련시키는 것을 포함했다. 이때, 프로그램은 공인된 강사가 관리해야 한다.

감각통합과 작업의 관계 Relationship to Sensory Integration and Occupation

IM은 주의력, 타이밍, 리듬 및 운동 조정을 다루는 치료사가 주도하는 프로그램으로, 효율적인 운동 계획 및 순서 지정을 지원하고 작업 수행을 지원했다. IM 프로그램은 청각 및 시각적 요소 때문에 감각기반 접근방식으로 간주된다. 또한, *피드백* 프로그램에서 제공하는 움직임 패턴의 타이밍을 조정할 수 있으며, 반복되는 청각 박동으로 이동하는 것이 특징적인 움직임에 대한 예상을 훈련 시킨다는 이론이 있다. *피드 포워드* 행위. 복잡한 동작 시퀀스를 적시에 자동으로 수행하려면 예측 준비가 필요하다.

IM 기술은 표준 프로토콜 이외의 방법으로 IM을 재미있게 만들고 참여시킬 수 있다. 예를 들어, IM 기술은 SI 치료 활동에 통합되어 다중 감각 처리 및 감각 피드백을 강화할 수 있다. 이동 패턴의 변화, 위치 지정, 다른 이동 방식의 통합 및 타이밍 조정을 사용하여 난이도를 조정하고 사용자의 요구를 수용할 수 있다. 운동 학습 이론의 원리는 IM에도 적용된다.

표준 프로그램이 완료되면 사용자는 최대 35,000

번의 반복을 완료하게 된다. 이것은 프로그램 활동에서 볼 수 있는 타이밍과 리듬의 이득을 설명하지만 프로토콜 내에서 시간 제한 동작의 직접적인 실행을 반영하지 않는다는 점에서 넓은 이득을 설명하지 않음을 알 수 있다. 이러한 광범위한 변화는 동적 시스템 이론에 더 부합하는 시간 지정 기능의 내부 조직 변화를 반영할 수 있다. IM은 하향식 접근 방식으로 설명되었지만 프로그램의 영향은 상향식 프로세스에 영향을 미치는 것으로 보인다.

이러한 성격의 임상 도구를 사용하면 임상 조건 및 동반 질환이 다른 개인에서 중재 결과의 차이를 예상할 수 있다. 각 아동은 자신의 고유한 프로필과 문제를 제시하기 때문에 각 개인은 모든 유형의 중재에 대해 다소 다르게 반응할 것이다. 즉, 큰 그룹에게 통계적으로 의미 있는 것이 반드시 각 개인에게 맞는 것은 아니라는 것이다. 이러한 이유로 IM 교육의 사용은 신중한 임상적 추론을 기반으로 한 포괄적인 중재 계획의 일부가 되어야 한다.

기대 효과 Expected Benefits

IM 훈련의 많은 혜택은 주의력 및 집중력 향상을 포함하여 향상된 정확도 및 움직임 타이밍에서 볼 수 있는 모터 제어; 개선된 조정; 더 빠른 반응 시간을 목표로, 광범위한 임상 조건을 가진 아동과 성인에게 보고됐다. 또한, 여러 저자(Bartscherer & Dole, 2005; Cosper, Lee, Peters, & Bishop, 2009; Shaffer et al., 2001)는 공격성과 충동성 조절의 개선을 보고했다. Cosper 및 동료(2009)는 Bruininks–Oseretsky의 운동 능력 테스트에서 균형, 반응 속도, 시각 운동 조정, 상지 조정, 상지 속도 및 손재주 점수가 개서됨을 설명했다. Johansson, Domellöf 및 Rönnqvist(2012)는 뇌성마비 청소년 2명에서 IM 훈련 후 운동 속도, 운동의 질, 운동의 효율성이 크게 향상되었다고 언급했다. 뿐만 아니라, 일반적인 성인의 운동 능력 향상도 보고되었다(Libkuman, Otani, & Steger, 2002; Sommer & Rönnqvist, 2009).

많은 치료사들은 아이들의 균형, 손글씨의 유동성, 키보드 사용 및 시각적 추구의 개선에 주목했다. 많은 가족과 임상의는 행동과 주의력의 긍정적인 변화, 불안감 감소, 조직 및 자기 시작 의 개선을 보고했다. 흥미롭게도 언어 처리, 음성 제작 및 읽기 측면에서도 개선이 확인되었다(Sabado & Fuller, 2008; Taub & Lazarus, 2013; Tierney & Kraus, 2013).

대상 인구 Target Populations

IM은 현재 학습 장애가 있는 아동 및 성인, 주의력 결핍 장애 및 주의력 결핍 과잉 행동 장애(ADD/ADHD), 자폐스펙트럼 장애(ASD) 및 뇌성마비를 포함한 광범위한 개인에게 사용된다. IM은 균형 문제 및 운동 조정 장애; 기능적 총체적 및 정밀한 운동 결함(필기 및 키보드 사용에 어려움 포함); 더 복잡한 운동 계획과 순서화 어려움(실증 장애)이 있는 개인에게 사용됐다. IM은 또한 주의력과 집중력 문제, 열악한 조직 기술, 기억력 결함 및 규제 문제를 포함하여 실행 기능장애에 사용된다. 따라서, 연구는 듣기 이해, 언어 표현, 읽기 이해 및 언어의 운동 및 순서 측면에 대한 어려움을 포함하여 언어 결함이 있는 개인에게 IM을 사용하는 것을 지원했다(Sabado & Fuller, 2008; Taub & Lazarus, 2013; Tierney & Kraus, 2013).

최근에 IM은 외상성 뇌손상, 뇌졸중, 다발성 경화증 및 파킨슨병 환자의 치료에 사용됐다. IM은 운동 훈련, 학업 능력 향상, 음악 및 무용 훈련을 위해 일반적으로 발전하는 인구 사이에서 인기를 얻고 있다.

일반적으로 IM은 발달 수준이 6세 이상인 개인에게 사용하는 것이 좋지만 임상의는 더 어린 아이들과 더 많은 참여 인구에서 적응된 버전의 IM을 사용하기 시작했다. 모든 중재과 마찬가지로 적절성은 임상적 결정이며 다양한 정도의 신뢰도는 적절성을 나타낸다.

권장 또는 필수 교육
Training Recommended or Required

IM 사용에 대한 인증 및 평생 교육은 IM 웹 사이트(http://www.interactivemetronome.com/)를 통해 제공된다. 대면 교육도 미국 전역과 국제적으로 제공된다. IM 프로그램 사용인증서는 승인된 교육 과정을 통해 하루 만에 받을 수 있다. IM 장비는 숙련된 관리자만 사용할 수 있다. 훈련된 치료사 또는 관리자의 감독 하에 가정용 버전을 사용할 수 있다. 홈 버전은 인터넷 연결을 통해 트레이너가 모니터링하고 프로그램을 조정할 수 있다.

사례 예시 Case Examples

여기에 제시된 두 개의 짧은 사례는 아동과 함께 IM 사용에 대한 요약을 제공했다. 각각 다른 실습 모델이 사용된다. 이 두 아동을 위해 IM은 적절하다고 언급된 대로 다른 중재와 결합되어 사용됐다. 세 번째로는 설명적인 사례가 제시되며, 여기에는 IM 중재에 대한 더 자세한 내용이 포함된다.

사례 연구 ■ LARS

Lars는 유럽에 사는 11살 소년으로, 고기능 자폐증 진단을 받았다. 그는 처음에 상당한 감각 처리와 운동 관련을 보였다. 하지만, 그는 매우 낮은 근긴장도, 열악한 자세 조절, 심한 실행장애를 가졌다. 그는 여러 유형의 감각 입력에 과민 반응을 보였고 극도로 불안했으며 쉽게 조절장애를 나타냈다. 그의 가족은 집중적인 치료를 했고, 시카고 지역에서 대규모 감각통합 및 일시적 치료 실습을 진행했다. 하지만, 해당 지역의 작업치료사를 찾기 어려웠고 사용된 중재 모델은 가족이 아들에게 원했던 것과 완전히 맞지 않았다. 그래서, 가족은 집에 작은 SI 체육관을 세웠다. Lars는 가정에서 부모의 후속 조치로 상담 치료를 진행했고, 탁월한 성과를 거두었다.

그는 학교를 통해 언어 치료를 받고 있었는데, 시카고를 잠시 방문한 후 Lars는 감각통합치료에 IM을 추가하는 것이 도움이 될 것이라고 결정했다. 컨설턴트는 현지 치료사가 감독하고 컨설팅 치료사가 인터넷을 통해 모니터링하는 IM Home 프로그램을 제안했다. Lars는 약 4개월 동안 표준 프로토콜을 수행하여 타이밍을 개선했다. 가족과 Lars의 학교 팀은 운동 기술의 기능적 향상, 손글씨의 유연성 및 주의력 향상을 주목했다. 그러나 가장 큰 혜택은 통제 영역이었다. Lars는 IM 연습이 매우 편안하다는 것을 알았고 프로토콜을 완료한 후 IM 프로그램에 대한 시간을 자발적으로 요청했다. 그는 자신의 "움직임"을 구성하고 습관화된 움직임을 사용했다. 그는 학교에서 집에 돌아 왔을 때 10~15분 동안이 프로그램을 작업했다.

후속 조치에서 초기 관심 증가의 많은 부분이 계속 개선되었으며, 그의 목소리 운율의 변화가 주목됐다. 경쟁이 치열한 사립 학교의 고등학교 신입생인 Lars는 학업을 잘했다. 그는 원활한 친구 관계를 가지고 있으며, 활발하게 교류했다. 그는 자세 제어, 운동 및 필기에는 여전히 어려움을 겪고 있지만, 키보드 작업에 능숙해졌다. 그가 대학에 다닐 수 있을 것으로 예상된다.

사례 연구 ■ GEORGE

George는 오클라호마 시골의 작은 시골 마을에서 가족과 함께 사는 9살 소년이다. 가족은 원래 시카고에 살았고, George가 유아였을 때 발달 지연이 분명해져 치료사팀과 관계를 맺었다. George는 공식적으로 진단을 받은 적은 없지만, 자폐증이 있었다. 그는 치료, 특히 사회적으로 참여하고 상호작용하는 능력에서 탁월한 진전을 보였다. 언어를 사용하기에는 늦은 시기였지만, 결국 그는 언어를 사용할 수 있게 됐다.

George가 6살이 되었을 때, 그의 가족은 아버지의 직업 때문에 이주했고 서비스를 받기가 더 어려웠다. George가 학교에 입학했을 때, 그는 지원을 받아 정규 교실에 배치됐다. 가족은 시카고의 치료사팀과 꾸준히 관계를 유지했으며, 주기적으로 1~3주 동안 집중적인 중재를 위해 시카고로 갔다. 가족이 집으로 돌아왔을 때 후속 중재 제안이 제공되었고 그의 지역 치료사는 시카고 팀과 상의했다.

George가 9살이었을 때, 그는 3주 동안 감각통합 및 IM 치료를 위해 시카고로 갔다. 그는 아침에 IM을, 오후에 한 시간 동안 SI를 받았으며, 매일 한 시간 동안 언어 치료를 받았다. 그 당시 George는 계속해서 매우 낮은 근긴장도, 자세 조절의 어려움, 신체 인식 부족, 운동 계획 결함, 시각 공간 문제 해결에 상당한 어려움을 나타냈다. 그의 언어 처리는 매우 느린 응답 속도, 언어 형성의 어려움 및 운율 중단으로 여전히 손상됐다. 중재는 3주 동안 시행되었으며, 표준 IM 프로토콜은 시간 제약으로 인해 15개의 세션으로 1세션당 1시간씩 관리됐다. George는 160밀리초부터 최대 250밀리초까지의 점수로 시작했으며, 보다 어려운 IM 동작 패턴의 박자에서 벗어났다(40~60ms는 그 나이의 아동에게 더 일반적임). IM 훈련 후 그의 점수는 60~90ms 범위로 떨어졌다.

이 기간 동안 George는 자전거를 타는 법을 배웠는데, 과거에는 시도하기가 매우 무섭고 어려웠다. 그는 합리적인 이익을 얻었으며, 그의 부모는 이후에도 점진적인 변화를 계속 보고했다. 음성 출력의 타이밍 및 속도와 관련하여 언어 향상이 주목됐다. 그의 운율은 좋아졌지만 계속해서 "약간 벗어났다". 그의 필기와 키보드는 속도와 정확성 모두에서 향상되었고, 그의 운동 계획은 특히 스포츠 기술에서 크게 향상됐다. 그는 새로운 운동 과제를 수행할 때 기존의 운동 수행보다는 더 나았지만 여전히 약간의 어려움이 있었다.

George는 11세가 되었을 때, 평가 및 중재 업데이트를 위해 돌아왔다. 그는 IM 테스트에서 재평가를 받았으며 그의 점수는 2년 전에 IM 프로그램을 마쳤을 때와 같은 범위를 유지했다. George는 가라테 수업에도 잘 참여하였다. 그는 여전히 자세 제어와 균형에 대한 약간의 작업치료가 필요했지만 집에서 하는 작업치료를 중단했다. 신경심리학적 테스트는 처리 속도 영역 내에서 문제를 식별했으며 실행 기능 문제는 사회 문제 해결뿐만 아니라 새로운 학습 및 기억의 어려움에 기여하는 것으로 생각됐다. 그는 사회적(실용적) 의사소통장애 진단을 받았다. 그의 음성 출력의 타이밍과 리듬은 개선되었지만, 여전히 문제가 있었다.

사례 연구 ■ MARTIN

19세인 Martin은 2세에 조기 중재를 시작으로 수년 동안 여러 서비스를 받았다. 그는 인지장애 진단을 받았으며 일부 자폐 기능이 있다. 그는 SI 클리닉에서 수년 동안 치료를 받았다. 그가 14살이 되어 고등학교를 막 들어갔을 때부터 치료사와 함께 IM 프로그램을 시작했다. 당시 그는 불안하고 충동적이며 극도로 경직되어 문제 해결이 어려웠으며 질문을 받거나 문제에 직면했을 때 반응이 느렸다. 또한, 자세 조절과 운동 계획에 상당한 어려움을 겪었고 아침에 옷을 입거나 학교 가방을 싸는 것과 같은 익숙한 루틴과 행동을 시작하는 데 어려움을 겪었다. 출석은 학교에서 중요한 문제였다.

Martin은 정중선에서 두 손으로 박수를 치고 한 손으로 같은 쪽 허벅지를 두드리는 등 기본적인 IM 동작 패턴을 배우면서 매주 세션에서 천천히 시작했다. 동작을 배우면서 작업 시간이 늘어났고, 약 45분에서 55분 동안 2,000번의 반복 세션을 지속적으로 완료할 수 있었다. 5년 후, 그의 치료사는 IM을 세션의 일부로 계속 사용하지만, 더 큰 작업치료 프로그램의 일부로 독특하고 창의적인 방식으로 사용했다. 격주로 약 20~35분의 작업치료 세션에는 일종의 IM이 포함됐다. 대부분의 활동은 헤드폰 대신 무선 트리거와 스피커를 사용하여 수행했다.

그의 현재 활동 중 하나는 러닝 머신에서 뒤로 걷기, 무선 핸드 트리거 사용, 반대쪽 어깨에 번갈아가며 5번 타격하기, 반대쪽 엉덩이에 번갈아가며 5번 타격하기, 방 주변의 다른 위치에 배치된 수학 문제(숫자 및 더하기 또는 빼기 및 돈 개념을 대상으로 하는 짧은 이야기 단어 문제) 풀기 등이다. 이 활동의 목표 영역은 정신 지구력, 집중력 및 집중력, 처리 속도, 자세 조정 및 올바른 반응, 입력의 동시 섭취 및 우선 순위 지정, 전반적인 신체 지구력, 전신 조정, 기능적 수학 및 타이밍 등이다.

또 다른 활동은 문자가 아래로 써있는 벨크로 카드와 뒤집힌 벨크로 카드가 있는 테이블 앞에 있는 보수볼 위에 서있는 것이다. 무선 핸드 트리거를 사용하여 반대쪽 어깨를 때리기 위해 Martin은 다른 손으로 모든 카드를 훑어본 다음 알파벳 순서로(위에서부터 소문자) 뒤에 있는 보드에 놓았다(몸통 회전). 이를 위해서 시각적 차별과 순서화가 필요했다. 편지 카드가 순서대로 정리되면 빠른 회수 카드가 제공된다. 예를 들어, 시각적으로 제시된 경우 카드에는 "야채의 종류"라고 적혀 있다. Martin은 야채를 생각하고 철자를 사용하여 문자를 사용해야 했다. 또한 그는 단어 철자법이나 단어 철자에 같은 두 글자가 필요한 경우 어떻게 해야 하는지 묻는 것과 같은 어려움에 빠질 경우 문제 해결을 권장했다. 이 활동은 정신 지구력, 집중력 및 집중력, 처리 속도, 자세 조정 및 올바른 반응, 전반적인 신체 지구력, 중간선 교차, 전신 조정, 타이밍, 시각적 차별, 회상 및 문제 해결을 해결하기 위한 것이다.

Martin은 IM 프로그램을 사용하여 자신의 기술을 테스트할 수 있는 기회를 누리고 있으며 의욕이 넘치고 열정적인 참여자이다. 다양한 IM 활동의 요점은 들어오는 정보와 동시에 뇌의 다른 부분에 액세스하거나 활성화한 다음 해당 정보를 통합하여 적절한 출력 작업(균형 이동, 수량 계산, 회상, 그의 트리거 비트를 유지하면서 문자 찾기 및 순서화)을 진행하는 것이다. 이러한 유형의 활동을 통해 약 16분 길이의 활동 기간 동안 그는 일반적으로 3~10회의 IAR(in-a-row) 박동으로 40~50ms 범위 내에서 점수를 기록하며, 연속 3회(버스트) 목표 수준을 10~15회 달성했다. 때때로 그는 주의가 산만해질 때 "빨간색에서 벗어나라"(그가 매우 뛰고 있다는 것을 나타냄)라는 구두 단서를 받는다.

학교 팀, Martin의 부모 및 그의 치료사는 처리 속도, 문제 해결, 사회적 상호작용, 읽기 유창성, 쓰기 및 키보드의 유동성, 쓰기 속도 및 정확성, 전반적인 규정 개선의 전반적인 개선에 주목했다. 그들은 또한 Martin이 실수로부터 더 빨리 배우고, 문제를 더 잘 예측하고, 새로운 운동 동작에 대한 확신과 성공을 더 많이 가지고 있으며, 더 자발적인 발언을 하고 덜 불안하다는 점에 주목했다. 치료 과정에서 Martin은 또한 타이밍, 신체 인식, 시각 공간 인식, 좌우 차별, 멀티 태스킹 및 양측 조정에 서 특별한 이득을 보였다. Martin은 고등학교를 시작했을 때 결국 성인 탁아 시설이 필요하거나 기껏해야 보호된 워크숍이 필요하다는 생각으로 생활 기술 프로그램에 등록했다.

기능적 개선의 구체적인 예에는 누군가가 올 때 문을 잡아야 할 필요성을 인식하고, 예상하며, 말을 시작하기 전에 누군가가 말을 멈출 때까지 기다리기, 부츠로 갈아 입고 지갑을 가져오라는 명시적인 지시 없이 외출에 무엇을 가져올지 예상하기 등이 있다. 또한 적시에 이루어지도록 자신을 조직하는 향상된 조직화는 인터넷 탐색 기능(예: 더블 클릭, 마우스 또는 터치, 패드 마우스 사용)을 개선하여 학교 자료를 보다 쉽게 관리할 수 있고 커뮤니티를 이동할 때에도 지도와 참조 지점을 사용할 수 있도록 했다.

IM 활동 외에도 Martin은 대형 SI 체육관에서 개방형, 자가 선택 운동 활동에 계속 참여하였고, 치료사와 함께 생활 기술과 레크리에이션 및 직업 전 활동에 참여했다. (Martin 사례 연구 제공: Rose Heredia, MS, OTR / L.)

섹션 5: 우주 비행사 훈련 프로그램

Section 5: Astronaut Training Program

프로그램	감각	접근법	환경
	• 통합 시스템 vs 다중 시스템 vs 단일 시스템 • 적용: 능동적 vs 수동적	• 반응적 vs 처방적	• 전통적 vs 비전통적
우주 비행사 훈련 프로그램	• 통합적 • 능동적, 수동적 요소	• 반응적 요소를 포함한 처방적 접근	• 전통적,

배경 Background

70년대부터 Ayres는 전정 기능장애를 개선하기 위한 임상 전략을 개발했다(Ayres, 1972). 최근 몇 년 동안 소아 전정 재활 프로그램은 균형과 시력 안정성 문제를 집중적으로 다루었다(Braswell & Rine, 2006; Casselbrant, Villardo, & Mandel, 2008; Cronin & Rine, 2010; Rine, 2009; Weiss & Phillips, 2006). 우주 비행사 훈련 프로그램(ATP)은 Dr. Ayres와 Dr. Josephine Moore의 멘토링과 소아 전정 재활 전략의 효과에 대한 인식 증가를 바탕으로 구축됐다. Ayres의 원래 작업인 the-ATP는 사운드 활성화를 통합하고, 움직이고, 보고, 듣기 위한 전정-시각적 처리 전정 기반 문제를 해결하는 체계적인 방법을 제시하는 회전 및 선형 가속 프로그램이다.

미국 우주 프로그램은 우주 여행을 위해 우주 비행사를 준비하는 훈련 프로그램이 ATP 치료 활동과 매우 유사하기 때문에 ATP를 구성하기 위한 실제 상황을 제공했다. 우주선에 올라탄다는 설정은 종종 아이들의 상상력을 사로잡고 치료 활동에 대한 불안을 해소하는 데 도움이 된다. 치료사가 "카운트 다운"을 하면, 아이는 우주 비행사 보드(www.astronautboards.com에서 구할 수 있음) 또는 플랫폼 스윙에서 "우주로 폭발"하여 화성에서 보물을 가져 오거나 달에 방문한다(참고: 스쿠터 보드는 치료사가 정확한 회전을 할 수 없기 때문에 작동하지 않으며 옆으로 누워 있기에는 너무 짧다.).

이론적 해석 Rationale

ATP는 6개의 말초 전정-와우 수용체를 포함하여 내이의 신경해부학적 설계와 기능을 이중으로 반영하고, CNS 구조와 경로를 통해 8번째 뇌신경을 통한 연결을 반영한다. 시각, 신체 감각 및 청각 시스템(즉, 다중 감각 입력)에 초점을 맞춘 전정 시스템은 전정 입력을 통합하는 대부분의 중재와 구별되는 ATP를 설정한다(Schaaf & Lane, 2009). SI의 기초로 정확한 전정 활성화에 특별히 강조하지 않는다.

중력 수용체로서 전정 시스템은 망막 중심와의 안정된 시각 이미지와 신체의 동적 자세 방향 및 제어를 유지하기 위해 머리 위치의 변화를 순간적으로 감지한다. 일반적으로 전정 시스템은 임신 초기에 완전히 형성되어 자궁에서 긴장성 전정 반사의 발현을 유도할 수 있으며 출생 직후 공간에서 머리의 방향을 지원할 수 있다(Jeffery & Spoor, 2004; Rine, 2009).; Weiss & Phillips, 2006). 그러나 균형에 미치는 영향은 청소년기 후반까지 완전히 성숙하지 않는 반면, 균형을 유지하기 위한 체감각 및 시각적 기여는 훨씬 일찍 성숙된다(Peterson, Christou, & Rosengren, 2006, Rine online vestibular course; Rine, Rubish, & Feeney, 1998). 자세 조절이 나쁘거나 중력이 불안정한 일부 아동은 전정 기능이 저조하거나 손상되었다(Cronin & Rine, 2010). 균형을 유지하기 위해 그들은 시력을 포함하는 덜 효율적이고 더 인지적으로 요구되는 보상 전략에 의존할 수 있다.

ATP는 수용체 수준에서 시작되는 소리와 움직임 사이의 심오한 상호작용으로 시작하여, CNS의 여러 수준에서 다른 모든 감각 시스템과의 전정 통합을 포함한 모든 수준에서 전정 연결을 다룬다. 전정 수용체는 뇌간 전정 핵 및 전정 처리에만 전념하는 원시소내와 구심성 및 심성적으로 연결된다. 전정핵에서 많은 피질 및 피질 구조와 양방향 통신이 이루어지며(Goldberg et al., 2012), 4장(감각 시스템의 구조 및 기능)을 참조해야 한다.

프로그램 설명 Program Description

ATP에는 (1) 준비; (2) 소리 활성화, 회전; (3) 선형 가속이라는 세 가지 고유한 구성 요소가 있다.

ATP의 준비 구성 요소는 감각통합-작업치료(SI-OT) 중재의 확장으로 간주될 수 있다. 아동이 조합을 실행하는 동안 많은 다른 평면에서 자발적으로 머리를 향하게 하는 재미있고 목표 지향적 움직임에 참여하기 때문이다. 가능한 한 전체 전정 시스템의 수용체를 활성화하기 위해 다양한 속도로 회전 및 선형 머리와 몸의 움직임. 이러한 자체 생성 운동은 잠재적인 전정 과부하를 조절하는 데 도움이 되는 고유수용 입력을 제공한다. 참가자는 이러한 활동에 참여하는 동안 정확한 지도를 받지 않는다. 오히려 그들은 "곰 흔들기"(그림 18-7 및 18-8 참조)와 같은 단순하고 목적이 있는 행동을 수행하면서 재미있고 장난기 있는 움직임에 참여하는 기쁨을 발견하도록 권장된다. 활동을 역동적이고 설득력있게 유지하려면 참가자들은 자신이 좋아하는 음악을 선택하고 프로그램에 처음 포함된 음악을 보완하기 위해 추가 동작을 만든다. 준비 프로토콜은 가정, 학교 및 클리닉 프로그램의 일부로 전정 활성화를 위한 좋은 시작점이다.

프로토콜의 두 번째 구성 요소는 초점 및 주변 소리를 통합하여 개인이 이 "공간"에서 "여기"에 있음을 지속적으로 알릴 수 있도록 하는 회전 프로그램이다. 이 문제가 발생하려면 음원이 아동 근처에 있어야 한다.

개인은 앉거나 옆으로 누워 치료사가 최대 10회

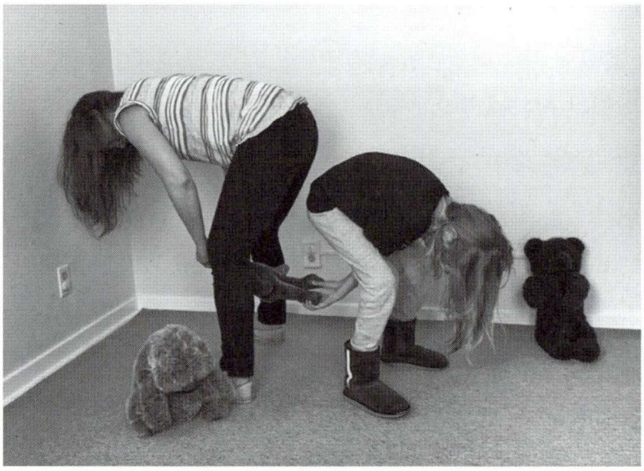

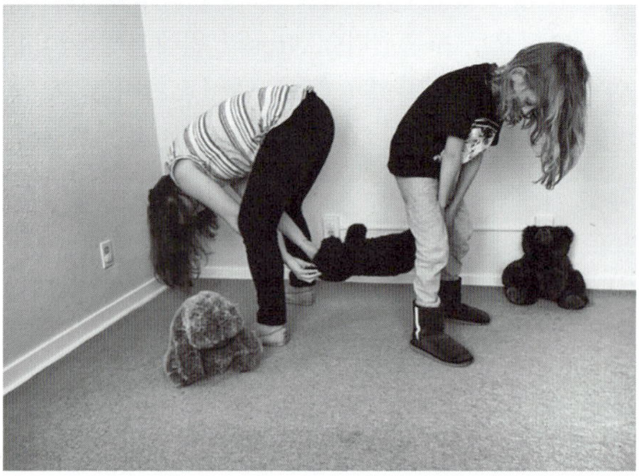

그림 18-7과 18-8 치료사와 아동은 곰을 앞뒤로 흔들어 공간에서 머리의 방향을 자발적이고 반복적으로 변경한다. *Mary Kawar의 사진 제공.*

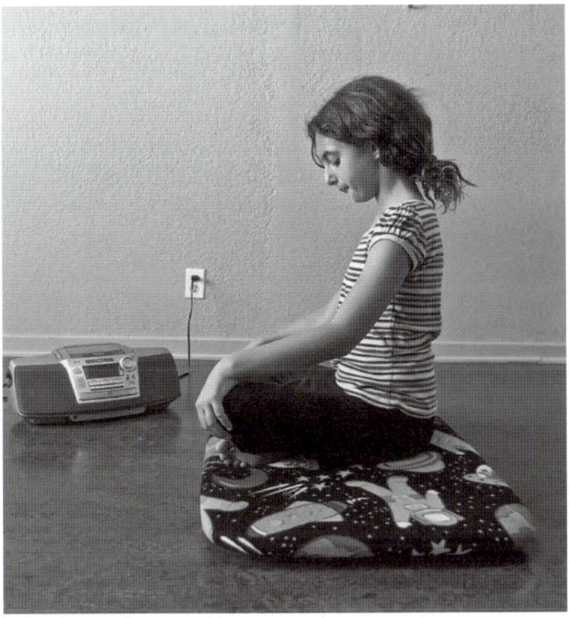

그림 18-9 머리는 척추와 수직으로 정렬되고 30° 기울어진다. *Mary Kawar의 사진 제공.*

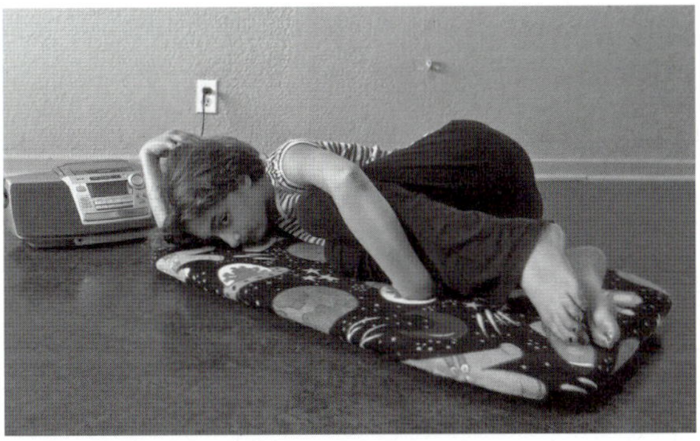

그림 18-10 척추와 일치하도록 머리와 목을 30° 구부리고 중앙선 오른쪽으로 45° 회전한다. *Mary Kawar의 사진 제공.*

회전하는 동안 2초마다 1회전의 속도로 머리의 특정 방향을 유지해야 한다. 다음 세트를 진행하기 전에 개인이 견딜 수 있는 회전 수(빠른 회복 포함)만 제공하도록 응답을 주의 깊게 모니터링해야 한다. 허용되는 경우 회전의 전체 보완에는 시계 반대 방향(CCW)과 시계 방향(CW) 모두 회전하면서 세 가지 다른 헤드 위치가 포함된다.

1. 머리를 앞으로 30° 기울인 상태로 앉아 (그림 18-9 참조) 수평 운하를 양측으로 활성화한다.
2. 머리가 척추와 일직선을 이루고 앞으로 30° 기울어진 상태에서 오른쪽에 옆으로 누운 뒤 중심선에서 45° 오른쪽으로 돌아 누운 다음 지면(그림 18-10)을 향하여 우측 상하 관 및 좌측 후방관을 활성화한다.
3. 머리를 척추와 일직선으로 한 뒤 왼쪽에 옆으로 누워서 앞쪽으로 30° 기울이고 중앙선의 왼쪽으로 45° 회전하여 지지면을 향하여 왼쪽 상하 및 오른쪽 후관을 활성화한다.

앉은 자세의 회전은 반복적인 수평 주위 안진 증과 회전 후 안진 증(PRN) 반응을 유도하는데, 이는 신속하고 재설정되는 안구 운동(신축성 반사)과 느린 안구 움직임(부드러운 추적 반사)을 번갈아 가며 반복한다. 내측 및 외측 안군진탕(PRN)이 멈춘 직후, 아동은 치료사가 사운드 트랙과 함께 움직이는 펜라이트를 보면서 자발적으로 동일한 안구 운동을 하여 시각과 소리를 조정한다. 옆으로 누운 자세에서의 회전은 상직근 및 하직근과 상하 사근 안구 근육을 포함하는 반복적인 수직 회전 주위 및 회전 후 안진 반응을 유도한다. 음악에 맞춰진 자발적인 수직 단속 운동과 부드러운 추격 운동은 반사되는 안구 운동에 따라 유도된다.

ATP의 회전 프로토콜 구성 요소에는 서스펜션 시스템이 필요하지 않은 우주 비행사 보드가 회전에 사용된다. 보드는 한 설정에서 다른 설정으로 쉽게 이동할 수 있으며 안전을 위해 바닥에 가까우며 "우주로 폭발" 테마를 시작한다. 구성 요소는 치료사가 지시하지만 아동의 상상력을 자극한다. 회전 중 및 회전 후 전정-안구 반사의 활성화는 아동이 이후에 자발적인 단골 및 부드러운 추적 안구 운동을 생성할 수 있는 기초를 제공하는 것으로 생각된다.

모든 회전이 완료되면 아이는 일어서서 짧은 안구 운동을 "마무리"한다. 여기에는 모든 방향의 의지적 단속 운동과 추구, 근거리 수렴 및 발산, 머리를 움직이는 동안 시각 표적에 대한 안구 초점 안정화,

움직이는 시각 표적에 대한 주변 시야를 모니터링하면서 고정된 중간선 표적에 시각 초점 유지가 포함된다. 매력적인 시각적 개체는 시각적 대상으로 사용되며 생생한 사운드 트랙은 성능의 전정, 체성감각(머리와 몸통 정렬 및 안정성 지원), 시각 및 청각 측면을 통합하는 데 도움이 된다.

회전식 작동을 위한 가장 중요한 지침은 시스템 과부하를 방지하는 것이 있다. 목표는 빠른 회복을 위해 적절한 양의 회전 자극을 제공하고 사람, 물체 및 사건에 대한 후속 적응 참여를 위해 포괄적인 전정-체성감각 기반을 마련하는 것이다. 전정 활성화에 대한 반응성이 낮은 개인은 일반적으로 상당한 양의 강렬한 가속을 견딜 수 있다. 그렇다하더라도 옆으로 누울 때 전정 가속도에 노출되지 않기 때문에 지나치게 민감할 수 있다. 전정 기능이 영구적으로 손상되었을 때(예: 선천성 기형으로 인해: 사례 4 참조) 손상된 전정 기능을 인수하도록 다른 감각 시스템을 훈련해야 한다.

전정 활성화에 과민 반응을 보이는 사람들은 점차적으로 증가하는 회전 운동의 양을 조금씩 자주 노출함으로써 내성을 가장 성공적으로 증가시키는 것으로 밝혀졌다. 개인이 회전에 대한 부정적 반응(예: 어지러움, 메스꺼움, 창백함)을 경험할 때 치료사는 즉시 전정을 억제하는 데 도움이 되는 저항성 활동(예: 벽 밀어 올리기)을 통해 엄격한 고유수용 활동에 아동을 참여시킨다. 초과 적재. 회전 프로토콜은 항상 세션이 시작될 때 수행되어야 하며, 그 다음에 스쿠터 보드, 체조 공 또는 전정 활성화를 조절하기 위해 고유수용 활성화에 중점을 두는 다양한 서스펜션 장비로 선형 활동을 초대해야 한다.

ATP의 세 번째 구성 요소는 선형 운동에 중점을 둔다. ATP에는 시각 및 청각 목표의 전략적 배치와 함께 머리 위치의 자발적인 변화를 촉진하는 다양한 선형 가속 활동이 포함된다. 여러 가지 머리 위치를 용이하게 하면 모든 조건에서 공간에서 머리 위치를 인식할 수 있다. 이러한 선형 활동은 종종 필요한 동작의 타이밍과 리듬에 맞는 음악에 의해 지원된다. 연구에 따르면 소리 강화 운동은 근력과 지구력을 증가시키고 타이밍과 리듬을 향상시킨다(Thaut, 2007).

(참고: 이 프로그램은 Kawar와 Frick [2005]의 소책자 / CD 조합과 Kawar의 장에 자세히 설명되어 있다[2005].)

감각통합과 작업의 관계
Relationship to Sensory Integration and Occupation

ATP의 준비(첫 번째 구성 요소) 및 선형 가속(세 번째 구성 요소) 프로토콜의 측면은 SI-OT 중재와 밀접한 관련이 있다. 그들은 향상된 전정 청각 시각 입력을 제공하는 특정, 전신, 목표 지향적 활동에 적극적으로 참여한다. 제안된 활동의 대부분은 SI-OT 클리닉에서 볼 수 있는 전형적인 활동이다. 회전 프로토콜(구성 요소 2)은 치료사가 아동을 회전시키기 때문에 SI-OT에서 출발한다. 그러나 입력은 수동적으로 제공되지만 아동은 적극적으로 신체를 안정시키고 초점 및 주변 사운드 트랙을 듣고 고정 및 움직이는 대상에 시각적으로 반응한다. 어떤 아이들은 최적의 머리 위치로 스스로 회전하는 방법을 배우는 것을 즐긴다. 치료사는 또한 모든 ATP 프로토콜의 일부인 후속 의지의 안구 운동을 지시하여 이러한 측면을 SI-OT 중재와 구분한다.

기대 효과 Expected Benefits

ATP는 적응(향상된 시선 안정성 및 자세 제어를 위한 시스템 재설정), 습관화(멀미나 현기증을 줄이거나 완화하기 위해) 및 대체(전정 이상 또는 상실을 보상하기 위해)를 통해 전정 문제를 개선하도록 설계된 여러 전략을 사용한다. 정확한 전정 활성화는 모든 감각 시스템의 결합된 기여를 지원, 통합 및 향상시키기 위한 견고한 토대를 제공하여 생활 직업에 대한 최적의 참여를 제공한다. Cronin and Rine (2010)은 종합적으로 설계된 전정 활성화 프로그램이 발달, 학습, 자세 정렬 및 제어, 연령에 적합한 기술 달성에 대한 확신 측면에서 아동의 수행 능력을 얼마나 크게 향상시킬 수 있는지 강조했다. Cronin 및 Rine의 진술과 일치하는 일화 결과는 SI 치료 프로그램과 함께 ATP를 사용하여 보고된다. ATP를 직접 조사한 연구는 없으며 그 효과를 문서화하기 위해 엄격하게 설계된 연구가 필요하다.

대상 인구 Target Populations

ATP는 생후 1개월부터 시작하여 평생 동안 아동과 성인에게 사용할 수 있다. 이 사람들은 특히 운동 박탈, 정서적 외상, 중력 불안정, 현기증, 차멀미, 머리 움직임에 대한 혐오감과 관련된 전정-체성감각, 전정-시각 및 전정-청각 통합에 어려움을 보일 수 있다.

권장 또는 필수 교육 Training Recommended or Required

ATP를 사용하는 치료사는 SI, 전정-시각 기능 및 ATP와 관련된 필수 임상 평가, 추론 및 적용 기술에 능숙해야 각 개인의 고유한 요구를 충족하도록 프로그램을 조정할 수 있다. 작업치료 실무자는 ATP 교육을 받기 전에 최소 1년의 임상 실습을 하는 것이 좋다. 심층 이론을 포함한 감각통합 및 실습 테스트(Ayres, 1989)의 인증은 또한 이 프로그램에서 공식 교육을 받기 전에 SI 평가 및 중재에 대한 기초를 제공하는 것이 좋다.

ATP의 정식 교육은 Vital Links를 통해 Astronaut Training: A Sound Activated Vestibular-Visual Protocol(https://vitallinks.com/course/astronaut-training/)이라는 제목의 2일 평생 교육 과정을 수강하면 가장 잘 얻을 수 있다. 이 체험 교육 워크샵에는 우주 비행사 교육 책자와 CD가 포함되어 있다. ATP가 유능하고 책임감있게 활용되고 있는지 확인하기 위해 선호하는 제공자가 되기 위한 고급 ATP 교육이 개발되고 있다. ATP를 사용하고자하는 개인은 Vital Links가 후원하는 "Eyesight to Insight" 평생 교육 과정(https://vitallinks.com/course/eyesight-to-insight/)에 참여함으로써 시각-전정, 통합 및 중재 기술. 소아 전정 재활의 신뢰도를 높여야 한다.

사례 예시 Case Examples

다음은 다양한 문제에 대한 ATP의 사용을 설명하는 4개의 짧은 사례이다. 각 아동은 독특하며, 이 프로그램은 필요, 관용 및 목표에 따라 개별 적응에 적합하다는 점을 명심하는 것이 중요하다.

사례 연구 ■ RITA

양측 전정 처리의 효율성을 높이기 위한 적응 기준 프레임은 만성 우측 귀 감염 및 우측 전정 저 반응의 병력을 가진 7세 소녀 Rita와 함께 사용됐다. Rita는 왼쪽으로 회전할 때 18초간 PRN 응답으로 볼 수 있는 비대칭 전정 처리를 보여주며 오른쪽으로 회전하면 관찰 가능한 PRN이 없었다. 그녀는 손글씨와 읽기의 어려움뿐만 아니라 균형이 좋지 않았다. Rita는 물체가 눈에서 6인치 이내에 들어왔을 때 시각적 선명도를 유지할 수 없었다.

Rita는 매주 60분의 두 번의 외래 환자 작업 치료 세션과 매일 준비되는 ATP 홈 프로그램을 시작했으며, 그녀는 춤이라고 부르는 동작에 수반되는 Rita의 음악 선택을 통합했다. 의지의 안구 움직임과 사운드 트랙을 포함한 ATP의 회전 프로토콜은 각 세션이 시작될 때 완료됐다. 나머지 세션 동안

Rita는 전략적으로 배치한 시각 및 청각 목표와의 상호작용을 통합하는 다양한 선형 가속 활동으로 장비(예: 스쿠터 보드, 카펫 스케이트, 매달린 해먹)를 사용했고, 공간을 이동하는 동안 머리 위치의 자발적인 변화를 촉진했다.

2주 후, ATP의 순환 프로토콜이 집에서 준비 프로그램을 대체했다. 3개월 이내에 Rita는 더 이상 오른쪽 저반응성을 보여주지 않았고, 오른쪽 PRN이 13초 동안 지속되어 왼쪽 PRN 반응과 일치하였으며 이는 대칭 전정 처리를 시사했다. 더욱이 Rita의 손글씨는 점점 더 읽기 쉬워졌고, 독서의 유창성이 나타나기 시작했으며, 그녀의 부모는 그녀가 자전거를 탈 수 있다는 목표를 마침내 달성했다고 보고했다. 이 시점에서 그들은 비전 평가를 추구했다.

사례 연구 ■ ROBBIE

적응 전략은 또한 자폐증을 앓고 있는 5세 소년 Robbie와 함께 사용되었으며, 좋아하는 활동은 서서 오른쪽으로 회전하고 물체를 회전시키는 것이었다. 철저한 평가 후, Robbie는 자신이나 물체를 회전시킨 후 자기 조절이 더 잘 나타나기 때문에 자신의 감각적 요구를 충족시키기 위해 충분한 전정-시각적 활성화를 제공하려고 노력하고 있다고 가정했다. 그의 주 1회 클리닉 세션 외에도 우주 비행사 보드와 스쿠터 보드와 함께 회전 및 선형 활동을 활용하는 일일 가정 프로그램이 시작되어 모든 전정 수용체를 정확하게 활성화했다.

1주일 이내에 Robbie의 인내력이 현저하게 감소했다. 5주 이내에 그는 움직임이 풍부한 감각 식단을 유지한다면 회전하는 행동을 중단했다.

사례 연구 ■ GEORGE

10년 된 George의 중재 프로그램에 거주 전략이 통합됐다. George는 심한 멀미 때문에 작업 치료를 받았다. 이로 인해 구토 전에 몇 블록만 차에 타는 것이 제한됐다. 처음에는 클리닉 기반 작업치료에서 그는 서서 한 번의 회전 CW를 위해 빠르게 몸을 돌린 준비 운동 활동을 견디고 빠르게 회복할 수 있었다. 벽을 만지고 대상에 시각적으로 고정한 다음 CCW를 회전하고 다시 만지고 바라본다.
회전 운동 활동에 대한 다른 모든 시도는 메스꺼움을 초래했다.

그러나 그는 스쿠터 보드에서 직선적인 움직임을 견딜 수 있었다. 집에서 2주 동안 매일 두 번 자체 회전한 후, 그는 빠른 회복과 함께 회전 운동에 대한 내성을 각 방향으로 10회전까지 늘렸고 ATP 우주 비행사 보드 회전 프로토콜을 시작할 수 있었다. 6주 동안 집에서 매주 2~3회, 클리닉에서 매주 2회 회전 프로토콜을 수행하는 동안 George는 모든 자세(똑바로 누워서 눕는 자세)에서 회전 후 빠른 회복을 달성할 수 있었다. 그는 차 안에서 책을 읽는 동안에도 자신이 관심이 있고 더 이상 차멀미를 경험하지 않는 움직임 활동에 참여할 수 있었다.

사례 연구 ■ PAGE

Page는 양측에 반원관 조각만이 존재하는 것으로 나타난 전정 수용체의 선천성 기형을 가진 4세였다. 처음 보았을 때 그녀는 3년 이상 작업 및 물리 치료를 받았지만 독립적으로 걸을 수 없다. 대체 전략은 그녀의 전정 처리 능력 부족을 보상하기 위해 체성감각, 시각 및 청각 입력을 향상시키는 데 초점을 맞추기 위해 ATP 회전 프로토콜을 채택함으로써 시작됐다.

Page는 회전하는 것을 좋아했고, 우주 비행사 보드에 가깝고 치료사가 안정화한 수직 기둥을 밀어서 회전하는 방법을 빠르게 배웠다. 우주 비행사 CD는 또한 보드 가까이에 배치되어 소리가 그녀의 공간에 대한 청각적 인식과 그녀가 회전하고 있는 공간에 대한 감각을 향상시킬 수 있도록 했다. 그녀는 부작용 없이 초당 1~2회 회전 속도로 눈을 뜨고 있는 자가 관리 회전 가속 프로그램을 하루에 두 번

견딜 수 있었고, CW와 CCW 모두 최소 10회 반복하였다. 치료사 또는 어머니는 회전을 완료한 후 시각적 마무리 프로그램을 수행할 수 있도록 펜라이트를 잡았다.

Page의 자기 회전은 보드에서 그녀의 균형을 유지하기 위해 자신의 고유 수용 인식(왼쪽으로 돌릴 때는 몸의 왼쪽, 오른쪽으로 돌릴 때는 오른쪽 신근 활성화를 증가시킨다.)을 높이는 것처럼 보였다. 촉각 인식이 향상되어 보드에서 체중 이동이 용이해졌다. 눈을 뜨고 보드의 빠른 움직임으로 말초 시각 흐름이 활성화되었고 초점 시야는 반복적으로 극을 관찰하여 그것을 밀고 안구 운동 마무리 활동을 수행했다.

ATP를 시작한지 한 달 후 페이지는 첫 번째 조치를 취하여 전정 기능의 부족을 보완하기 위해 체성감각, 시각 및 청각 처리의 효율성을 높였다.

섹션 6: 무한의 걷기 프로그램

Section 6: Infi nity Walk Training

프로그램	감각	접근법	환경
	• 통합 시스템 vs 다중 시스템 vs 단일 시스템 • 적용: 능동적 vs 수동적	• 반응적 vs 처방적	• 전통적 vs 비전통적
무한의 걷기 프로그램	• 통합적 • 능동적	• 처방적	• 전통적

배경 Background

Infinity Walk(IW) 교육은 1991년 Deborah Sunbeck 박사가 특수 교육에 주로 사용하기 위해 처음 개발했다. Sunbeck의 책(1996, 2002)과 워크샵은 IW 프로그램을 작업 및 물리치료를 포함한 다른 직업에 적용하는 데 도움이 됐다. IW 프로그램에는 시간이 지남에 따라 다양한 수준의 복잡성이 나타난 여러 전략이 포함된다. 기본 IW 프로그램이 섹션의 초점이 있다.

IW는 새롭고 강렬한 다목적 치료 전략의 레퍼토리에 기여한다. 최소한의 소품과 비용으로 모든 환경에서 사용할 수 있다. 상상력이 풍부한 치료사는 적응을 위한 무제한 옵션을 제공한다는 것을 알게 될 것이다. 그것의 큰 장점 중 하나는 많은 신체적, 인지적, 사회적 경험이 시간을 통해 통합되어 관심을 유지할 수 있다는 것과 가정 및 학교 기반 프로그래밍을 위해 가족 및 급우와 함께 사용할 수 있다는 것이다.

이론적 해석 Rationale

IW는 다감각 처리 및 양측 운동 조정을 강화하기 위한 전략이다. IW는 어깨 거들과 골반의 동시 회전 또는 역회전과 함께 상지와 하지를 활성화하는 동시에 눈과 귀를 고정된 대상과 맞물리도록 좌우로 머리를 계속 움직이는 것이다.

프로그램 설명 Program Description

IW는 계속해서 첫 번째 CW를 걷고 그 다음으로 CCW를 걷는 8자 정도(즉, 무한대 기호)의 패턴을 포함한다. 동시에 참가자는 전략적으로 배치된 고정 대상(예: 사람, TV, 비디오 또는 기타 물체)을 보고, 듣고, 상호작용한다. 대상은 그림 8 패턴의 두 원 사이의 교차점에 수직이고 참가자와 대상 간의 효과적인 상호작용을 위한 최적의 거리에 배치된다. 무한 패턴을 따라 걷는 동안 다트를 하는 아동의 활동 예는 그림 18-11 및 18-12를 참조해야 한다.

참가자는 자신의 관심사에 호소할 수 있도록 대상을 선택한다. 걷는 동안 목표를 변경하여 걷는 시간을 연장하여 이점을 향상시키는 것이 도움이 될 수 있다.

IW를 구현할 때 기능의 여러 측면을 고려해야 한다.

- 치료사는 참가자를 뒤에서 경로를 안내해야 할 수

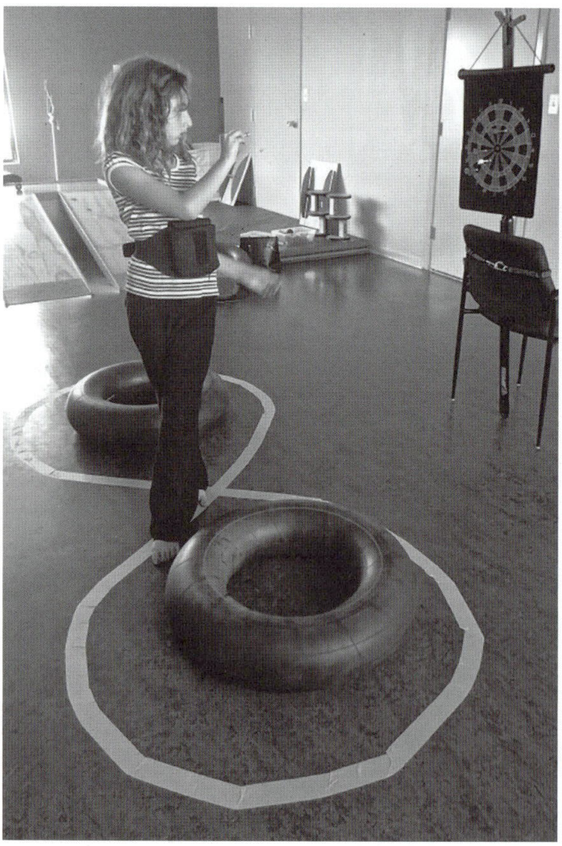

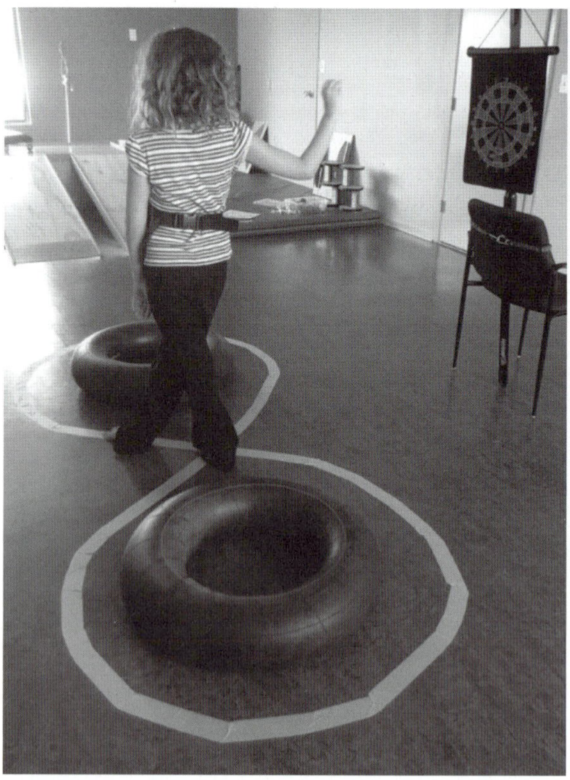

그림 18-11과 **18-12**에서 다트 보드의 시각적 목표와 녹음된 음악은 경로에서 적절한 거리에 있는 두 원의 교차점에 수직으로 배치된다. 패니 팩은 다트를 운반하는 데 사용되어 양쪽 팔이 자유로워진다. 바닥에 있는 테이프는 독자의 경로를 설명하는 데만 사용되며, 활동과 함께 사용되지 않는다.

있고, 바닥에 선을 표시하는 것이 좋다. 그 이유는 참가자가 걷는 동안 고정된 목표에 집중하기보다 선을 보고 싶어 하기 때문이다. 경로를 보면 몸이 정중선과 대칭으로 유지할 수 있고 다른 움직임을 제한할 수 있다.

- IW를 걷는 것은 머리, 목 및 몸의 관계를 지속적으로 재보정하여 눈과 귀가 초점 목표를 향하도록 한다. 경로의 각 단계는 대상에 초점을 맞추기 위해 머리 위치를 약간 변경해야 한다. 이러한 머리의 움직임은 개인이 맨 왼쪽 시각 및 청각 장에서 중간 장까지 그리고 맨 오른쪽 시각까지 정보를 지속적으로 눈과 귀로 처리할 수 있는 기회를 제공한다.
- IW를 걷는 것은 공간에서의 방향을 촉진하기 위해 주변의 광경과 소리의 잠재의식을 처리하는 것을 포함한다. 이것은 개인이 신체가 공간에 있는 곳에 의식적으로 주의를 기울일 필요없이 집중적으로 참여를 유지할 수 있도록 해준다.
- CW 원과 CCW 원을 걷는 사이의 변경에는 어깨 거들과 골반 사이의 회전 방향이 반전되고 원의 중간점에서 대칭으로 점진적으로 전환된다. 상체와 하체 사이의 이 역동적인 상호작용은 신체 체계를 강화하고 양측 통합 및 실습을 지원한다.
- CW 원 주위를 걸을 때 왼쪽 다리는 더 긴 보폭을 취해야 하고 중간 지점에서 균일한 보폭이 필요하며 CCW 서클을 협상할 때 오른쪽 다리로 더 긴 보폭을 해야 한다. 체중 이동 요구와 함께 보폭의 이러한 지속적이고 미묘한 변화는 신체 계획과 균형을 강화하고 운동 실행 발달을 지원하는 체성감각 입력을 제공한다.
- 어깨 움직임 및 반대 골반 움직임과 함께 팔을 휘두르는 것은 몸통 회전을 유도하고 기능적 양측 기술 개발을 위한 기반을 구축하는 데 도움이 된다.
- 모든 손 활동은 교차 지점과 최적의 위치에 배치된다. 호소력이 입증된 활동으로는 돼지 저금통에 동전 던지기, 접시에서 음식 조각을 집어서 간식 먹기, 퍼즐 조각 맞추기, 콘 쌓기 등이 있다.

IW의 특별 고려 사항 및 수정 사항은 다음과 같다.

- 성공을 보장하기 위해서는 활동을 현실적으로 유지해야 한다. 단순히 길을 따라 걷는 것만으로도 처음에는 온전히 집중할 수 있다. 목표가 더 흥미로울수록, 아이가 걷는 동안 그것에 주의를 기울이고 참여를 시도하는 것이 더 적극적일 것이다.
- 선택한 활동에 사운드가 포함되지 않은 경우 음악을 제공하기 위해 초점에 CD 플레이어를 배치해야 한다.
- 초점 방향 및 시각적 요구 사항을 변경하기 위해 초점 대상(예: 고저 및 근거리)의 배치를 변경한다.
- "infinity riding"을 사용하여 보행을 하지 않는 개인이 경로를 따라 이동할 수 있도록 한다. 보호자는 아동의 얼굴을 앞으로 가져가거나 아동을 유모차에 넣을 수 있다. 한 아동은 마차에서 다른 아동을 끌 수 있다. 아동은 휠체어를 타거나 세발 자전거를 타거나 스쿠터 보드를 사용할 수 있다.
- 참가자가 뒤로 걷기, 점프, 뛰기, 네발기기, 건너뛰기, 동물 걷기 등 다양한 방법으로 경로를 따라가도록 안내한다. 이러한 변형의 대부분은 치료사가 초점을 맞춘 플래시 카드를 들고 있거나 영화, 놀이터에서 일어난 일 등에 대해 치료사와 대화하는 동안 아동이 멀티 태스킹을 수행하는 동안 달성될 수 있다.

감각통합과 작업의 관계
Relationship to Sensory Integration and Occupation

IW는 치료사가 OT-SI 중재의 이론 및 원리와 일치하는 방식으로 이를 구현할 때 SI 기준 틀에 맞출 수 있다. 따라서 IW는 직업과 간접적인 관계를 맺고 있다.

기대 효과 Expected Benefits

IW는 양자 통합 및 자세 제어의 발달을 직접적으로 다룬다. IW의 반복적인 특성은 기본 동작에서 자동성을 개발하는 데 적합하다. IW를 OT–SI 중재의 필수 구성 요소로 활용한 사례를 문서화하기 위해서는 연구가 필요하다.

대상 인구 Target Populations

IW는 모든 연령대의 아동과 성인에게 적합한 자기 주도형 방법이다. 아동이 너무 어리거나 신체적으로 걷기 어려워할 경우, 그들은 머리와 몸통을 돌리면서 무한한 타기(infinity riding)를 할 수 있으며, 목표하는 시각 및 청각 활동을 통해 상지를 통합할 수 있다. 고기능 참가자는 높은 수준의 인지 처리와 공간에서 신체의 동시 적응 관리를 통해 다중 작업을 수행할 수 있다.

권장 또는 필수 교육 Training Recommended or Required

IW 프로그램을 사용하기 위해 교육이 필요하지 않는다. 그러나 몇 가지 유용한 기능이 있다. Sunbeck(1996, 2002)의 두 권의 책은 IW 프로그램을 개발하고 구현하는 데 있어 궁극적인 이론적 근거와 창의적 과정을 설명한다. 그녀는 현재 "The Infinity Walk Method: A Developmentally Progressive and Integrative Systems Approach to Clinical Treatment"(Sunbeck, 2013)라는 제목의 웨비나를 제공하고 있다.

사례 연구 ▪ KEVIN

읽기 능력이 2년 지연되고 미성숙한 이중 운동 조정 능력이 부족하며 자존감이 떨어지는 지적인 9세 소년 Kevin은 부모의 요청에 따라 OT–SI 중재를 매우 마지못해 찾아왔다. 그는 읽기 지원 프로그램을 위해 수업에서 제외됐다. 처음 작업 치료를 방문하기 전에 그는 6개월 동안 우측 외방성 사시 교정을 위한 발달 검안을 받았으며 독서 전문가와 1년간의 개인 과외를 받았다. 그는 자신을 "klutz"라고 묘사하고 읽는 것을 싫어한다고 말했다. 시각 치료가 최근 그의 양안 조절 능력을 향상시켰지만 그는 수년 동안 스포츠를 피하고 동료들과 어울리며 독서를 했다.

Kevin은 치료사가 착용한 플라스틱 앞치마에 황소의 눈 표적이 그려진 물총을 사용하는 아이디어를 치료사가 소개한 후 IW를 좋아했다. 그것은 그가 자신의 좌절감을 털어 놓을 수 있게 했고, 그 길을 걷는 것이 얼마나 어려운 일인지 생각하는 것을 방해했다. 그는 종종 대칭적인 움직임에 갇혀 있고 최소한의 신체 구조 인식을 가지고 있는 것처럼 보였기 때문에 옆으로 걸었다. 몸통의 뻣뻣함은 하지의 움직임과 발을 정렬하고 경로의 CW 및 CCW 곡선 방향을 가리키는 능력을 방해했다. 그는 때때로 중간 위치에서 교차하는 것을 놓쳤지만 물총을 뿜을 기회를 놓치지 않았으며, 때로는 앞치마 대신 치료사를 때렸다. 그는 머리와 몸통을 움직이면서 더 많은 팔 움직임과 눈과 손의 협응력을 얻기 위해 물 권총으로 손을 번갈아가도록 조언 받았다.

두 번의 세션 후 Kevin은 그의 성능이 아직 미숙했지만 크로스 오버 지점을 통과할 수 있었다. 그는 감각, 운동 및 인지 요구가 증가하는 광범위한 IW 활동을 선택하기 시작했다. IW 홈 프로그램은 텔레비전을 보면서 매일 두 번씩 10분 동안 시작됐다. TV 시간이 거의 허용되지 않았기 때문에 이것은 그에게 매우 보람있는 일이었다.

매주 Kevin은 자세 경직성이 더욱 감소하고 리드미컬한 사지 움직임에 수반되는 몸통의 더 큰 회전과 역회전을 보여주었다. 그는 지속적으로 길에 더 가까이 머물렀다. IW 홈 프로그램에 자주 참여하는 것이 대부분의 이익에 영향을 미쳤다. 그는 자신이 만든 플래시 카드에서 단어를 읽는 것을 포함하여 인지적인 IW 활동에 참여하고 싶어했다. 치료사는 정의에 대해 논의하고 단어를 문장에 넣는 등 카드를 조작했다. 그의 이중 언어 조정과 실천이 향상됨에 따라 그는 추론과 의사 소통 기술에 있어 더 유연하고 빠르게 발전했다.

IW를 사용하여 약 2개월간 작업치료를 받은 후 Kevin은 자기 전에 즐거움을 위해 읽기 시작했으며 자원 교사가 읽기에서 한 학년 수준을 올렸다고 보고했다. 그는 볼 기술을 쌓기 시작하기 위해 다른 두 또래와 함께 치료 스포츠 지향 그룹에 가입하기로 결정했다. IW를 통해 그는 자부심을 높이고 이전에 생각했던 목표를 달성할 수 있는 보람있는 길을 찾았다.

섹션 7: 치료적 청취

Section 7 : Therapeutic Listening®

프로그램	감각	접근법	환경
	• 통합 시스템 vs 단일 시스템 • 적용: 능동적 vs 수동적	• 반응적 vs 처방적	• 전통적 vs 비전통적
치료적 청취	• 단일 시스템 • 수동적적	• 처방적	• 전통적

배경 Background

음악 기반 중재의 사용은 1950년대에 Alfred Tomatis 박사가 Tomatis Method의 기초인 전자귀를 만들었을 때부터 시작되었다(Tomatis, 1996). 처음에 Tomatis 박사는 Tomatis Method에서 개발한 청각 통합 교육과 같은 기타 음향 기반 기술로 청각 처리 및 학습 장애가 있는 환자를 치료했으며, 나중에는 자폐아를 치료했다.

1990년대 초, SI에 대해 훈련된 소규모 작업치료사 그룹은 SI 기준 프레임을 기반으로 한 2주 집중 중재 프로토콜에 건전성 기반 접근 방식을 통합하기 시작했다. 이 접근법을 사용하여 처음으로 발표된 사례 연구(Frick & Lawton-Shirley, 1994)는 SI 치료에서 일반적으로 다뤄지는 많은 영역(예: 감각 방어, 중력 불안정 및 실천)에서 유망한 결과를 보여주었다. 참가자들이 중재로부터 혜택을 받는 것처럼 보였지만 몇 가지 장벽이 있었다. 참여에는 오랜 시간과 재정적 자원이 필요했고 클리닉 환경에서 중재가 필요했다. 장벽을 최소화하기 위해 치료적 청취, SI 및 청각 중재에 대한 광범위한 임상 경험을 기반으로 개발되었으며, 특히 다양한 환경에서 대규모 인구를 대상으로 사용되었다(Frick & Hacker, 2001).

이론적 해석 Rationale

Ayres(1972, p. 123)는 전정 시스템이 "다른 모든 감각 입력과의 관계하는 역할을 통일하고 조정하는 것"으로 감각 처리의 핵심 통합 역할을 한다고 하였다. 전정, 시각 및 청각 시스템의 상호작용으로 인해 우리는 3차원 환경에서 사람과 사물을 이동, 탐색 및 참여할 수 있다. 개인이 SI 문제를 경험할 때 청각 시스템과 직접 연결되어있는 전정 시스템은 종종 중재의 대상이 된다.

전정 및 청각 시스템은 해부학적으로나 신경학적으로 밀접하게 연결되어 있다. 두 시스템 모두 내이의 뼈 구조 내에 수용되어 있으며 유체가 채워진 운하에서 움직이는 머리카락과 같은 수용체를 통해 기능한다. 두 시스템 모두 8번째 뇌신경을 공유하여 신경학적 자극을 CNS에 전달한다. 이는 소뇌, 뇌간 및 피질의 여러 교차점에서 경로를 교차하고 정보를 교환한다. Emami와 동료들(2013)이 수행한 연구에서는 고강도 저주파 소리에 대한 반응으로 주머니의 자극을 확인했다. 또한, 구형낭은 소음이 있는 환경에서 청각의 달팽이관을 지원할 수 있다(Emami et al., 2013). 이러한 친밀한 연결로 인해 치료적 청취와 같은 청각적 중재는 업무 수행과 기능의 기초가 되는 감각 처리를 지원하는 것으로 생각된다.

치료적 청취의 핵심 구성 요소는 특수하게 녹음된 음악의 특수 전자 수정으로, 사운드 스펙트럼의 측면을 강조하고, 환경의 가장 중요한 요소에 대한 **정향반응**을 시작한다(그림 18-13 참조). 지향하는 것은 환경 속 새로움에 대한 겉질밑의 움직임이다.

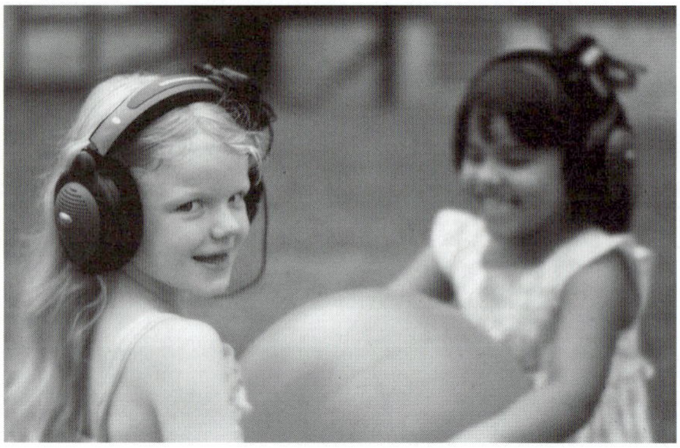

그림 18-13 치료적 청취의 핵심 구성 요소는 환경의 두드러진 특징에 대한 방향 반응을 시작하는 사운드 스펙트럼의 측면을 강조하도록 설계된 특수 전자 수정이다. *Sheila Frick의 사진 제공.*

개인이 참신함을 감지하고 방향을 잡을 때 신체 정지, 고개 돌리기 및 시각적 검색과 같은 특징적인 행동 패턴을 표시한다(Siddle, 1983). 또한 심박수, 호흡, 동공 확장의 생리적 변화를 경험한다(Frick & Young, 2012). 방향성 반응은 궁극적으로 변연계, 망상 형성 및 기타 피질 하 영역의 신경 경로를 통해 자율신경계(ANS)에 영향을 미친다. 방향 지정은 적응형 동작보다 우선한다.

지향하기가 사전 적응 반응이라고 주장하면서, Ayres(1972)는 치료적 청취의 근본적인 가정을 위한 길을 열었다.: 촉진된 지향하기는 적응형 반응에 선행하는 접근 방식으로 중요하다(Wilbarger & Frick, 2011).

치료적 청취의 또 다른 초석인 *리듬*은 특히 신경계의 운동 네트워크에 광범위한 영향을 미치는 것으로 보인다(Bengtsson et al., 2009). Thaut와 동료들(1992)은 음악, 리듬 및 운동 출력 간의 관계를 광범위하게 조사했다. 한 연구에서 그들은 청각 리듬이 신경학적 손상이 있는 개인의 보행 패턴을 즉시 개선한다는 것을 발견했다(Thaut, Kenyon, Schauer, & McIntosh, 1999). 근전도 검사(EMG)를 사용하여, Thaut과 동료들(1992)은 리드미컬한 입력이 운동 유닛 모집 패턴을 촉진한다는 것을 입증했다. 궁극적으로 운동 제어, 조정 및 성능

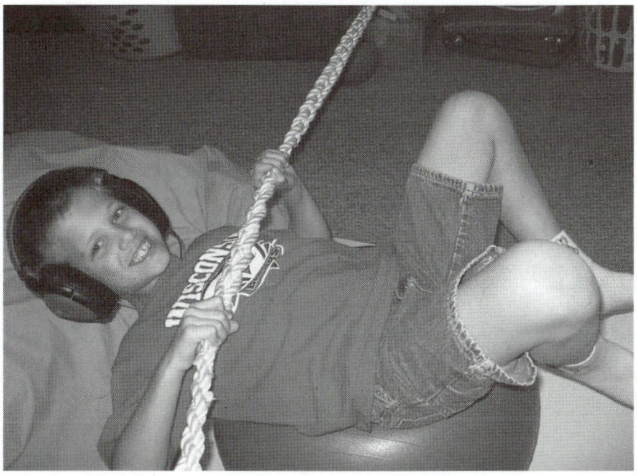

그림 18-14 치료적 청취는 감각통합의 원칙에 따라 중재에 종종 포함되는 건전한 중재이다.
Sheila Frick의 사진 제공.

에 영향을 미친다. 리듬의 유형과 품질은 운동 반응을 동반함으로써 운동 시스템에 영향을 미친다(Thaut & Abiru, 2010). 치료 청취의 음악 리듬은 개인의 요구에 부응하고 표적 치료 결과를 지원하기 위해 특별히 선택된다.

프로그램 설명 Program Description

치료적 청취는 SI 원칙에 기반한 치료적 접근에 종종 포함된 건전한 중재이다(그림 18-14 참조). 치료적 청취 속 녹음된 음악은 개인의 고유한 임상적 경험을 기반으로 선택되고, 다양한 중재 설정 내에서 사용되는 개별화된 중재 진행이 포함된다. 치료적 청취는 리듬을 활용하고 반응 방향을 조정하며, 적응 행동을 지원하도록 정밀하게 설계된 광범위한 음악이 포함된다. 치료 청취 중 아이들은 하루에 두 번씩 30분 동안 듣고 다양한 음악을 순환한다. 치료적 청취는 매우 개인화되어 있으며 참여 기간은 평균 3~6개월이다. 그러나 많은 사람들은 지속적인 감각 식이의 일부로 치료적 청취를 계속 사용한다.

감각통합 및 직업과의 관계
Relationship to Sensory Integration and Occupation

치료적 청취는 적응 반응을 위해 개인을 '준비'시키는 것으로 생각된다. 그러므로 그것은 SI 이론의 원칙에 기반한 중재를 활용하는 치료적 접근 방식 내에서 종종 사용된다. 이러한 공동 상호작용은 직업 참여의 토대로 환경에 대한 조직과 역동적인 참여를 촉진하기 위한 것이다.

초기 작업에서 Ayres(1972)는 청각 시스템과 전정 시스템 간의 관계를 다루었다. 그녀는 향상된 청각 입력의 사용에 대해 직접 논의한 적이 없지만 Ayres의 원래 이론의 확장으로써 치료적 청취를 생각한다. 그러나 치료적 청취가 적절한 상호작용의 요구가 없을 때 사용되면, 순수한 감각 자극을 나타내어 SI의 구조를 벗어난다. 치료사는 일반적으로 일상생활의 활동, 일상생활, 학교 및 직장의 도구 활동 및 기타 직업 영역에 영향을 미치는 아동 요인 및 수행 기술의 변화를 보고한다.

기대 효과 Expected Benefits

치료적 청취를 SI 치료 관점에서 사용하면 감각통합 기능장애가 있는 개인의 효과를 높일 수 있다. 이는 치료 청취와 관련된 광범위한 기능 개선 연구에서 문서화됐다. 2005년에 Vital Links는 치료 청취 훈련을 받은 1,343명의 실무자를 대상으로 국제 설문 조사를 실시했다(Frick & Young, 2012). 실무자들은 주의력, 자기 조절, 감각 조절, 소리 민감도, 감각 방어, 집중력, 에너지 수준, 전환 용이성 및 기분의 개선을 보고했다. *특정* 기능적 이득을 지원하는 것 외에도, 실무자들은 치료적 청취가 *전체*(일반) 목표를 향상시키는 속도를 높인다고 보고했다.

경험적 결과는 실무자들이 관찰한 이득과 일치한다. 치료적 청취의 효과를 조사하는 연구원은 반복

측정, 사전 테스트 및 사후 테스트, 사례 연구, 정성적 현상학적 접근 등 여러 설계를 사용했다. 대부분의 참가자는 발달 장애 또는 감각 처리 문제가 있는 미취학 아동 또는 초등학생이었다. 결과 측정에는 학부모 및 교사 보고서와 표준화된 평가가 모두 포함된다. 연구는 가정과 학교에서 이루어졌다.

Hall and Case-Smith(2007)는 치료적 청취와 발달 장애가 있는 초등학생을 위한 감각식이 요법의 효과를 조사했다. 그들은 "참가자들은 감각 프로필(p.214)에 의해 측정된 바와 같이 [불량한] 감각 처리를 반영한 행동에서 현저한 향상을 보여주었다."라고 보고했다. 그들은 BeeryBuktenica Developmental Test of Visual-Motor Integration(Beery-VMI) 하위 테스트와 필기(아동 필기 평가 도구로 측정)에서 상당한 향상을 보여주었다. 부모들은 또한 주의력, 사회적 상호작용, 전환의 용이함, 자기 인식, 수면, 경청 및 지시 사항 따르기의 향상을 보고했다.

취학 전 인구를 연구하면서 Bazyk 및 동료(2010)는 다양한 학교 성과 영역에서 치료적 청취의 효과를 평가했다.

사전 및 사후 테스트 평가 결과는 시각 운동, 미세 운동, 언어, 비언어적 지능 및 사회적 기술에서 상당한 개선을 보여주었다. 또한 학부모와 교사는 주의력과 의사소통 능력, 지시를 따르는 능력, 그룹 활동에 참여하고 일상생활의 완전한 활동에서 상당한 진전을 보고했다.

Wink, McKeown, Casey(2017)는 감각 처리 장애가 있는 자녀를 위한 가정 프로그램의 일부로 부모의 경험과 치료적 듣기 사용에 대한 인상을 조사하는 질적 연구를 수행했다. 학부모 인터뷰에서 얻은 결과를 기록하고 핵심 주제에 대해 분석했다. 연구자들은 치료적 청취에 따라 자녀의 불안과 고통 수준 감소; 모든 부모는 자녀가 "차분한" 사람임을 인정하고 그에 따른 가정생활의 개선과 일상생활 및 사회적 상호작용의 참여에 주목하는 것과 같은 중요한 하위 주제를 식별했다. 현재 연구는 치료적 청취에 대한 예비 지원을 제공한다. 그러나 그 효과를 검증하고 더 많은 인구에서 사용을 지원하려면 엄격한 연구가 필요하다. 향후 연구에는 연령과 진단 또는 어려움이 다른 대조군과 더 큰 표본이 포함되어야 한다. Hall and Case Smith(2007, pp. 214-215)는 다음과 같이 썼다. "[치료적 청취의 강력한 효과를 행동에 대한], 향후 연구에 추가 조치를 통합해야 한다."

대상 인구 Target Populations

치료적 청취는 2세 이상의 아동에게 가장 자주 사용된다. 그러나 적응된 프로토콜을 사용하는 훈련된 제공자가 모니터링하는 경우(즉, 변조된 음악이 헤드폰을 통해 재생되지 않는다.) 치료 청취는 2세 미만의 아동에게 적합할 수 있다.

다양한 어려움이나 진단이 있는 개인은 치료적 청취를 통해 혜택을 받을 수 있다. 대부분의 경우 아동은 감각(예: 소리, 촉각)에 대한 비정상적인 반응, 주의력 부족 및 각성 조절, 지시를 따르는 어려움, 일상적인 변화에 대한 전환 또는 처리 능력 부족, 잘못된 타이밍 및 동작 순서, 또래와의 상호작용의 어려움을 나타낸다. 일반적인 임상 진단에는 감각통합 기능장애, ASD 및 ADHD가 포함된다. 치료적 청취는 청각 유발 발작이나 정신 분열증이 있는 개인에게는 금기시된다.

권장 또는 필수 교육 Training Recommended or Required

치료적 청취를 구현하기 전에 치료사는 평생 교육 회사인 Vital Links(Vital Links, 608-270-5424, www.vitallinks.com)를 통해 제공되는 "전신으로 듣기"라는 기본 교육 과정을 완료해야 한다. 2일 기본 과정을 넘어서는 지속적인 멘토링과 교육이 권장된다. 치료 청취에 필요한 변조된 음악 및 특수 헤드폰은 2일간의 기본 교육(Vital Sounds, 6613 Seybold Rd., Suite E, Madison, Wisconsin 53719, www.vitalsounds.com)을 완료한 후 Vital Sounds를 통해 구입할 수 있다.

사례 연구 ■ CHRISTOPHER

Christopher는 5세 때 감각처리에 대한 어려움으로 인해 가정과 지역 사회에 참여하는 것에 어려움을 보였다. 이러한 어려움에는 열악한 정서 조절, 움직임에 대한 불안 및 중력 불안정, 감각 입력에 대한 방어 반응이 포함됐다.

Christopher는 정서적 조절에 엄청난 어려움을 나타냈다. 그의 어머니는 그의 "멜트 다운"이 몇 시간 동안 지속되고 매일 최대 세 번 발생한다고 설명했다. Christopher가 고양된 감정 상태에 도달하면 그를 진정시키는 것이 극도로 어려웠다. 이러한 통제 문제는 Christopher의 삶에 영향을 미치고 그가 사회 활동에 참석하지 못하게 했다.

Christopher는 또한 중력적 불안정을 보여주었고, 그 결과 발이 땅에서 떨어져 있거나 레벨을 변경해야 하는 활동(예: 계단, 에스컬레이터 및 놀이터 등반 장비)에 대한 심각한 불안을 초래했다. 생일 파티에서 Christopher는 친구를 따라 사다리를 올라갔다. 세 다리를 오르자 그는 다리의 꼭대기에서 비명을 지르기 시작했다. 그는 두려움에 꽁꽁 얼어붙어서 어머니가 한 번에 한 다리씩 사다리에서 그를 육체적으로 도와야 했다.

Christopher는 또한 옷입기, 목욕, 식사에 영향을 미치는 촉각적 방어력을 보여주었다. 그는 머리카락이나 얼굴을 씻는 것을 좋아하지 않았고 그의 옷이 "맞는 것"을 요구했다. Christopher는 질감에 대해 매우 고집했다. 그는 풀이나 모래를 만지는 것을 피하고 특정 신발만 견딜 수 있었으며, 한 브랜드의 양말만 신었다. Christopher는 또한 매우 까다로운 음식을 먹었고 극도로 제한된 식단을 가졌다. 어느 날 저녁 Christopher는 저녁 식사를 즐기지 않았을 때 눈물을 흘리며 방으로 달려갔다. 그는 몇 시간 동안이나 진정하지 못했다.

Christopher의 감각 방어력은 소리에 대한 반응으로도 입증됐다. 차를 탈 때 그는 다이얼을 조절해야만 라디오 볼륨을 높이는 것을 견딜 수 있었다. 그의 어머니가 볼륨을 조절하면 Christopher는 짜증을 냈다. 가족은 공항 근처에 살았기 때문에 비행기가 위에서 날아다니는 소리를 자주 들었는데, 그럴 때마다 Christopher는 극도로 화가 나서 귀를 빠르게 막아 소리를 줄였다. 그는 또한 잔디 깎는 기계와 같은 저주파 소리에 괴로워했다.

보고된 기능적 문제 외에도 임상 관찰 결과 감각처리의 어려움이 드러났다. 처음에 Christopher의 자세 및 안구 기술은 정상 범위 내에서 나타났다. 그러나 그는 숨을 멈추고 운동장애에 대응하여 몸을 뻣뻣하게 하여 약간의 어려움을 시사했다.

치료적 청취는 중력 불안정 및 감각 방어와 관련된 불안을 줄이는 데 필수적임이 입증됐다. 치료적 청취를 경험하는 동안 Christopher는 강한 지향적 반응을 보였다. 그의 몸은 매우 조용하고 고요 해졌고 숨이 깊어졌다. 이 정향 반응은 크리스토퍼가 이전에 도전적인 활동을 정복하고 활동의 신체적, 정서적 요구를 충족시키기 위해 자신의 각성을 더 잘 조절할 수 있었기 때문에 클리닉에서 뒤 따르는 활동을 준비하는 것처럼 보였다.

Christopher는 클리닉과 집에서 3개월 동안 격주로 치료를 받았다. 처음에는 치료적 청취를 그의 홈 프로그램으로 구성했다. 시간이 지나면서 윌버거 감각 압력 프로그램과 정확한 전정계 활동이 추가됐다. 마지막 세션에서 Christopher는 최근에 지역 워터 파크의 거대한 미끄럼틀을 타고 지역 철물점에서 거대한 사다리를 올라갈 수 있었던 방법을 흥미롭게 발표했다. 크리스토퍼의 폭발적인 울화는 그쳤다. 클리닉에서 보낸 시간에 대해 이야기 할 때 Christopher는 자신의 경험을 "마술적"이라고 설명했다.

섹션 8: 감각통합치료의 빨기/삼키기/숨쉬기 동기성 전략

Section 8: Applying Suck/Swallow/Breathe Synchrony Strategies to Sensory Integration Therapy

프로그램	감각	접근법	환경
	• 통합 시스템 vs 단일 시스템 • 적용: 능동적 vs 수동적	• 반응적 vs 처방적	• 전통적 vs 비전통적 (또는 둘 다)
빨기/삼키기/숨쉬기	• 통합적 • 능동적	• 처방적	• 둘 다

배경 Background

1970년대 후반 Patti Oetter는 다운 증후군을 앓고 있는 3세 소년 Phillip을 진료했다. 그녀가 맡은 다른 많은 아동들과 마찬가지로 Phillip은 전정, 양치, 안구 관련 문제 및 구강 운동 문제; 호흡 패턴의 깊이, 속도 및 리듬의 불규칙성이 나타났다. 필립은 전정 및 자세 결과를 변경하고 전정 기반 활동 중에 빨고, 물고, 씹는 것과 같은 그의 기능을 지원하는 보상 전략으로 호흡을 사용하였다. Patti는 이 흥미로운 행동을 Ayres 박사와 논의했고 Ayres는 Patti에게 "감각통합의 자리"이기 때문에 빨기/삼키기/숨쉬기의 동기성(SSB)을 계속 연구하라고 말했다(Ayres, AJ, 개인의견). Patti는 그 조언을 받아들였고 여러 동료들과 협력하여 개선을 보았다.

이론적 해석 Rationale

SSB 동기성의 생존 특성과 유아기에 SSB 시너지 행동으로 인해 SSB는 배아 발달부터 평생 동안 광범위하게 연구됐다. SSB 시너지 개발의 중요성은 다음을 포함하여 광범위하게 연구되었다.

- 자기 조절을 위한 비영양성 빨기 사용(Pickler, Frankel, Walsh, & Thompson, 1996)
- 섭식하는 동안 형성되는 사회적 발전을 위한 유대감(Montegue, 1986)
- 안구–운동 조정(Kalnins & Bruner, 1973); 삼차 신경과 안면 신경을 통해 내이 속 등골 근과 고막장근의 소리 회복; SSB 시너지 사용이 뇌간 기능과 통합됨에 따라 발전하는 목 및 머리 제어(Barlow, 2009)
- 입과 손의 기능(Gentilucci & Campione, 2011; Rochat, 1993)

얼굴과 입은 신체에서 가장 감각이 풍부한 부분이다. 발달 전반에 걸친 SSB 영향에 대한 증거는 빨기, 삼키기 및 호흡의 구성 요소가 동시에, 리드미컬하며, 독립적으로 작동함을 보여주는 관찰 및 신경해부학적 연구를 통해 추론할 수 있다. 뇌신경의 절반은 구강 감각 운동 및 호흡 기능(CN V, VII, IX, X, XI, XII)과 관련된다. 이러한 뇌신경을 통해 이동하는 복잡한 정보는 신경계 전체의 수많은 구조와 연결된다. 여기에는 두개골 및 척수 신경, 수질, 폰, 뇌간, 소뇌, 시상 및 대뇌 반구가 포함된다. 이러한 신경-논리적 연결은 SSB 및 개발의 여러 측면을 뒷받침한다(SSB 모델 참조; 그림 18-15).

기능적 사용을 통해 근육 시너지로 진화하는 SSB 동기성 기능은 해부학적, 신경학적, 생체역학적으로 삶과 인간 발달의 여러 측면에서 직·간접적인 영향을 미친다. 그림 18-15에서 알 수 있듯이 영향은 선형도 아니고 상호 배타적도 아니다. 상호 관계는 또한 SSB 또는 특정 구성 요소를 지정하여 외부 링에 영향을 줄 수 있음을 나타낸다. 예를 들어, SSB 전략을 사용한 자기 조절(예: 빨대 빨기 또는 펜 탑 씹기)을 사용하여 각성을 최적의 범위로 가져오는 것은 참여, 자세 및 운동 조직, 음성 및 조음(즉, 첫 번째 고리 – 자세 또는 심리 사회적 기능, 두 번째 고리 – 시각 또는 의사소통, 세 번째 고리 – 주의, 자세 메커니즘, 사회적 정서 발달, 언어)에 영향을 미칠

물고 / 삼키고 / 숨쉬는 협응의 발달 관계

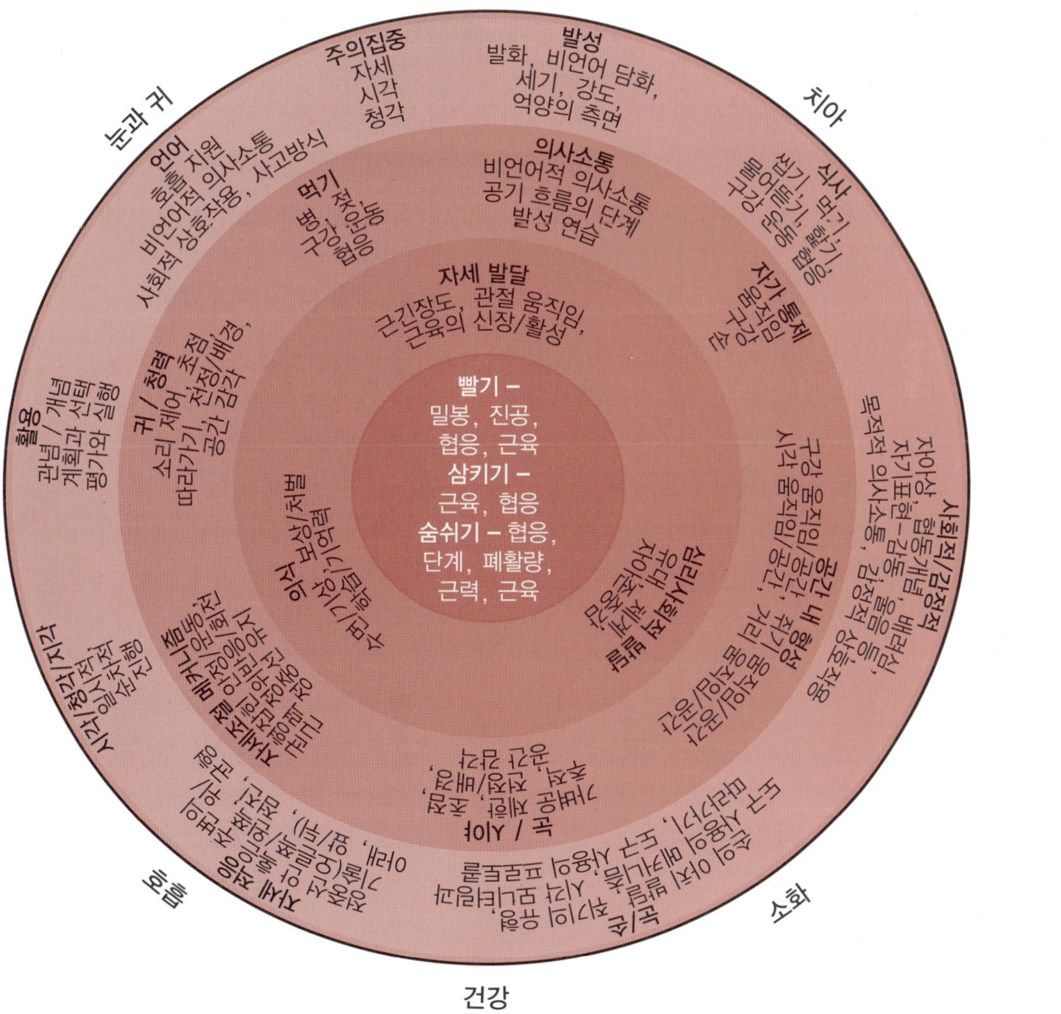

그림 18-15 빨기 / 삼키기 / 숨쉬기 모델.
출처: MORE: Oetter, Richter, & Frick(1993)의 입의 감각과 자세 기능의 통합.

수 있다.

각 구성 요소가 개발되고 개선됨에 따라 해당 개선 사항은 다른 구성 요소의 개발 및 정교화에 기여한다. 개발 초기에 빨기, 갉아먹기, 울기, 숨 쉬기는 시너지 효과에 영향을 줄 수 있는 유일한 구강 운동 또는 호흡 기술이었다. 나중에는 물기, 씹기, 씹고 핥기, 빨기, 밀봉하기, 진공 청소기처럼 삼키기 등 시너지를 활성화하는 방법이 추가된다.

Ayres 박사는 다음과 같이 썼다. "다양한 자극으로부터 감각 입력을 받는 모든 주요 신경 구조는 나머지 뇌에 광범위하게 영향을 미치기 쉽다. 입력의 다양성은 일반적으로 입력의 수렴을 의미하므로 입력의 통합을 의미한다. 뇌간과 시상은 이러한 원리의 좋은 예이다."(Ayres, 1973,p. 82). SSB의 영향은 Ayres의 진술의 탁월한 예이다. 다음 조치를 고려해야 한다. 수유 중인 아기가 위를 올려다보면 내이의 근육이 수축하여 사람의 목소리를 준비한다. 겉보기에 단순해 보이는 이 행위는 12개의 뇌신경 모두의 대규모 통합을 필요로 한다(Brownlee & Watson, 1997).

SSB 시너지는 뇌와 척수 구조 전반에 걸쳐 광범위하게 통합되어 있기 때문에, 우리의 모델은 조절, 자세 조절, 실행 등을 포함하여 감각통합 장애가 있는 아동에게 공통적인 많은 영역에 영향을 미친다. 기능의 위치 측면에서는 신경학, 근육 및 구조가 둘 다 동일하기 때문에 자세의 결함은 호흡의 동시 결함과 연관된다(반대의 경우도 마찬가지). 이것은 SSB가 자세 기능장애가 있는 아동에게 고려되어야 한다.

프로그램 설명 Program Description

원래 MORE는 SSB의 결함을 해결하기 위해 구강 운동 활동의 등급을 지정하는 데 사용되는 치료 원리 이름이다. 두문자어의 각 문자는 치료에서 다루는 영역을 반영한다: M은 운동, O는 경구, R은 호흡기, E는 눈(즉, 시각)이다. 이러한 치료 원리를 빨기/삼키기/숨쉬기의 동기성이라고 하며, MORE는 여전히 널리 사용되고 있다.

전형적인 SSB 기능과 비정형적인 SSB 기능 모두에 대한 연구와 임상 관찰은 중재에 포함시킬 신중한 전략을 불러일으켰다. 이러한 전략은 다음 원칙을 기반으로 한다:

- 빨기는 발달을 지원하는 데 사용하고, 근육 시너지를 활성화하기 위해 구강 봉인과 진공을 생성하는 능력이 필요하다.
- 제어는 근위부에서 원위부로, 그리고 모델의 중앙 링에서 외부 링으로 진행된다(그림 18-15).
- 치료 활동 중에 아동은 구강 입력을 가하고, 외륜 부위에서 향상된 기술을 보여준다. 아동은 주기적으로 SSB 전략(가운데)으로 돌아가 바깥쪽 고리에서의 활동을 지원하고 유지해야 한다. 즉, 단일 세션 동안 성능의 질과 지구력이 향상되고, 시간이 지남에 따라 질과 지구력이 더 적은 강도와 중심 복귀 빈도로 향상된다.
- 고정된 근육을 풀고 턱, 혀, 뺨, 입술, 목, 어깨 거들 및 횡경막의 안정성 또는 이동성을 활성화하려면 수동 중재가 필요할 수 있다.
- SSB 전략은 식사, 자기 조절, 탐색, 표정 및 발성(외부 고리 참조)과 같은 기능적 결과와 통합되어야 한다.
- 빨고, 물고, 씹는 것도 안면 근육계를 활성화하고 혀, 턱 및 뺨 고유감각을 통해 자기 조절을 촉진하기 위해 해결되어야 한다.
- 호흡은 자동이지만 제어할 수도 있다. 변경하기 쉽지만 변경을 유지하려면 반복적이고 기능적인 사용이 필요하다. 목표는 폐와 흉곽이 3차원 확장이 가능하고 횡경막이 주어진 작업의 요구에 적합한 호흡 등급을 지정할 수 있는지 확인하는 것이다(Massery, 2012).

빨거나 씹는 일반적인 활동은 다음과 같다:

- 다양한 크기의 빨대, 튜브, 젖병 젖꼭지 또는 스포츠병을 사용한다(그림 18-16).
- 크기, 모양, 맛 또는 질감이 다른 물건을 빨거나 탐색한다(예: 레드 핫, 달콤한 타르트, 레몬 방울, 신 음료 및 탄산음료).
- 프레즐, 아이스 칩 또는 팝콘과 같은 물건을 물거나 오독오독 씹는다.
- 턱과 목 근육을 연결할 수 있도록 물거나 잡아당긴다(예: 감초, 튜브, 구강 씹기, 육포 또는 과일 롤업).
- 저항을 위해 껌(신선하거나 오래된)을 제공할 수 있다. 일반(즉, 설탕 포함) 껌은 초기 저항력을 제공한 다음 부드러워져서 근육이 처음에 활성화되도록 한다. 무설탕 껌은 반대로 작용한다. 씹기가 계속됨에 따라 처음에는 추가 저항으로 부드럽게 된다.

최적의 호흡 기능(따라서 자세)을 지원하기 위한 일반적인 중새 선략에는 다음이 포함될 수 있다:

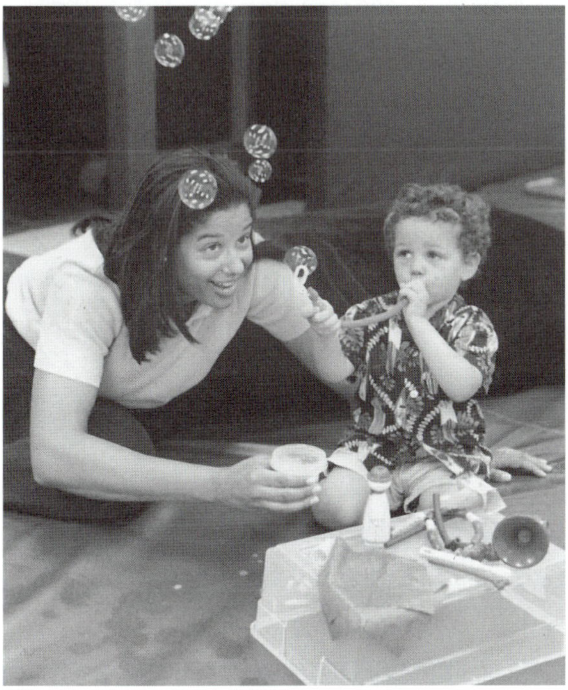

그림 18-16 긴 빨대를 통해 거품을 분다. *Shay McAtee의 사진 제공.*

- 불거나 숨을 들이쉬기 - 빨대, 튜브, 참신한 장난감 또는 거품
- 소리 재생을 통한 발성하기 - 허밍, 동물 소리
- 턱, 혀, 뺨, 몸통, 어깨거들 및 횡경막의 고정된 근육을 풀어주는 수동 기술

SSB 개념 및 전략은 감각 및 운동 처리 및 발달을 개선하기 위한 다른 많은 기술과 함께 아동의 치료 프로그램에 통합된다. 구강 운동 활동은 아동과 성인이 구강 운동 자기 조절을 위해 입에 자주 넣는 장난감과 물건을 가지고 놀뿐만 아니라 식사와 간식에 포함될 수 있다.

감각통합 및 직업과의 관계 Relationship to Sensory Integration and Occupation

SSB 장애가 있는 아동은 종종 감각통합, 특히 자세, 기능장애가 있다. 따라서 중재 원칙은 종종 감각통합 치료에 포함된다. SSB 동시성에 대한 작업에는 맛, 질감 및 온도, 모양에 대한 아동 주도의 구두 탐색과 호흡(휘파람과 불기)을 가지고 노는 것이 포함된다. 심도, 속도 및 호흡 사용(자세 근육)과 관련된 호흡 기능의 추가 실습 촉진도 사용할 수 있다. 추가 치료 목표에는 구강 운동 또는 식사 기술, 자기 조절 및 움직임이 포함될 수 있다.

기대 효과 Expected Benefits

SSB 전략 사용의 이점은 저자의 오랜 경험을 기반으로 한다. 임상 보고서를 검증하려면 SSB 전략의 효과를 테스트하기 위한 엄격한 연구가 필요하다.

SSB 시너지는 규제를 지원하고, 주의력을 높이거나 유지하고, 주의를 집중하고, 자세를 지원하고, 의사 소통을 강화하고, 숙련된 동작을 수행하고, "파

워" 작업을 가능하게 하는 안정성을 증진시킨다 (Frick, Frick, Oetter 및 Richter, 1996). 따라서 SSB 활동의 몇 가지 이점은 다음과 같다:

- 저항하는 빨기는 밀착작업을 위한 시각적 초점을 향상시킬 수 있으며, 조직화할 수도 있다. 근육계를 강화하면 식사, 언어 생성(조음) 및 표정이 향상된다.
- 씹는 것은 작업에 대한 주의력, 머리와 목근육의 힘과 코어 활성화, 원위제어를 위한 어깨 및 골반 안정성(예: 손 기능, 등반, 축구공 차기 등)을 증가시킬 수 있다(Allen & Smith, 2012).
- 작업에 따라 심도 및 호흡 속도를 변경하는 능력인 단계별 호흡은 일반적인 수면 패턴, 신체 활동, 언어 및 비언어적 의사 소통, 주의력, 자기 조절 및 주의력을 지원한다.
- 빨기와 불기는 시각적 추적 및 조절을 지원하고, 다양한 초점 거리에서 양안 초점을 개선하고, 관절 및 감정 표현을 위한 안면 근육을 활성화하며, 자세를 위한 핵심 근력을 증가시키는 등의 작업을 할 수 있다(Kolar et al., 2012; Massery, 2012).
- 빨고, 불고, 물고, 아작아작 씹고, 아삭아삭 씹고, 씹는 것은 외안근과 내이근육의 더 나은 제어와 기능을 촉진한다. 이 근육은 줄무늬가 있으므로 신체 전체에 사용되는 것과 동일한 근육 발달 원리를 사용하여 치료할 수 있다.

대상 인구 Target Populations

SSB 전략은 일상생활의 정상적인 부분이며, 우리 대부분은 다양한 기능적 작업을 지원하기 위해 일부분을 수정한다(그림 18-17 참조; Frick et al., 1996). 또한 아동과 성인은 SSB 기능에 어려움이 있으며, 일반적으로 발달, 감각통합, 근골격 또는 신경기능에 장애가 있는 사람들은 이 중재로부터 혜택을 받을 수 있다.

권장 또는 필수 교육 Training Recommended or Required

중요한 것은 구강 운동 및 호흡 기능이 뇌신경 기능에 의존하기 때문에, 뇌신경 구조, 관련 경로 및 CNS의 다른 영역과의 통합에 대한 지식은 감각 운동 발달 및 SI 처리에 영향을 미치는 복잡한 상호작용을 이해하는 데 중요하다는 것이다(무어, 1990; Oetter, Richter, & Frick, 1993; Saladin, 2018).

MORE 프로그램과 SSB 동시성 전략을 사용하기 위해 공식적인 훈련이 필요하지는 않지만, 치료사는 효과적인 중재를 목표로 하고 실행하기 위해 또는 중재 원리와 기술에 대한 이해를 개발하기 위해 SSB에 대한 지속적인 교육이 필요할 수 있다. 책인 '*MORE: 구강의 감각 및 자세 기능과 통합*(Oetter, Richter 및 Frick, 1993)'과 *DVD*인 '*MORE*(Oetter & Richter, 2004)'은 SSB 기능장애를 식별하고 개선하기 위한 광범위한 제안을 제공한다. 이러한 자료는 https://www.allmusic.com/artist/pileated-press-mn0003010174에서 찾을 수 있다. 등급별 호흡을 촉진하는 데 사용되는 휘파람과 장난감은 www.sensory-tools.net 및 기타 소아 치료 공급업체에서 구할 수 있다. 코스에 대한 정보는 www.eileenrichter.com 및 www.patriciaoetter.com.에서 찾을 수 있다.

사례 연구 ■ ELISHA

Elisha는 6년 9개월 된 소녀이다. 우리는 작업치료사에게 친숙한 SSB 동기성을 촉진하기 위한 활동을 통해 감각 방어력이 감소하고 언어가 증가하며 연습이 향상되고 특히 놀이에서 작업 수행이 증가한 결과를 보인 해당 사례를 선택했다.

Elisha의 엄마는 Elisha가 놀라운 임신으로 임기

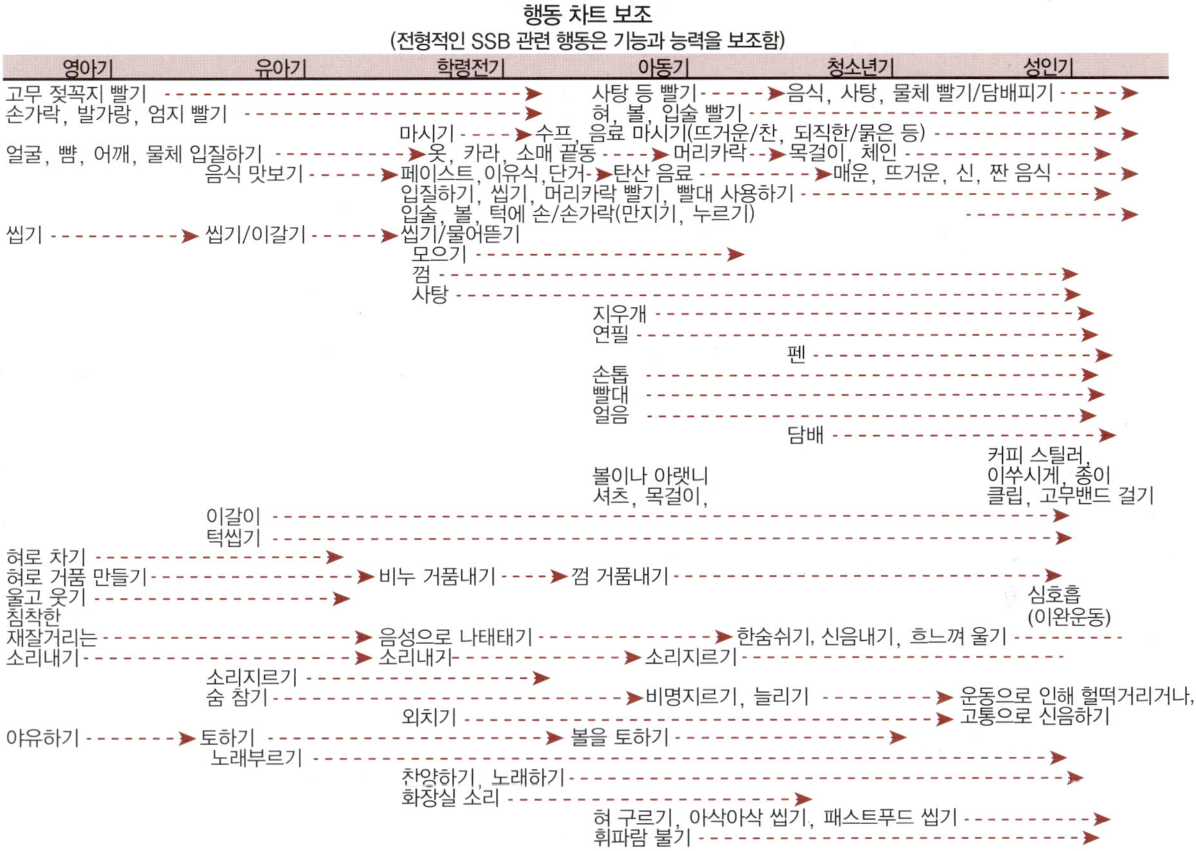

그림 18-17 일반적인 개발에서 SSB 기능 간의 관계. 갓난 아이의 입을 통한 입의 발달적 중요성 발견. Frick, Frick, Oetter, & Richter(1996).

만에 출산했다고 보고했다. 초기에 엘리사는 젖을 뗄 때까지 계속해서 가슴에 붙이는 데 어려움을 겪어 8개월만에 음료잔으로 바꿨다. Elisha가 유치원 1학년에 들어가자 그녀의 교사들은 그녀의 언어 구성과 말하기 능력에 대해 걱정했다. 또한 그녀의 운동 능력은 약간 어색했고 종종 놀이터에서 미끄럼틀, 사다리타기, 그네를 피했으며, 또래와의 상호작용도 미미했다.

그녀에게서 발견된 일차적 문제점은 심한 감각 방어, 매우 높은 입천장, 매우 약하고 부정맥성 빨기이다. 또한 Elisha는 SSB 동기화 및 시너지가 좋지 않았다. 그녀의 턱은 수축되고 고정되어 이동을 제한했다. 엘리사는 뺨이 수축되어 항상 "미소"를 보였고 입술을 닫아 숟가락으로 내용물을 빨거나 음순 소리를 낼 수 없었다(p, b, m). Elisha의 음식 선호도는 제한적이었다.

엘리사는 정상적인 근긴장도가 낮았다. 추가적인 자세 문제로는 머리와 목 정렬 불량(앞으로 뻗어진 머리), 손의 발달을 보조하지 않는 고정된 어깨 거들, 높고 단단한 흉곽으로 인한 활동 수준에 관계없이 빠르고 얕은 호흡 패턴, 그리고 "고정된" 몸통 및 횡경막이 있었고, 이는 숙련된 눈과 손의 조정이 필요한 총 운동 활동 및 활동에서 나타났다. Elisha는 또한 양안 시력에 문제가 있어서 근거리와 먼 물체를 모두 보기가 어려웠다.

구두, 미세 및 심한 운동 활동과 관련하여 Elisha는 문제 해결이나 연습, 머리 아래로 또는 뒷공간을 필요로 하는 모든 활동은 물론 그네나 사다리타기를 피했다.

통합 작업치료 프로그램을 통해 우리는 집중적인 블록으로 Elisha와 함께 일했다. 5일 연속으로 2시간 30분 동안 다각적인 접근 방식을 사용했다. SSB 동시성 전략이 중재의 중요한 부분이었지만 우리는 또한 윌버거의 감각입력 프로토콜(매 2시간), 치료적 성취, ATP(이 챕터에서 더 많은 설명을 볼 수 있음)을 사용했다. 우리는 감각 방어와 SSB 문제를 먼저 해결하기로 결정했으며, 이러한 문제를 줄이면 다른 치료법이 Elisha의 자세 및 실제 발달에 더 깊은 영향을 미칠 수 있다고 믿었다.

핵심 긴장도를 해결하기 위해 SSB 활동을 구현했다. 모든 활동에 대한 호흡 패턴 및 호흡 지원하였는데, 이는 빨기, 입질하기, 먹기 문제부터 횡경막, 늑골 및 어깨 거들 고정, 또한 감각통합 중재 및 언급된 다른 프로그램과 보다 전통적으로 관련된 활동을 포함시켰다. SSB 전략과 SI 활동을 매일 설명했다.

첫째 날

- 턱, 목, 어깨 거들, 척추, 횡경막 및 골반 거들 주변의 결합 조직을 해제하는 SSB 활동; 예를 들어, 물고 잡아당겨 목을 늘이고 턱을 정렬하고, 시큼하거나 차갑고 두꺼운 스무디를 빨고 더 체계적인 혀 움직임과 윗몸통 공동 수축을 생성하거나 다트를 불어 숨의 깊이와 속도 옵션을 증가시킨다.

둘째 날

- 지속적인 결합 조직 방출이 발생한다.
- 물기 또는 잡아당김, 저항성 빨기 및 부드러운 씹기를 강조하는 SSB 활동; 예를 들어, 쫄깃한 튜브, 운동용 튜브 또는 “쫄깃한 목걸이”를 물거나 잡아당기고, 두껍고 강렬한 맛의 액체를 빨대(사과 소스, 바나나 또는 요구르트로 두껍게 함)로 빨아들인다. 모든 활동은 그녀가 선호하는 맛의 강도로 선택됐다. 예를 들어, 레몬, 크랜베리, 자몽껌 또는 주스이다.
- SSB 활동에 이어 2일차의 마지막 부분에서 Elisha는 경사로 등반을 선택하여 클라우드 스윙에 뛰어 들었다(4방향 쉐리 스트레치 ‘5×9’ 시트 6층). Lycra에서 그녀는 강하게 휘두르고 튀기를 원했다. 이 활동을 여러번 반복하면서 그녀는 웃으면서 경험에 대해 이야기하기 시작했다.

둘째 날 중재 후 Elisha의 부모는 집으로 가는 내내 수다를 떨며 그녀가 보고있던 창밖에 대해 많은 질문을 했다고 보고했다. 이것은 Elisha가 차 안에서 말하지 않았던 새로운 행동이었고, 엄마도 할머니도 Elisha가 질문을 했던 것을 기억할 수 없었다. 그들은 또한 그녀의 표현과 언어의 구성이 눈에 띄게 향상되었다고 보고했다.

셋째 날

- ATP를 도입했다(이 장의 섹션 5 참조).
- 감각식이요법은 계속되고 확장되어 다음을 포함한다.
  - 빨기, 불기, 물기(예: 휘파람, 거품 및 빨대 사용).
  - 간식 시간에 우리는 강렬한 풍미와 다양한 질감 및 저항력이 있는 음식을 제공했다.
- 입과 뺨 마사지는 그녀의 턱, 뺨 및 입술의 조임을 도와준다.

넷째 날과 다섯째

- Elisha는 자세와 연습에 도전하는 자신의 활동을 만들었다. 그녀는 SSB와 관련된 활동(예: 휘파람, 카추 및 노래)을 통합했다.

4일차 중재 이후 넉넉하고 자연스러운 미소로 “안개가 떴다!”라고 한 Elisha의 발언은 모든 것을 말해주었다. 그녀의 아버지는 그녀가 정말 기쁨으로 노는 모습을 본 적이 없다고 말했다.

매주 및 매월 전화 상담을 통해 Elisha의 가족은 SSB 구강 및 호흡 활동과 뺨 마사지는 물론 치료적 청취 및 우주 비행사 훈련 프로그램이 포함된 일일 가정 프로그램을 구현했다. 또한 우리는 그녀의 학교에 있는 언어병리학자(SLP) 선생님을 지도했다. Elisha는 3개월과 6개월에 2일 동안 두 번의 "조율"에 참여하여 작업치료를 마쳤다.

요약 및 결론 Summary and Conclusions

이 장에 설명된 8개의 프로그램은 SI 이론의 원리에 기반한 중재를 보완하기 위해 작업치료 실무자가 사용하는 광범위한 도구의 예시를 나타낸다. 이는 모두 SI 이론을 보완하며, 일부는 다른 것보다 더 밀접하게 연관되어 있다. 이 장은 이러한 프로그램에 대한 보증을 나타내지 않는다. 우리의 의도는 독자들에게 사용 가능한 일부 프로그램에 대해 알려주고, 더 많은 정보를 제공하며, 독자들에게 이러한 영역에서 경험적 연구를 추구하는 데 관심을 심어주는 것이다.

어디에서 자료를 더 찾을 수 있는가?
Where Can I Find More?

Dimitrijević, L., Aleksandrović, M., Madić, D., Okičić, T., Radovanović, D., & Daly, D. (2012). The effect of aquatic intervention on the gross motor function and aquatic skills in children with cerebral palsy. *Journal of Human Kinetics, 32,* 167–174. doi:10.2478/v10078-012-0033-5

Gjesing, G. (1997, autumn). Water activities: Purposeful therapy for children with special educational needs. *Newsletter of the National Association of Paediatric Occupational Therapists.* London, UK: Oxford Information.

Gjesing, G. (1998, spring). Water activities as an OT intervention for children (and adults) with physical and/or mental disabilities. *Newsletter of the Aquatic Therapy Network for Occupational Therapists.* Available from A.T.N., 2424 Hirst Terrace, Haverton, PA 19083-1417.

Gjesing, G. (2013). *Reflections on promoting activity, participation, playfulness and sensory integration through water-based intervention—a contribution to water-based intervention from an occupational therapist perspective* (2nd ed.). Unpublished paper, see https://www.gjesing-haderslev.dk

Lepore, M., Gayle, G. W., & Stevens, S. F. (2007). *Adapted aquatics programming: A professional guide* (2nd ed.). Champaign, IL: Human Kinetics.

Salzman, A., & Tvrdy, J. (2009). *Aquatic sensory integration for the paediatric therapist.* Retrieved from www.aquaticnet.com

Shaw, S., & D'Angour, A. (2001). *The art of swimming.* London, UK: Ashgrove Publishing/Hollydata Publishers LTD.

참고문헌

감각 방어를 치료하는 Wilbarger 접근법

Ayres, A. J. (1972). *Sensory integration and learning disorders.* Los Angeles, CA: Western Psychological Services.

Ayres, A. J. (1979). *Sensory integration and the child.* Los Angeles, CA: Western Psychological Services.

Bhopti, A., & Brown, T. (2013). Examining the Wilbargers' deep pressure and proprioceptive technique for treating children with sensory defensiveness using a multiple-single-case study approach. *Journal of Occupational Therapy, Schools, & Early Intervention, 6*(2), 108–130.

Chapparo, C., & Mora, L. (2011). Use of a sensory protocol by parents of children with intellectual disability and sensory defensiveness to achieve functional and behavioural goals: A randomised controlled study. *Australian Occupational Therapy Journal, 58*(Suppl. 1), 51–104.

Davis, T. N., Durand, S., & Chan, J. M. (2011). The effects of a brushing procedure on stereotypical behavior. *Research in Autism Spectrum Disorders, 5,* 1053–1058. doi:10.1016/j.rasd.2010.11.011

Deer, T. R., & Leong, M. S. (Eds.). (2012). *Comprehensive treatment of chronic pain by medical, interventional, and integrative approaches: Textbook on patient management.* New York, NY: Springer.

Dunn, W. (2014). *Sensory Profile-2 manual.* San Antonio, TX: (Pearson) Psychological Corporation.

Emami, S.F., Pourbakht, A., Daneshi, A., Sheykholeslami, K., Emamjome, H., & Kamali, M. (2013). Sound sensitivity of the saccule for low frequencies in healthy adults. *IRSN Otolaryngology,* http://dx.doi.org/10.1155/2013/429680

Field, T. (2010). Touch for socio-emotional and physical well-being: A review. *Developmental Review, 30*(4), 367–383. doi:10.1016/j.dr.2011.01.001

Field, T. (2011). Massage therapy: A review of recent research. In M. Hertenstein & S. Weiss (Eds.), *The handbook of touch: Neuroscience, behavioral, and health perspectives* (pp. 455–468). New York, NY: Springer.

Frick, S. M., & Young, S. R. (2009). *Listening with the whole body: Clinical concepts and treatment guides for Therapeutic Listening®.* Madison, WI: Vital Links.

Hertenstein, M., & Weiss, S. (Eds.). (2011). *The handbook of touch: Neuroscience, behavioral, and health perspectives.* New York, NY: Springer.

Kimball, J. G., Lynch, K. M., Stewart, K. C., Williams, N. E., Thomas, M. A., & Atwood, K. D. (2007). Using salivary cortisol to measure the effects of a Wilbarger protocol-based procedure on sympathetic arousal: A pilot study. *American Journal of Occupational Therapy, 61*(4), 406–413.

Kinnealey, M., Oliver, B., & Wilbarger, P. (1995). A phenomenological study of sensory defensiveness in adults. *American Journal of Occupational Therapy, 49*(5), 444–451.

LeDoux, J. (1996). *The emotional brain: The mysterious underpinnings of emotional life.* New York, NY: Simon & Schuster.

LeDoux, J. (2014). Low roads and higher order thoughts in emotion. *Cortex: A journal devoted to the study of the nervous system & behavior, 59,* 214–215. doi:10.1016/j.cortex.2014.06.008

Moore, K. M., & Henry, A. D. (2002). Treatment of adult psychiatric patients using the Wilbarger protocol. *Occupational Therapy in Mental Health, 18*(1), 43–63.

Oetter, P., Richter, E., & Frick, S. (1995). *MORE: Integrating the mouth with sensory and postural functions* (2nd ed.). Hugo, MN: PDP Press.

Ornstien, R., & Sobel, D. (1987). *The healing brain: Breakthrough discoveries about how the brain keeps us healthy.* New York, NY: Simon & Schuster.

Parham, L. D., Cohn, E., Spitzer, S., Koomar, J., Miller, L., Burke, J., . . . Summers, C. (2007). Fidelity in sensory integration intervention research. *American Journal of Occupational Therapy, 61*(2), 216–227.

Parham, L. D., Ecker, C., Miller-Kuhaneck, H., Henry, D. A., & Glennon, T. J. (2007). *Sensory Processing Measure (SPM): Manual.* Los Angeles, CA: Western Psychological Services.

Pert, C. B. (1997). *Molecules of emotion.* New York, NY: Scribner.

Pfeiffer, B., & Kinnealey, M. (2003). Treatment of sensory defensiveness in adults. *Occupational Therapy International, 10*(3), 175–184.

Pribram, C. (1991). *Brain and perception: Holonomy and structure in figural processing.* Hillsdale, NJ: Erlbaum.

Reynolds, S., & Lane, S. J. (2008). Diagnostic validity of sensory over-responsivity: A review of the literature and case reports. *Journal of Autism & Developmental Disorders, 38*(3), 516–529. doi:10.1007/s10803-007-0418-9

Rolls, E. T. (2014). *Emotion and decision-making explained.* Oxford, UK: Oxford University Press.

Sterba, J. A., Safar-Riessen, D., & DeForest, M. (2004). Effect of aquatic therapy on gross motor function measure in children with cerebral palsy. *Developmental Medicine and Child Neurology, 46* (s99), 47–48.

Stratton, J., & Gailfus, D. (1998). A new approach to substance abuse treatment. Adolescents and adults with ADHD. *Journal of Substance Abuse Treatment, 15*(2), 89–94.

Sudore, K. (2001). Tactile defensiveness and the Wilbarger brushing protocol in system management. Unpublished master's thesis. D'Youville College, Buffalo, New York.

Upledger, J. E., & Vredevoogd, J. (1983). *Craniosacral therapy.* Seattle, WA: Eastland Press.

Weeks, S., Boshoff, K., & Stewart, H. (2012). Systematic review of the effectiveness of the Wilbarger protocol with children. *Pediatric Health, Medicine & Therapeutics, 3,* 379–389.

Weiss-Salinas, D., & Williams, N. (2001). Insights in practice. Sensory defensiveness: A theory of its effect on breastfeeding. *Journal of Human Lactation, 17*(2), 145–151.

Wilbarger, P. (1993). *Sensory defensiveness.* Videotape. Hugo, MN: PDP.

Wilbarger, P., & Wilbarger, J. (1991). *Sensory defensiveness in children aged 2-12: An intervention guide for parents and other caregivers.* Denver, CO: Avanti Educational Programs.

Williams, M. S., & Shellenberger, S. (1994). *"How does your engine run?": A leader's guide to the Alert Program for self-regulation.* Albuquerque, NM: TherapyWorks.

Wink, S., McKeown, L., & Casey, J. (2017). Parents' perspectives of using a therapeutic listening program with their children with sensory processing difficulties: A qualitative study. *Journal of Occupational Therapy, Schools, & Early Intervention*, doi: 10.1080/19411243.2017.1304839

Withersty, D. J., Stout, J., Mogge, N. L., Nesland, A., & Allen, D. (2005, January). Evaluating the use of the Wilbarger intervention with schizophrenic patients: A pilot study. *Psychiatry, 2*(1), 47–49.

자기제재를 위한 경계 프로그램

American Occupational Therapy Association. (2014). Occupational therapy practice framework: Domain and process (3rd ed.). *American Journal of Occupational Therapy, 68,* S1–S48.

Ayres, A. J. (1972). *Sensory integration and learning disorders.* Los Angeles, CA: Western Psychological Services.

Ayres, A. J. (1979). *Sensory integration and the child.* Los Angeles, CA: Western Psychological Services.

Barnes, K. J., Vogel, K. A., Beck, A. J., Schoenfeld, H. B., & Owen, S. V. (2008). Self-regulation strategies of children with emotional disturbance. *Physical & Occupational Therapy in Pediatrics, 28*(4), 369–387.

Baumeister, R. F., & Vohs, K. D. (Eds.). (2011). *Handbook of self-regulation: Research, theory, and applications* (2nd ed.). New York, NY: Guilford Press.

Bertrand, J. (2009). Interventions for children with fetal alcohol spectrum disorders (FASDs): Overview of findings for five innovative research projects. *Research in Developmental Disabilities, 30,* 986–1006.

Chiodo, P. G. (2010). *Outcomes on attention with an implementation of the Alert Program® in a school-based setting.* Unpublished Evidence-Based Occupational Therapy Scholars Capstone, Chatham University. Pittsburgh, PA.

Clark, M. N., Pritchett, M. D., & Vandiver, A. L. (2011). *The effects of the Alert Program® on communication and interaction skills of adults with severe and persistent mental illness in a community mental health setting.* Unpublished master's thesis, Brenau University, Gainesville, Georgia.

Feldman, J. S. (2012, August 13). Treating pre-adolescents with anxiety disorders: Using cognitive-behavioral and sensory-integrative approaches for self-regulation. *ADVANCE for Occupational Therapists, 28*(17).

Kandel, E. R., Schwartz, J. H., Jessell, T. M., Siegelbaum, S. A., & Hudspeth, A. J. (Eds.). (2012). *Principles of neural science* (5th ed.). New York, NY: The McGraw-Hill Companies.

Mac Cobb, S., Fitzgerald, B., & Lanigan-O'Keefe, C. (2014). The Alert Program for self-management of behavior in second level schools: Results of phase 1 of a pilot study. *Emotional and Behavioural Difficulties, 19*(4), 410–425. doi:10.1080/13632752.2014.903593

Mac Cobb, S., Fitzgerald, B., Lanigan-O'Keefe, C., Irwin, N., & Mellerick, N. (2014). Students with social, emotional, and behavioral difficulties: The Alert Program trial in post-primary schools. *Journal of Occupational Therapy, Schools, & Early Intervention, 7*(2), 106–119. doi:10.1080/19411243.2014.930606

McClelland, M. M., Acock, A. C., Piccinin, A., Rhea, S. A., & Stallings, M. C. (2013). Relations between preschool attention span-persistence and age 25 educational outcomes. *Early Childhood Research Quarterly, 28*(2), 314–324. doi:10.1016/j.ecresq.2012.07.008

McEwen, M. (2009). Tracking success. Unpublished manuscript. Albuquerque, NM: TherapyWorks, Inc.

Mercer, C. D., & Snell, M. E. (1977). *Learning theory research in mental retardation: Implications for teaching.* Columbus, OH: Merrill.

Nash, K., Stevens, S., Greenbaum, R., Weiner, J., Koren, G., & Rovet, J. (2015). Improving executive functioning in children with fetal alcohol spectrum disorders. *Child Neuropsychology, 21,* 191–209.

Schoonover, J. (2002, September 16). Teaching social skills. In Y. Swinth & B. Hanft (Eds.), School-based practice: Moving beyond 1:1 service delivery. *OT Practice,* 18–19.

Shanker, S. (2012). *Calm, alert, and learning: Classroom strategies for self-regulation.* Ontario, Canada: Pearson Canada, Inc.

Wells, A. M., Chasnsoff, I. J., Schmidt, C. A., Telford, E., & Schwartz, L. D. (2012). Neurocognitive habilitation therapy for children with fetal alcohol spectrum disorders: An adaptation of the Alert Program®. *American Journal of Occupational Therapy, 66,* 24–34.

Wilbarger, P. (1984). Planning a "sensory diet": Application of sensory processing theory during the first year of life. *Zero to Three, 5,* 7–12.

Williams, M. S., & Shellenberger, S. (1992). *An introduction to "How Does Your Engine Run?®" The Alert Program® for self-regulation* [Booklet]. Albuquerque, NM: TherapyWorks, Inc.

Williams, M. S., & Shellenberger, S. (1996). *"How Does Your Engine Run?®" A leader's guide to the Alert Program® for self-regulation.* Albuquerque, NM: TherapyWorks, Inc.

수 치료

Dellaratta, C. (2002). *Effects of a group aquatic therapy program on gross motor development, water orientation and swimming skills in children with hypotonia.* Hamden, CT: Quinnipiac University.

Epps, H., Ginnelly, L., Utley, M., Southwood, T., Gallivan, S., Sculpher, M., & Woo, P. (2005). Is hydrotherapy cost-effective? A randomized controlled trial of combined hydrotherapy programmes compared with physiotherapy land techniques in children with juvenile idiopathic arthritis. *Health Technology Assessment, 9,* 1–76. DOI: 10.3310/hta9390

Getz, M., Hutzler, Y., & Vermeer, A. (2006). Effect of aquatic interventions in children with neuromotor impairments: A systematic review of the literature. *Clinical Rehabilitation, 20*(11), 927–936.

Halliwick Association of Swimming Therapy National Education Committee. (2010). *Halliwick swimming for disabled people* (3rd ed.). London, UK: Black.

Maynard, T. L. (2004). Evidence in practice: Water walking and strengthening for improving gait function for an adult with cerebral palsy. *Journal of Aquatic Physical Therapy, 12*(1), 24–32.

Vonder Hulls, D. S., Walker, L. K., & Powell, J. M. (2006). Clinicians' perceptions of the benefits of aquatic therapy for young children with autism: A preliminary study. *Physical & Occupational Therapy in Pediatrics, 26*(1-2), 13–22.

Yilmaz, I., Yanardag, M., Birkan, B., & Bumin, G. (2004). Effect of swimming training on physical fitness and water orientation in autism. *Pediatric International, 46*(5), 624–626.

방어를 대화형 메트로놈

Bartscherer, M. L., & Dole, R. L. (2005). Interactive Metronome® training for a 9-year-old boy with attention and motor coordination difficulties. *Physiotherapy Theory and Practice, 21*(4), 257–269.

Bear, M. F., Conners, B. W., & Paradiso, M. A. (2015). *Neuroscience: Exploring the brain.* Baltimore, MD: Lippincott, Williams and Wilkins.

Beebe, B., Jaffe, J., Markese, S., Buck, K., Chen, H., Cohen, P., . . . Feldstein, S. (2010). The origins of 12-month attachment: A microanalysis of 4-month mother-infant interaction. *Attachment & Human Development, 12*(1), 3–141.

Buhusi, C., & Meck, W. (2005). What makes us tick? Functional and neural mechanisms of interval timing. *Nature Reviews: Neuroscience, 6,* 755–765.

Cermak, S. A., & Larkin, D. (Eds.). (2002). *Developmental coordination disorder.* Albany, NY: Delmar/Thompson Learning.

Cosper, S. M., Lee, G. P., Peters, S. B., & Bishop, E. (2009). Interactive Metronome® training in children with attention deficit and developmental coordination disorders. *International Journal of Rehabilitation Research, 32*(4), 331–336.

Doussard-Roosevelt, J. A., McClenny, B. D., & Porges, S. W. (2001). Neonatal cardiac vagal tone and school-age developmental outcome in very low birth weight infants. *Developmental Psychobiology, 38,* 56–66.

Feldman, R. (2005). Mother-infant synchrony and the development of moral orientation in childhood and adolescence: Direct and indirect mechanisms of developmental continuity. Paper presented in the biennial meeting of the Society for Research in Child Development, Atlanta, GA.

Feldman, R. (2006). From biological rhythms to social rhythms: Physiological precursors of mother-infant synchrony. *Developmental Psychology, 42*(1), 175–188.

Feldman, R. (2007). Parent-infant synchrony and the construction of shared timing; physiological precursors, developmental outcomes, and risk conditions. *Journal of Child Psychology and Psychiatry, 48,* 329–354.

Feldman, R., & Greenbaum, C. W. (1997). Affect regulation and synchrony in mother-infant play as precursors to the development of symbolic competence. *Infant Mental Health Journal, 18*(1), 4–23.

Feldman, R., Greenbaum, C. W., & Yirmiya, N. (1999). Mother-infant affect synchrony as an antecedent of the emergence of self-control. *Developmental Psychology, 35*(1), 223–231.

Interactive Metronome. (2007). *IM certification provider training manual.* Interactive Metronome®, Inc. Retrieved from www.interactivemetronome.com.

Johansson, A. M., Domellöf, E., & Rönnqvist, L. (2012). Short- and long-term effects of synchronized metronome training in children with hemiplegic cerebral palsy: A two case study. *Developmental Neurorehabilitation, 15*(2), 160–169. doi:10.3109/17518423.2011.635608

Lewis, P. A., & Miall, R. C. (2006). Remembering the time: A continuous clock. *Trends in Cognitive Sciences, 10*(9), 401–406.

Lewis, P. A., & Walsh, V. (2005). Time perception: Components of the brain's clock. *Current Biology, 24,* 389–391.

Libkuman, T. M., Otani, H. O., & Steger, N. (2002). Training in timing improves accuracy in golf. *Journal of General Psychology, 129*(1), 77–96.

McGrew, K. S. (2013). *The science behind Interactive Metronome®: An integration of brain clock, temporal processing.* Brain Network and Neurocognitive Research and Theory Institute for Applied Psychometrics (IAP). A MindHub™ Pub: #2 3-4-13 v1.1.

Mirmiran, M., & Lunshof, S. (1996). Perinatal development of human circadian rhythms. *Progress in Brain Research, 111,* 217–226.

Papoušek, M. (2008). Disorders of behavioral and emotional regulation: Clinical evidence for a new diagnostic concept. In M. Papoušek, M. Schieche, & H. Wurmser (Eds.), *Disorders of behavioral and emotional regulation in the first years of life: Early risks and intervention in the developing parent-infant relationship* (pp. 53–84). Washington, DC: Zero to Three.

Porges, S. (2009). Reciprocal influences between the body and brain in the perception and expression of affect: A polyvagal perspective. In D. Fosha, D. J. Siegel, & M. F. Solomon (Eds.), *The healing power of emotion: Affective neuroscience, development & clinical practice* (pp. 27–54). New York, NY: Norton & Company.

Sabado, J. J., & Fuller, D. R. (2008). A preliminary study of the effects of Interactive Metronome® training on the language skills of an adolescent female with a language learning disorder. *Contemporary Issues in Communication Science and Disorders, 35,* 65–71.

Schore, A. N. (1996). The experience-dependent maturation of a regulatory system in the orbital frontal cortex and the origin of developmental psychopathology. *Development and Psychopathology, 8,* 59–87.

Schore, A. N. (1997). Early organization of the non-linear right brain. *Development and Psychopathology, 9,* 595–631.

Shaffer, R. J., Jacokes, L. E., Cassily, J. F., Greenspan, S. I., Tuchman, R. F., & Stemmer Jr., P. J. (2001). Effect of Interactive Metronome® training on children with ADHD. *American Journal of Occupational Therapy, 55,* 155–162.

Shumway-Cook, A., & Woollacott, M. (2007). *Motor control: Translating research into clinical practice.* Philadelphia, PA: Lippincott, Williams & Wilkins.

Sommer, M., & Rönnqvist, L. (2009). Improved motor-timing: Effects of synchronized metronome training on golfshot accuracy. *Journal of Sports Sciences & Medicine (Free electronic journal), 8*(4), 648–656.

Stern, D. N. (1984). Affect attunement. *Frontiers of Infant Psychiatry, 2,* 3–14.

Taub, G. E., & Lazarus, P. J. (2013). The effects of training in timing and rhythm on reading achievement. *Contemporary Issues in Education Research (CIER), 5*(4), 343–350.

Tierney, A. T., & Kraus, N. (2013). The ability to tap to a beat relates to cognitive, linguistic, and perceptual skills. *Brain and Language, 124*(3), 225–231. doi:10.1016/j.bandl.2012.12.01

Tronick, E. (2007). *The neurobehavioral and social-emotional development of infants and children.* New York, NY: W.W. Norton & Company.

우주 비행사 훈련

Ayres, A. J. (1972). *Sensory integration and learning disorders.* Los Angeles, CA: Western Psychological Services.

Ayres, A. J. (1989). *Sensory Integration and Praxis Tests manual.* Los Angeles, CA: Western Psychological Services.

Braswell, J., & Rine, R. (2006). Evidence that vestibular hypofunction affects reading acuity in children. *International Journal of Pediatric Otorhinolaryngology, 70*(11), 1957–1965.

Casselbrant, M., Villardo, R., & Mandel, E. (2008). Balance and otitis media with effusion. *International Journal of Audiology, 47*(9), 584–589.

Cronin, G., & Rine, R. (2010). Pediatric vestibular disorders: Recognition, evaluation, and treatment. *Quarterly Newsletter of the Vestibular Disorders Association, 27*(3), 1–7.

Goldberg, J., Wilson, V., Cullen, K., Angelaki, D., Broussard, D., Buttner-Ennever, J., . . . Minor, L. (2012). *The vestibular system: A sixth sense.* Oxford, UK: Oxford University Press, Inc.

Jeffery, N., & Spoor, F. (2004). Prenatal growth and development of the modern human labyrinth. *Journal of Anatomy, 204,* 71–92.

Kawar, M. (2005). A sensory integration context for vision. In M. Gentile (Ed.), *Functional visual behavior in children: An occupational therapy guide to evaluation and treatment options* (2nd ed., pp. 87–144). Bethesda, MD: AOTA.

Kawar, M., & Frick, S. (2005). *Astronaut training: A sound activated vestibular-visual protocol for moving, looking, and listening*. Madison, WI: Vital Links.

Peterson, M. L., Christou, E., & Rosengren, K. S. (2006). Children achieve adult-like sensory integration during stance at 12-years-old. *Gait and Posture, 23*(4), 455–463.

Rine, R. M. (2009). Growing evidence for balance and vestibular problems in children. *Audiological Medicine, 7,* 138–142.

Rine, R. M., Rubish, K., & Feeney, C. (1998). Measurement of sensory system effectiveness and maturational changes in postural control in young children. *Pediatric Physical Therapy, 10,* 16–22.

Schaaf, R. C., & Lane, S. J. (2009). Neuroscience foundations of vestibular, proprioceptive, and tactile sensory strategies. *OT Practice, 12,* CE 1–7.

Thaut, M. (2007). *Rhythm, music, and the brain: Scientific foundations and clinical applications.* New York, NY: Routledge.

Weiss, A., & Phillips, J. (2006). Congenital and compensated vestibular dysfunction in childhood: An overlooked entity. *Journal of Child Neurology, 21*(7), 572–579.

무한의 걷기

Sunbeck, D. (1996). *Infinity Walk: Preparing your mind to learn!* Torrance, CA: Jalmar Press.

Sunbeck, D. (2002). *The complete Infinity Walk, book 1: The physical self.* Rochester, NY: The Leonard Foundation Press.

Sunbeck, D. (2013). *The Infinity Walk method: A developmentally progressive and integrative systems approach to clinical treatment.* Retrieved from www.infinitywalk.org

치료적 청취

Ayres, A. J. (1972). *Sensory integration and learning disorders.* Los Angeles, CA: Western Psychological Services.

Bazyk, S., Cimino, J., Hayers, K., Goodman, G., & Farrell, P. (2010). The use of therapeutic listening with preschoolers with developmental disabilities: A look at the outcomes. *Journal of Occupational Therapy, Schools, & Early Intervention, 3*(2), 124–138.

Bengtsson, S. L., Ullen, F., Ehrsson, H. H., Hashimoto, T., Kito, T., Naito, E., . . . Sadato, N. (2009). Listening to rhythms activates motor and premotor cortices. *Cortex, 45,* 62–71.

Frick, S. M., & Hacker, C. (2001). *Listening with the whole body.* Madison, WI: Vital Links.

Frick, S. M., & Lawton-Shirley, N. (1994). Auditory integrative training from a sensory integrative perspective. *Sensory Integration Special Interest Section Newsletter, 17,* 1–3.

Frick, S. M., & Young, S. R. (2012). *Listening with the whole body* (2nd ed.). Madison, WI: Vital Links.

Hall, L., & Case-Smith, J. (2007). The effect of sound-based intervention on children with sensory processing disorders and visual-motor delays. *American Journal of Occupational Therapy, 61,* 209–215.

Siddle, D. (1983). *Orienting and habituation: Perspectives in human research.* New York, NY: Wiley.

Thaut, M. H., & Abiru, M. (2010). Rhythmic auditory stimulation in rehabilitation of movement disorders: A review of current research. *Music Perception, 27*(4), 263–269.

Thaut, M. H., Kenyon, G. P., Schauer, M. L., & McIntosh, G. C. (1999).). The connection between rhythmicity and brain function: Implications for therapy of movement disorders. *Engineering in Medicine and Biology Magazine, 18,* 101–108.

Thaut, M. H., McIntosh, G. C., Prassas, S. G., & Rice, R. R. (1992). Effect of auditory rhythmic cueing on normal gait and gait in stroke, cerebellar disorder, and transverse myelitis. In M. Woollacott & F. Horak (Eds.), *Posture and gait: Control mechanisms* (pp. 437–440). Eugene, OR: University of Oregon.

Tomatis, A. (1996). *The ear and language.* Ontario, Canada: Moulin Publishing.

Wilbarger, J., & Frick, S. (2011, June 30). *Clinical conversation: Sensory modulation.* Madison, WI: Vital Links.

Wink, S., McKeown, L., & Casey, J. (2017). Parents' perspectives of using a therapeutic listening program with their children with sensory processing difficulties: A qualitative study. *Journal of Occupational Therapy, Schools, & Early Intervention,* doi:10.1080/19411243.2017.1304839

빨기 / 삼키기 / 숨쉬기

Allen, A., & Smith, A. (2012, July). *Effects of chewing gum and time-on-task on alertness and attention.* doi:10.1179/1476830512Y.0000000009

Ayres, A. J. (1973). An interpretation of the role of the brain stem in intersensory integration. In A. Henderson & J. Coryell (Ed.), *The body senses and perceptual deficit* (pp. 81–94). Boston, MA: Sargent College of Allied Health Professions.

Barlow, S. M. (2009). Central pattern generation involved in oral and respiratory control for feeding in the term infant. *Current Opinion in Otolaryngology Head Neck Surgery, 17*(3), 187–193.

Brownlee, S., & Watson, T. (1997). The senses. *U.S. News and World Report, 122*(1), 50–59.

Frick, S., Frick, R., Oetter, P., & Richter, E. (1996). *Out of the mouths of babes: The developmental significance of the mouth.* Stillwater, MN: Pileated Press, LLC.

Gentilucci, M., & Campione, G. C. (2011). *Do postures of distal effectors affect the control of actions of other distal effectors? Evidence for a system of interactions between hand and mouth.* Retrieved from PLOS One https://www.ncbi.nlm.nih.gov/pubmed/21625428

Kalnins, I., & Bruner, J. (1973). The coordination of visual observation and instrumental behavior in early infancy. *Perception, 2*(3), 307–314.

Kolar, P., Sulc, J., Kyncl, M., Sanda, J., Cakrt, O., Andel, R., . . . Kobesova, A. (2012). Postural function of the diaphragm in persons with and without low back pain. *Journal of Orthopaedic & Sports Physical Therapy, 42*(4), 352–362.

Massery, M. (2012). Multisystem clinical implications of impaired breathing mechanics and postural control. In D. Frownfelter & E. Dean (Eds.), *Cardiovascular and pulmonary physical therapy: Evidence to practice* (5th ed., pp. 633–653). St. Louis, MO: Elsevier-Mosby.

Montegue, A. (1986). *Touching: The human significance of the skin* (3rd ed.). New York, NY: Harper and Row.

Moore, J. (1990). Highlights of nervous system development and function. In E. Gilfoyle, A. P. Grady, & J. Moore, *Children adapt* (2nd ed., pp. 35–85). Thorofare, NJ: Slack Inc.

Oetter, P., & Richter, E. (2004). *The M.O.R.E. DVD: Integrating the Mouth with Sensory and Postural Functions.* Stillwater, MN: Pileated Press.

Oetter, P., Richter, E. W., & Frick, S. (1993). *MORE: Integrating the mouth with sensory and postural functions.* Stillwater, MN: Pileated Press, LTD.

Pickler, R. H., Frankel, H., Walsh, K. M., & Thompson, N. M. (1996). Effects of non-nutritive sucking on behavioral organization and feeding performance in preterm infants. *Nursing Research, 45,* 132–135.

Rochat, P. (1993). Hand-mouth coordination in the newborn: Morphology, determinates and early development of a basic act. In G. Savelsbergh & G. Savelsbergh (Eds.), *The development of coordination in infancy.* Amsterdam: Elsevier Science Publishers, pp. 265–288.

Saladin, K. (2018). *Anatomy and physiology: The unity of form and function* (3rd ed.). New York, NY: McGraw-Hill

CHAPTER 19

특정 인구를 위한 감각통합의 적용

Application of Sensory Integration with Specific Populations

자폐증 기준에 따르면 "정상적인" 뇌는 쉽게 산만해지고 강박적으로 사회적이며 세부 사항과 일상에 대한 주의가 부족하다. 따라서 이러한 사람들은 스펙트럼에서 예측할 수 없고, 혼란스러우며, 끊임없이 소음이 들리고, 개인 공간을 거의 존중하지 않는 사람들로 가득찬 신경 전형 세계를 끊임없이 경험하고 있는 것이다.

– Steve Silberman, NeuroTribes: 자폐증의 유산과 신경 다양성의 미래

학습목표

이 장을 학습하고 난 이후, 독자는 다음 내용을 할 수 있을 것이다:

- ✔ 신생아 중환자실에 있는 유아에 대한 감각기반 주의사항을 설명할 수 있다.
- ✔ 주의력 결핍 과잉 행동 장애(ADHD) 및 자폐스펙트럼 장애(ASD)가 있는 개인의 감각통합 기능 장애의 일반적인 감각 패턴을 설명할 수 있다.
- ✔ ADHD 및 ASD가 있는 아동을 평가하고 중재하기 위해 감각통합(SI) 원칙을 적용하고, 이러한 집단을 대상으로 SI 접근법을 지원하는 연구에 대해 논의한다.
- ✔ 외상 및 애착장애가 있는 아동을 평가하고 중재하기 위해 감각통합(SI) 원칙을 적용하고, 이러한 집단을 대상으로 SI 접근법을 지원하는 연구에 대해 논의한다.
- ✔ 정신장애가 있거나 없는 성인을 평가하고 중재하기 위해 감각통합(SI) 원칙을 적용하고, 이러한 집단을 대상으로 작업치료 맥락에서 SI 접근법을 지원하는 연구에 대해 논의한다.
- ✔ 정신장애가 있는 성인 및 다른 식별 가능한 진단이 없는 성인에게서 발생하는 일반적인 패턴의 SI 기능장애를 설명한다.

서론 Introduction

감각통합(SI) 이론, 평가 및 중재 원리는 다양한 진단 조건을 가진 아동과 성인에게 적용될 수 있다. 다양한 사람들에게 SI를 적용하는 것이 필요하다. 그 이유는 SI적인 결함이 개인의 특성, 매우 다른 조건, 수명에 따라 공존하기 때문이다. 예를 들어, 감각 처리의 비정형성은 자폐스펙트럼 장애의 진단

기준으로 인용된다(ASD; American Psychiatric Association [APA], 2013a). 일반적으로 다양한 진단 그룹에 속하는 개인에게서 볼 수 있는 감각 처리 및 통합 결함의 유형을 설명하는 많은 문헌이 지난 10년 동안 출판됐다. 예를 들어, Wells, Chasnoff, Schmidt, Telford, Schwartz(2012)는 태아 알코올 증후군이 있는 소아에서 흔히 볼 수 있는 SI 문제 유형을 설명했다. Mouchet-Mages, Canceil, Willard 및 Krebs(2007)는 정신 분열증 환자에서 나타나는 감각적 차이를 설명했다. Parush, Sohmer, Steinberg 및 Kaitz(2007)는 **주의력 결핍 과잉 행동 장애**(**ADHD**)를 가진 소년의 감각 조절 문제를 설명했다. 여기에서는 일반적으로 제공되는 진단 그룹에 SI 구성을 적용하는 방법을 설명한다.

이 장은 인구 또는 상태에 따라 6개의 섹션으로 나뉜다. SI를 사용하는 이론적 근거와 SI를 이용한 평가 및 중재 안내를 위해 참조 프레임으로 적용되는 방법을 설명하는 정보는 다음 모집단에 포함된다.

- 섹션 1: 신생아 집중 치료 및 조기 중재에서 유아에게 적용되는 SI(Rosemarie Bigsby 작성)
- 섹션 2: 주의력 결핍 과잉 행동 장애가 있는 아동을 위한 SI 접근(Shelley Mulligan 작성)
- 섹션 3: 자폐스펙트럼 장애 아동을 위한 감각통합 원칙 적용(Teal W. Benevides, Rachel Dumont 및 Roseann C. Schaaf 작성)
- 섹션 4: 감각통합 및 외상과 애착 장애가 있는 아동(JoAnn Kennedy 작성)
- 섹션 5: 성인을 위한 SI 접근(Beth Pfeiffer 작성)
- 섹션 6: 정신 장애 성인을 위한 SI 접근 (Tina Champagne & Beth Pfeiffer 작성)

감각 처리 패턴과 각 조건 사이의 관계를 설명하는 연구는 각 모집단에 SI 전략을 사용하는 잠재적인 이점을 설명하는 연구와 함께 강조된다. SI 접근법을 사용한 평가 및 중재에 대한 아이디어가 공유되고 작업치료 서비스의 맥락에서 SI가 실제로 어떻게 적용되었는지를 보여주는 사례 연구가 제시된다. 이 장은 언급된 각 집단 내에서 일한 경험이 있는 사람들의 전문지식을 활용하기 위해 여러 저자에 의해 작성됐다.

섹션 1: 신생아 집중 치료 및 조기 중재에서 아동에게 적용되는 SI

Section 1: Sensory Integration Applications with Infants in Neonatal Intensive Care and Early Intervention

감각통합 적용을 위한 배경 및 근거

Background and Rationale for Applying Sensory Integration

인간의 행동은 감각과 불가분의 관계가 있다. 모든 연령과 발달 단계에서 우리의 생각, 감정 및 행동은 우리의 경험에 의해 형성된다. 감각은 등록 및 처리, 증폭, 감쇠 또는 무시되어 세계에 대한 우리의 경험을 구성한다. 감각경험은 발달하는 뇌에 미치는 영향을 인식하기 때문에, 임상가는 아동이 감각경험에 비정형 반응을 보일 때 중재하여 아동 발달을 향상시키는 것을 목표로 한다. 더욱이 중재는 자녀의 삶에서 가족의 주요 역할을 존중하는 것이 필수적이며, 특정 중재의 잠재적 효과에 대한 가장 좋은 증거를 고려하여 중재 관행에 대한 결정을 내린다 (Dunst, Bruder, & Espe-Shervindt, 2014).

영유아는 때로 일상의 맥락에서 감각적 경험에 대한 비정형적인 반응을 보이기 때문에, 필요한 많은 발달 과제와 영아기 기술에 대한 적극적인 참여를 제한한다. 여기에는 주어진 상황에 대해 최적의 수준의 각성 및 정서 표시, 보호자와 긍정적인 상호작용 개발, 모든 개발 영역 내에서 진행하는 것이 포함된다(Cohn & Tronick, 1987). 수십 년 동안 치료사들은 영유아 및 그 가족과의 작업에서 SI 치료의 어휘, 정의 및 개입 특성을 정의해왔다(Williamson & Anzalone, 2001). 그러나 학령기 아동을 위해 고안된 접근법(Ayres, 1972)을 많은 사람들에게 적용하는 것이 적절한지에 대한 질문은 적절하게 다루어지지 않았다. SI 이론 및 치료의 효율성에 대한 기존 연구는 주로 학령기 아동에 초점을 맞추고 있으며, 이용 가능한 증거는 작은 표본 크기, 통제 부족 및 맹검 평가, SI 치료에 필수적인 것으로 간주되는 중재 요소에 대한 충실도 부재(Parham et al., 2011)와 같은 방법론적 한계로 인해 비판을 받아 왔다. SI 중재의 효과를 조사하는 연구에 대한 검토는 15장(감각통합 연구의 발전: 임상 기반 연구)에 나와 있다. 유아를 포함한 모든 연령의 아동을 대상으로 추가 연구를 안내하는 데 유용한 이전 연구를 기반으로 할 수 있는 몇 가지 권장 사항은 다음과 같다. (1) 아동(유아)이 주도하는 활동의 유효성 검사(즉, 아동의 개인 선호도와 반응에 따라 치료를 수정함); (2) 가정 환경에서 경험한 감각 기반 중재와 중재를 지도하는 부모와 지역 사회 기반 또는 클리닉 환경에서 치료사 주도 세션의 효과 비교; 그리고 (3) 생리적 측정들 사이의 관계에 대한 검사(자율적 안정성[예: 미주 조율, 갈바닉 피부 반응] 및 미숙아를 포함한 영아기의 각성, 주의력 및 행동 조절).

유아기의 감각통합과 작업 기반 도전

Sensory Integration in Early Infancy and Associated Occupation-Based Challenges

이 섹션에서는 감각 경험이 태아 발달부터 유아기

까지 미치는 영향에 대한 개요를 제공한다. 인간은 임신 기간 동안 여러 개의 동시 감각 입력을 받고, 자궁 내 환경은 이러한 다중 감각 경험에 대한 노출 강도를 제한하는 완충 효과가 있다(Lickliter, 2011). 대조적으로, 임신 23주에 일찍 태어나고 신생아 중환자실(NICU)과 같은 의료 환경에서 보살핌을 받는 미숙아는 자연에서의 경험과 거의 유사하지 않은 방식으로 감각 자극을 자주 경험한다. 예를 들어, 자궁 내 환경에서 노출 시기, 강도, 유형 및 노출 기간은 상당히 다를 수 있으며 아동의 성숙 수준, 감각 요구 또는 개인의 고통과 거의 관련이 없다(Weisman, Magori-Cohen, Louzoun, Eidelman, & Feldman, 2011).

노출 시기에 따라 감각은 유아기부터 함께 작동하지만, 개별 감각 시스템은 촉각, 전정, 청각 및 최종 시각과 같은 불변의 순서로 태아에서 기능한다. 이 순서 때문에 감각 양식은 "출생 당시의 발달 역사가 현저히 다르다."(Lickliter, 2011, p.594). 하나의 감각 시스템에서 자극을 도입하는 시기에 따라 다른 감각 양식의 감각 반응이 억제되거나 향상될 수 있다. 미숙아의 경우 NICU 환경 내에서 감각 자극의 강도와 유형, 자극 시기와 맥락이 만삭아의 경험과 극적으로 다르며 이러한 경험은 나중에 영향을 미칠 수 있다. 감각 기능. 예를 들어, Rahkonen과 동료(2015)는 임신 28주 미만으로 태어난 44명의 영아를 대상으로 전향적 연구를 수행하고 2세 교정 연령에서 Infant/Toddler SP(Dunn, 2002)와 인지 척도를 사용하여 평가했다. 그들은 샘플의 절반이 적어도 하나의 비정형적인 감각 처리 영역을 가지고 있음을 보여주었다. 낮은 등록은 가장 일반적인 비정상 감각 처리 패턴이다. Chorna와 동료(2014)는 체중이 최소 1,500g 이상인 72명의 유아를 전향적으로 연구했다. 유아의 감각 기능 테스트(DeGangi & Greenspan, 1989)에서 연구자들은 교정 연령 4~12개월에 영아의 82%가 적어도 하나의 비정형 점수를 가졌다는 것을 입증했다. 출생 시 재태 연령이 낮을수록 깊은 압력과 전정 활동에 대한 비정형 반응과의 연관성이 커진다. 이러한 연구는 표본 크기가 작지만 효과 크기는 이러한 관계에 대한 추가 탐색의 필요성을 시사하고 저체중 조산 인구에서 감각 문제의 위험을 줄일 수 있는 조기 아동 개입에 대한 접근 방식을 고려할 만큼 충분히 크다.

각성 상태에서 다른 상태로 전환하는 아동의 능력은 특정 감각 경험에 대한 아동의 관용을 가장 신뢰할 수 있는 표현 중 하나이다. Holditch-Davis와 Thoman(1987) 및 Weisman과 동료(2011)는 미숙아 사이의 다른 수면 상태 간의 전환이 인지적, 신경행동적, 정서적 발달 결과를 예측할 수 있다고 제안했다. 특히 느린 파동(깊은 수면)은 흥분성 신호와 억제 신호 및 단백질 합성 사이의 균형이 증가하는 특징이 있다는 증거가 있으며, 이는 깊은 수면이 뇌 가소성에 단일 역할을 할 수 있음을 시사한다(Aton, 2013). 유아는 특정 수면 상태이든 특정 수준 및 각성 수준이든 특정 상태의 각성 상태를 유지함으로써 경험이 용인된다는 것을 보여 줄 수 있다. 유아는 또한 수면 상태에서 천천히 깨어나는 것과 같은 새로운 각성 상태로 점차적으로 전환하여 내성을 보일 수 있다. 그러나 스트레스가 있는 것으로 인식되는 감각 자극은 과민 상태에 대한 각성을 증가시키는 데 기여할 수 있거나 억제를 생성할 수 있다. 이러한 행동 반응은 아동의 적응적이고 보호적인 반응을 나타낼 수 있으며, 아동의 고유한 자극 역치의 행동 표현은 간병인이 쉽게 인식하지 못할 수 있다. 미숙아의 감각 조절 능력을 통합한 연구에 대한 최근 메타 분석은 이러한 감각 조절 문제와 NICU 체류 기간, 백질 손상 정도, 이후의 인지 및 행동 결과 간의 관계를 입증했다(Bröring, Oostrom, Lafeber, Jansma, & Oosterlaan, 2017).

NICU의 평가 및 중재
Evaluation and Intervention in the NICU

NICU의 물리적 환경과 치료 관행 모두 발달 결과

에 미치는 영향으로 대해 연구되었으며, 각각에 관련된 감각 요인이 NICU 생존자가 경험하는 삶의 질에 기여한다는 데는 의심의 여지가 없다. 광범위하게 수용된 NICU 치료의 두 가지 중요한 원칙은 다음과 같다. (1) 유아의 개별 감각 임계 값에 맞게 수정된 치료를 제공하여 불필요한 스트레스를 방지하고, 생리적, 행동 조직적인 능력에 따른 유아의 고유 능력을 향상시킨다. (2) 유아의 가족을 보살핌의 모든 측면에 통합하여 유아의 삶을 위해 가족의 역할을 지원한다. 이러한 원칙은 **거래 발달 이론**(Sameroff & Chandler, 1975)을 기반하고, 시스템 이론의 3가지 구성요소인 유아, 보호자, 환경의 영향을 인정한다. 이 시스템 이론은 세 구성 요소 각각이 서로 상호작용하고 영향을 미치는지, 이러한 구성 요소 간의 거래가 결과에 어떻게 기여하는지를 강조한다. 거래 발달 이론은 환경 내에서의 행동을 유발하고, 감각적 경험 및 활동의 타이밍과 함께 개인의 특성을 발전시킬 수 있는 잠재력을 갖는 동적 시스템 이론의 더 넓은 틀에 적합하다(Smith & Thelen, 2003). **시냅티브 이론**(Als, 1982)은 NICU 치료에 특화된 동적 시스템 이론이다. 시냅티브 이론에서 유아의 자기 조절 능력은 유아의 자율, 상태, 운동, 주의 또는 상호작용 하위 시스템의 성숙과 상호작용을 나타낸다. NICU의 발달 지원에 대한 시냅티브 이론의 적용에는 (1) NICU 치료의 맥락에서 유아의 자기 조절 능력을 평가하고 (2) 보호자와 협력하여 다음의 측면을 수정하는 것이 중요하다. 영아의 내약성 또는 필요와 제공되는 보살핌 사이에 더 나은 적합성을 달성하기 위해 지속적으로 보살핌을 받아야 한다.

이러한 아동 지향적 접근 방식에는 감각 입력 및 자기 조절 능력을 관리하기 위해 유아의 개별 임계값에 따라 보호 관행과 환경을 수정하는 것이 포함된다. 이 동일한 원칙은 SI 치료가 최적으로 실행될 때 필수적이다. "정당한" 도전을 제공하고, 아동의 적응반응을 달성하며, 감각 경험과 요구에 적응하기 위해 아동 반응을 지속적으로 평가해야 한다. 또한 이러한 시스템 접근 방식은 부모 및 보호자 참여의 중요성을 강조하며, 이는 감각 기반 중재의 맥락에서 매우 효과적인 것으로 나타났다(Case-Smith, Weaver, & Fristad, 2014; Dunst et al., 2014). NICU 치료의 이러한 원칙은 특히 유아 행동에 대한 부모의 민감성 향상, 부모의 돌봄 참여, NICU 치료사와의 협력에 대한 지침을 제공하는 데 중점을 두고 있다. 2014). 그러나 치료 관행 및 치료 표준의 광범위한 변화가 전국 및 국제적으로 다양한 NICU 속에서 나타난다. 그 결과, NICU 치료의 결과로 감각 관련 기능장애가 발생할 위험에 처할 수 있는 비정형적 또는 최적 이하의 감각 경험에 취약한 잠재적으로 많은 수의 유아가 있다.

신경 보호 관리는 NICU 제공 업체에 추천되는 표준 진료 관행이다. 이 접근법은 보다 안정적이고 잘 조절된 유아를 촉진하기 위해 스트레스와 통증 감소, 자세 및 취급 기술, 가족과의 파트너십, 수면 및 각성 상태의 조절을 강조한다(Altimier, Kenner, & Damus, 2015). 신경 보호 치료는 이전에 논의된 동적 시스템 접근 방식 내에서 실행될 수 있다. 태어날 때부터 NICU 환자는 각성 및 자발적인 활동과 스트레스에 대한 노출 측면에서 평가된다. 이러한 중재 중 필요하지만 스트레스가 많은 중재는 피부 대 피부 만지기, 손 감싸기, 턱 잡기, 젖꼭지 빨기 같은 긍정적인 접촉과 진정 억제를 제공하여 수정할 수 있다(Liaw et al., 2013). 이러한 감각 기술은 고통스러운 절차에 대한 유아의 내성을 향상시킬 수 있으며 수면을 유지하는 데 도움이 될 수 있으며, 가능할 때마다 단일 패밀리 룸 관리 제공하기, 과도한 소음 발생원 대상 지정하기, 조정 가능한 순환 조명 사용하기 등과 같은 NICU 환경의 수정을 통해 불필요한 스트레스 요인을 크게 줄일 수 있다.

감각 기반, 환경 중재는 많은 NICU 설정에서 치료에 통합된다. 그러나 발달 결과에서 광범위한 개선을 달성하기 위해서는 특히 극도로 낮은 출생 체중(ELBW; 1,000 그램) 유아일 경우, NICU 실무자는 중재 시기 및 부모 참여 고려를 포함하여 이러한

지혜 실천: 유아를 위한 긍정적인 감각 경험의 기반 만들기

조기 감각 경험을 지지하고 유아의 행동학적 표현에 대한 민감성을 보여주기 위해 근거 기반 접근법으로 가족들을 교육한다.

- 유아 행동 및 각성에 대한 주의
  - 아기는 자세, 움직임, 표정 및 각성 수준을 통해 상호작용 또는 스트레스에 대한 가능성을 전달
  - 예상되는 범위의 유아 울음, 수면 및 각성 패턴이 있음(https://www.cdph.ca.gov/Programs/CFH/DWICSN/ CDPH%20Document%20Library/Families/ FeedingMyBaby/970027-Getting-To-Know.pdf)
- 조기 돌봄 상호작용을 향상시키기 위한 지원
  - "허가 요청하기"-먼저 어른이 있는 상태로 아기에게 다가가서 부드러운 목소리와 쉬고 있는 손을 보여줌
  - 진정 및 정리하기 위한 자세적 제재(배냇짓, 가까이 잡기)
  - 유아기 전반에 걸쳐 피부 대 피부 유지(캥거루 엄마 케어)
  - 모유 수유를 위한 준비로 유방을 꼬집는 것(http://www.breastcrawl.org/ video.shtml)
  - 놀라움을 최소화하기 위해 느린 위치 변경
  - 푹신한 목욕
  - 아기를 가까이에 두기 위해 랩 또는 베이비 캐리어 사용(안전을 위해 가슴에 수직 위치)
- 변조된 감각 경험-아기의 지도에 따름
  - 아기의 청각주의를 사로잡는 부드러운 말과 "부모"
  - 아기가 시각적으로 주의를 기울이도록 유도하기 위해 아기의 시야에서 천천히 움직임
  - 지켜보고 기다리기-계속하기 전에 말하기, 만지기 및 움직임 놀이에 대한 아기의 반응을 잠시 멈추고 관찰
  - 바닥 놀이 및 우발적 대응-아기가 스스로 탐색할 수 있는 공간을 제공하고, 아기가 자신의 필요 사항을 전달하고 원할 때 대응할 수 있도록 "거기에 있기"
  - "순회하기"-음성 및 운동 반응에서 상호 관계 구축
  - 공동주의-아기가 보이는 곳이나 가리키는 곳을 보고 설명적인 대화와 시연을 통해 아기의 관심사를 파악.
  - 마사지, 스윙, 바람과 비, 새로운 소리, 경험을 통해 말하는 새로운 감각 경험의 점진적 도입
  - 압도적으로 보일 수 있는 것에서 뒤로 물러나야 하는 아기의 욕구를 존중
  - 아기가 새로운 것에 긍정적인 반응을 보일 때 기쁨을 나타냄

중재가 실행되는 조건을 고려해야 한다. 시기를 고려하여 부모가 제공한 적절한 감각 기반 입력을 활용하는 것의 중요성은 Feldman 및 동료(2014)의 최근 후속 연구에서 강조되었다('근거는 여기' 상자 참조). 이러한 발견과 기타 장기 추적 연구 및 메타분석의 힘에 따라(Boundy et al., 2016; Charpak et al., 2017; Conde-Agudelo & Diaz-Rossello, 2016), **피부-피부케어**(캥거루 엄마 케어)는 이제 저체중 아기에게 보편적으로 사용하도록 권장된다. NICU에서 유아 마사지를 지원하는 데이터는 그다지 강력하지 않다. 최근의 메타 분석은 미숙아를 위한 감각 기반 중재의 많은 잠재적인 이점을 지적하지만, 권장되기 전에 더 많은 연구가 필요하다는 점도 인정한다(Niemi, 2017).

치료에 대한 NICU 환자의 반응이 특히 미묘하고 개별화되어 있음을 인정하는 것이 중요하다. 미숙아는 미성숙할뿐만 아니라 감각을 등록하고 처리하는 능력에서 극적으로 다를 수 있다. 미성숙한 신경학적 경로로 인해 감각 경험을 견디는 임계값은 저체중 미숙아 사이에서 현저하게 다르다. 그들은 종종 감각 자극에 매우 민감하지만 보호자가 쉽게 인식할 수 있는 체계적인 반응을 생성할 만큼 충분히 성숙하지 않다. 이로 인해 유아가 취약해질 수 있다. 고통스럽거나 불편하거나 과도한 감각은 뇌 발달에 부정적인 영향을 미칠 가능성이 있는 입력이다(Vinall & Grunau, 2014). 반면에 **보호 요인**은

증거

Feldman과 동료(2014)는 매우 낮은 출생 체중(1,500g 미만)에 대한 무작위 대조 연구에 대해 10년 추적 조사를 수행했다. 미숙아, 출생 시 재태 연령, 출생 체중, 질병 중증도, 성별, 사회 경제적 지위 및 인구 통계와 일치한 각 그룹에는 73명의 유아가 있었다. 중재 그룹은 NICU에 있는 동안 2주 동안 피부 대 피부 유지를 받았다. 10년 동안, 개선된 호흡기 부비동 부정맥(미주 조율), 영아 간병인 상호작용 및 언어, 인지, 운동 및 외부화 행동과 관련된 성과 점수가 중재 그룹의 어린이들 사이에서 지속되었다. Feldman 및 동료(2014)는 이러한 지속적인 효과를 조기 중재로써의 피부 대 피부 유지의 구체적인 이점뿐만 아니라 투여 조건과 영아 간병 관계에 긍정적인 영향을 미쳤다고 생각한다. 저자는 부모가 유아의 행동 및 생리적 단서에 매우 일찍 민감해지는 법을 배우면서 관계가 앞으로의 의사 소통 동시성의 기초를 제공한다고 결론지었다. 이 연구자들은 시냅스 이론을 포함한 동적 시스템 이론과 일치하는 시스템 모델을 제시했으며, SI 중재의 측면을 주장할 수 있다. 모델의 중요한 개념은 다음과 같다. (1) 특이성-예상된 개선 사항과 연결된 것으로 보이는 특정 프로세스의 목표; (2) 민감한 기간-작은 입력이나 사소한 변경조차도 중요한 기간 동안 전달될 때 큰 영향을 미칠 가능성이 있다. 그리고 (3) 개별적으로 안정된 구성 요소의 통합-다른 기능의 자 연적인 안정성을 구축할 수 있는 시간에 중재를 도입한다.

Feldman, R., Rosenthal, Z., & Eidelman, A.(2014). 산모-조기 피부 접촉은 생후 10년 동안 아동의 생리학적 조직과 인지 조절을 향상시킨다. Biological Psychiatry, 75, 1, 56-64.

유아의 삶에서 이러한 부정적인 영향을 중재할 잠재력이 있다. NICU 관리에 대한 부모의 참여, 관리에 대한 유아의 행동 및 생리적 반응은 보호자의 민감성, 영아의 내성에 적절하게 조정된다. 또한, 이러한 조절된 감각적 경험은 발달 및 신경학적 결과 부정적인 영향을 매개하고 행동을 개선하는 것으로 입증되었다(Lester et al., 2016; Milgrom et al., 2010; Wolke, Jaekel, Hall, & Baumann, 2013).

조기 중재 프로그램의 평가 및 중재
Evaluation and Intervention in Early Intervention Programs

감각 처리 장애 및 자폐증과 같은 신경 발달 문제가 있는 어린 아동(3세 이전 및 더 이른 시기일수록 더 좋음)을 위한 조기 집중적 중재는 적응 기능 및 프로의 상당한 향상을 가져온다(Bailey et al., 2005; Dawson & Bernier, 2013). 따라서 감각 처리 문제를 파악하고 가능한 빨리 치료 서비스를 시작하는 것이 매우 중요하다. 미숙아 또는 자폐증과 같은 상태로 인해 발생할 수 있는 신경 발달 문제가 있는 영유아를 위한 조기 진단 및 중재에 대한 강조로 인해 장애를 가진 개인 교육법 파트 C의 서비스를 받는 어린 아동이 더 많아졌다(IDEA, 미국 교육부, 2014). 이 프로그램은 연방 기금을 제공하고 발달 장애 또는 발달 문제의 위험을 기반으로 서비스를 받을 자격이 있는 3세 미만 아동에게 학제 간 가족 중심의 조기 지원 및 서비스를 의무화한다.

조기 중재 서비스를 받는 영아에게 가장 적합한 개별 가족 서비스 계획(IFSP)을 개발하기 위해 초기 및 진행 중인 평가에는 유아의 자연스러운 환경 내에서 발달 능력을 평가하기 위해 반구조적 또는 구조적 부모 인터뷰와 유아 행동 및 관찰이 포함되어야 한다. 이러한 관찰이 부모와 유아 간의 장난기 있는 상호작용, 수유, 옷 입기 및 목욕과 같은 익숙한 일상을 보여주면 조기 중재 치료사에게 풍부한 정보 소스를 제공할 수 있다. 이러한 활동은 치료사와 부모가 다양한 감각 경험, 개인의 강점 및 추가 평가가 필요할 수 있는 잠재적인 문제에 대한 유아 임계 값을 식별하는 데 도움이 된다. Bayley Scales of Infant and Toddler Development-III(Bayley, 2005)와 Mullen Scales of Early Learning(Mullen, 1995)은 전반적인 발달(운동, 지각, 의사소통, 사회적 정서, 인지 및 행동 능력)을 "표현적" 및 "수용적" 측면에서 측정하기 위한 평가도구이다. 이는 또한 어린 아이들의 감각 처리 능력에 대한 유용한 정보를 제공한다. Infant-Toddler Sensory Profile 2(SP2; Dunn, 2014)나 Test of Sensory Function in Infants(DeGangi & Greenspan, 1989)는 다양한 활동, 상호작용 및 개별 감각 시스템(예: 전정, 촉각, 청각, 시각, 미각 및 냄새)에 대한 민감성이나 참을성과 같은 구체적인 정보를 제공한다.

Dunn(2002, 2014)은 다음을 설명하기 위한 이론적 모델을 개발했다. 감각적 처리 패턴 감각 처리 어려움을 식별하는 데 도움이 되는 어린 아이들의 패턴은 신경학적 역치와 자기 조절 행동 사이의 상호작용으로 개념화된다. Dunn은 4가지 패턴(6장, 감각 조절 기능 및 장애, 참조)을 설명하여 어린이가 혼합된 감각 프로필(즉, 하나 이상의 범주에서 행동을 나타냄)을 나타낼 수 있음을 인식했다. 첫 번째 패턴인 등록은 높은 신경학적 역치와 수동적 행동 반응의 조합에 의해 반영된다. Dunn은 이 아이들을 "방관자"라고 말하는데, 이는 그들이 다른 아이들보다 감각 자극에 너무 느리게 반응하고, 관심이 없는 것처럼 보이며, 더 많은 감각 정보를 놓치는 경향이 있고, 에너지 수준이 낮거나 근긴장도가 낮은 것을 말한다. 이러한 아이들은 사람, 사물 또는 일반적인 위험에 대한 인식 감소 또는 고통에 대한 높은 내성이 있다. "찾기"는 높은 신경학적 역치를 반영하는 또 다른 패턴으로, 이번에는 적극적인 자기 조절 전략과 결합된다. 어린이가 특정 유형의 감각 입력(예: 촉각, 움직임, 시각 등)을 제공하는 활동을 과도하게 찾는 것이 특징이다. 이 아이들은 보호자가 지나치게 활동적이고, 충동적이며 흥분하고 때로는 파괴적인 것으로 묘사할 수 있다. 세 번째 패턴인 "민감도"는 낮은 신경학적 역치와 수동적 자기 조절 전략을 가진 어린이의 특징이다. 이 아이들은 종종 "경각심을 갖고" 주의가 산만해지고 과잉 활동적으로 보인다. 과도하게 자극을 받았을 때 쉽게 화를 내고, 통증에 대한 내성이 낮고, 껴안고 싶지 않을 수 있으며, 까다로운 먹는 사람 일 수 있다. 마지막으로, "회피" 패턴은 능동적 자기 조절 전략과 결합된 낮은 신경학적 임계 값을 특징으로 한다. 이 패턴을 가진 아이들은 감각에 매우 민감하며 예기치 않은 감각을 피하는 방법으로 질서와 동일성을 선호한다. "피해자"인 아이들은 위협적인 것으로 인식하는 상황에서 물러나는 경향이 있다. 이전에 언급된 패턴을 보이는 영유아는 연령에 맞는 발달 활동에 대한 편안함과 참여를 최적화하기 위해 개별화된 치료적 접근 방식을 통해 혜택을 받을 수 있다. 따라서 IDEA, Part C를 통해 관리되는 가족 중심의 조기 지원 및 서비스는 일반적으로 가정에서 또는 탁아 시설과 같은 다른 자연 환경에서 제공된다.

이전에 언급된 패턴을 보이는 영유아는 연령에 맞는 발달 활동에 대한 편안함과 참여를 최적화하기 위해 개별화된 치료적 접근 방식을 통해 혜택을 받을 수 있다. 따라서 IDEA, Part C를 통해 관리되는 가족 중심의 조기 지원 및 서비스는 일반적으로 가정에서 또는 탁아 시설과 같은 다른 자연 환경에서 제공된다. 이전에 언급된 패턴을 보이는 영유아는 연령에 맞는 발달 활동에 대한 편안함과 참여를 최적화하기 위해 개별화된 치료적 접근 방식을 통해 혜택을 받을 수 있다. 치료사는 부모 및 간병인과 협력하여 이러한 맥락 내에서 감각 관련 문제를 식별하고 유아 또는 유아의 편안함과 적극적인 참여를 최적화하기 위해 일상 환경 및 활동을 수정하기 위한 전략을 개발한다. 영유아의 일상 활동은 어린이의 세계에 대한 이해를 넓히는 중요한 감각 경험을 제공한다. SI 이론은 유아에게 적절한 유형의 활동을 일상생활에 통합하고 감각통합 기능의 발달을 향상시키기 위해 활동의 타이밍 및 강도와 같은 측면을 수정할 수 있다. 수유와 같은 활동; 드레싱 및 기저귀 교환; 목욕하는 동안 물에 튀는; 카펫, 잔디 및 모래와 같은 질감 표면 탐색; 그리고 공원에서 그네 타기와 등반하기는 영유아의 관용에 따라 수정될 수 있어 어린이와 보호자 모두에게 즐거움을 준다. 어린이에게 도전의 요소를 제공하는 놀이 경험은 즐거움을 유지하면서 역량과 자신감을 위한 토대는 물론 추가 탐구의 동기를 제공한다. 아마도 가장 중요한 것은 상호작용하는 멤버들 모두에게 즐겁다고 여겨지는 활동이 유아나 신생아와 그들의 보호자 간의 사회적, 정서적으로 건강한 관계를 만드는데 도움을 주는 것이다. 교육, 모델링, 협력, 그리고 가장 중요한 문제 해결을 포함하는 조기 중재 서비스를 통해 부모와 보호자는 일상 활동의 감각적 측면에서 다양한 경험에 대한 자녀의 반응을 더욱 예민하게 관찰하고 자신의 수정 능력을 향상시킨다(Dunst et al.,2014). 이러한 부모 및 보호자의 역량은 주변 세계를 탐험하고 배울 위험이 있는 유아에게 최적의 환경을 보장한다.

사례 연구 ■ LILY

NICU에 입원한 첫날부터 임신 26주에 태어난 Lily는 "부족함"으로 묘사되었다. 그녀가 성숙 해지면서 NICU 직원들은 그녀가 "부족한 반응"을 보인다는 우려를 자주 표명했다. 그녀의 부모는 그러한 해석을 거부했다. 그들은 작업치료사와 함께 신경행동 평가에 참여했으며 그녀의 침대 옆에 게시된 신경 보호 치료 계획(제한적, 중첩된 자세 제공하기[그림 19-1], 자세에 느린 변화 주기; 하루에 몇 시간 동안 그녀에게 피부 대 피부 접촉하기[그림 19-2], 부드럽게 이야기하기, 읽기, 노래부르기, 유방을 누를 수 있도록 허용하기, 그녀가 적극적으로 수유에 참여할 수 있는 동안에만 유방이나 젖병을 제공하고 나머지는 위관 영양으로 먹이도록 요청하기)을 개발하는 데 협력했다. 수정된 나이 31주에 그녀의 아버지는 그녀의 고통을 경감시키기 위해 부드러운 마사지를 시작했다. 그녀는 많은 돌봄 시간 동안 "잠을 자거나" 졸린 상태로 조용히 주의를 기울였다. 일부 간호사들은 그녀의 "낮은" 일과가 그녀를 너무 "진정"시키고 있다고 염려했다. 그러나 그녀의 부모와 강력한 1차 간호사는 계획을 계속 지키도록 옹호했다. 그들은 점차적으로 목욕과 같은 보다 도전적인 관리 루틴을 도입했다(그림 19-3 및 19-4). 38주 교정 나이까지, 그녀는 수유에 대한 각성을 지속할 수 있었고, 상호작용에 더 쉽게 참여할 수 있다. 39주에는 여전히 짧은 시간의 시각 경보(그림 19-5)를 가지고 있었지만, 체중 증가가 좋아 집으로 퇴원했다. Lily의 어머니는 블로그와 이메일을 통해 NICU와 연락을 유지했으며 곧 Lily가 집에서 꽃을 피우고 있다는 것이 분명해졌다. 그녀의 단서에 따르면 그녀는 더 긴 기간의 경계를 갖기 시작했고 점점 더 활동적이고 반응이 빨라졌고, 그녀의 부모는 그녀의 리드를 따라 감각적 탐구를 위한 더 많은 기회를 제공했다. 그녀의 첫 해가 끝날 무렵, 그녀는 "폭풍을 일으키고" 그녀의 탐험에서 "창의력"을 보여주면서 발달 목표에 도달

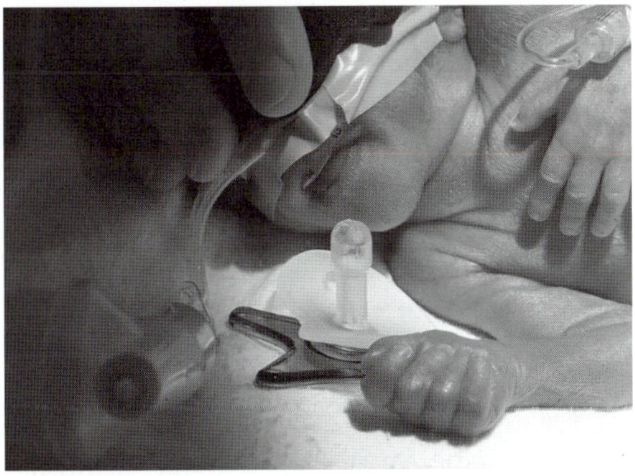

그림 19-1 Lily는 보살핌을 받는 동안 머리와 발에 손을 얹는 것에 잘 반응했다. 그녀는 눈 보호와 함께 광선 치료를 받고 있어 간병인의 손길에 더욱 민감했다. *Christina DiChiera. 사진 제공.*

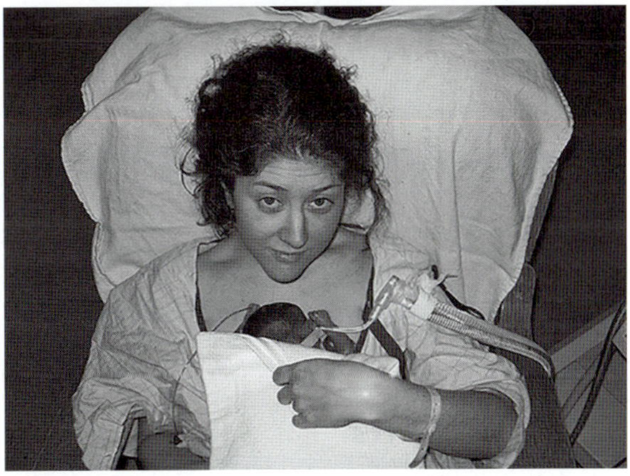

그림 19-2 Lily와 엄마는 Lily가 안정적인 인공 호흡기를 설정하자마자 피부를 맞대기 시작했다. *Christina DiChiera. 사진 제공.*

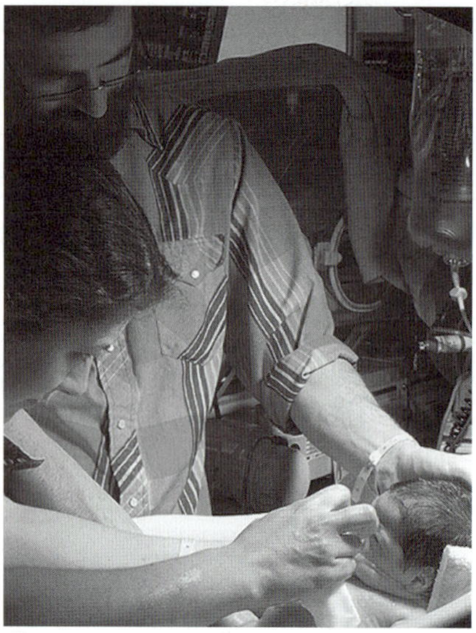

그림 19-3 Lily의 부모는 그녀의 보살핌에 적극적으로 참여했으며 그녀가 욕조 목욕을 견딜 수 있었을 때 기뻐했다. *Christina DiChiera. 사진 제공.*

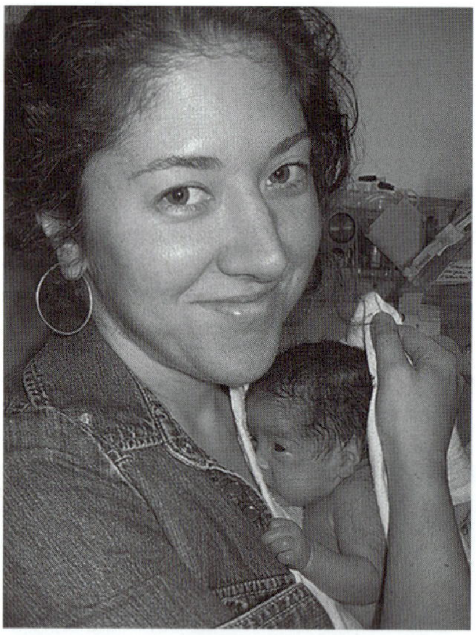

그림 19-4 릴리는 목욕 후 말리면서 엄마와 따뜻한 포옹을 즐긴다. *Christina DiChiera. 사진 제공.*

했다(예: 가능한 모든 것을 사용하여 올라가서 창문을 들여다 보는 단계). 6살에 Lily는 평균 이상의 인지, 언어, 운동 및 사회 정서 점수를 보여주는 신생아 추적 기록을 통해 밝고 사회적으로 상호작용하며 호기심 많은 유치원생인 슈퍼 스타로 부상했다.

Lily는 “억제” 또는 “피하는” 것으로 묘사될 수

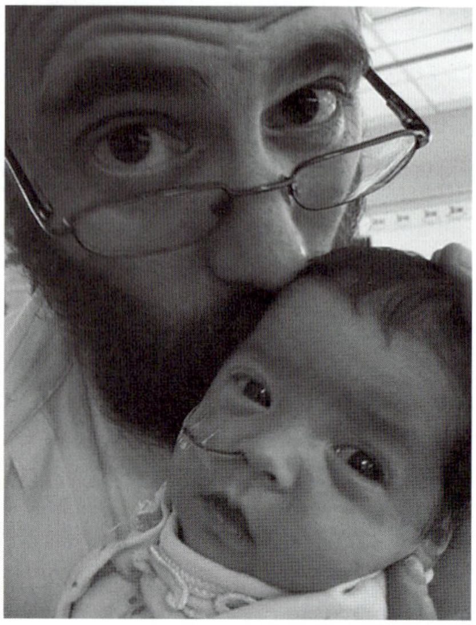

그림 19-5 38주에 릴리는 핸들링으로 쉽게 스트레스를 받았지만 사진에 대한 경계성을 높이기 위해 수직 흔들림을 허용했다. *Christina DiChiera. 사진 제공.*

있지만 그것은 자극의 단계를 조절하기 위한 그녀의 높은 반응성과 보호자에 대한 필요성을 나타낸 것이다. 그녀의 보호자는 재태 연령과 감각 발달 단계에 적합한 활동을 선택했다. NICU에서의 초기 몇 주 동안 시각 시스템보다 입력 처리에 더 잘 준비된 촉각, 전정 및 청각 시스템에 초점을 맞춘다. 그들은 그녀의 행동, 의사소통에 반응했고, 그녀는 준비, 동기 부여, 자기 주도적 탐구를 보여 주면서 점점 더 많은 도전을 했다. 가장 중요한 것은, 그녀의 보살핌은 주로 그녀의 부모에 의해 제공되어 퇴원 후에도 지속되었고, 특정 감각 중재에 초점을 맞추지 않고 연령에 적합한 보호 맥락 내에서 감각 경험을 통합하는 상호작용을 강조했다. 이 접근 방식은 Case-Smith 및 동료(2014)가 권장하는 것과 유사한다. 개별 감각 기반 중재보다는 감각통합 경험에 중점을 둔다. Haith(1991)는 심리학 동료들에게 유아기의 지각 과정에 대한 연구에서 개별 입력에 초점을 맞추는 것에서 벗어나 클라이언트 중심이며 문맥 및 환경적 요소, 간병인 참여, 유아의 준비 상태 및 필요 사항에 대한 고려를 하는 방향으로 나아가도록 도전했다.

요점

- SI 및 기타 감각 기반 중재는 조기 중재 서비스뿐만 아니라 NICU 환경에서 유아를 돌보는 데 중요한 기여를 한다.
- 중재는 불필요한 스트레스를 피하고 생리/행동적 조직을 위한 유아의 고유한 능력을 향상시키기 위해 감각 처리 문제에 있는 유아의 개별 감각 임계값을 수용하는 것을 목표로 한다.
- 유아의 자연 환경에서 가족 중심 서비스를 제공하는 것은 환경의 감각적 측면이 발달 서비스에 통합되고 유아의 삶에서 상수로서의 가족 역할이 최적화되도록 보장하기 위해 영유아와 함께 일할 때 필수적이다.

어디에서 자료를 더 찾을 수 있는가?

Where Can I Find More?

Bröring, T., Oostrom, K. J., Lafeber, H. N., Jansma, E. P., & Oosterlaan, J. (2017). Sensory modulation in preterm children: Theoretical perspective and systematic review. *PLOS ONE, 12*(2). doi:10.1371/journal.pone.0170828

Charpak, N., Tessier, R., Ruiz, J. G., Hernandez, J. T., Uriza, F., Villegas, J., . . . Maldonado, D. (2017). Twenty-year follow-up of kangaroo mother care versus traditional care. *Pediatrics, 139,* 1, 1–10.

Conde-Agudelo, A., Diaz-Rossello, J. L. (2016). Kangaroo mother care to reduce morbidity and mortality in low birthweight infants. *Cochrane Database Systematic Reviews, Aug 23* (8), CD002771. doi:10.1002/1465858.CD002771.pub4

Niemi, A. (2017). Review of randomized controlled trials of massage in preterm infants. *Children, 4*(4), 21. doi:10.3390/children4040021

섹션 2: 주의력 결핍 과잉 행동 장애가 있는 아동을 위한 SI 접근

Section 2: Sensory Integration Approaches with Individuals with Attention Defi cit-Hyperactivity Disorder

감각통합 적용을 위한 배경 및 근거

Background and Rationale for Applying Sensory Integration

ADHD는 어린 시절에 나타나는 가장 흔한 신경생물학적 장애이며, 종종 청소년기와 성인기까지 계속된다(Wolraich et al., 2012). ADHD는 *Diagnostic and Statistical Manual for Mental Disorders*, Fifth Edition(*DSM-5;* APA, 2013b)에서 신경 발달 장애를 설명하는 섹션 내에 배치된다. 부주의, 과잉 행동 및 충동, 지속적인 부적응적인 증상이 특징이다. 평균 발병 연령은 7세이며, 남아는 여아보다 이 질환에 걸릴 확률이 4배 더 높다. ADHD의 유병률은 지난 20년 동안 꾸준히 증가했으며, 현

표 19-1 ADHD 증상과 관련된 행동 부주의한 행동

부주의한 행동	과잉 자극적 행동
• 건망증 • 세부 사항에 세심한 주의를 기울이지 않음 • 학업, 직장 또는 기타 활동에서의 부주의한 실수 • 세부 사항을 간과하거나 누락 • 작업 또는 놀이 활동에서 주의를 유지하기 어려움 • 직접 말할 때 듣지 않는 것처럼 보임(예: 마음이 방황하는 것 같음) • 지침을 따르고 작업을 완료하는 데 어려움이 있음 • 부족한 조직 능력	• 안절부절 • 가만히 앉아 있거나 앉아있는 데 문제가 있음 • 안절부절 못함 • 과도하게 말하기 • 기다리거나 순서를 바꾸는 데 어려움

American Psychiatric Association. (2013a). *정신 장애 진단 및 통계 편람*(5th ed.). Arlington, VA: American Psychiatric Publishing에서 발췌

재 미국 전체 어린이의 약 11%(APA, 2013b)와 성인의 4~6%에 영향을 미치는 것으로 보고되었다. *DSM-5*에 따르면 ADHD에는 세 가지 임상 양상에 포함된다: 부주의, 과잉 행동 충동의 결합. 부주의와 과잉 행동-충동성을 특징짓는 행동은 표 19-1에 나열되어 있다. ADHD에 대한 분류는 주의력과 과잉 행동 충동 범주 모두에서 증상을 보이는 성인과 어린이에게 제공된다. ADHD 진단은 12세 이전에 여러 증상이 나타날 때 이루어지며, 두 개 이상의 환경(예: 가정 및 학교)에서 부주의 또는 과잉 충동 증상이 관찰되어야 한다. 또한 증상이 개인의 사회적 기능, 학업 성과 또는 원하는 직업을 수행하는 능력을 방해하거나 그 질을 저하시킨다는 분명한 증거가 있어야 한다(APA, 2013b).

정상적인 아동 행동에도 활동 수준이 높고, 쉽게 산만해지고, 충동적으로 행동하는 경우가 많다는 점을 기억해야 한다. 모든 아동은 서로 다른 비율로 성숙하며, 성격, 감각 처리 능력 및 선호도, 에너지 수준이 다양하기 때문에 정상적인 행동과 진정한 ADHD를 구별하기가 어렵다(Holmberg, Sundelin, & Hjern, 2013). 또한 복잡한 문제는 ADHD가 아동과 성인의 운동, 감각, 학습, 기분, 불안 및 파괴적 행동 장애와 동반되는 경우가 많다는 것이다.

감각통합과 관련 작업 기반 도전
Sensory Integration and Associated Occupation-Based Challenges

Kaplan과 동료들(2006)은 ADHD를 앓고 있는 어린이의 80%가 읽기 장애, 발달 조정 장애(DCD), 반대 행동 장애 또는 불안 등 적어도 하나 이상의 다른 장애를 가질 위험이 있다고 보고했다. 운동 장애는 ADHD의 세 가지 하위 유형을 모두 대표하는 개인의 40~60%에서 보고되었으며, 결합된 임상 유형에서 더 많이 나타난다(Egeland, Ueland, & Johansen, 2012; Piek & Dyck, 2004). 주의력 및 학습 장애는 감각 처리 장애 또는 SI 장애와도 관련이 있다(Dunn & Bennett, 2002; SJ Lane, Reynolds, & Thacker, 2010; Mangeot et al., 2001; Mulligan, 1996; Pfeiffer, Daly, Nicholls, & Gullo, 2015). ADHD 아동은 감각 조절 차이(감각 과잉 반응[SOR] 또는 감각 과소 반응[SUR])과 시각 지각(Miller, Neilson, & Schoen, 2012; Yochman, Parush, & Ornoy, 2004)의 위험 또한 증가한다. ADHD와 SOR은 집단의 불안과 관련이 있을 수 있다(SJ Lane et al., 2010; S. Reynolds & Lane, 2009). 또한 연구에 따르면 ADHD는 촉각 자극 및 운동 계획 문제에 대한 부작용과 관련이 있다(Parush, Sohmer, Steinberg, & Kaitz, 2007).

증거

Pfeiffer와 동료들(2014)은 5세에서 10세까지의 ADHD가 있는 어린이 20명과 ADHD 진단을 받지 않은 어린이 27명을 대상으로 감각 처리(감각 처리 측정-집에서; Parham & Ecker, 2007) 및 아동 행동(Conners Manual 3rd Edition-Parent Short Form; Conners, 2008)에 대한 데이터를 수집했다. 그들의 목표는 ADHD 아동이 일반적인 아동보다 감각 처리 문제를 더 많이 갖고 있는지 조사하고, ADHD의 핵심 특징과 관련된 우려를 특성화하고 약물 사용과 관련될 수 있는 차이점을 조사하는 것이었다. 다변량 분석을 사용하고 연령에 따른 차이를 제어하여 ADHD 아동이 감각 처리에서 일반적인 아동과 다르다는 것을 확인했다. 일변량 분석을 사용한 후속 조치 및 다중 비교 조정을 통해 연구자들은 ADHD 아동이 SPM의 하위 항목 모두에서 더 높은 점수 차이를 보였음을 확인하였다($\eta^2$0.27부터 0.61까지). 추가 조사에서 ADHD 아동의 약 복용의 여부는 각 집단간의 차이를 만들지 않는다는 것을 알 수 있었다. 연구자들은 또한 Conners의 하위항목에서 ADHD를 앓고 있는 아이들의 과잉 행동 평균 점수[$F(1,44) = 104.88$, $p < .001$]와 부주의 점수[$F(1,44) = 99.90$, $p < .001$]가 더 높다는 것을 발견했으며, 약 복용 여부에 따른 차이는 발견할 수 없었다. SPM과 Conners 하위 척도 사이의 상관관계를 조사한 연구에서는 과잉행동-충동과 사회성간($r = 0.50$, $p < .05$), 운동 계획과 판단($r = 0.73$, $p < .01$) 간 중등도 정도의 상관관계를 확인할 수 있었다. 하지만 구체적인 감각 시스템과 Conners 하위 척도 사이에 연관성을 찾기 어려웠다. 이러한 발견은 ADHD 아동의 감각 처리 문제가 실질적이고 직업 수행 및 참여에 영향을 미친다는 것을 시사한다. ADHD 핵심 증상과 실행 문제 사이의 연관성을 더 잘 이해하고 감각 시스템별 감각 처리를 추가로 조사하려면 추가 연구가 필요하다.

Pfeiffer, B., Daly, B. P., Nicholls, E. G., & Gullo, D. F.(2014). 주의력 결핍 과잉행동장애가 있거나 없는 아동의 감각 처리 문제를 평가하는 것, 35(July 2013), 1-12. doi:10.3109/01942638.2014.904471

Mulligan은 또한 그룹의 어린이들에서 자세 조절 및 균형 결함, 감각 기반 실신 장애 및 시각 운동 통합 장애를 입증했다(Mulligan, 1996). 더 최근에 Pfeiffer, Daly, Nicholls 및 Gullo(2015)는 ADHD 아동이 신경-전형 아동보다 감각 처리의 모든 영역에서 어려움을 겪고, 더 높은 수준의 기능에 문제를 보일 가능성이 더 높다는 사실을 발견했다. 사회적 참여와 운동 계획을 포함한 효율적인 감각 처리에 의존해야 한다. 주의력 결핍과 장애 사이의 밀접한 연관이 있는 감각, 운동 및 지각 기능에 대한 지원은 Gillberg(2003)와 Hellgren 및 동료(1994)의 연구에 의해 지원되었다. 이 연구자들은 이것을 DAMP라고 부르거나 주의력, 운동 제어 및 지각에 결함이 있다고 언급했다. 그러므로 Ayres 감각통합®(ASI)과 및 기타 감각 기반 접근 방식이 일반적으로 작업치료사에 의해 사용되었다는 것은 놀라운 일이 아니다.

평가 및 중재 Evaluation and Intervention

SI 접근법을 사용하는 ADHD 아동에 대한 종합적인 평가에는 감각통합 및 실행 검사(SIPT; Ayres, 2005), SP와 같은 감각 조절 측정(Dunn, 2014), 임상관찰 및 가능한 경우 인터뷰와 자연주의적 관찰을 통해 정보를 수집한다. 다른 평가는 인지 및 집행 기능장애의 특징이다. 예를 들어, 간단한 실행 기능 평가 도구 목록(BRIEF, Brief Rating Inventory of Executive Functions) (Giolo, Isquith, Guy, & Kenworthy, 2000), 아동을 위한 역동적 작업치료 인지 평가(DOTCA-Ch; Katz, Parush, & Traub-Bar-Ilan, 2004), 라이터 국제 행동 척도 평가-3판(Leiter-3)(Roid, Miller, Pomplun, & Koch, 2004), 실행기능수행평가(Baum et al., 2008), 스트룹 색상 단어 검사(Golden & Freshwater, 2002), 아동의 일상 주의

력 평가(Manly, Robertson, Anderson, & Nimmo-Smith, 1998)이 있다.

SUR 또는 SOR을 포함할 수 있는 부주의와 관련된 도전적인 행동의 근본적인 원인을 분류하는 것이 어렵다는 것은 의심의 여지가 없다. 그러한 도전적인 행동은 ADHD 진단, 근본적인 감각 처리 장애 또는 둘 모두와 관련이 있을 수 있다. 이 딜레마를 처리하는 가장 좋은 방법 중 하나는 특정 중재에 대한 내담자의 반응에 주의를 기울인 다음 개인의 필요에 맞게 중재를 조정하는 것이다. 예를 들어, 어린이가 ADHD 증상을 관리하기 위해 각성제 시험을 시작한 후 어린이의 감각 처리 문제가 현저히 감소하면 SI 접근법을 사용하지 않을 수 있다.

ADHD가 있는 개인은 일반적으로 **다중 모드**, 다분야 접근이 필요하며, 그 예로는 아동을 위한 중재로 종종 ADHD에 대한 부모 및 아동 교육이 포함되거나 학교 기반의 교육 중재; SI 접근법을 사용한 작업치료과 같은 특수 치료; 그리고 약물을 선택하는 사람들을 위한 약물 관리, 성인과 노인을 위한 인지 행동 치료와 같은 심리 치료, 일, 여가, 운전 또는 사회적 관계와 같이 방해가 될 수 있는 일상생활 활동을 해결하기 위한 중재 등이 있다. 그중에서도 약물 치료는 가장 흔하며, 오래 지속되는 발전과 함께 모든 연령 그룹의 ADHD 중재의 초석으로 남아 있다(DeSousa & Kalra, 2012). 치료 효과에 대한 연구는 주로 ADHD를 약물로 관리하는 상대적 이득과 행동 치료의 효과를 비교하는 데 중점을 두었다. American Academy of Pediatrics(2011)와 DeSousa 및 Kalra(2012)에 따르면 약물과 비약리학적 중재를 비교하는 연구는 지속적으로 자극제가 비약물 치료보다 우수하다는 것을 보여주었다. 그러나 약물과 행동 중재의 조합은 약물 단독보다 더 유익하다(Murray et al., 2008).

ASI는 특정 SI 장애 패턴이 확인된 경우 ADHD 아동에게 유용한 치료 방법이다. 중재 세션 동안에는 세션 전반에 걸쳐 아동의 각성 수준을 조절하는 감각 활동을 강조하는 것이 중요하며, 장애 또는 시각 운동 통합 결함과 같은 특정 문제를 해결하기 위한 활동을 강조하는 것이 중요하다. 치료 공간은 산만함을 최소화하고 아동이 과도하게 자극을 받을 가능성을 최소화하기 위해 어수선함이 없는 경우 아동의 필요를 더 잘 충족시킬 수 있다. ADHD 아동은 자신이 하고 있는 일에 투자하거나 관심이 있을 때만 과제에 잘 참석할 수 있으므로 자녀가 좋아하는 활동을 선택하도록 허용하는 것이 중요하다. 최근 ASI 중재와 관련된 연구에서는 ASD 아동과 다른 진단을 가진 아동의 경우 작업적인 목표를 달성하고 SI 기능을 증진시키는 것이 효과적이라는 것을 확인할 수 있었다(May-Benson & Koomar, 2010; Pfeiffer, Koenig, Kinnealey, Sheppard, & Henderson, 2011). Miller, Coll 및 Schoen(2007)은 목표 달성에 효과적일 뿐만 아니라 SI 중재가 주의력을 포함한 인지 측정에 대한 통제 주제 이상의 개선을 도왔다는 것을 발견했다.

ASI 외에도 ADHD 아동에게 감각 기반 접근법이 사용되어 **행동 규제** 과잉 행동 및 부주의와 같은 장애와 관련된 바람직하지 않은 행동을 보다 직접적으로 해결한다. 다른 연구에서는 아이들을 진정시키고, 주의력을 높이고, 작업 행동을 높이기 위해 가중 조끼와 같은 도구를 사용했지만 성공하지 못했다(Collins & Dworkin, 2011; Lin, Lee, Chang, & Hong, 2014; Olson & Moulton, 2004b; VandenBerg, 2001). 이동 및 앉기 쿠션 또는 치료용 볼형 좌석과 같은 대체 교실 좌석도 작업 중 행동을 향상시키고, 바람직하지 않은 행동을 줄이며, ADHD와 관련된 증상이 있는 어린이의 필기를 개선하는 데 사용되었다(Fedewa & Erwin, 2011; Schilling, Washington, Billingsley, & Deitz, 2003). 안정 프로그램(Williams & Shellenberger, 1996)은 아동이 최적의 각성 수준을 유지하도록 돕는 데 유용할 수 있다(자세한 내용은 18장, 중재를 위한 상호 보완적 프로그램 참조). 그만큼 **규제 구역**(Kuyper, 2011) 프로그램은 또한 아동의 감각적 요구를 포함하여 행동 규제를 다룬다. 이 프로그램은 행동 조절에 대해 어린이와 성인을 교육하기 위한 틀을 제공하며, 학생들이 자신의 감정을 이해하고 의식적으로 행동을 조절하는 기술을 습득하여 통제력과 문제 해결 능력을 높일 수 있도록 도와준다. 학생들은 "영역"이라고 하는 각성 및 감정 상태를 인식하는 데 도움이 되도록 고안된 학습 활동에 참여하고, 감각 도구를 포함한 전략 또는 도구를 사용하여 영역에 머물거나 한 영역에서 다른 영역으로 이동하는 방법을 배운다. 학생들은 영역 사이를 이동하는 데 사용할 방법의 자체 도구 상자를 개발한다. 자세한 내용은 zonesofregulation.com을 참조해야 한다. 효과를 평가하는 잘 설계된 연구는 없지만, Wells, Chasnoff, Schmidt, Telford 및 Schwartz(2012)는 안정 및 규제 구역 프로그램의 여러 측면을 적용한 신경인지 그룹 치료 중재에 대한 무작위 통제 연구를 수행했다. 이 연구자들은 많은 ADHD 증상을 보인 태아 알코올 증후군 어린이 샘플을 사용했으며, 그 중재가 집행 기능과 정서적 문제 해결 능력을 향상 시켰음을 발견했다.

감각 처리의 측면을 통합하는 고유한 접근 방식인 상호교류적 메트로놈은 종종 ADHD 아동에게 사용되었다(제18장 참조). 이 접근 방식은 운동 계획 및 움직임의 리듬과 같은 일부 SI 기능을 다루면서 주의력 지속 시간과 장시간 집중할 수 있는 능력을 높이는 것을 목표로 한다. 6세에서 12세 사이의 ADHD 아동을 대상으로 한 잘 통제된 연구에서 Shaffer와 동료들(2001)은 주의력, 운동 제어, 언어 처리 및 읽기를 포함한 여러 변수를 개선하고, 공격적인 행동을 줄이는 데 중재가 효과적이라는 것을 보여주었다.

감각 기반 중재는 일반적으로 우려 사항을 해결하는 데 ASI와 결합된다. 예를 들어, Sahoo와 Senapati(2014)는 집과 학교의 기능적 기술을 조사하여 야외 놀이터를 사용하는 감각식이 치료와 ASI를 결합한 효과를 ASI만으로 비교했다. 결과는 두 그룹 모두 가정과 학교의 수행 영역뿐만 아니라 생활 기술과 사회적 행동에서 기능적 향상을 가져왔다는 것을 보여주었다. 치료 2개월 후 SI 치료와 함께 감각식이 치료를 받은 사람들은 SI 치료만 받은 사람들보다 훨씬 더 많은 이득을 얻었다. 야외 놀이의 맥락에서 제공되는 감각식이 치료와 함께 SI 중재가 ADHD 아동의 기능적 기술을 향상시키는 데 효과적이라는 결론을 내렸다.

주의력 장애가 있는 성인을 위한 참조 프레임으로 SI를 적용할 때, 보다 전통적인 클리닉 기반의 ASI 중재와는 달리 감각 기반 전략 및 SI 기술이 일반적으로 작업 및 환경을 수정하는 데 사용된다. 성인의 경우 일상생활, 사회 참여 및 작업의 도구적 활동은 ADHD 증상에 가장 자주 영향을 받는 직업 유형이므로 작업치료사가 해결한다. 예를 들어, ADHD가 있는 성인은 전문직 고용률이 낮은 것으로 나타났다(Cermak & Maeir, 2011). 운전은 또한 ADHD 인구에서 주목 받는 분야였다. ADHD가 있는 청소년과 성인은 통제 대상보다 사고 및 위반 위험이 더 높은 것으로 나타났다(Molina et al., 2009). 그만큼 **인지의 동적 상호작용 모델**(Toglia, 2011)은 ADHD가 있는 성인에게 사용된 접근법의 한 예이며, 이 모델은 SI 기술과 쉽게 결합될 수 있다. 이 모델에서 인지 기능은 사람, 활동 및 환경 간의 동적 상호작용의 지속적인 산물로 간주되며(Toglia, 2011) 중재는 이 세 가지 구성 요소 중 하나를 대상으로 할 수 있다. 성인은 정보를 처리하는 데 사용하는 인지 전략을 인식하고, 감각 선호도를 인식하며, 일반적으로 감각 정보를 처리하는 방법, 환경 및 활동의 감각 특징이 기능을 지원하거나 방해하는 방법을 배운다. 감각 민감도와 관련된 행동 조절 문제 또는 작업 중 관심과 집중을 유지하기 위한 감각 자극 증가의 필요성은 감각식이 치료를 사용하여 해결할 수 있다. 환경적 수정에는 시각 및 청각 자극과 산만함을 최소화하기 위해 조용하고 깔끔한 작업 공간을 설정하는 것이 포함될 수 있다. 눈에 띄는 서면 지침을 강조 표시하거나 밑줄을 긋는 것은 시각적으로 초점을 맞추는 데 도움이 될 수 있으며, 알림 기능이 있는 주간 플래너 및 개인 전자 장치와 같은 도구가 조직에 도움이 될 수 있다. 예측 가능한 루틴을 만들고 따르고 루틴과 작업에 구조를 추가하는 것은 운동 계획 결함을 보상하는 데 도움이 될 수 있으며, 개인이 경험하는 감각 입력의 양과 유형에 대해 더 많은 제어를 제공할 수 있다. 어린이와 마찬가지로 치료용 공을 대체 좌석으로 사용하거나, 장난감을 들고, 소리를 줄이기 위해 헤드폰을 사용하는 것, 신체 활동 시간을 정하는 감각 식단과 같은 감각 전략은 성인에게 효과적인 전략이 될 수 있다.

ADHD가 있는 성인과 아동을 위한 포괄적인 작업치료 프로그램의 중요한 구성 요소는 다음과 같다. (1) 장애에 대한 교육 및 자신의 증상이 일상적인 기능에 미치는 영향; (2) 실행 기능 결함 및 행동적 제한을 교정하거나 보상하는 기술; (3) 운동 조정, 기억 또는 SI 문제와 같은 공존하는 조건을 식별하고 직업 성과에 영향을 미칠 때, 이를 교정하거나 보완하는 기술; (4) 산만함을 줄이고, 구조와 조직을 늘리고, 가정, 직장 또는 학교 환경에서 작업에 대한 주의를 높이기 위한 감각 전략을 포함한 환경 및 작업 수정; (5) 식별된 원하는 행동을 배우고, 모니터링하고, 보상하고, 바람직하지 않은 행동을 줄이고, 동기 부여 및 작업 지속성을 향상시키기 위한 행동 중재; (6) 일상생활의 맥락에서 작업 수행과 기술의 일반화를 향상시키기 위한 인지 처리 전략의 구현. SI 이론과 중재 기술의 적용은 고객 자신의 목표와 우선 순위를 염두에 두고 고객이 받을 수 있는 다른 의학적, 약리학, 심리적 또는 교육적 중재와 함께 이루어져야 한다.

사례 연구 ■ MORGAN

Morgan은 그의 감각 운동 능력과 정교하고 총 운동 능력을 평가하기 위해 SI 전문 개인 외래 환자 클리닉에서 작업치료를 위해 소아과 의사에게 의뢰되었다. Morgan은 6살 때 ADHD 진단을 받고, 1학년 때 특수 교육 서비스를 받기 시작했다. 작업치료에 의뢰되었을 당시 그는 3학년이었고 수학, 필기 및 시각 운동 기술의 어려움을 해결하고 교실에서 부주의와 정서적 폭발과 같은 행동 문제를 관리하는 데 도움을 주기 위해 특별 교육 서비스를 받았다. 그의 모든 서비스는 정규 교실에서 제공되었으며, 그는 또한 작업치료사로부터 매달 교실 상담 방문을 받았다.

Morgan의 소아과 의사는 Morgan의 ADHD 관리를 위한 약물을 제안했다. 그러나 그의 부모는 행동 전략을 사용하여 그의 행동을 처리하기로 결정했다. 그의 부모는 부모 훈련 프로그램을 통해 자신의 행동을 통제하는 데 도움이 되는 전략을 구현하도록 돕고 있었다. 그의 어머니는 그가 친구를 사귀는 데 어려움이 있고, 학교를 별로 좋아하지 않았으며, 학교 밖에서의 과외 활동에 관여하지 않았다고 보고했다. 또한 Morgan이 집에서 자주 울고 학교를 오가는 버스를 타면서 괴로워한다고 말했다. 집에서 그는 컴퓨터 게임을 하고 레고로 만드는 것을 좋아했으며 옷 입기, 몸 단장 및 목욕 활동을 완료하는 데 최소한의 도움만 필요했다. 그녀는 그가 집에서 할 수 있는 간단한 집안일 시스템을 설정했지만, Morgan이 그것을 완료하기 위해서는 자주 상기시켜주고 도움이 필요하다고 말했다.

그의 작업치료 평가에는 부모 및 자녀 비공식 인터뷰, 여러 구조화 및 비구조화 총체적 및 정밀한 운동 놀이 활동 동안 Morgan 관찰 및 상호작용, SP(Dunn, 1999) 및 SIPT 관리(Ayres, 1989)가 포함되었다.). Morgan은 비운동 시각 공간 지각(Space Visualization, Figure-Ground)을 검사하는 SIPT 테스트에서 평균 범위 내에서 점수를 받았다. 그러나 운동 계획과 관련된 시각적-공간적 건설 작업은 Morgan에게 어려웠고 그는 구성적 실행 및 모양 따라하기에서 평균 이하의 점수를 받았다. 그는 또한 구두 명령에 대한 연습에 상당한 어려움이 있었지만, 자세 연습과 구두 연습 점수는 평균이었다. Morgan은 촉각적 차별에 약간의 어려움을 보였지만, 전정 결함은 서 있기 및 보행 균형 및 운동 후 회전 안진증에서 낮은 점수에서 나타났다. 양측 운동 조정에 대한 그의 점수는 평균 이하인 반면, 운동 정확도 테스트에서 그의 점수는 평균이었다. 이러한 결과는 실신 장애와 양측 통합 및 순서화 결함을 포함한 감각 기반 운동장애를 시사했다. 그의 SIPT 프로필이 제공한 분석을 고려할 때 Morgan은 시각운동실행증 그룹에 가장 가깝게 비유되었다. 이 그룹에 비유되는 어린이들은 일반적으로 시각 및 공간 지각, 대부분의 실행 영역, 촉각 및 고유수용 과정, 균형 및 운동 조정에 문제가 있다.

그의 어머니가 작성한 SP는 Morgan이 청각 자극에 지나치게 민감하고 소음에 쉽게 산만하다는 것을 암시했다. 경미한 촉각 과민증의 징후가 있었으며 Morgan은 까다로운 음식을 먹었다. 그는 활동 수준이 높아지고 부주의로 과도하게 움직임을 추구하는 아이였다. 그는 좌절감과 잦은 정서적 폭발에 대한 내성이 낮은 아이로, 감정적으로 민감한 사람으로 묘사되었다.

Morgan의 임상적 관찰은 전세계적으로 근긴장을 최소한으로 낮추고, 저음과 일반화된 근쇠를 나타내는 엎드려 펴기 및 앙와위 등의 반중력자를 가정하는 데 어려움을 나타냈다. 그는 달리기 속도가 느렸음에도 불구하고 어려움 없이 걷고 달렸다. 그리고 그는 상지와 하지의 부드러운 상호작용을 보여주지 않았다. Morgan은 빠르게 번갈아가는 손가락 움직임과 점프잭과 같은 조정 업에 어려움을 겪어 운동 계획 및 순서 지정의 약점을 보여주었다.

요약하면, 이러한 결과는 Morgan이 가정과 학교에서의 행동, 학습, 정교하고 총체적인 운동 기술 개발에 영향을 미치는 SI 결함이 있음을 나타낸다. 보다 구체적으로 그는 운동 계획, 균형 및 양측 운동 조정과 관련하여 어려움을 시연했으며, 이는 촉각, 고유수용 및 전정 처리가 불량한 것으로 보인다. 그는 또한 촉각 및 청각 과민 반응, 전정 및 고유감각 입력을 조절하고 처리하는 어려움을 포함하여 일부 감각 조절 문제를 시연했다. 그의 어려움에도 불구하고 Morgan은 자신의 환경에 관심이 있고 다른 사람들을 기쁘게 해주고 싶어하는 유쾌하고 예의바른 아이였다.

Morgan은 교실의 학교에서 매주 작업치료 서비스를 받았다. 붐비거나 시끄럽거나 예측할 수 없는 공간을 피하는 것과 같이 청각 및 촉각 자극에 대한 SOR을 보상하는 데 도움이 되는 전략이 구현되었다. 그는 또한 교실 의자에 Move and Sit 쿠션을 사용하기 시작했고, 이로 인해 그에게 지속적인 미묘한 움직임이 생겼으며 이 대체 좌석은 그의 불안함을 현저하게 줄였다. 운동 계획 문제 있는 아동은 일반적으로 새로운 상황에서 새로운 기술을 배우는 데 어려움을 겪기 때문에 사전 교육을 실시하고 Morgan이 새로운 기술을 배우기 위해 더 많은 시간과 연습 또는 반복을 할당하는 것이 중요했다. 실무 학습, 데모 및 작업 단계를 통한 대화와 같은 다양한 접근 방식, Morgan의 새로운 기술 학습을 촉진하는 데 도움이 되는 것으로 나타났다. 치료사는 또한 총 운동 기술을 개발할 수 있는 충분한 기회를 제공하고 좌석 팔 굽혀 펴기, 교실에서 리바운더 사용, 일부 교실 활동을 완료하기 위해 앉기보다는 서있을 수 있는 것과 같이 낮 동안(고유 및 전정 입력을 받음)이동한다.

작업치료를 포함한 학교 기반 서비스 외에도 SI 접근법을 사용한 클리닉 기반 작업치료가 4개월 동안 주 1회 시행되었다. ASI는 Morgan의 운동 및 자세 반응, 운동의 편안함, 근력 및 균형, 체성감각 처리, 운동 계획 및 순서를 다루기 위해 구현되었다. 집에서 그의 치료사는 Morgan이 레고 및 기타 빌딩 블록과 같은 건설 장난감을 가지고 놀기, 점토 및 플레이 도우를 사용하고 모든 공예 활동에 참여하는 것과 같이 정교하고 총체적인 운동 기술을 개발하는 데 도움이 되는 놀이 활동에 참여할 것을 제안했다. Morgan은 옷 입히기, 머리와 이빨 닦기, 포장 개봉, 고기 자르기, 간단한 집안일과 같은 기능적 작업을 독립적으로 수행하도록 권장되었다. 총 운동 놀이 제안에는 자전거 타기, 농구 및 축구와 같은 공 게임, 수영, 등반 및 스윙과 같은 놀이터 장비에서 노는 것이 포함되었다. 무거운 작업 유형의 활동(밀기 또는 당기기, 무거운 물건 운반, 거친 집에서 놀기, 트램폴린 타기 등)이 가정과 학교에서 권장되었으며 치료 세션 중에 자주 실행되었다.

Morgan은 잘했으며 SI를 사용한 세션은 특히 그의 운동 계획 기술을 향상시키고 행동의 자기 조절을 개선하는 데 효과적이었다. 그는 학교에서의 행동을 다루고 그가 참석하고 집중하는 데 도움이 되는 감각 전략의 효과를 모니터링 하기 위해 학년 내내 상담 기반으로 작업치료를 계속 받았다.

요점

- ADHD는 복잡한 상태이며, 불량한 행동 조절과 관련된 ADHD의 행동 지표 중 다수는 감각 조절장애가 있는 어린이에게서 나타나는 것과 유사하다.
- ADHD 환자를 위한 포괄적인 프로그램은 각 고객의 고유한 특징을 충족하기 위해 개별 맞춤형 다중 모드 중재 접근 방식을 사용하는 것으로 설명된다.
- ADHD가 있는 많은 성인과 아동의 경우, ASI를 적용하거나 행동 조절을 지원하는 감각 기반 전략을 구현하는 작업치료 서비스와 동시에 발생하는 SI 기능장애를 해결하는 것이 도움이 된다.

어디에서 자료를 더 찾을 수 있는가?
Where Can I Find More?

Ratey, N. (2008). *The disorganized mind: Coaching your ADHD brain to take control of your time, tasks and talents.* New York, NY: St. Martin's Press.

Schmidt Neven, R., Anderson, V., & Godber, T. (2002). *Rethinking ADHD: Integrated approaches to helping children at home and at school.* Crows Nest, NSW, Australia: Allen & Unwin.

섹션 3: 자폐스펙트럼 장애 아동을 위한 감각통합 원칙 적용
Section 3: Applying Sensory Integration Principles for Children with Autism Spectrum Disorder

감각통합 적용을 위한 배경 및 근거
Background and Rationale for Applying Sensory Integration

ASD는 소아에서 가장 빈번하게 발생하는 신경발달 장애 중 하나이며, 현재 유병률은 68명 중 1명이 ASD 진단을 받은 것으로 추정된다(Centers for Disease Control and Prevention, 2014). ASD에 대한 현재 진단 기준(APA, 2013a)에는 네 가지 주요 영역에 대한 고려가 포함된다.: (1) ASD의 증상은 유아기에 나타나야 한다. (2) 기능적 능력을 제한해야 한다. (3) 사회적 의사소통 및 사회적 상호작용 기술과 관련된 결함이 포함되어야 한다. (4) 증상은 다음 중 두 가지 이상과 관련된 제한적이고 반복적인 행동 또는 관심을 포함해야 한다: 말이나 행동의 고정 관념, 과도한 일과 또는 행동 패턴, 강렬하고 비정상적인 관심, 과다 또는 저속-감각 또는 비정상적인 감각 관심에 대한 반응. 기본 진단 기준

표 19-2 DSM-5 자폐스펙트럼 장애에 대한 진단 기준

여러 상황에서 사회적 의사소통 및 사회적 상호작용의 지속적인 결함	행동, 관심사 또는 활동의 제한적이고 반복적인 패턴
현재 또는 과거의 결함, 징후	**현재 또는 과거의 결함, 징후**
• 사회적 정서적 호혜성(예: 사회적 신호를 시작하거나 반응하지 않음) • 사회적 상호작용에 사용되는 비언어적 의사 소통(예: 사용 또는 제스처 이해 부족, 표정 부족) • 관계 개발, 유지 및 이해(예: 동료에 대한 관심 부족, 놀이 공유 어려움)	• 고정 관념적이거나 반복적인 움직임, 물건 사용, 말하기(예: 장난감 줄 맞춤) • 동일성에 대한 고집, 일과에 대한 융통성없는 순응, 의식화된 패턴 또는 언어 적 및 비언어적 행동(예: 작은 변화로 인한 고통, 전환의 어려움) • 비정상적인 강도 또는 초점에 대한 매우 제한적이고 고정된 관심(예: 비정상적인 물체에 대한 집착) • 감각 입력에 대한 과잉 또는 저반응 또는 환경의 감각적 측면에 대한 비정상적인 관심(예: 소리 또는 촉감에 대한 부정적 반응, 과도한 냄새 또는 만짐)
• 증상은 초기 개발 단계에서 기록되어야 하지만 사회적 환경의 요구가 증가할 때까지 완전히 입증되지 않았을 수 있다. • 증상은 현재의 직업, 사회 또는 기타 중요한 기능 영역을 손상시켜야 한다. • ASD가 다른 진단(예: ADHD, 지적 장애)과 공존할 수 있지만 우려 사항을 다른 진단으로 더 잘 설명해서는 안된다.	

American Psychiatric Association. (2013a). Diagnostic and statistical manual of mental disorders(5th ed.). Arlington, VA: American Psychiatric Publishing에서 발췌

은 표 19-2에 나와 있다.

DSM-5(APA, 2013a)에 최근 변경된 진단기준에는 처음으로 ASD 환자에서 감각 처리 차이와 문제가 보고되는 빈도를 인식한다. 그러나 감각 처리의 이러한 차이는 ASD가 있는 영유아에서 오랫동안 문서화되어 왔다(예: Ornitz & Ritvo, 1968). 따라서 감각 증상을 평가하고 치료하기 위한 임상 관행이 새로운 관심을 받았다.

감각통합 및 작업 기반 도전

Sensory Integration and Occupation-Based Challenges

ASD가 있는 대부분의 어린이는 이전 추정치가 다양하지만 감각 처리에 약간의 차이가 있다. 다양한 부모 보고서 평가를 사용한 부모 응답에 따르면 ASD 아동의 45~90%가 감각 자극에 대한 비정상적인 반응을 보이는 것으로 판단된다(Baranek, David, Poe, Stone, & Watson, 2006; Leekam, Nieto, Libby, Wing, & Gould, 2007; Tomchek & Dunn, 2007; Watling, Deitz, & White, 2001). 유사하게, 운동 및 실행 증상이 자주 보고되고 연구되었다(Baranek, 2002; Dawson & Watling, 2000; Smith Roley, Parham, Mailloux, Schaaf, & Cermak, 2014).

대부분의 문헌은 "감각 변조"라고 하는 과다 또는 과소 반응의 연속을 따라 감각 처리 패턴을 식별하지만(Ben-Sasson et al., 2009; Rogers & Ozonoff, 2005), 기타 미각 민감도(예: AE Lane, Young, Baker, & Angley, 2010) 또는 청각 과민성과 같은 특정 감각 양식과 관련된 식별된 패턴이 있다. 다른 사람들은 감각 차별과 실천의 어려움을 지적했으며(Smith-Roley et al., 2014), 열악하거

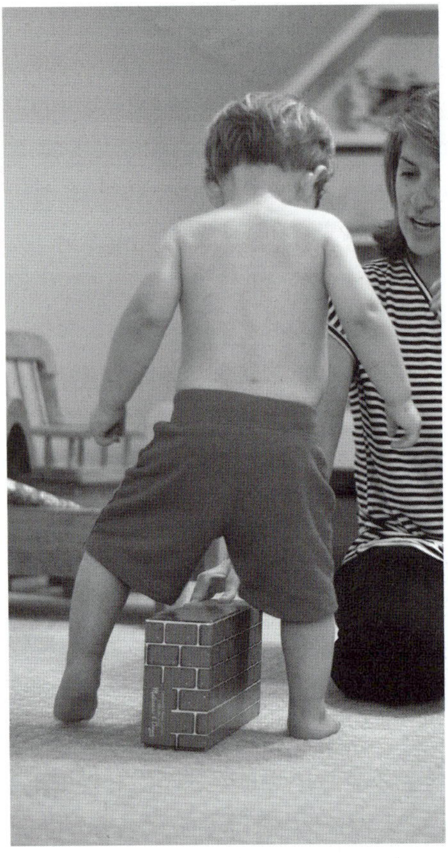

그림 19-6 블록 위를 걷는 것과 같은 작업에는 자세 제어와 연습이 모두 필요하며 이는 ASD가 있는 어린이에게 종종 문제가 된다.
Meghan Hall 사진 제공.

나 지연된 운동 모방(실패의 특징)은 일반적으로 ASD가 있는 어린이에게 나타나는 문제로 인용된다(그림 19-6). 다른 조사에서는 자폐 아동의 자세 및 실습 관련 차이를 확인했으며, 비정형 감각 처리 및 통합이 미세 운동, 총운동, 그리고 ASD를 가진 아이들에게서 보이는 보행 장애(예: Bhat, Landa, & Galloway, 2011)를 언급했다. 작업치료사는 일상생활에서 작업 수행에 중점을 둔다. 자폐 아동의 경우 감각의 차이 반응은 사회 참여, 놀이, 목욕, 옷 입기, 수유와 같은 자기 관리 기술 수행과 같은 다양한 직업 영역에서의 참여 감소와 관련이 있다(Ashburner, Ziviani, & Rodger, 2008; Baranek , 2002; Leekam et al., 2007; Rogers & Ozonoff, 2005).

평가 및 중재 Evaluation and Intervention

ASD가 있는 어린이의 감각통합 기능 평가는 SIPT, 감각 조절을 다루는 도구 및 임상관찰을 사용하여 수행할 수 있다. 이러한 접근 방식은 각각 9장(평가 과정에서 임상관찰의 사용)과 10장(SIPT를 제외한 감각통합 기능장애 평가)에 나와 있다. 자폐 아동 평가에 대한 추가 정보는 자폐 아동에 대한 자세한 정보를 제공하는 21장(중재 계획 및 시행: 자폐아의 사례 예)에서 찾을 수 있다.

자폐아의 감각 증상을 다루는 한 가지 일반적인 접근 방식은 ASI를 사용하는 것이다. Ayres(1972)는 촉각, 전정 및 고유수용 시스템의 정보가 적응 반응을 위한 중요한 기질이며 신체와 환경의 감각을 처리하기 어렵고 통합하는 것이 운동 기술 및 적응 행동을 방해하거나 무질서하게 만드는 데 기여한다고 제안했다. SI(OT/SI, ASI라고도 함)를 사용한 작업치료는 행동에 영향을 미치는 감각 증상을 개선하는 데 초점을 맞추고 작업 성과에 영향을 미칠 수 있는 기본 감각 및 운동 요인을 해결한다. 연습 패턴에 따르면 ASD가 있는 아동을 치료하는 작업치료사의 거의 99%가 평가 또는 치료를 위해 감각통합 기준 틀을 사용한다(Watling, Deitz, Kanny, & McLaughlin, 1999).

ASI는 어린이의 필요에 맞춘 안전하고, 어린이를 대상으로 하며, 감각이 풍부하고, 장난기 많은 상호작용을 위한 기회를 포함하는 일련의 원칙에 의해 지시된다. 중재의 기술과 과학은 12장(치료의 예술적 측면)과 13장(중재의 과학: 이론을 통한 직접적 중재의 창조성)에 설명되어 있다. SI를 사용하는 중재자는 치료에 대한 장기 및 단기 목표를 포함하여 동기 부여 관심 및 원하는 결과뿐만 아니라 포괄적인 평가를 기반으로 아동의 강점과 필요 영역을 고려한다. ASD가 있는 아동과 함께 일할 때, ASI 접근법을 활용하는 치료사는 진단 기준에 제한적이고 반복적인 관심과 사회적 의사 소통 기술에 대한 도전이 포함되어 있다는 점을 감안할 때 치료 환경 내에서 동기를 부여하고 유쾌한 상호작용 기회를 식별하는 데 처음에는 어려울 수 있다. 그러나 치료사는 치료를 계획하고 실행하는 데 아동의 특정 관심사를 사용하도록 권장된다. 마찬가지로 일부 치료사는 수용된 SI 원칙과 완전히 일치하지 않는 감각 기반 중재를 사용할 수 있다. 이러한 감각 자극(또는 감각 기반) 중재에는 가중 조끼(Fertel-Daly, Bedell, & Hinojosa, 2001; Olson & Moulton, 2004a, 2004b; VandenBerg, 2001) 및 칫솔질(Davis, Durand, & Chan, 2011; Kimball et al., 2007)이 사용될 수 있다. 이러한 중재는 특정 감각 시스템을 자극하는 데 사용되지만, SI 접근법에 필수적인 촉각, 고유수용 및 전정 시스템에 도전하는 감각 운동 활동에 아동의 적극적인 참여에 초점을 맞추지 않는다(Ayres, 1972, 1979). 완전한 검토는 이 장의 범위를 벗어나지만, 치료사들은 Parham과 동료들(2007, 2011)이 설명한대로 수동적 감각 적용을 통한 감각 자극에 의존하는 감각 기반 중재와 ASI의 요소를 준수하는 OT/SI의 차이점을 인식해야 한다. 이러한 접근 방식의 차이점과 이러한 다른 접근 방식에 대한 구체적인 증거를 이해하는 것은 다음 텍스트에서 다룬다.

자폐 아동에 대한 SI 사용을 뒷받침하는 증거에 대한 연구가 가능하며 독자들은 아동의 SI 치료 및 감각 기반 치료에 대한 발표된 연구를 완전히 검토하는 체계적인 리뷰를 모색하도록 권장된다(예: Case-Smith et al., 2014; May-Benson & Koomar, 2010).

새로운 증거는 Ayres(1979)가 제안하고 Parham과 동료들(2011)이 설명한 감각통합 접근법을 사용하고 교리를 준수하는 것이 ASD를 가진 어린이의 기능적 결과에 긍정적인 영향을 미칠 수 있음을 시사한다. 현재, 두 개의 소규모 무작위 대조 시험(높은 수준의 증거)(Pfeifferet al., 2011; Schaaf et al., 2013)은 ASD가 있는 아동에 대한 OT/SI 이후 부모가 확인한 기능적 목표에 대해 일반적인 치료와 비교하여 현저한 개선을 보여준다. 최근 관찰 코호트 연구(Iwanaga et al., 2013)에서 OT/SI 그룹의 기능적 결과가 불특정 그룹 치료를 받는 어린이와 비교하여 차이가 있음을 발견했으므로 낮은 수준의 증거는 OT/SI의 사용을 지지한다(Iwanaga et al., 2013). 반대로 Watling와 Dietz(2007)는 단일 피험자 교대 치료 설계에서 ASI에 단기간 노출된 후 ASD가 있는 어린 아동의 원치 않는 행동 감소 또는 작업 참여에 대한 SI의 영향을 찾지 못했다. OT/SI를 사용한 사례 연구의 추가 증거는 이러한 접근 방식이 일부 ASD 아동의 참여에 영향을 미칠 수 있음을 시사한다(Linderman & Stewart, 1999; Schaaf, Hunt, & Benevides, 2012; Schaaf & Nightlinger, 2007; Van Rie & Heflin, 2009). 한 체계적인 검토에서 ASD 아동의 감각 기반 중재 및 SI 치료와 관련된 증거를 평가하고(Case-Smith et al., 2014) SI 치료에 대한 유망한 증거가 있다고 보고했다. 전반적으로, 더 높은 수준과 낮은 수준의 증거 모두에서 발견된 결과는 ASD가 있는 아동의 기능적 참여 기반 목표에 대한 OT/SI의 긍정적인 효과를 시사한다. SI 중재 및 자폐 아동에 대한 자세한 정보는 각각 15장(감각통합 연구의 발전: 임상 기반 연구)과 16장(감각통합 연구의 발전: 기초 과학 연구)에서 찾을 수 있다.

대조적으로, 가중 조끼, 솔질 또는 회전 프로토콜과 같이 어린이에게 수동적인 감각 적용에 의존하는 감각 기반 접근 방식을 조사하는 연구는 사용을 뒷받침하는 제한된 증거를 가지고 있다(Case-Smith et al., 2014). 일반적으로 이러한 접근법은 전통적인 OT/SI가 불가능한 환경에서 사용된다(예: 학교에서 발생하는 치료). 감각 기반 접근법을 사용하려는 치료사는 지원 증거가 부족한 경우 이러한 치료 선택이 정당한지 여부를 고려해야 하며 이러한 접근법을 사용하는 치료사는 중재 및 아동의 반응에 대한 데이터를 신중하게 수집하고 객관적인 결과를 일관되게 문서화해야 한다. 모든 작업치료와 마찬가지로 결과에 대한 데이터를 정기적으로 추적하면 치료사가 수정하는 데 도움이 된다. 또는 아동과 가족의 장기적인 목표를 더 잘 충족시키기 위해 치료 계획을 조정한다.

사례 연구 ▪ MARTIN

생후 18개월에 자폐증 진단을 받은 어린 아이인 Martin은 육체 운동, 의사 소통 및 사회화 기술의 지연으로 인해 9월부터 조기 중재에 등록되었다. 생후 20개월이 되던 Martin은 어머니와 함께 집에서 일주일에 두 번 목격되었다. 가정 환경은 ASI 원칙에 따라 촉각, 전정 및 고유수용 활동에서 감각이 풍부한 경험을 할 수 있는 다양한 기회를 제공했다. 치료사는 의뢰 시 가족의 일과와 작업적 필요 영역을 평가했다. 예를 들어, Martin의 어머니는 더 많은 음식 레퍼토리를 먹고, 칫솔을 견디고, 지역사회에 참여하는 능력, 가족과 상호작용하는 게임을 하는 것이 중요한 영역임을 확인했다. Infant/Toddler SP(Dunn & Daniels, 2002)은 일상생활에 영향을 미치는 감각 반응의 가능한 영역을 식별하는 데 사용되었다. 자연 환경(예: 식사 중 집, 놀이 중 집, 아침 루틴 중 집, 야외 놀이 중 뒷마당, 놀이터, 식료품 점)에서 아동을 관찰하는 것은 치료사에게 다음을 관찰할 기회를 제공했다. 마지막으로 치료사는 음식 질감과 야외 놀이기구를 가지고 노는 것과 같은 장난기 많은 기회를 사용하여 자연 환경 내에서 촉각, 고유감각 및 전정 입력에 대한 Martin의 반응을 평가하고 그의 연습 능력과 자세 제어를 평가했다.

평가 결과는 Martin의 직업 수행 문제에 영향을 미치는 특정 감각 운동 요인에 관한 가설을 생성하는 데 사용되었다. 치료사는 또한 자신의 어려움에 기여하는 것으로 보이는 아동, 가족 및 환경적 요인을 식별했으며, 중요한 것은 Martin의 강점과 관심 분야를 식별했다. 이 사례는 감각통합 프레임을 사용하여 평가된 특정 하위 요소를 강조하였다. 하지만 또한, 작업치료사는 적절한 다른 참조 프레임을 사용하여 아동, 환경 및 직업의 교차점도 조사하는 것이 중요하다(Ashburner et al., 2014). 20개월이 된 Martin의 관심과 강점은 퍼즐과 동물 인형에 대한 참여였으며 Martin은 거품과 기타 반복적인 시각적 자극(예: 천장 선풍기)에 매료되었다. 평가 데이터에 따르면 Martin은 특히 손과 입 주위에 촉각 과민성을 보였다. 그는 움직임 활동을 좋아하지 않고 앉은 활동(예: 퍼즐, 동물)을 선호했다. 그리고 그는 환경적 자극, 특히 시각적 자극과 소음이 많은 상황에 민감했다. 이러한 감각이 풍부한 환경은 종종 자기 자극 행동, 울음 또는 "멜트 다운"을 증가시켰다. 또한 ASD가 있는 많은 어린 아이들과 마찬가지로 Martin은 눈을 거의 마주치지 않았고,

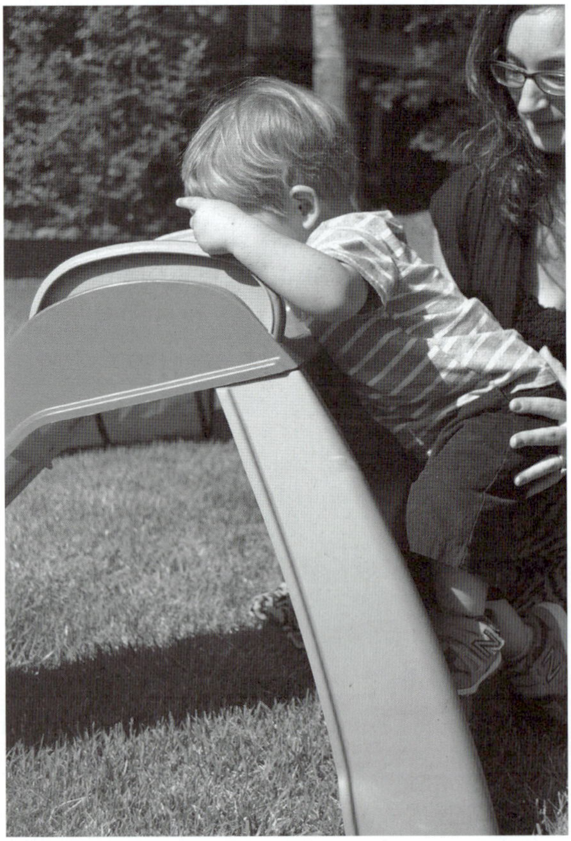

그림 19-7 아이가 올라갈 때 "행동"하지 않고 우주에서 신체의 물리적 신호를 제공한다. *Meghan Hall의 사진 제공.*

말을 사용하지 않았으며, 자신의 필요를 전달하기 위해 제스처를 사용하지 않았다. Martin은 관념과 운동 계획, 그리고 지연된 미세 및 총 운동 기술에 어려움을 보였는데, 이는 특히 놀이와 수유 중에 분명했다.

중재는 필요한 감각 경험을 제공하고 놀이터 및 식료품 점과 같이 Martin에게 도전적인 지역 사회 환경에서 사용하기 위한 자기 조절 전략 및 기술을 개발하기 위해 가정 환경을 개선하는 것을 목표로 했다. 예를 들어, 치료사의 추천에 따라 가족은 Playskool을 가져왔다. 유아의 감각 및 운동 요구와 부모의 참여 목표(사회적 놀이)를 해결하는 두 가지 목표를 가지고 지하실에서 거실로 미끄러져 올라간다. 치료사는 Playskool을 사용하여 Martin의 어머니와 함께 일했다. 운동 계획 기술(실습)을 다루고 전정 처리 및 자세 제어 작업을 수행하기 위해 Martin을 운동 과제에 참여해야 한다. 예를 들어, 치료사와 부모 팀은 Martin에게 동물(또는 퍼즐 조각)을 찾기 위해 슬라이드 위로 등반을 지원하고(그림 19-7) 아래로(지지와 함께) 미끄러지도록(그림 19-8) 즉각적인 "squish"(깊은 압력 터치 입력)가 있는 베개 더미로 유도했다. Martin은 이것이 도전적이지만 즐겁다는 것을 알았다. 이 활동은 종종 베개에서 나온 후 엄마와 짧은 시간 동안 눈을 마주 치는 결과를 가져 왔다. 활동은 또한 Martin에게 고유감각 및 촉각 입력을 처리할 수 있는 기회를 제공했다. 이 감각 운동 문제를 성공적으로 헤쳐 나갈 수 있는 그의 능력이 증가하고 그의 어머니가 아들의 감각 운동 기술을 용이하게 하는 것에 익숙해짐에 따라 큰 의자, 빈백, 터널(그림 19-9) 및 거품과 같은 추가 항목이 놀이 상황에 추가되었다. 블록. 이것들은 그의 운동 계획 능력에

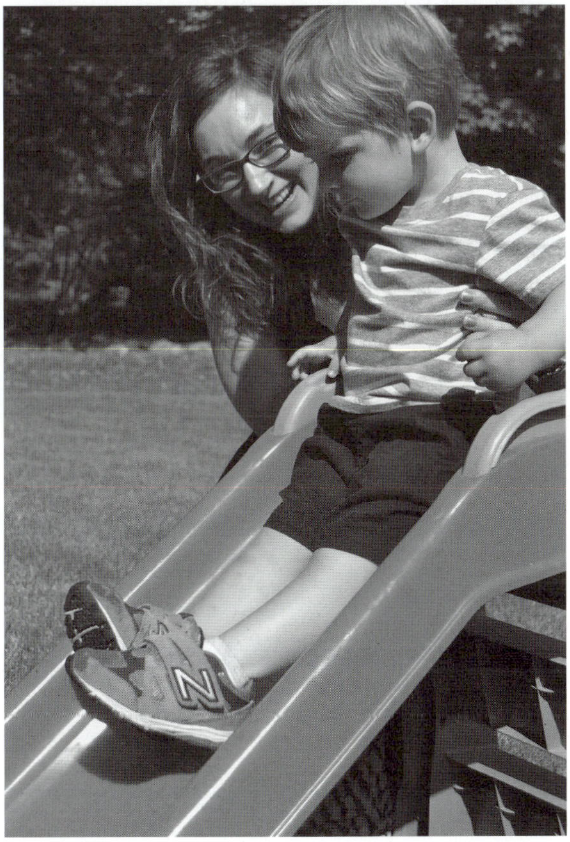

그림 19-8 장난감 슬라이드로 몸통 지지대 모델링(전정 도전). *Meghan Hall의 사진 제공.*

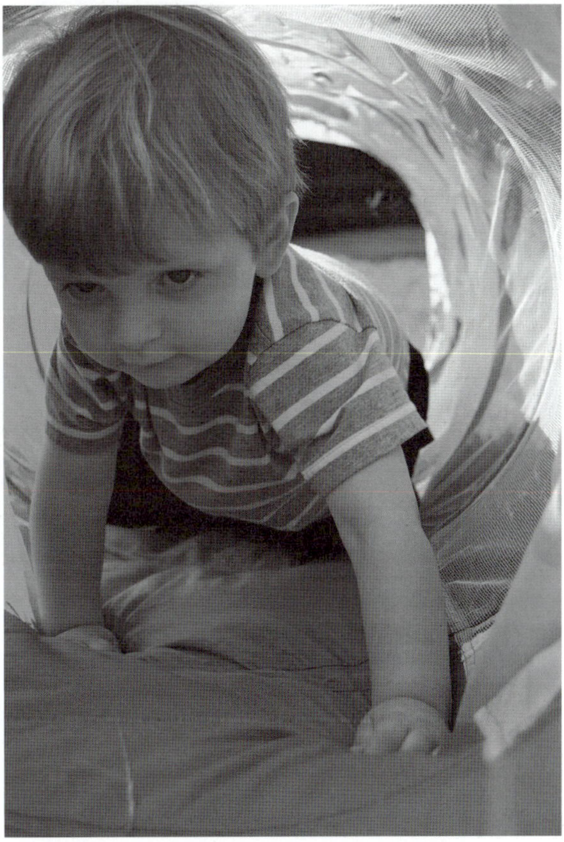

그림 19-9 터널을 탐색하는 운동 계획. *Meghan Hall의 사진 제공.*

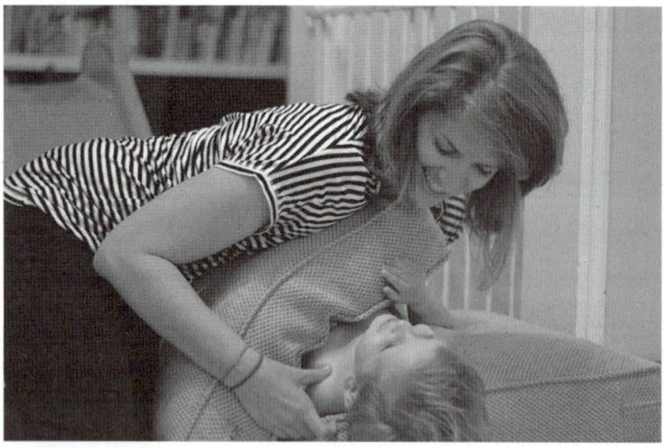

그림 19-10 "스쿼시" 활동 중에 긍정적 영향과 참여를 보여준다. *Meghan Hall의 사진 제공.*

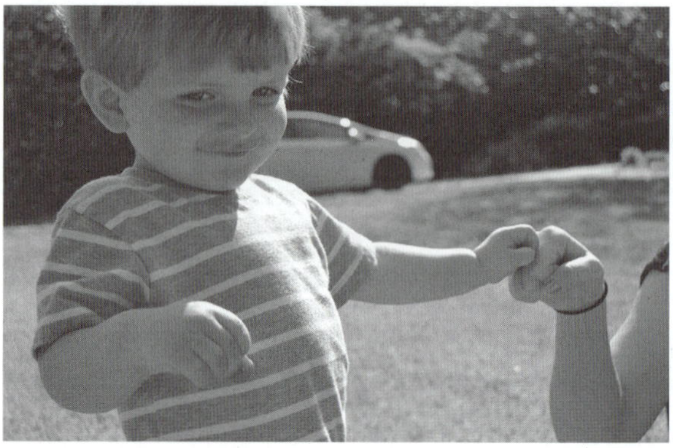

그림 19-11 잘한 일에 대한 주먹 충돌! 눈을 마주치지 않고 공유된 감정과 접촉이 허용된다. *Meghan Hall의 사진 제공.*

도전할 뿐만 아니라(예를 들어, 플레이 하우스에 연결된 터널을 통해 항해하는 것뿐만 아니라) 밟거나(전정에 도전), 기어오르거나(고유감각에 도전), 충돌(촉각에 도전)하는 물체로 통합되었다. 참여 수준에서 Martin은 어머니와 상호 놀이 속 상호작용을 개발했으며 Martin과 어머니는 미소와 신체적 접촉을 포함하여 긍정적인 영향을 미쳤다(그림 19-10).

중재 목표는 Martin의 어머니 및 학제 간 팀과 공동으로 개발되었으며 Martin이 더 많은 음식 레퍼토리를 먹고, 칫솔을 참으며, 지역 사회(예: 놀이터, 식료품 점)에 참여할 수 있고, 가족과 상호작용하는 게임을 할 수 있게 하는 것이었다. 18개월 동안 수행된 주 2회 세션 과정에서 Martin은 선호하는 감각 놀이 및 선호하지 않는 활동(예: 실내 또는 실외 매트에서 맨발로 걷기, 미끄러지기) 중에 더욱 자발적인 눈 접촉을 사용했다. 그는 또한 어머니와 의사 소통하기 위해 "더"와 같이 언어 치료에서 배우고 있는 표시와 몸짓을 자발적으로 사용하기 시작했다(그림 19-11). 또한 Martin은 도입된 운동 문제에 대한 감각을 처리하고 통합하는 능력이 향상되었으며, 운동 놀이를 필요로 하는 새로운 활동을 시도할 의지가 더 많았다.

요점

- ASD가 있는 대부분의 어린이는 SI 문제가 있다. 여러 소규모 무작위 대조 시험과 체계적인 검토를 통해 감각 기반 문제를 해결하기 위해 가중 조끼와 같은 감각 기반 접근 방식은 연구에서 지원되지 않더라도 SI 접근 방식을 지원할 충분한 증거가 있음을 시사한다.
- 감각 조절 문제, 감각 차별 장애, 그리고 감각 장애 및 자세 장애를 포함한 감각 기반 운동 문제는 자폐 아동에서 흔히 볼 수 있다.
- 촉각, 고유감각 및 전정 경험에 대한 풍부한 기회를 통합하는 아동 주도의 장난기 있는 활동과 같은 SI의 원칙은 가정, 지역 사회 및 클리닉 환경에서 제공될 수 있다.
- ASI의 효과를 조사하는 대부분의 연구는 ASD가 있는 아동의 샘플을 사용하여 수행되었으며, 증거에 따르면 치료 접근 방식이 클리닉 기반 환경에서 부모 관련 목표를 해결하는 데 효과적이라는 것을 시사하지만 가정 및 지역 사회 환경에서 이러한 접근 방식을 사용하기 위해서는 더 많은 연구가 필요하다.

어디에서 자료를 더 찾을 수 있는가?

Where Can I Find More?

다음 두 기사는 자폐증의 감각 관련 문제에 대한 더 깊은 이해를 제공한다. 그것들은 이 분야에서 진행 중인 연구의 극히 일부만을 반영한다.

Schauder, K. B., & Bennetto, L. (2016). Toward an interdisciplinary understanding of sensory dysfunction in autism spectrum disorder: An integration of the neural and symptom literatures. *Frontiers in Neuroscience, 10*(JUN), 1–18. doi:10.3389/fnins.2016.00268

Tavassoli, T., Bellesheim, K., Siper, P. M., Wang, A. T., Halpern, D., Gorenstein, M., . . . Buxbaum, J. D. (2016). Measuring sensory reactivity in autism spectrum disorder: Application and simplification of a clinician-administered sensory observation scale. *Journal of Autism and Developmental Disorders, 46*(1), 287–293. doi:10.1007/s10803-015-2578-3

섹션 4: 감각통합 및 외상과 애착 장애가 있는 아동

Section 4 : Sensory Integration and Children with Disorders of Trauma and Attachment

감각통합 적용을 위한 배경 및 근거

Background and Rationale for Applying Sensory Integration

최근 수 십 년 동안 생물학적 및 임상적 증거에 따르면 어린 시절 트라우마와 부적절한 부모-자녀 애착은 성인이 될 때까지 개인의 건강과 기능에 중대한 영향을 미친다(Bowlby, 1988; Karen, 1998; van der Kolk, 2006). Koomar(2009)는 SI 모델을 자주 사용하는 작업치료사가 건강한 사회적 애착을 방해하는 충격적인 사건을 경험한 아이들을 치료해야 한다고 하였다. 이러한 상황은 일반적으로 아동 드라우마(National Child Traumatic Stress Network, nd)의 높은 유병률과 트라우마 및 애착 장애(DTA)가 있는 감각 조절장애의 공통된 특징으로 인해 발생한다. 이러한 동일한 감각 기능이 다른 상태와 관련된 감각 조절장애가 있는 어린이에게 유사하게 나타날 수 있지만 DTA와 관련된 것은 다른 치료가 필요하다. TIC는 많은 보건 및 교육 분야에서 사용되는 접근 방식이다. 작업치료에서 TIC는 치료사에게 DTA의 징후를 인식하고 고려할 것을 요구한다. 여기에는 내담자 이력에서 가능한 외상을 식별하기 위한 철저한 평가 수행, 내담자의 재외상화를 방지하기 위한 지속적인 노력, 외상에서 회복을 지원하는 기술 사용, 애착 그림과의 안전한 관계를 개발하는 데 도움이 되는 중재가 포함된다(Champagne, 2011a). 예를 들어, 치료 세션에 보호자를 직접 참여시키는 것은 종종 DTA가 있는 아동과 함께 SI를 사용하는 작업치료 치료에서 우선순위가 된다.

최적의 조건에서 유아와 보호자는 부모가 아기의 감각적 편안함과 자극에 대한 첫 번째 요구를 수용할 때 강력한 사회적 애착을 형성한다. 유아가 불편함을 느끼거나 자극이 필요하다고 느끼면 발성(소란

거리기, 울기, 쫄깃 쫄깃함) 또는 몸짓(눈 접촉, 손 뻗기, 고개 돌리기)을 통해 그러한 필요를 알린다. 보호자가 유아의 욕구를 충족시킬 때, 둘 다 만족스러우며 개인으로서 서로에 대한 신뢰를 얻는다. 반복된 경험을 통해 신호를 보내고 서로의 요구를 충족시키는 데 점점 더 능숙해진다. 긍정적인 애착주기(그림 19-12)가 발생하여 안전한 애착 패턴으로 이어진다. 이것은 평생 동안 건강한 사회 및 정서적 기능을 위한 토대를 제공한다(Kaffman & Meaney, 2007; Panksepp, 2004).

부정적인 애착 패턴은 양가적일 수 있어 아동이 과도하게 의존하거나 회피함으로써 아동의 전반적인 발달 준비 상태를 넘어서 독립성을 갖게 만들 수 있다. 그림 19-13은 시간이 지남에 따라 부정적인 부착주기가 어떻게 단락되어 결국 불안한 부착 패턴으로 이어지는지를 보여준다. 불안한 애착을 가진 아이들은 만족스러운 우정과 권위있는 인물과의 긍정적인 관계를 형성하기 위해 고군분투한다.

DSM-5(APA, 2013a)에 따르면 중증 또는 지속적인 트라우마는 모순적이고 두려운 행동으로 특징지어지는 무질서한 애착 패턴(Bowlby, 1988)이며, 때때로 이것은 다음에서 정의된 많은 트라우마 및 스트레스 관련 장애 중 하나로 이어진다. 이는 반응성 애착 장애(RAD) 중 하나로 DTA를 가진 아이들과 매우 관련이 있다. 이러한 내재화 장애의 특징은 영아기나 유아기 동안의 불충분한 보살핌 때문에 적절한 보육자를 찾거나 위로할 수 없다는 것이다. Disinhibited Social Engagement disorder (DSED)는 또한 부적절한 조기 진료에서 비롯되지만 지나치게 가족적이거나 무차별적인 사회화를 특징으로 하는 외부화행동을 초래한다. 이는 외상 후 스트레스 장애(PTSD)는 아이들이 직면할 수 있는 또 다른 스트레스 관련 장애이다. 나이가 많은 어린이, 청소년 및 성인에 대한 일련의 진단 기준과 6세 이하 어린이에 대한 별도의 기준이 있다(APA, 2013a). PTSD를 가진 아이들은 종종 짜증, 악몽, 쳐다보거나 얼어붙는 에피소드, 과장된 놀라움 반응, 놀이 중 트라우마 재현, 또는 외상을 상기시키는 것(감각 포함)의 회피를 포함한다. 감각 처리 문제는 종종 DTA를 가진 아동에게 수반되거나 동시에 발생하기 때문에 이러한 아동과 함께 일하는 작업치료사는 SI 접근법을 적용하는 것을 고려해야 한다.

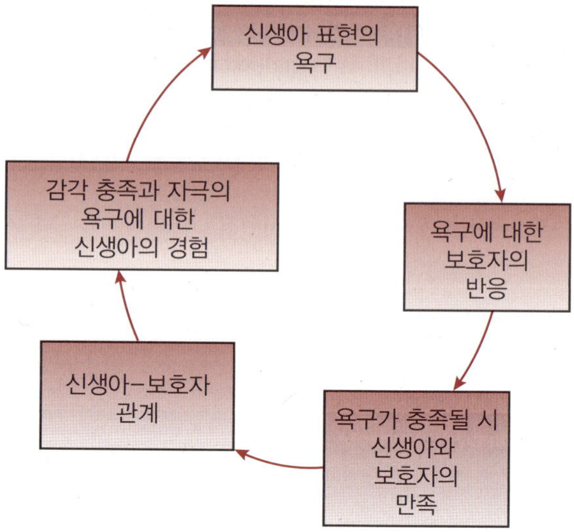

그림 19-12 긍정적인 애착 순환은 안정적인 애착 패턴의 형성.

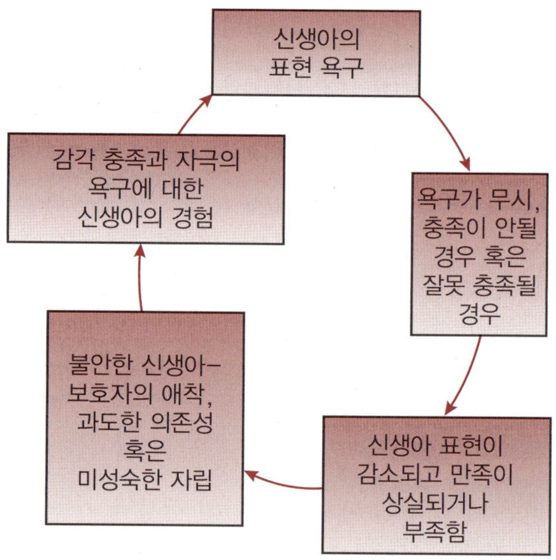

그림 19-13 부정적인 애착 순환(초기 신생아의 표현이 충분한 돌봄을 이끌어 내지 못했을 경우)은 (빨간색 화살표) 과도한 의존성이나 자립을 초래.

감각통합 및 관련 직업 기반 도전
Sensory Integration and Associated Occupation-Based Challenges

작업치료사는 방치, 학대, 간병인의 불일치 또는 의학적 상태에 대한 치료 중에 겪은 비슷한 경험으로 인해 DTA가 발생한 아동을 자주 치료한다(Koomar, 2009). 여러 유형의 감각 장애가 DTA의 전형이다. 정서적 및 생리적 조절에 대한 요구에 반응하는 규칙적인 감각 자극을 받지 못하거나 혜택을 받지 못하는 영아는 종종 크게 흔들거나 물체나 신체 부위를 당기거나 딱딱한 표면을 두드리는 행동을 한다. 이러한 반복적이고 감각을 추구하는 행동은 아이가 더 많은 지원을 받은 후에도 자기 조절 메커니즘으로 계속될 수 있다. 감각 추구 행동 부착 그림을 통한 규제를 방해하거나 파괴적이거나 아동의 능력을 방해할 때 문제가 된다.

심각한 트라우마 사건을 경험한 개인들 사이에서 흔히 볼 수 있는 또 다른 감각 문제는 과도한 경계이다. 이는 추가적인 트라우마를 감지하고 방지하기 위해 환경을 지속적으로 모니터링하는 것이다(van der Kolk, 2006). 시각 및 청각 과다 경계는 개인의 신체로부터 인식을 멀어지게 하여 다른 기원의 체성감각 저반응과 유사한 기능장애를 일으킬 수 있다. 또한 주의를 방해하고 더 중요하거나 두드러진 작업에 초점을 맞출 수 있으므로 다른 원인의 주의 장애와 구별되어야 한다. DTA를 가진 개인은 정신적 또는 정서적 조절장애를 유발하는 특정 감각 또는 과거의 외상을 상기시키는 외상 유발 요인을 경험할 수 있다. 트라우마 유발 요인의 일반적인 예는 술 냄새, 화난 표정, 고통스럽게 다친 신체 부위를 만지는 것이며, 이러한 행동 반응은 더 광범위한 감각 범주와 관련된 SOR과 다르다(Koomar, 2009). 점점 더 트라우마 회복 분야의 리더들이 DTA의 이러한 감각적 특징과 감각적 치료의 필요성을 인식하고 있다(BD Perry, 2009; van der Kolk, 2006).

인간의 경우 다감각 자극은 아기를 교육적 치료의 부적절함으로부터 완충할 수 있다(TI Kim, Shin, & White-Traut, 2003). 부적절한 유아 관리 또는 PTSD와 유사한 조건을 경험하는 실험실 동물은 정서적, 사회적, 인지적 회복을 통해 풍부한 환경에 반응한다(Hendriksen, Prins, Olivier, & Oosting, 2010; Kaffman & Meaney, 2007). 이러한 기능적 개선은 특히 뇌의 해마와 편도체에서 신경 가소성에 기인한다. 풍부한 동물 환경은 다양하고 새롭고 복잡한 감각 경험, 활동적이고 즐거운 사회적 참여; 신체적, 정서적 안전(S. Reynolds, Lane 및 Richards,2010)을 포함하여 SI 중재와 많은 기능을 공유한다. 이 기본 연구는 DTA를 가진 어린이를 위한 작업치료 프로그램의 일환으로 SI 및 기타 감각 기반 기술의 사용을 지원한다.

평가 및 중재 Evaluation and Intervention

DTA가 있는 아동과 그 가족은 복잡한 요구 사항을 가지고 있기 때문에 종종 여러 관점에서 평가 및 중재가 필요하다. 감각통합적 관점에서의 평가는 실천뿐만 아니라 감각 조절과 차별을 다루어야 한다. 이 아이들은 복잡한 필요를 가지고 있다. 감각통합 문제의 평가에 대한 특정 정보는 9장(평가 과정에서 임상관찰의 사용) 및 10장(SIPT를 제외한 감각통합 기능장애 평가)에서 찾을 수 있다. 중재는 감각 및 규제 요구를 해결하고 관계 기반이며 간병인 교육을 포함하는 접근 방식을 결합할 때 가장 좋다. 예를 들어, Wells와 동료들(2012)은 산전 알코올에 노출되어 가족에서 제외된 6~11세 어린이 78명을 연구했다. 실행 기능장애 및 감각 조절장애가 있는 아동의 효과적인 관리를 위해 감각 기반의 안정 프로그램을 도입했고(Williams & Shel-lenberger, 1996) 동시 부모 교육을 실시했다. 그 결과, 대조군과 비교하여 실험 그룹은 집행 및 정서 기능에서 현저하게 더 큰 향상을 달성했다.

1975년의 그녀의 중요한 작업에서 Jean Ayres는 정서적 문제가 있는 아이들을 다루고 다음과 같이 조언했다. "이 경우에는 상당한 지원과 함께 더 많은 방향과 구조를 가진 수정된 계획이 필요할 수 있다"(p. 265). 일관된 신체적, 정서적 안전 또는 즉각적인 치료를 경험하지 못한 아동은 SI 활동을 선택하고 안전하게 참여하는 데 도움이 필요한 경우가 많다. 예를 들어, 주로 부정적 또는 자기 학대 행위를 통해 성인의 관심을 받은 어린이는 매달린 장비에 과도한 위험을 감수하여 자신의 안전을 위협할 수 있다. PTSD가 있는 어린이는 치료 장비를 사용하여 과거의 외상에서 비생산적인 방식으로 테마를 재생하거나 치료 중 감각에 의해 의도치 않게 외상성 쇠퇴가 발생할 수 있다. 애착이 부족한 아이들에게는 특히 무차별적으로 애정이 있는 사람들, 간병인 또는 일차적인 애착 인물은 치료에 참여해야 하며 치료사보다는 긍정적인 감각 경험의 주요 원천이 되어야 한다. 마지막으로, 치료사 자기 관리는 이 인구와 함께 일하는 데 필수적이다. 자신의 정서적 조절을 유지하면서 DTA를 가진 아이들과 공감하기 위해 치료사는 TIC 경험이 풍부한 멘토와 동료들로부터(Koomar, 2009) 지식이 풍부하고 민감한 지원을 받아야 한다. 다음은 트라우마를 경험한 어린이에게 SI 원칙이 어떻게 적용될 수 있는지를 보여주는 사례 연구이다.

사례 연구 ■ TED

Ted와 그의 쌍둥이 형제는 임신 25주에 태어났다. 안타깝게도 그의 형은 며칠 후 죽었다. Ted는 복잡한 의료 문제와 여러 번의 수술로 인해 상당한 육체적 고통을 겪었다. 또한 NICU의 직원은 부모에게 Ted를 만지면 불편할 수 있다고 말했다. 병원에서 처음 6개월을 보낸 후 Ted는 계속해서 집에서 위관을 먹고 구강, 감각, 운동 및 인지 발달을 지원하는 매일 치료를 받았다. 그의 부모는 이 과정에 매우 관여했다. Ted는 3살에 걸었고 5살에 완전히 구강 수유로 전환했다. 유치원을 시작하기 직전에 그는 점점 더 감정적으로 부모에게 의존하게 되었다. 그는 잠들기 위해 몇 시간의 집중력이 필요했다. 그는 경미한 부상에 대해 길게 불평했다. 그는 습관적으로 손과 수술 흉터를 골라서 때때로 출혈을 일으켰다. 그는 친근한 장소를 적극적으로 탐험했지만 가족이 지역 사회에 있을 때 짊어져야 한다고 주장했고, 놀이터 장비를 독립적으로 사용하려고 하지 않았다.

이 시점에서 Ted의 부모는 지역 사회 기반 클리닉에서 작업치료 중재를 구했다. 그들의 즉각적인 목표는 새로운 학교 건물과 운동장에서 Ted의 독립성을 높이는 것이었다. 그들은 또한 자기 수유, 옷 입기 및 취침 시간에 대한 그의 의존성에 대해 걱정했다. 그의 작업치료사인 Sue는 초기 작업치료 평가를 수행했는데, 이는 Ted가 전정 감각에 과민 반응을 보였다. 그는 점프나 등반을 요청 받았을 때 스트레스를 받았으며 이동 치료 장비를 사용할 때는 평형 반응이 부족했다. 또한 그는 질감을 피하고 부모님이 안아도 달래지 않았다. 수의 임상적 추론은 그녀를 진정과 자극에 대한 Ted의 욕구가 그의 건강 상태로 인해 유아기 초기에 만족스럽게 충족되지 않았다는 가설로 이끌었다. 그의 부모는 또한 형제의 존재 또는 죽음에 대해 Ted와 이야기한 적이 없다고 밝혔다. Sue는 Ted의 전정 과잉 반응과 함께 신생아 통증의 역사와 제한된 촉각 자극이 현재의 정서 및 운동 발달을 어떻게 방해할 수 있는지 설명했다. 그녀는 정신 건강 상담이 가족이 Ted의 출생과 그의 형제의 죽음을 둘러싼 도전적인 정서적 문제를 처리하는 데 도움이 될 것이라고 조언했다. 그의 부모와 치료사는 초기 목표가 Ted가 보다 성숙한 운동 및 정서적 기술의 기초로서 움직임과 촉각 감각을 조절하도록 돕는 것이라고 동의했다. Sue는 지난 몇 년간 자신의 발전을 촉진하는 데 있어 Ted의 부모의 업적을 인정했다.

초기 작업치료 세션은 Ted가 편안하게 처리할 수 있는 움직임의 양을 탐색하고 확장하기 위해 다양한 유형의 장비를 사용하는 데 중점을 두었다. 예를 들어, Ted는 큰 쿠션 사이에 끼인 땅콩공 위에서 엎드려 구르는 것을 즐겼기 때문에 예측 가능하고 제한된 흔들림 동작으로 바닥에서 발을 들어 올릴 수 있었다(그림 19-14). 그는 12회의 세션 동안이 활동의 변형을 반복하도록 요청했다. Sue는 그의 아버지에게 이 탐험을 장려하고 Ted의 락킹과 함께 간헐적으로 리듬에 확고한 접촉을 제공하도록 코치했다. 그녀는 배럴 및 기타 장비 근처에 촉각 재료를 추가했다. Ted가 쉽게 탐구했다. Sue는 Ted에게 새로운 스윙이나 스쿠터 보드를 사용하도록 초대할 때마다 광범위하게 항의했지만 Sue는 거의 동일한 감각 경험을 즐겼다는 것을 알고 있었다.

그의 부모는 상담을 포함하여 정신 건강 지원을 시작했으며 지도를 통해 Ted에게 그의 형제에 대해 이야기했다. 점차 정신 건강과 작업치료의 조합이 원하는 효과를 내는 것 같았다. Ted는 자신의 감각 운동 능력과 새로운 일에 대한 부모의 판단을 신뢰하기 시작했다. 천천히 그는 그네를 펌핑하는 것을 포함하여 이전에 가지 않았던 놀이터에서 장비를 시험하기 시작했고 인근 수영장을 사용했다. Sue는 또한 어머니와 함께 취침 시간에 일관되고 리드미컬한 패턴으로 Ted의 등에 깊은 압력 마사지를 제공하는 방법을 보여주었다. 이 촉각 입력 후, 그의 부모는 Ted가 잠든 동안 상호작용하지 않고 침대 옆에 앉으라는 상담사의 권장 사항을 구현했다. 몇 달 동안 그의 부모는 그가 잠자리에 들 때 옆방에 머물 수 있을 때까지 서서히 더 멀리 앉아 있었다. 감각 처리와 가족 관계가 개선됨에 따라 Ted는 모든 환경에서 더욱 모험적이고 독립적이 되었다. 6개월 후, 그는 가끔 작업치료 상담만 필요했다.

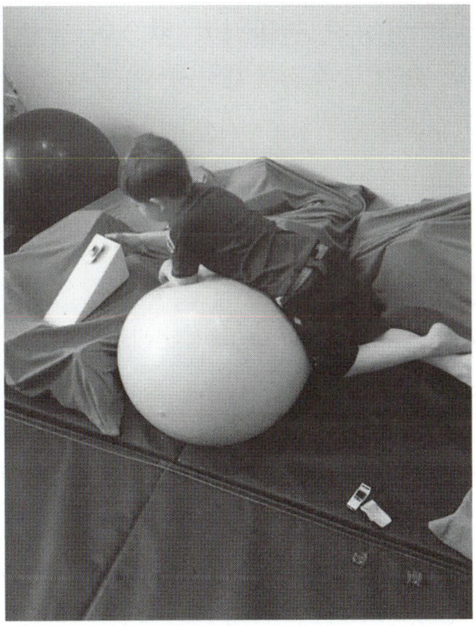

그림 19-14 Ted는 매트에서 발을 들어 올려 플레이할 수 있을 만큼 충분히 안정감을 느끼기 시작하면서 땅콩 공을 잡기 쉬워졌다.
Tracey Hulen의 사진 제공.

요점

- SI 중재 기술은 DTA를 앓고 있는 많은 어린이에게 회복 과정의 중요한 부분이다.
- 서비스를 제공하는 모든 전문가는 정상적인 감각, 사회적, 정서적 발달뿐만 아니라 트라우마 및 애착이 좋지 않은 자세에 대해 잘 알고 있어야 한다.
- 이 분야에서 일하는 전문가들은 이 극도로 도전적인 작업을 위해 기술적 및 정서적 수준에서 공동 지원이 필요하다.
- Jean Ayres(1975)는 SI와 정신 건강 분야가 힘을 합칠 때를 예견했다. 과학적 및 임상적 증거는 이제 외상 및 애착 작업에서 감각적 중재의 중요성을 확인한다.

어디에서 자료를 더 찾을 수 있는가?
Where Can I Find More?

Gaskill, R. L., Perry, B. D., Malchiodi, C., & Crenshaw, D. A. (2013). The neurobiological power of play. In E. Cathy Malchiodi & David A. Crenshaw (Eds.), *Play and creative arts therapy for attachment trauma* (pp. 2–22). New York, NY: Guilford Press.

Ryan, K., Lane, S. J., & Powers, D. (2017). A multidisciplinary model for treating complex trauma in early childhood. *International Journal of Play Therapy, 26*(2), 111–123. doi:10.1037/pla0000044

섹션 5: 성인을 위한 SI 접근
Section 5: Sensory Integration Applications with Adults

감각통합 적용을 위한 배경 및 근거
Background and Rationale for Applying Sensory Integration

SI 및 처리 문제가 있는 성인은 성인 인구에서 감각 처리 결핍의 존재를 지지하는 새로운 문헌에도 불구하고 충분히 서비스를 받지 못하고 식별되지 않은 그룹이다. 감각 처리 장애로 확인된 일부 아동은 감각 처리 장애를 평생 상태로 간주하는 개념이 충분히 연구되지 않았지만 성인이 되어서도 감각 처리 및 통합 문제를 계속해서 나타낸다. 일부 개인은 성인이 되어서야 장애를 처음으로 식별하지만, 역사를 살펴보면 거의 항상 성인이 경험을 공유하여 감각 처리 차이가 어린 시절 내내 존재했음을 시사한다. 감각 처리 문제가 알려진 동반 질환 또는 동시 발생 정신 또는 신체 건강 상태가 없는 성인 중 일반 성인 인구에서 발생할 수 있음을 나타내는 일부 연구가 있었다(Kinnealey& Fuiek, 1999; Kinnealey, Koenig, & Smith, 2011; Kinnealey, Oliver, & Wilbarger, 1995; Pfeiffer & Kinnealey, 2003). 이 섹션에서는 SI 접근 방식에 따라 성인을 평가하고 중재하기 위한 몇 가지 일반적인 아이디어 및 원칙과 함께 성인기에 감각 처리 장애가 있음을 시사하는 증거가 논의된다.

감각 처리 장애의 병인은 크게 알려져 있지 않지만 유전적 소인이나 다른 의학적 상태와 관련이 있을 수 있다. 또한 감각 처리 장애가 있는 일부 성인은 증상을 단순히 체질적 구성의 일부로 보거나 행동, 성격 또는 기질의 한 측면으로 볼 수 있다. 이러한 개인들은 일상생활에서 타인과 다르게 감각을 경험한다는 느낌에도 불구하고 비교할 근거가 없기 때문에 SI 및 처리 문제 없이 어떻게 사는지 이해하지 못하는 경우가 많다. 감각 처리에 차이가 있는 많은 성인이 그들이 경험하는 불편함이나 어색함에 대한 이름이 있고 동일하거나 유사한 감각 처리 증상으로 어려움을 겪는 다른 사람들이 있다는 것을 알게 되면 안도감을 경험하는 것은 흔한 일이다. 감각 처리에 차이가 있는 성인은 종종 피곤하고 시간이 많이 소요되는 기술이지만 불편하거나 어려울 것으로 예상되는 상황을 피하거나 대비한 것과 같은 효과적인 대처 메커니즘을 개발하는 경우가 많다(Kinnealey et al., 1995; Koomar, 2012). 일부 대처 메커니즘은 성인이 "하루를 잘 버텨내거나" 어려운 상황에서 더 빨리 회복할 수 있도록 하지만 이러한 기술은 문제를 완전히 완화하지 않으며 종종 이러한 감각 처리 차이가 계속해서 삶의 질을 저해한다(Kinnealey et al., 1995; Koomar, 2012).

감각통합 및 관련 작업 기반 도전
Sensory Integration and Associated Occupation-Based Challenges

임상 그룹 내의 성인에서 SI 및 처리 장애, 뿐만 아니라 임상 진단이 없는 개인(Kinnealey & Fuiek, 1999; Kinnealey et al., 1995)의 존재를 지지하는 상당한 양의 문헌이 있다(Crane, Goddard, & Pring, 2009; Davidson, 2010, Lyoo et al., 2006; Yeap, Kelly, Reilly , Thakore, & Foxe, 2009) 성인의 감각 처리 장애에 대한 첫 번째 탐색 중 하나는

비임상 성인을 대상으로 한 질적, 현상학적 연구였다(Kinnealey et al., 1995). 저자들은 환경적 자극에 대해 방어적인 반응을 보이는 성인 5명의 주관적인 현실과 그들의 대처 전략을 설명한 다음 이 집단을 이해하기 위한 개념적 틀을 제안했다. 이 작업을 통해 Adult Sensory Questionnaire(ASQ), Adult Sensory Interview(ADULT-SI), 75개 하위 항목의 점수화된 인터뷰(Kinnealey & Oliver, 1999) 등이 성인의 감각 처리와 관련된 행동을 개발시키기 위한 평가도구로 사용되었다.

일부 성인에게 나타날 수 있는 상태로서의 감각 처리 결핍의 타당성은 감각 방어가 있거나 없는 성인에서 장애의 신경생리학적 근거를 조사함으로써 해결되었다(Kinnealey & Smith, 2002). 이 연구자들은 심박수 변화와 피부 전도도 반응의 변수에 대해 감각 방어와 무감각 방어를 하는 성인 간의 차이를 발견했다.

다른 알려진 장애가 없는 성인에게 존재하는 것 외에도 감각 처리 및 통합 장애는 지적 장애, ASD 및 ADHD와 같이 일생에 걸쳐 발생하는 것으로 알려진 일부 상태와 공존할 수 있다. 예를 들어, ASD가 있는 성인의 감각 처리 차이는 Crane, Goddard와 Pring(2009); Davidson(2010); Leekam과 동료들(2007); 그리고 W. Perry와 동료들(2007)에 의해 설명되었다. 조현병(Jahshan et al., 2012), 양극성 장애(Lyoo et al., 2006; Yeap et al., 2009) 및 불안과 관련된 상태(Ludewig et al., 2005)와 같은 성인 발병 정신 건강 상태 등과 PTSD, 외상성 뇌 손상 또는 고문, 학대 또는 박탈과 같은 폭력의 후유증도 감각 처리 문제와도 관련이 있다.

연구자들은 성인의 삶에서 SI 및 처리 장애의 영향을 탐구하고 설명하기 시작했다. Kinnealey와 Fuiek(1999)은 감각 방어가 있는 성인과 없는 성인 사이의 불안, 우울 및 심리적 적응의 차이를 확인했다. May-Benson과 Patane(2010)은 의료 기록에 대한 회고적 검토에서 사회 정서적 어려움, 불안 및 과도한 각성, 기능적 운동 및 조직 문제를 성인의 감각 처리 결함과 관련된 일반적인 문제로 발견했다. Pfeiffer(2002)의 사례 연구 보고서는 아동기부터 성인기까지 직업에 대한 SI 및 처리 장애의 영향을 조사했다. 그녀는 개인의 직업적 역할과 선택의 많은 부분이 SI와 처리 장애의 영향을 받는다는 것을 발견했다. 그녀는 의미 있는 중재가 일차적 감각 장애뿐만 아니라 그 사람의 직업에 대한 이차적 영향도 다루어야 한다고 결론지었다. Kinnealey, Koenig과 Smith(2011)는 나이와 성별을 일치시키고 감각 과민성 또는 비과민성으로 그룹화한 성인 자원봉사자의 감각 조절, 사회적 지원 및 건강 관련 삶의 질 사이의 관계를 조사했다. 결과는 감각 반응 스타일이 사회적 참여를 포함한 정신 기능 및 삶의 질 증상과 유의하고 차등적으로 관련되어 있음을 나타냈다.

평가 및 중재 Evaluation and Intervention

성인을 평가하는 과정은 특정 감각 처리 결함뿐만 아니라 성인의 일상생활 참여와 삶의 질에 영향을 미치는 기타 신체적, 인지적, 사회적 정서적 문제를 밝혀야 한다(May-Benson & Kinnealey, 2002). 성인 인구의 감각 처리 장애를 평가하기 위해 특별히 개발된 몇 가지 도구가 있지만 모두 주로 감각 조절에 초점을 맞추고 있다. 여기에는 Adolescent/Adult SP와 ADULT-SI가 포함된다. Adolescent/Adult SP(Brown & Dunn, 2002)는 11세에서 65세 사이의 개인에 대해 표준화된 자가 보고 형식을 통해 감각 조절을 측정한다. 점수는 낮은 등록, 감각 추구, 감각 감도, 감각 회피-개인의 신경학적 임계값(낮거나 높음)과 감각 자극에 대한 신경학적 응답 패턴(활동적이거나 수동적이거나)을 반영한다. ADULT-SI는 감각 방어 및 관련된 사회적 정서적 문제, 대처 전략 및 이러한 영향이 일상생활에 미치는 영향을 파악하기 위해 인터뷰 형식으로 관리된다(Kinnealey & Oliver, 1999).

증거

Kinnealey와 동료들은 SOR, 불안, 우울증, 인지된 사회적 지원 및 삶의 질 사이의 관계를 이해하기 위해 SOR이 있는 성인 14명을 모두 18세에서 60세 사이의 일반적인 성인 그룹과 비교했다. 사용된 도구에는 감각 처리에 대한 정보를 수집하기 위한 ASQ (Kinnealey et al., 1995) 및 청소년/성인 감각 프로필(Brown & Dunn, 2002), 인지된 사회적 인식을 위한 Medical Outcomes Social Support Survey (Sherbourne & Stewart, 1991) 지원, 건강 및 웰빙에 대한 정보를 얻기 위한 Short Form-36 Health Survey, 버전 2(Ware, Snow, Kosinski, & Gandek, 1993), Beck Depression Inventory-II(Beck & Steer,1987) 및 Beck 불안 목록(Beck & Steer, 1990)을 사용했다. 성인의 두 그룹은 감각 처리 ($p=.0001$), 우울증($p=.009$), 불안($p=.000$), 건강과 웰빙의 측면(신체적 고통, $p=.012$; 일반적인 건강, $p=.017$; 활력, $p= .009$; 사회적 기능, $p=.042$)의 상관관계를 보였다. 다른 발견들 중에서 연구자들은 SOR과 불안 사이($r=.66$. $p=.001$)의 유의한 상관관계를 확인했고, 정도는 덜하지만 SOR과 우울증 사이 ($r=.37$, $p=.001$)의 상관관계를 확인했다. 청소년/성인 감각 프로필(SP) 사분면의 점수는 감각 민감도와 감각 회피가 불안, 우울증, 신체 통증 증가 및 전반적인 건강, 활력 및 사회적 기능 감소와 관련이 있음을 나타낸다. 이에 반해 감각추구는 활력 및 전반적인 건강에 대한 삶의 질 지표와 유의한 상관관계를 보였고, 이는 정신 및 신체 건강 장애의 위험을 줄이는 데 보호 요인으로 작용할 수 있다. 연구자들은 이러한 결과가 작업 수행을 방해하는 감각 처리 문제가 있는 성인의 건강 관련 삶의 질에 초점을 맞추도록 치료사를 안내할 수 있다고 제안했다.

모든 철저한 평가와 마찬가지로 광범위한 감각 기록 및 임상관찰이 과정에 필수적이다. 평가 과정 또한 감각 지각, 실천, 운동 기술 및 자세 조절을 포함하여 감각 처리 장애에 의해 일반적으로 영향을 받는 수행 기술을 평가하는 도구를 포함해야 한다. 성인 인구와 함께 사용하기에 적합한 몇 가지 유용한 도구로는 Quick Neurological Screening Test—3rd Edition(QNST-3; Mutti, Martin, Sterling, & Spalding, 1999), the Development Test of Visual Perception Adolescent/Adult(DTVP-A; C. R. Reynolds, Pearson, Voress, & Frostig, 2002), 그리고 Sensorimotor Performance Analysis (Richter & Montgomery, 1989)가 있다. 또한, 적응 행동과 기능적 능력을 평가하기 위한 Vineland Adaptive Behavioral Scales II(Sparrow, Cicchetti, & Balla, 2005)과 Adaptive Behavioral Assessment System II(Harrison & Oakland, 2003)가 있다. 추가적으로 자기 효능감과 자기 성찰 결과를 확인하기 위해 (COPM, Canadian Occupational Performance Measure, Law et al., 2005)과 Goal Attainment Scaling(Kiresuk, Smith, & Cardillo, 1994)가 사용된다.

성인은 자연 환경과 일상생활에 적용할 수 있는 정보와 도구로부터 혜택을 받는다. 따라서 성인을 위한 중재는 종종 임상 환경에서 실행되는 어린이를 위한 치료 활동과는 대조적으로 자연스러운 상황 내에서 보다 일반적으로 실행된다. 확인된 특정 감각 기반 문제를 해결하기 위해 향상된 촉각, 전정, 고유수용성 입력을 제공하는 감각 활동이 제공될 수 있다. 그나 성인이 SI 및 처리 문제가 일상 업무 수행에 미치는 영향을 이해하도록 돕는 교육이 강조된다. 작업치료 서비스 전달의 상담 모델이 일반적으로 사용되며 성인이 일상적인 작업을 성공적으로 수행하는 데 도움이 되는 유형의 감각 자극을 제공하는 활동의 식별에 초점을 맞출 수 있다. 중재 계획 및 실행 과정의 모든 측면에서 성인을 적극적으로 참여하는 것은 성인이 자신의 필요에 대해 전문가로 간주되고, 자신의 삶에서 관련성이 있고 의미 있는 것이 무엇인지에 따라 중요하다.

감각 조절 결핍이 있는 성인의 경우 직접 중재에는 종종 환경이나 활동을 수정하여 편안함을 높이고 가정, 직장 또는 지역사회에서 필요하고 원하는 일상 활동을 수행하는 능력을 향상시켜 감각 처리 문제를 보상하는 데 도움이 되는 정보, 자원 및 전략을 제공하는 것이 포함된다. 성인이 자신의 감각 처리 차이가 행동과 수행 능력에 어떻게 영향을 미치는지 설명할 수 있는 것은 다른 사람들이 자신이 경험하는 것을 더 잘 이해할 수 있도록 하는 데 도움이 된다. 이러한 이해를 통해 성인은 자신의 수행을 지원하기 위해 환경(예: 직장)의 감각 기능에 대한 적응을 효과적으로 옹호할 수 있다. 자기 옹호를 할 수 없는 성인의 경우, 보호자가 교육 과정에 참여할 수 있다.

운동장애 및 자세 장애를 포함한 감각 기반 운동장애는 감각 조절장애가 있거나 없이 발생할 수 있다. 복잡한 경우에는 상담 모델보다 일대일 진료 기반 중재가 권장될 수 있다. 성인을 치료할 때 내담자가 자신의 어려움의 본질뿐만 아니라 치료 참여 동기에 긍정적인 영향을 미치는 중재 원칙을 이해하고 가정을 포함한 중재 세션 외부의 전략을 따르는 것이 중요한다. 성인 내담자는 감각 입력의 유형, 감각 입력의 조합, SI 기능을 개선하기 위해 작동하는 입력의 빈도와 지속 시간을 식별하도록 가르칠 수 있다. 이 지식은 성인이 자신에게 유익한 활동 유형을 결정하는 데 도움이 된다. 성공할 가능성이 가장 높고 즐길 수 있는 것들뿐 아니라 예를 들어, 균형, 운동 협응, 안구 운동 조절을 포함한 성인의 자세 및 감각 운동 문제는 지역 사회의 무술 프로그램으로 해결할 수 있다. 웨이트트레이닝, 체육관 활동 및 수영은 코어 근육을 강화하고 SI 기능을 지원하는 기타 기본 운동 기초를 향상시킨다. 성인이 즐길 수 있는 정기적으로 계획된 대운동 활동에 참여하고 개별 가정 프로그램을 추가하면 효과적일 수 있다.

체성감각 기반의 실행증은 성인에게 체성감각과 고유수용성감각의 입력을 증가시키고 신체 인식을 향상시킴으로써 힘든 일에 참여할 수 있도록 장려하여 해결할 수 있다. 문제 해결 전략, 모델링, 도전적인 과제를 포함한 계획과 순서 배열 보조는 도움이 될 것이다. 문제 해결이나 일상적 도구를 제시하는 것과 같은 피질적인 접근을 제공하는 것은 SI 중재 접근과 혼용되어 사용될 수 있다.

적응 반응을 촉진하는 것은 어린이와 성인 모두를 위한 SI 중재의 핵심 기능이며, 적응 반응은 최적의 감각 입력 또는 지원이 주어지면 활동 루틴에 도전적이고 새로운 활동을 포함함으로써 달성할 수 있다. 회피는 감각 기반 운동장애가 있는 성인이 불편하고 도전적인 운동 상황을 경험하고 대처해야 할 위험을 줄이기 위한 대처 전략으로 자주 사용된다. 회피 행동은 종종 역할을 수행하고 기술을 개발하는 능력과 사회적 참여를 감소시켜 사회적 고립과 사회 정서적 문제를 유발한다. 그러므로 중재는 회피 전략을 참여와 참여를 지원하는 보다 적응적인 전략으로 대체하는 것을 포함해야 한다.

주로 사람-환경-직업 모델(PEO; Brown, 2014)에 기반한 치료 모델이 감각 처리 장애가 있는 성인을 대상으로 개발되었다. 이 모델은 적절한 치료 결과의 확인을 포함하여 평가 및 치료 과정을 안내하는 데 도움이 되는 SI 원칙을 적용한다. 이 모델은 어떤 감각 시스템이 영향을 받았는지, 그리고 개인의 독특한 감각 처리 스타일과 능력이 일상적인 자기 관리 및 기타 유지 활동, 감정 기능, 일, 수면 및 여가 추구에 어떻게 영향을 미치는지 식별하기 위한 평가 과정으로 시작한다. 또한 내담자의 사회적 지지, 사회적 참여, 삶의 질을 다룬다. ADULT-SI (Kinnealey & Oliver, 1999)는 중재 계획을 개발하기 위해 일상생활 전반에 걸쳐 감각 자극에 대한 행동 반응 패턴을 설명하는 자세한 정보를 수집하는 데 사용될 수 있다. 면담은 개인의 필요와 상황적 요인에 따라 다른 표준화된 평가로 보완될 수 있으며, 감각 운동 및 기타 신체 활동 중에 임상관찰이 이루어질 수도 있다. 이 과정은 그 사람이나 그 사람을 돕기 위해 고안되었다. 가족과 간병인은 성인의 감각 구성과 필요에 따라 사용할 수 있는 SI 원칙에 대한 통찰력과 지식을 얻는다. 그런 다음 중재 활동은 공동 과정을 통해 식별 및 설계되고 성인의 하루 또는 일주일 내내 자기 규제를 지원하고 활동 간부가 수행할 수 있도록 하는 방식으로 포함된다. 문제 해결 과정은 개인의 감각 스타일과 필요, 그리고 가정, 직장, 여가 및 사회 활동 중에 종사하는 직업 사이에 편안한 적합성을 달성하기 위해 구현된다. 협력 과정을 통해 개인과 치료사는 개인의 의미 있는 직업에 쉽게 통합되는 활동을 식별한다.

PEO 모델(Brown, 2014)에 기반한 성인 중재 모델의 효과는 감각 조절장애가 있는 성인의 사전 및 사후 비교 설계를 사용한 연구에 의해 뒷받침되었다. 결과는 중재 전에서 중재 후로 감각 방어와 불안이 유의하게 감소한 것으로 나타났다(Pfeiffer & Kinnealey, 2003). 상담 치료 모델은 감각 방어, 규칙적이고 일상적인 감각 입력, 고유감각, 전정 및 촉각 감각 입력을 제공하는 의미있는 활동에 대한 참여에 대한 통찰력을 제공하는 프로토콜의 공동 개발을 안내했다. 참가자들은 한 달 동안 자가 치료 프로토콜에 참여했다.

Kinnealey, Koenig 및 Smith(2011)는 감각 입력을 찾는 성인이 자주 활동적이고 도전적인 활동에 참여하여 적합성과 사회적 참여를 촉진할 수 있다는 이론을 세웠다. 이러한 감각 기반 소인은 질의 가능성을 줄이는 보호 요인인 반면, 과민 반응 및 과소 반응의 감각 조절 패턴은 불안, 우울증, 사회적 고립 및 비참여(Kinnealey et al., 2011; Liss, Timmel, Baxley, & Killingsworth, 2005)를 일으킬 수 있다. 보호 요소로서의 감각 추구의 개념은 성인과 다른 감각 처리 패턴 사이의 관계를 확립하는 데 도움을 준다. 다양한 감각 처리 패턴, 공동 가정 및 지역 사회 기반 활동 참여, 중증 정신 질환이 있는 성인 95명의 회복 지향 결과(Pfeiffer, Brusilovskiy, Bauer, & Salzer, 2014), Adolescent/Adult SP에 표시된 것처럼 더 많은 감각 추구 행동을 하는 사람들은 동료들보다 더 높은 수준의 참여와 회복을 보였다. 또한 감각 등록이 낮고 감각 감도가 높은 것으로 확인된 성인은 동료보다 참여도가 낮고 회복 수준이 더 낮다고 보고했다.

사례 연구 ■ GEORGE

George는 직장 동료를 통해 작업치료에 대해 알게 된 후 평가를 위해 자가 추천된 성인이었다. 그는 최근에 경영학 학위로 대학을 졸업하고 미국의 새로운 지역에서 일자리를 얻었다. George는 작업치료 평가 당시 3개월만 일하고 있었다. 그는 집과 직장에서 새로운 환경에 적응하는 데 어려움을 겪었다고 보고했다. 그는 사무실의 소음에 쉽게 압도당했고 그의 아파트는 너무 엉망이어서 중요한 물건을 잃어버렸다. 그의 옷은 종종 흐트러져 있었고 직장에서 누군가가 말을 할 때까지 다른 사람들에게 자신의 모습을 알지 못했다. 최근 이사하기 전에 그는 항상 이러한 문제를 많이 도와준 가족이나 룸메이트와 함께 살았다.

George는 Adolescent/Adult SP와 QNST-3을 사용하여 평가되었다. 그는 일에 참석하고 업무를 완수하는 능력과 아파트에 정리가 부족한 것을 주요 관심사로 보고했다. 평가 결과 상당한 청각 과민 반응, 고유감각 인식 감소, 촉각 식별 감소 및 언어 장애를 나타냈다. 이것은 많은 새로운 일상 활동을 완료하는 그의 능력에 영향을 미쳤다. 예를 들어, 그의 아파트는 기본적인 청소를 수행할 수 없었고, 그에게 새로운 일을 바로잡을 수 없었기 때문에 매우 혼란스러웠다. 그의 옷은 자주 흐트러져 있었고, 때로는 단추가 제대로 정렬되지 않았다. 이것은 사회적으로나 직장에서 그의 외모에 대한 우려에 기여했다. 작업 성과에 영향을 미치는 그의 산만함은 환경의 소음 수준에 가장 큰 영향을 받은 것처럼 보였다.

중재는 George에게 그의 상태와 가능한 SI 전략을 교육하는 데 초점을 맞췄다. 이것은 그가 중재 과정에 더 적극적으로 참여하고 그에게 수용 가능하고 의미 있는 전략을 식별하는 데 도움이 되었다. 간단한 환경 적응은 George의 작업 환경을 돕기 위해 확인되었다. 그는 소음 감쇠 이어버드를 사용하여 외부 청각 자극을 차단했다. 또한 그는 책상을 사무실의 조용한 곳으로 옮기는 것을 주장했다. George는 동료와 상사가 보고한 대로 이러한 작은 적응 후

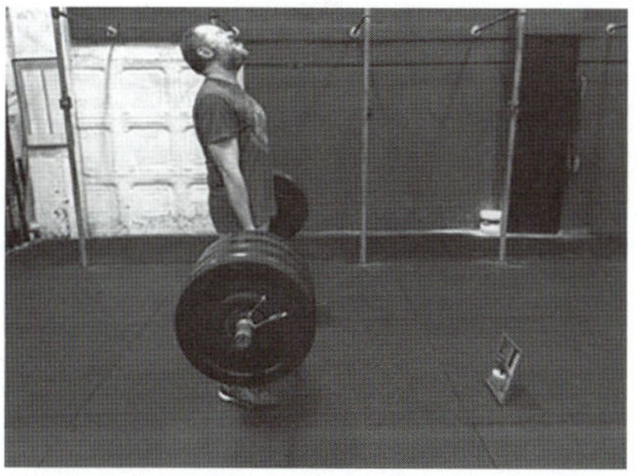

그림 19-15 George는 감각적 요구를 충족시키기 위한 방법으로 일상생활에 역도를 추가했다. *Chris Cline 사진 제공.*

에 작업 성과가 크게 향상되었다고 보고했다. George는 전반적인 신체 인식, 촉각식별 및 기능적 운동 작업에 대한 실천을 개선하기 위해 개별 작업치료 세션에 참여했다. 세션은 치료사와 함께 그는 깊은 압력 촉각, 고유수용성, 일상생활 전반에 걸쳐 구현하기 위한 전정 감각 입력을 하였고, 임상 및 가정 환경 모두에서 제공되었다. 여기에는 체육관에서 자전거 타기와 역도와 같은 활동이 포함되었으며(그림 19-15), George가 선호하는 활동이었다. 작업치료사는 George와 함께 가정 환경에서 고급 실습 기술이 필요한 새로운 가정 간호 작업을 완료하는 방법을 가르쳤다. 그들은 함께 작업을 분해하여 작업을 수행하는 동안 필요에 따라 추가 감각 피드백을 추가했다. 예를 들어, George는 초기 이동에서 대부분의 항목을 풀었지만 이동 상자를 분해하는 방법을 알아낼 수 없었다. 이것은 George가 선호하는 활동이었기 때문이다. 작업치료사는 George와 함께 가정 환경에서 고급 실습 기술이 필요한 새로운 가정 간호 작업을 완료하는 방법을 가르쳤다.

3개월 후에도 여전히 그의 아파트에 있었다. 그가 이 작업을 완료하는 방법을 배웠을 때보다 혼란이 현저히 줄어들어 George는 보다 구체적인 가정 간호 작업에 집중할 수 있었다. SI 접근 방식을 사용한 작업치료 3개월 후 George는 집의 정리와 청결을 유지하고 업무 생산성을 높이며 업무 및 사교 행사에 대한 개인적인 외모를 개선할 수 있었다.

요점

- 연구 연구는 감각 처리 문제가 장애를 동반하거나 동반하지 않는 성인 인구에서 일반적으로 발생하며 감각 조절장애가 가장 많은 관심을 받았다는 아이디어를 뒷받침한다.
- 평가 도구 및 감각 기반 중재는 성인용으로 특별히 설계되었다.
- 감각 민감도에 대한 노출을 최소화하고 개별 감각 요구와 선호도를 충족하고 일상생활의 수행 능력을 향상시키기 위한 활동과 전략을 식별하거나 제공하도록 설계된 중재에 대한 상담 접근 방식이 유용할 수 있다.
- 일부 관련 연구가 있지만 성인을 위해 설계된 SI 중재의 효과를 구체적으로 조사한 연구는 부족하다.

어디에서 자료를 더 찾을 수 있는가?
Where Can I Find More?

American Occupational Therapy Association. (2011). *Occupational therapy using a sensory integration approach with adult populations, fact sheet*. Bethesda, MD: AOTA.

Blanche, E. I., Parham, D., & Chang, M. (2014). Development of an Adult Sensory Processing Scale (ASPS). *American Journal of Occupational Therapy, 68*, 531–538. doi:10.5014/ajot.2014.012484

May-Benson, T. (2009, June). *Occupational therapy for adults with sensory processing disorders, OT practice*. Bethesda, MD: AOTA.

섹션 6: 정신 장애 성인을 위한 SI 접근

Section 6: Sensory Integration Approaches with Adults with Mental Health Disorders

감각통합 적용 및 작업의 영향에 대한 배경 및 근거 Background and Rationale for Applying Sensory Integration and the Impact on Occupation

지난 10년 동안 SI 이론, 평가 및 중재는 범위와 적용이 확장되었으며 정신 건강 증상, 장애 및 관련 행동이 있는 성인에게 점점 더 많이 활용되고 있다. 이 섹션은 정신 분열증, 불안 장애, PTSD를 포함한 스트레스 관련 장애, 기분 장애를 가진 성인의 적용을 다룬다. 첫째, SI 증상의 유형과 이러한 정신 장애 각각의 특성과 관련된 직업 기반 문제에 대한 논의가 있다.

정신 분열증 Schizophrenia

정신 분열증은 다음과 같은 특징이 있는 정신 건강 장애이다. **정신병** 여기에는 망상, 환각, 와해된 언어 또는 심하게 와해되거나 긴장된 행동이 포함될 수 있다. 정신분열증으로 진단받기 위해서는 행동이 지속되어야 하고 작업 수행과 참여를 현저하게 방해해야 하며 기분 장애와 같은 다른 정신 장애로 설명될 수 없다(APA, 2013a). 최근 몇 년 동안 정신분열증 환자의 감각 처리를 이해하는 것과 관련된 연구가 증가했다(Champagne & Frederick, 2011; Javitt, 2009a; Mouchet-Mages et al., 2007). 정신분열증이 있는 개인은 감각 게이팅이 불량하거나 감각 필터링이 어려워 관련 없는 감각 자극에 대한 반응을 억제하는 능력이 감소한다(Arnfred & Chen, 2004; Micoulaud-Franchi et al., 2016; Patterson et al., 2008; Vlcek, Bob, & Raboch, 2014). 게이팅은 감각 과부하를 일으키고 정신 분열증이 있는 개인의 인지 과정을 어렵게 만든다. Keil, Roa Romero, Balz, Henjes, Senkowski (2016)는 청각 관문의 차이가 정신분열병의 하위 유형에 해당하며 치료 접근 방식에 영향을 줄 수 있다고 제안했다. 또한 일부 연구자들은 정신분열증의 복잡성을 고려할 때 단순한 "정신 건강 장애"가 아니라 정신과적 증상이 있는 신경 발달 장애, 생체 행동 장애 및 인지 장애로 간주해야 한다고 제안했다. 그들은 감각 처리 결함이 인지 문제에 실질적으로 기여한다고 지적했다(Twamley, Salva, Zurhellen, Heaton, & Jeste, 2008). 이러한 부분은 아동기의 감각 처리 결함이 고위 인지 기능의 결함에 "영향을 미칠 수 있다."라는 이전의 진술을 뒷받침한다(Leitman et al., 2005, p. 56). Phillips와 Seidman (2008)은 정신분열증과 관련된 증상이 시작되기 전에 일부 개인에서 감각 처리 및 감정 및 행동 조절의 어려움이 분명하다고 제안했다. 결과적으로 이러한 어려움은 장애의 초기 바이오마커 역할을 할 수 있다.

정신분열증 환자의 시각 처리 결함은 잘 문서화되어 있다(Kantrowitz, Butler, Schecter, Silipo, & Javitt, 2009; Silverstein & Keane, 2008). 예를 들어, 얼굴 정보를 시각적으로 해독하는 문제와 다른 사람의 감정을 인식하고 식별하는 능력의 감소는 Butler와 동료들에 의해 일관되게 입증되었다(Butler et al., 2005; Butler et al., 2007; Butler et al.,

2009). 그러한 도전은 개인의 사회적 상호작용과 사회적 참여의 질에 부정적인 영향을 미치는 것으로 나타났다(Butler et al., 2009; Javitt, 2009a, 2009b). 전정 및 시각 시스템의 감각 정보를 통합하여 사물을 시각적으로 스캔하고, 추적하고, 읽기를 위한 안구 운동 조정과 같은 기술을 실행하는 문제도 정신분열증 환자에게서 확인되었다(Chen, 2011; D. Kim, Wylie, Pasternak, Butler, & Javitt, 2006).

후각 구별 문제는 Atanasova, Graux, El Hage, Hommet, Camus 및 Belzung(2008)과 Moberg 및 동료(1999)에 의해 보고되었으며, 처리 냄새의 비정형이 정신분열증의 잠재적인 바이오마커일 수 있다고 제안했다. 성조 일치 능력과 같은 청각적 식별의 어려움은 정신분열증 성인의 음운 정보 처리 및 청각 감정 인식 장애로 이어지는 것으로 밝혀졌다(Javitt, 2009a; Leitman et al., 2008; Turetsky, Bilker, Siegel, Kohler, & Gur, 2009; Vinogradov & Nagarajan, 2017). 마지막으로, Arnfred와 Chen(2004) 및 Chang과 Lenzenweger(2005)는 통증 감각에 대한 과소 반응을 포함하여 체성감각 처리의 어려움을 보고했다.

움직임에 기반한 중재는 정신 분열증의 부정적인 증상을 감소시키는 것으로 나타났으며(Rohricht & Priebe, 2006), 전정과 고유수용 처리와 정신 분열증과 관련된 근본적인 과정 사이에 가능한 연관성이 있음을 시사한다. Dunn의 감각 처리 모델(Brown & Dunn, 2002)을 사용하여, 정신분열증을 가진 사람들은 자극에 대한 높은 신경학적 역치를 갖고 같은 연령대의 대부분의 신경 전형적인 성인보다 더 적은 감각 추구 패턴을 보이는 것으로 밝혀졌다(Brown, Cromwell, Filion, Dunn, & Tollefson, 2002). 더 많은 연구가 필요하지만 이 증가하는 증거는 정신분열증 환자가 일상 기능과 직업 수행을 종종 방해하는 다양한 감각 처리 관련 문제를 가지고 있다는 생각을 강력하게 뒷받침한다.

불안 장애 Anxiety Disorders

불안 장애는 사람의 기능 능력을 방해하는 과도한 두려움, 걱정, 걱정 또는 걱정을 특징으로 하는 장애를 말한다. 불안 장애는 분리 불안 장애, 사회 불안 장애, 공황 장애, 광장 공포증, 범불안 장애 및 선택적 함구증과 같은 몇 가지 더 구체적인 장애가 포함된다(APA, 2013a). Engel-Yeger와 Dunn(2011)은 서구 문화에서 자극 역치가 높은 성인은 종종 불안, 수치심, 죄책감, 적개심 및 과민 반응의 증상을 경험한다는 것을 발견했다. 연구자들은 또한 감각 민감도 패턴이 **특성 불안**과 상관관계가 있으며, 이는 성격과 관련된 일반적인 수준의 불안으로 개인이 쉽게 스트레스를 받고 불안해하는 결과를 낳는다고 보고했다. 이에 반해 감각회피 패턴은 **상태 불안** 또는 특정 상황에 대한 두려움이나 위험에 대한 반응으로 발생하는 고조된 감정 상태로, SOR, 높은 불안, 일상적인 상황 대처의 어려움 사이에 유의미한 상관관계가 발견되었다(Bakker & Moulding, 2012). Hoffman과 Bitran(2007)은 SOR과 사회불안장애 사이의 상관관계를 조사했고, SOR은 광장 공포증 및 피해회피 패턴과 높은 상관관계가 있지만 사회불안과는 별개인 것으로 나타났다. 더 많은 연구가 필요하지만, 이 조사자들은 사회 불안 장애의 일반화된 하위 유형을 가진 개인이 일반화되지 않은 하위 유형을 가진 연구 참가자보다 더 높은 수준의 SOR을 보고하는 경향이 있음을 나타냈다.

많은 연구가 SOR과 불안 사이의 관계를 지지했지만, SUR 패턴이나 낮은 감각 등록을 가진 일부 사람들(특히 남성)은 특성 불안, 신체화, 높은 수준의 고통, 두려움과 죄책감, 신체 이미지에 대한 집착(Ben-Avi, Almagor, & Engel-Yeger, 2012; Engel-Yeger & Dunn, 2011)을 보였다. Jerome and Liss(2005)에 따르면 SUR이 있는 성인은 두 그룹으로 나눌 수 있다. 즉, 덜 각성하는 경향이 있는 사람과 지나치게 각성하거나 극도로 압도된 다음 셧다운 또는 "조심하는 경향이 있는 사람"으로, 대처 메커니즘이다. Engel-Yeger와 Dunn(2011)은 SUR 패턴을 가진 개인은 감각 자극을 인식하고 평가하는 데 어려움이 있으며, 이로 인해 불안과 과잉 반응이 증가하거나 고통 거부 및 폐쇄가 발생할 수 있다고 하였다.

수년 동안 전정 기능의 문제는 불안 장애와 관련이 있었다(Balaban & Jacob, 2001; Jacob, Whitney, Detweiler-Shostak, & Furman, 2001; Simon, Pollack, Tuby, & Stern, 1998; Staab, 2017). Balaban(2002)은 불안과 균형을 연결하는 신경학적 기초를 보여주는 복잡한 모델을 만들었다. 그는 뇌의 상완주위핵(parabrachial nucleus, PBN)의 전정수용부(vestibulo- recipient region)에 중력에 대한 몸의 회전과 위치에 반응하는 세포가 있다는 증거를 인용했다. 그는 이 영역이 전정, 신체 및 내장 정보를 통합하는 데 도움이 되며 회피 불안과 공포 반응을 중재하는 데 도움이 된다고 설명했다. Perna와 동료들(2001)은 또한 공황장애와 광장공포증이 있는 개인의 자세조영술로 측정한 균형 문제를 설명했다.

외상 및 스트레스 관련 장애
Trauma and Stress-Related Disorders

PTSD, 급성 스트레스 장애, 적응 및 애착 장애와 같은 외상 및 스트레스 관련 장애도 불안을 특징으로 하지만 고유한 진단 범주와 고유한 기준 세트가 있다(APA, 2013a). 트라우마는 개인의 신체적, 정서적, 사회적 또는 영적 기능과 웰빙(물질 남용 및 정신 건강)에 위협적이거나 해로운 개인의 경험으로 정의된다(Substance Abuse and Mental Health Services Administration [SAMHSA], 2014). 트라우마가 되는 상황과 사건은 단일, 반복 또는 만성일 수 있으며, 정서적 또는 신체적 위협은 실제적이거나 목격되거나 인지될 수 있다. 방치는 또 하나의 트라우마 형태로 간주된다. 개인이 외상적 상황이나 사건 이후에 경험하는 외상적 스트레스의 정도는 개인이 경험에 대해 갖는 통제의 양, 이용 가능한 지원의 양과 유형, 사건의 예측 가능성 및 개인의 고유한 적응 정도이다(APA, 2013a).

일생에 걸친 트라우마의 만연한 영향, 정동 조절, 애착 형성 및 기타 의학적, 통합적, 발달 능력에 영향을 미치며 이는 문서화되어 있다(Briere, Kaltman, & Green, 2008; Feletti et al., 1998).; Porges, 2008; Schore, 1994; van der Kolk, 2006). 여러 트라우마에는 각성 조절의 어려움, 트라우마적 스트레스 요인이나 사건의 재경험(예: 악몽, 회상), 트라우마 관련 유발 요인의 회피, 과잉 경계, 해리 및 쉽게 놀라는 것이 포함된다. 이러한 증상은 종종 의미 있는 삶의 역할과 활동에 참여하는 데 어려움을 초래한다. 외상이 뇌의 구조와 기능에 어떻게 영향을 미치는지, 그리고 그러한 외상이 개인의 삶에 만연한 영향을 미치는 이유를 보여주는 많은 연구가 있다(De Bellis et al., 2002; De Bellis & Kuchibhatla, 2006).

Stewart와 White(2008)는 PTSD를 가진 사람들이 원치 않는 감각 자극을 걸러내는 데 어려움을 겪으며 SOR의 패턴을 나타낸다는 것을 보여준다. 연구에 따르면 감각 자극을 더 잘 인식하는 SOR을 가진 사람들은 외상에 노출될 경우 PTSD가 발생할 위험과 가능성이 더 높다(Hendler et al., 2003). PTSD가 있는 개인과 감각 처리 문제가 있는 개인에서 볼 수 있는 증상과 행동은 잠재적인 위험으로부터 자신을 보호하기 위해 환경 내의 위험과 위협을 식별할 수 있어야 하기 때문에 적응형 반응으로 볼 수 있다. 따라서 낮은 감각 등록 행동은 트라우마로 인식되는 감각 자극의 처리를 조정하거나 차단하기 위해 때때로 사용되는 신경학적 기반의 보호적 적응 반응의 예로 제안되었다(Jerome & Liss, 2005). 시간이 지남에 따라 이러한 신경계 반응은 해결되지 않으면 성인기 내내 계속되는 지배적이고 습관적인 패턴이 될 수 있다(Cloitre et al., 2009).

Croy, Schellong, Joraschky 및 Hummel(2010)은 아동 학대의 병력이 있는 여성이 대조군과 비교

하여 위협적이지 않고 외상과 관련되지 않은 후각 자극을 처리하는 방법을 알아보기 위해 기능적 자기 공명 영상의 사용(fMRI)을 연구했다. 아동기 학대를 경험한 개인은 전두엽, 후두정엽, 후두엽, 후대상 피질과 같은 주로 신피질 영역의 다중 활성화가 강화된 것으로 나타났다. 결과는 연관 및 정서적 뇌 영역에서 활성화된 패턴이 있음을 시사했다. 이것은 외상 후 과잉 경계가 종종 존재하여 중추 신경계(CNS)가 지속적으로 경계 상태에 있음을 나타낸다. CNS는 위험과 유해한 감각 자극의 처리를 우선시하고 위협에 대해 지속적으로 평가하면 환경의 다른 측면에 주의를 기울이는 개인의 능력이 감소할 수 있다. 트라우마와 스트레스에 대한 연구에 따르면 이러한 경험은 종종 감각(내적 및 외적)을 조절하고, 걸러 내고, 조직하고, 처리하는 능력을 손상시킨다.

기분 장애 Mood Disorders

기분 장애는 가장 흔한 정신 건강 장애이며 우울 장애와 양극성 장애를 포함한다. 우울증은 극심한 슬픔인 의욕이 없음; 무가치함, 무력감, 자살 충동; 그리고 전형적인 즐거운 활동에 거의 또는 전혀 관심이 없음(APA, 2013a)을 수반한다. 우울증이 있는 사람들은 종종 잠을 자거나 식사를 하는 데 어려움을 겪는다. 양극성 장애는 극도의 흥분과 과민성 또는 조증을 동반한 우울 삽화를 포함한다. 조증의 증상에는 극도의 과민 반응이 포함된다. 부풀려진 자존감; 질주하는 생각, 잘못된 판단력, 극도로 위험한 행동을 하려는 충동이 있다(APA, 2013a). 기분 장애가 있는 사람들은 종종 직장에서 일을 끝내고, 가사를 관리하고, 여가 활동 참여, 가족 및 친구들과의 긴밀한 관계 유지와 같은 일상적인 직업에 성공적으로 참여하는 데 어려움을 겪는다.

정신 분열증이 있는 개인에서 기록된 것과 유사하게 양극성 장애가 있는 성인은 청각 영역과 시각 처리에서 전기생리학적 결함을 보인다(Yeap et al., 2009). 청각 감각 게이팅은 양극성 장애가 있는 개인에게도 문제가 된다. 정신병 감각 게이팅의 병력이 있는 사람들은 악화된다(Cheng, Chan, Liu, & Hsu, 2016). Yeap과 동료들(2009)은 양극성 장애가 있는 성인 샘플을 연령이 일치하는 건강한 대조군과 비교했으며 뇌파 검사를 사용하여 현저하게 다른 시각 처리 신경생리학을 보여 시각 처리 기능장애를 시사했다. Lyoo와 동료들(2006)은 양극성 장애가 있거나 없는 피험자 샘플의 뇌 자기 공명 영상을 비교했다. 그들은 양극성 장애가 있는 사람들이 여러 전전두엽 피질 영역에서 피질 두께가 유의하게 감소하고 감각 및 감각 연합 피질에서 피질이 얇아지는 것을 발견했다. 이 연구자들은 그러한 차이가 다음 중 일부를 설명할 수 있다고 결론지었다. 양극성 장애가 있는 성인에게서 나타나는 정서적, 인지적, 감각적 처리 장애. MRI 기술을 사용하여 정신분열증 환자와 양극성 장애 환자의 피질 내 수초를 검사하는 최신 연구에서는 이러한 장애 사이의 유사점을 발견했다. 감소된 피질 내 수초는 뇌의 감각 및 운동 영역에서 확인되었으며, 연구자들은 감각 입력의 억제가 감소되어 지각 처리의 왜곡을 초래한다는 가설을 세웠다. 조사관은 이러한 결과가 예비적임을 강조했다(Jorgensen et al., 2016). 마지막으로, 기분 장애를 특징짓는 에너지 조절장애와 각성 수준은 감각 조절장애가 있는 개인에서 매우 유사하게 나타난다.

평가 및 중재 Evaluation and Intervention

정신과 또는 정신 건강 장애가 있는 성인의 특정 종류의 감각 처리 기능장애와 관련된 압도적인 증거는 정신 및 행동 건강 환경에서 포괄적인 직업치료 서비스의 일부로 SI 이론 및 원칙의 적용을 지지한다. Adolescent/Adult SP(Brown & Dunn, 2002), Adult/Adolescent Sensory History (May-Benson & Teasdale, 2015), Ayres' formal clinical observations. 자세한 감각 히스토리와 관련된 인터뷰, 작업 수행에 대한 비공식 관찰(가정, 지역 사회, 직장 또는 치료 그룹의 맥락)과 같은 감각 기반 평가는 정신 건강 장애가 있는 사람들이 일상 업무에 참여하는 능력에 상당한 영향을 미칠 수 있는 몇 가지 어려움을 식별하고 설명하는 데 도움이 된다. 또한, 감각 처리 결함이 개인의 행동, 증상 및 작업 수행 영역에 어떻게 기여하는지에 대한 귀중한 정보를 제공할 수 있다.

다른 중재 전략 중에서 정신 건강이 필요하고 목표가 있는 성인은 감각적 차이와 선호도를 인식하고 환경 및 활동의 특정 감각적 특징에 일반적으로 어떻게 반응하는지 인식하도록 가르칠 수 있다. 이러한 증가된 자기 인식은 일상적으로 경험하는 감각 입력의 종류를 수정, 감소 또는 강화하여 기능을 지원하고, 편안함을 느끼고, 바람직하지 않거나 불안전한 행동을 줄이고, 의미 있는 역할, 일과, 직업(Champagne & Frederick, 2011)에의 참여를 촉진하는 데 사용할 수 있다. 기초 및 자기 진정 목적 또는 마음챙김 연습을 위해 개인 자기 관리 계획의 일부로 사용할 개별화된 감각 전략의 식별은 종종 도움이 된다.

감각식이치료(자세한 정보는 18장, 중재를 위한 상호보완적 프로그램 참조)는 개인이 스스로 조절하고 최고의 성과를 내는 데 도움이 되는 감각 기반 활동을 정기적으로 전략적으로 계획할 수 있도록 공동으로 설계된 루틴이다. 하루 종일 그들의 능력으로 예측 가능한 일과를 만들고 일상 업무에 구조를 추가하면 개인이 경험하는 감각 입력의 양과 유형에 대해 더 잘 제어할 수 있다. 개인이 쉽게 접근할 수 있는 감각 기반 전략을 포함하는 개인 안전 계획도 개발할 수 있다(Chalmers, Harrison, Mollison, Molloy, & Gray, 2012).

정신 건강 문제가 있는 성인을 위한 중재는 개인이 일상 업무에 보다 쉽고 성공적으로 참여할 수 있도록 감각 처리 요구 및 선호도를 고려하는 환경 또는 활동 수정에 주로 중점을 둔다. 환경 수정에는 시각 및 청각 자극을 최소화하기 위해 조용하고 정돈된 작업 공간을 설정하고 형광등을 제거하는 것이 포함될 수 있다. 눈에 띄는 서면 지침을 간단히 강조 표시하거나 밑줄을 긋는 것은 시각적으로 초점을 맞추는 데 도움이 될 수 있으며, 일 계획표 및 알림 기능이 있는 개인 전자 장치와 같은 도구는 초점과 정 리에 도움이 될 수 있다. 감각 지원 공간과 휴대용 감각 카트는 다양한 환경(예: 가정, 주거, 학교, 법의학) 개인이 필요에 따라 다양한 자극을 쉽게 사용하고 탐색할 수 있도록 한다. 청소년을 대상으로 한 치료적 적용과 유사하게, 감각 접근법은 개인이 참여를 지원하기 위해 감각 처리 패턴을 변경하도록 돕는 데 사용되며, 대처, 스트레스 관리 또는 규제 목적만을 위한 것은 아니다. 교육을 제공하고 경험한 증상과 행동, 감각 처리 능력과 도전이 안전, 행동 및 직업 참여에 미치는 영향에 관해 정신 질환이 있는 개인과 그 가족을 위한 자원은 종종 새롭고 유용한 관점을 제공한다.

감각 기반 중재는 개인 및 그룹 세션의 일부로 제공된다. Chalmers와 동료들(2012)은 또한 사고, 행동 및 기능에 대한 다양한 감각의 영향에 대한 인식을 개선하기 위해 정신 질환이 있는 성인을 위한 집단 중재의 효과를 연구했다. 감각 그룹은 내담자가 자신의 감각 식단과 선호도에 대해 토론하고 탐색하고 다양한 감각 전략을 실험할 수 있는 기회를 제공했다(Chalmers et al., 2012). 마지막으로, 어떤 경우에는 촉각, 고유수용성, 전정 감각 입력이 많이 포함된 치료 활동이나 운동을 포함하는 보다 전통적인 감각 기반 임상 중재가 적절할 수 있다. 이러한 중재는 성인의 특정 감각 요구를 염두에 두고 클라이언트 주도 및 도전적인 활동 통합을 포함하여 ASI의 동일한 기본 원칙에 따라 가장 잘 설계된다. 운동장애, 시각 지각 및 시각 운동 결함, 감각 조절 문제, 자세, 실천, 운동 협응 문제와 같은 특정 SI 문제는 보다 전통적인 ASI 접근 방식을 사용하여 해결할 수 있다.

Chalmers와 동료들(2012)은 또한 환경 수정, 개인 안전 계획, 감각 그룹, 감각실, 감각 관련 문제에 대한 직원 교육을 포함하여 정신 건강 시설 중 한 곳에서 다양한 감각 전략의 효과를 조사했다. 그 결과 93%의 환자가 감각실과 개인 안전 계획이 스트레스 감소와 증상 조절에 가장 효과적이라고 믿었다. 감각실은 환자가 지지받고 편안함을 느낄 수 있는 "안전한 공간"을 만드는 것으로 밝혀졌다. 유사하게, 감각 전략의 사용과 자기 진정을 위한 감각 공간의 생성은 뉴질랜드의 4개 정신 건강 병동(Sutton, Wilson, Van Kessel, & Vanderpyl, 2013이 있다. Champagne and Stromberg(2004)는 이전에 급성 입원 기간 동안 직원 교육과 성인과 함께 감각 조절 방식의 방을 능숙하게 사용하면 1년 동안 격리 및 구속 시용을 3 표준 편차로 줄이는 데 도움이 되었다는 것을 입증했다.

감각실은 때때로 정신 건강 관리 및 성인 인구를 대상으로 하는 기타 유형의 환경에서 만들어지며, 주로 자기 양육, 편안함, 스트레스 예방, 환자의 고통이나 동요 감소를 촉진하고 단계적 완화를 위한 감각 전략을 제공하는 데 중점을 둔다. 어려운 행동(Chalmers et al., 2012; Champagne & Stromberg, 2004; Sutton et al., 2013; Wiglesworth & Farnworth, 2016). 감각실은 종종 안마의자, 빈백, 음악, 무게가 있는 담요, 색깔 있는 수조, 스트레스와 같은 조명 및 시각적 특징, 공, 물, 분수, 막대 사탕 또는 기타 사탕(Chalmers et al., 2012; Champagne & Stromberg, 2004) 같은 감각 양식을 갖춘 급성 또는 장기 요양 정신 건강 환경에서 흔히 볼 수 있는 조용한 공간으로 설명된다. 그 효과에 대한 연구는 제한적이지만 법의학 정신 시설에서 감각실 사용을 조사한 최근 연구에 따르면 직원과 환자 모두 이 방을 사용하면 스트레스가 감소한다고 느꼈다(Wiglesworth & Farnworth, 2016).

스노젤렌실, 흔히 다감각 환경이라고 하는 감각 공간은 다양한 감각 경험을 제공하며 일반적으로 치매나 정신병과 같은 중등도에서 중증 인지 장애가 있는 개인에게 사용되는 일종의 감각 공간이다. 이 공간은 휴식과 사회적 상호작용을 촉진하는 것을 목표로 한다. 감각실은 설정마다 다르며 서비스를 제공하는 고객의 요구 사항에 맞게 조정 및 수정할 수 있다. 다양한 상황에서 감각실을 만들고 사용할 때 모든 항목과 장비를 숙련되고 안전하게 사용하려면 직원 교육이 필요하다.

사례 연구 Case Studies

이 섹션에서는 SI 기술을 사용한 작업치료가 정신 건강 장애가 있는 성인에게 어떻게 적용될 수 있는지 보여주기 위해 두 가지 사례 연구를 제시한다. 첫 번째 사례인 Janelle은 정신분열증을 앓고 있는 성인이고, 두 번째 사례에서는 양극성 장애를 가진 여성 Amy에 대해 설명한다.

사례 연구 ■ JANELLE

Janelle은 조현병 진단을 받은 28세의 미혼모였으며, 외래 환자 지역 보건 클리닉에 작업치료를 의뢰했다. 초기 인터뷰에서 그녀는 외부의 많은 소리와 사람들의 무리가 그녀를 집을 떠나는 것을 어렵게 만들었다고 보고했다. 그녀는 식료품 쇼핑, 주간 프로그램의 그룹 참석, 딸 학교의 회의 또는 행사 참석과 같은 심부름을 하는 것이 불편하다고 보고했다. 그녀는 "더 이상 집을 많이 나가지 않고 친구들과 시간을 보내지 않는다."고 말했다. 그녀는 또한 친밀한 관계와 자기 관리, 가정 유지 및 육아 업무를 완료하는 데 불만이 있다고 보고했다. 그녀는 종종 자신의 피부가 편안하지 않고 엘리베이터, 에스컬레이터, 심지어 계단을 오르내리는 것에 대한 두려움 때문에 주변 환경을 탐색하는 것이 어렵다는 것을 알았다고 보고했다. 그녀는 물건에 부딪히고 쉽게 넘어진다고 말했다. 그녀는 또한 편집증과 환각을 포함한 정신 분열증의 증상으로 어려움을 겪고 있다고 보고했다.

평가 과정의 일부로 작업치료사는 Janelle이 자신의 강점과 어려움, 그녀에게 가장 중요한 것, 작업하고 싶은 것이 무엇인지 확인하도록 도왔다. 평가 도구에는 인터뷰 외에 QNST-3(Mutti et al., 1999), Clinical Observations of Sensory Integration(Blanche, 2002), Adolescent/Adult SP(Brown & Dunn, 2002), Sensory Modulation Screening Tool(Champagne, 2011b)가 포함되었다. Janelle의 평가 결과는 초기 인터뷰에서 그녀가 공유한 감각 처리 문제 유형과 일치했다. 그녀의 감각 처리는 낮은 등록, 감각 감도 및 회피 패턴에서 다른 사람들보다 훨씬 높은 점수와 함께 감각 변조 문제를 시사했다. 체성감각, 청각 및 시각 차별 문제를 포함한 감각 차별 문제, 낮은 근긴장도, 빈약한 양측 협응, 빈약한 실천 또는 운동 계획 기술을 특징으로 하는 감각 기반 운동장애뿐만 아니라 식별되었다. 치료사와 Janelle은 Janelle의 감각 처리 문제가 그녀의 일상 업무 수행 능력에 어떻게 영향을 미치고 그녀의 감정에 기여하는지에 대해 논의했다. 중재 목표는 감각 조절 문제, 균형 및 시각적 공간 지각의 어려움, 회복과 성공적인 직업 참여에 대한 장벽이라고 생각하는 미세 및 대근육 운동 조정 문제를 해결하기를 원하는 Janelle과 공동으로 개발되었다.

Janelle은 균형, 조정 및 운동 계획을 다루기 위해 매달린 장비와 같은 작업치료 체육관의 일부 장비를 사용하는 데 관심이 있었다. 시각적 추적 및 조준 활동도 통합되었다. 그녀는 때때로 등반과 균형 잡기 활동을 포함하는 물리적 도전 장애물 코스를 계획, 설정 및 완료했으며 다양한 질감의 재료와 매체를 사용하여 예술 및 공예 활동을 했다. Janelle은 집에서 클리닉에서 배운 기술을 어떻게 이어가는지, 그리고 클리닉 공간에서 하던 일부 활동을 일상에 통합하는 방법을 배웠다. 그녀의 아웃리치 작업자의 지원으로 가정 프로그램이 만들어졌으며 일상생활 및 여가 활동의 등급별 활동 사용이 포함되었다. 그녀는 감각 키트를 만들었다(그림 19-16) 그녀가 과도하게 자극되거나 동요되는 것을 방지하거나 필요할 때 진정시키기 위해 감각 식이의 일부로 사용할 수 있도록 정리된 일부 감각 도구를 보관했다. 그녀는 감각 조절 전략을 다음과 같이 사용할 수 있도록 침실과 거실의 한 구석을 수정했다. 그녀는 자신의 행동을 모니터링하고 진행 상황을 추적하기 위해 일일 자체 평가 척도를 사용했다.

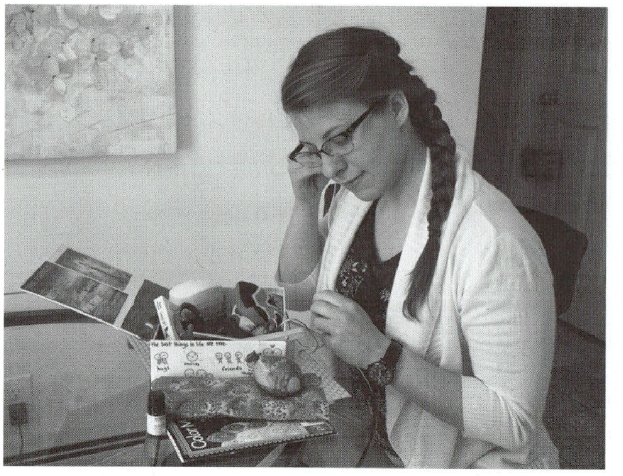

그림 19-16 Janelle은 감각 식단의 일부로 사용한 전략을 지원하기 위해 감각 도구가 포함된 키트를 개발했다. *Carissa Reinbein 사진 제공.*

6개월 동안 매주 작업치료 서비스를 받고 가정 프로그램을 수행한 후 Janelle은 상당한 이득을 보였다. 그녀가 배운 기술은 그녀가 원하고 기대했던 일상적인 자기 관리, 육아, 여가 및 가정 관리 활동을 보다 유능하고 편안하게 수행하는 데 도움이 되었다. 그녀는 의미 있는 삶의 역할(예: 부모, 친구, 주간 프로그램 참가자)에 대한 참여를 늘렸고 시간이 지남에 따라 지역 사회에 나가는 것이 더 편해지기 시작했다. 예를 들어, 그녀는 지역 YMCA에서 수영 강습을 받기 위해 자신과 딸을 등록했고, 소규모 요가 수업에 등록했으며, 더 정기적으로 딸을 놀이터가 있는 공원에 데려갔다.

사례 연구 ■ AMY

Amy는 지역 고등학교에서 마지막 학교 상담 인턴십을 마친 대학원생이었다. 그녀는 대학 1학년 때 양극성 장애 진단을 받았다. Amy는 인턴십 현장에서 작업치료사로부터 SI에 대해 배운 후 작업치료 평가를 위해 자체 추천했다. Amy는 자신이 다르다는 것을 항상 알고 있었고 다른 사람들을 괴롭히지 않는 많은 일들이 자신을 괴롭히는 이유를 결코 이해할 수 없다고 보고했다. 그녀는 아주 어렸을 때부터 이런 감정을 느꼈던 것을 기억했다.

Amy는 인터뷰를 통해 평가되었으며 QNST-3 (Mutti et al., 1999) 및 Adolescent/Adult SP (Brown & Dunn, 2002)가 진행되었다. 그녀는 인턴십을 성공적으로 완료하고 학교 환경에서 학교 카운슬러로 성공적인 취업을 유지할 수 있는 능력을 자신의 주요 관심사로 보고했다. 그녀는 직장에서의 감각 자극의 양과 강도에 압도되어 매일 인턴십 환경에서 트라우마를 느꼈다고 보고했다. 평가 결과, 그녀가 입을 옷의 종류에 영향을 미치고 다른 사람들의 예상치 못한 접촉으로 불편함을 유발하는 중간 정도의 촉각 과민증이 나타났다. 그녀는 특정 종류의 작업복을 입을 때 고통을 느끼고 사람들이 복도에서 그녀와 부딪치거나 뒤에서 올라와 그녀를 만졌을 때 그들을 때리고 싶은 강렬한 감정을 가지고 있다고 설명했다. 학교 환경의 소음은 그녀를 압도했고 그녀는 형광등의 소음과 밝기 때문에 많은 교실에서 다른 사람들과 상호작용하는 데 어려움을 겪었다. 그녀는 학생들과 동료들과 함께 일하는 것이 매우 즐거웠지만 머리가 아프고 완전히 지쳐서 퇴근하는 경우가 많았다고 보고했다. 이전에 그녀는 자극적인 환경을 피하거나 활동과 환경이 그녀를 위해 최소한 예측 가능한지 확인함으로써 자신의 감각적 차이에 대처할 수 있었다. 그러나 이러한 대처 전략은 그녀의 새로운 작업 환경에서 효과적이지 않았다. Amy는 어렸을 때 자신이 서투르고 운동 활동에서 동료들과 보조를 맞추는 데 어려움을 겪었다고 보고했다.

중재는 Amy가 자신의 행동과 감정을 더 잘 이해할 수 있도록 SI 및 처리에 대한 교육을 제공하는 것으로 시작되었다. 이 지식은 그녀가 자신의 감각 문제가 일상 활동 전반에 걸쳐 참여와 수행에 어떤 영향을 미치는지에 대해 더 자각하는 데 도움이 되었다. 그녀는 교실이나 복도에서 감각 자극의 양을 줄이기 위해 학교 환경에 적응할 수 없었지만, 그녀는 소음과 조명을 최소화하기 위해 조정할 수 있는 사무실 공간이 있었다. 치료사는 또한 조절 감각 입력을 제공하는 활동을 수행하고 매우 자극적인 환경에서 지낸 후 회복하기 위해 낮 동안 짧은 시간 동안 사무실로 물러날 것을 제안했다. 그녀의 치료사와 함께, 그녀는 일상생활 전반에 걸쳐 구현하기 위해 촉각, 고유감각 및 진정시키는 전정 감각 입력뿐만 아니라 깊은 압력을 제공하는 활동을 확인했

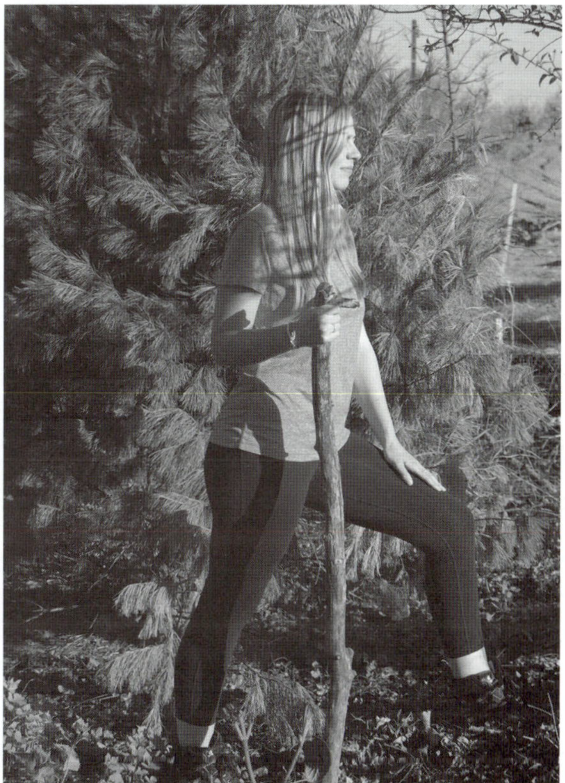

그림 19-17 Amy는 가능하면 아침 하이킹에 참여하기 시작했으며, 고유감각, 촉각 및 전정 입력을 제공하여 다음 날을 준비했다. *Melissa Tucker 사진 제공.*

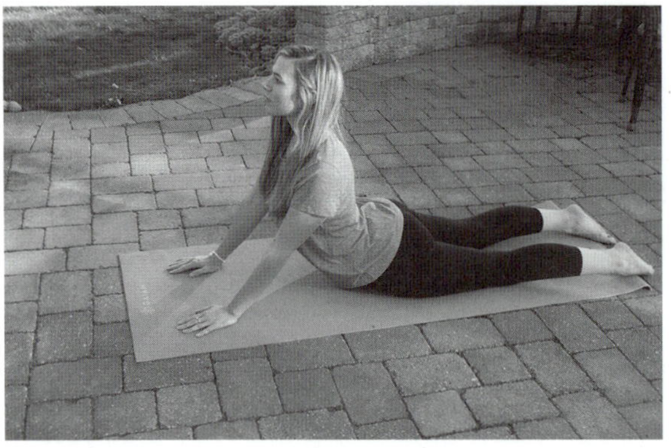

그림 19-18 Amy는 집에서 요가를 사용하여 하루 일과가 끝날 때 스트레스를 줄이기 위해 고유감각 입력을 제공했다. *Melissa Tucker의 사진 제공.*

다. 이들 중 일부는 아침에 일하기 전에 혹독한 하이킹을 하고(그림 19-17) 점심 시간에 학교 체육관에서 짧은 요가 운동을 하는 것을 포함하여 학교 식당을 피할 수 있었다. 그녀는 책상에 앉을 때 무게가 있는 무릎 빈백을 사용하거나 의자 팔굽혀펴기를 하여 깊은 압력과 고유수용감각 입력을 제공했다. Amy가 SI에 대해 더 잘 이해하게 되면서 그녀는 유형과 양을 확장했다. 가정과 학교 환경 모두에서 감각 활동을 조절한다. 예를 들어, 그녀는 하루가 끝날 때 각성 수준을 낮추는 방법으로 집에서 요가를 시작했다(그림 19-18). 6주간의 세션 후 중재는 중단되었으며, 본질적으로 협력적이고 더 협의적인 성격을 가졌다. Amy는 중재를 잘 했으며 그녀의 치료사에게 그녀가 인턴십을 성공적으로 마쳤을 뿐만 아니라 학교에서 학교 상담사로 고용되었다고 보고하게 되어 기뻤다.

요 점

- 많은 정신 장애와 SI 및 처리 문제를 연결하는 견고한 연구 기반이 있다.
- 일반적인 감각 기반 접근법에는 활동 및 환경 수정 제공, 특정 정신 장애와 관련된 감각 처리 차이가 개인의 행동 및 기능에 미치는 영향에 대한 교육 제공, 감각실 사용, 감각 식단 개발 및 구현, 전통적인 ASI 제공이 포함된다.

어디에서 자료를 더 찾을 수 있는가?
Where Can I Find More?

Bar-Shalita, T., & Cermak, S. A. (2016). Atypical sensory modulation and psychological distress in the general population. *American Journal of Occupational Therapy, 70,* 1–9.

Bar-Shalita, T., Vatine, J., Parush, S., Deutsch, L., & Seltzer, Z. (2012). Psychophysical correlates in adults with sensory modulation disorder. *Disability and Rehabilitation, 34*(11), 943–950.

Ben-Avi, N., Almagor, M., & Engel-Yeger, B. (2012). Sensory processing difficulties and interpersonal relationships in adults: An exploratory study. *Psychology, 3,* 70–77.

Champagne, T. (2011c). The influence of posttraumatic stress disorder, depression, and sensory processing patterns on occupational engagement: A case study. *WORK: A Journal of Prevention, Assessment, & Rehabilitation, 38*(1), 67–75.

요약 및 결론 Summary and Conclusions

1장(감각통합: A. Jean Ayres의 이론 재고)에서의 SI 이론 적용에는 한계가 있음을 지적했다. 더 중요한 것은 치료사가 초기 이론의 경계를 벗어나 작업할 때 주의해서 진행해야 한다는 점이다. 이 장에서는 이러한 원래 경계를 벗어난 이론적 구성의 적용에 대한 치료사와 전문가의 신중한 생각을 반영한다. Bigsby는 고위험 유아를 위한 감각통합 이론 및 실습의 적용을 지원하며 이러한 아이디어를 가족 중심 중재 접근법의 일부로 적용하는 것이 중요하다고 강조했다. 아동기 장애를 고려할 때 Mulligan과 Benenevides 및 동료들은 ADHD와 ASD 모두 조절 및 실천 장애에 대한 보다 실질적인 병력이 있으며 감각통합적 접근 방식을 중재가 필요함을 언급했다. Kennedy는 감각통합 구조의 추가 적용을 외상 및 애착 장애와 관련하여 설명했다. 전반적인 관심사의 일부로 감각 처리의 어려움에 대한 언급이 점점 더 많아지고 있다. 그녀는 또한 감각통합 기반을 규제 및 관계 구축을 강조하는 접근 방식과 혼합하는 것이 TIC에 대한 가능성을 보여주고 있다고 설명했다. Pfeiffer는 다른 진단이 있거나 없는 성인이 감각 조절장애를 가진 것으로 식별될 수 있으며, 치료에 대한 상담적 접근이 작업 참여를 지원하는 데 유용하다고 지적했다. 이를 확장하여 Champagne과 Pfeiffer는 연령 스펙트럼에 걸쳐 정신 건강 장애가 있는 개인도 SI 장애를 경험하며 중재가 SI 구성의 사용을 고려해야 한다고 제안했다. 이러한 각 섹션은 사용 가능한 연구에 의해 신중하게 고려되고 지원되었다. 그러므로, SI 이론과 실제의 원래 경계를 확장하기 위한 연구 기반이 점점 더 많이 존재해야 하며, 이 책의 다른 장에서 언급했듯이 더 많은 연구가 필요하다.

참고문헌

Als, H. (1982). Toward a synactive theory of development: Promise for the assessment and support of infant individuality. *Infant Mental Health Journal, 3,* 229–243.

Als, H., Duffy, F. H., McAnulty, G. B., Rivkin, M. J., Vajapeyam, S., Mulkern, R. V., . . . Eichenwald, E. C. (2004). Early experience alters brain function and structure. *Pediatrics, 113,* 4, 846–856.

Altimier, L., Kenner, C., & Damus, K. (2015). Developmental care of premature neonates. *Newborn and Infant Nursing Reviews, 15,* 6–16. doi:10.1053/j.nainr.2015.01.006

American Academy of Pediatrics. (2011). ADHD: Clinical practice guideline for the diagnosis, evaluation, and treatment of attention-deficit/hyperactivity disorder in children and adolescents. *Pediatrics, 128*(5), 1–16.

American Psychiatric Association. (2013a). *Diagnostic and statistical manual of mental disorders* (5th ed.). Arlington, VA: American Psychiatric Publishing.

American Psychiatric Association. (2013b). Neurodevelopmental disorders. In *Diagnostic and statistical manual of mental disorders* (5th ed.), pp. 31–86. Arlington, VA: American Psychiatric Publishing. doi:10.1176/appi.books.9780890425596.514988

Arnfred, S., & Chen, A. (2004). Exploration of somatosensory P50 gating in schizophrenia spectrum patients: Reduced P50 amplitude correlates to social anhedonia. *Psychiatry Research, 125,* 147–160.

Ashburner, J., Rodger, S., Ziviani, J., & Jones, J. (2014). Occupational therapy services for people with autism spectrum disorders: Current state of play, use of evidence, and future learning priorities. *Australian Occupational Therapy Journal, 61,* 110–120. doi:10.1111/1440-1630.12083

Ashburner, J., Ziviani, J., & Rodger, S. (2008). Sensory processing and classroom emotional, behavioral, and educational outcomes in children with autism spectrum disorder. *American Journal of Occupational Therapy, 62*(5), 564–573.

Atanasova, B., Graux, J., El Hage, W., Hommet, C., Camus, V., & Belzung, C. (2008). Olfaction: A potential cognitive marker of psychiatric disorders. *Neuroscience Biobehavioral Review, 32,* 1315–1325.

Aton, S. J. (2013). Set and setting: How behavioral state regulates sensory function and plasticity. *Neurobiology, Learning and Memory, 106,* 1–10.

Ayres, A. J. (1972). *Sensory integration and learning disorders*. Los Angeles, CA: Western Psychological Services.

Ayres, A. J. (1975). *Sensory integration and learning disorders* (4th ed.). Los Angeles, CA: Western Psychological Services.

Ayres, A. J. (1979). *Sensory integration and the child*. Los Angeles, CA: Western Psychological Services.

Ayres, A. J. (1989). *Sensory Integration and Praxis Tests, revised manual*. Torrance, CA: Western Psychological Services.

Ayres, A. J. (2005). *Sensory integration and the child, 25th anniversary edition*. Los Angeles, CA: Western Psychological Services.

Bailey, D. B., Hebbeler, K., Spiker, D., Scarborough, A., Mallik, S., & Nelson, L. (2005). Thirty-six-month outcomes for families of children who have disabilities and participated in early intervention. *Pediatrics, 116,* 1346–1352.

Bakker, K., & Moulding, R. (2012). Sensory-Processing Sensitivity, dispositional mindfulness and negative psychological symptoms. *Personality and Individual Differences, 53,* 341–356.

Balaban, C. (2002). Neural substrates linking balance control and anxiety. *Physiology & Behavior, 77*(4-5), 469–475.

Balaban, C. D., & Jacob, R. G. (2001). Background and history of the interface between anxiety and vertigo. *Journal of Anxiety Disorders, 15,* 27–51.

Baranek, G. T. (2002). Efficacy of sensory and motor interventions for children with autism. *Journal of Autism and Developmental Disorders, 32*(5), 397–422.

Baranek, G. T., David, F. J., Poe, M. D., Stone, W. L., & Watson, L. R. (2006). Sensory experiences questionnaire: Discriminating sensory features in young children with autism, developmental delays, and typical development. *Journal of Child Psychology and Psychiatry and Allied Disciplines, 47*(6), 591–601.

Baum, C. M., Connor, L. T., Morrison, T., Hahn, M., Dromerick, A. W., & Edwards, D. F. (2008). Reliability, validity, and clinical utility of the Executive Function Performance Test: A measure of executive function in a sample of people with stroke. *American Journal of Occupational Therapy, 62,* 446–455.

Bayley, N. (2005). *Bayley Scales of Infant and Toddler Development* (3rd ed.). San Antonio, TX: Pearson Education.

Beck, A. T., & Steer, R. A. (1987). Manual for the *Beck Depression Inventory*. San Antonio, TX: Psychological Corporation.

Beck, A. T., & Steer, R. A. (1990). Manual for the *Beck Anxiety Inventory*. San Antonio, TX: Psychological Corporation.

Ben-Avi, N., Almagor, M., & Engel-Yeger, B. (2012). Sensory processing difficulties and interpersonal relationships in adults: An exploratory study. *Psychology, 3,* 70–77.

Ben-Sasson, A., Hen, L., Fluss, R., Cermak, S. A., Engel-Yeger, B., & Gal, E. (2009). A meta-analysis of sensory modulation symptoms in individuals with autism spectrum disorders. *Journal of Autism and Developmental Disorders, 39*(1), 1–11.

Bhat, A. N., Landa, R. J., & Galloway, J. C. (2011). Current perspectives on motor functioning in infants, children and adults with autism spectrum disorders. *Physical Therapy, 91,* 1116–1129. doi:10.2522/ptj.20100294

Blanche, E. I. (2002). *Observations based on sensory integration theory*. Torrance, CA: Pediatric Therapy Network.

Boundy, E.O., Dastierdi, R., Spiegelman, D., Fawzo, W.W., Missmer, S.A., Lieberman, E., … Chan, G.J. (2016). Kangaroo mother care and neonatal outcomes: A meta-analysis. *Pediatrics, 137* (1) (no pagination). doi:10.1542/peds.2015-2238

Bowlby, J. (1988). *A secure base: Parent-child attachment and healthy human development.* London, England: Routledge.

Briere, J., Kaltman, S., & Green, B. (2008). Accumulated childhood trauma and symptom complexity. *Journal of Traumatic Stress, 21,* 223–226.

Bröring, T., Oostrom, K. J., Lafeber, H. N., Jansma, E. P., & Oosterlaan, J. (2017). Sensory modulation in preterm children: Theoretical perspective and systematic review. *PLOS ONE, 12*(2), e0170828. doi:10.1371/journal.pone.0170828

Brown, C. (2014). Ecological models in occupational therapy. In B. A. Boyt Schell, G. Gillen, & M. E. Scaffa (Eds.), *Willard & Spackman's occupational therapy* (12th ed., pp. 494–504). Philadelphia, PA: Lippincott Williams & Wilkens.

Brown, C., Cromwell, R. L., Filion, D., Dunn, W., & Tollefson, N. (2002). Sensory processing in schizophrenia: Missing and avoiding information. *Schizophrenia Research, 55,* 187–195. doi:10.1016/S0920-9964(01)00255-9

Brown, C., & Dunn, W. (2002). *Adolescent/Adult Sensory Profile*. Hudson, NY: Pearson Assessment.

Butler, P. D., Abeles, I. Y., Weiskopf, N. G., Tambini, A., Jalbrzikowski, M., Legatt, M. E., . . . Javitt, D. C. (2009). Sensory contributions to impaired emotional processing in schizophrenia. *Schizophrenia Bulletin, 35,* 1095–1107.

Butler, P. D., Martinez, A., Foxe, J. J., Kim, D., Zemon, V., Silipo, G., . . . Javitt, D. (2007). Subcortical visual dysfunction in schizophrenia drives secondary cortical impairments. *Brain, 130*(2), 417–430.

Butler, P. D., Zemon, V., Schechter, I., Saperstein, A., Hoptman, M., Lim, K., . . . Javitt, D. (2005). Early-stage visual processing and cortical amplification deficits in schizophrenia. *Archives General Psychiatry, 62,* 495–504.

Case-Smith, J., Weaver, L. L., & Fristad, M. A. (2014). A systematic review of sensory processing interventions for children with autism spectrum disorders. *Autism, 19*(2), 133–148. doi:10.1177/1362361313517762

Centers for Disease Control and Prevention. (2014). Prevalence of autism spectrum disorder among children aged 8 years—autism and developmental disabilities monitoring network, 11 sites, United States, 2010. *Morbidity and Mortality Weekly Report, 63*(SS02), 1–21.

Cermak, S., & Maeir, A. (2011). Cognitive rehabilitation of children and adults with attention deficit hyperactivity disorder. In N. Katz (Ed.), *Cognition, occupation, and participation across the lifespan* (3rd ed., pp. 249–276). Bethesda, MD: AOTA Press.

Chalmers, A., Harrison, S., Mollison, K., Molloy, K., & Gray, K. (2012). Establishing sensory-based approaches in mental health inpatient care: A multidisciplinary approach. *Australian Psychiatry, 20,* 35–39.

Champagne, T. (2011a). Attachment, trauma, and occupational therapy practice. *OT Practice, 16*(5), CE1–8.

Champagne, T. (2011b). *Sensory modulation & environment: Essential elements of occupation* (3rd ed. Rev.). Sydney, Australia: Pearson Assessment.

Champagne, T. (2011c). The influence of posttraumatic stress disorder, depression, and sensory processing patterns on occupational engagement: A case study. *WORK: A Journal of Prevention, Assessment, & Rehabilitation, 38*(1), 67–75.

Champagne, T., & Frederick, D. (2011). Sensory processing research advances in mental health: Implications for occupational therapy. *OT Practice, 10,* 7–12.

Champagne, T., & Stromberg, N. (2004). Sensory approaches in inpatient psychiatric settings: innovative alternatives to seclusion and restraint. *Journal of Psychosocial Nursing, 42*(9), 1–8.

Chang, B. P., & Lenzenweger, M. F. (2005). Somatosensory processing and schizophrenia liability: Proprioception, exteroceptive sensitivity, and graphesthesia performance in the biological relatives of schizophrenia patients. *Journal of Abnormal Psychology, 114,* 85–95.

Charpak, N., Tessier, R., Ruiz, J. G., Hernandez, J. T., Uriza, F., Villegas, J., . . . Maldonado, D. (2017). Twenty-year follow-up of kangaroo mother care versus traditional care. *Pediatrics, 139*(1), 1–10.

Chen, Y. (2011). Abnormal visual motion processing in schizophrenia: A review of research progress. *Schizophrenia Bulletin, 37,* 709–715.

Cheng, C. H., Chan, P. Y., Liu, C. Y., & Hsu, S. C. (2016). Auditory sensory gating in patients with bipolar disorders: A meta-analysis. *Journal of Affect Disorders, 203,* 199–203.

Chorna, O., Solomon, J. E., Slaughter, J. C., Strak, A. R., & Maitre, N. L. (2014). Abnormal sensory reactivity in preterm infants during the first year correlates with adverse neurodevelopmental outcomes at 2 years of age. *Archives of Diseases in Childhood, Fetal Neonatal Edition, 99,* 475–479.

Cloitre, M., Stolbach, B. C., Herman, J. L., van der Kolk, B., Pynoos, R., Wang, J., & Petkova, E. (2009). A developmental approach to complex PTSD: Childhood and adult cumulative trauma as predictors of symptom complexity. *Journal of Traumatic Stress, 22,* 399–408.

Cohn, J. F., & Tronick, E. Z. (1987). Mother-infant face to face interaction: The sequence of dyadic states. *Developmental Psychology, 23,* 1, 68–77.

Collins, A., & Dworkin, R. J. (2011). Pilot study of the effectiveness of weighted vests. *American Journal of Occupational Therapy, 65*(6), 688–694. doi:10.5014/ajot.2011.000596

Conde-Agudelo, A., & Diaz-Rossello, J. L. (2016). Kangaroo mother care to reduce morbidity and mortality in low birthweight infants. *Cochrane Database Systematic Reviews,* 8, Art. No. CD002771. doi:10.1002/1465858.CD002771 .pub4

Conners, C. K. (2008). *Conners' manual* (3rd ed.). Toronto, Ontario, Canada: Multi-Health Systems Inc.

Crane, L., Goddard, L., & Pring, L. (2009). Sensory processing in adults with autism spectrum disorders. *Autism, 13,* 215–228.

Croy, I., Schellong, J., Joraschky, P., & Hummel, T. (2010). PTSD, but not childhood maltreatment, modifies responses to unpleasant odors. *International Journal of Psychophysiology, 75,* 326–331.

Davidson, J. (2010). 'It cuts both ways': A relational approach to access and accommodation for autism. *Social Science & Medicine, 70,* 305–312.

Davis, T. N., Durand, S., & Chan, J. M. (2011). The effects of a brushing procedure on stereotypical behavior. *Research in Autism Spectrum Disorders, 5*(3), 1053–1058. doi:proxy1.lib.tju.edu/10.1016/j.rasd.2010.11.011

Dawson, G., & Bernier, R. (2013). A quarter century of progress on the early detection and treatment of autism spectrum disorder. *Development and Psychopathology, 25*(4pt2), 1455–1472. doi:10.1017/S0954579413000710

Dawson, G., & Watling, R. (2000). Interventions to facilitate auditory, visual, and motor integration in autism: A review of the evidence. *Journal of Autism and Developmental Disabilities, 30*(5), 415–421.

De Bellis, M. D., Keshavan, M. S., Frustaci, K., Shifflett, H., Iyengar, S., Beers, S. R., & Hall, J. (2002). Superior temporal gyrus volumes in maltreated children and adolescents with PTSD. *Biological Psychiatry, 51,* 544–552.

De Bellis, M. D., & Kuchibhatla, M. (2006). Cerebellar volumes in pediatric maltreatment-related posttraumatic stress disorder. *Biological Psychiatry, 60,* 697–703.

DeGangi, G., & Greenspan, S. (1989). *Test of Sensory Function in Infants.* Torrance, CA: Western Psychological Services.

DeSousa, A., & Kalra, G. (2012). Drug therapy of attention deficit hyperactivity disorder: Current trends. *Mens Sana Monograph, 10*(1), 45–69.

Dunn, W. (1999). *Sensory Profile.* San Antonio, TX: Pearson, PsychCorp.

Dunn, W. (2002). *Infant/Toddler Sensory Profile.* Austin, TX: Pearson.

Dunn, W. (2014). *Sensory Profile-2.* Austin, TX: Pearson.

Dunn, W., & Bennett, D. (2002). Patterns of sensory processing in children with attention deficit hyperactivity disorder. *Occupational Therapy Journal of Research, 22,* 4–5, doi:10.1177/153944920202200102

Dunn, W., & Daniels, D. (2002). *Infant/Toddler Sensory Profile.* Hudson, NY: Pearson Assessment.

Dunst, C. J., Bruder, M. B., & Espe-Shervindt, M. (2014). Family capacity building in early childhood intervention: Do context and setting matter? *School Community Journal, 24,* 1, 37–48.

Egeland, J., Ueland, T., & Johansen, S. (2012). Central processing energetic factors mediate impaired motor control in ADHD combined subtype but not in ADHD inattentive subtype. *Journal of Learning Disabilities, 45*(4), 361–370. doi:10.1177/0022219411407922

Engel-Yeger, B., & Dunn, W. (2011). The relationship between sensory processing difficulties and anxiety levels of healthy adults. *British Journal of Occupational Therapy, 74,* 210–216.

Fedewa, A. L., & Erwin, H. E. (2011). Stability balls and students with attention and hyperactivity concerns: Implications for on-task and in-seat behavior. *American Journal of Occupational Therapy, 65*(4), 393–399. doi:10.5014/ajot.2011.000554

Feldman, R., Rosenthal, Z., & Eidelman, A. (2014). Maternal-preterm skin-to-skin contact enhances child physiologic organization and cognitive control across the first 10 years of life. *Biological Psychiatry, 75*(1), 56–64.

Feletti, V., Anda, R., Nordenberg, D., Williamson, D., Spitz, A., Edwards, V., . . . Marks, J. (1998). Relationship of childhood abuse and household dysfunction to many of the leading causes of death in adults. The adverse childhood experiences study. *American Journal of Preventative Medicine, 14*(4), 245–258.

Fertel-Daly, D., Bedell, G., & Hinojosa, J. (2001). Effects of a weighted vest on attention to task and self-stimulatory behaviors in preschoolers with pervasive developmental disorders. *American Journal of Occupational Therapy, 55*(6), 629–640.

Gillberg, C. (2003). Deficits in attention, motor control, and perception: A brief review. *Archives of Disability in Children, 88,* 904–910. doi:10.1136/adc.88.10.904

Giolo, G. A., Isquith, P. K., Guy, S., & Kenworthy, L. (2000). *Brief Rating Inventory of Executive Functions (BRIEF).* Lutz, FL: Psychological Assessment Resources.

Golden, C. J., & Freshwater, S. M. (2002). *Stroop color and word test.* Torrance, CA: Western Psychological Services.

Haith, M. M. (1991). Setting a path for the '90s: Some goals and challenges—Infant sensory and perceptual development. Paper. Meetings of the Society for Research in Child Development, Seattle, WA.

Harrison, P. L., & Oakland, T. (2003). *Adaptive Behavior Assessment Systems, Second Edition* (ABAS-II). San Antonio, TX: PsychCorp.

Hellgren, L., Gillberg, I. C., Bagenholm, A., & Gilberg, C. (1994). Children with deficits in attention, motor control, and perception (DAMP) almost grown up: Psychiatric and personality disorders at age 16. *Journal of Child Psychology and Psychiatry, 35,* 1255–1271. doi:10.1111/j.1469-7610.1994.tb01233.x

Hendler, T., Rotshtein, P., Yeshurun, Y., Weizman, T., Kahn, I., Ben-Bashat, D., & Bleich, A. (2003). Sensing the invisible: Differential sensitivity of visual cortex and amygdala to traumatic context. *Neuroimage, 19,* 587–600.

Hendriksen, H., Prins, J., Olivier, B., & Oosting, R. S. (2010). Environmental enrichment induces behavioral recovery and enhanced hippocampal cell proliferation in an antidepressant-resistant animal model for PTSD. *PLOS ONE, 5,* e11943. doi:10.1371/journal.pone.0011943

Hoffman, S., & Bitran, S. (2007). Sensory processing sensitivity in social anxiety disorder: Relationship to harm avoidance and diagnostic subtypes. *Journal of Anxiety Disorders, 21,* 944–954.

Holditch-Davis, D., & Thoman, E. (1987). Behavioral states of premature infants: Implications for neural and behavioral development. *Developmental Psychology, 20,* 1, 25–38.

Holmberg, K., Sundelin, C., & Hjern, A. (2013). Screening for attention deficit hyperactivity disorder (ADHD): Can high risk children be identified in first grade? *Child Care Health and Development, 39*(2), 268–276.

Iwanaga, R., Honda, S., Nakane, H., Tanaka, K., Toeda, H., & Tanaka, G. (2013). Pilot study: Efficacy of sensory integration therapy for Japanese children with high-functioning autism spectrum disorder. *Occupational Therapy International*, *21*(1), 4–11. doi:10.1002/oti.1357

Jacob, R., Whitney, S., Detweiler-Shostak, G., & Furman, J. (2001). Vestibular rehabilitation for patients with agoraphobia and vestibular dysfunction: A pilot study. *Anxiety Disorder, 15,* 131–146.

Jahshan, C. C., Cadenhead, K. S., Rissling, A. J., Kirihara, K. K., Braff, D. L., & Light, G. A. (2012). Automatic sensory information processing abnormalities across the illness course of schizophrenia. *Psychological Medicine, 42*(1), 85–97. doi:10.1017/S0033291711001061

Javitt, D. C. (2009a). Sensory processing in schizophrenia: Neither simple nor intact. *Schizophrenia Bulletin, 35,* 1059–1064.

Javitt, D. C. (2009b). When doors of perception close: Bottom-up models of disrupted cognition in schizophrenia. *Annual Review of Clinical Psychology, 5,* 249–275.

Jerome, E. M., & Liss, M. (2005). Relationships between sensory processing style, adult attachment, and coping. *Personality and Individual Differences, 38,* 1341–1352.

Jorgensen, K. N., Nerland, S., Norbom, L. B., Doan, N. T., Nesvag, L., Morch-Jonse, L., . . . Agartz, I. (2016). Increased MRI-based cortical grey/white-matter contrast in sensory and motor regions in schizophrenia and bipolar disorder. *Psychological Medicine, 46*(9), 1971–1985.

Kaffman, A., & Meaney, M. J. (2007). Neurodevelopmental sequelae of postnatal maternal care in rodents: Clinical and research implications of molecular insights. *Journal of Child Psychology and Psychiatry, 48,* 224–244. doi:10.1111/j.1469-7610.2007.01730.x

Kantrowitz, J., Butler, P. D., Schecter, I., Silipo, G., & Javitt, D. C. (2009). Seeing the world dimly: The impact of early visual deficits on visual experience in schizophrenia. *Schizophrenia Bulletin, 35,* 1085–1094.

Kaplan, B., Crawford, S., Cantell, M., Kooistra, L., & Dewey, D. (2006). Co-morbidity, co-occurrence, continuum: What's in a name? *Child Care, Health and Development, 32*(6), 723–731.

Karen, R. (1998). *Becoming attached.* New York, NY: Oxford University Press.

Katz, N., Parush, S., & Traub Bar-Ilan, R. (2004). Dynamic Occupational Therapy Cognitive Assessment for Children (DOTCA-Ch). Framington, MA: Therapro Inc.

Keil, J., Roa Romero, Y., Balz, J., Henjes, M., & Senkowski, D. (2016). Positive and negative symptoms in schizophrenia relate to distinct oscillatory signature of sensory gating. *Frontiers in Human Neuroscience, 10,* Article 104. doi:10.3389/fnhum.2016.00104

Kim, D., Wylie, G., Pasternak, R., Butler, P. D., & Javitt, D. C. (2006). Magnocellular contributions to impaired motion processing in schizophrenia. *Schizophrenia Research, 82,* 1–8.

Kim, T. I., Shin, Y. H., & White-Traut, R. C. (2003). Multisensory intervention improves physical growth and illness rates in Korean orphaned newborn infants. *Research in Nursing & Health, 26,* 424–433. doi:10.1002/nur.10105

Kimball, J. G., Lynch, K. M., Stewart, K. C., Williams, N. E., Thomas, M. A., & Atwood, K. D. (2007). Using salivary cortisol to measure the effects of a Wilbarger protocol-based procedure on sympathetic arousal: A pilot study. *American Journal of Occupational Therapy, 61*(4), 406–413.

Kinnealey, M., & Fuiek, M. (1999). The relationship between sensory defensiveness, anxiety, depression and perception of pain in adults. *Occupational Therapy International, 6,* 195–206.

Kinnealey, M., Koenig, K. P., & Smith, S. (2011). Relationships between sensory modulation and social supports and health-related quality of life. *American Journal of Occupational Therapy, 65,* 320–327.

Kinnealey, M., & Oliver, B. (1999). *Adult Defensiveness, Understanding, Learning, Teaching: Sensory Interview (ADULT-SI).* Unpublished document.

Kinnealey, M., Oliver, B., & Wilbarger, P. (1995). A phenomenological study of sensory defensiveness in adults. *American Journal of Occupational Therapy, 49*(5), 444–451.

Kinnealey, M., & Smith, S. (2002). Sensory defensive and non-defensive adults: Physiological and behavioral differences. Presented at the World Federation of Occupational Therapy Conference, in Stockholm, Sweden.

Kiresuk, T. J., Smith, A., & Cardillo, J. E. (1994). *Goal attainment scaling: Applications, theory and measurement.* Hillsdale, NJ: Lawrence Erlbaum Associates.

Koomar, J. A. (2009, December). Trauma- and attachment-informed sensory integration assessment and intervention. *Sensory Integration Special Interest Section Quarterly, 32*(4), 1–4.

Koomar, J. A. (2012, April). Examination of qualitative and quantitative aspects of sensory processing in adults. Paper presented at the American Occupational Therapy Association Annual Conference & Expo, Indianapolis, Indiana.

Kuyper, L. M. (2011). *The Zones of Regulation: A curriculum designed to foster self-regulation and emotional control.* San Jose, CA: Think Social Publishing, Inc.

Lane, A. E., Young, R. L., Baker, A. E., & Angley, M. T. (2010). Sensory processing subtypes in autism: Association with adaptive behavior. *Journal of Autism and Developmental Disorders, 40*(1), 112–122.

Lane, S. J., Reynolds, S., & Thacker, L. (2010). Sensory over-responsivity and ADHD: Differentiating using electrodermal responses, cortisol, and anxiety. *Frontiers in Integrative Neuroscience, 4.* doi:10.3389/fnint.2010.00008

Law, M., Baptiste, S., Carswell, A., McColl, M., Polatajko, H., & Pollack, N. (2005). *Canadian Occupational Performance Measure* (4th ed.). Ottawa, Ontario: CAOT Publications.

Leekam, S. R., Nieto, C., Libby, S. J., Wing, L., & Gould, J. (2007). Describing the sensory abnormalities of children and adults with autism. *Journal of Autism and Developmental Disorders, 37,* 894–910. doi:10.1007/s10803-006-0218-7

Leitman, D. I., Foxe, J. J., Butler, P. D., Saperstein, A., Revheim, N., & Javitt, D. C. (2005). Sensory contributions to impaired prosodic processing in schizophrenia. *Biological Psychiatry, 58,* 56–61.

Leitman, D. I., Laukka, P., Juslin, P. N., Saccente, E., Butler, P., & Javitt, D. C. (2008). Getting the cue: Sensory contributions to auditory emotion recognition impairments in schizophrenia. *Schizophrenia Bulletin, 36,* 545–556.

Lester, B. M., Hawes, K., Abar, B., Sullivan, M., Miller, R., Bigsby, R., . . . Padbury, J. F. (2014). Single-family room care improves neurobehavioral and medical outcomes in preterm infants. *Pediatrics, 134,* 4, 754–760.

Lester, B. M., Salisbury, A. L., Hawes, K., Danserau, L. M., Bigsby, R., Laptook, A., . . . Padbury, J. F. (2016). 18-Month follow-up of infants cared for in a single-family room neonatal intensive care unit. *Journal of Pediatrics, 177,* 84–90.

Liaw, J. J., Yang, L., Lee, C. M., Fan, H. C., Chang, Y. C., & Cheng, L. P. (2013). Effects of combined use of non-nutritive sucking, oral sucrose, and facilitated tucking on infant behavioral states across heel-stick procedures: A prospective, randomized controlled trial. *International Journal of Nursing Studies, 50,* 7, 883–894.

Lickliter, R. (2011). The integrated development of sensory organization. *Clinics in Perinatology, 38,* 4, 591–603.

Lin, H.-Y., Lee, P., Chang, W.-D., & Hong, F.-Y. (2014). Effects of weighted vests on attention, impulse control, and on-task behavior in children with attention deficit hyperactivity disorder. *American Journal of Occupational Therapy, 68*(2), 149–158. doi:10.5014/ajot.2014.009365

Linderman, T. M., & Stewart, K. B. (1999). Sensory integrative-based occupational therapy and functional outcomes in young children with pervasive developmental disorders: A single-subject study. *American Journal of Occupational Therapy, 53*(2), 207–213.

Liss, M., Timmel, L. J., Baxley, K., & Killingsworth, P. (2005). Sensory processing sensitivity and its relationship to parental bonding, anxiety and depression. *Personality and Individual Differences, 39,* 1429–1439.

Ludewig, S., Geyer, M., Ramseier, M., Vollenweider, F., Rechsteiner, E., & Cattapan-Ludewig, K. (2005). Information-processing deficits and cognitive dysfunction in panic disorder. *Journal of Psychiatry & Neuroscience, 30*(1), 37–43.

Lyoo, I., Sung, Y., Dager, S. R., Friedman, S. D., Lee, J., Kim, S., . . . Renshaw, P. F. (2006). Regional cerebral cortical thinning in bipolar disorder. *Bipolar Disorders, 8*(1), 65–74. doi:10.1111/j.1399-5618.2006.00284.x

Mangeot, S. D., Miller, L. J., McIntosh, D. N., McGrath-Clarke, J., Simon, J., Hagerman, R. J., & Goldson, E. (2001). Sensory modulation dysfunction in children with attention-deficit–hyperactivity disorder. *Developmental Medicine & Child Neurology, 43*(06), 399–406. doi:10.1111/j.1469-8749.2001.tb00228.x

Manly, T., Robertson, I. H., Anderson, V., & Nimmo-Smith, I. (1998). *Test of Everyday Attention for Children, The TEA-Ch.* San Antonio, TX: PsychCorp.

May-Benson, T., & Kinnealey, M. (2002, September). An approach to assessment of intervention for adults with sensory processing disorders. *OT Practice, 17*(17), CE-1–CE-8.

May-Benson, T., & Koomar, J. (2010). Systematic review of the research evidence examining the effectiveness of interventions using a sensory integrative approach for children. *American Journal of Occupational Therapy, 64,* 403–414.

May-Benson, T., & Patane, S. (2010). *Commonalities in sensory processing of adults seeking sensory integration-based occupational therapy services: A qualitative analysis.* Watertown, MA: The Spiral Foundation.

May-Benson, T., & Teasdale, A. (2015). Concurrent Validity of the Adult/Adolescent Sensory History (ASH). *American Journal of Occupational Therapy, 69,* 6911500193p1. doi:10.5014/ajot.2015.69S1-PO6097

Micoulaud-Franchi, J. A., Faugere, M., Boyer, L., Cermolacce, M., Fond, G., Richieri, R., …Lancon, C. (2016). Sensory gating deficits and impaired quality of life in patients with schizophrenia: A preliminary study. *Psychiatria Danubina, 28*(3), 225–233.

Milgrom, J., Newnham, C., Anderson, P. J., Doyle, L. W., Gemmill, A. W., Lee, K., . . . Inder, T. (2010). Early sensitivity training for parents of preterm infants: Impact on the developing brain. *Pediatric Research, 67,* 330–335.

Miller, L. J., Coll, J. R., & Schoen, S. A. (2007). A randomized controlled pilot study of the effectiveness of occupational therapy for children with sensory modulation disorder. *American Journal of Occupational Therapy, 61*(2), 228–238.

Miller, L. J., Neilson, D. M., & Schoen, S. (2012). Attention deficit hyperactivity disorder and sensory modulation disorder: A comparison of behavior and physiology. *Research in Developmental Disabilities, 33*(3), 804–818.

Moberg, P. J., Agrin, R., Gur, R. E., Gur, R. C., Turetsky, B. I., & Doty, R. L. (1999). Olfactory dysfunction in schizophrenia: A qualitative and quantitative review. *Neuropsychopharmacology, 21,* 325–340.

Molina, B., Hinshaw, S. P., Swanson, J. M., Arnold, I., Vitiello, B., The MTA Cooperative Group. (Jensen, P. S., … 2009). MTA at 8 years: Prospective follow-up of children treated for combined type ADHD in a multisite study. *Journal of the American Academy of Child and Adolescent Psychiatry, 48*(5), 484–500.

Mouchet-Mages, S., Canceil, O., Willard, D., & Krebs, M.-O. (2007). Sensory dysfunction is correlated to cerebellar volume reduction in early schizophrenia. *Schizophrenia Research, 91,* 266–269.

Mullen, E. (1995). *Mullen Scales of Early Learning.* Circle Pines, MN: American Guidance Service, Inc.

Mulligan, S. (1996). An analysis of score patterns of children with attention disorders on the Sensory Integration and Praxis Tests. *American Journal of Occupational Therapy, 50*(8), 647–654.

Murray, D. W., Arnold, L. E., Swanson, J., Wells, K., Burns, K., Jensen, P., . . . Strauss, T. (2008). A clinical review of outcomes of the multimodal treatment study of children with attention-deficit/hyperactivity disorder (MTA). *Current Psychiatry Reports, 10*(5), 424–431.

Mutti, M. A., Martin, N. A., Sterling, H. M., & Spalding, N. V. (1999). *Quick Neurological Screening Test—3rd Edition.* Novato, CA: Academic Therapy Publications.

National Child Traumatic Stress Network. (n.d.). Facts and figures. Retrieved from http://www.nctsn.org/resources/topics/facts-and-figures

Niemi, A. (2017). Review of randomized controlled trials of massage in preterm infants. *Children, 4*(4), 21. doi:10.3390/children4040021

Olson, L. J., & Moulton, H. J. (2004a). Occupational therapists' reported experiences using weighted vests with children with specific developmental disorders. *Occupational Therapy International, 11*(1), 52–66. doi:10.1002/oti.197

Olson, L. J., & Moulton, H. J. (2004b). Use of weighted vests in pediatric occupational therapy practice. *Physical & Occupational Therapy in Pediatrics, 24*(3), 45–60.

Ornitz, E. M., & Ritvo, E. R. (1968). Perceptual inconstancy in early infantile autism. *Archives of General Psychiatry, 18,* 76–98.

Panksepp, J. (2004). *Affective neuroscience: The foundations of human and animal emotions*. New York, NY: Oxford University Press.

Parham, L. D., Cohn, E. S., Spitzer, S., Koomar, J. A., Miller, L. J., Burke, J. P., . . . Summers, C. A. (2007). Fidelity in sensory integration intervention research. *American Journal of Occupational Therapy, 61*(2), 216–227.

Parham, L. D., & Ecker, C. (2007). *Sensory Processing Measure - Home Form*. Los Angeles, CA: Western Psychological Services.

Parham, L. D., Smith Roley, S., May-Benson, T., Koomar, J., Brett-Green, B., Burke, J. P., . . . Schaaf, R. C. (2011). Development of a Fidelity Measure for research on effectiveness of Ayres Sensory Integration®. *American Journal of Occupational Therapy, 65*(2), 133–142. doi:10.5014/ajot.2011.000745

Parush, S., Sohmer, H., Steinberg, A., & Kaitz, M. (2007). Somatosensory function in boys with ADHD and tactile defensiveness. *Physiology and Behavior, 90,* 553–558.

Patterson, J. V., Hetrick, W. P., Boutros, N. N., Jin, Y., Sandman, C., Sterm, H., . . . Bunney, W. E. (2008). P50 sensory gating ratios in schizophrenics and controls: A review and data analysis. *Psychiatry Research, 158,* 226–247.

Perna, G., Dario, A., Caldirola, D., Stefania, B., Cesarani, A., & Bellodi, L. (2001). Panic disorder: The role of the balance system. *Journal of Psychiatric Research, 35,* 279–286.

Perry, B. D. (2009). Examining child maltreatment through a neurodevelopmental lens: Clinical applications of the neurosequential model of therapeutics. *Journal of Loss and Trauma, 14,* 240–255. doi:10.1080/15325020903004350

Perry, W., Minassian, A., Lopez, B., Maron, L., & Lincoln, A. (2007). Sensorimotor gating deficits in adults with autism. *Biological Psychiatry, 61,* 482–486.

Pfeiffer, B. (2002). The impact of dysfunction in sensory integration on occupations in childhood through adulthood: A case study. *Sensory Integration Special Interest Section Newsletter, 25*(1), 1–2.

Pfeiffer, B., Brusilovskiy, E., Bauer, J., & Salzer, M. (2014). Sensory processing, participation, and recovery in adults with severe mental illness. *Psychiatric Rehabilitation, 37,* 289–296.

Pfeiffer, B., Daly, B. P., Nicholls, E. G., & Gullo, D. F. (2015). Assessing sensory processing problems in children with and without attention deficit hyperactivity disorder. *Physical & Occupational Therapy in Pediatrics, 35*(1), 1–12. doi:10.3109/01942638.2014.904471

Pfeiffer, B., & Kinnealey, M. (2003). Treatment of sensory defensiveness in adults. *Occupational Therapy International, 10*(3), 175–184.

Pfeiffer, B., Koenig, K., Kinnealey, M., Sheppard, M., & Henderson, L. (2011). Research Scholars Initiative—Effectiveness of sensory integration interventions in children with autism spectrum disorders: A pilot study. *American Journal of Occupational Therapy, 65*(1), 76–85. doi:10.5014/ajot.2011.09205

Phillips, L. K., & Seidman, L. J. (2008). Emotion processing in persons at risk for schizophrenia. *Schizophrenia Bulletin, 34,* 888–903.

Piek, J. P., & Dyck, M. J. (2004). Sensory-motor deficits in children with developmental coordination disorder, attention deficit hyperactivity disorder and autistic disorder. *Human Movement Science, 23*(3/4), 475–488. doi:10.1016/j.humov.2004.08.019

Porges, S. W. (2008). The polyvagal theory: New insights into adaptive reactions of the autonomic nervous system. *Cleveland Journal of Medicine, 75*(suppl X), S1–S5.

Rahkonen, P., Lano, A., Pesonen, A., Heinonen, K., Raikkonen, K., Vanhatalo, S., . . . Metsaranta, M. (2015). Atypical sensory processing is common in extremely low gestational age children. *Acta Paediatrica, 104*(5), 522–528.

Reynolds, C. R., Pearson, N. A., Voress, J. K., & Frostig, M. (2002). *Developmental Test of Visual Perception—Adolescent and Adult*. Austin, TX: Pro-Ed.

Reynolds, S., & Lane, S. J. (2009). Sensory overresponsivity and anxiety in children with ADHD. *American Journal of Occupational Therapy, 63,* 433–440.

Reynolds, S., Lane, S. J., & Richards, L. (2010). Using animal models of enriched environments to inform research on sensory integration intervention for the rehabilitation of neurodevelopmental disorders. *Journal of Neurodevelopmental Disorders, 2,* 120–132. doi:10.1007/s11689-010-9053-4

Richter, E. W., & Montgomery, P. C. (1989). *Sensorimotor Performance Analysis*. Hugo, MN: PDP Press.

Rogers, S. J., & Ozonoff, S. (2005). Annotation: What do we know about sensory dysfunction in autism? A critical review of empirical evidence. *Journal of Child Psychology and Psychiatry, 46*(12), 1255–1268.

Rohricht, F., & Priebe, S. (2006). Effect of body-oriented psychological therapy on negative symptoms in schizophrenia: A randomized controlled trial. *Psychological Medicine, 36,* 669–678.

Roid, G., Miller, L. J., Pomplun, M., & Koch, C. (2004). *Leiter International Performance Scale–3rd Edition*. North Tonawanda, NY: Multi-Health Systems Inc.

Sahoo, S. K., & Senapati, A. (2014). Effect of sensory diet through outdoor play on functional behaviour in children with ADHD. *The Indian Journal of Occupational Therapy, 46*(2), 49–54.

Sameroff, A. J., & Chandler, M. J. (1975). Reproductive risk and the continuum of caretaking casualty. In F. D. Horowitz, M. Hetherington, S. Scarr-Salapatek, & G. Siegel (Eds.), *Review of child development research: Vol 4* (pp. 187–244). Chicago, IL: University of Chicago Press.

Schaaf, R. C., Benevides, T., Mailloux, Z., Faller, P., Hunt, J., van Hooydonk, E., . . . Kelly, D. (2013). An intervention for sensory difficulties in children with autism: A randomized trial. *Journal of Autism and Developmental Disorders, Online First*. doi:10.1007/s10803-013-1983-8

Schaaf, R. C., Hunt, J., & Benevides, T. (2012). Occupational therapy using sensory integration to improve participation of a child with autism: A case report. *American Journal of Occupational Therapy, 66*(5), 547–555. doi:10.5014/ajot.2012.004473

Schaaf, R. C., & Nightlinger, K. (2007). Occupational therapy using a sensory integrative approach: A case study of effectiveness. *American Journal of Occupational Therapy, 61*(2), 239–246. PMID: 17436846. doi:10.5014/ajot.61.2.239

Schilling, D. L., Washington, K., Billingsley, F. F., & Deitz, J. (2003). Classroom seating for children with attention deficit hyperactivity disorder: Therapy balls versus chairs. *American Journal of Occupational Therapy, 57*(5), 534–541.

Schore, A. (1994). *Affect regulation and the origin of the self: The neurobiology emotional development*. Hillsdale, NJ: Lawrence Erlbaum Associates.

Shaffer, R. J., Jacokes, L. E., Cassily, J., Greenspan, S. I., Tuchman, R. F., & Stemmer, P. J. (2001). Effect of Interactive Metronome training on children with ADHD. *American Journal of Occupational Therapy, 55*(2), 155–162.

Sherbourne, C. D., & Stewart, A. L. (1991). The MOS social support survey. *Social Science and Medicine, 32,* 705–714. doi:10.1016/0277-9536(91)90150-B

Silberman, S., & Sacks, O. (2015). *NeuroTribes: The legacy of autism and the future of neurodiversity*. New York, NY: Penguin Books.

Silverstein, S. M., & Keane, B. P. (2008). Vision science and schizophrenia research: Toward a re-view of the disorder editor's introduction to special section. *Schizophrenia Bulletin, 37,* 681–689.

Simon, N., Pollack, M., Tuby, K., & Stern, T. (1998). Dizziness and panic disorder: A review of the association between vestibular dysfunction and anxiety. *Annals of Clinical Psychiatry, 10*(2), 75–80.

Smith, L. B., & Thelen, E. (2003). Development as a dynamic system. *Trends in Cognitive Sciences, 7,* 8, 343–348.

Smith Roley, S., Parham, L. D., Mailloux, Z., Schaaf, R. C., & Cermak, S. (2014). Sensory integration and praxis patterns in children with autism. *American Journal of Occupational Therapy, 69*(1), 506–513. doi:105014/ajot.2014.010652

Sparrow, S. S., Cicchetti, D. V., & Balla, D. A. (2005). *Vineland Adaptive Behavior Scales Second Edition (Vineland II)*. Circle Pines, MN: AGS.

Staab, J. P. (2017). Functional and psychiatric vestibular disorders. In J. M. Furman & T. Lambert (Eds.), *Handbook of clinical neurology, 137* (3rd series, pp. 341–351). Atlanta, GA: Elsevier.

Stewart, L., & White, P. (2008). Sensory filtering phenomenology in PTSD. *Depression and Anxiety, 25,* 38–45.

Substance Abuse and Mental Health Services Administration. (2014). SAMHSA's concept of trauma and guidance for a Trauma-Informed Approach. Retrieved from https://store.samhsa.gov/system/files/sma14-4884.pdfhttp://www.samhsa.gov/traumajustice/traumadefinition/definition.aspx

Sutton, D., Wilson, M., Van Kessel, K., & Vanderpyl, J. (2013). Optimizing arousal to manage aggression: A pilot study of sensory modulation. *International Journal of Mental Health Nursing, 22*(6), 500–511. doi:10.1111/nm.12010

Toglia, J. P. (2011). The Dynamic Interactional Model of Cognition in Cognitive Rehabilitation. In N. Katz (Ed.), *Cognition, occupation, and participation across the lifespan* (3rd ed., pp. 161–201). Bethesda, MD: AOTA Press.

Tomchek, S. D., & Dunn, W. (2007). Sensory processing in children with and without autism: A comparative study using the Short Sensory Profile. *American Journal of Occupational Therapy, 61,* 190–200.

Turetsky, B. I., Bilker, W. B., Siegel, S. J., Kohler, C. G., & Gur, R. E. (2009). Profile of auditory information-processing deficits in schizophrenia. *Psychiatry Research, 165,* 27–37.

Twamley, E. W., Salva, G. N., Zurhellen, C. H., Heaton, R. K., & Jeste, D. V. (2008). Development and pilot testing of a novel compensatory cognitive training intervention for people with psychosis. *American Journal of Psychiatric Rehabilitation, 11,* 144–163.

U.S. Department of Education, Office of Special Education and Rehabilitative Services, Office of Special Education Programs. (2014). *36th Annual Report to Congress on the Implementation of the Individuals with Disabilities Education Act, 2014*. Washington, DC: U. S. Department of Education. Retrieved from http://www.ed.gov/about/reports/annual/osep

van der Kolk, B. A. (2006). Clinical implications of neuroscience research in PTSD. *Annals of the New York Academy of Sciences, 1071*(1), 277–293. doi:10.1196/annals.1364.022

Van Rie, G. L., & Heflin, L. J. (2009). The effect of sensory activities on correct responding for children with autism spectrum disorders. *Research in Autism Spectrum Disorders, 3*(3), 783–796. doi:10.1016/j.rasd.2009.03.001

VandenBerg, N. L. (2001). The use of a weighted vest to increase on-task behavior in children with attention difficulties. *American Journal of Occupational Therapy, 55*(6), 621–628. doi:10.5014/ajot.55.6.621694

Vinall, J., & Grunau, R. E. (2014). Impact of repeated procedural pain-related stress in infants born very preterm. *Pediatric Research, 75,* 5, 584–587.

Vinogradov, S., & Nagarajan, S. (2017). Association of sensory processing with higher-order cognition and functioning in schizophrenia. *JAMA Psychiatry, 74*(1), 17–18. doi:10.1001/jamapsychiatry.2016.2992

Vlcek, P., Bob, P., & Raboch, J. (2014). Sensory disturbances, inhibitory deficits, and the P50 wave in schizophrenia. *Neuropsychiatric Disease and Treatment, 10,* 1309–1315.

Ware, J. E., Snow, K. K., Kosinski, M., & Gandek, B. (1993). *SF–36 Health survey manual and interpretation guide*. Boston, MA: New England Medical Center, The Health Institute.

Watling, R. L., & Dietz, J. (2007). Immediate effect of Ayres's sensory integration-based occupational therapy intervention on children with autism spectrum disorders. *American Journal of Occupational Therapy, 61,* 574–583. doi:10.5014/ajot.61.5.574

Watling, R. L., Deitz, J., & White, O. (2001). Comparison of sensory profile scores of young children with and without autism spectrum disorders. *American Journal of Occupational Therapy, 55*(4), 416–423.

Watling, R. L., Deitz, J., Kanny, E. M., & McLaughlin, J. F. (1999). Current practice of occupational therapy for children with autism. *American Journal of Occupational Therapy, 53,* 498–505.

Weisman, O., Magori-Cohen, R., Louzoun, Y., Eidelman, A. I., & Feldman, R. (2011). Sleep-wake transitions in premature neonates predict early development. *Pediatrics, 128,* 706–714.

Wells, A. M., Chasnoff, I. J., Schmidt, C. A., Telford, E., & Schwartz, L. D. (2012). Neurocognitive habilitation therapy for children with fetal alcohol spectrum disorders: An adaptation of the Alert Program. *American Journal of Occupational Therapy, 66,* 24–34. doi:10.5014/ajot.111.002691

Wiglesworth, S., & Farnworth, L. (2016). An exploration of the use of a sensory room in a forensic mental health setting: Staff and patient perspectives. *Occupational Therapy International, 23,* 255–264.

Williams, M. S., & Shellenberger, S. (1996). *How does your engine run? A leader's guide to the Alert Program for self-regulation*. Albuquerque, NM: Therapy Works.

Williamson, G. G., & Anzalone, M. E. (2001). *Sensory integration and self-regulation in infants and toddlers: Helping very young children interact with their environment*. Washington, DC: Zero to Three Publications.

Wolke, D., Jaekel, J., Hall, J., & Baumann, N. (2013). Effects of sensitive parenting on academic resilience of very preterm and very low birth weight adolescents. *Journal of Adolescent Health, 53*(5), 642–647.

Wolraich, M., Brown, L., Brown, R. T., DuPaul, G., Earls, M., Feldman, H. M., . . . Visser, S. (2012). Subcommittee on Attention-Deficit/Hyperactivity Disorder; Steering Committee on Quality Improvement and Management ADHD: Clinical practice guideline for the diagnosis, evaluation and treatment of attention deficit/hyperactivity disorder in children and adolescents. *Pediatrics, 128*(5), 1007–1022.

Yeap, S., Kelly, S. P., Reilly, R. B., Thakore, J., & Foxe, J. J. (2009). Visual sensory processing deficits in patients with bipolar disorder revealed through high-density electrical mapping. *Journal of Psychiatry Neuroscience, 34*(6), 459–464.

Yochman, A., Parush, S., & Ornoy, A. (2004). Responses of preschool children with and without ADHD to sensory events in daily life. *American Journal of Occupational Therapy, 58,* 294–302.

PART

VI

사례
CASES

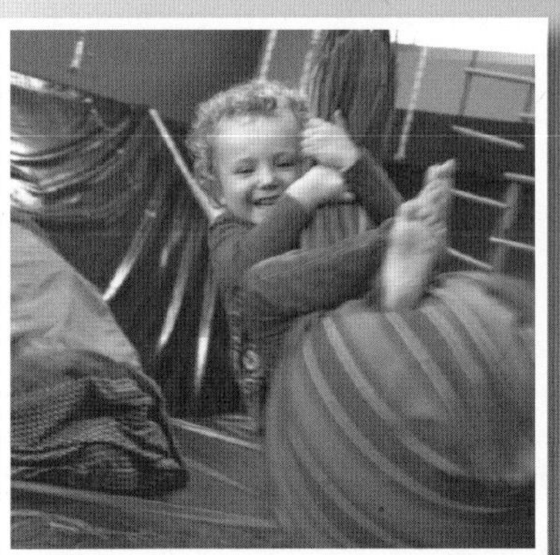 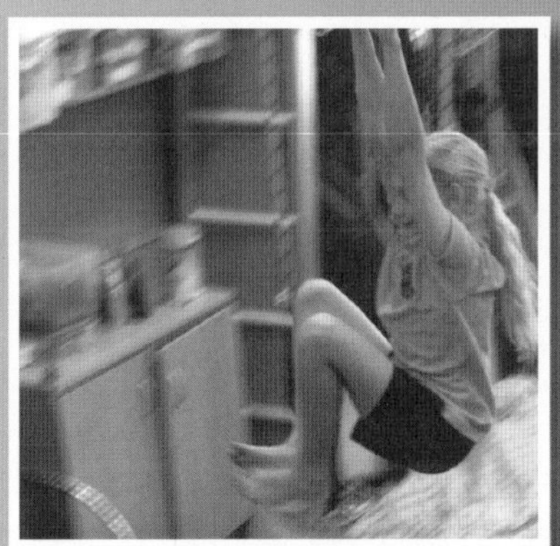 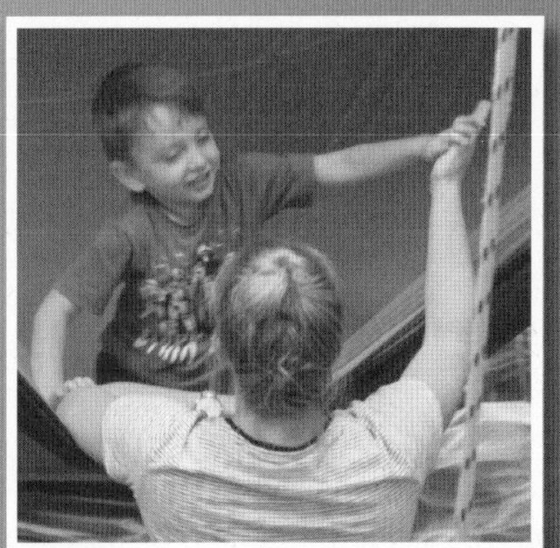

CHAPTER

20

계획 및 실행에 대한 감각통합 이론을 사용한 중재

Planning and Implementing Intervention Using Sensory Integration Theory

"제발 말씀해 주시겠어요?" [앨리스가 물었다.] "여기서 어느 쪽으로 걸어가야 하나요?"
"그것은 당신이 가고자 하는 곳에 달려있다." 고양이가 말했다. "어디든 상관없어요."
앨리스가 말했다. "그러면 어느 길로 가도 상관없다." 고양이가 말했다.
"-내가 어딘가에 도착하는 한," 그때 앨리스가 설명으로 덧붙였다.
그러자 고양이가 말했다. "오, 당신은 그렇게 할 수 있을 거예요,
당신이 충분히 오래 걷는다면요."
– Carroll, 1923, p. 69

학 습 목 표

이 장을 학습하고 난 이후, 독자는 다음 내용을 할 수 있을 것이다:

- ✔ 특정 아동에 대한 목표 설정 및 중재 계획 프로세스를 활용한다.
- ✔ Ayres Sensory Integration ® (ASI)과 관련된 임상 추론의 체계적인 적용을 이해한다.

목적과 범위 Purpose and Scope

이 장에서는 평가 결과를 기반으로 목표 설정 및 중재 계획에 대한 간략한 개요를 제공한다. Ayres Sensory Integration®(ASI) 방법과 관련된 의사 결정을 Kyle과 함께 설명한다. Kyle은 11장(평가 데이터의 해석과 설명)에서 평가 데이터를 제시한 어린이 중 한 명이다. 우리는 "계획에 따라" 진행되었던 중재의 측면뿐만 아니라 우리가 직면한 몇 가지 어려움에 대해서도 논의한다.

서론 Introduction

중재는 계획(Planing)과 실행(Implementation)의 두 단계로 구성된다. 각각은 서로에게 의존적이다. 즉, 잘 구성된 계획이 선행되지 않은 실행에 대한 중재는 기껏해야 무질서하게 된다. 마찬가지로, 숙련된 실행이 뒤따르지 않는 한 계획은 필요하다. 이러한 중재를 구성하기 위한 계획은 3가지로 나눈다.

1. 평가 데이터에 따라 목적과 목표를 설정한다.

우리는 중재로 인해 아동이 어떻게 다르게 *행동하거나 상호 작용할지* 예측한다.

2. 서비스 제공의 강도, 기간, 위치 및 유형을 결정한다.
3. 필요에 따라 감각통합(SI) 이론 및 기타 실습 접근을 반영하는 중재에 대한 아이디어를 개발하고, 또한 중재 환경의 최적 특성과 목표를 달성하기 위한 활동에 대한 일반적인 아이디어를 개발한다.

특정 목표는 직접 서비스를 통해 가장 잘 달성되는 반면, 다른 목표는 코칭을 통해 달성된다(Hinojosa & Segal, 2012). 예를 들어, 아동이 자세 근긴장도가 낮고 자세 안정성이 저하된 경우, 전정 및 고유수용성 입력을 향상시키는 활동을 특징으로 하는 직접 중재를 제안할 수 있다. 또한 같은 아동이 주의가 산만하고 학교에서 문제를 일으키면 교사가 아동의 욕구를 수용할 수 있도록 과제와 학교 환경을 변경하도록 지도할 것을 제안할 수 있다.

계획은 중재가 아동, 보호자, 중요한 타인 및 치료사가 상호 동의할 수 있도록 보장하는 데 도움이 된다. 또한 이 계획은 중재가 가능한 한 효율적이고 효과적으로 수행되도록 하고 일상생활에 대한 참여를 높이는 데 기여한다. 아동이 수행 가능한 것과 불가능한 것에 대한 것과 효율성에 대한 근거가 중재 계획의 가이드라인이 된다.

Kyle의 재방문 Kyle Revisited

Kyle은 6살 반이었다. 그는 부모님, 형제, 두 자매와 함께 살았다. Kyle의 부모님인 Mr. and Mrs. P.는 그를 밝고 활동적이며 사랑이 많은 사람으로 묘사했다. 동생들에 비해 협응력이 떨어지는 점에 민감하다고 전했다. 인내심을 갖고 최선을 다했지만, 그들은 Kyle이 종종 너무 활동적이거나 주의를 기울이지 않는다는 이유로 질책을 받아 자존감이 무너지는 아이라는 것을 알게 된다. P 부인은 Kyle의

증거

자폐스펙트럼 장애로 진단된 아동을 대상으로 수행한 최근 연구에서는 제안된 바 있다(ASD; Bulkeley, Bundy, Roberts, & Einfeld, 2016; Dunn, Cox, Foster, Mische-Lawson, & Tanquary, 2012; Dunstan & Griffi ths, 2008; Schaaf et al)., 2013) 고전적인 ASI와 코칭 중재는 모두 유망하지만 코칭에 자주 포함되는 유형의 감각 기반 중재(SBI)는 다양하게 성공적이었다(또한 17장, 코칭에서 감각통합 이론 사용 및 21장, 실행에 대한 중재: 자폐증 아동의 사례를 참조한다.). 중재는 계획에서 제안한 방식으로 진행된다. 이것은 다소 단순해 보이지만 계획을 실행으로 옮기려면 계획했었던 것 자체와는 다른 종류의 추론이 필요하다.

계획 과정의 논리는 상당히 선형적이지만 중재를 수행할 때 사용되는 논리는 치료사와 아동 또는 코칭 파트너 사이의 일종의 지속적인 "회담(conversation)"인 대화 형식이다(Dunkerley, Tickle-Degnen, & Coster, 1997; Mat tingly & Fleming, 1994)(Rush & Shelden, 2011).

글씨쓰기의 어려움과 협응력 저하보다도 Kyle의 친구가 적다는 점과 Kyle의 부정적인 자아 개념을 훨씬 더 걱정하였다.

종합평가 실시
Conducting the Comprehensive Evaluation

Kyle를 평가할 때 우리는 그의 부모와 교사를 인터뷰했다. 학교에서 그를 관찰했다. 클리닉에서 구조화된 관찰과 구조화되지 않은 관찰을 포함하여 다양한 평가를 시행했다. 감각프로파일-2(SP2)(Dunn, 2014), 교사와 학부모가 작성한 설문지; 감각통합 및 실행 검사(SIPT; Ayres, 1989)를 사용하여 평가하였다. Kyle의 평가에 대한 추가 설명은 11장(평가 데이터의 해석과 설명)을 참조한다.

가설 생성 Generating Hypotheses

우리는 Kyle의 어려움이 적어도 부분적으로는 감각통합 기능장애에 근거한다고 결론지었다. 보다 구체적으로, Kyle는 자세 장애에서 나타나는 전정 및 고유수용성 처리 장애가 있는 것으로 나타났다. 그의 저하된 전정 및 고유수용성 처리는 양측 통합 및 순서화(BIS) 결핍을 초래한 것으로 보이며 이는 낮은 시각 운동 기술, 구조적 능력, 형태 및 공간 지각에 기여했을 가능성이 있다. 또한 Kyle는 촉각 방어의 형태로 어느 정도 청각 입력의 조절과 함께 감각 조절 기능장애를 보였다. SP2는 또한 감각 조절의 어려움과 관련된 행동 및 정서적 문제(즉, 자존감 저하 및 좌절 내성 저하)가 나타났다. SP2와 임상관찰에서 Kyle은 주의가 산만하고 지나치게 활동적이었다. 우리는 우리의 연구 결과를 Mrs. P.에게 설명하고 이러한 발견에 비추어 그녀의 우려를 해석했다.

요점

- 아동이 참여할 수 있도록 하는 도전은 평가 과정의 토대가 되며 우려되는 영역에 대한 통찰력을 제공한다.
- 포괄적인 평가에는 표준화된 도구, 관찰 및 인터뷰가 포함된다. 치료사의 근거의 틀은 평가 선택을 안내한다.
- 평가 결과를 바탕으로 치료사는 가설을 세우고 목표를 설정한다.

목표 및 목적 개발 및 설정
Developing and Setting Goals and Objectives

우리는 P씨 부부에게 작업 치료 서비스가 어떻게 그들의 가족에게 도움이 되기를 원하는지 물어보는 것으로 시작했다. Kyle의 테스트 결과와 우려 사항에 대한 설명을 제공하기 위해 SI 이론을 사용했다. 우리는 Kyle의 도전이 참여와 주변 사람들에게 영향을 미치는 방식에 대해 논의했다. 우리는 우리가 가진 Kyle에 대한 인식에 대한 확인, 설명 및 수정을 요청했다. Mr, Mrs. P.와 함께 우리는 중재의 가이드라인을 정하기 위해 4가지 중요한 목표를 수립했다.

Mrs. P.의 주요 관심사와 관련하여 우리는 Kyle이 자신에 대한 부정적인 자아개념과 친구와 상호작용하는 데 어려움을 겪는 데 두 가지 원인이 있다고 추측했다.

1. Kyle은 주변 친구들이 쉽게 수행할 수 있는 동일한 종류의 숙련된 활동의 수행 능력을 방해하는 낮은 운동 조정 능력을 가지고 있다.
2. 산만함과 활동 증가로 인하여 Kyle이 친구나 형제자매보다 더 자주 질책을 받았다.

Mr. and Mrs. P.는 이 평가에 동의했다. 우리는 목표가 이러한 각 주요 관심 영역을 반영해야 한다고 결정했다. 그의 낮은 자존감의 원인을 해결하기 위한 목표를 설정하는 것 외에도, 우리는 또한 부모의 주요 관심사를 직접적으로 반영하는 목표를 설정하기로 결정했다.

자신에 대한 Kyle의 믿음 수정하기

실패할 것이라는 Kyle의 생각은 그의 어려움의 원인이기도 하고 다른 어려움의 결과이기도 했다. 그는 자신에게 기술이 부족하다는 것을 알았기 때문에 특정 활동을 피했다. 그것들을 피하면서 그는 더 앉아 있게 되었고, 전정-고유수용성 처리가 과도하게 작용하여 불안을 증가시키고 각성과 활동 수준을 조절하는 데 어려움을 일으켰다. 또한, 그는 기술을 연습할 기회를 박탈했다. 그는 또래 아동들에게 점점 더 뒤처져 자신이 "쓸모없다"고 더욱 확고하게 믿게 됐다. 자신이 잘할 수 없다는 것을 알면서도 강제로 활동(손글씨 등)을 하게 되면 불안해지고, 수행 능력도 저하됐다. 불안해지면 지나치게 활동적이고 압도되기도 한다. 그의 행동은 더욱 악화되었고, 그는 나쁜 행동에 대해 질책을 받았다. 따라서 그는 자신이 "나쁜" 사람이고 다른 사람들도 자신을 그렇게 본다고 믿을 더 많은 이유가 있었다. 그는 아무도 그와 놀고 싶어하지 않으며 형제자매 외에는 친구가 없다고 자주 말했다.

Mr.와 Mrs. P.는 이러한 추론에 동의했다. 그들은 Kyle의 믿음과 행동에 대한 우리의 발전하는 "이론"을 설명하는 예를 사용하여 우리의 대화에 마침표를 찍었다. 우리가 공동으로 갖고 있는 인식에 기초하여, 우리는 우리 중재의 일반적인 목표 중 하나가 Kyle이 그가 가치 있게 여기는 활동(즉, 자기 효능감)이 그의 나이에 적합한 활동에서 성공할 것이라는 믿음을 개발하도록 돕는 것이라고 제안했다. Kyle의 부모는 이것이 중요한 목표라고 생각했다. 그러나 우리는 6개월의 끝에 목표를 달성하기 위한 Kyle의 진행 상황을 평가할 수 있는지 확인하고 싶었다. 따라서 우리는 구체적인 목표를 공식화할 필요가 있었다.

우리는 Mr.와 Mr. P.에게 Kyle이 자신에 대한 신념을 바꾸었다고 말할 수 있는 어떤 종류의 행동을 할 것이라고 생각하는지 물었다. Kyle이 성공할 것이라고 믿었다면 어떻게 다르게 행동했을까? 그에게 중요했던 활동이자 그의 나이에 적합한 기술을 반영한 활동은 무엇이었는가? 우리는 이러한 질문에 스스로 답할 수 없었다. 오직 Mr. and Mrs. P.만이 목표를 의미 있고 측정 가능하게 만드는 세부 사항을 채울 수 있었다. P 부인은 Kyle이 적어도 일주일에 한 번은 기꺼이 이웃에 있는 비슷한 또래의 다른 아이들과 놀아줄 때 자신에 대한 인식이 좋아진다는 것을 알게 될 것이라고 말했다. 그녀는 그것이 그가 자신을 바람직한 친구이자 놀이 친구로 여긴다는 것을 의미한다고 생각했다. 우리 모두는 이 목표를 달성하기 어려울 수 있음을 인식했지만 Kyle이 자신에 대해 기분이 좋아지기 시작하면서 어떻게 행동할 것인지를 예시했다. Kyle이 동네 아이들과 놀러 가는 것을 그의 가족이 걱정하게 될 거라는 것이있다.

행동을 조직화하는 것은 꼭 일어나야 하는 계약 사항이 아니라 그가 그렇게 행동할 것이란 예측이다. Kyle이 이 목표를 달성하지 못한 경우, 우리는 예측이 빗나갔는지 아니면 방법론이 효과가 없었는지 확인하기 위해 이를 재검토할 것이다. 목표는 그와 가장 가까운 사람들이 쉽게 관찰할 수 있었기 때문에 Kyle의 가족은 목표가 달성되었는지 여부를 결정했다. 그들은 그가 또래 아동들과 더 많이 놀거나 하지 않는다는 근거에 주의 깊게 주의하기만 하면 된다.

Kyle의 자세와 운동 능력 향상

Kyle의 부모님은 모두 Kyle이 의자에 편안하게 앉아 학업을 더 쉽게 완료할 수 있는 자세와 체력을 키우고 싶다는 바람을 표현했다. 그들은 또한 그가 친구들이 좋아하는 게임과 활동을 즐기며 너무 빨리 지치지 않기를 바랐다. 우리는 Kyle의 자세와 운동 능력을 향상시키는 것이 중요한 일반적인 목표라는 데 동의했다. 그러나 다시 한 번, 우리는 그가 현재 무엇을 할 수 있는지 부모로부터 알지 못한 채 구체적인 목표를 세우는 데 실패했다. 즉, Kyle이 가장 개발해야 하는 특정 기술은 무엇인가? Kyle이 6개월 동안 자신이 발전했다는 것을 우리 모두가 인식

지혜 실천

목표에 관한 두 가지 점은 충분히 강력하게 강조되지 않기도 한다. 첫째, 목표는 보호자와 아동 중심이다. 의미가 없으면 목표는 무의미한다. 둘째, 중재는 목표에 의해 "추진"된다.

팀이 설정한 목표의 달성을 정의하는 목적은 해당 팀의 구성원이 아닌 사람들이 동의할 필요가 없다. 그러나 *모든 팀 구성원*은 목표가 목적을 반영한다는 데 동의해야 하며 모든 팀 구성원은 아동이 목표를 달성했는지 여부를 알아야 한다(Mager, 1975).

특정 목표와 관련된 모든 행동에 대해 목록을 작성할 필요는 없다. 오히려 몇 가지 정말 의미 있는 목표를 목적으로 하고 그 목표를 향해 공동으로 노력하는 것이 훨씬 더 중요한다. 그런 다음 우리는 그의 기술에 대한 믿음을 향상시키려는 더 큰 목표를 나타내기 위해 해당 영역의 개선을 측정한다. 어린이는 특정 영역에서 다른 이득을 얻을 수 있고, 그 이득은 똑같이 중요할 수 있지만 목표가 첨부되지는 않다.

할 수 있도록 하려면 무엇을 더 잘할 수 있어야 하는가? 그리고 그가 특정 기술을 더 잘 수행하면 어떻게 보일 수 있는가?

우리는 이 분야에 대해 한동안 논의했다. 그의 부모는 자전거 타기, 그네 밀어 타기, 공 던지기, 공 잡기, 글씨 쓰기, 단추 끼우기에 집중했다. 우리는 그가 각각의 일을 하는 것을 방해하는 것처럼 보이는 것에 대해 이야기했다. 우리는 모두(가장 중요하게는 Kyle)가 가장 중요하다고 생각하는 하나 또는 두 가지 기술만을 목표로 선택하는 것이 중요함을 강조했다. 우리는 Kyle이 우리가 지정한 방식으로 변경하면 목표에 명시적으로 지정되지 않은 추가 기술도 동시에 개발할 것이라고 확신했다. 이것들도 똑같이 중요하지만 우리는 그것들을 추가적인 보너스 개념으로 보았다.

Mr. and Mrs. P.는 Kyle이 여러 차례에 걸쳐 스스로 그네를 탈 수 있기를 바랐다고 말했다. 그렇게 하면 부모가 그의 그네를 밀어주는 것에 지치거나 다른 할 일이 생겨서 그만둘 필요 없이 Kyle이 원하는 만큼 오래 놀 수 있었다. 게다가 Kyle는 그네 타기를 좋아했지만 그의 5살짜리 여동생이 얼마 전에 혼자서 그네를 타는 법을 배웠고 그의 4살짜리 남동생도 거의 그렇게 할 수 있다는 사실을 잘 알고 있었다. 따라서 우리의 목표는 다음과 같다.

Kyle는 그네를 독립적으로 탈 수 있다.

지혜 실천: 목표의 기준 지정

목표의 일부(즉, 학습자, 행동, 조건 및 기준)에 익숙한 독자(Mager, 1975)는 이 목표를 측정하기 위한 기준을 정의하지 않았음을 알 수 있다. 즉, 우리는 Kyle이 이 목표를 달성했다고 말하기 위해 그가 그네를 얼마나 잘 타야 하는지를 지정하지 않았다. 우리의 경험에 따르면 그네를 혼자 밀어 타는 것과 관련된 문제는 단순히 그네 타는 법을 배우는 것이다. 아이들이 그네로 작업하는 것이 어떤 느낌인지 알게 되면 그만둘 준비가 될 때까지 그네를 탈수 있다. 따라서 우리는 기준의 구체화가 필요하다고 믿지 않았다. 기준이 지정되지 않았기 때문에 Kyle이 원할 때마다 할 수 있다고 가정했다. 이것이 우리의 의도였기 때문에 기준이 없다고 해서 문제가 되지는 않았다.

글씨 쓰기 기능 향상

P. 부인은 또한 Kyle의 서투른 필체에 대해 특별한 우려를 표했다. 그녀는 그가 쓰기에 대한 과도한 어려움으로 인해 학교에서 느리고 산만하다고 믿었다. 이로 인해 그는 자신의 작업을 반복해야 하거나 교사로부터 부정적인 피드백을 받았다. 여러 번 그는 집에 산만하다는 단어가 맨 위에 휘갈겨 쓰인 종이를 가져왔는데, 부모에게 보여주기 부끄러워하였다. 우리는 그의 서투른 필체를 시각 운동 기술과 형태 및 공간 지각에서 확인된 어려움, 그리고 아마도 그의 자세 제어 문제와 관련시켰다.

우리는 개선된 필기가 Kyle에게 적절한 목표라는 데 동의했다. 다시 말하지만, 우리는 이 목표가 정확히 Mrs. P.가 의미하는 바를 발견하는 과정을 시작했다. Kyle이 더 빨리 쓸 수 있어야 하는가? 그렇다면 얼마나 빠른가? 그는 글자를 더 읽기 쉽게 만들 수 있어야 하는가? 그렇다면 가독성을 구성하는 것은 무엇인가? 이에 대해 논의한 후 Mrs. P.는 실제로 Kyle이 두 영역 모두에서 향상되기를 바랐다는 것이 분명해졌다. 그러나 그녀는 그가 아마도 6개월 이내에 두 가지 모두를 달성할 수 없다는 것을 인식했다. 우리는 경험상 빨리 글을 쓰는 아이들이 더 읽기 쉽게 쓰는 법을 배울 수 있다고 그녀에게 말했다. 그러나 가독성에 지나치게 관심을 갖게 된 아동은 더 빨리 쓰는 법을 배우는 데 특히 어려움을 겪는 경우가 많다. 우리는 더 중요하고 즉각적인 목표가 다음과 같다는 데 동의했다.

Kyle는 할당된 수업 시간 내에 4개의 과제 중 3개 이상을 완료할 것이다.

Kyle의 행동 개선

Kyle의 행동(즉, 산만함, 활동 증가, 자신과 부딪힌 아이들을 꾸짖는 경향)은 그의 부모와 교사의 주요 관심사였다. Kyle의 행동은 다른 어떤 것보다 더 분명하게 "그를 방해했다."; 주변 사람들로부터 부정적인 피드백을 받은 가장 큰 이유일 것이다. 따라서 우리 모두는 개선된 행동이 적절한 일반적인 목표라는 데 동의했다.

우리는 관련 목표를 공식화할 수 있도록 Mr. and Mrs. P.와 함께 이 어려움을 더 자세히 조사했다. 우리는 Mr. and Mrs. P.에게 Kyle의 행동이 가장 문제가 된 상황(예: 자주 발생했거나, 피할 수 없었거나, 그의 행동이 특히 참을 수 없었던 상황)에 대해 이야기해 달라고 요청했다. 다시, 우리는 Kyle이 앞으로 6개월 동안 발전한다면 어떻게 다르게 행동할 것인지 물었다. P씨 부부는 Kyle의 행동에 대해 조금 길게 이야기했다. 그들은 그를 식당, 쇼핑몰, 친구 집으로 데려가는 데 어려움을 겪었다고 말했다. 결국 그들은 이 모든 것이 어려움을 일으키긴 했지만 관리하는 법을 배웠다고 결론지었다. 상황이 특히 시끄럽거나 혼잡할 것으로 예상했을 때(예: 휴가철에 쇼핑몰), 그들 중 한 명은 Kyle와 함께 집에 머물렀거나 일부 또는 전체 아동을 베이비시터에게 맡겼다. 그들은 Kyle이 과도하게 자극을 받거나 압도당하지 않을 것이라고 알고 있는 곳으로 온 가족 나들이를 하려고 했다. 그들은 그런 곳을 많이 알고 있었다. 이것이 최적의 참여를 위한 이상적인 솔루션은 아니었지만 Mr.와 Mrs. P.는 당분간 이 접근 방식을 계속하는 데 만족했다.

그러나 Kyle의 부모는 학교에서의 그의 행동에 대해 상당히 우려했다. 거의 매주 그의 선생님은 집에 전화를 하거나 Kyle이 그의 일에 주의를 기울이지 않거나 싸우는 것에 대한 메모를 보냈다. 따라서 우리는 하나의 목표를 만들었다.

> *Kyle는 우연히 그와 부딪친 급우들을 때리지 않을 것이다.*

우리는 이것이 Kyle이 감각통합 중재만으로는 달성하기 어려운 목표일 수 있다는 것을 알고 있었다. 따라서 우리는 SI 이론에 기반한 감각 전략을 사용했으며 Kyle에게 특히 앉아 있는 작업 전이나 줄을 서서 기다릴 때 자주 활동하거나 스트레칭 휴식을 취하도록 권장했다. 목적은 부모와 교사가 Kyle이 감각 조절 전략에 접근할 수 있도록 허용하고 작업치료사가 모든 사람에게 적절한 사용법을 가르친다는 조건으로 작성됐다. 이를 염두에 두고 목표를 재구성했다.

> *충분한 휴식과 감각 조절 전략이 주어지면 Kyle는 우연히 그와 부딪친 급우를 때리지 않을 것이다.*

싸우는 것 외에도 학교에서 Kyle의 행동의 다른 중요한 측면은 그가 해야 하는 일에 부주의하고 집중하지 않는 것이었다. 그것이 정확히 무엇을 의미하는지 질문을 받았을 때, 부모는 Kyle이 제 시간에

지혜 실천: 기준 작성에 대해 자세히 알아보기

예리한 독자는 지정된 기준의 부족과 관련된 이전 Practice Wisdom 상자가 여기에도 적용된다는 점에 유의할 것이다. 우리는 기준을 지정하지 않았기 때문에 Kyle이 목표를 달성하고 합리적인 조정을 받았을 때 실수로 그를 밀친 동급생을 절대 때리지 않을 것이라고 가정한다. 이것이 바로 우리가 염두에 두고 있는 기준이다. Mager(1975)가 완벽한 수행은 거의 달성할 수 없다고 지적했지만, 이 경우 Kyle이 한 달에 한 번 또는 1년에 한 번만 동급생을 때릴 것이라는 목표를 작성하는 것은 무의미하다고 생각한다. 다른 아이들이 우연히 당신과 부딪쳤다고 해서 때리는 것은 결코 용납되지 않다. 또한 Kyle은 폭력적인 폭발에 심각한 문제가 없다. 그의 어머니는 그의 싸움이 한 달에 두 번 정도 발생하며 매우 예측 가능한 사건(특히 충분한 휴식 부족)에 의해 유발된다고 지적했다. 따라서 우리는 명시된 대로 목표를 달성할 수 있었다고 믿는다. 우리는 대부분의 아이들과 마찬가지로 Kyle이 때때로 "뒤쳐질" 것이라고 예상했다. 그러나 우리의 목표는 그가 실수로 타격을 가했을 때 반응하지 않는 것이다.

일을 끝내는 경우가 거의 없다고 말했다. 우리는 이것이 적어도 부분적으로는 앞서 언급한 운동 및 자세 문제와 관련이 있다고 가정했다. 우리는 목표(운동 능력 향상 목표에 이미 명시됨)도 그의 행동 개선 목표와 동등하게 관련이 있다고 결정했다.
따라서 우리는 또한 이 목표를 아래에 나열했다.

Kyle는 할당된 수업 시간 내에 4개의 과제 중 3개 이상을 완료할 것이다.

중재 계획 요약
Summary of the Intervention Plan

이 과정이 힘들고 시간이 많이 걸리긴 했지만 노력할 가치가 있었다. 우리 모두는 우리의 생각을 명확히 하고 중재의 가장 바람직한 결과를 명시했다. P씨 부부는 그 과정이 앞으로 몇 달 동안 어떤 일에 집중할 것인지 결정하는 데 도움이 되었다고 말했다. 우리가 토론하기 전에 그들은 Kyle과 교류할 때마다 가르치려고 하지 않으면 죄책감을 느꼈을 것이다. 하지만 그들은 또한 그가 "그냥 어린아이가 될" 시간이 필요하다고 느꼈다. 그들은 Kyle을 이해하고 계획을 도와줄 수 있는 사람과 이야기를 나눌 수 있어 안도했다.

그런 다음 각 목표를 달성하기 위해 사용할 서비스 제공 유형(예: 코칭, 직접 중재)을 권장했다. Kyle이 클리닉(개인 진료) 환경에서 직접 중재하고 그의 부모는 클리닉 기반 치료사와 함께 코칭에 참여한다. 우리는 Mrs. P.에게 Kyle 학교의 작업 치료사로부터 교사를 위한 코칭 서비스를 찾도록 격려했다. 우리는 직접 서비스란 치료사가 Kyle의 기술을 향상시키기 위해 직접 중재하는 것을 의미한다고 설명했다(13장, 중재의 과학: 이론에서 직접 중재 만들기 참조). 코칭이란 치료사가 부모 및 교사와 협력하여 각각 Kyle의 행동과 요구 사항을 더 잘 이해하고 그와 함께 일하기 위한 보다 효과적인 전략을 개발하도록 돕는 것을 의미했다. 코칭에는 부모와 교사가 차례로 Kyle과 함께 수행할 간단한 절차를 가르치는 것이 포함될 수 있다(17장, 코칭에서 감각 통합 이론 사용 참조).

Mr.와 Mrs. P.는 동의했다. Kyle의 개별 교육 프로그램(IEP) 팀 회의가 일주일 앞으로 다가왔는데, Kyle의 부모는 그 회의 전에 목표 설정에 참여할 기회를 갖게 되어 기뻤다. 그들은 회의에서 우리가 설정한 목표를 가지고 Kyle의 IEP에 통합할 계획이었다. Kyle는 운 좋게 학교에서 작업 치료 서비스를 받을 자격이 있었다. IEP 회의 내에서 코칭을 통해 학교 기반 작업 치료 서비스를 권장했다. Kyle는 학교 밖에서 직접 중재를 받았으므로 IEP에 나타나지 않았다. 그러나 우리는 클리닉 기반 치료사와 학교 기반 치료사가 주기적으로 접촉할 것을 권장했다. 우리가 P씨 부부와 팀에 제시한 제안은 표 20-1에 요약되어 있다.

요점

- 목표는 아동의 삶의 주요 이해관계자(예: 부모, 교사)와 함께 설정하고 종합적인 평가 프로세스의 결과를 기반으로 한다.
- 목표는 목적 달성을 정의하는 데 도움이 된다. 변화에 대한 예측이며 측정 가능한 결과를 반영한다.
- 목표가 설정되면 중재에 대한 접근 방식을 확인할 수 있다.

중재 단계 설정
Setting the Stage for Intervention

진료소에서 Kyle을 본 작업 치료사는 ASI 중재 시행에 대한 특별 과정을 이수했으며 이 방법의 신뢰할 수 있는 중재자였다. 치료사는 중재 과정에서 Kyle의 참여를 극대화하기를 원했다. 첫 번째 세션을 준비하면서 치료사는 항상 그랬듯이 세 가지에 대해 생각했다.

1. 클리닉의 물리적 배치 및 활동 및 자료
2. 아이가 즐길 수 있는 활동의 종류

표 20-1 Kyle의 목표를 달성하기 위한 개인 실습 및 학교 작업 치료사의 기여도

목적	목표	개인 작업치료사*	학교 작업치료사**
그가 가치 있는 일에 성공할 것이라는 믿음을 키운다(즉, 그가 바람직한 친구이자 놀이 친구라는 믿음).	적어도 일주일에 한 번, 비슷한 또래의 이웃 아이들과 기꺼이 놀아준다.	*Kyle이 그룹에 들어가는 것을 돕기 위한 전략에 대한 Kyle의 어머니 코치; 또래 아동을 초대할 수 있는 활동을 식별한다.* Kyle와 협력하여 다른 아동들과 노는 데 필요한 특정 기술(예: 스포츠 또는 게임)을 개발한다.	Kyle 코치의 교사는 Kyle이 그룹에 들어가는 것을 돕고 파트너와 함께 할 수 있는 활동에 대한 아이디어를 개발한다.
대운동 능력 향상	앉아서 밀어 타며 그네를 독립적으로 타기	*근위 목표에 대한 작업: 개선된 양측 통합 및 순서화된 사지 움직임을 계획하고 생성하는 능력* 센터에 있는 그네를 타는 그의 능력에 대해 Kyle와 협력한다. 센터와 놀이터 그네 사이의 유사점을 지적하라.	운동장에서 Kyle을 도와주는 Kyle의 선생님을 코칭 한다.
미세 운동 능력 향상(예: 필기 능력을 개선한다.)	할당된 수업 시간 내에 4개의 과제 중 3개 이상을 완료한다.	*근위 목표에 대한 작업: 개선된 자세 안구 조절, 양측 통합 및 순서화, 시각 운동 기술, 감각 조절* 특히 필기 속도를 다루는 가정 기반 프로그램을 디자인한다.	Kyle의 작업 공간에 대하여 Kyle의 교사를 코칭하여 과제를 조정한다(즉, 조용한 지역 찾기).
행동을 개선한다.	우연히 그와 부딪힌 급우들을 때리지 않는다.	*들어오는 감각 정보를 조절하는 능력을 향상시킨다.*: 촉각 방어와 감각 조절장애를 Kyle과 그의 부모가 이해할 수 있는 용어로 설명한다. Kyle이 압도당할 때 사용할 수 있는 전략에 대해 이야기한다. Kyle의 부모가 Kyle이 효과적인 전략을 개발할 수 있도록 지도한다.	교육 용어로 Kyle의 행동, 촉각 방어 및 감각 조절 간의 관계를 설명한다. Kyle의 작업 공간 위치에 대해 Kyle의 교사를 지도한다(예: 조용한 장소 찾기). 싸움이 문제일 때(예: 줄을 서 있는 동안) 다른 상황에 대한 대안을 찾다.

참고: 치료사의 전략에서 이탤릭체는 Kyle을 위해 설정된 근위 목표를 반영한다. 다른 전략은 말단 목표에 초점을 반영한다.
*주요 역할: 직접 중재; 보조 역할: 가족에게 코치.
**주요 역할: 교사에게 코치.

3. 치료자가 촉진하고자 하는 상호작용의 유형과 아동이 즐길 수 있는 놀이 주제 및 게임

직접 중재의 이러한 측면은 세션에서 떼려야 뗄 수 없이 얽혀 있지만 각각은 약간 다른 목적을 가지고 있으므로 개별적으로 고려할 만큼 중요하다. 그러므로 우리는 그들이 어떻게 중재하게 되었는지 설명하기 전에 각각에 대해 간략하게 논의한다.

클리닉의 물리적 레이아웃

치료사는 먼저 클리닉의 물리적 배치를 고려했다. 그녀는 Kyle이 쉽게 지나치게 자극을 받고 주의를 산만하게 하는 많은 것들이 있을 때 그의 주의를 유지하는 것이 어렵다는 것을 알고 있었다. 그녀는

또한 Kyle이 매우 호기심이 많다는 것을 알고 있었다. 장비가 많이 보인다면 장비 하나를 선택하기보다 장비들 사이를 이리저리 뛰어다닐 가능성이 있다. 활동에 대해 생각할 때 사용할 시각적 차트를 제공하는 것은 사용에 충분한 유연성이 있는 한 그를 집중시키는데 도움이 될 수 있다.

장비를 선택할 때 치료사는 그녀의 계획이 선형 움직임을 통합하는 것이었기 때문에 두 지점에 의해 중단될 수 있는 그네를 원했다. 그녀는 Kyle의 첫 번째 방문을 위해 글라이더, 볼스터 그네, 그물 해먹 및 공중 그네를 피했다.

치료사는 Kyle이 집중을 유지하기 위해 스스로를 정리하는 데 도움이 되는 활동이 필요할 수 있음을 예상하고 산만함이 최소화된 "작은 공간"을 쉽게 만들 수 있도록 방을 정리하기를 원했다. 그래서 그녀는 통과 포근한 베개가 있는 천막을 마련했다. 그녀는 또한 부드러운 그네를 위해 두 지점으로 매달아 놓거나 아늑한 작은 공간을 제공하기 위해 한 지점으로 매달릴 수 있는 라이크라 그네는 배제했다. 그녀는 그의 집중력을 높이는 데 도움이 될 수 있는 제한된 공간에서 그가 즐길 수 있는 몇 가지 활동에 대해 생각했다. 치료사는 비눗방울을 불고 터트리고, 벨크로 물고기를 위한 벨크로 낚싯대로 낚시를 하고, 플라스틱 "빈대"(즉, 직경 1/2인치, 밝은 색, 벌레)를 집기 위해 큰 플라스틱 핀셋을 찾아 사용하는 것을 생각했다.

지혜 실천

Schaaf와 Mailloux(2015)는 근위 및 원위 목표를 모두 설명했다. 그들은 감각 운동 능력 향상을 목적으로 하는 목표 언급하기 위해 근위라는 용어를 사용하고 일상생활 활동 참여 향상을 목적으로 하는 목표 언급하기 위해 원위라는 용어를 사용했다. 이 용어는 중재의 궁극적인 목표(즉, 일상 활동)와 그러한 활동의 기초가 되는 것으로 가정된 감각 운동 구성요소 사이의 관계를 명확히 하는 데 도움을 주어 실제 추론을 통해 치료사를 돕는다.

활동 선택

활동에 대해 생각하면서 치료사는 Kyle을 참여시키는 방법과 동시에 감각을 조절하고 분별하고 효과적인 자세 반응을 활용하며 행동을 계획하고 실행하는 능력을 발판으로 삼는 방법을 고려했다. 치료사는 네 가지 주요 **근위 목표**를 다룰 계획였다(Schaaf & Mailloux, 2015).

- 자세 안정성
- 양측 협응
- 시각 운동 기술
- 감각에 대한 보다 일반적인 반응성

그녀는 이것이 그네를 스스로 타고 과제를 완료하고 행동을 개선하는 **원위 목표**를 달성하는 데 기여하기를 희망했다. 개인 치료사의 기여를 설명하는 열에서 근위 및 원위 목표 사이의 관계에 대해서는 표 20-1을 참조한다.

SI 이론은 Kyle의 잘못된 자세와 양측 순서화(BIS)의 어려움은 전정, 고유수용성 및 시각 감각 처리의 어려움과 관련이 있으므로 동기 부여 활동의 맥락에서 다감각 감각을 제공하는 활동을 통해 해결될 것이라고 제안한다. 향상된 선형 전정 감각과 고유수용감각을 제공하는 활동은 자세 조절의 발달과 신체 양쪽의 조화된 사용을 지원한다.

시각 운동 기술의 어려움은 여러 출처에서 비롯될 수 있지만 Kyle의 평가는 그의 시각 운동장애가 적어도 부분적으로는 전정 및 고유감각의 열악한 처리에서 비롯된 것이라고 나타났다. 따라서 치료사는 향상된 전정 고유감각을 제공하는 활동으로 시각 운동 문제를 해결할 계획이었다(13장, 중재의 과학: 이론에서 직접 중재 생성 참조).

촉각 및 청각 감각에 대한 Kyle의 과민 반응은 집과 학교에서 방어적인 반응을 일으켰다. 감각 조절을 개선하기 위한 "최선의 솔루션"이 결정되지는 않았지만 SI 이론은 진정과 조직을 촉진하는 활동이 규제된 상태의 획득과 방어력 감소를 지원한다고 제언한다(예: 라이크라 그네를 타고 부드럽게 앞뒤로 흔들기 또는 압박복 착용). 아동이 활동의 중요한 측면(예: 감각의 양과 유형)을 통제하는 신뢰와 안전의 분위기는 각성을 조절하고 참여를 보장하는 데 중요하다. 따라서 치료자는 세션의 방향을 안내하는 동안 부과되는 감각을 경계해야 한다.

그녀가 Kyle에 대해 알고 있는 것과 유사한 문제를 가진 다른 내담자들과의 경험을 바탕으로 치료사는 작업적 가설을 세우고 그녀의 가설을 반영하는 활동에 대한 아이디어를 만들었다. 그녀는 Kyle의 행동을 관찰하고 그녀의 전략이 성공적인지 판단하기 위해 그의 부모에게 정보를 구했다. 그녀가 Kyle의 방어력이 감소하고 있다는 가시적인 근거가 몇 세션 내에 나타나지 않는다면, 그녀는 대안 가설과 계획을 세울 것이다.

Kyle의 감각 방어에 대한 치료사의 "직감"은 이것이 그의 고조된 각성에 큰 기여를 했다는 것이다. 이 경우 억제성 전정, 고유수용성 또는 깊은 압력 감각의 도입과 시각 및 청각 입력의 감소가 필요할 때 그의 각성을 낮추는 데 도움이 될 것이다. 그녀는 자연 채광을 고려하고 조용한 목소리로 말하고 Kyle이 조용한 공간에서 시간을 보내도록 격려했다.

상호 작용 및 재미있는 주제에 대해 생각하기

치료사는 그녀의 행동과 Kyle과의 상호 작용이 그를 "**공동 조절**"하는 데 도움이 되는지 확인하기를 원했다. 즉, 그녀는 자신의 치료적 사용과 그녀가 제공한 재료 및 활동의 레퍼토리를 통해 Kyle이 자신을 조절할 수 있는 능력을 지원하는 환경을 조성했다.

치료사는 Kyle에게 통제감을 줄 수 있는 선택을 제공하는 것에 대해 먼저 생각했다. 그녀는 그가 해적을 좋아한다는 것을 알고 함께 보트, 밧줄, 보물로 완성된 해적 이야기를 만들 수 있었다. 치료사의 역할은 조직적이면서도 도전적인 장비로 그를 안내하는 것이다. 그녀는 방에 어떤 그네를 둘지 결정할 때 이미 이 문제를 고려하기 시작했다. 예를 들어, 글라이더와 볼스터 그네를 제외하고 Kyle에게 보트가 될 그네를 선택하도록 요청할 수 있다. 배를 탈 때 노가 필요할 수도 있다는 것을 깨달은 치료사는 방망이와 공, 그리고 수영용 막대 튜브를 제외하기로 결정했다. 그녀는 Kyle에게 "보물 섬"에 가는 데 필요한 노를 식별하도록 요청했다.

치료사는 Kyle이 경험할 수 있는 문제와 이를 극복할 수 있는 방법에 대한 토론을 구축하는 방법에 대해 생각했다. 그녀는 상황이 어려울 때 사용할 수 있는 전략을 개발하고 싶었다. 예를 들어, 해적은 휴식이 필요하다. 해적 놀이 중 휴식을 취할 때 어디로 가야할까요? 휴식을 취하는 동안 그들은 Kyle이 치료 외 시간에 또는 학교와 같은 장소에서 압도당했다고 느낄 때 사용할 다른 계획을 세울 수 있다. 치료사는 그가 이 정보를 실제로 사용하기 전에 그러한 많은 대화가 필요할 수 있고 그녀가 그의 부모(그리고 아마도 그의 교사)와 모든 전략을 "확인"해야 한다는 것을 알고 있었다. 그녀는 또한 기회가 주어졌을 때 Kyle의 낮은 수준의 운동 조정에 대한 유사한 토론을 참여시키는 것에 대해 생각했다.

치료사는 6세 소년에게 감각통합 기능장애에 대한 의미 있는 대화에 참여하도록 요청하는 것이 어려울 수 있으며 놀이 내러티브가 이러한 토론에 참여하는 안전한 방법임을 인식했다. 그러나 그녀는 그녀의 중재의 매우 중요한 부분이 그가 어떤 일을 할 수 없는 이유와 그를 "나쁘지"도 않고 "멍청한"(그가 자신을 지칭할 때 자주 사용하는 단어)도 아닌 이유를 이해하도록 돕는 것이라고 믿었다. 더욱이 그녀는 그가 자신의 어려움을 처리하기 위한 전략을 개발해야 하며 이러한 전략도 그와 그녀의 중재의 중요한 부분이라고 믿었다. 치료사는 Mr.와 Mrs. P.가 비슷한 방식으로 Kyle와 이야기하는 데 시간을 할애할 계획이라는 것을 알고 있었다. 그녀는 그들의 노력이 상호 보완적일 수 있도록 그들과 자주 접촉할 계획이었다.

요점

- 치료 계획은 다면적이며 물리적 환경, 사용 가능한 장비, 계획된 활동 및 예상되는 치료사와 아동의 상호 작용을 고려해야 한다.

중재 제공 Providing Intervention

이제 모든 조각이 제자리에 배치되었으므로 치료사는 시작할 준비가 됐다. 우리는 중재의 처음 3개월 동안 찍은 여러 "스냅샷"에 대해 설명한다. 그렇게 함으로써 우리는 계획이 어떻게 행동으로 옮겨졌고 치료사가 그녀가 직면한 몇 가지 어려움을 어떻게 해결했는지를 설명한다. 우리는 치료사가 순간과 그 이후에 어떻게 반영했는지 보여준다.

첫 번째 중재 세션

함께 있는 초기 세션 동안 치료사는 Kyle에게 치료실을 둘러보고 그가 관심을 가질 수 있다고 생각되는 몇 가지 사항을 짚었다. 투어 후, 그녀는 Kyle이 해먹에서 "비행"을 시도하고 싶을 수도 있다고 제안했다(그림 20-1 참조). 그녀는 몇 가지 생각을 염두에 두었다. 첫째, 그녀는 또래의 많은 소년들과 비슷한 Kyle이 정말로 슈퍼히어로에 빠져 있다는 것을 알고 있었다. 치료사는 그에게 해먹에서 바닥의 베개 위로 굴러가는 것과 같이 슈퍼히어로처럼 트릭을 할 수 있는 방법을 보여줬다. 둘째, 치료사는 해먹을 많은 전정 및 고유감각을 제공하고 중력에 대한 자세 반응을 사용하도록 요구하는 방법 중 하나로 보았다. 그녀는 시각-운동 기술, 양측 협응 및 예상되는 동작 시퀀스가 필요한 활동을 해먹에서 쉽게 만들 수 있다는 것을 알고 있었다.

Kyle는 해먹 그네를 이용해보는 것에 흥분했다. 그가 그곳에 들어가는 데 어려움이 있을 것이라고 예상한 치료사는 부드러운 계단을 사용하여 그 집(해먹)에 "들어가는" 슈퍼히어로 하우스를 지을 것을 제안했다. 그럼에도 불구하고 처음으로 해먹에 들어가려고 시도했을 때 Kyle은 대신 롤아웃되어 베

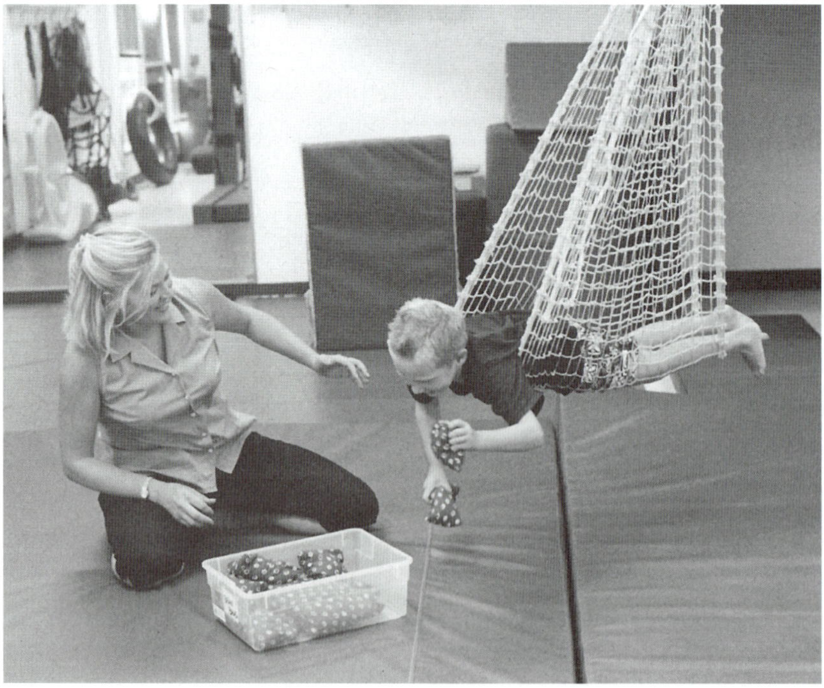

그림 20-1 많은 어린 소년들이 그물 침대에서 엎드려 그네를 즐긴다. *Shay McAtee의 사진, 허가하에 인쇄됨.*

개에 착지했다. Kyle는 깜짝 놀랐지만 그들은 웃으면서 다시 시도했다. 치료사는 조용히 그를 안내했다. 이번에는 더 천천히. 두 번째로 Kyle이 성공했다. 그는 즉시 해먹을 튀게 하는 손잡이를 당기기 시작했고 치료사는 그가 얼마나 높이 올라갈 수 있는지 보도록 격려했다. Kyle은 "나는 슈퍼맨처럼 날아가고 있어!"라고 외쳤다. 그는 자신의 성취에 기뻐하는 것처럼 보였고 어머니(일방 거울 뒤에서 지켜보고 있던 어머니)에게 지켜보라고 소리쳤다.

치료사는 Kyle이 자신을 추진하기 위해 로프를 잡아당길 때 손잡이에서 손을 놓치는 경향이 있으므로 그녀는 그가 활동에 적응해야 한다는 것을 인식했다고 언급했다. 그녀는 뒤에 있는 선반에서 긴 스티로폼 봉을 잡고 뻗은 두 팔 사이의 양쪽 끝을 잡고 Kyle의 게임에 들어갔다. "야, 슈퍼맨!" 그녀는 소리쳤다. "이 가지를 잡고 이 창을 봐. 당신의 도움이 필요한 사람이 있는 것 같아!" Kyle은 손을 뻗어 팔을 쭉 뻗은 채 바를 잡았다. "잠깐만요." 치료사가 소리쳤다. "좀 더 가까이 갈 수 있도록 세게 잡아당겨." Kyle이 팔을 구부리기 시작하자 치료사는 그의 몸과 머리가 펴진 상태를 유지하도록 주의 깊게 관찰했다. 목, 엉덩이 또는 무릎 굴곡의 첫 징후에서 그녀는 저항의 양을 줄이기 위해 막대를 약간 낮췄다.

"무엇이 보이나요?" 치료사가 물었다. Kyle는 "거기에는 나쁜 놈들이 잔뜩 있어요."라고 대답했다. 치료사는 혼자 감당하기에는 나쁜 사람들이 너무 많기 때문에 도움을 청하는 것이 더 나을 수도 있다고 제안했다. Kyle은 바에서 손을 떼고 여러 번 앞뒤로 몸을 흔들며 배트맨과 슈퍼우먼이 와서 그를 도와줄 것을 요청했다.

그 사이에 치료사는 Kyle 아래에 있는 쿠션을 잡아당겨 쿠션 위에 몇 개의 빈백을 놓았다. 그녀는 콩 주머니를 배열하여 Kyle이 날아가는 동안 콩 주머니를 잡고 몸을 완전히 구부리지 않고 콩 주머니를 잡을 수 있기를 바랐다. "창문을 통해 엿보기"를 몇 번 더 한 후 치료사는 슈퍼히어로가 나쁜 사람을 "제거"하기 위해 은신처에 빈백을 던지고 싶어할 수도 있다고 제안했다.

게임은 치료사가 점차적으로 요구 사항을 변경하고 Kyle의 반응을 관찰하면서 계속됐다. 그것이 끝날 무렵 Kyle은 두 손으로 몸을 밀고 지나가는 길에 콩 주머니 한두 개를 집어 비밀 장소로 확인된 목표물에 던지고 있었다. 치료사는 그의 던지기의 정확성과 그가 유지할 수 있는 확장의 양에 깊은 인상을 받았다. 그가 과녁을 맞추자 그녀는 환호했다. 치료사는 Kyle에게 이 게임이 더 강한 근육을 갖는 데 도움이 될 것이며 콩주머니를 던지는 것이 공을 던지는 좋은 연습이라고 말했다.

Kyle이 피곤해지면서 던지는 정확도가 떨어지고 굴곡에 빠지기 시작했다. 그는 목이 아프고 콩 주머니를 던지기 위해 일어나 앉고 싶다고 불평했다. 치료사는 해먹에서 그를 도왔다. 어쨌든 세션이 거의 끝날 시간이었지만 치료사는 그가 진료소를 떠나기 전에 그의 각성 수준이 너무 높지 않은지 확인하기를 원했다. 그들은 함께 손전등을 찾았고 치료사는 한 지점에서 라이크라 그네를 걸었다. 그녀는 또한 방의 불을 낮췄다. Kyle는 그네에 앉아 치료사와 함께 "I Spy" 게임을 했다. 다른 사람이 물건을 추측하면 손전등을 사용하여 물건을 가리켰다. 몇 분 안에 Kyle는 신발과 양말을 다시 신을 준비가 됐다. 그들이 떠나면서 치료사는 Mrs. P. Kyle와 짧은 이야기를 나누었다. 그녀가 거울을 통해 그것을 본 줄도 몰랐던 그의 어머니에게 그가 한 모든 일에 대해 이야기하게 되어 매우 기뻤다.

일주일 후

Kyle와의 첫 번째 세션을 성공적으로 마친 치료사는 두 번째 세션에서 동일한 활동을 반복하기를 고대했다. 그러나 Kyle는 두 번째 세션에 도착했을 때 아무것도 하기 위해 눕고 싶지 않다고 발표했다. 그는 누워서 그네를 타며 목이 아팠기 때문에 그네에 앉고 싶었을 뿐이다. P. 부인은 Kyle이 통증에 대해 불평했다는 데 동의했다. 2일 동안 목 근육. 그러나 그녀는 또한 Kyle에게 근육이 강해지기 때문에 근육이 아프다고 말했다.

치료사는 빨리 생각해야 했다. 그녀는 Kyle이 앉아 있는 동안 할 수 있는 활동을 만들 계획이었지만 그가 엎드린 자세로 돌아가도록 하는 것이 어려울 수 있기 때문에 이 시점에서 많은 활동을 만드는 것이 두려웠다. 치료사는 아마도 첫 번째 세션에서 Kyle에게 너무 많은 것을 요구했을 것이고 그녀는 그가 엎드린 자세에서 더 적은 시간을 보내도록 했어야 했다. 그러나 그녀는 엎드린 자세가 중력에 대항하여 신전을 유지하는 가장 좋은 자세이기 때문에 그가 엎드린 자세에서 활동할 필요가 있다고 생각했다.

치료사는 Kyle이 활동을 하길 원했다면 그물에 엎드려 눕도록 주장할 수 있었다. 그녀는 앉아 있는 동안에는 잘 작동하지 않을 것이라고 그에게 설명할 수 있었다. 그녀는 또한 그가 앉아 있는 동안 다른 그네를 사용하여 활동을 만들도록 도울 수 있었다. 아마도 성공했을 것이다. 그러나 치료사는 Kyle에게 적극적인 의사 결정 역할을 부여하는 것이 중요하다고 믿었다. 그녀는 그가 상황을 조정하여 상황을 더 좋게 만들 수 있다는 것을 배우기를 원했다. 치료사는 Kyle이 이 특정 활동을 하는 데 엎드린 자세를 사용하는 것이 더 낫다는 것을 스스로 배울 수 있다는 것을 알고 있었다. 비록 엎드린 자세가 일반적으로 더 어려웠지만 치료사는 그가 성공했을 때의 활동과 감정을 즐겼기 때문에 그것을 선택할 것이라고 믿었다.

치료사는 또한 아이들이 해먹에 앉은 자세에서 던지려고 할 때 엎드린 자세가 더 쉽다는 것을 스스로 깨닫게 된다는 것도 알고 있었다. 따라서 치료사는 Kyle의 지시를 따르기로 결정했다. 그녀와 Kyle는 해먹 그네, 빈 백이 있는 쿠션, 목표물, 베개를 일주일 전에 설정한 것과 거의 같은 방식으로 설정했다. Kyle는 그네에 앉아서 발로 그것을 밀기 시작했다. 그는 곧 빈백에 닿는 것이 어렵다는 것을 알게 되었고, 해먹의 측면을 빙빙 돌면서 동시에 잡아야 했기 때문에 그의 던지기는 매우 부정확했다. 몇 분 후 Kyle는 치료사에게 누워 있을 때 더 잘 작동한다고 말했다.

이런 일이 일어나기를 바라며 치료사는 즉시 동의했다. Kyle는 해먹에서 나왔고 이번에는 부드러운 지지대와 계단을 사용하여 치료사의 거의 도움 없이 올라갈 수 있었다. 그는 자신의 성취에 만족한 듯 재빨리 콩주머니를 찾아 은신처에 던졌다.

치료사는 시간과 그의 반응을 면밀히 관찰했다. 약 10분 후 Kyle이 피곤해 보이기 훨씬 전에 그녀는 다른 그네에서 "또 다른 비밀 은신처를 찾아보자"라고 제안했다. 이번에는 그가 글라이더에 앉아 잘 할 수 있는 활동을 만들도록 도와줬다.

치료사가 Kyle과의 세션을 회상하면서 그녀는 몇 가지에 놀랐고 기뻤다. Kyle은 그의 주의를 현저하게 잘 집중시킬 수 있었다. 그는 그녀가 시험 중에 관찰하고 학교에서 들었던 산만함을 많이 나타내지 않았다. 따라서 치료사는 성인의 집중적인 관심과 그가 매우 동기를 부여하는 활동으로 Kyle이 관련 자극에 주의를 기울일 수 있음을 배웠다. 치료사는 산만함을 최소화하도록 치료실을 마련했고 Kyle은 참석한 사람들을 성공적으로 선별했다. 치료사는 만족했지만 그녀는 Kyle이 성인의 관심이 덜하거나 주의가 산만해지는 경우와 같이 더 어려운 상황에서 반드시 그의 주의를 집중할 수 있을 것이라고 믿게 된 것은 아니다. 치료사는 그녀가 환경을 구성한 방식에 대한 의미를 인식했다. 그녀는 다음 세션에서 특정 그네만 방에 남도록 너무 조심하지 않는 것이 도움이 될 것이라고 생각했다.

치료사는 또한 그녀가 엎드린 자세에서 일하려는 Kyle의 의지와 관련하여 그녀가 아마도 "시간을 벌고 있다"는 것을 알고 있었다. 그녀는 엎드린 자세에서 가장 잘 할 수 있는 활동을 개발할 수 있기를 바랐다. 이 활동은 최소한 몇 번의 추가 세션에 대한 높은 동기를 부여했다. 그때쯤이면 Kyle은 엎드린 자세를 더 쉽게 찾고 저항을 덜 받기 시작할 것이다. 그러나 그녀는 그가 말을 멈춘다면, 그녀는 아마도 한동안 주로 앉아서 일을 하고 그의 자세 안정성이 향상됨에 따라 엎드린 자세로 돌아가야 할 것이라는 것을 알고 있었다.

6주 후

6주 동안 매주 Kyle과 함께한 결과, 치료사의 예상대로 Kyle은 활동에 익숙해져 엎드린 자세가 필요한 활동은 "피하려고" 노력했다. 치료사는 Kyle과 약간의 협상을 할 수 있었고, 현재 세션에서는 사지 움직임의 타이밍과 중력에 대항하여 목과 상체를 펴는 능력에 중점을 둔 활동을 만들었다. 치료사는 이 활동을 통해 그가 독립적으로 그네를 탈 수 있게 되기를 바랐다.

Kyle은 매트 더미 위에 서 있었고 그물 그네가 그를 둘러싸고 있었다. 그는 두 손으로 잡고 있었다. 치료사는 그의 맞은편 바닥에 서서 그가 휘두르는 동안 그녀가 맞지 않을 만큼 충분히 멀리 떨어져 있었다. 그녀는 뻗은 팔 사이에 커다란 훌라후프를 들고 있었다. 신호에 따라 Kyle은 매트에서 뛰어내려 다리를 뻗었다. 작업의 목표는 뒤로 기대고 후프 주위에서 무릎을 구부리는 것이었다. 치료사는 "지금!"이라고 소리쳤다. 그가 무릎을 구부리기 전에 1초의 찰나의 순간. Kyle가 고리를 성공적으로 "잡은" 후 치료사는 그를 조금 더 위로 끌어올려 Kyle이 그의 머리와 목에 대한 통제력을 잃지 않고 그를 얼마나 멀리 움직일 수 있는지 관찰했다. 그녀가 가능한 가장 좋은 위치에 도달한 후, 치료사는 후프를 좌우로, 앞뒤로 움직여 "으르렁"하는 소리를 내었다.

"놔! 놔!" 치료사는 반복해서 말했다. "너는 절대 날 잡지 못할거야, 나는 무시 무시한 괴물이니까!" 활동에 몰두한 Kyle은 몇 초 만에 손을 떼며 "좋아, 좋은 기회 한 번만 더. 하지만 다른 나쁜 짓을 하면 내가 다시 찾아올게!" Kyle가 매트에 다시 착지하자마자 치료사는 Kyle이 그녀를 다시 "공격"하게 만들기 위해 무언가를 했고 게임은 계속됐다.

얼마 후 치료사는 Kyle에게 더 이상 도움이 필요하지 않은 것 같았기 때문에 후프를 잡기 위해 다리를 구부려야 할 때를 말하는 것을 중단했다. 그는 활동에서 계속 성공했다. 실제로 치료사는 Kyle이 너무 잘하고 있다고 생각하여 그네를 미는 것으로 전환할 수 있을 것이라고 생각했다. 치료사는 피곤한 척 했다. 그녀는 Kyle에게 "나는 이제 휴식 시간이 필요해. 몇 분 동안은 혼자서 한번 그네를 타보지 않을래?"라고 말했다.

그는 계속해서 매트를 밀어내며 움직일 때마다 자신을 붙잡았다. 치료사는 잠시 동안 지켜본 후 너무 자주 멈추지 말라고 제안했다. 언니가 그네를 펌프질할 때 마치 뒤로 기대고 다리로 손을 뻗어 상상의 고리를 잡는 것과 같다. 그녀는 그것을 잡은 후 그것을 그녀와 함께 다시 당긴다. 그런 다음 그녀는 새로운 고리에 손을 뻗는다. 그리고 그것은 계속된다. "그네를 움직일 때 내가 아직도 그 고리를 들고 서 있다고 생각하면서 그것을 시도해 봐"

Kyle은 잠시 생각했다. 그런 다음 그는 한 번 시도했다. 그는 후프를 잡을 때처럼 뒤로 몸을 기울였지만 무릎을 너무 빨리 구부렸다. 그것이 효과가 없다는 것을 알고 그는 매트에 몸을 붙였다. "다시 한 번 더 해보자" 치료사가 재촉했다. "하지만 내가 '지금'이라고 말할 때까지 기다려! 지금 다리를 굽혀 보자!"

Kyle는 매트에서 뛰어내렸고 치료사는 그네의 완전한 호에 도달하기 직전에 조용히 "지금"이라고 말하기 시작했다. 처음에 Kyle은 다리와 몸의 움직임을 조정하는 데 어려움을 겪었지만 점차적으로 다리의 굽힘 및 확장과 함께 몸의 굴곡 및 확장을 조정하기 시작했다. 그는 이것을 매우 힘차게 했고 그의 그네는 흔들렸지만 그의 타이밍은 더 나은 것 같았다. "이제 선생님이 알려주지 않아도 제가 할 수 있는지 해보고 싶어요."라고 Kyle이 말했다. 치료사는 그의 리드를 따랐고 Kyle은 약간 어색하긴 했지만 스스로 그네를 밀며 탈 수 있었다. 그는 세션이 끝날 때까지 몇 분 동안 연습했다.

P 부인은 일방향 거울 뒤에서 지켜보고 있었다. Kyle이 관찰실에 들어서자 그녀는 Kyle을 바라보고 있었다. "어두워지기 전에 연습할 수 있게 서둘러 집에 가야 하겠어. 아빠가 이걸 배운 것을 보면 매우 기뻐할꺼야."라고 Mr. P.가 말했다.

이틀 후 Mrs. P.는 Kyle이 첫 번째 목표를 달성했다고 전화했다. 그는 "너무 흥분된다."고 말했다. "그는 매 순간 그네를 타며 연습한다. 선생님은 어제 학교에서 그네를 혼자 처음 타봤다는 쪽지를 집으로 보냈다. 그것이 우리가 일년 내내 받은 쪽지 중 첫 번째 긍정적인 메모이다."

치료사도 흥분했다. 그녀는 P 부인과 몇 분 동안 이야기를 나눴고 그들은 다음 주에 Kyle의 개인 세션이 절반으로 길어질 것이라고 결정했다. Mrs. P.는 치료사와 함께 세션의 나머지 절반을 보내도록 요청하여 Kyle의 필기 문제를 해결하기 위한 가정 프로그램을 시작할 수 있도록 했다. 치료사는 학교에서 Kyle을 보고 있는 작업 치료사에게 전화하기 위해 메모를 작성했다.

지지된 측정 가능한 결과

Kyle이 독립적으로 그네를 밀어타는 목적의 맥락에서 치료사는 일반적으로 Kyle의 굴곡 및 양측 협응을 개선하기 위한 활동을 만드는 것만으로는 충분하지 않다. 오히려 그녀는 또한 실제 과정을 모방할 수 있는 활동을 만들 필요가 있었다. 놀이터 그네를 밀고 명시된 목표의 요구를 "모방"하는 중재 활동을 통해 기술을 발판으로 만든다.

또 다른 아동은 계단을 빠르고 왕복으로 오르내리려는 목표를 가질 수 있다. Kyle의 경우와 마찬가지로 해당 아동의 중재에는 BIS 능력을 향상시키는 활동도 포함될 수 있다. 그러나 이 내담자를 위해 만들어진 활동에는 양쪽 움직임과 발을 사용하는 동작 시퀀스가 포함되어야 한다(예: 그물 해먹에 앉아서 발로 벽을 밀기). 이러한 활동은 적어도 일부는 실제로 계단을 오르는 것과 유사한 수직 자세로 이루어져야 한다. 우리는 22장(다른 렌즈를 통한 중재 보기)에서 이와 유사한 필요와 목적을 가진 아동을 위한 중재의 예를 제공한다.

가정 프로그램 개발

다음 주에 P. 부인과 치료사가 함께 앉았을 때 P. 부인은 Kyle의 필체가 이미 발전한 것을 볼 수 있다고 생각한다고 말했다. 그녀는 지난달에 Kyle의 선생님으로부터 그가 제 시간에 일을 끝내지 못했다는 메모를 단 한 통만 받았다. 그럼에도 불구하고 Mrs. P.는 특히 손글씨에 중점을 둔 가정 프로그램이 도움이 될 것이라고 생각했다.

치료사는 학교에서 작업 치료사가 교사를 코칭하고 있으며 Kyle의 과제를 조정하여 그가 작문 작업을 덜 하도록 결정했다고 설명했다. 학교에 기반을 둔 치료사는 더 나은 그립을 위해 Kyle의 연필을 착용하고 더 나은 자세를 촉진하기 위해 윗면이 기울어진 장치를 제공했다. 또한 코칭으로 인해 선생님은 Kyle의 책상을 급우들이 거의 가지 않는 교실 뒤쪽으로 옮기기로 결정했다. 학교 기반 치료사와 교사 모두 결과에 고무됐다. 하지만 그들 역시 가정 프로그램이 유익할 수 있다고 믿었다.

치료사는 Mrs. P.에게 Kyle의 목표는 학교 과제를 제시간에 끝내는 것이므로 더 빨리 작성해야 한다고 상기시켰다. 따라서 가정 기반 중재는 문자 형성보다 속도에 중점을 둔다. 그녀는 또한 Mrs. P.에게 가정 기반 프로그램이 이미 바쁜 일정에 "밀착"해야 하는 "운동"이 되어서는 안 된다고 말했다. P. 부인은 동의했다. 다른 세 명의 활동적인 자녀와 함께 그녀는 Kyle이 가정 프로그램을 수행하는지 확인할 시간이 없었다. 그녀는 Kyle이 그의 수행에 대해 질책을 받아야 할 상황을 설정하기보다 Kyle과의 긍정적인 상호작용을 촉진할 필요성을 계속해서 표현했다.

치료사는 Kyle이 완벽한 글자를 만드는 것에 대해 걱정하지 않고 글을 쓰기를 원했다. 그녀가 가진 한 가지 아이디어는 Kyle이 비디오나 텔레비전을 보면서 간단한 문구를 빠르게 쓰는 연습을 할 수 있다는 것이었다(Benbow, 1982). P 부인은 Kyle이 그 아이디어를 좋아할 것이라고 생각했다. Kyle와 그의 형제자매들에게는 최소한의 스크린 시간이 허용됐다. 그들은 종종 이 규칙에 항의했다. Kyle의 홈 프로그램에서 매일 밤 30분 동안 텔레비전이나 비디오를 시청해야 한다면 모든 아이들이 기뻐할 것이다.

학교에 기반을 둔 치료사로부터 개인 치료사는

Kyle이 이미 알고 있어야 하는 편지 목록, Kyle이 현재 작업 중인 편지 목록, 가까운 장래에 작업할 편지 목록을 얻었다. 그녀와 P.는 "오리가 짖었다", "고양이가 날아갔다"와 같은 어리석은 표현을 만들었다. 계획은 Kyle이 매일 밤 그 구절 중 하나를 선택하여 텔레비전을 보는 동안 가능한 한 많이 쓰는 것이었다. 치료사는 Mrs. P.에게 Kyle이 각 편지에 주의를 기울이지 않고 "그냥 써야" 한다고 상기시켜 달라고 요청했다. 그는 새로운 라인을 시작할 때만 자신의 논문을 내려다보면 된다. 그가 실수를 해도 상관없었다. 그는 계속해야 한다. 그들이 계획에 대해 Kyle에게 말했을 때 그는 그것이 "훌륭한 아이디어"라고 생각했다. 그는 바로 그날 밤에 시작할 수 있는지 알고 싶었다. 그는 치료사에게 보여주기 위해 매주 "숙제"를 가져오겠다고 약속했다.

이 아이디어를 선택할 때 치료사는 보지 않고 문구를 쓰는 것이 피드백이 감소된 글쓰기와 관련이 있다고 생각했다. 치료사는 Kyle이 각 글자를 만드는 방법에 대해 더 나은 "느낌"을 개발하고 그렇게 함에 따라 속도가 향상되기를 바랐다. 더욱이 그녀는 그 절차가 재미있어야 하고 그가 쓰기를 더 쉽게 해야 한다고 믿었다. 가족의 모든 아이들이 Kyle의 중재의 "요구 사항"에 기뻐할 것이라는 것은 추가 보너스였다.

Mrs. P.와 치료사는 가정 프로그램이 중재의 중요한 부분이라고 믿었다. 따라서 Kyle의 중재 시간 중 일부를 사용하여 아이디어를 개발해야 한다는 데는 의심의 여지가 없었다. 사실, 그들은 Kyle이 어린이 그룹에 들어가는 것을 돕기 위한 전략을 개발할 계획을 세웠던 한 달 후 비슷한 시간을 계획했다. 그들은 또한 일부 세션에서 Kyle 및 치료사와 함께 친구를 초대하는 것에 대해 이야기하곤 했다.

치료사가 Kyle을 위해 만든 가정 기반 중재는 SI 이론에 따라 진행되었지만 일종의 기술 훈련이었다. 치료사는 호환 가능한 여러 작업 치료 실습 모델에서 도출하여 Kyle을 위한 가장 효과적인 중재를 만들었다.

4개월 후

Kyle와 치료사의 마지막 "스냅샷"은 Kyle이 중재를 시작한 지 약 4개월 후에 촬영됐다. 사실 Kyle은 제이슨이라는 새 친구를 사귄 적이 있었다. Jason은 최근 Kyle의 옆집으로 이사했고 학교에서 수업을 듣고 있었다. Kyle는 Jason을 그의 "특별 체육 수업"에 초대했다. 이것은 Jason의 첫 진료소 방문이었고 소년들은 매우 흥분했다. Kyle는 Jason에게 모든 그네를 소개하는 것을 막 마쳤다. 치료사는 Kyle에게 그와 Jason이 먼저 무엇을 하고 싶은지 물었다. Kyle는 그물에서 "날고 싶다"고 응답했다. "정말 멋지다. 너는 그걸 좋아할 거야."라고 그는 Jason에게 말했다. Kyle은 덧붙여 말했다. "꼭 슈퍼맨이 된 기분이에요."

Kyle의 요청에 따라 치료사는 8피트 떨어진 단일 서스펜션 지점에 두 개의 그물을 걸었다. 그녀는 Kyle에게 그녀와 Kyle이 함께 고안한 "하키" 게임을 하고 싶은지 물었다. Kyle은 동의했다.

이 게임은 두 소년이 네트에서 엎드린 자세로 그네를 타는 방식으로 진행됐다. 각각의 양쪽 끝에는 긴 막대기가 있었다. 각 소년의 약간 뒤에 있는 양쪽에는 판지 블록 더미가 있었다. 게임의 목적은 막대기를 사용하여 바닥에 있는 작은 훌라후프의 중앙에 있는 큰 공을 치는 것이었다. 각 소년은 공을 사용하여 다른 사람의 블록 더미를 넘어뜨리려고 했다. 한 소년의 블록이 완전히 넘어질 때까지 게임은 계속됐다.

Kyle는 치료사와 함께 이 게임을 했다. 그녀는 이를 Kyle에게 향상된 전정 및 고유수용감각을 제공하는 동시에 양측의 계획된 행동을 요구하는 수단으로 보았다. Kyle는 이 활동을 상당히 잘하게 되었고 Jason과 함께 리드를 하여 규칙을 가르치고 공을 네트에 넣는 방법을 보여줬다.

두 소년은 몇 분 동안 활동에 참여했다. 그러나 경쟁과 함께 Kyle은 매우 흥분했다. 그는 한 손으로 막대기를 휘두르기 시작했고 실수로 제이슨을 꽤 세게 때렸다. 제이슨은 분명히 화를 내며 Kyle에게 소리쳤고 치료사가 제지하자 "우리는 그냥 놀고 있어요."라고 답한다.

치료사가 중재했다. 그녀는 소년들에게 그물에서 나와 말린 렌즈콩으로 채워진 중간 크기의 상자에 들어가라고 제안했다. 그들은 올라갔다. 한편, 치료사는 머리 위의 조명을 끄고 각 소년을 위해 그녀의 주머니에 손전등을 넣었다. Kyle은 여전히 과도한 자극을 받았다. 그는 즉시 렌즈콩을 던지기 시작했다. 본격적인 렌즈콩 싸움이 일어나기 전에 치료사가 다시 중재했다. "Kyle," 그녀가 말했다. "여기 구석에 누워요. 그러면 제이슨과 내가 당신의 머리를 제외하고는 당신을 묻겠다." 치료사는 과거의 경험을 통해 이것이 Kyle이 진정시키는 활동이라는 것을 알고 있었다.

치료사와 제이슨은 렌즈콩으로 가득 찬 용기를 Kyle 위에 버리기 시작했다. Kyle이 너무 많이 움직여 사지가 드러나자 Jason은 그에게 매우 조용하다고 상기시켰다. Kyle이 완전히 덮인 후 치료사는 제이슨이 옆에 눕도록 제안했고 그녀는 제이슨을 묻었다. 그녀는 차분한 어조로 소년들에게 말했고 Kyle은 눈에 띄게 진정됐다. 치료사는 각 소년에게 손전등을 줬고 잠시 동안 "I Spy"의 수정된 게임을 했다.

치료사는 렌즈콩 상자에서 Kyle과 제이슨의 근접성을 알아차렸다. 그의 촉각적인 방어력은 다소 감소했다. P 부인도 이것을 관찰했다. 그들의 대화 중 하나에서 P. 부인은 치료사에게 학교에서 Kyle의 싸움이 거의 사라졌다고 말했다.

치료사는 렌즈콩 상자에 있는 것이 Kyle과 함께 통제할 수 없을 때 사용할 전략 개발에 대해 이야기할 수 있는 좋은 기회라는 것을 인식했다. 그녀는 두 소년과 렌즈콩 아래 묻힌 기분에 대해 이야기를 나누기 시작했다. 제이슨은 목욕을 한 직후에 느꼈던 것과 같은 편안함을 느낀다고 말했다. 치료사는 능숙하게 대화를 안내하여 두 소년이 모두 참여하도록 했고 그래서 Kyle은 Jason조차도 때때로 "그를 둘러싼 너무 많은 일"에 압도당하는 것을 알 수 있었다. Kyle이 이 지식에 매우 흥미를 느낀 것을 보고 치료사는 조금 더 조사했다. "그렇게 느껴질 때 어떻게 하세요?" 그녀가 물었다. 제이슨은 가끔 혼자 방에 갔을 때도 있었고 책상에 머리를 박고 있을 때도 있었다고 대답했다. Kyle은 대화의 그 부분에 별로 기여하지 않았지만 그는 열심히 들었다.

잠시 후 치료사는 다시 불을 켜고 작은 플라스틱을 버렸다. "빈대"를 렌즈콩 혼합물에 넣다. 소년들은 세션의 마지막 몇 분간을 바쁘게 그들을 찾고 큰 플라스틱 핀셋으로 집었다. 치료사는 빈대가 Kyle에게 더 가까워지도록 흩어 놓았다. 세션이 끝날 무렵 두 소년은 같은 수의 빈대를 발견했다. 그들은 상자에서 나와 집에 갈 준비를 했고, 다음에 제이슨이 Kyle과 함께 병원에 갈 때 함께 할 일에 대해 이야기를 나눴다. 그들은 그 날짜를 3주 후로 계획했다.

요점

- ASI를 사용한 치료는 계획적이고 유연하다. 임상 추론과 문제 해결은 각 세션의 성공에 중요한 기술이다.
- 치료 활동은 기존 능력을 활용하고 확립된 목표를 향해 진행됨에 따라 보다 복잡한 적응 반응의 개발을 발판으로 만들도록 설계됐다.
- 중재에는 아동과 가족의 필요를 충족시키기 위한 다양한 서비스 제공 옵션이 포함될 수 있다.

요약 및 결론 Summary and Conclusions

이 장에서는 한 명의 전문 치료사가 평가에서 수집한 정보를 SI 이론 및 기타 작업 치료 실습 모델과 결합하고 효과적인 중재 계획을 개발하고 구현하는 방법을 보여줬다. 우리는 목표를 공식화하기 위해 간병인과 협력하는 것의 중요성을 강조했고, 치료자의 행동 반영(Schön, 1983, 1987)과 결과적인 수정을 설명했다.

우리는 직접 중재를 수행하는 클리닉 기반 의사의 추론을 강조했다. 우리는 클리닉 기반 치료사의 코칭 역할과 학교 기반 치료사의 역할에 대해 간단히 언급했다. 부분적으로는 17장(코칭에서 감각통합 이론 사용)에서 코칭을 강조했기 때문에 그렇게 했다. 우리는 클리닉 기반 치료사의 직접적인 서비스 역할이 학교 기반 치료사의 역할보다 더 중요하다고 믿기 때문에 그렇게 하지 않았다.

숙련된 치료사가 수행하는 직접적 중재는 감각통합 기능장애가 있는 개인을 위한 강력한 중재 방법이다. 그러나 그것은 개인이 일상에서 마주하는 어려움을 해결할 수 있는 하나의 길일 뿐 이다. 더욱이 SI 이론에 기초한 중재만으로는 이러한 어려움을 제거하기에 충분하지 않은 경우가 많다. 우리는 개인 팀이 기술과 지식을 통합하고 의미 있고 달성 가능한 목표를 설정하고 중재에 대한 통합적 접근 방식을 구현할 때 가장 큰 이점을 얻을 수 있다고 믿다.

어디에서 자료를 더 찾을 수 있는가?

Where Can I Find More?

Fisher, A., & Marterella, A. (2019). *Powerful Practice:* Fort Collins, CO: Center for Innovative OT Solutions.

Schaaf, R. C., & Mailloux, Z. (2015). *Clinician's guide for implementing Ayres Sensory Integration: Promoting participation for children with autism.* Bethesda, MD: AOTA Press.

참고문헌

Ayres, A. J. (1989). *Sensory Integration and Praxis Tests*. Los Angeles, CA: Western Psychological Services.

Benbow, M. (1982, March). Problems with handwriting. Paper presented at Eunice Kennedy Shriver Center, Waltham, MA.

Bulkeley, K., Bundy, A., Roberts, J., & Einfeld, S. (2016). Family-centered management of sensory challenges of children with autism: A single-case experimental design. *American Journal of Occupational Therapy, 70,* 7005220040. doi:10.5014/ajot.2016.017822

Carroll, L. (1923). *Alice in Wonderland and Through the Looking Glass*. London, UK: John C. Winston.

Dunkerley, E., Tickle-Degnen, L., & Coster, W. (1997). Therapist-child interaction in the middle minutes of sensory integration treatment. *American Journal of Occupational Therapy, 51,* 799–805.

Dunn, W. (2014). *Sensory Profile2*. Bloomington, MN: Psych Corp.

Dunn, W., Cox, J., Foster, L., Mische-Lawson, L., & Tanquary, J. (2012). Impact of a contextual intervention on child participation and parent competence among children with autism spectrum disorders: A pretest-posttest repeated-measures design. *American Journal of Occupational Therapy, 66*(5), 520–528. doi:10.5014/ajot.2012.004119

Dunstan, E., & Griffiths, S. (2008). Sensory strategies: Practical support to empower families. *New Zealand Journal of Occupational Therapy, 55*(1), 5–13.

Hinojosa, J., & Segal, R. (2012). Building intervention from theory. In S. J. Lane & A. C. Bundy (Eds.), *Kids can be kids: A childhood occupations approach* (pp. 161–179). Philadelphia, PA: F. A. Davis.

Mager, R. (1975). *Preparing instructional objectives*. Belmont, CA: Fearon.

Mattingly, C. F., & Fleming, M. H. (1994). *Clinical reasoning: Forms of inquiry in a therapeutic practice*. Philadelphia, PA: F. A. Davis.

Rush, D. D., & Shelden, M. L. (2011). *The early childhood coaching handbook*. Baltimore, MD: Paul H. Brookes.

Schaaf, R. C., Benevides, T., Mailloux, Z., Faller, P., Hunt, J., van Hooydonk, E., . . . Kendra, D. (2013). An intervention for sensory difficulties in children with autism: A randomized trial. *Journal of Autism and Developmental Disorders, 44*(7) 1493–1506. doi:10.1007/s10803-013-1983-8

Schaaf, R. C., & Mailloux, Z. (2015). *Clinician's guide for implementing Ayres Sensory Integration: Promoting participation for children with autism.* Bethesda, MD: AOTA Press.

Schön, D. A. (1983). *The reflective practitioner: How professionals think in action*. New York, NY: Basic.

Schön, D. A. (1987). *Educating the reflective practitioner*. San Francisco, CA: Jossey-Bass.

CHAPTER 21

계획 및 실행에 대한 감각통합 이론을 사용한 중재: 자폐 아동의 사례

Planning and Implementing Intervention: A Case Example of a Child with Autism

자폐는 선물도 저주도 아니다. 이것은 단지 그것일 뿐이다.
하지만, 사람에게 초점을 맞춘다면 그들은 진정한 선물이다..
– Stuart Duncan

학 습 목 표

이 장을 학습하고 난 이후, 독자는 다음 내용을 할 수 있을 것이다:

- ✔ 자폐스펙트럼 장애가 있는 아동을 위한 감각통합(SI) 원리를 이해하고 적용한다.
- ✔ 자폐스펙트럼 장애가 있는 아동에게 SI를 사용한 중재를 안내한 관련 연구 근거를 설명한다.
- ✔ 평가 데이터를 해석하고 SI 기능장애, 목표 설정, 중재 계획 및 실행, 결과 측정의 특정 패턴을 식별하기 위해 체계적이고 근거 기반의 임상 추론이 사용되는 방법을 보여준다.
- ✔ 장애 처리 및 감각통합과 관련된 참여 문제가 있는 자폐 아동을 위한 Ayres Sensory Integration®(ASI) 접근 방식을 사용한 작업 치료에 대해 설명한다.

목적과 범위 Purpose and Scope

이 장에서는 많은 발달 영역 중 참여에 어려움을 겪고 있는 자폐스펙트럼 장애(ASD) 아동 Kendra를 소개한다. 그녀의 참여에 대한 우려가 적어도 부분적으로는 부적절한 감각통합(SI)과 관련이 있다고 해석하면서 관련 강점과 요구 사항을 식별하기 위한 평가 프로세스를 설명한다. 감각통합에 대한 우려가 있음을 확인한 다음 목표 설정 및 중재 계획에 대해 논의한다. 세션 전반에 걸친 치료사의 임상 추론 과정과 10주 치료 후 Kendra의 변화와 함께 샘플 치료 세션을 자세히 제시한다.

서론 Introduction

앞 장에서 언급했듯이 ASD를 가진 어린이는 감각 반응과 실행에 어려움을 겪을 확률이 높다. 결과적으로 ASD를 가진 많은 어린이들은 이러한 어려움의 영향을 받는 참여에 어려움을 겪고 있다 (Bar-Shalita, Vatine, & Parush, 2008; Bundy, Shia, Qi, & Miller, 2007; Schaaf & Case-Smith, 2014; Smith, Press, Koenig, & Kinnealey, 2005). 감각통합적 접근은 특히 학습, 사회, 일상생활 및 기타 활동에 대한 아동의 참여에 영향을 미치는 감각 운동장애를 목표로 한다. 치료사는 **적절한 도전**에서 감각 운동 문제에 대한 **적응 반응**을 촉진하는 장난기 있고 아동 중심적인 접근 방식으로 상황에 맞는 개별 맞춤 감각 운동 활동을 사용한다. 중요하게, 치료적 상호작용에 활용되는 활동은 감각통합 기능의 포괄적인 평가를 통해 식별되는 아동의 특정 감각 및 운동 요구를 기반으로 한다. 치료사는 평가 데이터의 결과를 분석하여 아동의 일상 기능에 영향을 미치는 식별된 감각 운동 결함을 대상으로 개별 맞춤화된 감각 운동 활동을 설계한다. 치료사는 가족 및 아동과 협력하여 중재 계획과 함께 목표와 우선순위 영역을 식별한다.

직접 치료가 필요한 경우 치료사는 Ayres Sensory Integration®(ASI) 접근 방식의 원칙과 관행을 따르고 협력적이고 치료적인 상호 작용을 허용하면서 아동의 특정 필요 영역을 대상으로 하는 환경을 설정한다. 그런 다음 치료사는 활동에 대한 아동의 반응을 관찰하는 예리한 눈으로 아동의 참여를 촉진하고 올바른 도전을 목표로 활동 등급을 매기도록 자발적으로 아동과 참여한다. 일부 목표는 환경이나 일상에 적응함으로써 가장 잘 충족될 수 있다. 예를 들이, 어린이는 감소된 전정 기능으로 인해 교실에서 학습 활동에 참여하는 데 어려움을 겪을 수 있으며, 그 결과 자세 조절이 잘 되지 않는다. 이 아이는 움직일 수 있는 의자와 같은 좌석 변경이나 조용한 장소로 자리를 옮기는 것이 도움이 될 수 있다. 환경 적응은 개별적으로 이루어지며 지속적으로 아동의 필요를 목표로 하기 위해 정기적으로 모니터링해야 한다. 또한, 환경 적응을 할 때 교사와 아동 모두의 관점을 고려하고 그것이 수용 가능하고 적절하다는 것을 확인하는 것이 중요한다.

ASD는 가장 빈번하게 발생하는 신경발달 장애 중 하나로 어린이 59명 중 1명에게 영향을 미친다 (Baio et al., 2018). ASD는 평생 동안 개인이 일상생활 활동을 수행하는 데 어려움을 경험하게 하는 경우가 많으며 이러한 어려움은 교육, 여가, 사회 및 일상생활 활동에 완전히 참여하는 능력에 영향을 미치고 자신과 가족의 삶의 질을 손상시킨다(Bagby, Dickie, & Baranek, 2012; Schaaf, Toth-Cohen, Johnson, Outten, & Benevides, 2011). 따라서 이러한 기능적 한계를 해결하는 ASD 아동에 대한 근거 기반 치료가 필요하다. 부모는 자녀의 감각 장애가 일상 활동에 참여하는 능력에 영향을 미친다고 보고했으며 연구에 따르면 ASD 자녀의 부적응 행동을 예측할 수 있음이 밝혀졌다(Jasmin, Couture, McKinley, Frombonne, & Gisel, 2009). 따라서 감각 정보를 처리하고 통합하는 어려움이 아동의 다양한 환경에서 효과적으로 기능하는 능력에 영향을 미치는지 여부와 방법을 고려하는 것이 중요하다.

이 장에서 우리는 ASD를 가진 어린 소녀 Kendra를 소개하고 그녀의 SI 결손이 그녀 자신의 일상생활과 가족의 일상에 어떤 영향을 미쳤는지 설명한다. Schaaf와 Mailloux(2015)가 설명한 근거 기반 중재 프로토콜에 따라 Kendra의 강점, 요구 사항 및 관심 사항을 설명한다. 평가 및 목표 설정 과정; 그리고 SI 참조 프레임을 사용한 그녀의 작업 치료 중재 과정. 이 장 전체에서 중재를 설계하기 위해 평가 데이터를 해석하는 것과 관련된 추론을 강조하고 Kendra에게 의미 있는 결과를 달성하기 위해 특별히 맞춤화된 중재에 대해 설명한다.

Kendra 재방문 Kendra Revisited

참여 과제 식별
Identifying Participation Challenges

4세 5개월인 Kendra는 부모님과 함께 살고 있다. 그녀는 그들의 유일한 아이이다. Kendra는 합병증 없이 만삭으로 태어났다. 그녀의 어머니는 자칭 주부이며 아버지는 마케팅 분야에서 일하고 있다. Kendra는 생후 2세 8개월에 자폐증 진단을 받았고 3세 때부터 특수 교육 유치원에 등록했다. 그녀의 부모는 Kendra가 식사 시간 참여에 영향을 미치는 새로운 음식을 시도하는 것을 거부하는 것을 포함하여 집에서 일상적인 활동에 어려움을 겪고 있으며 옷을 입는 방법과 잠금 장치를 관리하는 방법을 알아내는 데 도움이 필요한 것을 포함하여 옷 입는 데 최대한의 도움이 필요하다고 보고한다. Kendra는 또한 소음과 사람들에 압도되고 주의가 산만해지기 때문에 레스토랑에서 가족과 함께 저녁 식사를 하거나 상점에 쇼핑을 가는 것과 같은 지역 사회 나들이에 참여하는 데 어려움을 겪다. 그녀는 또한 다른 아이들과 노는 데 어려움을 겪으며 종종 놀이터 주변을 목적 없이 뛰어다니고 놀이터 장비에서 뛰어내리는 것과 같은 불안전한 행동을 한다. Kendra의 부모는 그녀가 학교에서 학습 활동에 참여하고 다른 아이들과 노는 데 어려움이 있다고 보고한다. 그녀는 먹을 음식에 대해 매우 까다로워 다른 아이들과 함께 점심 시간에 참여하는 데 어려움을 겪다. 점심 시간에 그녀는 또한 점심 식당의 소음과 활동에 지나치게 자극을 받는다.

치료사는 집과 학교에서 Kendra를 관찰한 후 Kendra가 교실에서 학습을 위해 자신의 행동을 조직화하는 데 어려움을 보였다는 점에 주목했다. 그녀의 학습 공간은 무질서하고 지저분했으며 간단한 교실 일과를 따르는 데 어려움을 겪었다. 그녀는 또한 학습 활동 중에 사용되는 점토 및 기타 촉각 양식과 같은 다양한 교실 재료의 느낌에 괴로워하는 것처럼 보였다. 쉬는 시간에 그녀는 일반적으로 놀이터를 뛰어다니고 그녀를 놀아주려는 또래의 시도에 저항했다.

종합평가 실시
Conducting the Comprehensive Evaluation

그녀의 부모를 인터뷰하고 병원과 학교 환경에서 Kendra의 관찰에서 얻은 정보는 치료사가 Kendra의 어려움 중 일부가 감각 정보 처리 및 통합의 어려움으로 설명될 수 있다고 의심하게 했다. 치료사는 운동장에서 Kendra의 불안전한 행동과 그녀의 끊임없는 뛰어다니는 행동이 잘못된 **습관**과 관련이 있을 수 있다고 가정했다. 특히 그녀는 놀이에 참여할 계획을 세울 수 없을 수도 있다. 더 나아가 치료사는 Kendra가 학습 활동을 위한 행동을 조직화하는 데 어려움을 겪을 수 있는 것은 낮은 수준의 실행 기능과 학습 과제에 대한 접근 방식을 조직화하기 위해 적절한 운동 계획을 세우지 못하는 것과 관련이 있을 수 있다고 제안했다. 그녀와 놀고자 하는 아이들을 밀어내는 행동은 그녀가 다른 아이들의 촉각 입력을 참지 못하기 때문인 것으로 보이다. 다른 사람들과 놀기 위한 계획을 세우는 데 어려움이 있는 Kendra(예: 낮은 수준의 실행 능력)도 이러한 행동에 기여할 수 있다. 이러한 임상 가설을 통해 치료사는 감각을 처리하고 통합하는 Kendra의 능력에 대한 포괄적인 평가를 수행하게 됐다. Kendra의 참여 문제와 목표가 감각 정보의 열악한 처리 및 통합과 관련이 있는지 여부를 평가하기 위해 작업 치료 평가에는 감각통합 및 실행 검사(SIPT; Ayres, 1989) 및 감각 처리 측정(SPM) 가정 및 학교가 포함됐다(Parham, Ecker, Kuhaneck, Henry, & Glennon, 2007).

SIPT(Ayres, 1989)는 균형, 양측 협응, 운동 모방 및 행동 순서 지정과 같은 운동 능력뿐만 아니라 시각, 촉각, 고유감각 및 전정 감각을 구별, 통합 및 활용하는 Kendra의 능력을 검사하기 위해 시행됐다. SPM 가정 및 학교 양식(Parham et al., 2007)은 또한 감각 조절 및 처리 행동과 그러한 행동이 Kendra의 참여 문제에서 역할을 할 수 있는 방법을 조사하기 위해 관리됐다. 이 평가 도구에는 가정과 학교 환경 모두에서 아동의 행동과 참여에 대한 정보 및 관찰을 부모와 교사로부터 수집하는 것이 포함된다. 평가 프로세스 전반에 걸쳐 성능을 관찰했다.

표 21-1에서 볼 수 있듯이 Kendra는 17개의 SIPT 테스트 중 9개만 완료할 수 있었다. 그녀는 촉각 테스트에서 높은 촉각 반응성을 보여 수동 형태 지각, 국소 촉각 자극 인식, 손가락 식별, 도서 감각, 운동감각 항목을 완료할 수 없었다. 그녀는 구성 실행 평가 시 적절한 수행을 할 수 없었고 방을 가로질러 블록을 던졌다. 그녀는 또한 양측 운동 협응 및 운동 정확도 테스트 참여를 거부했다. 그녀가 완료한 테스트 중 언어 명령 실행, 자세 실행, 구강 실행, 기립 및 보행 균형, 회전 후 안진에서 그녀의 점수는 매우 낮았으며 모두 표 21-1에서 볼 수 있다. 그녀는 비운동적 시공간 지각, 공간 시각화, 도형-지면 지각 모두에서 낮은 평균 범위의 점수를 받았고, 시각적 운동 테스트인 디자인 카피(Design Copying)에서 낮은 점수를 받았다.

SIPT 검사의 거의 절반이 시행되지 않았기 때문에 SIPT의 결과만으로는 SI 기능장애의 특정 패턴에 대한 결론을 도출하는 것이 불가능했다. 그러나 그녀가 완료한 몇 가지 실행 능력 평가에서 낮은 점수를 보아 가설은 일부 근거가 있었다. 손가락 식별 및 국소 촉각 자극 인식 항목을 평가하였을 때 낮은 수준의 촉각 인식이 확연히 나타났다. 이 발견으로 치료사는 낮은 수준의 **체성감각** 처리가 실행의 어려움을 만든다는 결론을 내렸다. 전정 및 시각 공간 테스트의 평균 점수는 이러한 영역에서 적절한 능력을 나타낸다.

SPM에서 Kendra는 촉각 반응성, 실행 및 사회적 참여 영역에서 명확한 기능장애 범위에서 점수를 받았다. 이러한 발견은 Kendra의 극심한 편식 및 촉각 매체를 사용한 학습 활동 참여와 관련된 행동과 다른 어린이의 접촉을 견디는 데 어려움이 감각에 대한 과민 반응과 관련될 수 있다는 추가 근거를 제공했다. 더 나아가, 그녀의 실행의 하위척도에서 낮은 점수는 SIPT에서 낮은 실행 능력을 뒷받침하고, 그녀가 교실에서 학습을 위한 놀이 및 행동 구성에 대한 많은 어려움이 낮은 수준의 실행과 관련이 있을 수 있다는 치료사의 추론을 지지한다.

표 21-1 사전 테스트에서 Kendra의 SIPT Z 점수

SIPT 평가	치료 전 점수
촉각 지각 평가	
수동 형태 지각(MFP)	평가 불가
손가락 식별(FI)	평가 불가
도서 감각(GRA)	평가 불가
운동감각(Kin)	평가 불가
국소 촉각 자극 인식(LTS)	평가 불가
실행 능력 평가	
구성 실행(CPr)	평가 불가
자세 실행(PPr)	-3.00
언어적 지시에 따른 실행	-3.00
구강 실행 (OPr)	-3.00
순서화된 실행(SPr)	-3.00
자세, 균형, 양측 통합 및 전정 기능 평가	
양측 운동 협응(BMC)	평가 불가
서기 및 걷기 균형(SWB)	-0.80
회전후 안진(PRN)	-0.50
시지각 및 시각 운동 평가	
운동 정확도(Mac)	평가 불가
공간 시각화(SV)	-0.85
도형-지면 인식(FG)	-0.05
디자인 카피	-1.74

요점

- 평가 과정은 가정과 학교에서 일상 활동에 참여하는 데 있어 아동의 어려움을 조사하는 것으로 시작된다.
- 낮은 감각통합능력 또는 실행과 관련된 것으로 가정되는 어려움은 **감각 지각 및 분별**, 실행, 자세 조절, **양측 통합** 및 **감각 반응성**과 같은 기능을 검사할 필요가 있음을 나타낸다.
- SIPT와 같은 SI의 표준화된 수행 기반 평가, SPM과 같은 감각 처리 기능 및 행동에 대한 보호자 설문지, 자세 제어 및 운동 조정에 대한 Ayres 임상관찰을 포함하는 평가 방법의 조합이 권장된다. 부모, 교사 등 아이를 잘 아는 사람들과의 인터뷰와 작업적 수행도 측정도 중요하다.
- 아동의 일상 업무 참여에 영향을 미치는 특정 감각운동 요인을 식별하고 중재 계획 프로세스를 시작하려면 여러 출처의 평가 데이터를 종합해야 한다.

가설 생성 Generating Hypotheses

SIPT 및 SPM의 평가 데이터는 문헌에 정의된 감각통합 기능장애의 일반적인 패턴과 관련하여 합성 및 분석되었다(Mailloux et al., 2011; Mulligan, 1998). Kendra의 평가 결과는 낮은 수준의 실습(SIPT Praxis 테스트 및 SPM의 Praxis 하위 척도에서 낮은 점수)을 나타냈다. 좋지 않은 촉각 인식도 분명했다. 감각 반응의 어려움(낮은 수준의 감각 조절이라고도 함), 특히 촉각 감각에 대한 과민 반응이 명백했다. 1장(감각통합: A. Jean Ayres의 이론 재고)에 제시된 그림 1-6에 묘사된 SI 결핍의 행동 결과 중 다수는 촉각 과잉 반응, 조절 능력 감소와 같은 Kendra의 표현과 일치한다. 그녀의 행동, 학습에 대한 접근 방식을 조직화하는 데 어려우며 다른 사람들과 노는 데 어려움이 있다.

다음으로, 평가 결과를 언급된 참여 과제와 연결하기 위해 특정 가설이 공식화됐다. 예를 들어, 식사 시간의 어려움은 구강 영역을 포함하는 촉각 감도와 관련이 있다(SPM에 표시됨). 옷차림의 어려움은 낮은 실행 기능만 관련이 있는 것으로 가정된 반면, 그녀의 식당에서 식사와 같은 지역사회 활동 참여의 어려움은 촉각 과민 반응(Tactile over-responsivity, SPM)과 낮은 실행 기능과 관련이 있다고 가정했다. Kendra가 지역 사회나 학교에서 또래와 놀이에 참여하는 데 어려움이 있는 것은 낮은 실행 능력과 관련이 있는 것으로 가정되어 그녀의 놀이 공간에서 다른 사람들과 함께 놀이에 참여하기 위한 전략을 만드는 데 어려움을 겪을 뿐만 아니라 촉각적 과잉 반응으로 인해 다른 어린이를 수용하는 데 영향을 미쳤다. 마지막으로, Kendra가 교실에서 학습 활동에 참여하는 데 어려움이 있는 것은 낮은 수준의 **실행 기능**과 관련이 있는 것으로 가정되어 학습 중 교실 일과를 따르기 위한 운동 계획을 구성하는 데 어려움을 겪었다. 또한, 촉각 과민반응은 촉각 입력이 많은 자료를 사용할 때 학습 활동 참여를 제한하는 것으로 가정됐다. 요약하면, 평가 데이터는 집, 지역 사회 및 학교 활동에 대한 Kendra의 참여가 낮은 수준의 실행과 촉각적 과잉 반응에 의해 영향을 받는 것으로 나타났다. 평가 프로세스는 중재 계획 프로세스의 시작으로 끝난다.

요점

- 평가 데이터 분석은 감각 처리 및 통합 결핍이 아동의 행동, 참여 문제 및 일상 업무 수행 능력에 어떻게 영향을 미치는지 확인하기 위한 기초를 제공한다.
- 분석은 중재 과정을 안내하고, 의미 있는 치료 목표를 개발하며, 중재 활동이 적절하게 대상이 되었는지 확인하는 데 필수적이다.

목표 및 목적 개발 및 설정
Developing and Setting Goals and Objectives

중재 계획에는 Kendra가 식별한 문제 또는 일상생활의 문제를 각각 목표로 운영하고 원하는 결과를 식별하는 작업이 포함됐다. 이 단계는 중재 유형 및 맥락의 선택에 관한 결정을 내리고, 중재 일정을 설정하고, 특정 중재 활동을 식별하는 것으로 이어졌다. 치료사는 평가 데이터의 종합 및 해석, 아동 및 부모 우선순위, 맥락적 요소, 잠재적 중재 접근법 및 전략에 대한 연구 근거, 다음과 같은 사항을 고려하여 이러한 모든 결정을 내리기 위해 임상적 추론 과정에 참여한다.

Kendra에게 설정된 목표는 부모와 교사의 주요 관심사(예: 식사 시간, 지역 사회 활동, 옷 입기, 학습 활동 및 다른 아이들과의 놀이 참여)와 그녀의 **작업 프로필** 데이터 검토를 기반으로 설정됐다. 또한 이러한 **참여** 목표가 적어도 부분적으로 SI 및 처리의 근본적인 결함으로 인해 발생했음을 시사하는 평가 데이터의 여러 출처에서 명확한 근거가 있다. 그녀의 목표는 기능적 참여 기반 결과에 초점을 맞추었다. 식사 시간, 옷 입기, 가족과 함께 식당에서 식사하기, 학교에서 학습 활동, 학교 운동장에서 친구들과 노는 것과 같은 지역 사회 활동 참여였다.

목표가 확인되면 **GAS(Goal Attainment Scaling)**(Kiresuk, Smith, & Cardillo, 1994; Mailloux et al., 2007)를 사용하여 10주간의 중재 후 각 목표에 대해 예상되거나 원하는 결과를 식별했다. 그런 다음 결과의 변화를 측정할 수 있도록 목표를 조정했다(표 21-2). 각 목표는 기본 SI 결핍 또는 작업 기반 활동을 수행하거나 의미 있는 작업 영역에 참여하는 Kendra의 능력에 영향을 미치는 것으로 가정되는 요인을 식별했다. 모든 목표는 측정 가능한 구성 요소로 더 세분화되고 다음과 같이 확장됐다. −2 = 예상 결과보다 훨씬 적음; −1 = 예상보다 적은 결과; 0 = 예상 성능 수준; +1 = 예상보다 나은 결과; +2 = 예상보다 훨씬 나은 결과(Kiresuk et al., 1994; Mailloux et al., 2007).

교육 목적으로 우리는 Kendra의 옷 입기 및 식사 기술 향상과 관련된 두 가지 특정 목표에 중점을 둔다. 이러한 예는 목표의 규모를 조정하고 작성하는 방법, 목표 달성을 향한 진행 상황을 측정하는 방법, 중재 계획 및 구현이 이러한 목표와 관련되는 방법을 설명하는 데 사용된다.

표 21-2 목표 달성 척도를 사용하여 작성된 Kendra의 중재 목표 샘플

<table>
<tr><td colspan="5">Kendra는 새로운 음식을 시도하고 식사 시간에 참여하기 위한 기초로 구강 촉각 과민 반응을 줄일 것이다.
현재 수준: 새로운 음식이 제공되면 Kendra는 음식을 밀어내고 식탁을 떠난다. 테이블로 돌아가라는 메시지가 표시되면 Kendra는 짜증을 낸다.</td></tr>
<tr><td>−2</td><td>−1</td><td>0(예상 결과)</td><td>+1</td><td>+2</td></tr>
<tr><td>Kendra는 10주 중재 기간 내에 화를 내지 않는 새로운 음식을 맛볼 것이다.</td><td>Kendra는 10주 중재 기간 내에 화를 내지 않는 두 가지 새로운 음식을 맛볼 것이다.</td><td>Kendra는 10주 중재 기간 내에 화를 내지 않는 세 가지 새로운 음식을 맛볼 것이다.</td><td>Kendra는 10주 중재 기간 내에 화를 내지 않는 4가지 새로운 음식을 맛볼 것이다.</td><td>Kendra는 10주 중재 기간 내에 화를 내지 않는 5가지 새로운 음식을 맛볼 것이다.</td></tr>
<tr><td colspan="5">Kendra는 옷 입기 참여 증가의 기초로 개선된 실행 능력을 보여줄 것이다.
현재 수준: Kendra는 셔츠를 입기 위해 빈번한 구두 지시와 신체적 신호가 필요하다.</td></tr>
<tr><td>−2</td><td>−1</td><td>0(예상 결과)</td><td>+1</td><td>+2</td></tr>
<tr><td>Kendra는 4번의 구두 지시에 따라 독립적으로 티셔츠를 입을 것이다.</td><td>Kendra는 3번의 구두 지시에 따라 독립적으로 티셔츠를 입을 것이다.</td><td>Kendra는 2번의 구두 지시에 따라 독립적으로 티셔츠를 입을 것이다.</td><td>Kendra는 1번의 구두 지시에 따라 독립적으로 티셔츠를 입을 것이다.</td><td>Kendra는 구두로 방향 전환 지시 없이 독립적으로 티셔츠를 입을 것이다.</td></tr>
</table>